SPINAL TUBERCULOSIS SURGERY

脊柱结核手术学

主审 卢世璧 梁智仁 主编 张宏其 田慧中

廣東省出版集團 广东科技出版社
·广 州·

图书在版编目（CIP）数据

脊柱结核手术学 / 张宏其，田慧中主编. —广州：广东科技出版社，2014.6
ISBN 978-7-5359-5855-6

Ⅰ. ①脊… Ⅱ. ①张…②田… Ⅲ. ①脊柱病—骨关节结核—外科手术 Ⅳ. ①R681.5

中国版本图书馆CIP数据核字（2014）第036291号

策　　划：周　良
责任编辑：曾　冲
封面设计：林少娟
责任校对：冯思婧　谭　曦　罗美玲
责任印制：罗华之
出版发行：广东科技出版社
（广州市环市东路水荫路11号　邮政编码：510075）
http：//www.gdstp.com.cn
E-mail：gdkjyxb@gdstp.com.cn（营销中心）
E-mail：gdkjzbb@gdstp.com.cn（总编办）
经　　销：广东新华发行集团股份有限公司
排　　版：广州市友间文化传播有限公司
印　　刷：广州市岭美彩印有限公司
（广州市荔湾区花地大道南海南工商贸易区A幢　邮政编码：510385）
规　　格：889mm×1 194mm　1/16　印张28.25　字数680千
版　　次：2014年6月第1版
2014年6月第1次印刷
定　　价：260.00元

主编简介

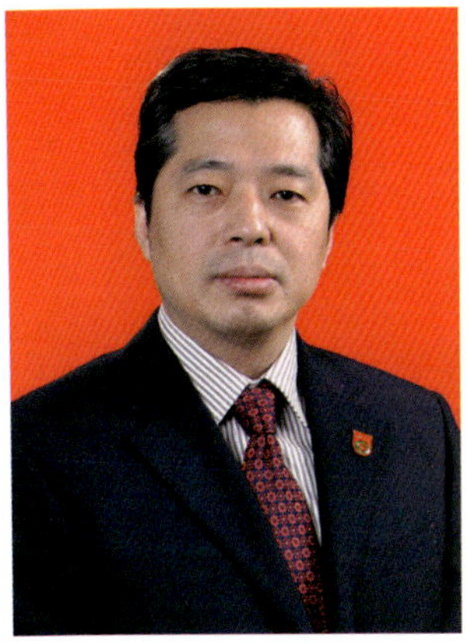

张宏其 医学博士、主任医师、博士生导师、芙蓉学者特聘教授，享受国务院政府特殊津贴专家，中南大学湘雅医院脊柱外科主任，湘雅脊柱外科中心主任，脊柱外科及高校学科带头人，湖南省医学学科“225”工程首批领军人才，湖南省“新世纪121人才”工程第一层次成员。

中国医师协会骨科医师分会首届副会长，美国脊柱侧凸研究学会（SRS）会员，中华医学会骨科学分会脊柱学组委员。长期从事脊柱外科临床工作，在各种脊柱疾病的外科治疗方面，积累了丰富经验，尤其在脊柱侧后凸畸形矫治领域有很深的造诣，每年成功主刀完成各种高难脊柱手术300余台（侧弯矫形手术100余台）。

作为大会主席，连续成功举办了4届湘雅国际脊柱外科学术大会、2届全国脊柱结核诊疗新技术研讨会；多次在国际顶级脊柱外科学术大会——如第15届（香港）和第17届（加拿大Toronto）IMAST（International Meeting of Advanced Spine Technique）、第46届国际脊柱侧弯年会上作大会发言（美国Luisville，SRS 46th Annual Meeting& Course），并多次应邀到美国、加拿大、日本、韩国、英国等20余国进行访问和学术交流，在国内外产生了广泛的影响。

担任国内外20余种核心期刊编委、常务编委。主编著作《脊柱畸形手术学》1部，参编（译）著作10余部。作为项目负责人，正在进行和已完成的省部级课题10余项，其中省级重点课题3项，国家级课题2项；累计获科研经费近400万元。作为第一作者，已发表学术论文120余篇，其中SCI 收录40余篇。

作为第一获奖人，荣获湖南省科技进步奖一等奖、三等奖各1项；其中，“脊柱结核并截瘫患者外科优化治疗方案的临床与实验研究”项目，荣获2008年度“湖南省科学技术进步一等奖”。另获各种医疗新技术成果奖20余次。获国家实用新型专利2项和发明专利1项。培养已毕业及在读硕士、博士研究生62人。

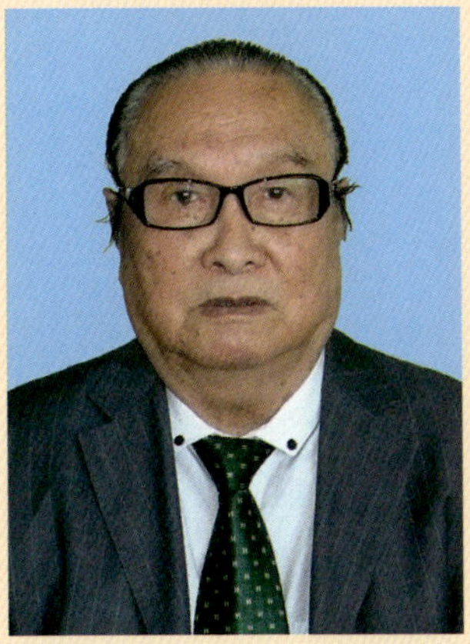

田慧中 教授、主任医师、研究员、博士生导师。现任新疆医科大学第六附属医院脊柱外科名誉主任、新疆维吾尔自治区脊柱外科研究所名誉所长、新疆脊柱脊髓损伤学会名誉会长。终生享受国务院优秀专家特殊津贴。从事外科、骨科、脊柱外科60年，亲手做各种外科手术13 000余例，是我国脊柱外科创始人之一。在脊柱外科领域中有突出贡献，如“全脊柱截骨矫正重度脊柱侧弯”为国际首创。发明、设计的田氏脊柱骨刀、小儿轻便头盆环牵引装置等，均取得国家专利。曾获国家发明奖，国际金牌奖。曾担任和兼任新疆维吾尔自治区脊柱外科研究所所长、新疆脊柱外科医院院长、日本东京大学整形外科客座研究员、日本弘前大学整形外科客座教授、美国中华医学会骨外科学会副会长、《美国中华骨科杂志》主编、中国脊髓损伤研究会副会长、中华骨科学会脊柱外科学组委员、中国医科大学脊髓损伤研究所副所长、中国医科大学全国脊柱中心总顾问、广东省脊柱脊髓损伤专业委员会顾问等职务。主编专业书籍：《脊柱外科论文集》《脊柱畸形外科学》《脊柱畸形与截骨术》《强直性脊柱炎治疗学》《实用脊柱外科学》《实用脊柱外科手术图解》《骨科手术要点与图解》《脊柱畸形颅盆牵引技术》《颈椎手术要点与图解》《骨关节疼痛注射疗法》《脊柱畸形截骨矫形学》《颈椎外科技术》《胸腰椎手术要点与图解》和《腰骶椎手术要点与图解》。参编专业书籍：《脊柱外科手术学》第1版和第2版、《中国矫形外科新进展》英文版、《脊柱变形》日文版、《截骨术》《骨科医师进修教程》等脊柱外科和骨科方面的参考书和教科书。在国内和国际上发表论著代表作80篇。

内 容 提 要

本书由著名脊柱外科专家张宏其、田慧中主编，由卢世璧、梁智仁两位院士主审，并邀请了国内众多知名专家参与撰写部分章节，使本书内容更臻完善。

本书分为总论和各论，总论介绍了脊柱结核外科治疗发展史、检查与诊断、基础研究、临床研究、非手术治疗等。各论着重阐述了颈椎及颈胸段结核的手术治疗、胸椎及胸腰段结核的手术治疗、脊柱结核的前路手术、脊柱结核的后路手术、脊柱结核前后路一期手术、儿童脊柱结核的手术治疗、脊柱结核伴后凸畸形的手术治疗、颅盆牵引截骨矫正结核性角形脊柱后凸、腰椎及腰骶段结核的手术治疗及骶髂关节结核的手术治疗等；其中，在新的术式方面，重点介绍了张宏其教授主创的单纯一期后路手术治疗脊柱结核的关键技术及相关基础研究成果。又对术中出血与止血的手术技巧、手术并发症原因分析及治疗、围手术期的护理等作介绍。

本书内容实用、新颖、条理清晰、文字叙述简练，并配有大量图片加以解释说明，每章末附有参考文献，以便读者参考。本书适用于各级骨科医师、脊柱外科医师、全科医师及研究人员阅读参考。

《脊柱结核手术学》编写委员会

主　　审　卢世璧　梁智仁

主　　编　张宏其　田慧中

副 主 编　（以姓氏笔画为序）

马　倩　王治国　王锡阳　艾尔肯·阿木冬　周田华　胡建中　袁　丽
黄卫民　程俊杰

编　　委（以姓氏笔画为序）

马　原　马　倩　马　涌　王　立　王　松　王金武　王治国　王建波
王昱翔　王娅菲　王　清　王锡阳　王　瑶　王翠红　王磊磊　尹新华
邓　盎　孔清泉　艾尔肯·阿木冬　艾买提江·苏来满　叶启彬　田慧中
吐尔洪江·阿布都热西提　吕　霞　任　军　向伟能　刘少华　刘少喻
刘　伟　刘金洋　池永龙　汤　逊　许正权　许红梅　孙长英　孙改生
杜心如　杨　俊　杨　勇　李广州　李立钧　李劲松　李孟军　李　栎
李　程　李　磊　吴建煌　沙吾提江　沈谷丰　沈恺颖　宋跃明　张凤莲
张玉坤　张怀成　张宏其　张　锐　张　勤　张鹏辉　阿不都乃比·艾力
陈国斌　陈建庭　陈　钢　陈　勇　陈凌强　陈　琪　陈　筱　邵宇雄
林旻中　林　捷　金贵根　周田华　周江军　周　纲　郑君涛　孟祥玉
赵　迪　赵　敏　胡永胜　胡建中　胡雄科　钟德君　段春岳　段春燕
袁　丽　袁　凯　徐永清　高小亮　高琪乐　郭小泉　郭虎兵　郭超峰
唐明星　黄卫民　黄　术　黄宏伟　黄　梅　眭江涛　康建平　彭　伟
程俊杰　鲁世金　曾志远　曾荣东　曾　浩　谢　江　谭　军　谭　锋
黎　峰

前　言 Preface

20世纪50年代之前，由于抗结核药物尚未问世，对脊柱结核的治疗主要靠四项措施：丰富的营养（good food）、卧床休息（bed rest）、新鲜的空气（fresh air）、明媚的阳光（sun shine）。根据Seddon 1935年的报告，60%以上脊柱结核伴截瘫的患者，经长期卧床休养能得到康复。当时认为寒性脓肿是不能切开排脓的，切开了寒性脓肿就好像是犯了错误一样要受到批评。20世纪50年代之后，由于抗结核药物的问世，才出现了切开排脓、病灶清除术的治疗方法。在我国最早提出结核性病灶清除术的是天津医院的方先之教授，他是切开脓肿结核病灶清除术的创始人。结核性病灶清除术加药物治疗的历史从此开始。20世纪60年代香港大学医学院Hodgson提出前路彻底切除椎体病灶、椎体间立柱植骨的手术方法，在彻底清除病灶和立柱支撑植骨融合方面，又向前迈进了一步，但其不足之处是对发育期间的儿童，仍限制不住脊柱后部成分的逐年增长，造成继发性角状后凸畸形。20世纪70年代进入了结核病灶清除、植骨融合加置入器械内固定的时期。1980~2006年期间田慧中创造性地使用了经后路全脊柱截骨、楔形切除1~3节椎弓和椎体，矫正结核性驼背的手术方法取得成功。对以往认为病灶清除干净、植骨融合就算治愈的标准作了改进，发展到脊柱后凸畸形矫正术后，才算治愈。

我国湘雅医院脊柱外科对脊柱结核的外科治疗起步较早，在手术治疗脊柱结核方面积累了很多实践经验，取得了丰富的研究、治疗成果。如本书主编张宏其教授对脊柱结核的外科治疗造诣颇深，设计创造了许多符合“微创、高效”手术理念的外科治疗脊柱结核的新术式、新理论及新观点，是目前我国在脊柱结核的外科治疗方面付出努力很大、取得卓越成就的外科医生之一。

本书着重阐述了脊柱结核的各种手术方法，内容实用、新颖、条理清晰、文字叙述简练，并配有大量图片加以解释说明，每章末附有参考文献，以便读者参考。本书适用于各级骨科医师、脊柱外科医师、全科医师及研究人员阅读参考。

本书在编写过程中得到各位同仁和脊柱外科专家们的大力支持与协助，为本书提供了许多高质量、有价值的优秀文稿，给本书增光添彩，在此深表谢意！特别感谢卢世璧院士和梁智仁院士在百忙中给予指导和审校，使本书更臻完善。感谢中南大学湘雅医院、新疆医科大学第六附属医院给予的大力支持与鼓励！还要感谢广东科技出版社周良副社长的编辑策划与指导，使本书能够早日与读者见面。

本书的编写由于时间短，作者水平所限，谬误之处在所难免，敬请广大读者予以批评指正！本书在编写中引用的插图出处，统一在参考文献中列出，遗漏之处，请与本书作者联系！

张宏其　田慧中

2013年12月

目录
Contents

总论

各 论

总论

第一章　脊柱结核外科治疗发展史

在抗结核药物问世之前，治疗脊柱结核的主要手段是靠四项措施：丰富的营养（good food）、卧床休息（bed rest）、新鲜的空气（fresh air）、明媚的阳光（sun shine）。根据Seddon 1935年的报告，60%以上的脊柱结核并截瘫的患者在空气新鲜的医院里，经长期卧床休养能得到康复。手术治疗脊柱结核的探索结果不能有效地控制病灶的发展，非常令人失望。1894年Menard尝试对胸椎结核病灶行椎旁脓肿切开引流以缓解脓肿对脊髓的压迫，结果病人的症状明显改善。但许多按此法治疗的病人，因继发感染造成死亡，当时的死亡率高达70%，因此，手术治疗夭折了。

随着抗生素的不断发展，抗结核药物的地位越来越高。20世纪40年代氨硫脲用于治疗结核病，1944年链霉素的问世，挽救了结核性脑膜炎病人的生命。1946年又证实了对氨柳酸（PAS）对结核病的治疗作用。1952年抗结核药物异烟肼的问世，开始了结核病化学治疗的新纪元。1965年利福平的发现使结核病药物治疗产生了一次更大飞跃。单纯药物治疗能否对脊柱结核产生作用呢？局部残留病灶仍有死灰复燃的可能性。方先之在1 400例病灶清除手术中也证实了这一点。

在有效抗结核药物的控制下脊柱结核手术治疗又得到重新重视。因此，Hodgson推广的根治性病灶清除术，即“香港式手术”在手术治疗脊柱结核的历史上具有划时代的意义。Hodgson倡导的前路彻底清除病灶、椎体间立柱撑开植骨的手术方法，能达到稳定病灶和植骨融合的目的，是脊柱结核治疗史上的一大进步。而对发育期间的脊柱结核病例，却限制不住椎体被融合后因椎弓或脊柱后部成分的逐年生长发育所带来的角形脊柱后凸逐年加重，最后形成丑陋的重度驼背畸形。

脊柱结核在我国的治疗史上，大致分为这四个时期：①单纯病灶清除时期，就是20世纪50年代的方先之所倡导的脊柱结核病灶清除术的时期；②前路病灶清除，切除坏死的椎体，立柱植骨融合，即20世纪60年代出现的Hodgson倡导的前路病灶清除，椎体间立柱支撑植骨融合时期；③20世纪70年代出现的结核病灶清除加植骨融合加内植入器械、内固定时期；④1980—2006年田慧中创用了经后路全脊柱截骨、楔形切除1～3节椎弓及椎体，矫正结核性驼背的手术方法取得成功。这种方法使病灶清除干净、植骨融合坚固就算治愈，遗留下来的结核性驼背，那是任何人也解决不了的“不治之症”的旧的认识被打破了。

（田慧中　艾尔肯·阿木冬　马　原）

第二章　脊柱结核的检查与诊断

第一节　脊柱结核的临床表现

一、概述

脊柱结核占全身关节结核的首位，其中以椎体结核占大多数，附件结核十分罕见。椎体以松质骨为主，它的滋养动脉为终末动脉，结核杆菌容易停留在椎体部位。在整个脊柱中腰椎活动度最大，腰椎结核发生率也最高，胸椎次之，颈椎更次之，至于骶尾椎结核则甚为罕见。

本病以儿童患者多见，30岁以上发病率明显下降。病理椎体结核可分为中心型和边缘型两种。

中心型椎体结核多见于10岁以下的儿童，好发于胸椎。病变进展快，整个椎体被压缩成楔形。一般只侵犯一个椎体，也有穿透椎间盘而累及邻近椎体。

边缘型椎体结核多见于成人，腰椎为好发部位。病变局限于椎体的上下缘，很快侵犯至椎间盘及相邻的椎体。椎间盘破坏是本病的特征，因而椎间隙很窄。

二、临床表现

（一）全身症状

不典型，起病缓慢。有低热、疲倦、消瘦、盗汗、食欲不振与贫血等全身症状。儿童常有夜啼，呆滞或性情急躁等。有时被呼吸系统、神经系统的疾患所掩盖，可同时发现存在肺结核、胸膜结核以及其他部位的结核等。

（二）局部症状与体征

1．疼痛　早期可出现疼痛，程度不等，持续性钝痛是脊柱结核的主要特征。疼痛是最先出现的症状。通常为轻微疼痛，休息后症状减轻，劳累后则加重。早期疼痛不会影响睡眠；病程长者夜间也会疼痛。

颈椎结核除有颈部疼痛外，还有上肢麻等神经根受刺激的表现，咳嗽、喷嚏时会使疼痛与麻木加重。神经根受压时则疼痛剧烈。如果疼痛明显，病人常用双手撑住下颌，头前倾，颈部缩短，姿势十分典型。有咽后壁脓肿者妨碍呼吸与吞咽，睡眠时有鼾声。后期时可在颈侧摸到冷脓肿所致的颈部肿块。

胸椎结核有背痛症状，必须注意，下胸椎病变的疼痛有时表现为腰骶部疼痛。脊柱后凸十分常见，粗心的家长直至偶然发现患儿有胸椎后凸畸形才来就诊。

腰椎结核病人在站立与行走时，往往用双手托住腰部，头及躯干向后倾，使重心后移，尽量减轻体重对病变椎体的压力。病人从地上拾物时，不能弯腰，需挺腰屈膝屈髋下蹲才能取物，称拾物试验阳性。另一检查方法为患儿俯卧，检查者用双手提起患儿双足，将双下肢及骨盆轻轻上提，如有腰椎病变，由于肌痉挛，腰部保持僵直，生理前凸消失。

后期病人有腰大肌脓肿形成，可在腰三角、髂窝或腹股沟处看到或摸到脓肿。腰椎结核者脊柱后凸通常不严重，从胸椎到骶椎，沿着骶棘肌两侧，用手指顺序按摸，亦能发觉轻度后凸畸形。少数病人发现寒性脓肿才来就诊。

2. 活动受限 根据病变部位的不同，可发生相应脊柱节段活动障碍。

颈椎结核表现为颈部僵硬，斜颈、头颈转动受限或明显障碍，头不能抬起，眼睛不能平视，头颈部失去了正常的运动功能。

胸腰段或腰椎结核的病人在站立或行走时头与躯干向后倾斜，以减轻体重对患椎的压力。拾物时需要挺腰、屈膝、屈髋才能完成拾物动作。

3. 畸形 由于相邻的椎缘楔形破坏或椎体楔形压缩，脊柱的生理弧度发生改变，以向后成角畸形为多见。侧凸畸形少见。胸椎原已有后凸，病变时则后凸尤为明显，而腰椎后凸不明显。成角后凸的上下脊柱段常有代偿性前凸。

4. 冷脓肿 在病灶部位积聚了多量脓液、结核性肉芽组织、死骨和干酪样坏死物质。因为缺乏红、热等急性炎性反应，称之为“冷脓肿”或“寒性脓肿”。

脓肿可经过组织间隙流动，也可以向体表溃破成窦道。窦道经久不愈，经窦道口流出米汤样脓液，有时还有死骨及干酪样物质流出。脓肿也可以与空腔内脏器官沟通成为内瘘，再经皮肤穿出体外，即为外瘘管。脓腔与食管、肺、肠管或膀胱相通，病人可咳出、大便排出或尿出脓液。

脊柱椎体破坏后形成的寒性脓肿可以有两种表现：①椎旁脓肿：脓液汇集在椎体旁，可在前、后方或两侧。以积聚在两侧和前方比较多见。脓液将骨膜掀起，还可以沿着韧带间隙向上和向下蔓延，使数个椎体的边缘都出现了骨腐蚀。它还可以向后方进入椎管内，压迫脊髓和神经根。②流注脓肿：椎旁脓肿积聚至一定数量后，压力增高，穿破骨膜，沿着肌筋膜间隙向下方流动，在远离病灶的部位出现脓肿。例如，颈椎脓肿常常是突破椎前骨膜和前纵韧带，汇集在椎体骨膜前方和颈长肌的后方，C_4以上的病变脓肿位于咽腔后方，称为咽后壁脓肿；C_5以下的脓肿多位于食管后方，称为食管后脓肿；椎体侧方病变的脓液可在颈部两侧，沿椎前筋膜及斜角肌向锁骨上窝流注形成脓肿；下颈椎结核病变的脓液可沿颈长肌下垂，流注到上纵膈的两侧；T_{1-3}病变的脓液也可沿颈长肌上行，在颈根部两侧形成脓肿，需要与颈部淋巴结核相鉴别。胸椎结核所形成的椎旁脓肿可形成球形、梭形、烟筒形，可经横突和肋骨颈间隙向背部流注，沿肋间血管神经束后支走行，而在背部形成脓肿，亦可流入胸腔及肺部，形成内瘘。胸腰椎及腰椎病变所致的椎旁脓肿穿破骨膜后，积聚在腰大肌鞘内，形成腰大肌脓肿。浅层腰大肌脓肿位于腰大肌前方的筋膜下，它向下流动积聚在髂窝内，成为髂窝脓肿。腰三角是一个潜在的间隙，它的边缘是髂嵴后缘、骶棘肌的外缘与腹内斜肌的后缘。深层的腰大肌脓肿可以穿越腰筋膜到腰三角，成为腰三角脓肿。腰大肌脓肿还可沿腰大肌流窜至股骨小转子处，成为腹股沟处深部脓肿。它还能绕过股骨上端的后方，出现在大腿外侧，甚至沿阔筋膜下流至膝上部位。腰骶结核可以形成腰大肌脓肿及骶前脓肿，骶前脓肿可以穿破乙状结肠和直肠形成内瘘。

冷脓肿溃破后必然会有混合性感染。引流不畅时会有高热。局部急性炎症反应也加重。重度混合感染的结果是慢性消耗、贫血、中毒症状明显，甚至因肝衰竭、肾衰竭而致死。

5. 病理性脱位与病理性骨折 多见。

6. 脊柱结核压迫脊髓而产生瘫痪 脊髓受压是脊柱结核严重的并发症，是脊髓受结核性物质，如死骨、坏死的椎间盘、肉芽组织压迫所致。开始可仅表现为浅感觉减退、腱反射亢进，以后出现感觉功能丧失，运动及括约肌功能障碍，后发生髌阵挛、踝阵挛、病理反射，最后出现全身瘫痪。

7. 病变静止后可有各种后遗症 例如：①关节腔纤维性粘连成纤维性强直而产生不同程度的关节功能障碍；②关节挛缩于非功能位，最常见的畸形为屈曲挛缩与椎体破坏形成脊柱后凸畸形（驼背）；③儿童骨骺破坏产生的肢体长度不等。

三、影像学表现

X 线片上表现以骨质破坏和椎间隙狭窄为主。中心型的骨质破坏集中在椎体中央，在侧位片比较清楚。很快出现椎体压缩成楔状，前窄后宽，也可以侵犯至椎间盘，累及邻近椎体。边缘型的骨质破坏集中在椎体的上缘或下缘，很快侵犯至椎间盘，表现为椎体终板的破坏和进行性椎间隙狭窄，并累及邻近两个椎体。边缘型的骨质破坏与楔形压缩不及中心型明显，故脊柱后凸不重。

寒性脓肿在颈椎侧位片上表现为椎前软组织影增宽，气管前移。胸椎正位片上可见椎旁增宽软组织影，可为球状、梭状或筒状，一般并不对称。在腰椎正位片上，腰大肌脓肿表现为一侧腰大肌阴影模糊，或腰大肌阴影增宽，饱满或局限性隆起。慢性病例可见多量钙化阴影。超声波检查可以探查深部冷脓肿的位置和大小。

CT 检查：可以清晰地显示病灶部位，有无空洞和死骨形成。即使是小型的椎旁脓肿，在CT 检查时也可发现。CT 检查：对腰大肌脓肿有独特的价值。

MRI 具有早期诊断价值，在炎性浸润阶段即可显示异常信号，但主要用于观察脊髓有无受压和变性。

同位素检查：在病变活动期时，静脉注射^{99m}TC标记的亚甲基二磷酸盐使患椎的药物浓集，近年来应用γ照相机进行骨静态显像，可以发现早期骨的异常改变，对早期诊断不明和病变复发者，可进行此项检查。

PET-CT检查：PET-CT在诊断脊椎骨结核方面优于MRI，能为临床的诊治提供更准确的影像信息。但由于价格昂贵，局限了其使用范围。对于诊断欠清的非典型病例，有一定的价值。

四、实验室检查

血常规检查：有轻度贫血，白细胞计数一般正常，有混合感染时白细胞计数增高。

血结核抗体、红细胞沉降率（erythrocyte sedimentation rate，ESR）、C反应蛋白（C-reactive protein，CRP）检测：是肺结核有效的辅助诊断手段，同时联合检测可提高肺结核的诊断率，对其诊治具有更大的临床意义，在活动期明显增快；病变趋向静止或治愈，则血沉逐渐下降至正常。血沉是用来检测病变是否静止和有无复发的重要指标。从单纯性冷脓肿获得脓液的结核杆菌培养阳性率约70%，从混合性感染窦道中获得脓液的结核杆菌培养阳性率极低。

结核菌素（纯蛋白衍化物）试验（the purified protein derivative， PPD）：阳性反应是一种结核特异性变态反应，它对结核菌感染有肯定的诊断价值，PPD 主要用于少年和儿童结核病诊断，对成人结核病诊断只有参考价值，它的阳性反应仅表示有结核感染，并不一定患病，若试验呈强阳性者，常提示人体内有活动性结核，PPD对婴幼儿的诊断价值比成年人大，因为年龄越小，自然感染率越低，而年龄越大，结核菌自然感染机会越多，PPD阳性者也越多，因而诊断意义也就越小。

细菌学检测：痰液、脓液进行抗酸涂片找到结核杆菌。抗酸培养可培养出结核杆菌，动物接种可导致动物结核病即可确诊。

病理学检查：对有怀疑的病变部位进行穿刺切取组织及手术切除的组织进行病理学检查亦能确诊。

五、脊柱结核的诊断

脊柱结核的诊断首先必须要有足够的意识，只有先考虑到有脊柱结核发生的可能，才会有脊柱结核的诊断；只有熟悉脊柱结核的发生发展过程，了解它的病理过程，结合一定的临床证据，才能对脊柱结核进行正确的诊断。

1．结核病史　除了掌握患者的一般情况外，还应询问其家庭及其所接触的人群中有无发病者。

2．全身症状　以低热及全身轻度中毒症状为主，多显示面颊潮红、轻度营养不良及贫血等。脊髓受压者则可有肢体麻木、四肢无力、大小便障碍等，颈椎结核合并胸椎、腰椎结核时，病情复杂，全身情况虚弱。

3．局部症状及体征　患者有压痛及叩击痛，胸椎体、腰椎体位置较深，压痛不明显，但有叩击痛。亦可有肿物、截瘫、瘘道流脓等。

（王治国　黄　梅）

第二节　脊柱结核的鉴别诊断

一、概述

诊断脊柱结核必须结合病史、临床表现和影像学资料和实验室检查，进行综合分析。当病变发展到一定程度，各种症状和体征都比较明显，影像学资料也比较典型，诊断一般不难，但在病变早期各种症状及体征尚不明显，诊断就有一定困难，根据脊柱结核所处的部位不同、所处病理阶段不同、并发症的不同，脊柱结核必须与以下疾病进行相应的鉴别诊断。

二、鉴别诊断

（一）寰枢椎结核与自发性寰枢椎半脱位鉴别

自发性寰枢椎半脱位多为10岁以下儿童，常继发于咽部炎症之后。患者常用手托住下颌部，有斜颈、颈部活动受限，易误诊为寰枢椎结核，X线片示寰椎向前脱位，齿状突向侧方和后方移位，但无骨质破坏，椎前软组织阴影不肿大。寰枢椎CT显示齿状突两侧间隙不对称。

（二）下颈椎与上胸椎寒性脓肿流注与颈部淋巴结核鉴别

颈淋巴结核多见于儿童和青年人。一般在人体抗病能力低下时引起发病。结核杆菌大多经扁桃体、龋齿侵入，少数继发于肺或支气管的结核病变。颈单侧或双侧可有多个大小不等的肿大淋巴结。初期，肿大淋巴结硬、无痛、可推动。病变发展，因淋巴结周围炎，使之与皮肤和周围组织发生粘连，各个淋巴结也可互相粘连，融合成团。晚期，淋巴结发生干酪样坏死、液化，形成寒性脓肿。破溃后可流出豆渣样或米汤样脓液，最后形成一经久不愈的窦道或慢性溃疡。影像学资料有下颈椎及上胸椎骨质异常改变可鉴别。

（三）腰椎结核与脊柱化脓性骨髓炎鉴别

脊椎化脓性骨髓炎发病较少，多由金黄色葡萄球菌经循环传播引起。其原发感染病灶可为疖肿、脓肿和泌尿生殖系下段的感染，少数为外伤、椎间盘手术或腰椎穿刺手术后感染所致，亦可由脊椎附近的软组织感染如肾周围脓肿、褥疮等蔓延而来。腰椎结核常见于成年人，以20~40岁年龄段的成年人为常见，男性多于女性。腰椎发病较多，其次为胸椎、颈椎和骶椎。病变主要侵犯椎体，向椎间盘及上下椎体扩散，也有同时侵犯附件或单发于附件的。

腰椎结核按起病急缓可分成急性型、亚急性型与慢性型3种类型。

1．急性型　这种类型通常来源于血液途径散播。患者起病急骤，有畏寒、寒战及高热，体温可达40℃，毒血症症状明显。腰背痛或颈背痛明显，卧床不起，不能翻身或转颈。椎旁肌肉痉挛明显，并出现叩击痛。血白细胞计数明显升高，可达数万，中性粒细胞占80%以上，并有中毒颗粒，血培养可检出致病菌。高热可持续2周以上，部分病例出现肢体瘫痪。大型腰大肌脓肿可在腰部或流至股部时被触及。此类病例早期X线检查往往无异常发现，至少在1个月后才出现椎体内虫蚀状破坏。一旦出现X线征象后，骨破坏迅速发展，椎体形状不对称，成楔状改变，密度浓白成硬化骨，并向邻近椎体蔓延，使椎间隙变窄，并可见有椎旁脓肿。最后，形成骨桥或椎体间骨性融合。CT与MRI检查可以提前发现椎体内破坏灶与椎旁脓肿。

2．亚急性型　这类病例通常在近期内有过腹腔内炎症或腹内手术后感染病史。在感染病灶控制后或化脓性阑尾炎手术出院后不久发生腰背痛及发热，体温一般不超过39℃，毒血症症状亦比较轻微，有血白细胞计数增加和血细胞沉降率加快。本病的病理变化发生在椎体的边缘，因此早期的X线检查往往没有阳性发现，X线表现往往延迟到1~2个月后出现，表现为椎体边缘破坏和椎间隙变窄以及进行性骨硬化。这类病例的致病菌大都毒性比较低，或是患者的机体抵抗力比较强，因此整个病程表现为良性过程。

3．慢性型　起病隐匿，患者在不知不觉中出现腰背痛，没有神经根症状，体温不高，或仅有低热，状如结核，血白细胞计数不高，但血细胞沉降率可增快。早期X线检查往往无阳性发现，1~2个月后椎体呈对角线状，有半个椎体密度增高，出现骨硬化表现。随着病变发展，椎间隙进行性变窄，通常需半年之久。如果患者年龄较大，往往被诊断为转移性硬化性骨肿瘤。用抗生素后症状会改善，但会反复发作，因此整个病程表现为慢性迁延性病程。

辅助检查：①血常规检查白细胞明显升高，中性粒细胞升高。血培养阳性及血沉增快；②放射性核素显像：MRI检查有助于早期诊断，X线检查早期无骨质改变，但一周后可与X线的改变进行对比。

起病于椎体边缘者，X线表现为早期椎体上下缘出现骨质密度减低区，渐发展为边界模糊的骨质破坏区，椎体同时受累，骨质硬化变白，常有明显骨桥形成，骨桥较宽而致密，呈拱形跨越二椎体之间，颇具特征。如椎间盘破坏严重，椎间隙完全消失，邻接的受累椎体在愈合过程中可融合为一。起病于椎体中央者，未侵及椎间盘时，椎间隙不狭窄。有时椎体被压缩呈扁平或楔形。骨质逐渐变白，可见椎体关节缘有骨刺形成。单发于椎弓及其附件者少见，早期X线表现为椎弓附件骨质疏松和破坏，晚期表现为骨质增生。脊椎化脓性骨髓炎形成脓肿后，脓肿穿破骨膜，通过韧带间隙进入邻近软组织，形成椎旁软组织脓肿。在颈椎可见咽后壁软组织向前呈弧形突出；在胸椎表现为一侧或两侧腰大肌阴影模糊或膨隆。这种脓肿不如脊椎结核的脓肿明显，通常不发生钙化。本病须与脊椎结核鉴别，结核一般起病缓慢，为慢性、进行性，有严重的骨质破坏，常出现“驼峰”畸形，虽也有骨刺形成，但不形成化脓性脊椎炎式骨桥。

部分儿童椎体结核起病时亦可有高热，椎体破坏成楔形并有椎旁脓肿形成。但结核性病变不会出现骨硬化表现，X线表现进展亦相应缓慢。

（四）胸腰椎多节段结核与强直性脊柱炎鉴别

强直性脊柱炎（ankylosing sporidylitis，AS）是以骶髂关节和脊柱附着点炎症为主要症状的疾病，与HLA-B27呈强关联。某些微生物（如克雷白杆菌）与易感者自身组织具有共同抗原，可引发异常免疫应答。强直性脊柱炎属风湿病范畴，是血清阴性脊柱关节病的一种。该病病因尚不明确，是以脊柱为主要病变部位的慢性病，累及骶髂关节，引起脊柱强直和纤维化，造成不同程度眼、肺、肌肉、骨骼病变，属自身免疫性疾病。

胸腰椎多节段结核临床症状如脊椎疼痛、压痛、僵硬、肌肉萎缩、驼背畸形、发热、血沉快等与AS相似，但X线检查可鉴别。结核性脊柱炎时，脊椎边缘模糊不清，椎间隙变窄，呈楔形变，无韧带钙化，有时有脊椎旁结核脓肿阴影存在，骶髂关节为单侧受累。实验室检查亦可鉴别。

（五）胸腰椎结核与布鲁菌病性脊柱炎鉴别

在国内，羊为布鲁菌病主要传染源，牧民或兽医接生羊羔为主要传播途径。皮毛、肉类加工、挤奶等可经皮肤黏膜受染，进食病畜肉、奶及奶制品可经消化道传染。此病不产生持久免疫，病后再感染者不少见。布鲁菌病性脊柱炎主要症状为间歇性发热（波浪热），关节痛、腰痛、出汗、背肌紧张，但不影响饮食，患者多不消瘦。X线可见椎体广泛增生，韧带钙化，椎间隙狭窄，确诊须靠血清冷凝集试验、补体结合试验或皮内试验。

（六）结核性脊柱后凸畸与先天性半椎体畸形鉴别

先天性半椎体畸形为椎体畸形中最为常见者，易单发，亦可多发。椎体畸形在胸椎多见，腰段亦可遇到，又称半脊椎畸形。实际上此类畸形并不局限于椎体，因此“半椎体”用词不准确，尽管此称谓在国内骨科界流行。根据本病的临床症状特点，视其畸形缺损的部位不同可引起以下脊柱畸形：脊柱侧凸、脊柱后凸畸形、脊柱侧凸及旋转畸形等。

先天性半椎体畸形的患者X光片显示病椎只有一半，呈楔形，骨纹理清晰，无椎旁脓肿阴影且在脊柱两侧的椎弓根、横突和肋骨的数目不同，半椎体的一侧常比对侧多一个。

（七）胸腰椎结核与脊柱肿瘤鉴别

脊柱肿瘤可分为原发和转移两大类。原发常见于30岁以下病人，常见良性的骨巨细胞瘤、骨软骨瘤、血管瘤、恶性的有淋巴瘤、脊索瘤、尤文肉瘤等。转移癌多见于50岁左右病人，常见的有肺癌、乳癌、肾癌、肝癌、甲状腺癌、前列腺癌等，转移到椎体或附件，神经母细胞瘤则多见于5岁以下婴幼儿。但椎体肿瘤最多见是恶性的，且多为转移性，约占90%。

脊柱是全身多种癌转移的好发部位，转移至脊柱最多的癌是肺癌、乳腺癌、肾癌、前列腺癌及甲状腺癌等。肺癌可向后侵入胸椎或向上侵入颈胸连接处。另外，前列腺癌、膀胱癌和结直肠癌可浸入腰椎或骶椎。脑脊液中的肿瘤细胞可通过脱落或种植形成脊柱或脊髓转移瘤，这常发生在大脑或小脑转移性或原发性肿瘤术后，类似血源性播散，引起多发性病变。脊柱全部节段均可发生转移瘤，但是胸椎为最常见部位，其次为腰椎、颈椎和骶椎。脊柱转移癌患者最常见的症状是背痛，经常早于其他神经症状数周或数月。 疼痛多为局部顽固性的放射性神经根疼痛，后转变为持续性不能忍受的疼痛，无论休息、药物或理疗均不能使疼痛缓解。

X线平片：X线平片是确认溶解性和硬化性损害、病理性骨折、脊柱畸形和大体积团块的有效筛查检测工具。乳腺癌和前列腺癌可产生硬化性损害，但大多数脊柱转移癌属于溶解性的，在超过半个椎体受累前，X线平片不能显示相关变化。后期发生椎体明显压缩，脊椎压陷并形成“双凹”畸形，但椎间隙一般无明显变化。

核素扫描（骨扫描）：是鉴别骨骼系统代谢活动增加区域的敏感方法。在椎体30%~50%部分受累前，骨扫描即能发现转移瘤，其分辨率可达到2mm。然而，由于核素扫描检测的是增强的代谢活动，而炎症或感染也可增强代谢活动，因此对转移病灶不具特异性。

SPECT（单光子发射型CT）：是目前最先进的肿瘤检查方式，提供可疑性脊柱转移癌的3D影像。它可区分转移性病变和良性病变。然而，PET的分辨率是有限的，必须结合CT或MRI影像。

核磁共振成像：被认为是评估脊柱转移癌的金标准影像设备。在检测脊柱病变方面，MRI影像较之标准X线平片、CT、核素扫描敏感性更高。这种敏感性很大程度上是由于MRI图像对脊柱软组织结构优良的分辨率，包括椎间盘、脊髓、神经根、脊膜以及脊柱肌群和韧带。MRI图像能够显示骨与软组织界限，提供肿瘤侵袭或骨、神经、椎旁结构受压的解剖学详情。另外，由于T1加权图像中骨髓内脂肪为高强度信号，脂肪抑制研究可进一步解释脊柱骨组织中病灶信号增强的原理。弥散加权成像，尽管非常规应用，但可区分病理性和非病理性压缩骨折。

常规数字减影血管造影术：是评估脊柱转移癌的重要工具。对于原发肿瘤血供丰富（肾细胞肿瘤、甲状腺肿瘤、血管肉瘤、平滑肌肉瘤、肝细胞肿瘤和神经内分泌瘤）的转移瘤患者，如考虑手术，了解转移瘤的血供意义重大。

经皮活组织检查：该检查特别对于椎体破坏的患者尤为适用，因其位置深在，开放手术取活检创伤较大，故经皮穿刺活检应用广泛，可以与脊柱结核相鉴别。

（八）胸腰椎结核伴截瘫与癔症、脊髓蛛网膜炎鉴别

癔症　有严重神经障碍的主诉，如肢体麻木、感觉异常，运动无力甚至完全瘫痪，但检查时却未能发现与主诉相符合的反射方面和体征方面的改变。

（九）胸腰椎结核伴截瘫与脊髓蛛网膜炎鉴别

脊髓蛛网膜炎　多发生在胸段和颈段，由感染、外伤、手术、异物及其他原因引起。早期有神经后根的刺激症状，影响脊髓前根的可出现明显肌肉萎缩，以后逐渐出现截瘫或四肢瘫痪。其临床特点炎病期长、症状起伏不定和不规律。

（十）腰椎结核与腰椎退行性变鉴别

腰椎是人体躯干活动的枢纽，而所有的身体活动都无一不在增加腰椎的负担，随着年龄的增长，过度的活动和超负荷的承载，使腰椎加快出现老化，并在外力的作用下，继发病理性改变，以致椎间盘纤维环破裂，椎间盘内的髓核突出，引起腰腿痛和神经功能障碍。

腰椎结核早期与终板退变性炎症、许莫氏结节非常相似，鉴别要点在于退行性终板炎无结核病史及全身中毒症状，X线片及CT上均较难鉴别，MRI上可显示椎板炎症反应，但无椎旁脓肿的形成，必要时经皮穿刺活检进行细菌学及病理学鉴别。

（王治国　黄　梅）

第三节　脊柱结核影像学检查

一、概述

德国科学家伦琴（Wilhelm Conrad Rontgen）在1895年发现了X线，随后X线被用于人体的疾病检查，从而形成了X线诊断学。在过去几十年中，随着现代科学技术的快速发展，特别是计算机后处理技术的广泛应用于各种医学各个领域中，使影像学检查方法越来越多样。影像诊断已从单一靠形态学变化进行诊断发展成为集形态、功能和代谢改变为一体综合的诊断体系。X线普通平片、X线计算机体层成像（CT）、磁共振成像（MRI）、超声检查、发射体层显像等多种检查手段的结合使用，不仅能使我们发现、识别病变及早做出诊断，还有利于了解病变位置、范围、与周围组织关系，对制订治疗方案以及评估预后，确定手术路径等方法均具有重大意义。

脊柱结核（tuberculosis of spine）是骨关节结核（tuberculosis of bone and joint）中最常见的结核，约占50%，绝大部分继发于肺结核，其中腰椎发病率最高，胸腰段次之，颈椎较少见，成人好发于腰椎，儿童脊柱结核以胸椎多见。临床起病缓慢，可有低热、食欲不振等结核中毒症状，也可无明显全身症状，仅有局部症状如疼痛，严重可有双下肢麻木无力、不全截瘫，脊柱后凸畸形等。

现阶段脊柱结核的影像学检查主要方法有X线、CT和MRI。X线检查是诊断脊柱结核常用的方法，但对于部分病人不能清晰显示椎体和间隙，不能准确判定椎弓根、椎板及棘突。CT扫描及三维重建方法，能够更好地显示骨质破坏情况，提供大量X线片无法显示的信息，可根据需要准确反映椎体椎弓根及椎板、棘突情况，特别是可以清晰显示累及节段、方位及临近组织受累情况，为临床制定个性化的手术方案提供依据；但相比X线摄片，费用较高。MRI检查可以发现早期脊柱结核的炎性水肿情况，是显示脊柱结核病灶和累及范围最敏感的方法。

二、脊柱结核的影像学检查

（一）X线检查

X线摄影（radiography）检查，正位（后前位）和侧位是脊柱检查的常规体位，主要观察各椎骨的排列，解剖部位，骨性椎管的前后径和椎旁软组织等，双斜位及过伸过屈位主要用于观察椎弓根、椎间孔情况及椎体稳定性情况，X线平片是脊柱结核常用的检查方法，简便、费用低廉，同时空间分辨率高，不仅可以明确骨骼系统有无病变，而且X线运用时间长（从1895年开始使用），积累了丰富的临床经验，多数疾病可根据X线平片做出诊断。近年来直接数字化X线摄影（digital radiography，DR）的应用能进一步对影像资料进行多种后处理，可获得大量的诊断信息，对骨结构尤其是软组织结构的显示明显优于普通平片。

（二）CT检查

计算机体层成像（computed tomography，CT）检查：Hounsfield于1972年设计的电子计算机断层扫描装置，现已广泛运用于全身各系统的检查。在骨关节系统中弥补了普通X线摄影的影像重叠及软组织分辨率差的缺点，在对病灶的检出率以及诊断的准确性方面得到了极大地提高。其原理是使用多个或单个X线束带源，对受检部位进行断层扫描，根据其穿透人体不同组织后的X线强度不同，再经过转换装置和电子计算机处理而呈现出特殊的断层图像。

脊柱CT检查患者常规取仰卧位扫描，采用多层螺旋CT（multi-slice CT，MSCT）薄层扫描方式收集数据，后将原始数据输入三维影像卡中进行多平面重建（multiplanar reformatted，MPR）、表面遮盖重建（surface shaded display，SSD） 和容积渲染成像重建（volume rendering，VR）。原始图像的扫描质量对三维重建图像质量好坏有着直接影像，是三维重建图像的基础，重建X线准直器厚度、螺距比、重建间隔这三个参数是影响扫描技术的最主要的参数。层厚越薄，图像分辨率越高，重建间隔缩小可以提高图像质量。多层螺旋CT检查、多平面/曲面重建、表面遮盖重建及与容积渲染成像重建的优化组合可以从任意角度、任意方向和任意平面观察骶髂关节和脊柱的病变情况，直观和准确地现实程度、范围、区域和具体病变情况，MSCT大容量的信息采集能用于各种重建和进行后处理，大大提高了时间和空间分辨率，SSD、VR所得图像具有直观、清晰、逼真、立体的特点，亦可三维旋转观察，符合人的视觉经验，对空间结构复杂的脊柱此方法具有优势，得到的图像类似外科手术直视所见，不需断层解剖的专门知识就能看懂，临床医生易于接受和使用，但细节显示不够、容易受干扰，无法观察骨骼内部形态和密度。多平面/曲面重建均是二维重建，对脊柱或骶髂关节进行多平面/曲面重建，则可获得任一位置、任一层厚的高质量断层图像，而且通过调节窗宽和窗位很容易在软组织窗和骨窗之间相互切换，不但能显示椎体情况，还能清晰显示其周围软组织情况。合理运用SSD、VR、MPR能够更好地显示脊柱的情况，提供大量X线片无法显示的信息，为临床制定个性化的手术方案提供了很大的帮助。

（三）MRI检查

磁共振成像（magnetic resonance imagine，MRI）检查：1946年美国的哈佛大学的Purcell和斯坦福大学的Bloch分别发现了核磁共振现象，1973年Lauterbur发表了两个充水试管第一幅核磁共振图，1978年Mallard等用磁共振装备取得了第一幅人头、胸、腹部的图像，1980年商品MRI机出售，从此，磁共振应用于临床。MRI是利用含有奇数电荷的氢原子核在磁场内共振所产生的信号，经计算机重建成像的一种影像学技术，自投入临床应用以来，随着技术不断的发展和改进，为临床提供了丰富的疾病诊断信息，显示出了很大的优越性和应用前景。近年来如西门子公司1.5 T MRI机推出一体化线圈技术，对全脊柱扫描更加有优势，可将颈椎、胸椎、腰椎叠加到一起，变成完整图像，直观显示各个椎体及其周围情况，为临床提供可靠依据并对预后做出客观判断。

MRI常用的序列有自旋回波（spin echo，SE）序列、梯度回波（gradient echo，GRE）序列、反转恢复

（inversion recovery，IR）序列，SE序列是磁共振扫描最常用、最基本的序列，其扫描的时间参数有回波时间（echo time，TE）和脉冲重复间隔时间（repetition time，TR）。不同的TR和TE可以得到不同的图像，短TR、短TE可以得到T1WI图像，显示图像解剖结构；长TR、长TE可以得到T2WI图像，是发现病变最敏感的序列，脊柱MRI检查以矢状位、横轴位为基本扫描位置，必要时可加冠状位和任意倾斜位置扫描，一般选用SET1WI、FSET2WI、GRET2WI、快速反转恢复序列（STIR）加脂肪抑制技术等扫描。

MRI优点是具有多方位、多参数成像的特点，除能清楚地显示骨的解剖结构，且MRI技术具有无创性，其图像具有高的软组织分辨率。MRI检查缺点是扫描时间长，对于骨化、增生病变显示不如CT，扫描间隔（层厚）较大，容易遗漏较小病变，体内有金属植入物者、幽闭恐惧症者或精神障碍者、不能配合检查者等不可做此项检查。由于MRI对于脊柱检查具有多方位断层图像、多参数灰阶图像、流空效应和多序列成像检查，对不同组织具有较高的分辨显示能力，检查的患者无X线照射，且免受造影剂注射的风险，在某些情况下已经成为脊柱病变的首选方法。

三、脊柱结核的影像学表现

（一）X线表现

X 线平片上，脊柱结核（tuberculosis of spine）表现与类型及时间有关，主要表现为椎体的骨质破坏，椎间隙的不同程度狭窄或消失，椎旁脓肿等，在病早期多为阴性，起病后 6 个月左右，椎体骨质 50%受累时，常规 X 线片才能显示出。X线片早期征象表现为椎旁阴影扩大、随之出现椎体前下缘受累和椎间变窄、椎体骨质稀疏、椎旁阴影扩大和死骨等。椎体骨质破坏区直径＜15mm者，侧位摄片多不能显示出。在椎体松质骨或脓肿中时可见大小死骨。

1. 脊柱生理弧度的改变　颈椎和腰椎变直，胸椎后突增加。严重时，颈椎和腰椎也可向前屈曲（图2-1）。

2. 椎体骨质破坏　分为四型：①中心型，多见于胸椎，主要表现为椎体内类圆形、不规则形骨质破坏，一般边缘毛糙，可有砂粒样小死骨；②边缘型（椎间型），多见于胸腰段，表现为椎体的前缘、上缘或下缘首先破坏，逐渐向椎体和椎间盘发展，椎间隙变窄为其特点；③韧带下型（椎旁型），主要见于胸椎，病变开始于前纵韧带下，累及数个椎体前缘，椎体前缘骨质破坏，病变向后发展可同时累及椎体及椎间盘；④附件型结核，表现为椎附件骨质破坏为主，棘突、横突、椎弓、椎板等相应附件骨质模糊，骨皮质中断，累及关节突时常跨越关节（图2-2至图2-4）。

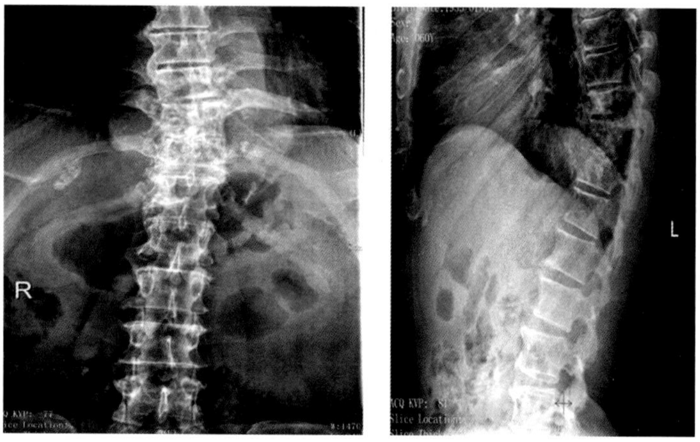

A　　　B

A．正位X线片；B．侧位X线片

图2-1　X线片显示脊柱后凸畸形，椎体骨质破坏，椎间隙狭窄，椎旁见软组织密度影

3. 椎间隙改变　脊柱结核椎间隙变窄或消失，相邻椎体的软骨板破坏致使椎体上下缘终板的致密线模糊、中断、消失，进而椎间盘破坏，椎间隙编制消失，这是脊柱结核的特征表现之一。中心型椎体结核，早期椎间隙也可无变化（图2-1）。

4. 椎旁脓肿　脓肿多以病变椎体为中心，颈椎结核可以形成咽喉壁脓肿，主要表现为咽喉壁软组织密度影并弧形向前凸，气管被推向前方或偏于一侧。胸椎结核形成椎旁脓肿，腰椎结核可以形成腰大肌脓肿，表现为腰大肌肿胀，轮廓显示不清，腰椎可见腰大肌阴影增大增深，说明脓液越多。如软组织阴影不很大，但有明显钙化，说明病情已经稳定（图2-5）。

（二）CT 表现

脊柱结核的CT检查能早期清晰显示脊柱结核较小的骨质破坏，可以明确脓肿的大小、位置及累及范围情况，还可以显示椎间盘、椎管的情况，CT平扫科见椎体低密度骨质破坏区，及砂粒样死骨，三维重建图像能显示椎体塌陷变扁情况，CT相对常规X线片具有如下优势：更清晰显示骨质破坏，更易发现死骨及病理骨折，显示病变累及椎管内脊膜脊髓的程度和范围。对比增强后脓肿比不规则环形强化，而脓肿内不强化，干酪样坏死灶内可有高密度钙化影。结合临床资料综合分析，如椎旁扩大阴影中，有钙化灶或小骨碎片时，有助于脊柱结核的诊断（图2-6）。

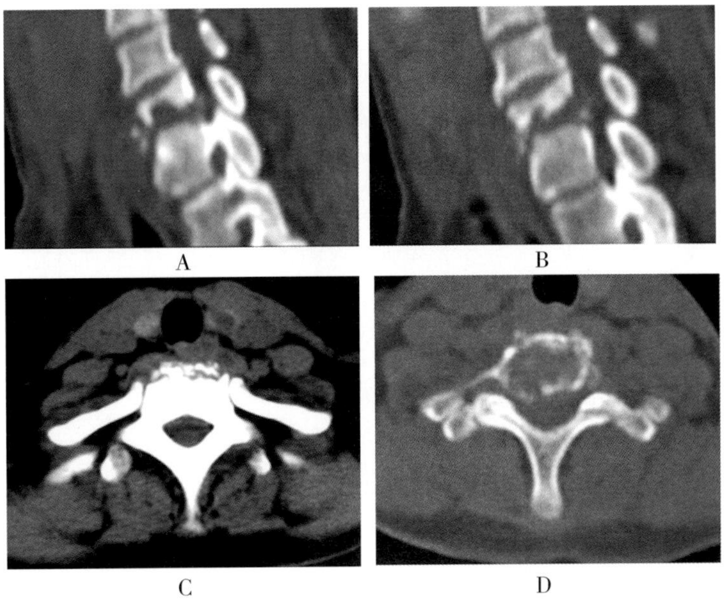

A、B. 颈椎生理曲度变直；C、D. T_6、T_7椎骨质破坏，椎间隙狭窄

图2-2 颈部CT片

（三）MRI 表现

MRI是显示脊柱结核病灶及累及范围最敏感的方法，能早期发现脊柱结核的炎性水肿情况，具有软组织高分辨率的特点，用于脊髓检查优于CT，直接脊椎矢状位、横轴位和冠状位等扫描成像。脊柱结核MRI表现病变的椎体、间盘和附件与正常的脊椎对应处的正常信号相比，结核灶在T1WI上多呈现均匀或混杂的低信号，T2WI多成混杂高信号或部分均匀的高信号，椎体终板破坏表现为T2WI线条状低信号不完整或被高信号病变替代。

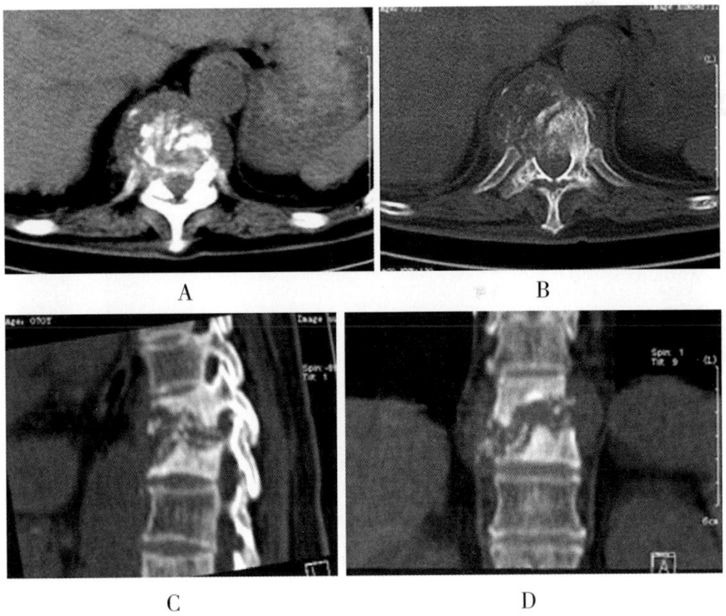

A、B. 轴位CT；C. 矢状位；D. 冠状位

图2-3 CT横轴位及冠状位、矢状位显示胸T_8、T_9椎体骨皮质不完整，见骨质破坏，并可见死骨片，脊柱周缘可见软组织肿胀

1. 椎体病变 脊柱结核的椎体表现是多样的，大多数情况下T1WI上显示病变为低信号，或其中杂有短T1信号。椎体病变T2WI加权像多成混杂高信号。图像显示有病变椎体除信号改变外，可见椎体破坏的轮廓、椎体塌陷后顺列改变和扩大的椎旁影像等（图2-6、图2-7）。

2. 椎间盘改变 脊柱结核的椎间盘改变包括椎间盘破坏，椎间隙狭窄或消失，在X线片上，椎间盘变窄是早期征象之一。MRI的T1加权像呈现低信号变窄的间盘。正常的髓核内在T2加权像有横行的细缝隙，当有炎症时这细缝隙消失，MRI能早期发现间盘炎症改变（见图2-6）。

3. 椎旁脓肿 脊柱结核性肉芽肿和椎旁脓肿在T1WI像上显示为低信号或等信号，T2WI像上呈现混杂较高信号。增强扫描大多数为环形强化，MRI冠面能清楚显示椎旁脓肿或双侧腰大肌脓肿的轮廓与范围。特别是流注的脓肿如腰大肌脓肿沿腰大肌流注到髂窝形成的髂窝脓肿等（图2-7）。

4．硬膜囊脊髓等的改变　MRI可以显示椎管内脊膜、脊髓受累程度和范围，脊髓受压在T2WI上表现为高信号。MRI在早期脊柱结核的诊断较其他任何影像学检查包括ECT在内更为敏感。临床症状出现3~6个月，疑为脊柱结核患者，X线片无异常，MRI可显示受累椎体及椎旁软组织（脓肿），T1加权像为低信号，T2加权像为高信号。早期脊柱结核MRI影像可分为三型：①椎体炎症；②椎体炎症合并脓肿；③椎体炎症、脓肿合并椎间盘炎。值得指出的是受累椎体处于炎症期，而无软组织和椎间盘信号改变者，不能与椎体肿瘤相鉴别，必要时应行活检证实。

（四）诊断及鉴别诊断

一般脊柱结核无明显临床症状，病程缓慢，症状轻，可无全身症状，在行检查中发现相邻两个或以上椎体骨质成溶骨性破坏，椎间隙变窄或消失，脊柱呈后凸畸形改变，椎旁可见软组织密度影伴或不伴软组织内钙化，可以诊断脊柱结核。

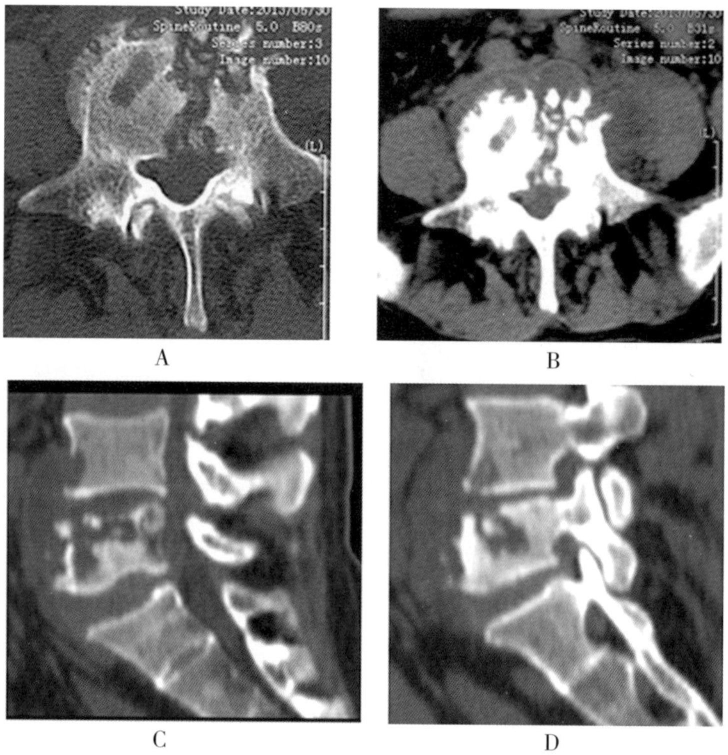

图2-4　CT横轴位及矢状位显示L_4、L_5椎体骨质破坏，椎体边缘可见软组织密度影，脓肿向后突入椎管，左侧腰大肌肿胀

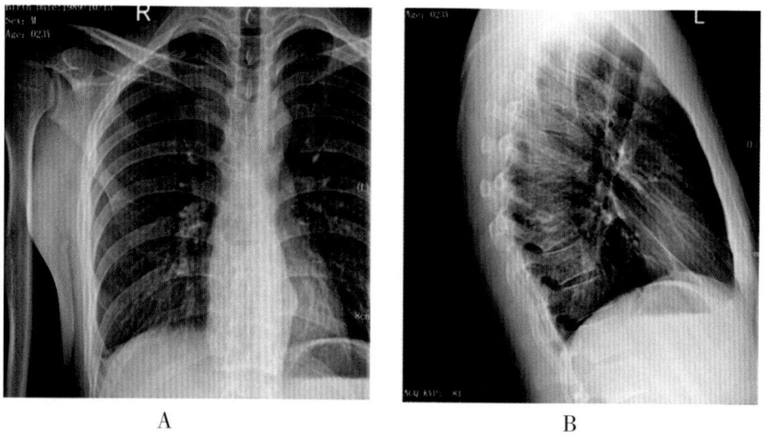

图2-5　胸T_8、T_9椎体骨质破坏，椎间隙变窄，椎旁可见软组织密度影，脊柱向后凸

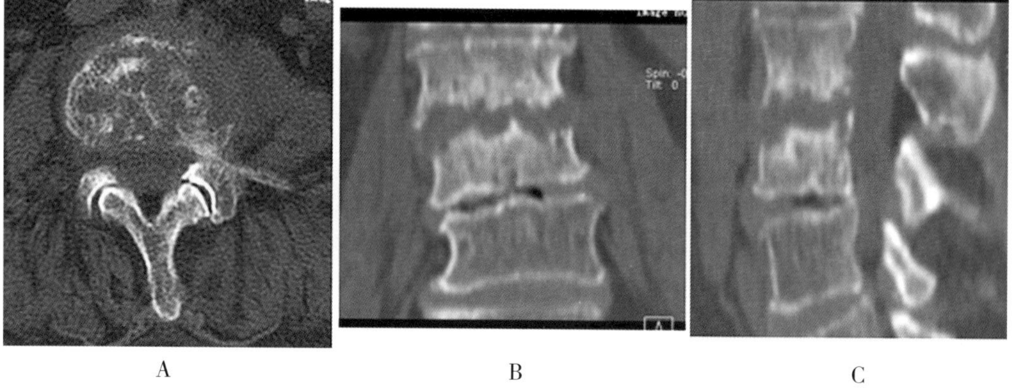

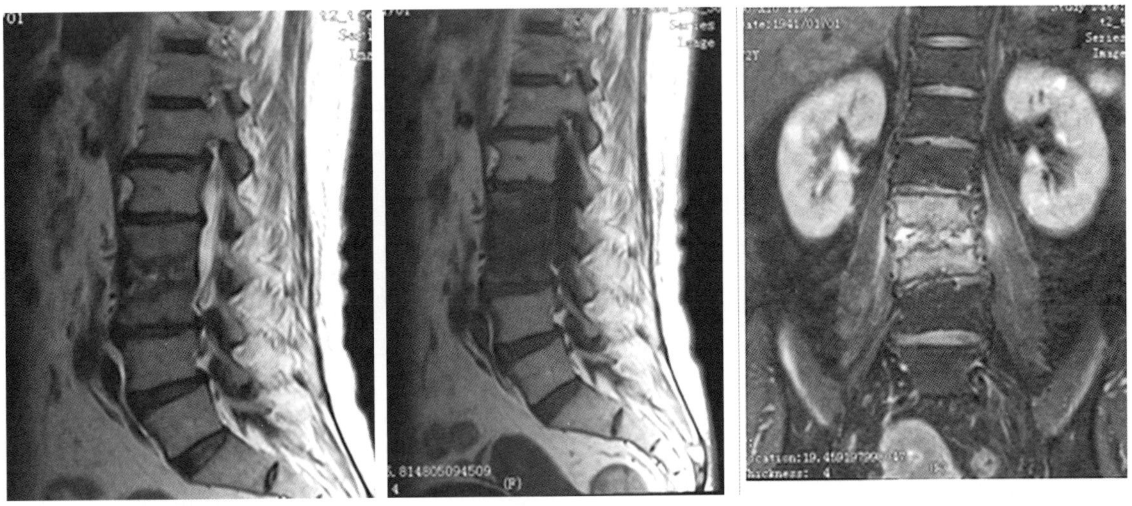

D E F

图2-6 CT显示L_2、L_3椎体骨质破坏；MRI显示L_2、L_3椎体T1WI上显示病变为低信号；压脂T2WI加权像呈混杂高信号，L_2、L_3椎间盘呈高信号

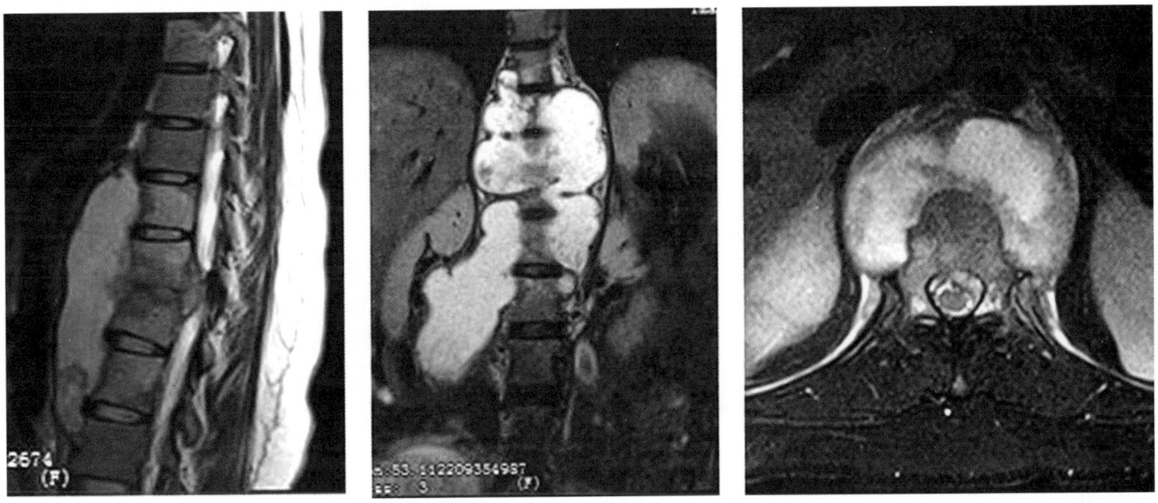

A B C

图2-7 MRI矢状位、冠状位及横轴位显示：多胸椎和椎间盘破坏，椎旁脓肿形成并压迫后方脊髓，椎间隙变窄

脊柱结核须与椎体转移瘤、布氏杆菌性脊柱炎、化脓性脊柱炎、椎体压缩性骨折等鉴别。但是根据脊柱结核的病变特点一般不难诊断。

（王建波 张 锐 王娅菲）

第四节 脊柱结核穿刺活检术

一、概述

活检是使用外科手段在治疗前切取病变组织行病理学检查的简称，在肿瘤的诊治中至关重要。近年来，结核病“死灰复燃”，脊柱结核的发病率逐步上升，其发病特点也悄然发生着变化，例如，由青年人发病扩展到婴幼儿和老年人；由单中心病灶转变为多中心病灶或跳跃性病灶；由单器官受累变为多器官结核；由典型的影像学表现变为不典型的影像学表现。对绝大多数脊柱结核患者，根据其病史、临床特点及“破、狭、畸、脓”的典型影像学表现，能够明确诊断；但对一些早期或不典型脊柱结核，即使是结合CT、MRI甚至PET-CT依然难以同脊柱化脓性感染、布氏杆菌病、肿瘤及外伤性压缩骨折相鉴别。据文献报道，非典型结核发生率在2.1%~12%，这些患者的临床表现或影像学都不是可靠的诊断标准，病人的最后确诊只有通过细菌培养和（或）组织病理标本检查来证实，所以活检对脊柱结核诊断依然至关重要。

按取材的方法，活检主要有穿刺活检和切开活检两种。脊柱结核多发生在椎体、椎弓根，位置深在，切开活检创伤大、取材困难，临床多选用穿刺活检来确定诊断。穿刺活检术包括抽吸活检（fine needle aspiration biopsy，FNAB）和取芯活检（core needle biopsy，CNB）两种方法。抽吸活检常使用细针穿刺抽吸，抽吸可以确定病变是实质性还是脓性或血性，抽吸物可以涂片镜检观察细菌或抗酸杆菌，还可进行细胞学检查和病理学检查，目前已被确认为一种有效的脊柱结核的微创诊断技术，特别适用于椎旁或腰大肌液性包块的活检。取芯活检使用套管深入病变取材，能得到较大条状病变组织，有利于明确病变的性质及组织类型，适用于椎体骨破坏的活检。两种均是安全、方便、经济的方法，临床中常结合使用。

早在1930年，Martin和Ellis首次用盲穿的办法对骨肿瘤患者进行穿刺活检。随着现代影像学技术的进步，穿刺活检的安全性、有效性得到进一步的发展，准确率达71%~98%，并发症发生率0~7.4%。虽然众多的影像设备包括X线、CT、MRI、B超均可引导穿刺活检术，临床常用的仍然是CT机及C形臂X线机。C形臂X线机引导下穿刺采用靶向定位技术，操作简单、快速，但取材部位不精确，适用于颈椎、中下胸椎、腰椎病变的活检。CT机引导下穿刺虽然操作复杂，但定位精确、阳性率高，特别适用于解剖复杂或局部破坏的取材，如椎旁、椎弓根、附件等。本节主要阐述在C形臂X线机或CT机引导下脊柱结核穿刺活检的手术技巧。

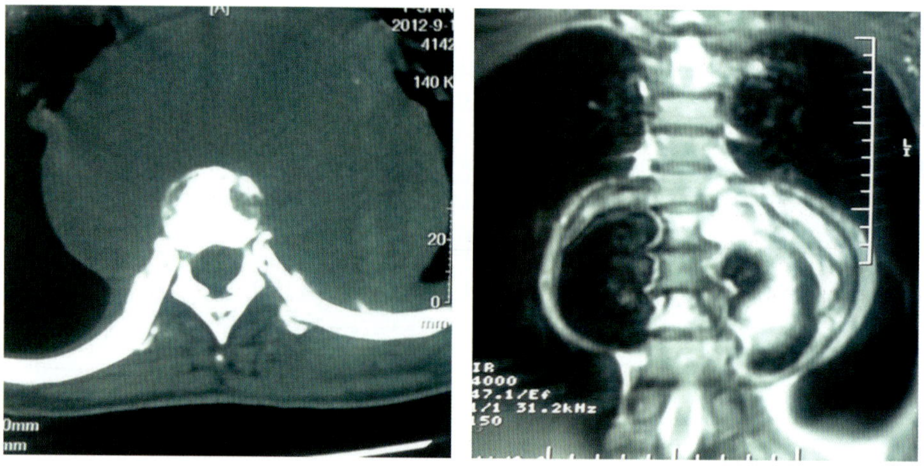

A　　　　B

A. CT显示胸椎椎体破坏，椎旁巨大包块；B. MRI显示椎旁巨大类似结核冷脓肿主动脉瘤

图 2-8　患者女，33岁，以腰背部疼痛5月（影像资料由解放军第四五二医院姚一民提供）

穿刺活检有助于明确脊柱病变的性质，鉴别结核性、化脓性感染与肿瘤性疾病，从而为临床治疗方案的选择提供依据，避免盲目的扩大手术或不必要的手术；活检也有助于明确椎旁或腰大肌包块的性质，鉴别结核性冷脓肿、肿瘤包块或罕见的出血性包块（如极似椎旁脓肿的主动脉瘤）（图2-8），避免致命性的手术并发症。

二、适应证与禁忌证

（一）适应证

穿刺活检适用于不典型脊柱结核者，有的酷似脊柱原发或转移性肿瘤，常见的包括：单椎体结核而无椎间盘受累者；椎弓根及附件结核者；多节段跳跃性脊柱结核者；无明显死骨和脓肿，但有肉芽组织增生侵占椎管者。穿刺活检也适用于椎旁或腰大肌内的异常包块，特别是包块位于椎体右侧或不呈流柱样分布难以与冷脓肿相鉴别者。

（二）禁忌证

禁忌证包括：①患者一般情况差，不能耐受手术者；②有出血倾向者，凝血功能国际标准化比值（INR）>1.5，凝血酶原时间（PT）>1.5倍或血小板计数（PLT）<50 000/mm³；③脊柱化脓性炎症，穿刺后感染可能沿通道扩散者；④脊柱血管性病变，穿刺后出血难以自止者；⑤穿刺皮肤局部有破损或感染及有全身感染者；⑥孕妇。

三、手术方法

（一）术前准备

1．患者和家属准备　术前完善实验室检验、影像学检查；患者全身情况及局部穿刺部位无感染。患者及家属已进行良好的医患沟通，明确手术可能的并发症及穿刺假阴性的存在，以便术中、术后良好地配合。

2．医生准备　穿刺手术应由有经验的医生完成或指导。术前对穿刺部位、穿刺途经、穿刺并发症以及将来可能的最终手术方案有全面的研究与计划。

3．穿刺器材准备　穿刺器材种类繁多，临床中根据取材的方法、病变的情况、医生的习惯等综合选择。常用的穿刺针有抽吸针、环锯针、切割针。抽吸针（图2-9A）可用于抽吸液体或较软的组织，可以与其他针配合使用；环锯针（图2-9B）的针头为环形锯齿，通过旋转切割骨组织，主要用于骨或钙化等硬组织的活检；切割针（图2-9C）通过前后移动将位于切割槽的组织切割于标本槽内，主要用于软组织和溶骨性病变的活检。除专用的活检穿刺外，对表浅的液性包块，可以用空针穿刺；对椎体的破坏病灶，可以用通道经椎弓根用活检钳（如神经外科用直径2.5mm长柄小垂体钳）（图2-10）取材。

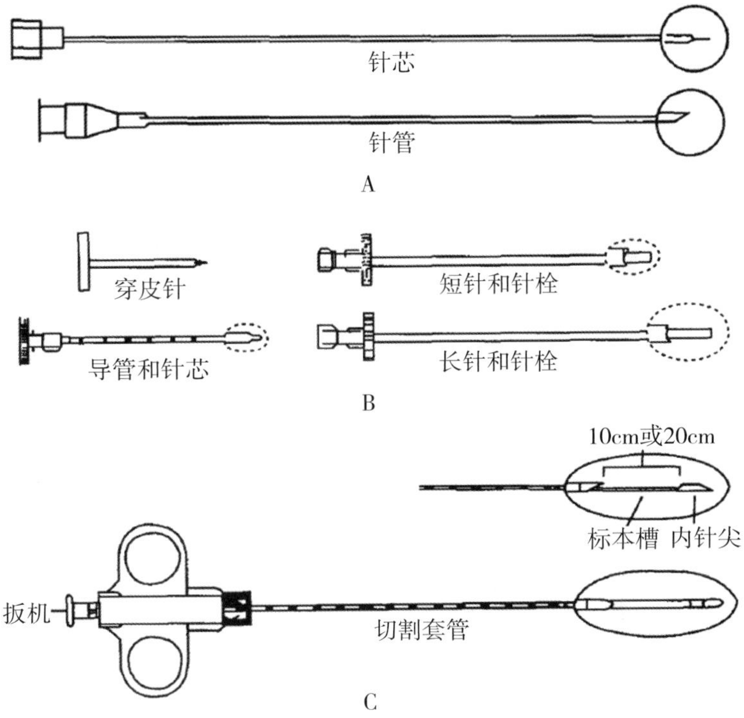

A．抽吸针；B．环锯针；C．切割针

图2-9　穿刺针

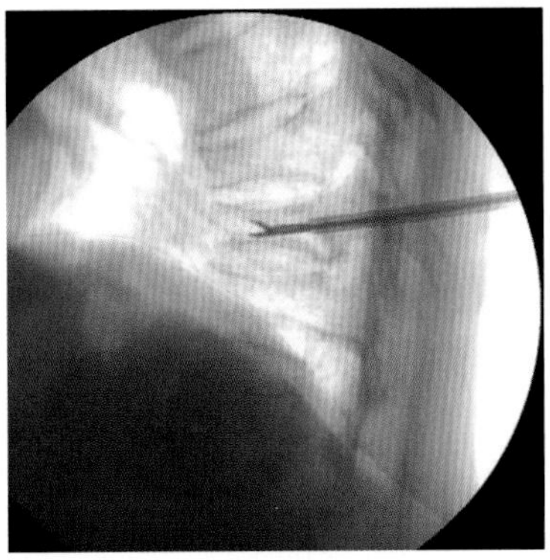

图 2-10　C形臂X线机引导下用活检钳取材

（二）麻醉

脊柱穿刺活检一般采用局部麻醉，常用稀释的1%盐酸利多卡因麻醉。对小儿或不能配合的患者可用全身麻醉。

（三）体位

根据病变部位，可选择仰卧、侧卧、俯卧位。

（四）手术操作程序

1. 定位　术者先通过患者体表标志初步定位预穿刺的节段。如在C形臂X线机引导下穿刺，用克氏针置于患者体表，通过透视移动克氏针到预穿刺椎弓根卵圆形投影点（图2-11），皮肤穿刺点在投影点外棘突旁。

CT引导下穿刺定位复杂但更准确。首先以3~5mm较大螺距扫描定位病变椎体，再用0.625~1mm螺距薄层扫描定位病变部位，选取最佳的病变靶区图像用做设计穿刺途经，标记此幅图像的位置。在影像工作站设计穿刺途经，测量皮肤穿刺点到棘突中线的距离。打开CT激光定位灯并移动扫描架到先前标记的位置，激光标志线上旁开棘突中线与CT图像测量等距离的点为皮肤穿刺点。同时CT可测量穿刺的内倾角度、进针深度、取材深度等参数（图2-12）。

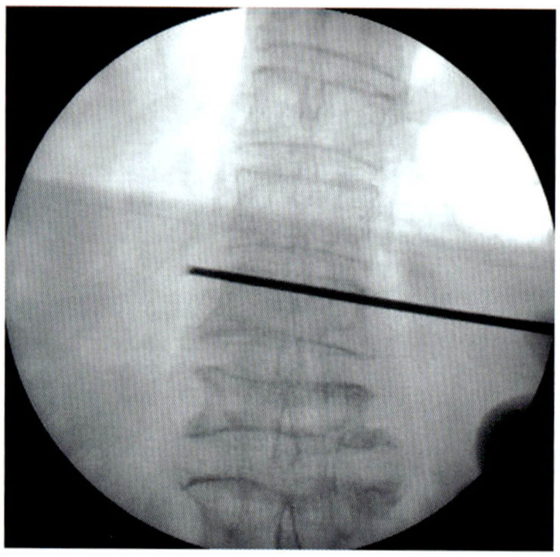

图 2-11　C形臂X线机引导下定位穿刺节段

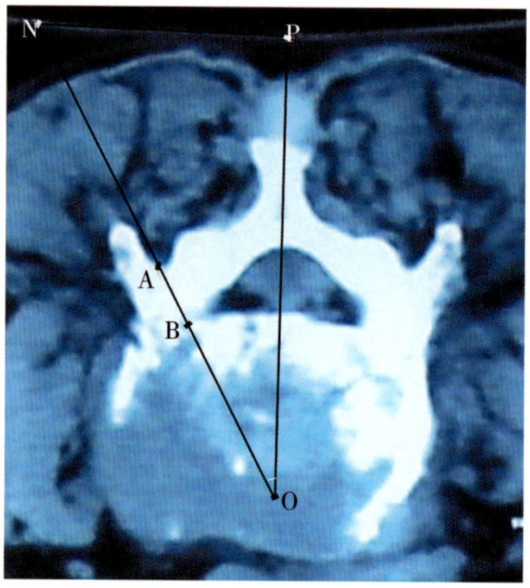

OP：棘突中线；ON：穿刺途径；PN：皮肤穿刺点离中线的距离；∠PON：穿刺内倾角；NA：软组织进针长度；OB：穿刺取材深度

图 2-12　影像工作站上CT图像穿刺参数的测量

2. 消毒　常规消毒铺巾。

3. 麻醉　局部采用分层浸润麻醉，骨膜表面应重点麻醉，使药物分散于椎弓根关节突表面一定范围。局部麻醉时应控制好深度，避免神经脊髓损伤或麻药进入椎管引起全脊髓麻醉；也要避免空针尖刺破病变组织引起出血及周围污染。

4. 穿刺　用尖刀切开皮肤3~5mm后再穿刺，在穿刺过程中，控制好穿刺针的方向和深度，避免损伤周围的结构。当穿刺到骨性结构表面时，再次透视或扫描定位，确定穿刺在预定的途径中再徐徐进针，切忌使用暴力，当穿刺到临近病灶时，再次透视或扫描确认后准备取材。不同部位其穿刺路径不同。

（1）颈椎穿刺：颈椎周围有重要结构，如椎动脉、颈动脉鞘、气管、食道等，无论选择何种穿刺途经，其潜在的并发症风险比胸椎、腰椎高，因此，颈椎的穿刺活检应慎重，术前必须认真计划。常用的穿刺途径有前方、侧方和后方。前方途径用于上颈椎活检，多采用口腔入路，细针经咽后壁穿刺进入椎体。前外侧途径常用于C_3~C_7椎体病变活检，术中用手指将颈动脉向后外侧推移，在胸锁乳头肌前内缘进针，于血管鞘与内脏鞘之间穿刺进入椎体前方（图2-13）。后方途径适用于颈椎后方结构有病变的活检，多在CT引导下完成。

（2）胸椎穿刺：胸椎周围结构虽然没颈椎复杂，但椎弓根左右径小，特别是中上胸椎，在CT引导下穿刺更安全、准确。穿刺多选用右侧入路，避免损伤主动脉。常用的途径有经椎弓根途经和经椎弓根旁途经

（图2-14）。经椎弓根途经适用于病变位于椎体、椎弓根的患者，此途径路径最短、安全，能满足临床大多数病人的穿刺活检，但有穿刺针进入椎管引起脑脊液漏及脊髓损伤的风险。经椎弓根旁途径常在横突或肋横突关节处进针，经肋椎关节进入椎体，适用于胸椎椎体病变的活检，特别适用于有椎旁软组织肿块影难以与肿瘤鉴别的患者。穿刺中应特别注意穿刺针不能突破肋骨的后内缘皮质以免损伤胸膜或肺（图2-15）。

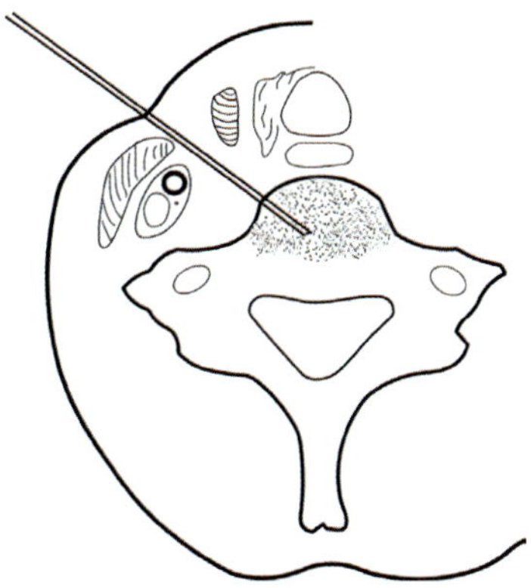

图 2-13 颈椎前外侧穿刺途径示意图

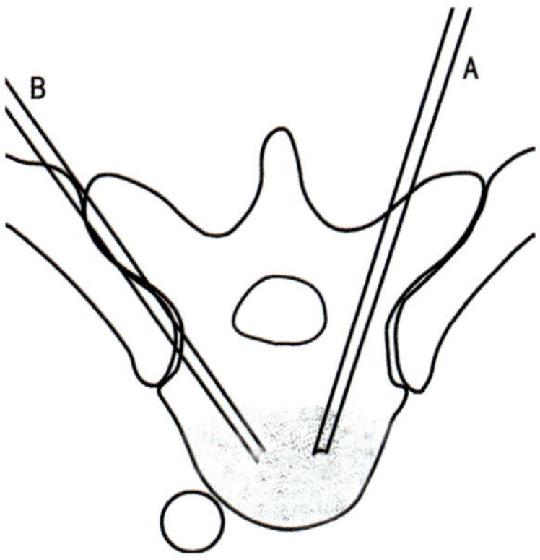

图2-14 胸椎经椎弓根穿刺（A）和经椎弓根旁穿刺（B）示意图

（3）腰椎穿刺：腰椎穿刺常用椎弓根入路和椎弓根旁入路（图2-16）。椎弓根入路适用于腰椎椎体及椎弓根的病灶，穿刺点位于乳突和横突之间的沟槽中。椎弓根穿刺活检能在C形臂X线机的引导下安全快速完成，能满足绝大多数病人的活检。椎弓根旁入路其进针点在椎弓根入路更外侧，适用于在CT引导下对累及椎体骨皮质及椎旁软组织病变的取材。在活检针穿刺到椎体骨膜表面时，要特别注意防止针尖沿椎体皮质的弯曲面向前滑动损伤椎体侧前方的重要结构。

（4）骶椎穿刺：骶椎穿刺常在CT引导下经后侧方穿刺（图2-17）；对骶前间隙及前方骶椎体病变，也可从前方穿刺取材。

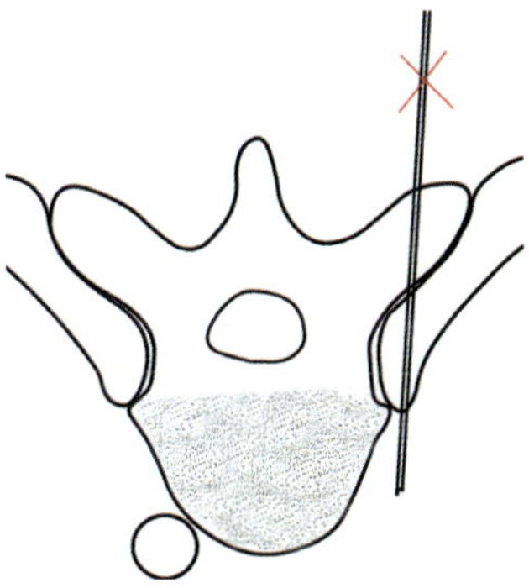

图 2-15 胸椎错误的穿刺途径

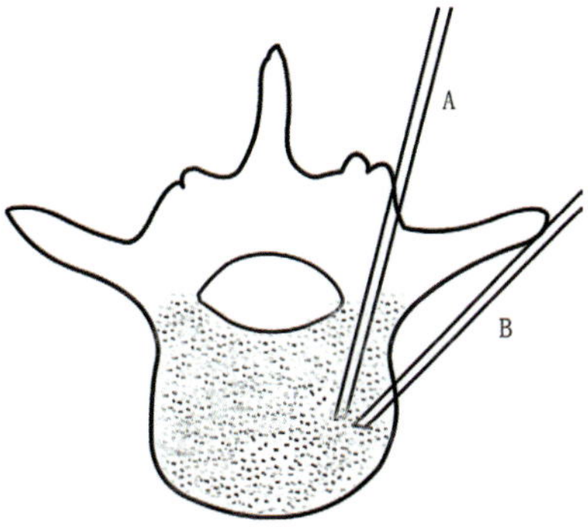

图 2-16 腰椎经椎弓根穿刺（A）和经椎弓根旁穿刺（B）示意图

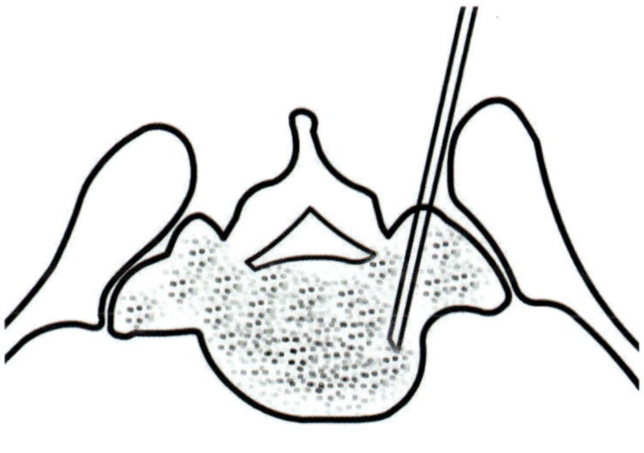

图 2-17 骶椎后方穿刺途径示意图

5. 取材　当穿刺针达病变边缘、即病变组织与正常组织交界区时就应准备取材，避免只取到正常组织或病变中心的坏死组织。当穿刺针临近病变边缘后，前后移动外套管使得同轴内置的活检针可在椎体内不同位置取材，头尾倾斜外套管可在椎体不同位置多点取材，以增大穿刺活检阳性率。

（五）术后处理

1. 止血　穿刺术后，血液可经穿刺通道流出或进入周围组织。拔出套管前，可用吸收性明胶海绵泥封堵止血。术后局部包扎并压迫30min止血。

2. 患者检查与观察　术后立即检查患者生命体征，检查患者神经功能状态，嘱患者休息观察至少30min，必要时重复检查。

3. 标本处理　穿刺的组织标本立即用10%甲醛或中性甲醛溶液固定送检；细针抽吸的材料立即推片用90%乙醇固定后镜检；对穿刺的液体标本或血样物可作镜检、细胞学检查及生物学培养等。

四、典型病例介绍

患者陈某，男，62岁。腰背部疼痛3月，加重4天。入院查体：患者脊柱胸腰段无明显畸形；脊柱区皮肤未见破窦、窦道、脓肿等；腰部活动明显受限，以前伸、后伸、旋转为甚；棘突叩压痛，双下肢感觉、肌力、反射均未查到确切异常。实验室检查：ESR 107mm/h，CRP 73mg/L。影像学检查：X线片（图2-18A）显示：脊柱退变，未见骨破坏。CT（图2-18 B）显示：T_{12}椎体骨质破坏伴T_{11}、T_{12}椎旁软组织稍肿胀。MRI（图2-18C）显示：T_{12}椎体信号异常伴胸腰部软组织肿胀。术前诊断：T_{12}破坏，脊柱结核、脊柱肿瘤待查。完善术前准备，在C形臂X线机下经椎弓根穿刺活检术。术后病理（图2-18D）诊断为脊柱结核。

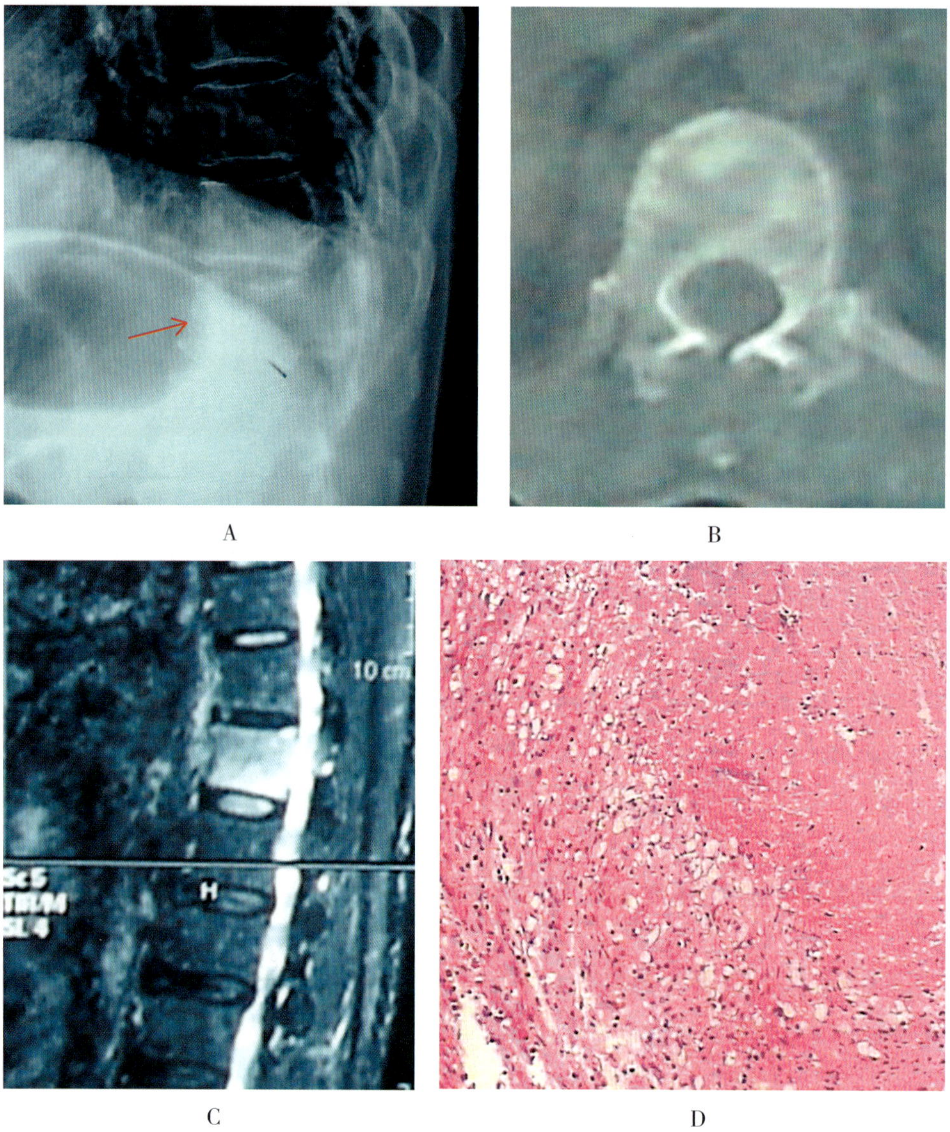

A. 患者X线片示T_{12}（箭头所指）形态完整； B. 患者CT片； C. 患者MRI Stir序列为T_{12}异常高信号； D. 术后病理检查示结核内芽肿 HE染色（×100）

图 2-18 典型病例介绍

五、优点与缺点

（一）优点

1. 手术微创　椎体的病变位置深在，取材困难，若切开活检会是一次大手术，而穿刺活检不需要切开皮肤分离组织，创伤小、出血少。穿刺切取的骨条小、骨缺损小，对脊柱生物力学无明显影响，不会因穿刺造成病理性骨折。

2．操作方便快速　穿刺活检多采用局部麻醉完成，操作简单快速，大多半h以内完成，病人恢复迅速。

3．穿刺并发症少　手术在C形臂X线机或CT机引导下操作，安全性高，很少发生并发症。

4．可多次、多部位取材　即使是肿瘤患者，穿刺引起肿瘤扩散、污染周围的机会小，而且不破坏肿瘤组织结构的完整性，不影响下一次手术的完整切除。

（二）缺点

1．穿刺取材的组织少，多点取材困难，可能给病理科医生的诊断带来困难。

2．虽然穿刺活检成功率较高，但仍有假阴性结果，给临床医生和病人的进一步治疗带来困惑，甚至延误治疗。

3．脊椎解剖复杂，周围有神经血管等重要结构，穿刺技术要求高，一旦穿刺失误，可能带来灾难性后果。

六、手术要点与陷阱

1．术前详细计划，明确穿刺的节段及穿刺路径。并与患者良好沟通，明确术中配合的方式，避免损伤神经血管。

2．患者确诊为结核或肿瘤均有可能，所以其活检要遵循一般肿瘤活检的手术原则，包括：①取材部位应该是病变细胞比较丰富的部位而不是出血囊变或坏死的中心区，它应包括正常组织和病变组织交界的部位。一般而言，骨外部分是恶性肿瘤最具有代表性的组织，活检应当切取，如果无骨外部分，侵犯骨皮质的部分应该活检。②活检切口或穿刺点应定位于最后手术切口上以便切除。③活检途径应选择通往病灶的最短通路，不能穿越一个以上的解剖功能区或筋膜间室，必须尽可能避开主要的血管神经束。

3．对确定或可疑有脓液的患者，进针点应在脓肿的上部健康皮肤部位，而且操作时应注意分层穿刺，在软组织内进针的通道要曲折或呈锯齿状，避免结核窦道形成。

4．操作中注意“无瘤技术”，穿刺路径的设计应从正常组织到病变组织而不是相反，取材后不要匆匆拔出套管，如是肿瘤患者，椎体的出血在穿刺入口形成的血肿或进入周围组织被视为肿瘤污染，通过吸收性明胶海绵泥封堵穿刺留下的间隙，逐步拔出套管，可减少污染。

5．一次活检组织取材少，为提高活检阳性率，术中可根据情况在同一个穿刺通路的不同深度多点取材，也可在同一个穿刺点经不同的通路多点取材，或者在脊柱的不同侧、不同节段多部位取材（图2-19）。每一个点的取材应分别标记送检。

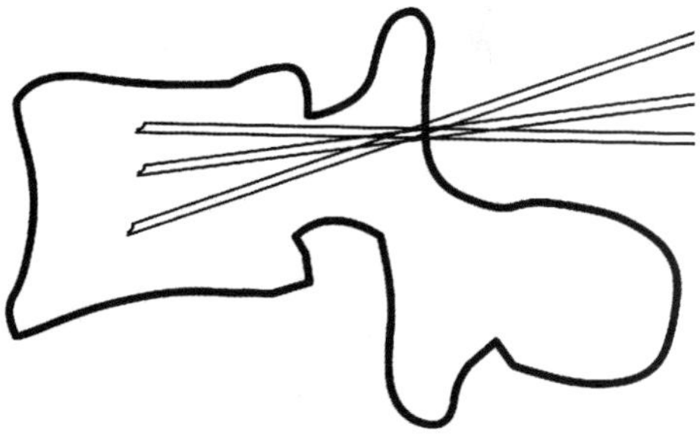

图2-19　术中多点穿刺取材示意图

七、并发症及防范要点

1．疼痛　是最常见的并发症，术中疼痛致身体摆动可影响操作，有的甚至中断手术。除了良好的局部麻醉外，操作前可给镇静镇痛药物以增加患者对疼痛的耐受力。操作时动作要轻柔，避免快速拔出内套管的“吸空效应”引起患者剧烈疼痛。术后疼痛多不剧烈，对症治疗即可。

2．出血　取材后椎体骨组织缺乏收缩，局部常会出血。凝血机制正常的患者，用吸收性明胶海绵泥填塞后大多很快止血。穿刺结束后伤口加压包扎或压迫。少见有硬膜外血肿或腰大肌血肿，有可能需要开放手术止血。

3．感染 穿刺活检必须严格无菌操作，感染的发生率很低，手术前后一般不需要预防使用抗生素。

4．针道种植或肿瘤远处转移 对肿瘤患者，理论上存在肿瘤污染的机会，但至今没有穿刺活检引起肿瘤针道种植或远处转移的报道。一方面，穿刺计划时应将穿刺点及通道计划在下次手术切除范围内，另一方面，注意穿刺中的无瘤技术，尽力减少肿瘤污染。

5．周围组织损伤 颈椎穿刺可引起颈动脉、气管、食道损伤；胸椎穿刺可并发气胸、血气胸；也有脊髓、神经根损伤的风险。CT引导下穿刺安全性更高。穿刺前仔细研究穿刺路径，避开重要器官。穿刺中多透视或扫描。注意手感在骨内徐徐进针，切忌盲穿；边穿刺边观察、询问患者的情况以降低手术风险。

（王 松 段春燕 王 清）

参考文献

[1] 赵炬才，张铁良．骨与关节感染外科学［M］．北京：中国医药科技出版社，1991：306-314.

[2] 赵定麟．脊柱外科学［M］．上海：上海科学技术文献出版社，1996：678-685.

[3] 张西峰，王岩，刘玉杰，等．CT引导下脊柱微创手术技术在诊治脊柱疾病中的应用［J］．中国脊柱脊髓杂志，2003，13（2）：75-78.

[4] 瞿东滨，金大地．非典型性脊柱结核［J］．中国脊柱脊髓杂志，2003，13（11）：695-697.

[5] 冯传汉．临床骨科学［M］．北京：人民卫生出版社，2004：3292-3293.

[6] 施建党，王自立，赵浩宁，等．非典型性脊柱结核的临床诊治［J］．宁夏医学杂志，2006，28（8）：584-586.

[7] 王清，徐杨博，韩福刚，等．多节段脊柱结核的诊断与治疗［J］．泸州医学院学报，2006，29（3）：234-237.

[8] 梁碧玲．骨与关节影像诊断学［M］．北京：人民卫生出版社，2006：358-364.

[9] 赵定麟．现代脊柱外科学［M］．上海：世界图书出版公司，2006：1040-1043.

[10] 饶书城．脊柱外科手术学［M］．北京：人民卫生出版社，2007：89-123.

[11] 张光铂，吴启秋，关骅，等．脊柱结核病学［M］．北京：人民军医出版社，2007：109-110.

[12] 田慧中，刘少喻，马原．实用脊柱外科学［M］．广州：广东科技出版社，2008：550-556.

[13] 田伟．实用骨科学［M］．北京：人民卫生出版社，2008：556.

[14] 马拉沃·休格尼克．骨与软组织肿瘤外科学［M］．张春林，董扬，译．上海：上海科学技术出版社，2010：36-44.

[15] 白人驹．医学影像诊断学［M］．北京：人民卫生出版社，2010：553-554.

[16] 高元桂．磁共振成像诊断学［M］．北京：人民卫生出版社，2010：311-316.

[17] 宋修军．临床骨科诊断学［M］．北京：科学技术文献出版社，2010：611.

[18] 吴在德，吴肇汉．外科学［M］．北京：人民卫生出版社，2011：871-884.

[19] Heyer CM，Al-Hadari A，Mueller KM，et al．Effectiveness of CT-guided percutaneous biopsies of the spine：an analysis of 202 examinations［J］．Acad Radiol，2008，15（7）：901-911.

[20] Jahng J，Kim YH，Lee KS．Tuberculosis of the lower lumbar spine with an atypical radiological presentation—a case mimicking a malignancy［J］．Asian Spine J，2007，1（2）：102-105.

[21] Yalniz E，Pekindil G，Aktas S．Atypical tuberculosis of the spine［J］．Yonsei Med J，2000，41（5）：657-661.

[22] Yu Y，Wang X，Du B，et al．Isolated atypical spinal tuberculosis mistaken for neoplasia：case report and literature review［J］．Eur Spine J，2013，22（3）：302-305.

第三章　脊柱结核的基础研究

第一节　维生素D受体基因多态性对脊柱结核易感性的影响

一、概述

脊柱结核是由结核分枝杆菌引起的特殊感染性疾病，主要累及椎体松质骨，其发生发展是结核杆菌与机体相互作用的结果。机体感染结核杆菌后是否发展为脊柱结核，不仅取决于结核杆菌的毒力、数量，还取决于机体对结核杆菌的易感性及免疫能力。流行病学调查显示，人群中结核杆菌的感染率高达1/3，而真正患脊柱结核的比例却较低，这表明人体对结核杆菌的抵抗力是决定脊柱感染结核杆菌后是否发病的主导因素。

遗传因素对于结核发病的影响，很早就引起人们的关注。有研究显示，遗传背景完全相同的单卵双胞胎结核病的同病率明显高于双卵双胞胎，这一现象表明遗传因素在机体对结核病的易感性方面起着重要作用。1992年，Morrison等人首次发现在编码维生素D受体（vitamin D receptor，VDR）的基因上存在数个单核苷酸多态性位点（single nucleotide polymorphism，SNP），并研究了这些位点多态性对人群骨密度峰值的影响，发现维生素D受体基因多态性是影响个体骨密度峰值的重要遗传因素。此后许多学者将这些多态性位点作为一些疾病的候选基因进行研究，但对脊柱结核发病的影响目前研究较少。

本研究对我国汉族正常人群和脊柱结核患者的VDR基因Fok I 酶切位点多态性进行检测，以了解它们在两种不同人群中的分布是否存在显著性差异，从而推测二者对脊柱结核易感性的影响。

二、资料与方法

（一）研究对象的选择

1．病例组　选取2004年10月至2006年2月湘雅医院脊柱外科收治的42例湖南省汉族新发脊柱结核患者。本组男19例，女23 例；平均年龄34.3岁（17~52岁）。术前相关检查，排除肺结核及其他部位结核；术后病理诊断均为脊柱结核。

2．对照组　选取与病例组患者无血缘关系的64名湖南省汉族健康者作为对照，其中男30例，女34例；平均年龄30.6岁（19~43岁）；经X线片检查均排除肺结核及脊柱结核。

3．共同排除标准　为尽可能减少混杂因素对结果的影响，合并下列情况之一者不纳入研究：肝功能异常、肾功能异常、伴有瘫痪、长期消化功能异常、长期应用激素、HIV患者、过量饮酒、吸烟、长期卧床、年龄>65岁、过胖或过瘦、未进行卡介苗接种、糖尿病、其他器官结核病（史）、自身免疫性疾病、接受过脊柱手术、罹患影响免疫状态的疾病。

（二）方法步骤

1．问卷调查　内容包括一般情况（性别、年龄、婚姻状况、职业、居住环境等）、与脊柱结核有关的危险因素（结核接触史、卡介苗接种史）及既往病史（糖尿病、肿瘤、HIV感染、影响机体免疫状态的疾病），主要通过入院问诊获得。

2．基因组DNA的提取　用ACD抗凝管，抽取清晨空腹外周静脉血2mL，使用购自大连宝生物（Takara公司生产）工程有限公司的全血基因组DNA快速提取试剂盒，提取白细胞基因组DNA用于扩增。

3．聚合酶链反应（PCR） 参照文献合成引物：P1，5′-AGCTGGCCCTGGCACTGACTCTGCTC-3′；P2，5′-ATGGAAACACCTTGACACCTTGCTTCTTCTCCCTC-3′。反应体系：反应总体积为50μL，含模板DNA 100ng，上、下游引物0.5μmol/L，底物（dNTPs）200μmol/L，氯化镁（$MgCl_2$）浓度为1.5mmol/L，Taq DNA聚合酶1.25U和相应的缓冲液。反应条件：预变性96℃ 8min；94℃ 45s，52℃ 60s，72℃ 60s，共40个循环，72℃ 延伸10min。用6%聚丙烯酰胺凝胶电泳，100bp为标准分子量对照，鉴定PCR产物。

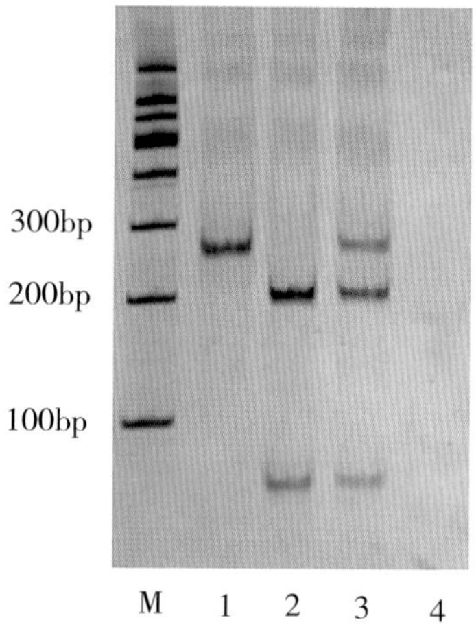

M: 100 bp DNA Ladder Marker
1：FF 基因型；2：ff基因型；
3：Ff 基因型；4：空白对照

图3-1 Fok Ⅰ酶切产物的聚丙烯酰胺凝胶电泳图谱

4．基因多态性分析 取10μL PCR产物，加入限制性内切酶Fok Ⅰ 5U及其缓冲液组成20μL反应体系，37℃ 温育2h。取酶切产物2μL用6%聚丙烯酰胺凝胶电泳，银染色后，在紫外线灯下判读结果。酶切结果显示，VDR基因中C/T位点处，如果是T就构成Fok Ⅰ酶的识别序列（-GGATG-），被酶切得到169bp和96bp 2个片断（等位基因型f）；多态性位点是C则不能构成Fok Ⅰ酶的识别序列，不能被酶切，只有265bp 1个片断（等位基因型F），从而产生3种基因型：FF（265bp一个片断）、ff（169bp和96bp 2个片断）和Ff（265bp、169bp和96bp 3个片断）（图3-1）。

5．数据分析及处理 对病例对照一般情况进行均衡性比较；计算各组基因型频率，确认其符合Hardy-Weinberg遗传平衡。通过卡方检验比较两组基因型分布频率的差异，然后对各基因型与脊柱结核发病的关系分别进行单因素分析，计算各自OR值及95%可信区间，以$P<0.05$为差异有统计学意义，OR值的计算用Woolf法，OR值95%可信区间的计算用Miettinen法。

三、结果

1．一般情况比较 经检验，两组对象在年龄、性别构成方面的差异无统计学意义（$P>0.05$）。

2．Hardy-Weinberg遗传平衡检验 两组VDR基因型的分布近似于根据Hardy-Weinberg定律得出的期望值（$P>0.05$），表明两组样本来自于遗传平衡群体，具有较好的代表性（表3-1）。

表3-1 两组人群中Fok Ⅰ位点基因型的Hardy-Weinberg平衡检验

基因型	病例组①		对照组②	
	观察值	预期值	观察值	预期值
FF	6	4.3	15	15.5
Ff	15	18.3	35	32.0
ff	21	19.4	14	16.5

注：观察值与预期值比较：① $x^2=1.40$，$P>0.05$；② $x^2=0.676$，$P>0.05$

3．两组VDR基因型分布频率比较 病例组与对照组VDR基因型分布频率具有显著性差异，$P<0.05$（表3-2）。

4．VDR各基因型与脊柱结核关系的单因素分析 病例组中VDR-ff基因型的分布频率（50%），显著高于对照组（21.86%），OR=3.571（$x^2=9.07$，$P<0.05$），95%CI：1.561～8.167（表3-3）。

表3-2 病例组与对照组VDR基因型分布比较

组别	n	VDR 基因型		
		FF	Ff	ff
病例组	42	6（14.29%）	15（35.71%）	21（50%）
对照组	64	15（23.45%）	35（54.69%）	14（21.86%）

注：两组间比较：x^2=9.082，$P<0.05$

表3-3 VDR各基因型与脊柱结核易感性关系的单因素分析结果

基因型	病例组人数/%	对照组人数/%	OR值/95%CI
VDR-FF①	6（14.29%）	15（23.45%）	0.544（0.194~1.522）
VDR-Ff②	15（35.71%）	35（54.69%）	0.460（0.207~1.024）
VDR-ff③	21（50%）	14（21.86%）	3.571（1.561~8.167）

注：①$P>0.05$，②$P>0.05$，③$P<0.05$

四、讨论

遗传因素在结核发病中的作用，很早就引起人们的关注。国外一些研究表明，遗传背景完全相同的单卵双胞胎结核病的发病率明显高于双卵双胞胎，这一结果提示遗传基因会影响个体对结核病易感程度。目前已发现的结核易感基因有人类白细胞抗原（human leucocyte antigen，HLA）基因和非HLA基因两大类。因HLA基因存在复杂的连锁不平衡性不易确定基因与疾病的真正联系，近年来，结核病易感基因的研究主要集中在非HLA候选基因上。

1992年Morrison等首次报道在VDR基因上存在数个单核苷酸多态性位点（single nucleotide polymorphism，SNP），并研究了这些位点多态性对人群骨密度峰值的影响。由于维生素D具有极其广泛的生物学作用，并且其绝大多数生物效应是通过位于靶细胞核内的VDR介导而实现的，故此许多学者将VDR基因上的SNP作为一些疾病的候选基因进行研究。其中VDR基因多态性对肺结核发病的影响，国内外均有较多研究，在不同人群中的研究结果不尽相同。2005年Lewis等对于几个大样本研究的试验结果进行综合的meta分析，结果表明，肺结核的易感性与VDR基因多态性之间的相关性并不确定。

基因多态性对脊柱结核易感性的研究报道较少。2000年刘忠泉等就HLA基因对结核病易感性影响进行研究，发现肺结核与骨关节结核具有不同的易感基因型。VDR基因对脊柱结核发病的影响目前研究较少，国内尚未见报道。2004年Selvaraj等通过对64例脊柱结核患者和103例正常对照者的VDR基因4个多态性位点进行研究，发现脊柱结核组的Bb基因型和FF基因型频率明显高于正常对照组，提示其可能为脊柱结核的易感基因型。该结论与Wilkinson等对肺结核的研究结果并不相同，提示VDR基因型对肺结核与脊柱结核发病的影响可能不同。

本研究结果，与上述Selvaraj等关于脊柱结核研究结果亦不一致，发现VDR－ff基因型在我国湖南省汉族脊柱结核患者中的分布频率明显高于对照组；结果与国内刘玮等关于肺结核的研究结果近似，但3种基因型的分布频率有较大差异。以上研究结果的差异，可能有以下原因：①脊柱结核在遗传上属于多基因作用疾病，和其他易感基因相比，VDR基因多态性的基因差别对其影响甚微；②人种以及地理位置的差异；③VDR基因易感性和其他基因存在连锁不平衡；④本研究由于条件所限，选取样本较少，可能会造成结果一定程度的偏倚。

上述关于VDR基因多态性对于脊柱结核易感性研究结果的不一致性，表明了脊柱结核易感因素的复杂性。从遗传角度看，决定机体对于脊柱结核易感性的因素，一定是多个基因共同影响的结果；并且对于非单基因遗传疾病而言，易感基因型携带个体是否发病还取决于个体所处的环境。

（郭超峰 张宏其）

第二节　噬菌体生物扩增法快速检测脊柱结核脓液中结核分枝杆菌

一、概述

结核分枝杆菌（mycobacterium tuberculosis，MTB）的细菌学检查是临床上明确结核病诊断和化疗方案的重要依据，也是考核和评价疗效的可靠标准。但在脊柱结核的诊治中，由于脊柱结核在结核病的流行传播中重要性较小，取材不便，很难像获取肺结核患者痰标本一样获得病灶组织，同时常规检查方法检出率低、培养时间长，与肺结核相比，脊柱结核病灶中细菌数量少，增加细菌检测难度等原因，使得脊柱结核细菌学检查受到忽视，其病原学及其耐药性的研究报道不多。临床多根据病史、临床表现、影像学表现及组织学检查来确诊。近年来，非结核分枝杆菌（nontuberculous mycobacteria，NTM）所致结核病发病率增高，NTM引起的脊柱感染亦增加，同时结核菌耐药率增高，特别是MDR-TB的出现使得常规抗结核疗效不佳，因而，分枝杆菌的分离培养、菌种鉴定、耐药试验对临床诊治的指导意义加大，对脊柱结核患者细菌学检查显得更为必要。现在迫切需要一种新的检测方法，能快速准确地检出结核分枝杆菌，并检测其耐药性，为临床诊断和治疗提供依据。

噬菌体生物扩增法（phage amplified biologically assay，PhaB）以其噬菌体简便、快速、特异性高等特性，能快速准确地检出结核分枝杆菌及其耐药性，在肺结核诊断研究中备受关注，也逐步应用于肺外结核的病原学及结核杆菌耐药性的研究。

二、噬菌体生物扩增法概况

分枝杆菌噬菌体是一种专门寄生于分枝杆菌的DNA病毒，1947年由Gurdner首次分离并命名，至今已分离出250余种。目前我们了解比较多的分枝杆菌噬菌体是L_1、L_5和D29，L_1是一种溶原性分枝杆菌噬菌体，和L_5以及D29组成了一个紧密连接的免疫同源分枝杆菌噬菌体家族，这些噬菌体可以用于分枝杆菌基因工程和分枝杆菌感染的诊断。PhaB是由Wilson等于1997年建立的一种MTB快速检测新技术，其所应用的分枝杆菌噬菌体为D29。D29是一种可以同时感染快速生长和缓慢生长分枝杆菌的裂解型噬菌体。实验的基本原理是：当结核分枝杆菌与噬菌体D29混合孵育时，噬菌体感染前者，随后加入杀病毒剂杀死靶菌体外培养基内游离的噬菌体，而菌体内的噬菌体不受影响。感染的噬菌体在靶菌体内繁殖并裂解菌体释放子代噬菌体，这些噬菌体又感染和裂解随后加入的指示细胞（耻垢分枝杆菌，快速生长型分枝杆菌），在琼脂培养基上形成噬菌斑，噬菌斑的数目与标本内活的分枝杆菌的数目成正比（图3-2）。因此，可根据噬菌斑的有无判断标本中是否存在相应活的分枝杆菌。噬菌体和指示细胞均繁殖迅速，可在18~24h内观察结果，从而可以快速、可靠地检测结核分枝杆菌，同时判断其是否为活菌，这对脊柱结核的临床诊断和指导用药具有重要意义。

PhaB检测标本MTB步骤如下：①标本前处理：标本首先经去污染处理，杀灭其他杂菌。②噬菌体浸染：在上述处理过的样品中用特异性噬菌体迅速感染结核分枝杆菌。③终止浸染：在每个反应管中添加杀毒剂杀灭未感染结核分枝杆菌的噬菌体。经杀毒剂处理后，仅有MTB胞内的噬菌体存活并复制，直至MTB细胞裂解，释放噬菌体。④终止杀毒剂作用：在各反应管中加入液体培养基，充分混匀后再在每管中加入指示细胞，使复制的噬菌体感染随即添加的指示细胞并继续快速扩增。⑤浇注平皿：将上述反应液倒入无菌平皿中，随即加入熔化的琼脂，旋转混合，静置成形后，放37℃温度中培养18~24h。⑥结果观察：在对照结果正确的条件下，观察测试样品结果。阳性结果可见有大小和数量不等的噬菌斑，或许多噬菌斑相互融合成透亮状；阴性结果可见指示细胞在琼脂平板中均匀生长，使整个平板呈毛玻璃状，无噬菌斑出现（图3-3）。

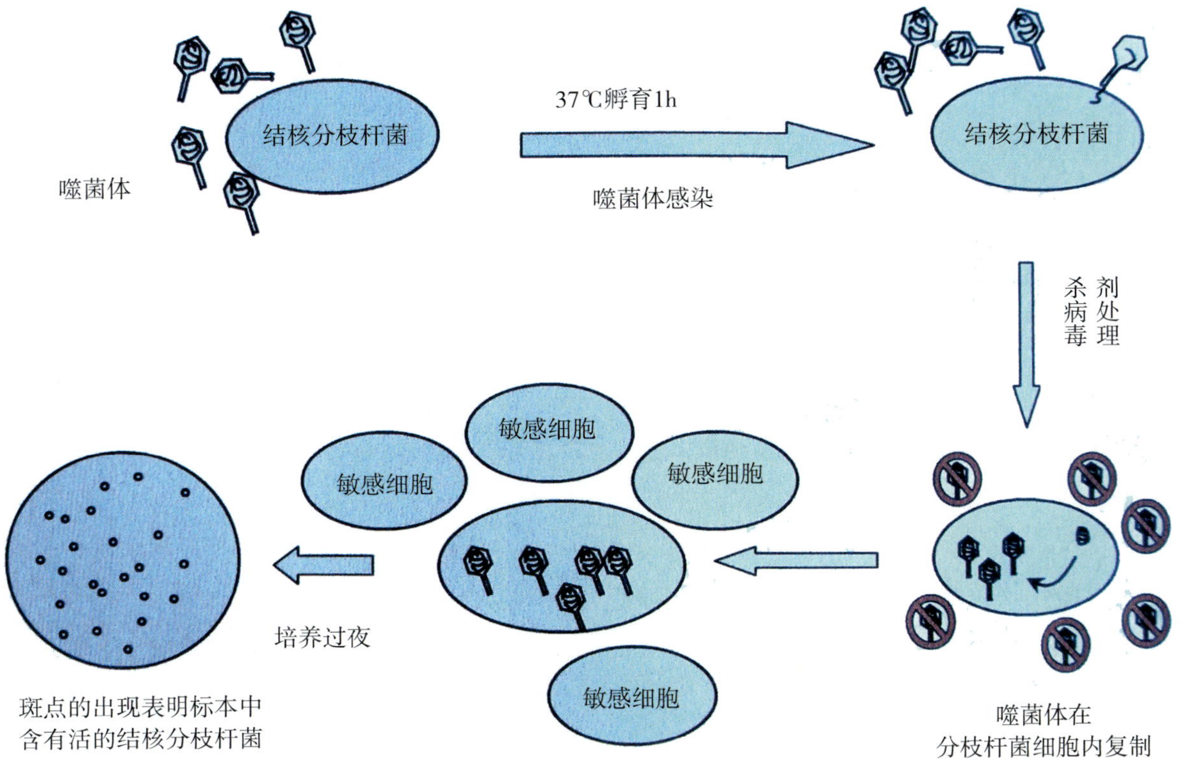

图3-2　噬菌体D29感染、裂解结核分枝杆菌示意图

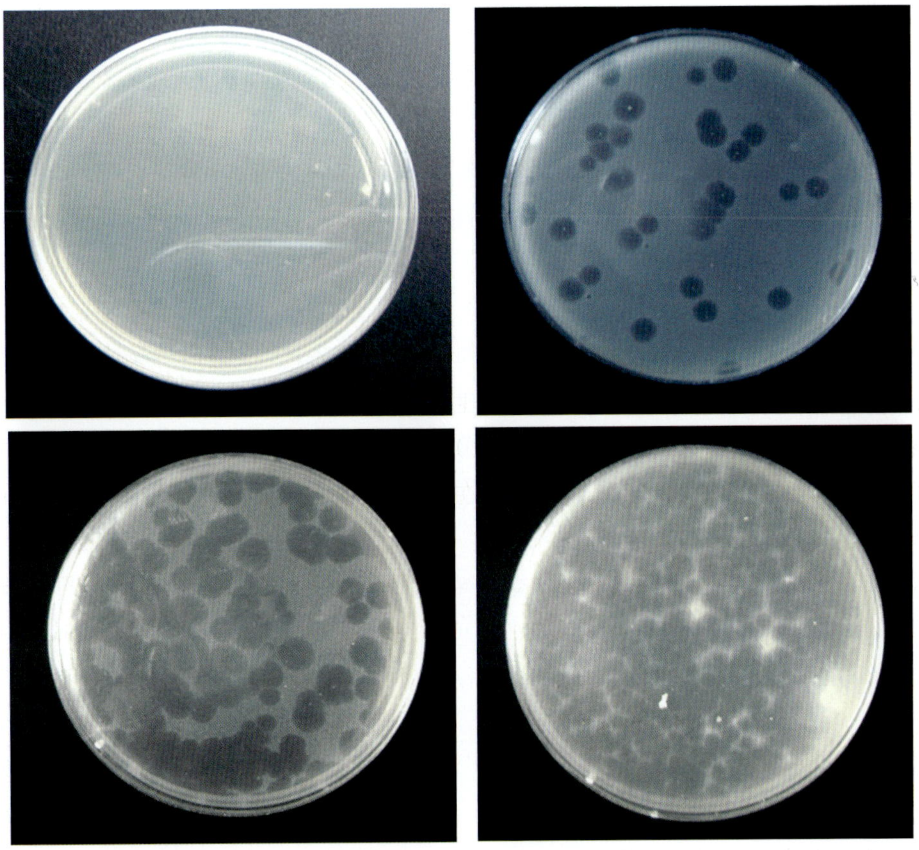

图3-3　阴性标本培养皿中未见噬菌体空斑，阳性标本培养皿中噬菌体空斑>20个/平板，数十个至数百个不等，甚至融合成片

PhaB还可用于MTB耐药性的检测，其操作是首先将待检菌株经过碾磨后配制成1mg/mL浓度，然后适当稀释，并加入一定浓度的抗结核药物，37℃作用24h或48h（视不同的药物而定），同时设不加药物对照管，后续操作同痰标本检测。耐药性测定结果判断方式如下：敏感株表现为无药对照管出现大量噬菌斑或噬菌斑融合成透亮状，而加药管无噬菌斑出现或仅有少量噬菌斑，但其数量较对照管减少99%以上；耐药株则表现为无药对照管和加药管均出现大量噬菌斑，或加药管噬菌斑数量少于对照管，但减少程度未达99%。

三、噬菌体生物扩增法的评价及展望

1．PhaB的优点

（1）操作简便、快速：一般18~24h就可得知检测结果，可以用于快速诊断结核病，可与昂贵的分子生物学方法媲美。同时本法操作简便，不需特殊仪器设备，花费低，可以用于传统实验室，特别适合发展中国家及基层医院。

（2）灵敏、特异：本法灵敏度高，检测下限可达100~300条/mL；特异性强，仅对结核分枝杆菌复合群（人型、牛型、田鼠型及非洲分支型）及少数几支非结核分枝杆菌（如耻垢、偶然等）敏感。而对其他非结核分枝杆菌、非分枝杆菌均不敏感。

（3）安全、可靠：本法检测结果是将细菌裂解，因此传染性很小。这对避免实验室传播、控制耐药菌株的流行极为有利。

（4）协助判断疗效：因为本法检测的是活菌，而且是定量试验，因此可作为临床治疗效果好坏的判断指标。

（5）除痰标本外，还可用于检测肺外结核标本：如胸水、腹水、骨组织、脑脊液等。

2．存在的问题

（1）与少数几种非结核分枝杆菌有交叉反应：耻垢、金色、偶然、草分枝、堪萨斯、鸟胞内、丁酸分枝杆菌会出现阳性或弱阳性反应。

（2）灵敏度还不够高：本法与培养的阳性符合率为75%~95%，特异性为88%~99%。

（3）操作影响因素多：反应时间、温度、噬菌体活性、杀毒剂浓度和混匀情况等均可影响检测结果的准确性。

3．应用展望

PhaB是一种新型的表型技术，自1997年建立以来，已用于MTB的快速检测和耐药性测定研究。现有的文献报道表明，PhaB是一种简便、快速、价廉的快速测定方法，对结核病的快速诊断和耐药性测定非常有利。与其他一些快速诊断方法，如聚合酶链反应（PCR）、生物芯片等相比具有其独特的优越性：此法检测的是结核分枝杆菌活菌，死菌不出现噬菌斑，而抗酸染色和分子生物学方法则不能区别死菌与活菌。但是，PhaB检测临床标本中的MTB敏感性还有待提高，检测耐药性结果与常规药敏结果也有一定的差异。因此，要仔细寻找造成差异的原因，并进行深入细致的研究。如果在敏感度上再有所提高，无疑将是一项非常具有前景的检测结核的项目。

（向伟能　张宏其）

第三节 人同种异体骨载异烟肼-壳聚糖缓释微球的实验研究

一、概述

近年来由于人口增多且人口流动加快、多耐药结核菌增多以及艾滋病流行，结核病在发展中国家悄悄抬头，这一古老的传染病再次严重地威胁到了人类的健康。世界卫生组织在《2012年全球结核病控制报告》中公布：在过去17年里，有多达5 100万人罹患结核病，仅2011年全球就有新发结核病患者约870万，主要分布在亚非地区，我国紧追印度之后，位居世界第二，因此结核防治工作的形势仍然很严峻。据调查，骨关节结核是发病率最高的肺外结核，约占结核总发病率的3%~5%，占肺外结核发病率的50%以上，而脊柱结核是发病率最高的骨、关节结核，约占1/3以上。因此，脊柱结核的有效治疗在结核的控制及治疗中有举足轻重意义。

随着外科学技术发展以及对脊柱结核认识的深入，在联合化疗基础上的积极外科治疗已经得到广泛的认同。从早期的单纯脓肿引流、病灶清除，逐渐发展到目前，植骨融合以及内固定已成为主要手段。由于脊柱结核病理特殊，有脓液、干酪样坏死组织、死骨、硬化骨等病变，血供差，口服用药难以进入病灶区内维持足够的浓度，而且外科手术也不可能将结核病灶内的细菌彻底清除干净。因此许多学者试图设计一种植骨材料能携带抗结核药物，以手术的方法植入脊柱结核病灶清除后的残腔内，能在一段时间内持续释放药物，维持局部较高药物浓度，一方面填充骨缺损，发挥骨传导及骨诱导作用，另一方面局部杀灭结核杆菌，促进病灶愈合，防止由于控制结核不力造成的融合失败。从而把外科手术和化疗更有机、有效地结合起来。要设计出这样一种能携带药物的材料，就要做两方面的工作，即选择较好的植骨材料和制备出抗结核药的缓释剂型。

近年来对于植骨材料的研究，涉及材料广泛，包括自体骨、同种异体骨、异种骨、各类人工合成骨、骨形态发生蛋白（bone morphogenetic protein，BMP）、异体脱矿骨基质（demineralized bone matrix，DBM）等。自体骨是最有效植骨材料，被认为是骨移植的“金标准”，但由于取骨量有限且取骨时的二次伤害及由此产生的诸多并发症，限制了其临床应用。异种骨也有较多研究，多为猪骨和牛骨，其优点是骨源广泛、价格低廉、有一定的骨诱导作用及骨传导作用，但由于生物相容性差，排异反应严重，不能广泛应用。BMP具有骨诱导活性和优异的成骨性能，但缺乏骨传导性能和力学强度，大多通过基因工程得到，价格极其昂贵，并需要与载体复合使用，而且处于实验阶段，目前并未大量应用于临床。人工骨种类繁多，近年来展较快，有望成为以后主要的植骨材料，但多有很多不可避免的缺陷，且多处于实验阶段，目前并没广泛应用。同种异体骨作为一种骨移植材料已有近百年的历史，具有骨骼的天然结构、孔隙、形状和强度，并且其骨传导和骨诱导作用与自体骨相近，取材也广泛。虽然同种异体骨也能导致排斥反应和骨质吸收，但在相对稳定的机械环境中，仍能诱导成骨，骨性融合后其机械强度与自体骨相似，是天然的生物骨修复材料，在骨移植中有不可替代的地位。目前，在临床上已被广泛应用于骨肿瘤切除后、假体翻修、脊柱间融合、骨折以及骨不连等，是目前使用最多的骨修复与重建用生物材料。

关于药物的缓释制剂，近几年研究较多的是药物微球，是目前缓-控释剂型研究的热点。所谓药物微球（microspheres）是指药物溶解或者分散在高分子材料基质中形成的微小球状结构，粒径在1~250 μm，属于基质型骨架微粒。

目前用于微球制备涉及的高分子材料种类繁多，主要有：壳聚糖（chitosan，CS）、海藻酸钠（alginate，ALG）、聚乳酸-羟基乙酸（polylactic glycolic aic，PLGA）、丝素蛋白、淀粉、胶原和明胶、透明质酸、酪蛋白、白蛋白和玉米醇溶蛋白等。其中CS、ALG、PLGA研究最多，技术也最成熟。聚乳酸-羟基乙酸有很好的生物相容性，植入人体内后可经生物降解生成乳酸单体，然后在乳酸脱氢酶催化下转变为丙酮酸，再经过三羧酸循环，最终以CO_2和H_2O的形式排出体外。但其中间产物乳酸、丙酮酸等，能降低局部pH，适于结核杆菌繁殖（结核杆菌最适宜pH偏酸，为6.6~6.8），因此，本实验不选用该物质。壳聚糖是一种天然多糖、聚阳离子电解质，在酸性条件下可溶解于水，其化学结构与纤维素相似，自然界大量存在，生物体内可降解、无毒，具有良好的生物相容性及抗菌活性。因此，选壳聚糖作为微球制备材料，可取其不降低局部pH、可降解、无毒、生物相容性好及抗菌活性等优点。

关于目标药物，应该选择性质稳定、疗效可靠的药物。异烟肼作为一线全效抗结核病药物，对细胞内外结核杆菌均具极强的杀灭作用，而且有价格低廉、性质稳定等优点，故为多数实验所采用。

药物经高分子材料包载后，形成药物微球，使药物均匀分布在微球颗粒内，不会像微胶囊药物载体产品一样，外壳破裂或溶蚀后会产生药物的大量突释。在释放过程中，随着聚合材料的降解，药物缓慢、平稳释出，维持长时间的药物浓度的稳定。目前以研究全身用药的居多，用于埋植等局部用药的相对较少，如张殊、夏朝红、Rajesh Pandey等研究的口服抗结核药物微囊化，而且局部用药主要集中于肿瘤化疗、成骨材料等方面，极少研究结核局部化疗的，如刘江涛等研究抗结核药物局部应用微球，但还处于实验阶段。本文将主要阐述同种异体骨和抗结核药物缓释微球复合的相关研究及其优缺点。

二、制备方法

（一）初级异烟肼-壳聚糖微球的制备

目前以壳聚糖制备微球的主要方法有：乳化—化学交联法、溶剂挥发法、pH调节法、膜乳化—两步固化学法、喷雾干燥法等。但前4种方法主要缺点是：制备过程复杂，影响因素繁多，不易控制，不适于大量生产；制备过程多需要有机溶剂，微球制成后残留有机溶剂难以去除；亲水性药物包封率很低等。比较而言，喷雾干燥法有以下优点：①工艺条件可控性好，能较精确调节；②制备过程可操作性强，简单、高效；③工艺稳定，有良好的重现性；④药物包封率高，适合水溶性药物微球的制备；⑤成本低，机械化程度高，能大规模生产。因此本文主要介绍喷雾干燥方法制备初级异烟肼-壳聚糖微球。

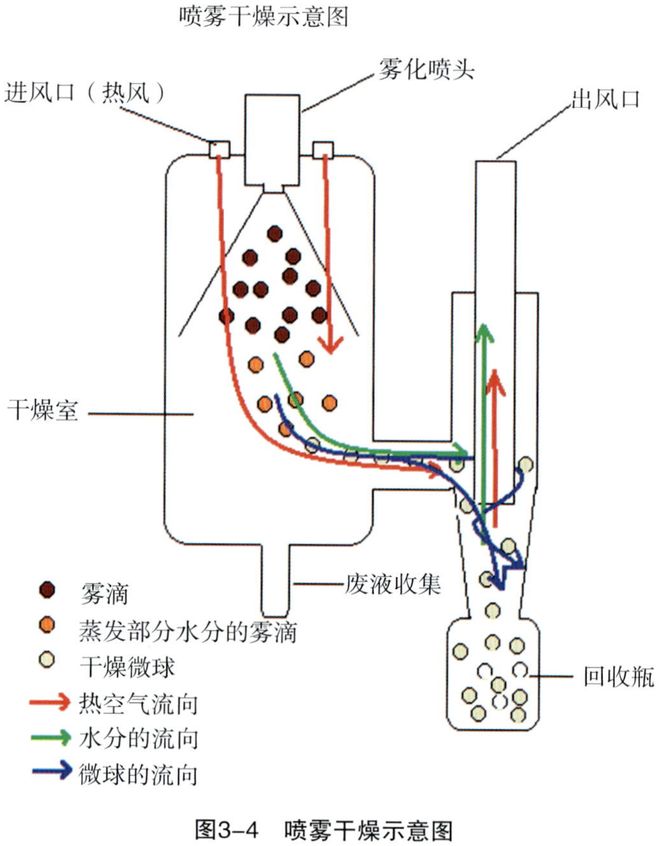

图3-4　喷雾干燥示意图

喷雾干燥法的原理是：通过雾化器将配好的制球液体喷成雾滴，当雾滴经过干燥室里的热气流时，液滴中的水分或其他溶剂受热后迅速蒸发，而溶质成分则干燥成球，表面固化形成一层薄壁。然后喷雾干燥体系的旋风将微球迅速收集到回收瓶里；蒸发的溶剂随空气流动经出风口排出。微球的大小由溶液的黏度、流速、喷嘴大小及喷雾压力决定（图3-4）。

目前在化工、轻工、食品加工及药品等行业中有广泛的应用，近年来在药品制造中应用较多。

1. 主要设备及材料

（1）主要仪器：YC015微型实验室喷雾干燥机，显微镜，多管低速离心机，85-2B型定时恒温磁力搅拌器，精密电子天平，岛津UV2450紫外线分光光度仪，FEI Quanta 200 扫描电子显微镜，超声波清洗器，Converter 102c型超声波细胞粉碎机。

（2）材料：异烟肼（纯度98%），壳聚糖（脱乙酰化程度 90.2%），冰乙酸（分析纯），乙醇，三聚磷酸钠，超纯水。

2．制备方法及注意事项

（1）异烟肼壳聚糖初级微球的制备方法：①称取适量壳聚糖置于1%的醋酸溶液中，置磁力搅拌器上充分搅拌30min；②避光条件下，称取适量异烟肼晶体，溶入上述壳聚糖醋酸溶液，充分搅拌；③待异烟肼–壳聚糖醋酸溶液气泡消失后，置喷雾干燥机进样瓶，避光条件下，设定相应的参数，进行喷雾干燥；④喷雾完毕后，打开回收槽，即可回收异烟肼–壳聚糖初级微球。

（2）微球粒径测量及外观观察：以光学显微镜计数、观察，将少量微球分散于无水乙醇后，滴到载玻片上，放大1 000倍观察100粒微球，并测量微球的直径，计算平均粒径、绘制分布条图。

（3）微球载药量和包封产率：药物的载药量和包封率是评价药物微球性能的重要指标，主要受制备工艺的影响，因而也是评价制备工艺的重要指标。微球的载药量是指微球中所含的药物量质量百分比。获得微球后，应以适当的方法将其破碎或溶解，测定其中药物含量，再计算载药量，公式为：

载药量=微球中含药量/微球总质量×100%

包封产率=微球实际药物质量分数/投入体系药物质量分数×100%

提高微球中药物的含量，在用药时可以降低药物载体的使用量，同时有助于提高组织对药物的摄取，所以载药量越高越好。包封率越低，制备过程中游离的药物就增多，即未包入的药物越多，因此，包封率也是越高越好。

本文采用超声破碎方法，检测异烟肼壳聚糖微球的载药量和包封率。精密称取干燥的微球10mg，加5mL pH为7.4的PBS，再超声波破碎2h。静置24h后，3 000 r/min条件下离心10min，取上清液，20倍稀释后，以紫外分光光度法测定异烟肼含量。

（4）紫外分光光度法测定异烟肼含量

1）标准曲线：依据《中国药典》2010年版记载，异烟肼在263nm下有最大吸收峰值。精密称取经105℃干燥异烟肼25 mg置 50 mL量瓶中，用水溶解并稀释至刻度，摇匀，制成每 1 mL中约含有 0.5 mg的标准储备液。分别精密量取标准储备液 0.5mL、1.0mL、1.5mL、2.0mL、2.5mL置 50 mL量瓶中，用水稀释至刻度，摇匀，得到5mg/L、10mg/L、15mg/L、20mg/L、25mg/L、30mg/L的系列溶液，分别在 263 nm的波长处测定吸收度A值，并以浓度 C对吸收度 A作标准曲线，得回归方程：$A = 0.031\,6\ C + 0.012\,4$，相关系数 $r = 0.999\,5$。在线性范围 5~30 mg/L内，线性关系良好。绘制标准曲线（见表3–4，图3–5）。

2）回收率及精密度检测：配制高、中、低三种浓度的异烟肼溶液，5.5mg/L、18.9mg/L、27.3mg/L每个浓度样品在263 nm紫外波长下连续测6次。计算回收率及精密度（表3–5）。结果表明，该方法精密度高，回收率满意，操作简单，灵敏度好。

（5）喷雾干燥影响因素单因素考察：喷雾干燥过程中诸多因素对微球成型和质量具有明显影响。许多研究对几种主要影响因素进行考察，分别观察不同条件对微球的包封产率和粒径的影响。主要报道的影响因素为：进样速度、进风温度、空气流速、壳聚糖质量浓度、药物与壳聚糖比例。

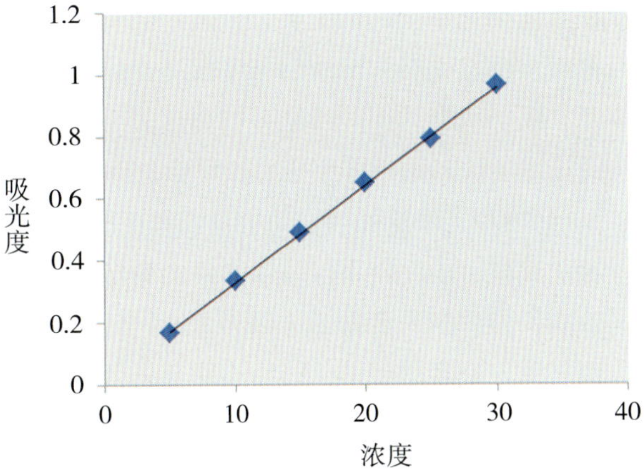

图3–5 异烟肼紫外分光光度法标准曲线

表3-4 紫外线分光光度法测定异烟肼标准溶液测定结果

样品	1	2	3	4	5	6
异烟肼（ug/mL）	5	10	15	20	25	30
吸光度	0.165 3	0.332 2	0.490 2	0.648 2	0.79	0.964 2

表3-5 回收率及精密度实验结果

序号	实际值（mg/L）	测量值（n=6）（mg/L）	回收率（%）	平均回收率（%）	RSD（%）
1	5.5	5.47 ± 0.46	99.42 ± 8.32		8.32
2	18.9	18.85 ± 0.94	99.74 ± 4.98	99.33	4.98
3	27.3	26.98 ± 0.92	98.82 ± 3.37		3.37

1）进样速度：进料速度对喷雾干燥法制微球有着重要的影响。如果进风温度不变，进料速度过快，物料在雾化室（干燥室）中来不及完全干燥，会黏附到干燥室壁上，或者形成半干燥的微球，粘连在一起，甚至黏结成块，大大影响微球的产量及质量；若流速过慢，则既浪费时间又消耗能量，而且对微球的粒径及表面特征也有影响。因此，在微球的制作过程中，选择合适的进料速度，才能加工出质量较好的微球，提高包封产率。

2）进风温度：进风温度为喷雾干燥的重要影响因素，选择适当的温度，可以使所得的产品不仅表面光滑、大小均一，而且所成微球数目较多。温度的调节要根据溶剂和溶质的性质来定。一方面，要高于溶剂的沸点，使溶剂在干燥过程中能迅速挥发，另一方面要保持药物的性质稳定，不会因为温度过高遭到破坏甚至挥发。如果进风温度过低，溶剂不能迅速挥发，形成的半干燥微球黏成一块，那么溶剂就完全不能挥发，喷头喷出的雾滴仍然呈液态，不能形成微球。如果温度过高，则有可能破坏药物及其辅料的性状，而且还可能使球壁软化、破坏，从而降低包封率。另外，温度太高使溶剂蒸发过快，会造成表面皱缩、不平、变形等。所以，进风温度的控制对微球的制备至关重要。

3）空气流速：在喷雾干燥法微球制备过程中，空气流速同样对微球的制备影响甚大。只有在恰当的空气流速状态下，微球的成球率高，微球质量好，同时微球的产率不会受损，从而保证较高的包封产率。当空气流速太快时，喷头喷出的雾滴会迅速通过干燥室，如果这时进风温度不提高的话，会造成微球里溶剂不能迅速蒸发，形成半干燥的微球，从而会黏成一片；或者完全不能干燥，雾滴呈液态黏附于干燥室壁，或其他的管道系统，或直接带出出风口，从而降低微球产率。如果空气流速过慢，微球停留在干燥室的时间延长，部分微球会沉降于干燥室底部及废液回收瓶内，从而降低微球产率，浪费原料，而且减慢生产过程，造成时间的浪费。

4）壳聚糖质量浓度：多数实验采用微球制作材料为壳聚糖，壳聚糖的浓度决定整个物料的黏度及其他性状，在其他因素不变的情况下，合适的壳聚糖的浓度对微球的质量、微球的产率和包封产率有重要的影响。当壳聚糖浓度过大时，溶液的黏度提高，则通过喷头的速度减慢，这样微球的粒径会增大，而且容易造成喷头堵塞，损伤机器，同时所制备的微球表面光滑度下降、粒径大小不均匀。倘若壳聚糖浓度过小，物料通过喷头的速度增快，形成雾滴变小，可能会降低药物的包封产率。

5）药物与壳聚糖比例：药物与壳聚糖的比例同样是微球制备过程中的重要影响因素。采用合适的药物与壳聚糖（囊材）的比例不仅可以制备出良好外观的微球，而且对提高微球的产率、包封产率及载药量有重要意义。如果药物和壳聚糖的比例不合适，药物和囊材的理化性质改变，导致微球的外观和产量改变，如果药物比例过大，势必造成部分药物不能被壳聚糖（囊材）包裹，从而造成包封产率下降，成球率也会下降，产率也下降。如果药物比例太小，会造成微球的囊材过剩，球壁增厚，载药量随之下降。

（6）单因素考察结果：按前述方法进行喷雾干燥，观察喷雾过程。收集微球后，取适量以无水乙醇调开，显微镜下放大1 000倍观察。评价微球的外观及粒径的大小。收集微球称重，并测定微球载药量、计算包封产率。

（7）喷雾干燥法制备微球的优缺点：喷雾干燥法制备微球，有成本低、工艺条件可控性好、制备的微球质量较好，容易进行大规模工业化生产等优点，从而得到广泛使用。但喷雾干燥法也存在诸多缺点：①大量包埋时包埋率不高，而且芯材会吸附于微球表面，氧化和挥发损失增多；②微球粒径太小使得产品流动性差；③微球致密性较差，容易出现裂纹，碎裂等，从而不能有效保护芯材免于外界的影响；④微球表面形成的“玻璃态”的壁并不结实，容易被溶剂溶解，因而缓释效果不好；⑤喷雾干燥过程中，温度较高可能造成挥发性芯材药物的损失和热敏性药物的破坏等。

（8）我们的优化方案：经过前述单因素考察后，我们从每一影响因素中选取表面较光滑、干燥疏松、微球完整率高、球外杂物较少、包封产率较高的工艺条件。然后将每一单因素的最佳调节范围汇总，拟出一组最佳工艺条件的大体范围。然后再从初步拟定的各种因素的取值范围内，选取几个点，进一步利用正交实验设优化实验工艺，最后得到最佳制备工艺方案：药物壳聚糖比例1∶5、进风温度120℃、进样速度3mL/min、空气流速60L/h、壳聚糖浓度2.0%，进行喷雾干燥制备微球。制备后的初级异烟肼–壳聚糖微球载药量＞15%，包封率＞85%（图3–6）。

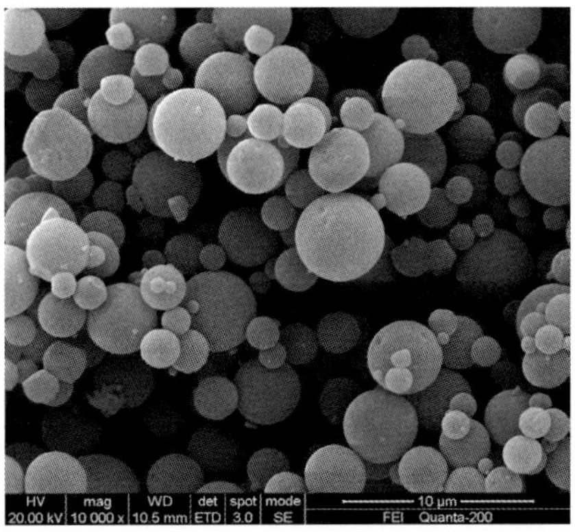

图3–6 异烟肼–壳聚糖微球的电镜图片

（二）初级异烟肼–壳聚糖微球的再固化及体外药物释放试验

通过喷雾干燥法制备的初级异烟肼–壳聚糖缓释微球在水溶液里会在短期内溶解，必须进行再处理。我们知道制备药物微球主要目的为：①药物的控释作用，通过微球的作用，使药物的释放得到控制，使药物浓度的变化比较平缓，延长其释放时间，延长药物的治疗作用。②改变药物的性状，提高药物的稳定性，使环境敏感药物更容易保存。用于口服的药物微球可以避免消化道酶对药物的破坏作用，减轻药物的刺激性。③靶向给药，可以通过改变微球的粒径、磁性、表面电荷，选不同化学性能的载体材料、连接抗体、酶方法等来实现靶向给药。这些作用中，药物的控释作用是最基本的作用，是首先要解决的问题。异烟肼是一种易溶于水的人工合成抗结核药，人体吸收很快，若直接局部给药，药物会在短时间内溶解、吸收入血，局部药物浓度波动极大，其维持治疗时间很短，而初级微球维持释放药物的时间也比较短，因此，必须对它进行改性、再次固化，以增加其稳定性，延长其药物缓释时间。固化的目的在于，把微球表面比较松散的壳聚糖分子经过化学方法改性，连接在一起，使其形成一层坚固的膜——实际上是分子网络。我们把这种能使单分子连接成大分子聚合物的化学物质叫交联剂，目前能用于壳聚糖微球制备的交联剂比较多，常见的有戊二醛、甲醛、L–抗坏血酸棕榈酸酯等。戊二醛是最常用的交联剂，有两个活泼醛基（–CHO），能与壳聚糖中的氨基（$-NH_2$）发生Schiff反应，把壳聚糖连成大分子聚合物。而且，以戊二醛交联的这种聚合物不易溶解，性质稳定，也不容易降解，就等于在微球表面形成一层坚固的膜，增加微球的缓释效果。众多学者都用戊二醛交联的方法制备了壳聚糖微球，如Denkbas等用戊二醛作交联剂，用乳化—交联的方法制备5–Fu壳聚糖微球药物，可缓慢释放5–Fu 24天以上。Akbuga等以戊二醛作交联剂，用乳化法制备壳微糖—顺铂微球，做肝肿瘤血管栓塞，效果良好。所以本文主要介绍戊二醛交联的方法。

1. 主要设备及材料

（1）主要仪器：多管低速离心机，85–2B型定时恒温磁力搅拌器，精密电子天平，FEI Quanta 200 扫描电子显微镜，converter 102c 超声波细胞粉碎机，LSHZ–300 冷冻水浴恒温振荡器。

（2）材料：异烟肼（纯度98%），壳聚糖（脱乙酰化程度 90.2%），冰乙酸（分析纯），无水乙醇，乙醚，戊二醛，磷酸氢二钠（分析纯），甲醇（色谱纯），超纯水，透析袋。

2. 一般方法

（1）初级微球再固化过程：①取适量初级微球，投入有机溶剂（无水乙醇）充分搅拌，让微球充分分散，形成悬浊液；②在搅拌状态下，缓慢滴加50%戊二醛溶液适量；③滴加完50%戊二醛后，低速搅拌固化30min；④以抽滤法除去溶剂，再将所得微球以超纯水抽滤清洗3遍；⑤将所得微球置45℃温箱干燥备用；⑥将固化后微球破碎，测定异烟肼载药量；⑦在显微镜及电镜下观察其形貌（图3-7）。

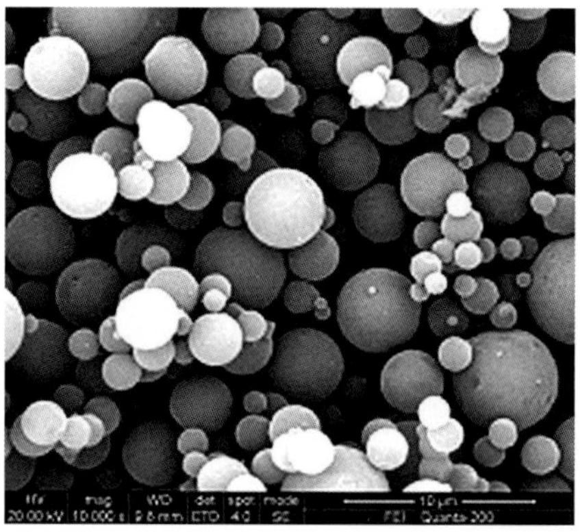

图3-7 再固化的异烟肼-壳聚糖微球喷金后的电镜图片

（2）戊二醛法再固化的不足与优化方案：经过再固化过程，喷雾干燥法制备的初级微球变得表面坚固，明显提高了缓释性能，但是在此过程中，初级微球会有少量损失。从整个实验过程分析，微球的溶解应该是损失的一个因素，当然这种溶解只是在比较表层的部分，而且时间很短。这种溶解包括两个方面，一方面是异烟肼的溶解，另一方面是壳聚糖的溶解。异烟肼在有机溶剂中是微量溶解，在水中易溶，壳聚糖在有机溶解中不溶，在有机酸溶液中可溶，所以溶解造成的损失较小。损失的另外一个重要的因素是操作过程中的损失，该过程中进行多次冲洗—离心、烘干等操作，这个过程中难免部分微球丢失。从实验来看这种损失似乎并不多，只占微球总量的2%~3%。但是，在微球再固化时，戊二醛和微球表面的壳聚发生反应，形成Schiff碱，这样总质量又有所增加，所以前面的2%~3%的损失应该低于微球壳聚糖和异烟肼的实际损失。

戊二醛比例太高会有较多残留，而戊二醛本身对人体有毒。所以在一般外观、粒径载药量相差不多的情况下，优先考虑戊二醛残留因素，选没有戊二醛自身固化颗粒的比例作为最优比例。

（三）人同种异体骨载异烟肼-壳聚糖缓释微球复合体的制备及动物体内释药实验

人同种异体骨骨松质由大量针状或片状骨小梁构成，骨小梁之间有大量孔隙，并且相互交通，是一种天然的多孔材料。正好提供了携带药物的有效空间，将药物缓释微球灌注于松质骨空隙内，可将其加工成一种携带缓释抗结核药物的植骨材料。

1. 主要设备及材料

（1）主要仪器：KQ-100B 型超声清洗器，多管低速离心机，85-2B 型定时恒温磁力搅拌器，精密电子天平，FEI Quanta 200 扫描电子显微镜，Converter 102c 超声波细胞粉碎机，Agilent 1200 型高效液相色谱仪，Biofuge Stratos 台式高速冷冻离心机。

（2）材料：异烟肼（纯度98%），壳聚糖（脱乙酰化程度 90.2%），冰乙酸（分析纯），无水乙醇，三聚磷酸钠，磷酸二氢钠，甲醇（色谱纯），人同种异体骨条，家兔。

2. 一般方法

（1）人同种异体骨载异烟肼-壳聚糖缓释复合体的制备：异烟肼-壳聚糖微球为粉末，将粉末灌注于多孔材料，让其均匀分布于其内，需借助一定方法。有人用负压吸引的方法，就是在多孔材料的一面吸引，将粉末吸入空隙内，但是这种方法不容易控制，而且粉末进入多孔材料后分布不均匀，粉末的浪费极大。据文献报道，利用超声波对纳米材料及微小粒子具有很好的分散作用，并且经实验证实超声波能量可以促进微粒进入多孔材料。通过声波的震动，将粉末均匀分散多孔的骨条内外。当微球均匀分散在骨条内外以后，滴加5%壳聚糖溶液，然后烘干，即可将微球固定于原位，不再活动。因为5%壳聚糖溶液为黏稠液体，滴加时不会冲走微球，而且它有黏性，烘干后将微球紧紧黏在一起，并固定。另外，为了进一步延长该材料的药物缓释性能，还可以采用“离子交联”的方法，在异烟肼-壳聚糖微球骨条表面再加两层壳聚糖固化膜。壳聚糖链中有多个氨基，其氨基质子化以后带正电荷，可以和多价阴离子发生静电作用而凝聚，并通过多价阴离子将壳聚糖连接成多聚网络大分子。

具体操作：①先将同种异体骨称重后装入EP管，再装入异烟肼-壳聚糖微球。要尽量装满，微球要完全埋没骨条，不留空隙，盖紧盖子（图3-8）；②将装满微球及骨条的EP管置超声波清洗器内，震荡2h；③超声完毕，去掉骨条表面的微球，然后称重，计算骨条所载微球的量；④将5%壳聚糖（1%醋酸配制）溶液滴加在载有微球的骨条，打湿即可，置45℃温箱烘干；⑤将烘干后骨条再次以5%壳聚糖溶液打湿，8%三聚磷酸钠溶液固化一次，烘干后再重复一次，回收备用；⑥将上述骨条电镜扫描，观察形貌（图3-9）；⑦同法制作相同异烟肼含量的异烟肼晶体骨条，灌注—固化一次，烘干。

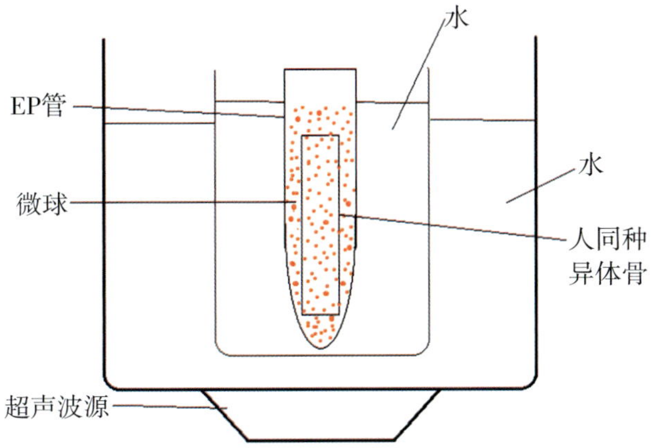

图3-8 超声波振动法灌注微球示意图

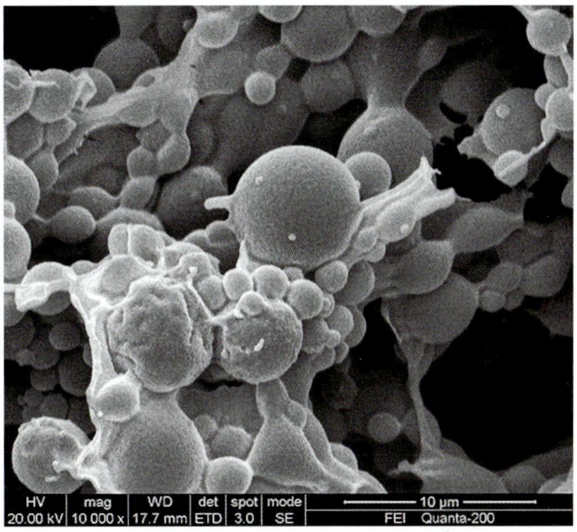

图3-9 灌注于骨头的微球，5%壳聚糖灌注后，10 000倍放大

（2）人同种异体骨载-异烟肼-壳聚糖缓释微球复合体的体内药物释放试验：①将上述人同种异体骨载微球复合体装入塑料袋密封；②将封装好的人同种异体骨条微球复合体以钴-60辐照消毒，备用；③将消毒好的人同种异体骨载异烟肼-壳聚糖微球复合体植入家兔右侧髂嵴，将异烟肼-人同种异体骨条复合体植入家兔左侧髂嵴；④定期处死家兔，取双侧髂嵴植骨处，周围0.5cm范围内的兔骨0.5g，同时取植骨骨块0.5g；⑤将上述标本匀浆处理，4 000r/min离心15min，取上清液，-20℃冻存待检；⑥收集完标本后，以高效液相色谱仪检测每个标本异烟肼浓度，并且绘制释放曲线。

三、动物实验

我们选用了28只家兔分别植入人同种异体骨载异烟肼-壳聚糖微球复合体和异烟肼-人同种异体骨条复合体，分批（3天、7天、14天、21天、28天、42天、56天后）处死，检测骨块周围及植骨块内的异烟肼浓度，结果如下（表3-6、表3-7，图3-10、图3-11）。

表3-6 不同时间点骨块周围异烟肼浓度

标本	不同时间点的药物浓度（μg/g）						
	3	7	14	21	28	42	56
A①	1 072.5 ± 98.45	1 982.5 ± 102.75	170.00 ± 39.16	36.75 ± 18.73	8 ± 5.72	0	0
B②	78.25 ± 10.28	87.75 ± 11.15	95.75 ± 10.97	125.5 ± 12.66	155.75 ± 14.10	62.25 ± 13.0	38.5 ± 12.71

注：①人同种异体骨载异烟肼晶体骨周围；②人同种异体骨载异烟肼-壳聚糖微球复合体周围

表3-7 不同时间点骨块内的异烟肼浓度

标本	不同时间点的药物浓度（mg/g）						
	3	7	14	21	28	42	56
A①	16.00 ± 7.35	12.05 ± 5.02	2.87 ± 4.09	0.08 ± 0.10	0	0	0
B②	27.61 ± 1.25	25.78 ± 1.32	22.00 ± 1.83	19.5 ± 1.29	13.13 ± 2.25	7.83 ± 1.29	5.73 ± 1.16

注：①人同种异体骨载异烟肼晶体骨内；②人同种异体骨载异烟肼–壳聚糖微球复合体内

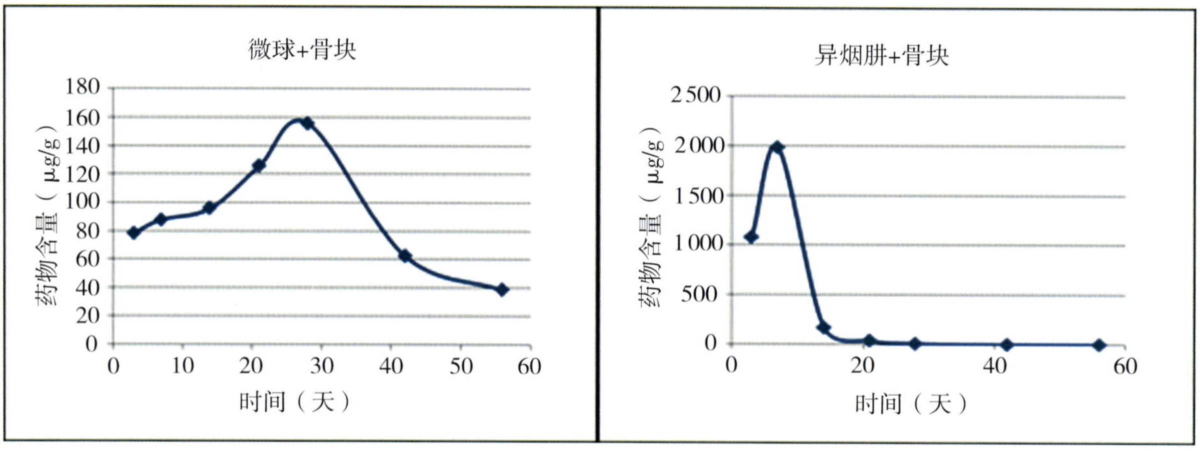

图3-10 两种骨块周围骨组织异烟肼浓度

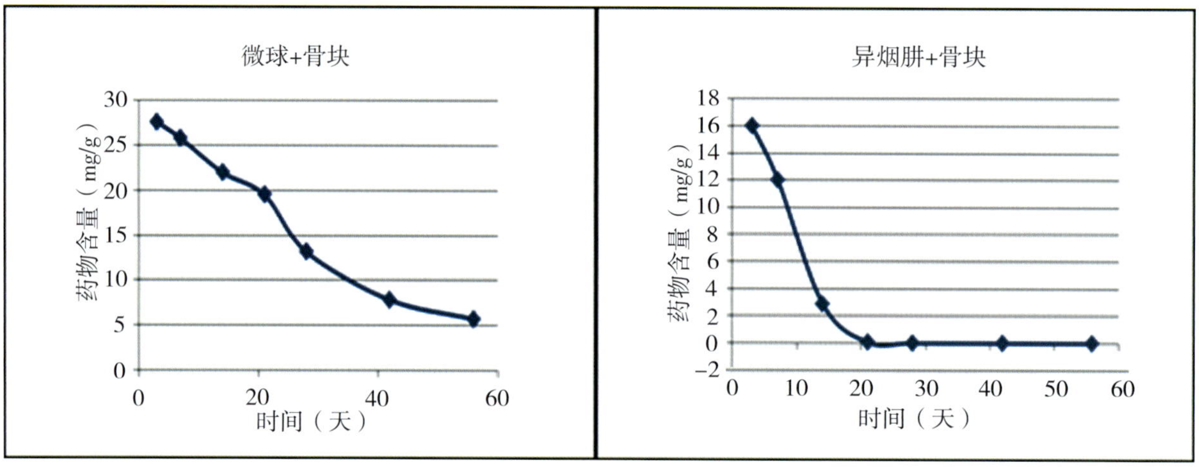

图3-11 两种骨块内异烟肼浓度

结果显示，两种骨块周围骨组织里的异烟肼浓度有明显差异。异烟肼晶体灌注人同种异体骨块周围异烟肼浓度在1周左右达高峰，浓度极高，为1 982.5 μg/g。从总趋势来看，不像体外释放实验那样，在24h内完全释放，主要原因是骨块的限制作用和壳聚糖经三聚磷酸钠交联后的膜的限制作用造成。而异烟肼–壳聚糖微球灌注的骨块周围的异烟肼浓度在28天前缓慢升高，其后又缓慢下降，最高浓度为155.75 μg/g，最低浓度为38.5 μ g/g，药物浓度的维持转稳定，持续时间长。骨块内的药物浓度逐渐减低，异烟肼晶体骨块内的在21天接近于0，而异烟肼–壳聚糖微球骨块内的在56天时，还有少量。在异烟肼–壳聚糖微球骨块内外浓度均高于异烟肼杀菌浓度（异烟肼最低抑菌浓度为0.025 ~ 0.05mg/L，浓度达10mg/L可呈现杀菌作用）。

人同种异体骨载异烟肼–壳聚糖微球，在体内能缓慢持续释放异烟肼，其释放量不仅跟微球性能有关，而且和载药量及人同种异体骨块大小有关。载药量越高，骨块周围药物浓度越高；骨块越大，骨块周围的浓度会越低。在本实验中微球的载药量固定不变，均为16.25%，所选骨块也均为大小比较一致的松质骨块，体积约30cm × 8cm × 8cm，尽量减少这两种原因造成的差异。在微球–骨块植入动物体内的早期，骨块内逐渐渗入体液，微球在体液的浸泡下球壁逐渐膨胀，药物缓慢向外扩散。伴有明显的排异反应时，骨块周围有较多坏死组织，这主要是异种移植骨造成的，在这个过程中白细胞释放多种酶类，对微球有降解作用。其后，随着时间延长，血管逐渐爬入，血液将部分酶（如：溶菌酶）也能带入骨块，在酶的作用下壳聚糖逐渐分解，药物溢出，所以能维持药物较稳定量的释放。当骨块完全为自身骨组织取代以后，内部药物才完全进入血流代谢，浓度降为零。在药物有效释放时期内，在药物释出的同时，药物也不断进入血流，使局部浓度降低，这一过程在本实验中表现明显，但这属药物代谢动力学范畴，我们并未做进一步研究，未能得出结论。在本研究动物实验中我们观察到，材料植入动物体内8周后部分骨块被逐渐为自身骨取代，融合，局部药物浓度降低。在骨块里的微球没有明显的突释现象，药物呈缓慢、稳定释放，56天所取异烟肼-壳聚糖微球骨块周围组织异烟肼浓度为38.5 μg/g，达异烟肼杀菌浓度。

（张宏其　高琪乐　郭虎兵）

第四节　RFP-PLGA骨缓释复合体的实验研究

一、概述

脊柱结核在全身骨关节结核中发病率最高，多半累及椎体，影响脊柱附件结核者少见，是造成截瘫及椎体畸形的原因之一。在结核病人中有3%~5%患骨关节结核，脊柱结核占所有骨关节结核病例的50%~75%，病变多发生在腰椎，随后依次为胸椎、颈椎和骶椎，椎体发病比例约为颈椎1：3、胸椎1：2、胸腰椎5：7、腰椎及腰骶椎1：1.5，颈椎结核患者少见，与其明确的解剖关系密切。由于脊柱结核其致残率高，对患者人群，特别是青少年患者的生存质量造成难以挽回的地步。

脊柱结核术后抗结核药物使用依从性是多因素综合作用的结果，相关国内外研究表明患者诸多的因素均可影响，主要有抗结核药物的副作用大、药物联合品种多、治疗全程时期长等，而脊柱结核患者的治疗依从性差是结核人群中抗结核药物使用危险因素之一。有研究表明，结核患者的治疗依从性与结核人群的抗结核药物使用依从性率呈明显的正相关，而目前抗结核药物的药物治疗方案（服药种类）、药物副作用、脊柱结核病程、对脊柱结核化疗知识认知程度等相关因素极易导致患者抗结核依从性差，从而出现药物治疗随意停服、漏服及随意终止，最终使得结核患者的治疗失败。

本实验研究拟通过O/W乳化溶剂挥发法将聚乳酸-羟基乙酸共聚物（polylactic-co-glycolic acid，PLGA）缓释材料，搭载一线抗结核药物RFP与异体骨支架结合形成缓释复合体，检索国内相关文献，无相关文献报道关于使用该方法制备RFP-PLGA骨缓释复合体并进行局部骨缺损病灶植入。鉴于PLGA被认可的良好缓释效果、体内组织相容性及异体骨所具有的骨小梁，天然“鸟巢”结构构成了缓释微球的存留和包裹的支架，当然最重要的还是包裹一线抗结核药物RFP稳定的抗结核作用，这样强强联合，所最终形成的RFP-PLGA骨缓释复合体值得做进一步的实验研究，期待为将来临床上骨结核特别是脊柱结核病人选择合理的治疗方案提供实验依据，并为脊柱结核深入研究提供了很好的新的方法和方向。

二、主要仪器及试剂

79HW-1型恒温磁力搅拌器	浙江乐成电器厂
涡旋仪	上海青浦沪西仪器厂

超声清洗器（KQ-IOOB型）	昆山市超声仪器有限公司
多管低速离心机	长沙平凡仪器仪表有限公司
精密电子天平	北京赛多利思科学仪器有限公司
扫描电子显微镜	荷兰FEI公司
高效液相色谱仪（Agilent 1200型）	安捷伦科技有限公司
透析袋	华美生物技术公司
台式恒温水浴振荡器（SHZ-88-1型）	江苏太仓医疗仪器厂
电热鼓风干燥箱（101型）	上海新诺仪器厂生产
冷冻干燥机（FD-18）	北京德天佑科技发展有限公司
电热真空干燥箱	上海实验仪器有限公司

PLGA（50：50，分子量20 000，山东医疗器械研究所）；二氯甲烷（分析纯，长沙湘科精细化工厂）；聚乙烯醇（长沙湘科精细化工厂）；利福平原药（武汉制药厂）；磷酸氢二钠，磷酸二氢钠，氯化钠（试剂纯），甲醇，乙腈（色谱纯），壳聚糖（脱乙酰度90.20%，山东奥康生物科技有限公司）；冰乙酸（分析纯，长沙湘科精细化工厂）；精密pH试纸；异体骨；NaOH。

三、实验方法与结果

（一）RFP-PLGA骨缓释复合体制备

①取异体骨称重后装入EP管，再装入前期制备的RFP-PLGA微球；②将装满RFP-PLGA缓释微球及同种异体松质骨条的EP管置KQ-100B型超声波清洗器内，超声震动2~3h；③去掉骨条表面的零散缓释微球，放置精密电子天平上称重，计算骨条所载缓释微球的总量，然后调整每根骨条中含微球量，使每根骨中利福平含量相等；④用1%醋酸溶液配制成5%壳聚糖溶液，再用NaOH将pH调至6.0，滴加在含有缓释微球的同种异体骨的表面，以中度湿润为限，固化1次，并置于真空干燥机内48h，取出回收备用；⑤根据每根骨条中微球所含利福平的量，制备含有与微球骨条同样量的利福平晶体骨条，以同样的方式浇灌固化；⑥将上述骨条照相骨密度检测及扫描电镜检查，观察形貌。

（二）缓释复合体肉眼外观形态

肉眼外观下，观察复合体的骨条形态及缓释微球的分布（见图3-12至图3-18）。

（三）缓释复合体扫描电镜形态

电镜扫描下观察复合体中微球形态、分布及填充情况（图3-19）。

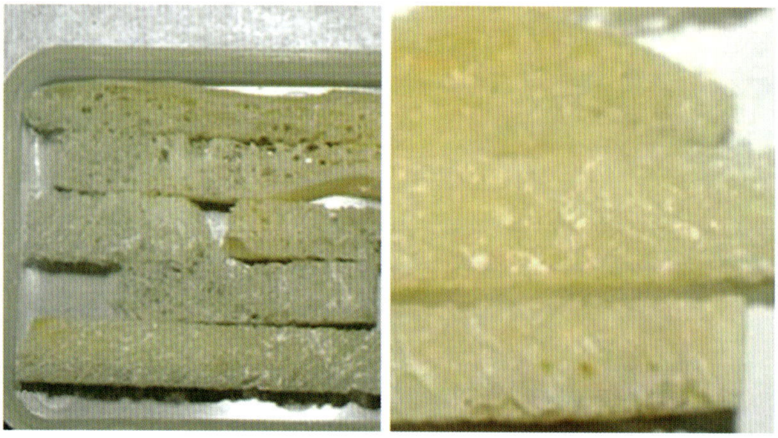

图3-12　异体骨植入材料

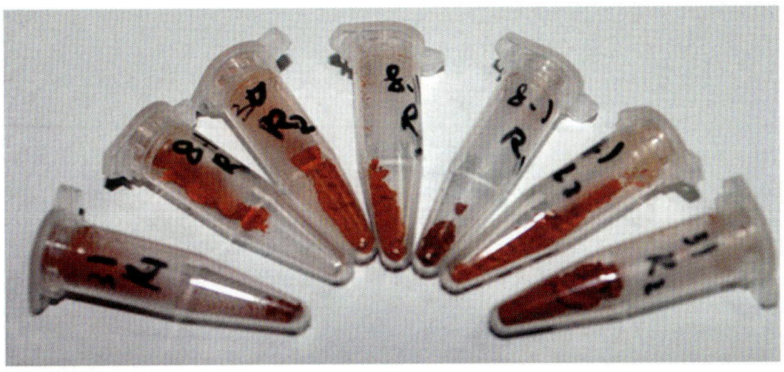

A

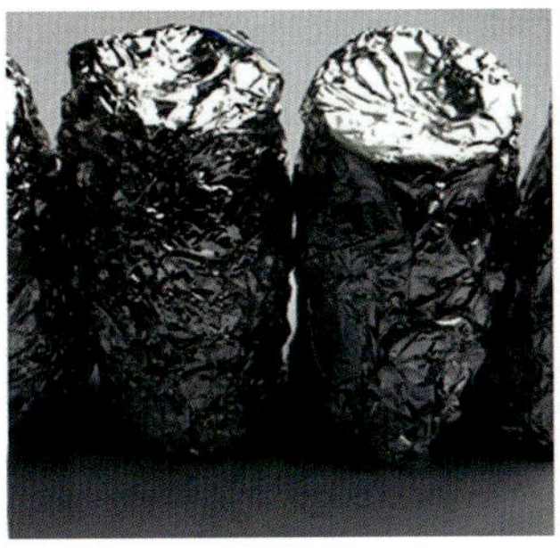

B

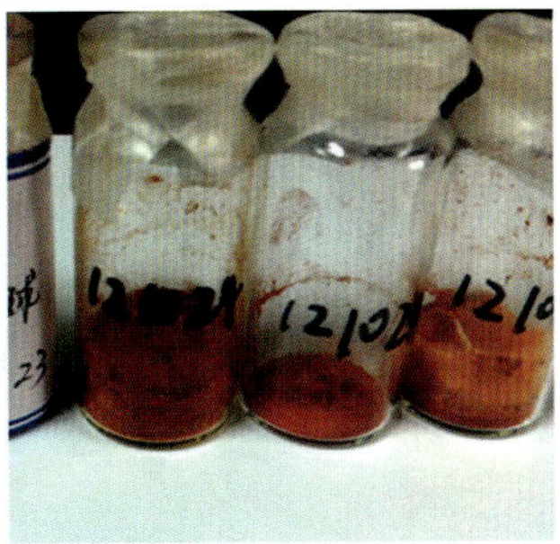

C

A. 不同批次的RFP-PLGA缓释微球；B. 锡箔纸包装着不同批次的RFP-PLGA缓释微球；C. 冰箱保存状态的RFP-PLGA缓释微球

图3-13 RFP-PLGA缓释微球的制备、储存及提取

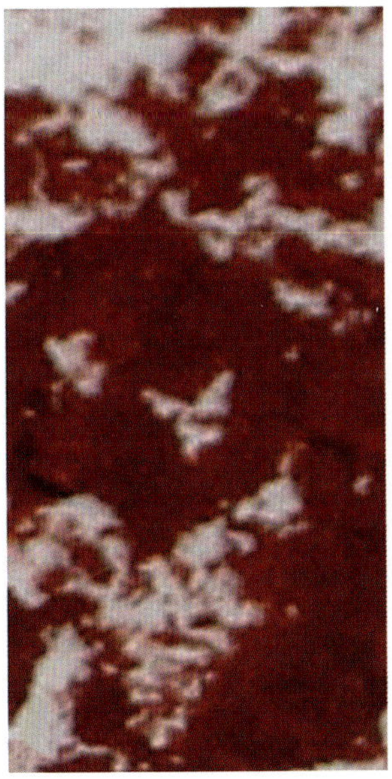

A

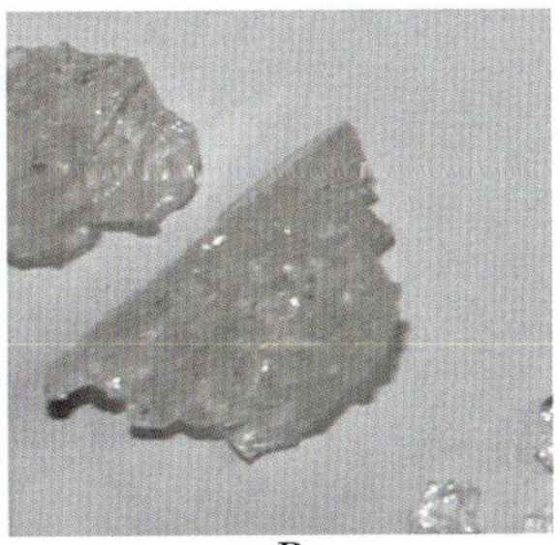

B

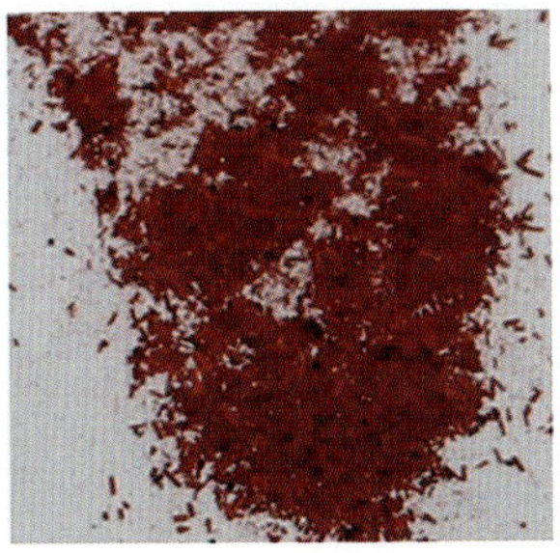

C

A. RFP-PLGA缓释微球；B. PLGA；C. RFP原药

图3-14 缓释微球的原料组合

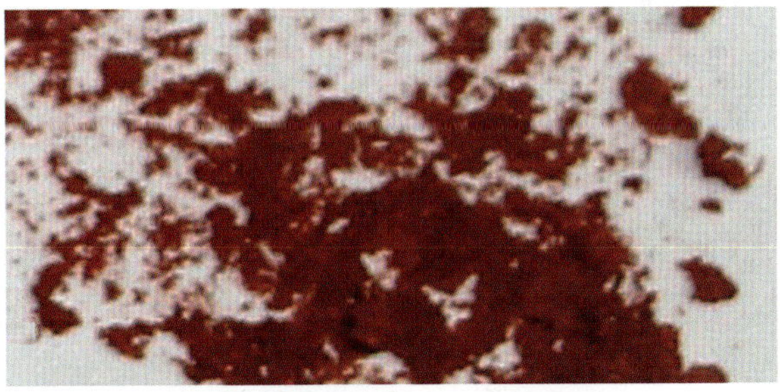

A

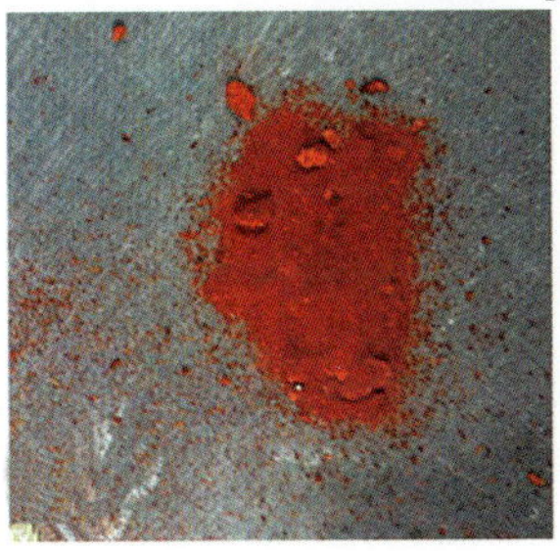

B

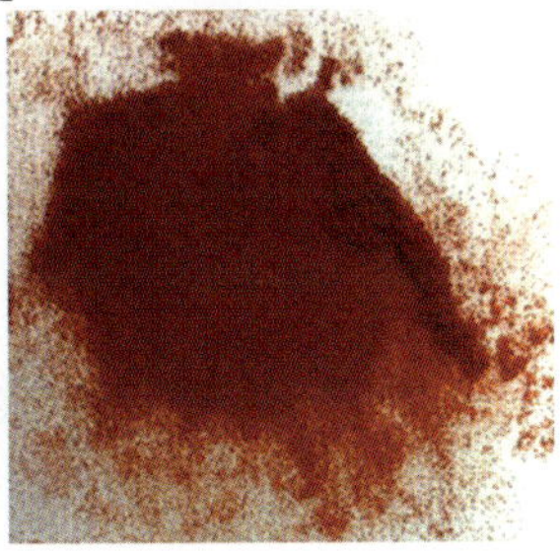

C

A. RFP原药肉眼近观图；B. 筛出前的RFP-PLGA缓释微球；C. 筛出后的RFP-PLGA缓释微球

图3-15 RFP-PLGA缓释微球的筛选

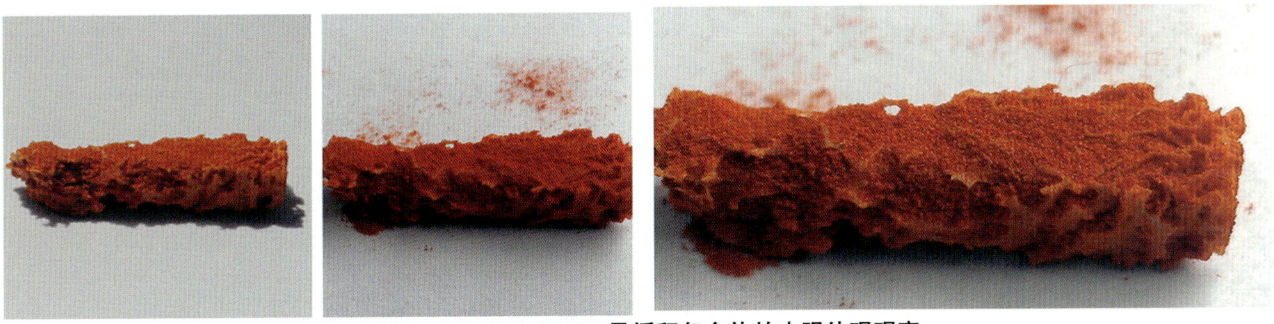

图3-16 RFP-PLGA骨缓释复合体的肉眼外观观察

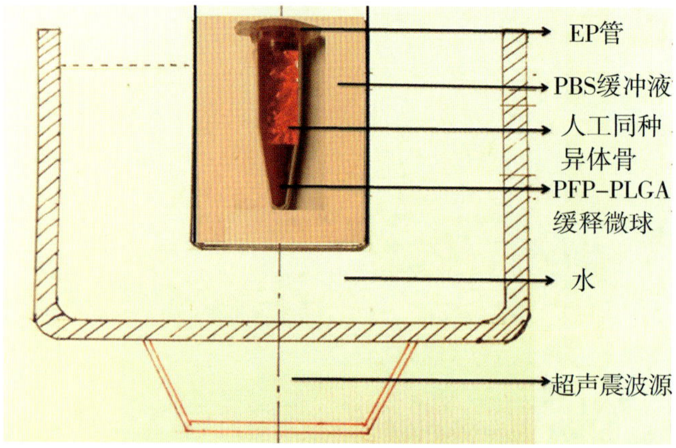

图3-17 RFP-PLGA缓释微球超声波振荡灌注法制备骨缓释复合体示意图

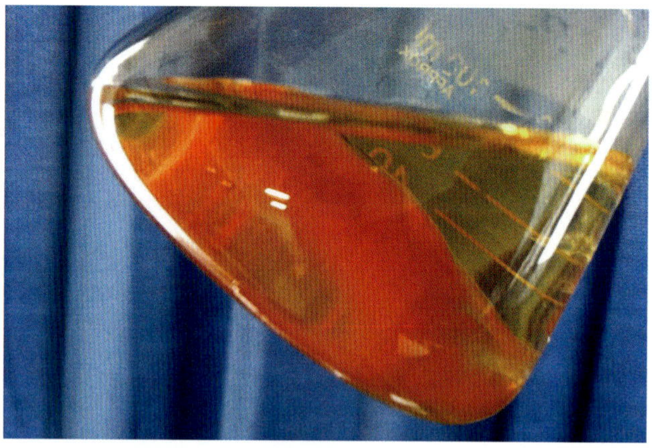

图13-18 RFP-PLGA缓释微球的体外释放图

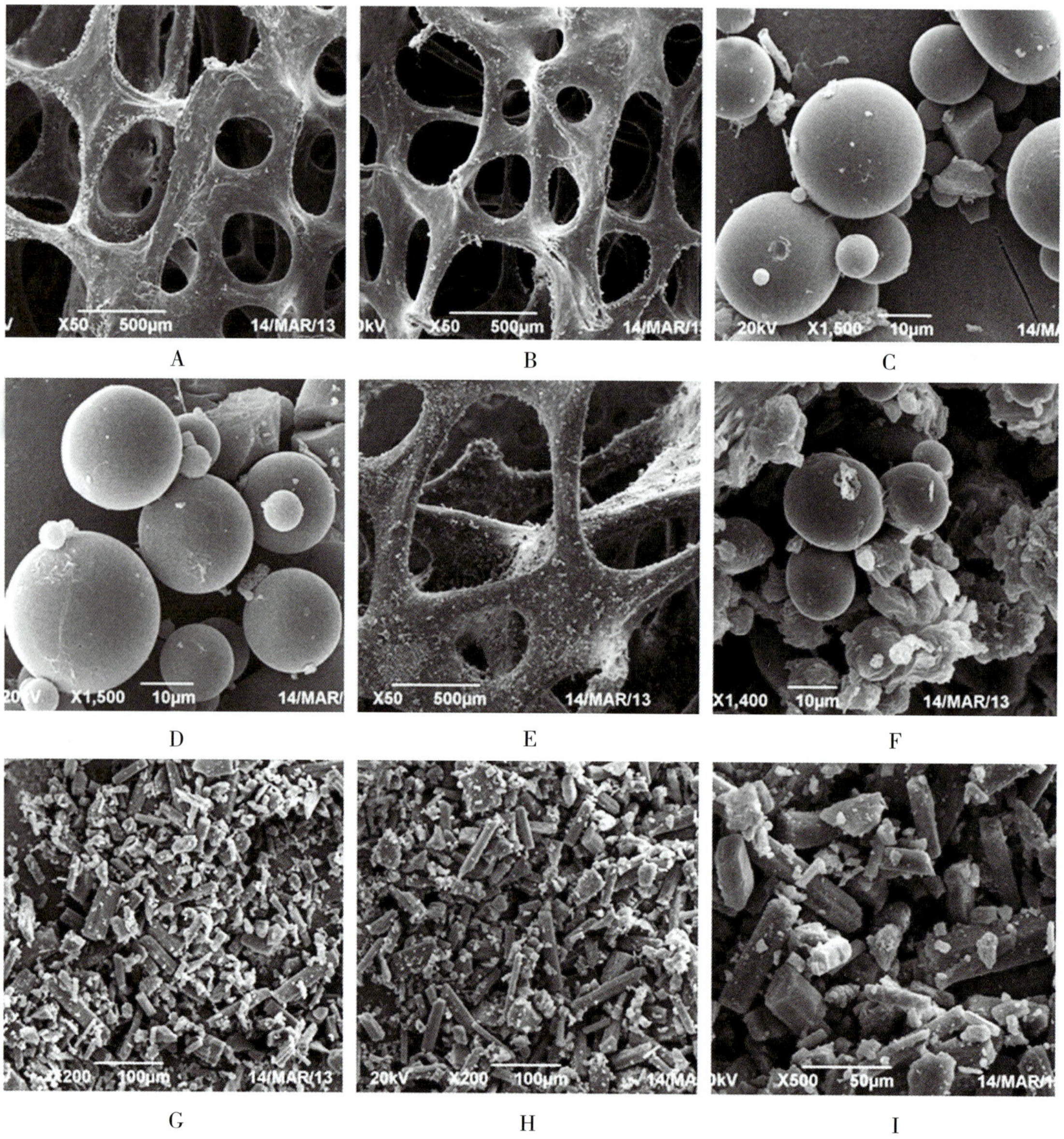

A．空白异体骨50倍放大；B．空白异体骨50倍放大；C．RFP-PLGA缓释微球1 500倍放大；D．RFP-PLGA缓释微球1 500倍放大；E．RFP-PLGA骨缓释复合体50倍放大；F．RFP-PLGA骨缓释复合体1 400倍放大；G．RFP晶体-骨复合体200倍放大；H．RFP晶体-骨复合体200倍放大；I．RFP晶体500倍放大

图3-19 RFP-PLGA骨缓释复合体的电镜扫描

（四）体外释放度研究

采用透析释药法测定RFP-PLGA骨缓释复合体的体外释放。精密称取等同含利福平微球50mg的复合物，置于已处理好的透析袋（MW 3400）内，加入4mL释放介质稀释后用线扎紧透析袋两端，将其置于盛有50 mL释放介质（0.1M磷酸盐缓冲液pH 7.4）的锥形瓶中，于37℃、100 r/min的恒温振荡器中，第一天于1天，2天，4天，8天，12天，24h后取样，第一周内每天取样1次，接着每隔一天取1次，总取样时间为30天。每次取出1 mL释放介质，并同时补充等体积的新鲜释放介质，将取出的释放介质按照标准的色谱条件测定，计算释放量。释药结束后，收集透析袋中残余微球，用乙腈溶解，离心分离取上清液适当稀释后测定其中的残余药量，从而验证微球的释药结果。RFP-PLGA缓释微球及RFP结晶体外释放测定同上。体外释放曲线见图3-20。

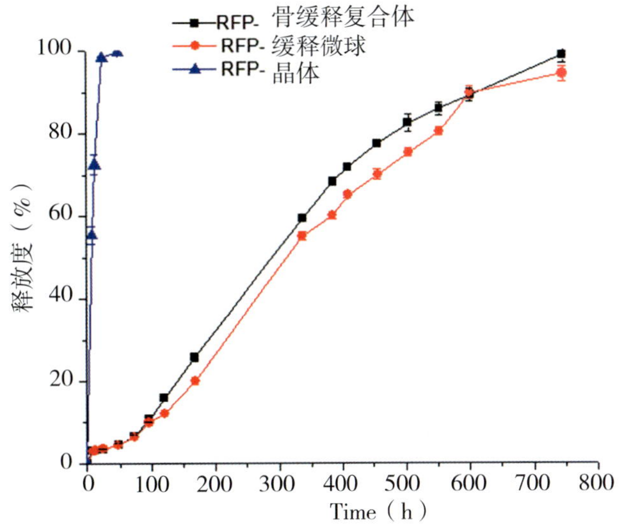

图3-20 RFP-PLGA骨缓释复合体、RFP-PLGA缓释微球及RFP晶体外释放曲线（n=3）

分别对其释药曲线进行模型拟合，拟合结果见表3-8、表3-9，拟合曲线如图3-21至图3-26。

表3-8 RFP-PLGA缓释微球释放曲线的拟合方程

模型	表达式	K	R^2
零级	$F=k_0t$	0.168	0.978 6
一级	$1n（1-F）=k_1t+c$	−0.003	0.939 0
Higuchi	$F=k_Ht^{1/2}$	3.281	0.876 0

表3-9 RFP-PLGA骨缓释复合体释放曲线的拟合方程

模型	表达式	K	R^2
零级	$F=k_0t$	0.150	0.939 1
一级	$1n（1-F）=k_1t+c$	−0.003	0.915 1
Higuchi	$F=k_Ht^{1/2}$	3.271	0.826 7

由以上结果我们可以看出，RFP晶体在24 h 内释放基本完全，微球及RFP-PLGA骨缓释复合体释药平缓，

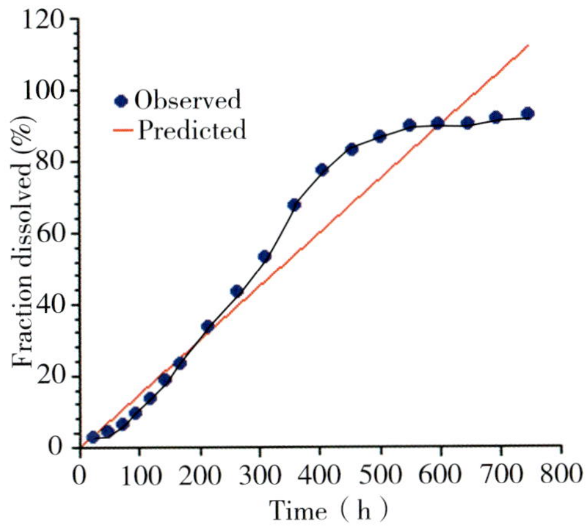

图3-21 RFP-PLGA缓释微球零级方程拟合曲线

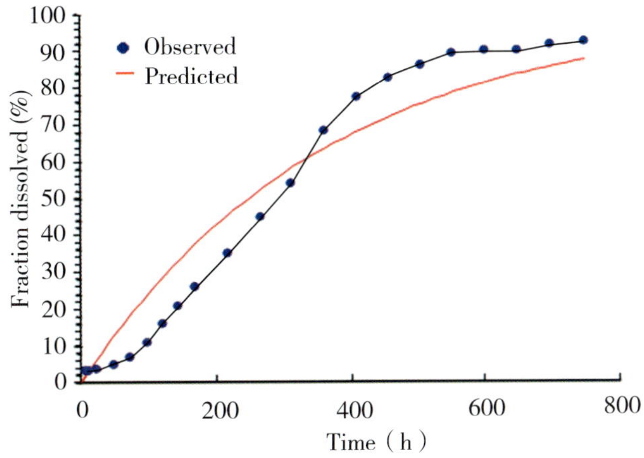

图3-22 RFP-PLGA缓释微球一级方程拟合曲线

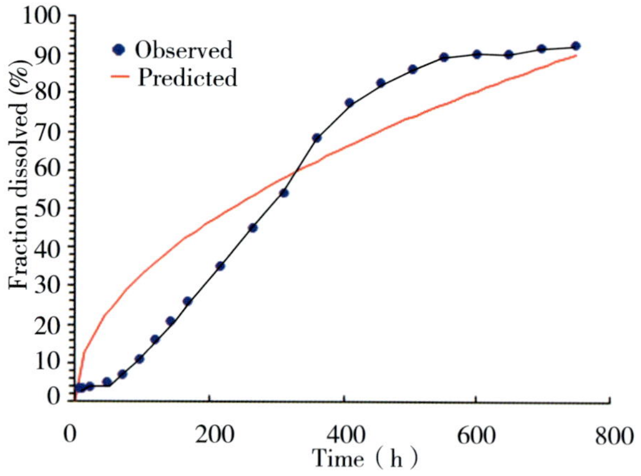

图3-23　RFP-PLGA缓释微球Higuchi方程拟合曲线

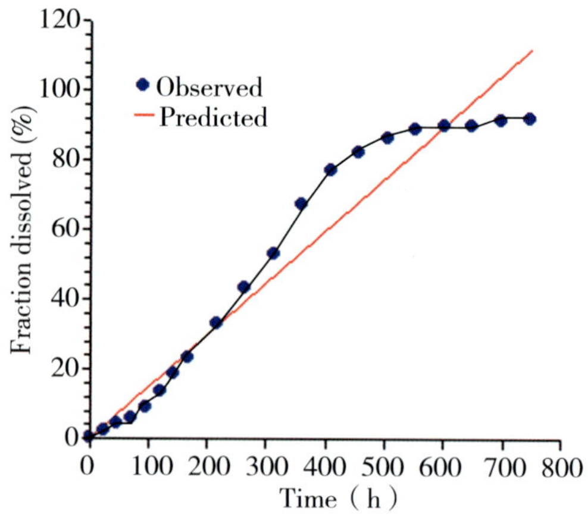

图3-24　RFP-PLGA骨缓释复合体零级方程拟合曲线

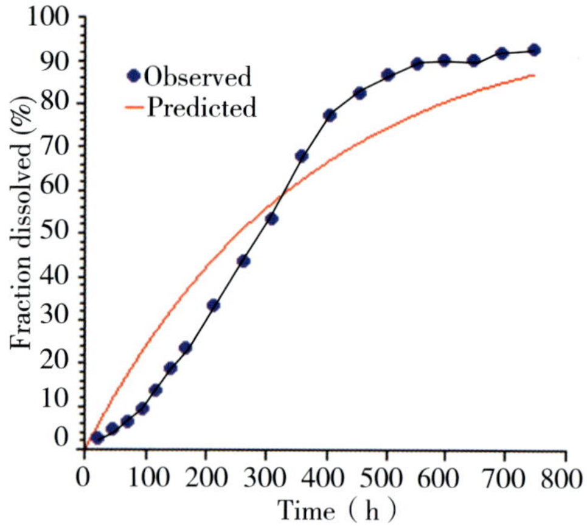

图3-25　RFP-PLGA骨缓释复合体一级方程拟合曲线

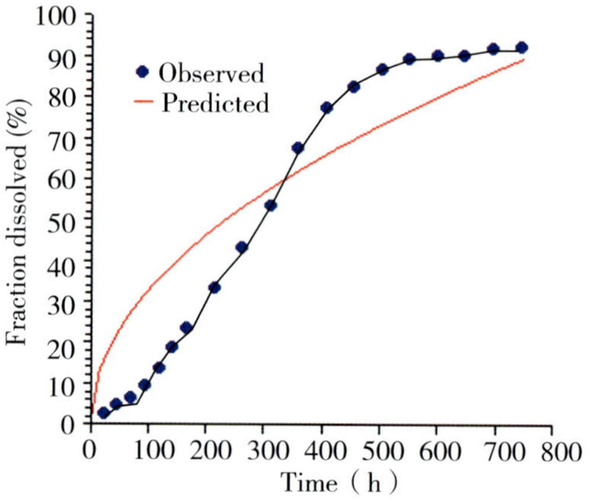

图3-26　RFP-PLGA骨缓释复合体Higuchi方程拟合曲线

由以上结果我们可以看出，RFP晶体在24 h 内释放基本完全，微球及RFP-PLGA骨缓释复合体释药平缓，且无统计学差异。RFP-PLGA缓释微球无明显的突释，31天（744 h）累计释药率达到近95%，将缓释微球行为进行模型拟合，符合零级动力学方程F=0.168・t；RFP-PLGA骨缓释复合体无明显的突释，31天累计释药率也达到92.31%，将RFP-PLGA骨缓释复合体释药行为进行模型拟合，同样符合零级动力学方程F=0.15・t。说明在这两种体系中药物均以接近恒速释放。

四、讨论

目前，脊柱结核术后抗结核药物的给药方式有诸多弊端：①服药时间长，原有的联合抗结核药物治疗方案，绝对要求服药时间要达到12~18个月以上；②药效维持时间受限于生理机能的影响，只能维持很短的时间，药力能否在病灶内保留有效的杀抑菌浓度还存有待甄别；③由于治疗周期长，病人的依从性很差，反之，随意中断服药极易产生耐药菌株，从而影响疗效；④长期服药对肝功能、肾功能大不宜，会造成不必要伤害。

近几年围绕抗结核菌药物输送途径和加强病灶局部药物浓度、延长作用时间、控制释放药量的药物运送体系（drug delivery system，DDS）初步设想，围绕着这一方向进行的研究，逐渐成为国内外学者新的研究热点，在动物实验研究和临床前期应用方面都有了相关的文献报道。运用PLGA、壳聚糖、海藻酸钠、骨水泥等缓释支架材料与一线抗结核药物如利福平、异烟肼等混合制成缓释剂型，是对单一口服制剂的突破，利用支架材料能缓慢水解及药物通过支架材料的缓慢扩散，从而达到缓慢释放药物的机制，使得局部有效的血药浓度能维持几天到数周不等；新的剂型较原有口服剂型在疗效上有明显的增强。

（一）异体骨的灌注

有文献报道，传统的负压吸引方法，就是利用孔隙产生负压，将药粉吸入空隙内，这种方法进入多孔材料的药粉多分布不匀，而且不易把握度，容易造成一些浪费。有较多文献报道，利用超声波对纳米材料及微小粒子具有很好的分散作用，文献报道缓释载体材料孔径多是纳米或微米级，而本文的异体骨空隙在微米到毫米级，理论上应是更为容易操作。实验中使用的超声波频率在2×（104～108）Hz之间的机械振荡波，超声波发出的震动波源，经过介质：外水—玻璃器皿—内水—冰袋—空气—药物微球和骨松质条（图3-17）。

本实验中，由于拟定的给药方法是RFP-PLGA缓释微球与异体骨结合并预处理后直接植入脊柱椎体破坏处进行局部填塞，故缓释微球选择的是微米量级的粒径。本实验用聚乳酸-羟基乙酸共聚物 PLGA（polylactic-co-glycolic acid）制备的RFP缓释微球外观为赤红色（与利福平原料药颜色接近），呈粉末状，扫描电镜显示微球球体均匀，表面圆整光滑，冻干微球平均粒径68.699 μm，粒径介于30~100 μm之间的占74.6%，分布较集中。

本实验RFP缓释微球复合体的制备使用超声振荡波灌注法，将缓释粉末状物质（图3-17）灌注于丰富网眼的松质骨，借助于振荡波灌注，均匀充填其内。经实验证实：通过超声波的正能量可以有效地作用于骨松质条，使其抗结核药物缓释微球逐渐进入松质骨空隙内，形成临时性结合。通过超声波的机械震动，将药物微球均匀分布在多孔的骨支架材料内外，这主要是超声波的机械物理效应。全过程在操作台环境下完成，如要考虑光效应、及化学、高温效应等作用对缓释复合体的损伤作用，则需进一步大样本的研究证实。

（二）RFP-PLGA骨缓释复合体体外释放特点

影响缓释微球缓慢释放的因素主要包括：缓释微球制备方法及过程，载体材料物理或化学性质，体外、体内局部释放环境，微球粒径大小，微球孔径的有无及大小，所包裹药物的化学性质、酸碱性及最终形成的包封率和载药量等因素。景利等制备人工骨-异烟肼缓释剂（INH-pHA-wax），与未包裹阻滞剂的异烟肼-人工骨（INH-pHA）进行了体外及家兔体内释放度比较。将包裹25% 蜂蜡的INH-pHA-wax植入家兔体内，药物释放可持续240天，用熔融法较溶剂法制备的INH-pHA-wax体内释放为快。不同孔径及孔隙率的INH-pHA释放速率显示，将近97%的异烟肼在6天内便从平均孔径300 μm，孔隙率40%的INH-pHA中释放；平均孔径80 μm，孔隙率40% INH-pHA，6天释放量为55 %；而平均孔径10 μm ，孔隙率18% INH-pHA，20天释放基本在12%~18 %之间。这些结果说明，pHA的孔径及孔隙率对所载药物的释放确有影响。

缓释制剂在突释期内释放的药物量应占总药物投放量的20%以下，且药物释放曲线缓慢，未见明显突释，没有过大的波动。初期释放主要是位于缓释微球表面药物的扩散，后期主要由于平缓释聚合物骨架逐渐被破坏，其缓释药物逐渐暴露于释放环境而起作用。原理是缓释载体聚合物降解越慢，其包裹的药物释放也越慢。一般认为聚乳酸类缓释微球的自然降解机制主要以水解过程为主。

体外释放实验是筛选缓释制剂处方和控制其质量的重要手段，透析袋法是常用纳米粒、微球等缓释制剂常用的体外释放方法。在考察微球的体外释药行为时，由于RFP的不稳定性，为防止其发生降解对测定结果有干扰，故取样间隔在一天以上时，将锥形瓶内的液体全部倒出，更换新的释放介质，以防止降解产物给实验带来干扰。结果表明，各时间点样品的色谱图均未发现异常降解峰。

本研究结果显示：本文建立的释药条件比较适宜，结果表明RFP-PLGA骨缓释复合体的释药符合零级动力学释药，拟合方程为F=0.15・t，拟合优度为0.939 1。微球的体外释药较平稳，体外释药符合零级动力学方程F=0.168・t拟合优度为0.978 6，可说明该微球及复合体的释药机制以接近恒速释放为主。突释期内释放度仅为14.56%，31天后体外检测到累积释放度达到95%，可见31天以内缓释微球体外缓释的作用还是较理想的。该缓释微球能基本释药完全，证明了药物与载体材料的相容性较好，未发生牢固的结合，且各时间点的浓度均在有效抑菌浓度以上。研究表明，利福平对多种结核菌的最低抑菌浓度（MIC）为0.005～0.05 μg/mL，而一般最低杀菌浓度为最低抑菌浓度的10倍。释药前期的浓度可达到有效杀菌浓度，能有效地杀灭局部结核杆菌。该微球无明显突释，这样可以更加准确的控制药物的释放，达到控释的目的。可能因为收集微球时将游离吸附在微球表面的药物清洗干净。本实验缓释复合体31天的释放度为92.31%，有类似文献报道：微球突释期内微球释放度仅为1.456%，42天体外累积释放度达到92.14%。

五、结论

实验制备出的RFP微球形态良好，粒径分布均匀，超声波振荡的方法可以与多孔隙的骨制备成RFP-PLGA骨缓释复合体，其填充效果好。

RFP-PLGA骨缓释复合体具有良好的体外释放性能，各时间点的浓度均在有效抑菌浓度以上。

（张宏其　黄　术　郭虎兵）

参考文献

[1] 景利，曾仁杰，孙伟张，等. 人工骨异烟肼体外及家兔体内释放度研究［J］. 中国药学杂志，1996，31（5）：277-280.

[2] 张敦熔. 现代结核病学［M］. 北京：人民军医出版社，2000：97.

[3] 刘忠泉，宋长兴，胡秀龄，等. H L A-D R . D Q基因与骨关节结核的易感研究［J］. 中国防痨杂志，2000，22（3）：130-133.

[4] 赵锋，高永良. 聚乳酸微球生物降解机制和生物相容性研究进展［J］. 中国新药杂志，2002，11（1）：67-71.

[5] J. 萨姆布鲁克，D. W. 拉复尔. 分子克隆实验指南［M］. 黄培登，译. 北京：科学技术出版社，2002：127-133.

[6] 胡忠义. 结核分枝杆菌耐药性快速测定方法及其评价［J］. 中华结核和呼吸杂志，2003，26：107-109.

[7] 刘玮，张翠英，等. 维生素D受体基因多态性与肺结核易感性的病例对照研究［J］. 中华流行病学杂志，2003，24（5）：389-392.

[8] 胡忠义，倪莲娣，靳安佳，等. 噬菌体生物扩增法快速检测结核分枝杆菌方法学研究［J］. 中华结核和呼吸杂志，2004，12：801-805.

[9] 吴启秋. 脊柱结核的化疗［J］. 中国脊柱脊髓杂志，2004，14（12）：766-768.

[10] 李万里. 异烟肼缓释微球治疗家兔膝关节滑膜结核的实验研究［D］. 四川大学，2006：5-96.

[11] 马建伟，许文娜，董艳. 超声波作用下微细颗粒嵌入多孔材料的表征［J］. 青岛大学学报（工程技术版），2006，21（4）：1-5.

[12] 林旭. 缓释利福平微球释药性质及兔脊柱结核模型建立的初步实验研究［D］. 四川大学，2006：6-97.

[13] 王玮，尹庆水，张余. 重组人骨形态发生蛋白-2壳聚糖纳米微球的制备及检测［J］. 中国骨与关节损伤杂志，2011，26（7）：598-600.

[14] 张宏其，高琪乐，郭虎兵，等，人同种异体骨载异烟肼-壳聚糖缓释微球的制备和体内外释药特性［J］. 中国组织工程研究与临床康复，2012，16（3）：479-483.

[15] Arai H，Miyamoto K，Taketani Y，et al. A vitamin D receptor gene polymorphism in the translation initiation codon：effect on protein activity and relation to bone mineral density in Japanese women ［J］. J Bone Miner Res，1997，12（6）：915-921.

[16] Alhalaweh AS，Anderson，Velaga SP. Preparation of zolmitriptan-chitosan microparticles by spray drying for nasal delivery［J］. Eur J Pharm Sci，2009，38（3）：206-214.

[17] Bellany R，Ruwende C，Corrah T，et al. Variation in the NRAMP1 gene and susceptibility to tuberculosis in west Africans［J］. N Engl Med，1998，338（10）：640-644.

[18] Bellamy R. Evidence of gene-environment interaction in development of tuberculosis［J］. Lancet，2000，355（9204）：588-589.

[19] Butt T，Ahmad RN，Kazmi SY，et al. Rapid diagnosis of pulmonary tuberculosis by mycobacteriophage assay［J］. Int J Tuberc Lung Dis，2004，8（7）：899-902.

[20] Barfod K，Broeng L，Meyer CN. Tuberculous coxitis in the hips 55 years after primary tuberculosis［J］. Ugeskr Laeger，2011，173（23）：1653-1654.

[21] Comstock GW. Tuberculosis in twins：a re-analysis of the prophit study ［J］. Am Rev Respir Dis，1978，117（4）：621-624.

approach towards tuberculosis [J] . Int J Antimicrob Agents, 2001, 17 (2) : 115–122.

[23] Dhawan S, Singla AK, Sinha VR. Evaluation of mucoadhesive properties of chitosan microspheres prepared by different methods [J] . AAPS PharmSciTech, 2004, 5 (4) : e67.

[24] Dai Y, Zhang C, Cheng Z, et al. pH–responsive drug delivery system based on luminescent CaF (2) : Ce (3+) /Tb (3+) –poly (acrylic acid) hybrid microspheres [J] . Biomaterials, 2012, 33 (8) : 2583–2592.

[25] Greene AH, Bumgardner DJ, Yang YZ, et al. Chitosan–coated stainless steel screws for fixation in contaminated fractures [J] . Clin Orthop Relat Res, 2008, 466 (7) : 1699–1704.

[26] Jm A. PersPectvies on the in vivo responses of biodegradable Polymers [J] . In: Biomedical applications of synthetic biodegradsble polymers, 1995, 223–233.

[27] Jutte PC, Rutgers SR, Altena RV, et al. Penetration of isoniazid, rifampicin and pyrazinamide in tuberculous pleural effusion and psoas abscess [J] . Int J Tuberc Lung Dis, 2004, 8 (11) : 1368–1372.

[28] Koul A, Dendouga N, Vergauwen K, et al. Diarylquinolines target subunit c of mycobacterial ATP synthase [J] . Nat Chem Biol, 2007, 3 (6) : 323–324.

[29] Lewis SJ, Baker I, Davey Smith G. Meta–analysis of vitamin D receptor polymorphisms and pulmonary tuberculosis risk [J] . Int J Tuberc Lung Dis, 2005, 9 (10) : 1174–1177.

[30] Morrison NA, Yeoman R, Kelly PJ, et al. Contribution of trans–acting factor alleles to normal physiological variability: vitamin D receptor gene polymorphisms and circulating osteocalcin [J] . Proc NatlAcad Sci USA, 1992, 89 (15) : 6665–6669.

[31] Muzzarelli RA. Chitins and chitosans as immunoadjuvants and non–allergenic drug carriers [J] . Mar Drugs, 8 (2) : 292–312.

[32] Pandey R, Khuller GK. Poly (DL–lactide–co–glycolide) nanoparticle–based inhalable sustained drug delivery system for experimental tuberculosis [J] . J Antimicrob Chemother, 2003, 52 (6) : 981–986.

[33] Pandey R, Khuller GK. Chemotherapeutic potential of alginate–chitosan microspheres as anti–tubercular drug carriers [J] . J Antimicrob Chemother, 2004, 53 (4) : 635–640.

[34] Phulpoto MA, Qayyum S, Rizvi N, et al. Diagnostic yield of fast plaque TB test for rapid detection of Mycobacterium in tuberculosis suspects [J] . J Pak Med Assoc, 2005, 55 (2) : 57–60.

[35] Pan X, Han K, Peng X, et al. Nanostructed Cubosomes as Advanced Drug Delivery System [J] . Curr Pharm Des, 2013, 19 (35) : 6290–6297.

[36] Selvaraj P, Narayanan PR, Reetha AM. Association of functional mutant homozygotes of the mannose binding protein gene with susceptibility to pulmonary tuberculosis in India [J] . Tuber Lung Dis, 1999, 79 (4) : 221–227.

[37] Seaman T, Trollip A, Mole R, et al. The use of a novel phage–based technology as a practical tool for the diagnosis of tuberculosis in Africa [J] . African J Biotech, 2003, 2: 40–45.

[38] Selvaraj P, Kurian SM, Chandra G, et al. Vitamin D receptor gene variants of Bsm I , Apa I , Taq I , and Fok I polymorphisms in spinal tuberculosis [J] . Clin Genet, 2004, 65 (1) : 73–76.

[39] Takenaga M, Yamaquchi Y, Kitaqawa A, et al. A novel sustained–release formulation of insulin with dramatic reduction in initial rapid release [J] . Control Release, 2002, 79 (1–3) : 81–91.

[40] Tomoda K, Kojima S, Kajimoto M, et al. Effects of pulmonary surfactant system on rifampicin release from rifampicin–loaded PLGA microspheres [J] . Colloids Surf B Biointerfaces, 2005, 45 (1) : 1–6.

[41] Wilkinson RJ, Llewelyn M, Toosi Z, et al. Influence of vitamin D deficiency and vitamin D receptor polymorphisms on tuberculosis among Gujarati Asians in west London: a case–control study [J] . Lancet, 2000, 355 (9204) : 618–621.

[42] Wang QZ, Chen XG, Li ZX, et al. Preparation and blood coagulation evaluation of chitosan microspheres [J] . J Mater Sci Mater Med, 2008, 19 (3) : 1371–1377.

第四章　脊柱结核的临床研究

第一节　脊柱结核病灶清除程度

清除病灶是脊柱结核手术治疗的主要目的之一，是使结核治愈、减少结核病灶复发的重要手段，也是使用内固定的安全保证。对有手术指征的脊柱结核要进行病灶清除术，而且病灶清除应彻底，否则这也是脊柱结核术后不愈或复发的常见原因之一。然而由于脊柱结核是全身结核病的局部体现，彻底病灶清除只是为了促进结核病灶的静止和愈合，无法达到病灶局部的绝对无菌，因此彻底病灶清除是相对的，有效抗结核药物治疗和改善患者的全身状况是治疗脊柱结核的另一重要方面。

病灶清除应结合术前影像学检查（即CT、MRI）及术中肉眼所见并根据患者具体情况而制定个体化病灶切除范围。一般来说病灶清除范围包括：①结核病灶内外的寒性脓肿、结核肉芽组织、死骨、空洞、特别是坏死的或（和）病变侵及的椎间盘，由于其不易被吸收，妨碍结核病变的愈合，随时可能导致结核复发，因此应尽早将其清除。②对早期尚未形成明显硬化的结核病灶壁，由于病灶周围骨质疏松，对病灶壁的刮除要慎重，防止健康骨质的丢失。对硬化壁大致可分为两种情况，活动性病变的硬化壁和静止稳定性病变的硬化壁。对活动性病变的硬化壁，因病灶内有脓液、干酪样物质、死骨、肉芽组织、坏死椎间盘、坏死液化组织等，病灶边缘硬化范围较小且硬化不完全，硬化区内可能有死骨或肉芽，这种硬化为不稳定硬化，随病变进展可演变为死骨、坏死液化组织、影响病灶尽快治愈；另外由于硬化壁环绕封闭，使得抗结核药物难以进入病灶区，因此，如果患者一般情况允许应尽量手术清除，但由于此类硬化壁常不规则，因此在术中应结合影像学资料表现，切勿过多切除亚健康骨质；对于合并诸多并发症或体质低下的患者，我们主张仅切除部分硬化壁（即满足植骨床的上、下端植骨接触面）至骨质创面出现点片状渗血，保证局部的良好血运，以利于抗结核药物的渗透，而并不主张行大范围切除硬化壁。因为大范围切除硬化壁可引起术中大出血，给患者造成较大的手术创伤，可能导致患者术后出现严重并发症。而静止稳定性病变的硬化通常多见于病变稳定、病程较长的病例，临床症状较轻，是一种慢性稳定性病变，硬化区通常较大，有时可涉及整个椎体。这种硬化为稳定性硬化，通常硬化可维系数年，患者若无症状无须手术治疗。③在前纵韧带下方形成的影像学上表现为纵跨病变椎间隙的骨桥，尽管骨质硬而脆，但可起到一定的局部稳定作用，因而术中可予以保留。此外，对于小儿脊柱结核，由于前方彻底病灶清除及前路融合会破坏脊柱前方的生长能力，降低脊柱自我塑形潜能，因此我们主张术中尽量保留亚健康骨组织及有生机的生长板，以利于维持患儿术后椎体生长。对于多椎体脊柱结核，术前应先确定中心病灶（即脓肿大、椎体和椎间盘破坏严重，后凸成角大，脊柱不稳，脊髓受压的病灶）和卫星病灶（即在相邻或不相邻于中心病灶的椎体或椎间盘前缘、后缘或椎体中心，不影响脊柱稳定性，无脊髓受压，病灶搔刮后不影响脊柱稳定性的病灶）。对中心病灶行彻底病灶清除，包括吸除脓液，刮除干酪样物质、肉芽、死骨、变性坏死组织，用骨刀切除病变椎体及硬化骨达亚正常松质骨，还可行椎管减压、固定、植骨重建其稳定性；对于卫星病灶，吸尽椎旁脓液，清除干酪样坏死组织及结核性肉芽组织后，将病灶用刮匙搔刮至正常骨面。

总之，脊柱结核病灶清除是脊柱结核外科治疗的主要目的之一，应根据术前影像学表现及术中肉眼所见等具体情况，制定出个体化的病灶清除范围，采用相应的手术方法和技巧，以达到促进结核愈合、减少并发症、提高患者生活质量的目的。

（张宏其　王昱翔）

第二节 胸腰椎结核围手术期的营养支持

结核杆菌不容易黏附聚集于金属表面，且金属不会改变结核杆菌对抗结核药物的敏感性。因此，目前国内外众多学者对于脊柱结核主张一期彻底病灶清除+自体骨移植+前路器械内固定术，并且取得了良好效果。由于任何内固定器械必须固定在正常椎体上，所以该术式比传统的单纯病灶清除术所要暴露的范围广，损伤大，手术时间长，术中出血多。胸腰段脊柱结核由于病灶位置深，切口大，需要广泛剥离腹膜后组织。因此，对于胸腰段结核新术式手术风险较大，但只要能安全度过围手术期，则疗效明显优于传统手术。

脊柱结核是一类慢性消耗性疾病，特别是结核中毒症状重的患者常有低热、盗汗、进食差。因此，有许多小儿和老年脊柱结核患者成了手术的相对禁忌证。胸腰段脊柱结核病人坐立甚至翻身都很困难，特别是有瘫痪症状的患者，胃肠蠕动差。胸腰段结核手术需要剥离腹膜后组织，腹膜后腹腔神经丛易受损伤，使胃肠动力差，甚至出现腹胀。同时，在手术应激状态下，儿茶酚胺大量释放，机体分解代谢增强，合成代谢减弱，呈负氮平衡。一方面营养摄入差，另一方面机体分解代谢增强，这易导致患者术后重度营养不良，出现并发症。因此，合理、有效地提供营养支持对胸腰段脊柱结核病人安全度过围手术期有积极的意义。

营养方法是在普通饮食基础上再在术前7天至术后7天通过静脉途径增加营养支持。每日通过静脉增加供氮0.2g/kg，热量104.6kJ/kg。氮源由氨基酸供给，非蛋白质热量中60%由葡萄糖提供，40%由脂肪乳剂提供。氨基酸制剂为8.5%的乐凡命（Novamin），脂肪乳剂为20%或30%的英脱利匹特（Introlipid），配入3L袋，经颈内静脉插管输入。糖尿病患者需用胰岛素泵控制血糖。

体重和血浆清蛋白是反映机体营养状况的重要指标。血浆清蛋白是维持血浆胶渗透压，减少创腔渗出的关键。胸腰段脊柱结核患者由于营养摄入不足，同时术中血浆清蛋白随血液流失多，术后分解代谢增强，血浆清蛋白分解增多，容易出现低蛋白血症，影响伤口愈合。已有研究表明：有效的营养支持不仅能改善危重病人的体液免疫功能，还能改善细胞免疫功能。因此，胸腰段脊柱结核患者围手术期的营养支持可以通过提高机体的免疫功能使结核杆菌更易控制，使血沉下降更快。当然，营养支持并不能取代抗结核药物。因此，必须强调应当在合理使用抗结核药物基础上增加营养支持治疗。

（刘金洋）

第三节 影响一期手术治疗脊柱结核并截瘫患者疗效的相关因素

（一）概述

随着结核病在全球的重新抬头，脊柱结核的发病率有增多的趋势。外科技术的发展和普及以及新的治疗方法和医疗器械的应用，使脊柱结核并截瘫患者的治疗效果有了明显改善。近年来推出的一期病灶清除、植骨、内固定术已被许多学者所接受，并已取得令人鼓舞的效果。但该术式同时存在内固定易松动、矫形丢失、结核复发、窦道形成等并发症。

（二）适应证

脊柱结核破坏椎体，硬膜囊、脊髓受压。

（三）禁忌证

合并活动性肺结核。

（四）手术方法

均采用一期病灶清除、矫形、植骨、内固定术。

1．术前准备　术前均用异烟肼、利福平、链霉素/乙胺丁醇三联抗结核治疗平均2周以上；其中因截瘫呈进行性加重而抗结核药物应用未达2周（3~10天，平均5.2天），除上述常规抗结核方案的药物外，第1~3天加用异烟肼0.2g静脉滴注，每天2次；加强营养支持治疗，纠正低蛋白血症，少量多次输血、纠正贫血，同时静脉滴注维生素K_1 40mg，每天1次。

2．麻醉　全身麻醉。

3．体位　仰卧、俯卧、侧卧位。

4．手术操作步骤　根据病变的部位及程度选择相应的手术入路。

5．术后处理　继续加强营养支持治疗，置引流管者于术后1~7天拔除，戴支具保护6个月（3~9个月）。联合抗结核治疗12~24个月，平均18个月。定期复查肝功能、血沉及C反应蛋白。

（五）典型病例介绍

患者为胸椎结核，术前X线片示病椎数为4个（T_6~T_9）、术前MRI示病椎数为8个（T_3~T_{10}），脊髓受压。采用一期病灶清除、矫形内固定术，术后线片示椎弓根钉分别置入T_{11}、T_{12}正常椎体，术后MRI示脊髓减压彻底，后凸畸形改善（图4–1）。

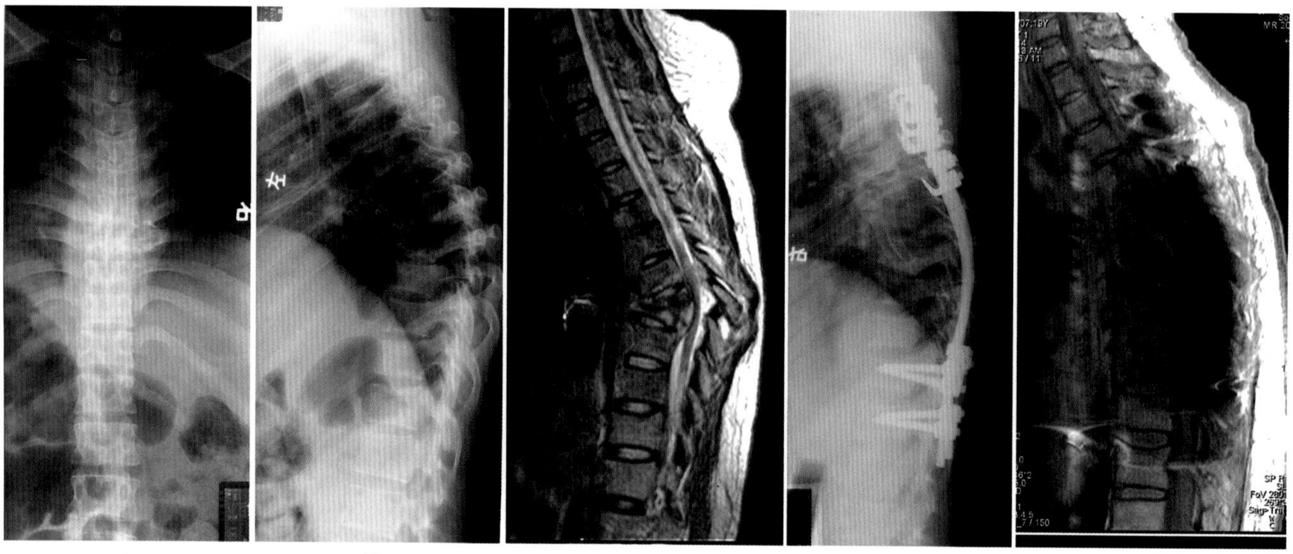

A　B　C　D　E

A、B．术前X线片示病椎数为4个（T_6~T_9）；C．术前MRI示病椎数为8个（T_3~T_{10}），脊髓受压；D．术后侧位X线片示椎弓根钉分别置入T_{11}、T_{12}正常椎体；E．术后MRI示脊髓减压彻底，后凸畸形改善

图4–1　术前、术后影像学

（六）手术并发症的防治

1．内固定物松动　术前常规行MRI检查，将其作为选择固定椎体和手术入路的一个重要依据；重视植骨融合，前方椎体间的植骨及后方椎板的重建。

2．神经损伤　早发现，早治疗，预防脊柱的破坏引起的神经损伤；术中操作要小心，防止医源性损伤；术后康复治疗。

3．伤口窦道形成　术中清除明显的病变组织及椎旁脓肿，术后引流充分，抗结核药物治疗。

4．脊柱结核复发　规范抗结核治疗，重视耐药菌的治疗，定期随访。

（七）经验

1．术前常规行MRI检查　将其作为选择固定椎体和手术入路的一个重要依据，防止漏诊。

2．重视伤口引流管的放置　用小的引流管自肌肉、健康皮肤潜行穿出，引流充分，防止伤口反复渗液、不愈合及感染。

3．合理治疗截瘫呈进行性加重的病例　由于病变往往呈活动性，脓液较多，不经手术清除病灶则血沉很难下降，加上瘫痪进行性加重，患者家属焦急心理等社会因素，不一定非等到抗结核治疗2周后才手术，但必须在术前和病人、家属谈清楚手术的风险，并注意患者脉搏一般应＜100次／min、体温＜38℃，并除外有肺结核等。

（张宏其　刘少华）

第四节　胸椎结核后入路手术

（一）概述

脊柱结核约占骨结核的50%，其中又以胸腰段脊柱结核最为常见，其主要累及脊柱的前、中柱，一般很少累及椎板及其附件结构。鉴于脊柱结核的特点，Hodgson和Stock于20世纪60年代，首先提出了脊柱前路手术治疗脊柱结核的方法，且多年来，前路手术已成为治疗脊柱结核最为常用的术式。对于开胸手术或胸骨劈开手术治疗胸椎结核，往往因术中需单肺通气、手术对肺脏刺激大、术后并发症多，且对于有严重胸膜粘连的患者则视为禁忌。当然，对于多节段脊柱结核，有学者主张采用一期或分期后路固定联合前路病灶清除植骨融合，其缺点是两个切口，手术创伤大。

如何才能寻找到一种有效、微创的手术方式治疗脊柱结核，尤其是胸段脊柱结核？近年，笔者设计了单纯经后路的IFDITF技术（internal fixation，debridement and interbody thoracic fusion technique），取得了满意的效果。

（二）适应证

结核病灶累及椎体节段在2个以内，结核病灶相对局限，无大的流注脓肿。其次要至少有如下情形之一：①明显骨质破坏造成椎体塌陷、椎体不稳的；②脓肿、干酪样坏死物质压迫脊髓神经，神经症状明显或进行性加重的；③形成明显后凸畸形（SI＞15°）或畸形进行性加重的；④形成大空洞、明显死骨的。对于病灶以椎间盘为中心的、椎体病灶破坏在椎体中后2/3的及病灶偏于一侧的，尤其适用。上胸段病变，估计前路手术风险极大的，也比较适用。

（三）禁忌证

结核病灶累及椎体在3个或以上，有大的流注脓肿，预计后路手术难以达到较彻底清除病灶、牢固植骨的目的；有活动性肺结核，有较强传染性者；肝功能、肾功能、心肺功能严重不全、多器官功能衰竭。

（四）手术方法：

1．术前准备　对于无明显瘫痪症状的患者，术前常规使用异烟肼0.3g，每天1次，利福平0.45g，每天1次，乙胺丁醇0.75g，每天1次，抗结核治疗2~4周；对于瘫痪呈进行性加重及完全性截瘫的患者，入院后用异烟肼0.2g静脉注射，每天2次，链霉素0.75g 肌肉注射，每天1次，利福平0.45g，每天1次，乙胺丁醇0.75g，每天1次，强化抗结核的情况下尽早手术。术前加强营养，积极纠正患者贫血及低蛋白血症。

2．麻醉　气管插管，全身麻醉。

3．体位　患者取俯卧位，对于高胸段结核，术中常规颅环弓置于头架上，维持牵引。

4．手术操作步骤　以病椎为中心向上、下延伸2个椎体，沿棘突作纵形切口，切开皮肤皮下组织，沿棘突和椎板剥开两侧的骶棘肌。C形臂X线机透视将病椎定位准确后，在病变上、下椎体置钉或钩，病变位于

T_1、T_2位置，置钉位置需跨越至颈段的，一般在C_7位置置入椎弓根螺钉，C_6位置置入侧块螺钉。先将病灶破坏相对较轻的一侧用临时固定棒固定好，避免减压、病灶清除时，因脊柱不稳而导致损伤脊髓。先用棘突剪去除病椎位置对应的棘突，小号枪式咬骨钳咬除病变破坏较重或脓肿较多一侧的椎板及黄韧带，并切除减压一侧病变的5cm左右对应肋骨（包括肋骨头）。同时切除病椎一侧的关节突、椎弓根和横突（图4-2A），为使视野开阔，可切断并结扎病椎相应该侧的一根肋间神经，用神经剥离子先将脊髓后后纵韧带分离好，再用神经根拉钩将脊髓保护好，显露椎管前侧方及前方的结核病灶。尖刀切开后纵韧带，用不同角度的刮勺从侧前方清除结核病灶及死骨（图4-2B），为使病灶清除相对彻底，术中使用导尿管伸入脓腔进行加压冲洗，并用负压抽吸。待病灶清除干净、椎管减压彻底后，休整好病椎上、下对应面（要求创面渗血），经后方在椎体间嵌入适当大小的自体骨或者异体块状骨（图4-2C、图4-3）。双侧交替换棒予以矫形固定，并在植骨块上下椎体间适当加压嵌紧植骨块后，确认脊髓无挤压。术中再次透视确定后凸畸形矫正、植骨块及内固定位置满意后，过氧化氢及生理盐水反复冲洗术野，然后在棘突及椎板缺如区域植入自体或异体骨块，其余小关节及椎板处植入自体及异体骨条，局部用链霉素1.0g，异烟肼0.3g。放置引流，关闭切口。

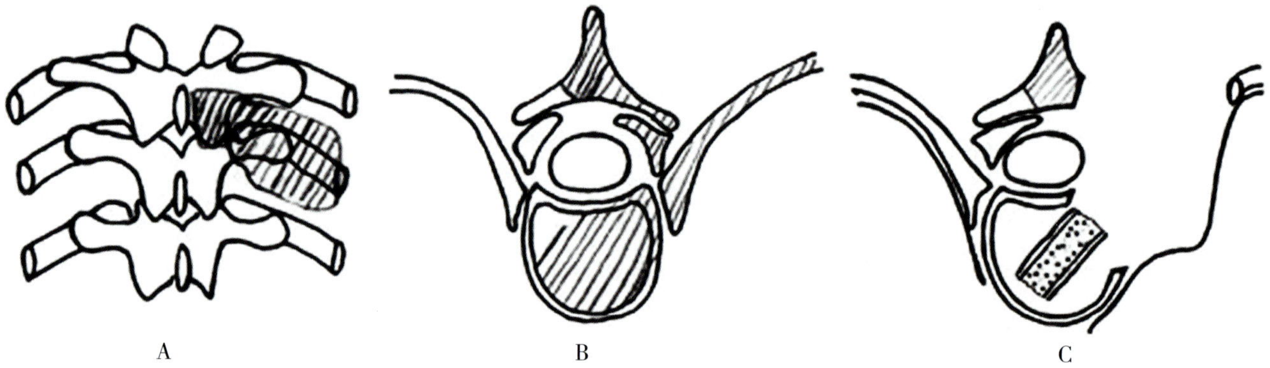

A．切除病椎一侧的关节突、椎弓根和横突；B．从侧前方清除结核病灶及死骨；C．病灶清除干净、椎管减压彻底后，在椎体间植入大小合适的自体骨或者异体块状骨

图4-2 胸椎结核后入路手术

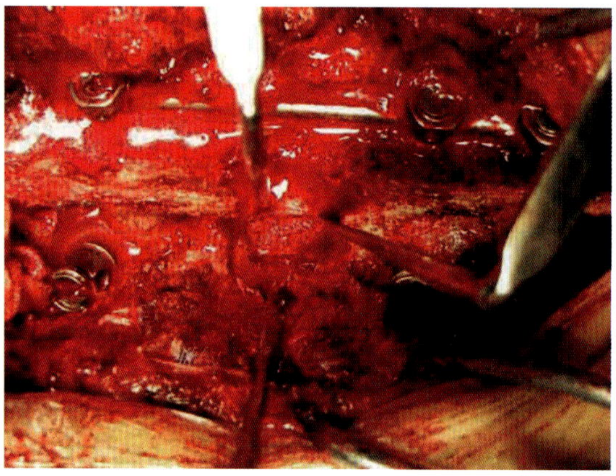

图4-3 清除结核病灶及死骨

5．术后处理　术后24h引流量小于50mL可考虑拔管，对于植入同种异体骨的患者，可适当延长拔管时间。早期肌肉按摩，根据情况早期康复训练，术后用异烟肼、乙胺丁醇及利福平等联合抗结核治疗至少12个月，每月复查一次血常规、肝功能、血沉及C-反应蛋白，每3~6个月复查一次X线片及CT，并测量后凸角度数。

（五）典型病例介绍

患者彭某，男，38岁，因背部疼痛、双下肢不完全瘫痪4个月入院，神经功能Frankel分级C级。T_4椎体完全破坏，塌陷。入院时，结核活动，中毒症状明显。ESR：84mm/h，CRP：49mg/L。术后6个月复查时已恢复行走功能，患者非常满意。4年后复查，患者无复发，及结核杆菌扩散等并发症，血沉、C-反应蛋白正常。根据骨关节结核的治愈标准，该患者获得治愈（图4–4）。

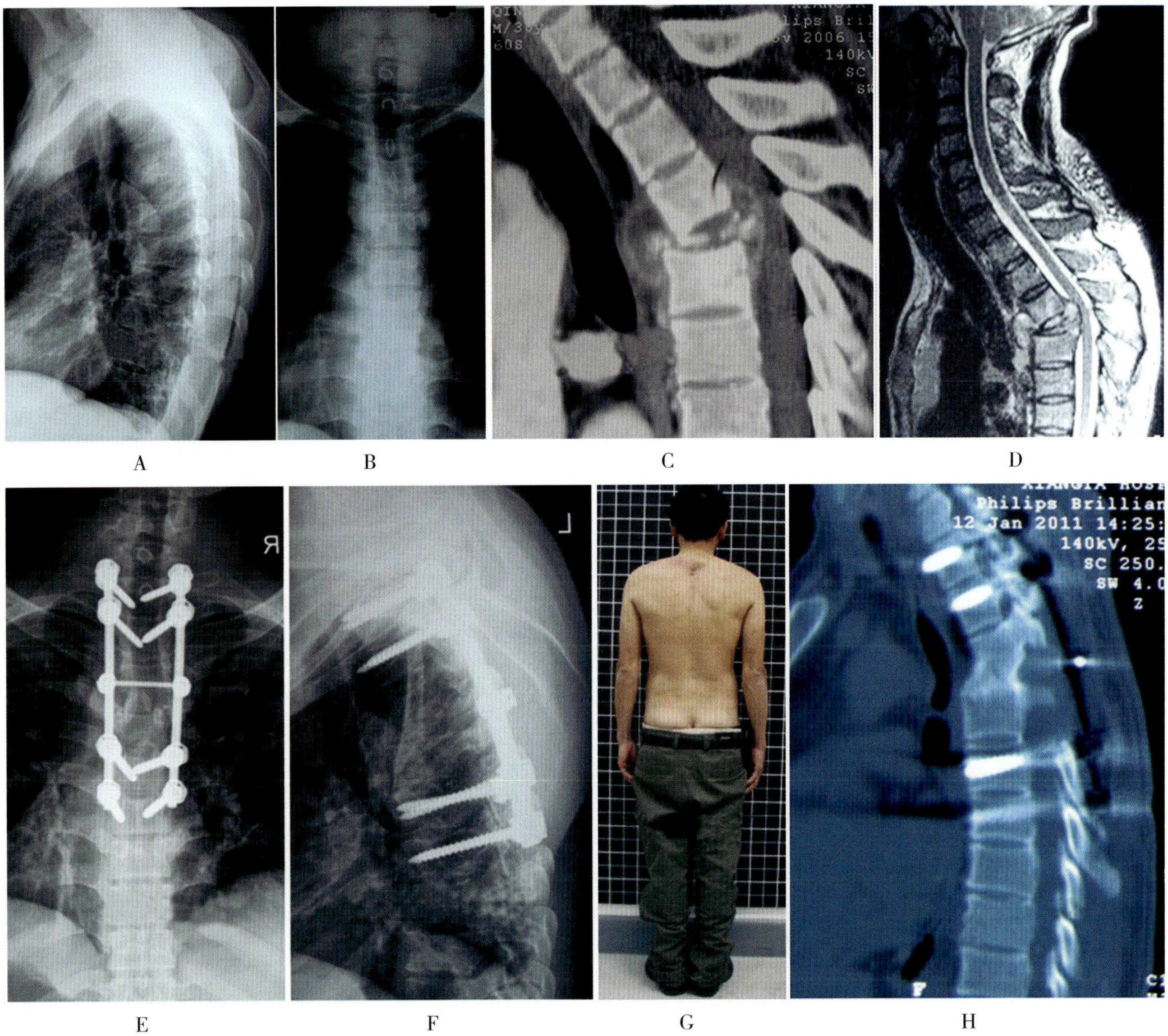

A．术前侧位X线片；B．术前正位X线片；C．术前CT；D．术前MRI；E. 术后正位X线片；F．术后侧位X线片；G．术后人体背面观；H．术后CT

图4–4　典型病例介绍

（六）手术并发症的防治

1．脊髓损伤　胸段脊髓尤其是上胸段脊髓，一方面脊髓对牵拉的耐受有限，其次上胸段脊髓供血较差，易出现术后瘫痪加重，甚至完全截瘫的可能。术中要注意：①操作仔细，避免暴力牵拉脊髓；②切除一侧小关节的同时，要将该侧的一小段肋骨切除，以增加手术操作空间，避免病灶清除时损伤到脊髓；③不宜过多结扎肋间节段血管，硬膜外血管也不宜用双极电凝过多凝结，以免造成脊髓供血不足。

2．脑脊液漏　分离硬膜囊粘连时要仔细，避免暴力，同时一旦出现脑脊液漏，能缝合的尽量缝合，若缝合困难，可使用生物凝胶。

3．损伤大血管　脊柱前方是胸主动脉和静脉，尤其是静脉，因其管壁薄，加之炎性病变的浸润，术中操作有可能损伤血管，造成大出血休克，甚至死亡。因此，术前仔细评估，尽量从左侧入路，避免损伤静脉的机会，同时，术中清除病灶时，要注意椎体前缘的边界，刮出病变只能限制在椎体前缘的后方，尽量避免盲目地在椎体前方暴力刮出病灶。

4. 气胸　剥离一侧肋骨时注意分离好界面，尤其是肋骨头位置，分离可能较困难，不能用暴力直接拔出。

5. 伤口感染、伤口延迟愈合　术前积极抗结核、纠正低蛋白血症。术后患者食欲差，除维持水电解质平衡外，必要时需输入人血白蛋白、血浆、浓缩红细胞等相关血制品。

（七）优点与缺点

单纯后路术式相对于其他术式而言，其优点是能够在一个切口内同时完成病灶清除、脊髓减压、脊柱畸形矫正、前方椎体间植骨内固定，且术中对肺功能的要求相对较小，不需单肺通气，即使有严重的胸膜粘连也不影响手术的操作，患者术后肺不张、肺部感染、乳糜胸等并发症少，术后恢复快；同时能直视下行椎管减压，且从前方、侧方及后方各个方向均得到理想减压，脊髓减压充分彻底。当然，该术式也有较为严格的适应证，一般适用于结核病灶相对局限的病例，且对术者的手术技巧要求较高；对于流注脓肿较大、破坏椎体节段较多的脊柱结核，前路手术仍然有着无法替代的优势。

（张宏其　唐明星　吴建煌）

第五节　前后路内固定手术治疗胸腰段脊柱结核的对比研究

（一）概述

脊柱是骨关节结核常累及的部位。在抗结核药物治疗的基础上，采用前路彻底病灶清除植骨融合是治疗脊柱结核的有效方法。而脊柱结核又最常见于胸腰段，且该范围的脊柱结核往往产生较严重的后凸畸形，单纯的病灶清除植骨融合不能矫正后凸畸形，迫切需要行内固定矫形，同时提供即刻稳定性以利于植骨融合，但是采用后路内固定还是前路内固定矫形却一直是争论的焦点。笔者回顾性选择了2000年1月至2005年6月期间采用两种手术方法治疗的51例胸腰段脊柱结核病例，方法一（A组）：一期前路病灶清除植骨融合钉板（棒）矫形内固定术治疗24例；方法二（B组）：一期后路钉（钩）棒矫形内固定前路病灶清除植骨融合术治疗27例，将两者进行对比研究，得出的结论为胸腰段脊柱结核累及单个椎体时采用一期前路病灶清除植骨融合钉板（棒）矫形内固定术治疗更佳；当结核累及多个椎体，尤其后凸角度较大（≥60°）时，一期后路钉（钩）棒矫形内固定前路病灶清除植骨融合术的矫形率、并发症发生率、稳定性均更为理想。

（二）适应证

①脊髓或马尾神经受压，抢救截瘫；②椎管内、硬膜内或外结核肉芽肿；③多椎体破坏塌陷或缺失；④化疗效果差，大脓肿持续存在或窦道久治不愈，耐药者；⑤病灶内有较大死骨，椎体破坏较多，病灶清除后脊柱不稳定或残留较大的骨空洞。

（三）禁忌证

①年龄过大或身体虚弱，对手术耐受力较差者；②有开放性、活动性或粟粒性肺结核者；③病灶暴露不充分，病灶清除不彻底，植骨块容易变成死骨；④严重的混合感染。

（四）手术方法

1. 术前准备　常规术前拍胸片（必要时肺部CT），排除开放性或粟粒性肺结核，应监测血沉及CRP指标，并于术前三联或四联（异烟肼、链霉素、利福平、吡嗪酰胺）有效抗结核治疗 2~3 周后，血沉持续下降或小于40 mm/ h，结核中毒症状减轻，食欲明显好转。

积极改善患者体质，改进肝肾心肺功能，改善营养状态，纠正贫血，必要时少量多次输血，尽量将血红蛋白提高到100 g/L以上。

混合感染的急性期不宜即刻手术，应先控制感染，引流脓肿，急性炎症消退后再手术。

术前应摄正侧位X片，胸腰段CT及MRI。了解病例椎体破坏的程度，椎旁脓肿或腰大肌脓肿的大小范围，脊髓是否受压迫（压迫物为脓液、坏死物或死骨），脊柱后凸畸形程度。

2. 麻醉 两种方法均建议采用气管插管全身麻醉。

3. 体位 ①一期前路病灶清除植骨融合钉板（棒）矫形内固定术：侧卧位，结核破坏严重或脓肿明显的一侧作切口；②一期后路钉（钩）棒矫形内固定前路病灶清除植骨融合术：俯卧位+侧卧位。

4. 手术操作步骤

（1）方法一（A组）：气管内插管全身麻醉后，病人取侧卧位，从结核破坏严重或脓肿明显的一侧作切口，沿12肋做肾切口，胸膜、腹膜外进入。根据病椎的具体情况切除11或12肋，保留肋骨，吸净脓液，刮除破坏的椎体和椎间盘，彻底清除病灶。对侧有脓者，通过椎体缺损处将对侧尽量吸净，冲洗。采用钉板或钉棒系统进行矫形内固定：①钉板固定者在邻近的正常 2 个椎体上，靠近椎体后缘先各置入1 枚螺栓，适当撑开，矫正后凸畸形，恢复椎体的高度，植自体髂骨、肋骨或者同种异体骨，再上钢板、槽用垫圈、拧紧螺母，加压，上前侧两枚螺钉；②钉棒固定者在邻近的正常椎体上或在刮除病灶后残留的正常椎体骨质处（残留骨质≥该椎体的1/2，如图4–5，L_1椎体受累但其残留骨质超过一半，故可在L_1椎体置钉），以装好的 U 形垫为模板，插入开路锥，拧入 6.5mm 螺钉，选用直径 6.35mm 的棒（六角端向上）及相应的眼螺栓，撑开、拧紧、嵌入植骨块。伤口内置INH粉针剂0.1g、链霉素1g，放置引流管以避免窦道，然后关闭切口。

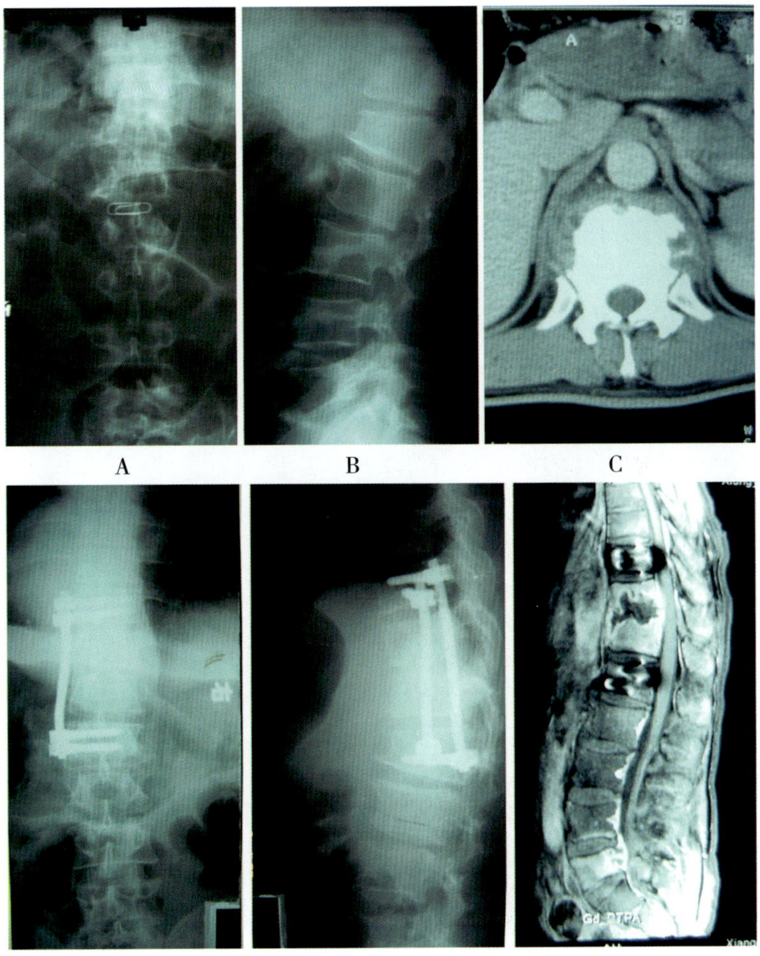

A、B. 术前X线正侧位片见 T_{11}~L_1椎体不同程度破坏压缩，L_1椎体破坏＜1/2；C. 术前CT示椎体前柱破坏为主； D ~ E. 术后X线正侧位片示病灶已清除，并植骨，前路钉棒内固定置于T_{10}及L_1椎体，位置良好；F. 术后MRI示脊髓已解除压迫

图4–5 采用前路内固定治疗病例：男，44岁，T_{11} ~ L_1脊柱结核患者

（2）方法二（B组）：气管内插管全身麻醉后，病人取俯卧位，以病变区为中心，后正中切口切开皮肤，分离肌肉，常规显露病椎棘突、椎板、关节突以及上下各一正常椎体，根据后凸畸形的严重程度在C形臂X线机协助下确定进钉角度和方向，在上述两节正常椎体置入椎弓根钉。如病变节段较多，畸形严重者，可于头尾侧各多暴露一节正常椎体，分别增加椎弓根钉加强矫形力度；或于未累及后柱的病变节段放置椎板钩（病变节段不宜使用椎弓根钉）。咬除病变节段小关节突，根据后凸预弯双棒，矫形、锁紧螺帽，小关节突植骨融合（图4-6，在矫正后凸的同时还矫正了侧凸）。预防性置链霉素1.0g，关闭伤口。改为侧卧位，进行前路病灶清除，植骨融合术（同方法一）。

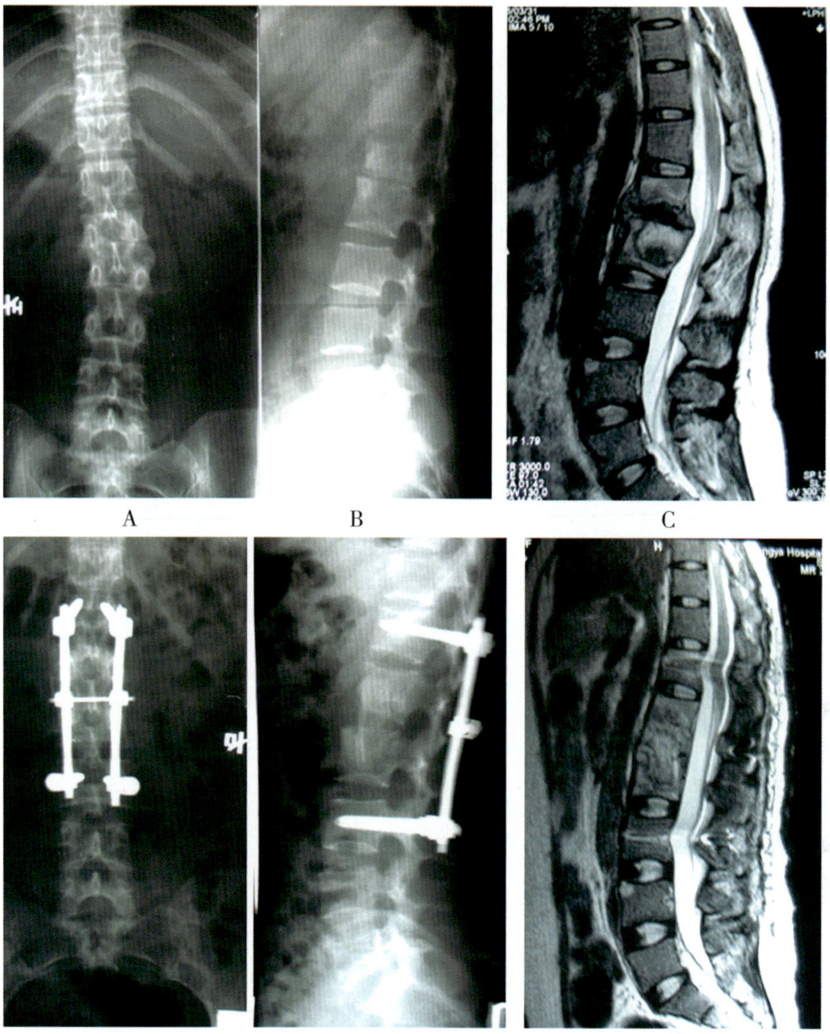

A、B．术前X线正侧位片示L_1 、L_2椎体破坏，后凸并右侧凸畸形；C．术前MRI示破坏的椎体突入椎管压迫脊髓；D~E．术后X线正侧位片示侧凸及后凸畸形已矫正；F．术后MRI示脊髓压迫解除

图4-6　采用后路内固定治疗病例：女，27岁，L_1、L_2脊柱结核患者

5．术后处理　①全身情况的恢复和营养同术前。②术后拔管不限于48h内，管中无血性引流物或引流物为淡黄色血清时可拔管。无截瘫者术后卧床1~2周后配戴支具下床活动。合并截瘫者，早期肌肉按摩，根据情况早期活动。③术后用异烟肼、乙胺丁醇及利福平等联合抗结核治疗1~1.5年，护肝护肾，定期复查肝功能、肾功能，监测血沉、CRP等。

（五）手术并发症的防治

术后卧床期间，应指导患者活动四肢，观察有无深静脉血栓表现，监测凝血功能，鼓励患者在安全前提下尽早下床活动。

因胸腰段前路手术可能涉及胸膜、膈肌、主动脉、腹膜及腹部脏器等，术后应：①观察患者呼吸次数、呼吸幅度，监测血氧饱和度等，排除气胸、膈肌损伤等；②监测患者血压，复查血常规，必要时腹部B超，及早发现主动脉小损伤的慢性出血；③预防肠梗阻。

（六）优点与缺点

在全身骨与关节结核中，脊柱结核发病率最高。自抗结核药物应用以来，很多脊柱结核患者保守治疗即可治愈。然而，脊柱结核往往还会产生椎体破坏、后凸畸形、神经损伤等严重后果，仅仅保守治疗不能解决。20世纪60年代，Hodgson等采用前路病灶彻底清除植骨融合术治疗脊柱结核，获得了巨大的成功，该手术方法也被普遍使用。随之，它的缺点也被大家认识：不能矫正后凸畸形维持脊柱的正常序列，累及多个椎体时植骨常被吸收，难以融合，甚至植骨块不能承受脊柱的重力出现骨折、移位，加大后凸畸形（图4–7）。

在Hodgson方法的基础上使用内固定器械进行矫形、维持脊柱的稳定性已成为必然。然而，采用前路内固定还是后路内固定却成为讨论的焦点。大量文献报道在前路病灶清除植骨融合的基础上一期或二期行后路内固定术治疗脊柱结核取得了良好的效果，同时认为后路内固定不与病灶接触避免了结核杆菌黏附于内固定器械上，而前路内固定有可能产生异物反应，造成植骨溶解、加剧结核病灶蔓延。采用前路内固定方法治疗者同样取得了满意的疗效，并且认为前路内固定方法只需一个切口、手术时间短、出血量少，更值得推荐。

在治疗脊柱结核时，前路内固定与后路内固定两种方法孰优孰劣，并未有文献将之进行对比研究。尤其对于胸腰段的脊柱结核，因其处于胸腹交界、活动度大、重要器官多、畸形严重，迫切需要一个明确的标准指导术者采用何种内固定进行治疗。故笔者回顾分析了2000年1月至2005年6月期间行病灶清除植骨融合前（后）内固定术的胸腰段脊柱结核患者51例，并对两种内固定方法进行对比研究，以期寻找出治疗胸腰段脊柱结核最理想的手术方法。

笔者根据影像资料中病椎累及数目再将A、B两组分成两个亚组：A组累及单个椎体者6例（A_1组），累及多个椎体者18例（A_2组）；B组累及单个椎体者8例（B_1组），累及多个椎体者19例（B_2组）。

术后两组进行对比：

（1）一般情况：A_1组手术时间120~180min，平均145min，术中出血量400~800mL，平均550mL；B_1组手术时间150~230min，平均190min，术中出血量600~1 000mL，平均800mL。A_1组手术时间及术中出血量明显优于B_1组（$P<0.05$）。A_2组手术时间170~250min，平均220min，术中出血量700~1 300mL，平均1 100mL；B_2组手术时间180~290min，平均240min，术中出血量800~1 600mL，平均1 250mL。A_2、B_2两组手术时间和术中出血量无明显差异。

（2）并发症：A_1、B_1两组无一例出现并发症。A_2组出现3例气胸，1例短期凝血功能障碍，1例内固定松动（图4–7A至图4–7D，此时骨质已融合），2例出现窦道，1例出现肠梗阻，并发症发病率44.4%（8/18）；B_2组出现1例气胸，1例短期凝血功能障碍，1例术后持续疼痛，并发症发病率15.8%（3/19）。

（3）神经功能恢复情况：A组19例截瘫患者，术后10例完全恢复，5例改善1~3级，治愈率52.6%（10/19），好转率26.3%（5/19）。B组23例截瘫患者，术后12例完全恢复，7例改善1~3级，治愈率52.2%（12/23），好转率30.4%（7/23）。

（4）后凸畸形的矫正：累及单个椎体的病例前、后路术后后凸角度分别是5.7° 和6.1° ，矫形率分别是71.5%（A_1）和71.6%（B_1），两组无显著差异性。累及多个椎体的病例在术前后凸角度<60° 时，前、后路术后后凸角度分别是8.3° 和8.6° ，矫形率分别是74.8%（$A_{2\alpha}$）和72.5%（$B_{2\alpha}$），无显著差异；在术前后凸角度>60° 时，前、后路术后后凸角度分别是30.3° 和16.5° ，矫形率分别是58.0%（$A_{2\beta}$）和77.6%（$B_{2\beta}$），后路矫形率明显优于前路。

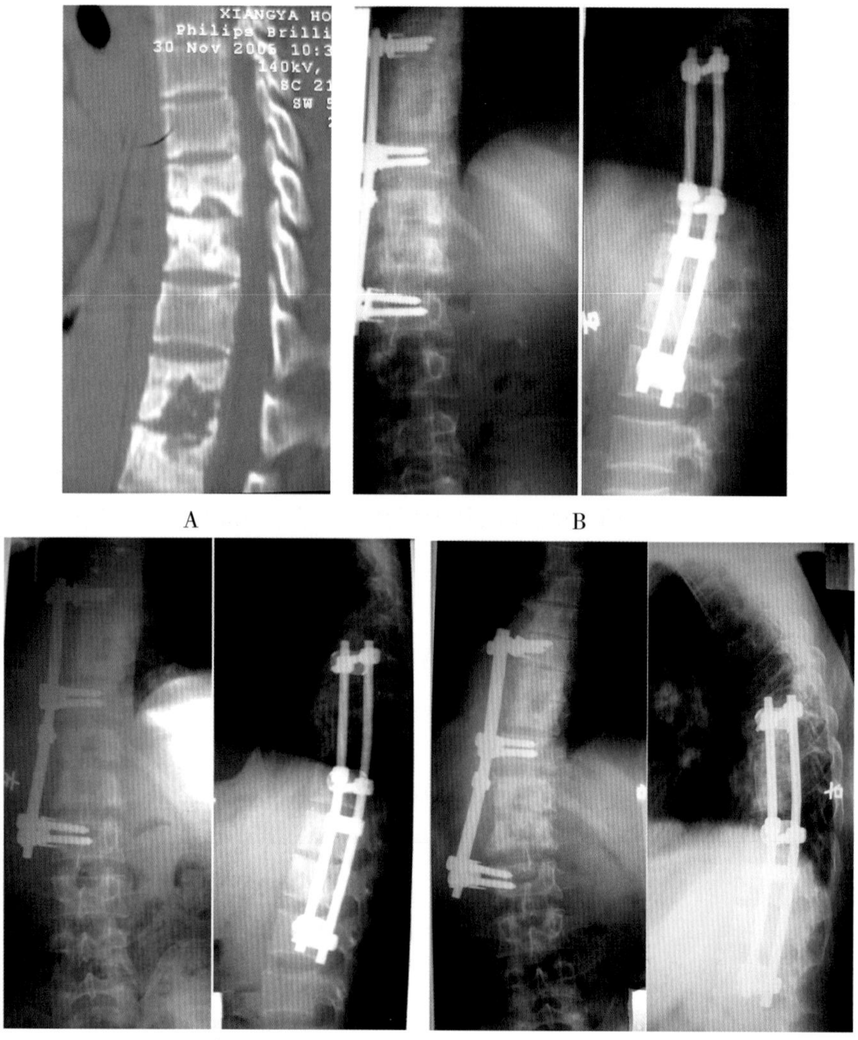

A．术前CT图像；B．术后正侧位X线片示内固定位置良好；C．术后3个月腰椎处双钉已开始向椎体外移动；D．术后6个月腰椎处双钉已基本退出椎体，但植骨处均已融合

图4–7　前路内固定松动病例

（5）植骨融合时间：所有患者随访12~78个月，均已达到骨性融合。术后定期复查站立位侧位片及过屈过伸位片，采用Lee等提出的标准判断植骨融合情况，达到以下条件认为完全融合：植骨接触面无间隙，有明显的骨小梁通过，屈伸位片上移动≤3°。难以判断时可采用CT扫描。A组融合时间3~15个月，平均7.5个月；B组融合时间3~12个月，平均6.3个月。两组融合时间无明显差异。

累及单个椎体的胸腰段结核患者，一般症状不严重，往往无神经损伤症状或者神经损伤症状轻，后凸角度不大。Rajasekaran等对于脊柱结核的后凸角度做了大量研究，认为胸腰段脊柱结核的后凸角度遵循“Y=a+bx”这一公式，Y指X线片上测量的后凸角度，x指椎体丢失程度，a和b分别为常量5.5和30.5。由此可见，胸腰段脊柱结核单个椎体受累时，后凸角度≤36°，在我们的研究中也证实了这一点——最大后凸角度为30°。由于后凸角度不大、病灶局限，该类患者的手术相对容易完成，后凸角度易于矫正，风险也偏小。本研究中A_1、B_1两组矫形率、并发症发生率以及神经功能恢复情况均无明显差异性，也说明了在这种情况下两种内固定方法均可达到较好的效果；但是A_1组手术时间及术中出血量明显优于B_1组（$P<0.05$）。故而，笔者认为胸腰段脊柱结核累及单个椎体时采用一期前路病灶清除植骨融合钉板（棒）矫形内固定术治疗更为理想。

累及多个椎体的胸腰段脊柱结核患者，累及数目越多、椎体破坏越大，则后凸角度越大，脊髓受损也越严重，其治疗也更棘手。本研究显示A_2组手术时间与术中出血量与B_2组无显著差异；两组骨性融合时间及神经功能恢复情况也相当；但是A_2组并发症的发生率明显高于B_2组；矫形率方面，当后凸角<60° 时，两组无明显差异，当后凸角≥60° 时，B_2组明显优于A_2组。

我们分析：

1）胸腰段多椎体结核往往伴有椎旁脓肿，且病灶清除不一定彻底，因而常常余留一些病骨或者亚健康骨。行前路内固定如固定于这些骨质上易出现内固定松动、植骨不融合等并发症；如避开这些骨质，固定于完全正常的椎体，则势必加大切口，增加出血量，延长手术时间，而且胸腰段结构特殊处于胸腹交界处，加大切口，损伤胸腹膜及脏器的可能性也增加。故而，A_2组手术时间与术中出血量与B_2组无显著差异，且A_2组并发症的发生率明显高于B_2组。

2）前路内固定是前、中柱固定，是支撑力，后路内固定是三柱固定，是张力。后路内固定可适当延长后路切口增加置入椎弓根钉的数目或增加椎板钩以加大矫形的力度，同时又不会影响前路病灶区的手术操作，减少了并发症的发生。在椎体累及数目多、后凸角度大时，前路钉板（棒）的支撑力难以达到后路矫形的效果。因此，$B_{2\beta}$组矫形率明显优于$A_{2\beta}$组。

3）后路内固定不但可以大幅度地矫正后凸畸形，还能矫正冠状面的畸形，前路钉板系统则不能改变冠状面的角度，前路钉棒系统可矫正冠状面的畸形但其操作困难且效果不如后路。

4）B组采用的是先后路矫形再前路病灶清除，矫形后椎体线序较前正常化，且脊髓会有一定的后移远离病灶区的压迫，再行前路病灶清除时病灶区相对离开脊髓，手术操作更为安全，更有利于神经功能的恢复。当然，后路矫形时可能会遇到前方病灶粘连紧密难以矫动的情况，此时，可采后外侧入路类似掏胸椎间盘的方法，掏出部分病灶即可矫动。

5）虽然两组骨性融合时间无显著差异，但是B组前后方均植骨融合，且为三柱固定，其稳定性较A组更佳，也更易于融合。而且，B组病灶清除前已完成矫形，病骨可以清除得较A组更为彻底，加大植骨块与健康骨的接触面积，加快融合，减少复发、窦道形成等的发生率。

综上所述，胸腰段脊柱结核发生率高、后凸畸形严重、神经功能往往受损，当结核只累及单个椎体时，一期前路病灶清除植骨融合钉板（棒）矫形内固定术是较佳的选择；当结核累及多个椎体，尤其后凸角度较大（≥60° ）时，一期后路钉（钩）棒矫形内固定前路病灶清除植骨融合术的矫形率、并发症发生率、稳定性均更为理想，我们推荐该法治疗多椎体严重后凸的胸腰段脊柱结核。

（张宏其 陈凌强）

第六节 内固定与非内固定治疗胸腰段脊柱结核的比较研究

（一）概述

随着结核病在全球的重新抬头，脊柱结核的发病率有增多的趋势。近年来，常规病灶清除植骨融合术后，使用内固定矫正畸形重建脊柱稳定性已越来越为广大学者所重视和接受。国内外已有不少学者对内固定治疗脊柱结核进行了研究，但是尚无单纯植骨和内固定治疗后疗效的比较。

（二）适应证

脊柱结核破坏胸腰段椎体，硬膜囊、脊髓受压。

（三）禁忌证

合并活动性肺结核。

（四）手术方法

1．术前准备　术前以雷米封、异烟肼、乙胺丁醇三联抗结核治疗至少2周。结核中毒症状减轻，血红蛋白≥100g／L，血沉出现下降趋势。

2．麻醉　全身麻醉，气管插管。

3．体位　侧卧位、俯卧位。

4．手术操作步骤

（1）前路手术：T_{12}以上的病例采用经胸膜外入路，含L_1、L_2的病例采用肾切口，均从破坏严重侧进入。完成切口暴露后，先完全吸净脓液，刮除破坏的椎体及椎间盘组织，彻底清除结核病灶直到正常骨质为准。相邻椎体也暴露到正常骨质，完成椎管内脊髓的减压。病灶清除后，非内固定组用过氧化氢、稀释碘伏、生理盐水反复冲洗创面，直接切取合适的自体髂骨或肋骨块嵌入椎体骨缺损处，局部应用链霉素2.0 g。放置引流管一根，逐层关闭伤口。内固定组以前路钢板系统适当撑开椎体，矫正脊柱后凸畸形，用过氧化氢、稀释碘伏、生理盐水反复冲洗创面后，切取合适的自体髂骨或肋骨块嵌入椎体骨缺损处。然后去除撑开器，植入合适钢板，加压固定，使上、下椎体卡住植骨块，局部应用链霉素2.0 g，放置引流管一根，逐层关闭伤口。

（2）后路手术：后正中切口，以病椎为中心，暴露病椎棘突、椎板及横突（对于胸椎病灶清除侧则需暴露到横突外侧5cm左右）。从骨质破坏多的一侧进入。去除该侧目标间隙（病灶累及椎间隙）一侧的关节突关节的一部分，对于胸椎则需切除下位椎体的横突及同序数肋骨及肋骨头共约5cm，结扎肋间血管，必要时切除该段肋间神经。清除椎旁脓肿，以刮匙刮除坏死骨质。病灶清除后，过氧化氢及生理盐水反复冲洗，配合吸引清除深处脓液及坏死组织。非内固定组，探查病灶残腔，并修整好植骨槽，取相应大小的自体骨块或同种异体骨块嵌入椎体骨缺损处，局部应用链霉素2.0g，放置引流管一根，逐层关闭伤口。内固定组先在病椎上、下健康的1~2个椎体上各置入1对椎弓根钉，再清除病灶。安装生理曲度弯棒，锁紧螺钉。松开椎间隙入路侧固定棒，探查病灶残腔，并修整好植骨槽，以过氧化氢及生理盐水冲洗，再放置链霉素2.0g、取相应大小的自体骨块或同种异体骨块植入，也可植入填充骨块和骨粒的钛网。椎板后方及关节突间植骨融合，放置引流管一根，逐层关闭伤口。

5．术后处理　术后均继续以雷米封、异烟肼、乙胺丁醇三联抗结核治疗。非内固定组卧石膏床至少3个月；内固定组卧床2~3周后带支架下地行走。出院后继续三联抗结核治疗，每月复查肝肾功能。定期复查X线片。

（五）典型病例介绍（图4-8、图4-9）

（六）手术并发症的防治

1．内固定物松动　术前行MRI检查，将其作为选择固定椎体和手术入路的一个重要依据；重视植骨融合，前方椎体间的植骨及后方椎板的重建。

2．神经损伤　早发现，早治疗，预防脊柱的破坏引起的神经损伤；术中操作小心，防止医源性损伤；术后康复治疗。

3．伤口窦道形成　术中清除明显的病变组织及椎旁脓肿，术后引流充分，抗结核药物治疗。

4．脊柱结核复发　规范抗结核治疗，重视耐药菌的治疗，定期随访。

（七）优点与缺点

1．非内固定治疗　单纯植骨可以即刻恢复脊柱的稳定性，但不能矫正原有后凸畸形，植骨块对前柱的支撑力不够，当植骨量不足，植骨块骨折，滑倒或吸收后，会加重后凸畸形，发生迟发性神经损伤。患者需长期卧床制动，易引起较多的并发症。

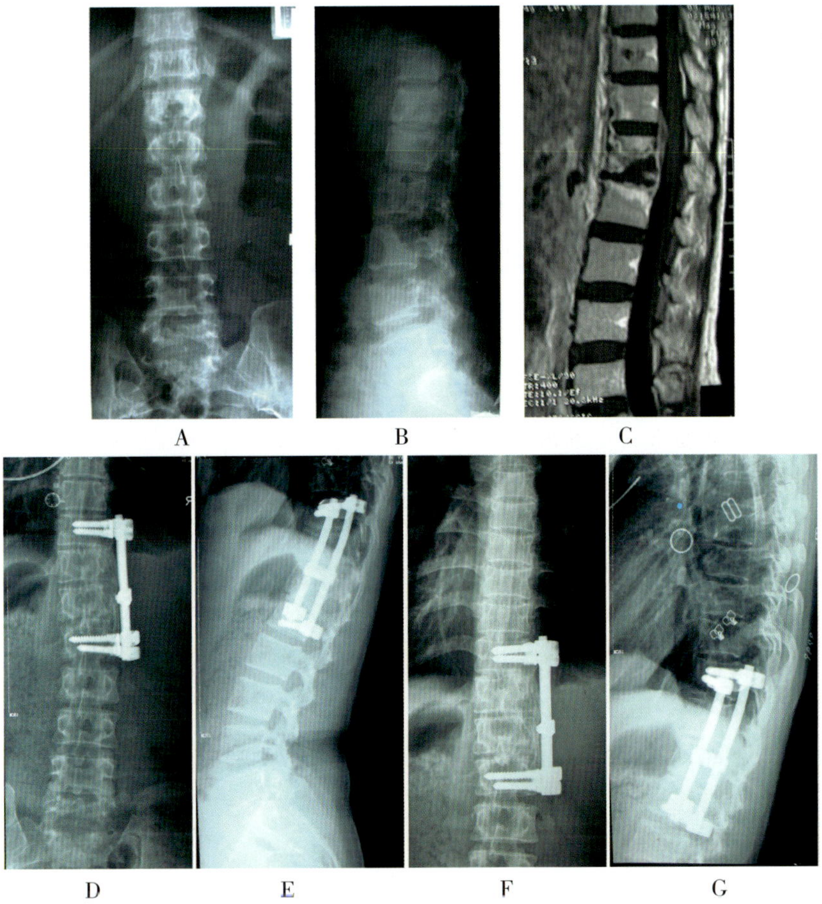

A、B．术前正侧位X线片示病椎为T_{12}、L_1；C．术前MRI显示病椎情况；D、E．术后正、侧位X线片；F、G．术后2年随访，植骨融合，内固定无松动，矫正角度无丢失

图4-8 前路内固定

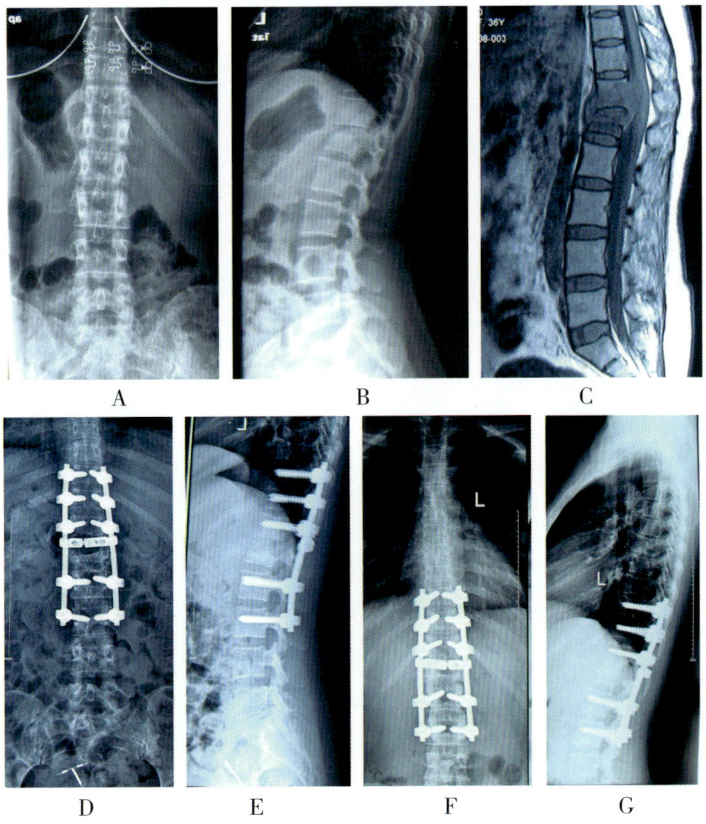

A～C．术前正侧位X线片、MRI示病椎T_{12}、L_1；D、E．术后正、侧位X线片；F、G．术后2年随访，植骨融合，内固定无松动，矫正角度无丢失

图4-9 后路内固定

2．内固定治疗　在结核病灶两端以内固定稳定脊柱，可以直接有效地维持脊柱稳定性，防止植骨块骨折，滑脱，塌陷及吸收。患者可早期下床活动，但治疗费用较贵，且有内固定松动、断裂等相关并发症。

（张宏其　刘少华）

第七节　单纯后路病灶清除椎体间植骨融合内固定治疗脊柱结核

一、概述

脊柱结核是肺外结核的常见部位，其中椎体结核约占99%。如诊治不及时，极易累及脊柱的前中柱，少数会累及后柱。椎体破坏后多数并发后凸畸形，出现相应的脊髓、神经根症状，截瘫率高达10%左右，因而脊柱结核早期诊治在整个结核的防治中占有重要位置。脊柱结核的治疗方法有很多种，随着医疗技术的改进治疗方法日臻完善，脊柱稳定性在脊柱结核治疗中的重要性逐渐得到充分的认识。一般对前后路联合手术方式比较认可，而对于单纯后路病灶清除、植骨融合内固定术式，很多人还存有疑虑。笔者所在科室近6年来对脊柱结核治疗的手术方式进行了一系列的研究、对比并进行了改进，2007年以前主要采取前后路联合手术方式，2007年至今主要采用单纯后路一期内固定、病灶清除、椎体间植骨融合术式。现对笔者所在科室所采取的两种术式进行对比研究并进行分析。

二、适应证与禁忌证

（一）适应证

适应证包括：①病灶局限在单节段［单节段脊柱结核一般指一个椎间的相邻的上或（和）下终板、椎体，也就是椎体的一个运动单元］的T_1到S_1的脊柱结核；②每处病灶不超过一个运动单元的跳跃式脊柱结核；③伴有后凸畸形的单节段脊柱结核；④后凸畸形进行性加重的陈旧性脊柱结核；⑤病椎周围伴有脓肿、并且脓肿侵入椎管压迫脊髓或神经根的脊柱结核；⑥结核病灶已稳定的重度后凸畸形患者。

（二）禁忌证

禁忌证包括：①病灶位于脊柱的前柱，椎体的中后柱无破坏，无明显的脊柱不稳，伴有较大的流注性脓肿；②单纯后路术式脓肿不易清除的；③病灶超过一个运动单元的脊柱结核。

三、手术方法

（一）术前准备

所有患者均排除开放性肺结核、急性粟粒性肺结核以及其他部位活动性结核；术前按每天异烟肼5mg/kg、利福平10mg/kg、吡嗪酰胺25mg/kg、乙胺丁醇15mg/kg剂量予以晨起空腹顿服，成人均予以异烟肼300mg、利福平450mg、乙胺丁醇750mg，吡嗪酰胺750mg晨起空腹顿服，联合强化用药2~6周，予以口服或静脉滴注护肝、维生素类药物及营养支持治疗，每周检查一次肝功能、肾功能，严重贫血者可给予输血治疗。结核中毒症状明显减轻或较轻，患者一般状况较好，食欲基本正常，体温正常或仅有低热，糖尿病、高血压经治疗，血糖、血压控制在基本正常范围内，无其他系统严重并发症；血沉＜40mm/h，予以手术治疗，对于症状比较重，有进行性截瘫的患者，血沉指标可放宽到60mm/h。

（二）麻醉

手术均需在全身麻醉下进行。

（三）体位

采取俯卧位。

（四）手术操作步骤

胸椎与腰椎、腰骶椎手术方式因解剖结构的不同手术方式稍有不同，我们分别对脊柱各阶段手术方式进行描述：

1）胸椎结核，先经椎弓根做一侧临时固定，防止由于脊柱不稳导致脊髓进一步损伤。根据病灶位置经小关节突或椎弓根进入前方椎体行病灶清除，为了便于病灶清除，可适当增加肋骨内侧切除长度，必要时切断与同椎间隙同序数的入路侧的神经根，以利于术野的显露，术中切忌牵拉胸髓。椎旁有脓肿形成的，经病灶清除入路或后路窦道进入，硅胶管吸出脓液，小刮匙刮除浓腔壁，清除干酪样坏死组织及结核性肉芽组织。椎体内病灶用刮匙将病灶周围硬化壁刮除即可，如完整刮除硬化壁存在困难，可部分刮除。生理盐水反复冲洗伤口并注入异烟肼、链霉素行局部化疗，椎体间置入修整后的骨块，后路锁紧钉棒，必要时行椎板间、横突间植骨。

2）腰椎及腰骶椎结核，先经椎弓根做一侧临时固定，防止由于脊柱不稳导致脊髓圆锥或马尾神经以及神经根进一步损伤。然后经小关节突进入，并适当牵开硬膜囊，显露病灶，清除病灶并植入修整后的骨块，如果合并椎旁脓肿需同时清除脓液，小刮匙刮净脓腔壁，病灶内放入异烟肼、链霉素局部放疗。胸椎、腰椎结核均常规放置硅胶引流管引流。

前后路联合手术方式：无后凸畸形的脊柱结核（T_1~S_1）：①T_1~T_3脊柱结核，采用气管插管全身麻醉，麻醉完毕后，取俯卧位，常规消毒，以病灶为中心，做后正中切口，显露病椎上下两个椎体，予以椎弓根+椎板钩或椎弓根钩+侧块螺钉（病灶位于T_1、T_2时用到）固定。固定牢靠后，改变患者体位，经胸行前路病灶清除，对于T_1或T_2椎体结核，可采取颈椎前路手术入路显露病椎，予以病灶清除并植骨；对于颈椎前路入路术式不能显露病椎的患者，需行胸骨劈开，切口自右侧胸锁乳突肌前缘下1/3处斜向内下至胸骨柄切迹中点，然后纵行至胸骨角下方3cm左右。充分暴露胸骨的前面并钝性分离胸骨后方的疏松结缔组织，胸骨锯正中纵行劈开胸骨至胸骨角或胸骨上2/3，切开椎前筋膜及脓肿壁，在直视下行病灶清除、椎管减压后置入修整后的自体骨或同种异体骨。②T_4~T_9脊柱结核，先取俯卧位，以病椎为中心做后正中切口，并显露到病椎上下各两个椎体，行椎弓根螺钉固定，缝合伤口然后改变体位为侧卧位，或二期手术，经胸或胸膜外，结扎横过脓肿壁或椎体的阶段血管，病灶清除，椎管减压，留标本，行病理检查并植入修整后的骨块（自体骨或同种异体骨）。③T_{10}~S_1脊柱结核，也是先行后路椎弓根螺钉内固定，然后钛棒塑型固定。改变患者体位为平卧位或侧卧位，或二期手术，经胸腹联合切口或腹膜外入路（胸腰段需打开膈肌角），胸椎要切除与病椎相连的肋骨，对于病灶显露不充分、病灶清除有困难的患者，予以切除上下肋骨各一段，结扎横过脓肿壁或病椎的阶段血管，显露病椎，予以病灶清除并行病理检查、椎管减压并植入修整后的骨块。从T_1到S_1所有部位的手术，关闭伤口前，均注入异烟肼、链霉素行局部化疗。

伴后凸畸形的脊柱结核：气管插管全身麻醉，取俯卧位，以病椎为中心行后正中切口，显露相邻的上下两个椎体，先行椎弓根螺钉内固定，钛棒根据该段脊柱的生理弯曲塑型，利用内固定器械的加压作用适当矫正后凸畸形，关闭伤口，放置引流管。改变体位，或二期行前路病灶清除、椎管减压并植入修整后的骨块，将取出的干酪样坏死物质送病理学检查，病灶清除入路方法同前。

（五）术后处理

头孢类+喹诺酮类两联抗生素合用静脉滴注预防感染，喹诺酮类抗生素同时有抗结核杆菌的作用，同时予异烟肼300mg静脉滴注，每天1次，静脉滴注1周。患者胃肠功能恢复后，予以异烟肼、利福平、吡嗪酰胺、乙胺丁醇正规强化抗结核治疗，3个月后停用乙胺丁醇。定期复查血沉、C-反应蛋白，这两项指标达到正常值或接近正常值、患者一般情况良好，可嘱其停服抗结核药，服药时间一般是9~12个月，并注意应用护肝药物，定期复查肝功能、肾功能。刀口引流管的拔出时间不限于48h，而是根据引流量来决定拔管时间，无血性液体引出或引出的为少量淡黄色血清时可拔管，对308名患者进行研究，拔管时间在7~10天，平均（8.46 ± 0.87）天，无一例因引流管留置时间过长而形成窦道或感染概率增加。拔管后复查X线片，对于术前有神经症状的一般需复查CT、MRI。

四、典型病例介绍

患者唐某，男，65岁，因背部疼痛2年、胸部束带感、双下肢乏力1个月入院。体格检查：胸椎以T_5、T_6为中心后凸，T_5、T_6棘突压痛剧烈，剑突以下肢体痛触觉减退，双下肢肌力4级，肌张力基本正常，生理反射减弱，病理征未引出。术前诊断：胸椎结核并不完全截瘫。行一期后路病灶清除、植骨融合内固定术。随访结果：该患者术前不完全截瘫，术后6个月复查时肌力已基本恢复正常。背部疼痛完全缓解，X线片显示植骨已获融合；2年后复查患者无复发及结核杆菌扩散等并发症，血沉、C-反应蛋白正常。根据骨关节结核的治愈标准，该患者获得治愈（图4–10、图4–11）。

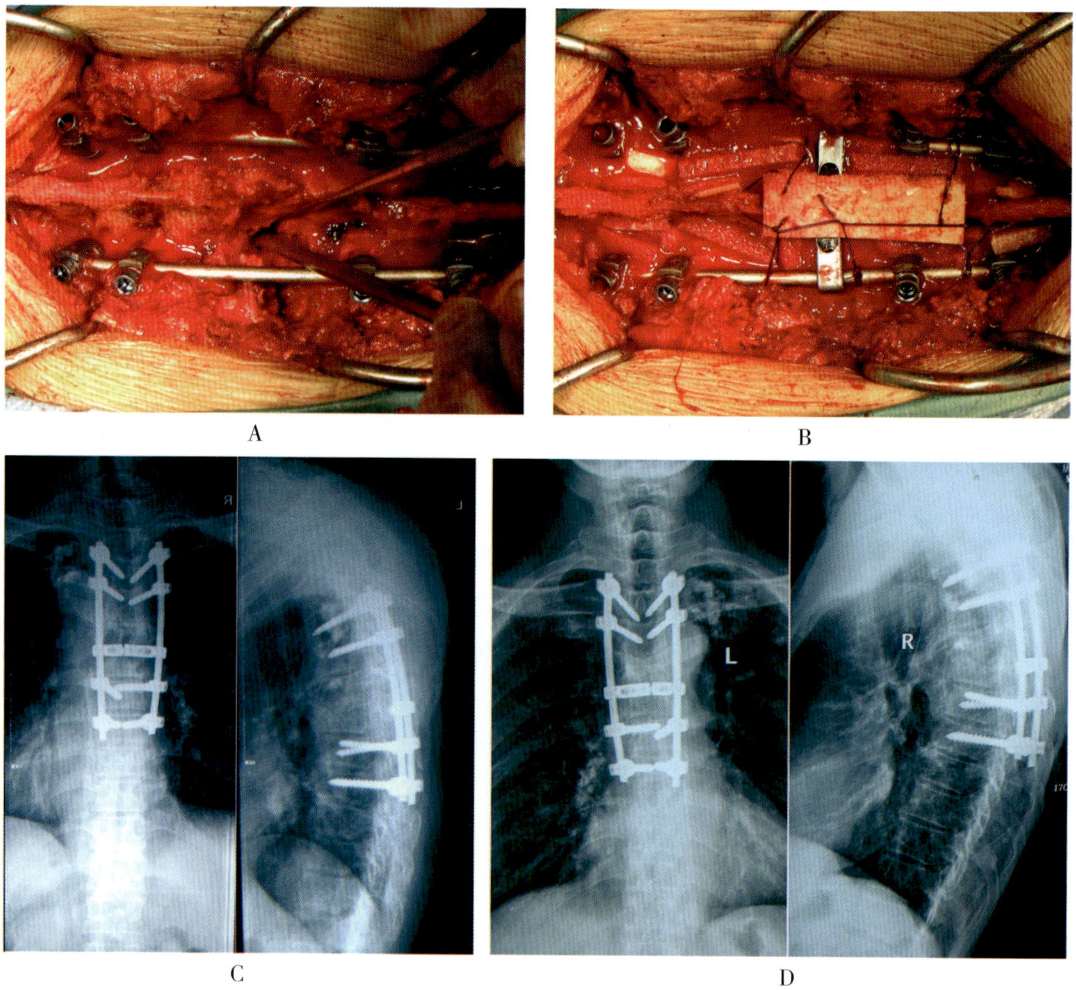

A. 椎弓根螺钉临时固定，经左侧椎板、小关节突进入前侧病灶，吸出脓液，并用小刮匙清除脓肿壁；B. 经小关节突椎间隙植骨后，增加后路棘突间、椎板间、横突间植骨；C. 术后X线片示螺钉位置良好，后凸获得矫正；D. 术后2年复查，植骨块获得融合

图4–10 典型病例介绍（与图4–11为同一患者）

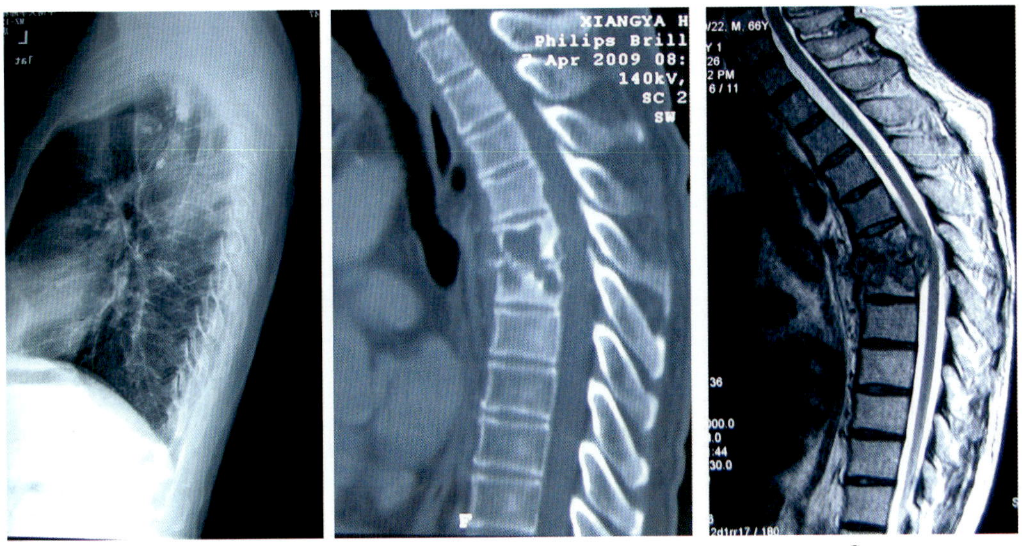

A B C

A．术前X线片示T_5、T_6椎体破坏，并以T_6为中心轻度后凸；B、C．术前CT、MRI示T_5、T_6椎体破坏并椎旁脓肿形成，脓肿突向椎管、压迫脊髓，以T_5、T_6椎间隙为中心后凸

图4-11 典型病例介绍（与图4-10为同一患者）

五、手术并发症的防治

单纯后路术式治疗脊柱结核由于手术时间较长、手术创伤较大，且脊柱结核本身的病理性改变对手术也有影响，手术并发症相对较多。重大手术后水、电解质紊乱较为多见，因此，手术前进行肠道准备非常必要，包括灌肠、口服抗生素等，缩短术后禁食时间，注意维持水、电解质平衡。术中也可由于操作不慎导致胸膜或硬脊膜破裂，破裂后有引起结核杆菌扩散的危险。脊柱结核在炎症渗出期，病灶局部炎症明显、渗出多，组织脆性大，解剖结构不清晰，术中易导致出血或血管、神经副损伤。在脊柱结核病灶清除时，避免在椎旁脓肿外过分暴露和操作，应充分利用椎旁脓肿壁的保护作用，进行囊内彻底清除脓肿、死骨、坏死椎间盘及其他炎性肉芽组织和干酪样坏死物质等；病灶清除前，一定要进行要良好电凝或结扎出血点，病灶周围组织脆性大，经常出现止血效果不理想，需反复止血，操作过程中要注意保护血管以及椎间孔出入的神经。

六、优点与缺点

单纯后路术式的优点我们认为主要有以下几点：①避免了从前路行病灶清除，从而减少了相应的并发症，弥补了前路病灶清除时所引起的并发症；②有利于后凸畸形矫正；③由于引流管是从身体的后部置入，有利于体位引流，使伤口引流更加彻底，有效地避免了伤口引流液的残留，进一步防止了伤口的感染。

脊柱结核并后凸畸形的患者，单纯后路术式明显优于前后路联合术式。单纯后路术式病灶清除的同时，为椎弓根截骨后凸矫形提供了方便。通过这种术式脊柱矫形一般均能获得满意的效果，矫正率为76.21% ± 13.29%。很多学者认为单纯后路术式破坏了脊柱的前中后三柱，植骨不融合进一步加重了脊柱的不稳定，不利于病灶的愈合。笔者开始采取该术式时也有同样的疑虑，2007年以前也只是进行该术式的尝试，通过多年来的随访发现并没有出现传统的观点所担心的并发症。之所以未导致脊柱失稳，笔者分析是由于术式本身所致，从后路置入修整后的骨块、椎板、小关节间及棘突间植骨本身就重建了脊柱三柱，同时保留的亚健康骨组织经正规抗结核治疗后转为正常骨组织，为脊柱的稳定提供基础。而前后路联合术式脊柱后凸矫形效果有限且前路的解剖结构比较复杂，极易伤及脊柱毗邻的解剖结构，出现相应的并发症，甚至危及患者生命。单纯后路术式还有利于体位引流，使伤口内的分泌物完全彻底地引出，引流管的放置时间不拘泥于48h，平均（8.46 ± 0.87）天，有效地防止了伤口液体的残留，从而有利于减少病灶复发及窦道的形成。前后路联合术式可以说是一种比较成熟的术式，是目前大家公认的金标准，通过对比研究发现，两种术式预后无明显差异，而单纯后路术式在术中出血量、手术时间、住院费用以及后凸矫正等方面明显优于前后路联合术式。单纯后路术式能在同一切口内完成病灶清除、植骨融合以及钉棒内固定，节约了手术时间、减少了伤口感染概率以及患者术中出血量，并缩短了住院时间。

（张宏其　陈　筱　吴建煌）

第八节　同种异体骨与自体骨植骨治疗胸腰段结核的研究

一、适应证

该术式适应证的选择，前提是单节段胸腰段椎结核，椎旁脓肿不大，估计能较彻底清除的，其次要至少有如下情形之一：①明显骨质破坏造成椎体塌陷、椎体不稳的。②脓肿、干酪样坏死物质压迫脊髓神经，神经症状明显或进行性加重的。③形成明显后凸畸形（后凸角＞15°）或畸形进行性加重的。④形成大空洞、明显死骨的。对于病灶以椎间盘为中心的、椎体病灶破坏在椎体中后 2/3 的及病灶偏于一侧的，尤其适用；上胸段病变，估计前路手术风险极大的，也比较适用。⑤稳定性或非稳定性老年胸椎结核合并轻、中度后凸或侧后凸畸形，单纯前路手术不能达到良好矫形或矫形困难者。⑥前路手术后，再次手术困难，同时合并较严重脊柱畸形需要矫形者。⑦病灶清除后不需要长节段大块植骨以恢复前中柱高度者。⑧合并后凸或侧后凸畸形，椎旁脓肿仍局限于病损区而未向远处流注或合并背部、椎旁附近窦道者。⑨多节段有脓液，但仅有一个目标节段脓液多、椎体破坏严重者。

二、禁忌证

多节段脓液多、椎体破坏严重致病灶清除后前、中柱缺损过大而需长节段大块植骨时，术中植骨、矫形和稳定都难以实现，一般不宜选择一期后路手术，而更适合采用肋横突切口或开胸手术。因此，应行术前 CT 和 MRI 检查对病椎破坏情况做出仔细的判断后依照患者个体情况选择较为适宜的术式。

三、手术方法

1．术前准备　所有病例均行血常规、尿常规、结核抗体、血沉、C-反应蛋白及影像学检查，并排除活动期肺结核。手术前常规抗结核治疗≥4周，应用四联抗结核治疗：异烟肼（300mg，口服或静脉滴注，每天1次），利福平（450mg，口服，每天1次），吡嗪酰胺（450mg，口服，每天1次），乙胺丁醇（750mg，口服，每天1次）。贫血者可给予输血处理。待贫血改善、肝功能、肾功能基本正常后选择手术。一般术前血沉不宜＞40mm/h、血红蛋白≤100g/L。

2．麻醉　一般宜采用气管内插管全身麻醉。术中可加用肌肉松弛剂。术中保持两个输液通道使用16号针头或作静脉切开，供快速输液输血用。手术到达椎管后即开始输血，并加快输液速度，输血速度根据出血量调整，勿使患者陷入休克状态。术中采用干纱布，冲洗液要计量，吸收瓶要有刻度，以便经常测定出血量。

3. 体位 俯卧位，置于脊柱弓形手术架或者垫高双侧前肩部及髂前上棘部位，使胸腹腔均悬空而不是直接接触术台，其意义在于借助胸腹壁软组织及胸腹腔内脏器下垂的重力作用，使胸腰段脊柱处于恢复生理前凸的力学环境，有利于病椎复位，又可减低腹腔内压力，从而减少背部手术正中切口术野内的渗血，而且胸腹腔部悬空，胸腹腔容积不减少，使呼吸不受限制。

4. 手术操作程序 气管内插管全身麻醉，俯卧位，以病椎为中心行后正中纵向切口，常规暴露双侧椎板至小关节外侧，C型臂透视确认病椎后，于病椎上、下相邻的正常椎体上置入椎弓根螺钉，先于病变较轻的一侧暂安装内固定棒临时固定，显露椎管，保护脊髓，从病变较重一侧咬除病椎上、下关节突、横突、椎弓根，显露该侧椎间隙，切除坏死的椎间盘及上、下病椎侵犯软骨终板部分，沿椎体侧前方，向病椎前缘及上下刮除脓肿、死骨、干酪样坏死物及肉芽组织，同时行腰大肌脓肿冲洗、引流，同法清理另一侧病灶。待病灶清除完毕后，用大量生理盐水冲洗病灶区。冲洗完毕后于病椎剩余椎体间修整出一条状植骨槽，取合适大小同种异体骨块，或一侧T_{11}、T_{12}肋骨取适当长度捆绑成束，紧密置入椎体间植骨槽，全面考虑腰椎的生物力学特点，维持正确的矢状面力线，植骨应放在加压侧而非张力侧。彻底冲洗术区，严格止血后，术区放置链霉素粉剂0.75g、异烟肼针0.3g，安装连接棒，拧紧内固定螺钉，利用内固定系统的加压及撑开作用缓慢矫正脊柱后凸畸形，C形臂 X 线机透视证实后凸畸形纠正后，放置引流管，逐层关闭切口。

5. 术后处理 术后观察血压、呼吸、脉搏、体温等生命体征的变化及引流量，密切注意双下肢的感觉及运动状况，引流管术后24~72h拔除，如有特殊情况可延迟拔管时间。术后预防性应用抗生素 3~5天，期间继续四联抗结核治疗，吡嗪酰胺治疗3个月后停药，其余三联抗结核药物持续12~18个月，术后3周内每周复查血沉、血常规、肝功能、肾功能1次，以后每2~3个月复查上述生化检查及 X 线片1次。

四、典型病例介绍

患者女，57岁，T_8 ~ T_{10}椎体破坏，其中以T_9 ~ T_{10}为中心伴有椎旁脓肿，术前Cobb’s角为38°，术前神经功能为C级，最后随访为E级，术前影像学资料示T_8 ~ T_{10}椎体破坏，经病灶清除植骨内固定术，术后X线片显示后凸畸形已矫正，植入骨块已和相邻椎体部分融合（图4–12）。

五、自体骨及同种异体骨移植的优缺点

1. 自体骨移植的优缺点 自体骨移植的优点：①最好的骨传导性、成骨性和骨诱导性，是骨移植的金标准；②无免疫排斥和血源性感染风险；③植骨融合骨量最大；④自体骨移植在腰椎出现相当多的塌陷率但是自体骨移植在胸腰段却少有发生。自体骨移植缺点：①自体骨来源有限（一般只能取肋骨、髂骨、腓骨和胫骨），不能满足需大量植骨的患者；②取骨区各种并发症，如术后取骨区疼痛、血肿形成、感染、功能障碍等；③给患者带来额外的创伤和痛苦，而且延长了手术时间；④不适于病情严重及年老体弱患者；⑤生物力学不匹配。所以，选择自体肋骨时不宜单根植入，应以2段以上捆绑支撑以保证足够的力学强度。

2. 同种异体骨移植的优缺点同种异体骨移植优点：①来源相对充足；②避免取自体骨并发症；③骨传导活性强；④适用于病灶较大，或严重骨质疏松患者、儿童患者骨量不足时；⑤支撑固定可靠。同种异体骨移植的缺点：①骨诱导活性弱；②移植骨性能受加工方法的影响；③新生骨以及血管穿入的速度和程度较差，骨吸收倾向明显；④免疫排斥反应；⑤引发交叉感染。

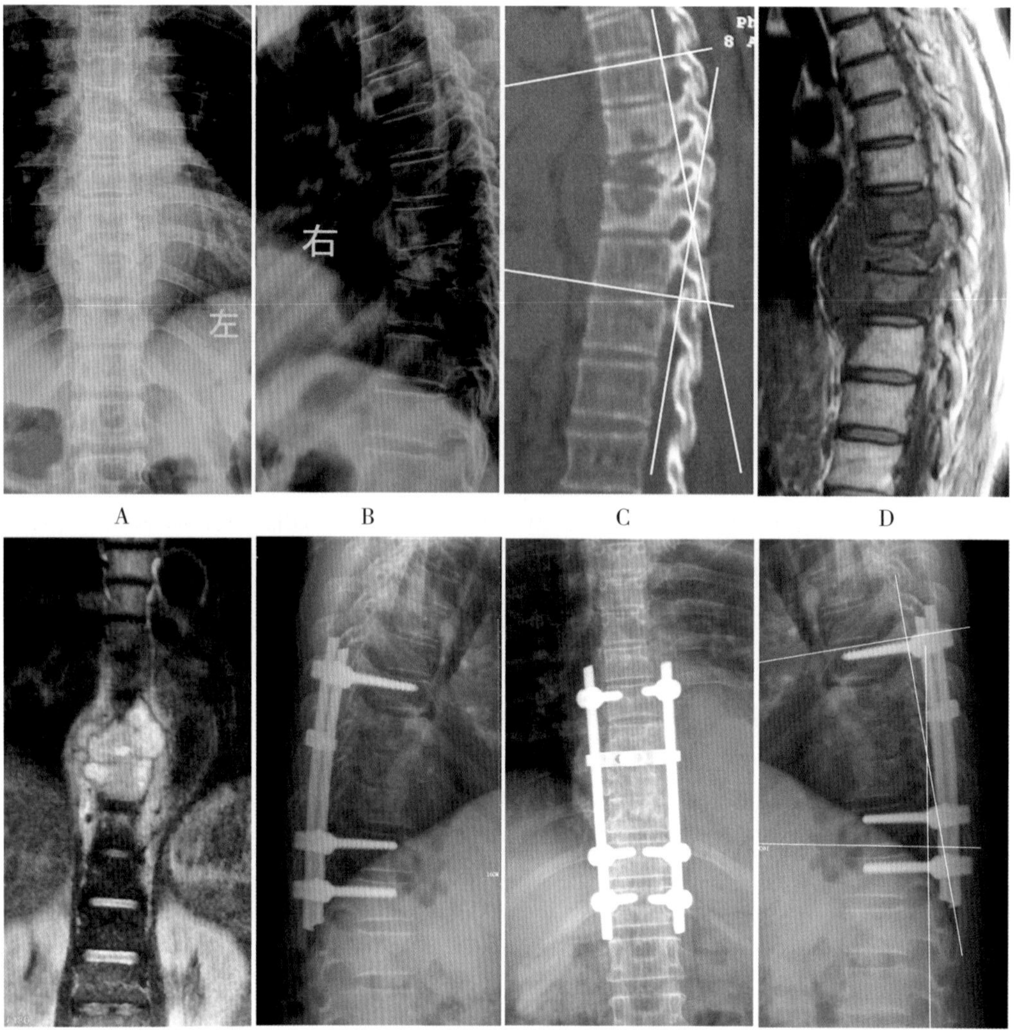

A B C D

E F G H

A、B. 术前正侧位X线片；C. 术前CT；D、E. 术前MRI示T_8～T_{10}椎体破坏，其中以T_9、T_{10}为中心伴有椎旁脓肿；F~H. 术后X线片示后凸畸形已矫正，植入骨块已和相邻椎体部分融合

图4-12 典型病例介绍

六、并发症防范要点

在切除肋骨后，向侧方分离胸膜时有时会撕裂胸膜，发生气胸。其次，暴露时可能会切除肋间神经。切除一根肋间神经一般不至于造成严重后果，切除 T_8以上神经根只会造成相应肋间的感觉障碍及肋间肌麻痹，但不影响呼吸功能；切除 T_8及以下的则造成相应皮段的感觉障碍，很少出现腹肌麻痹，但 T_{12}应尽量保留，因为它参与髂腹下神经，损伤后可能导致腹股沟区的肌肉松弛，发生腹股沟疝；有部分个体T_{12}部分纤维加入腰从，如果切除会影响下肢功能。据观察，大多数切除一根肋间神经的患者会出现相应皮段的麻木感，一般无肌肉麻痹，而且大多数于1~2年后局部麻木感也消失，这与相邻节段的代偿有关。另外，本术式对术者的要求较高，必须有足够的前路及后路的手术经验，并且熟悉脊柱畸形矫形原理（对胸椎后凸畸形须矫形的患者而言）。

（王锡阳 曾 浩 张鹏辉）

参 考 文 献

[1] 张宏其，吴小川，廖前德，等. 内固定与非内固定治疗胸腰段脊柱结核的比较研究［J］. 中国医师杂志，2003，5（8）：1051-1053.

[2] 王大伟，韩士章，苑振峰，等. 前路器械固定在脊柱结核中的应用［J］.中国脊柱脊髓杂志，2003，13（11）：683-685.

[3] 张宏其，龙文荣，邓展生，等. 影响一期手术治疗脊柱结核并截瘫患者疗效的相关因素［J］. 中国脊柱脊髓杂志，2004，14（12）：720-723.

[4] 闫传柱. 同时USS固定矫形植骨后路病灶清除治疗脊柱结核［J］. 中国矫形外科杂志，2004，17：1312-1314.

[5] 曾荣，金勋杰，李建宁，等. 钛网植骨与Z-plate内固定在胸腰椎结核治疗中的应用［J］. 中国矫形外科杂志，2004，12（15）：1140-1142.

[6] 刘志功. 内固定技术在脊柱结核外科治疗中的应用［J］. 中国骨伤，2006，19（8）：507 -509.

[7] 林羽. 浅谈脊柱结核的手术治疗［J］. 中国脊柱脊髓杂志，2006，16（12）：885-887.

[8] 王锡阳，李康华，胡建中，等. 不同术式治疗胸腰椎结核［J］. 中南大学学报（医学版），2006，31（3）：427-429.

[9] 许风雷，买苏木，董旭南，等. 危重症病人营养支持对免疫功能影响的临床研究［J］. 肠外与肠内营养，2006，13（4）：221-223.

[10] 李立钧，谭军，周炜. 一期病灶清除同种异体骨移植治疗胸腰椎结核［J］. 中国矫形外科杂志，2007，9：648-655.

[11] 张宏其，唐明星，等. 单纯经后路一期前方病灶清除、植骨内固定矫形治疗伴后凸畸形的高胸段脊柱结核［J］. 医学临床研究，2008，25（11）：1948-1951.

[12] 王自立. 对彻底治愈脊柱结核病灶及其相关问题的意见［J］. 中国脊柱脊髓杂志，2008，18（8）：568-570.

[13] 王锡阳，魏伟强，李伟伟，等. 一期后路病灶清除植骨融合内固定治疗胸腰椎结核［J］. 中国脊柱脊髓杂志，2009，19（11）：813-817.

[14] 王锡阳，周炳炎，李伟伟，等. 脊柱结核手术治疗的并发症原因分析及防治［J］. 中国脊柱脊髓杂志，2010，20（12）：993-997.

[15] 张宏其，郭虎兵，陈筱，等. 单纯一期后路病灶清除椎体间植骨融合内固定治疗胸椎结核的临床研究［J］. 中国矫形外科杂志，2012，20（1）：34-40.

[16] 张宏其，陈筱，郭虎兵，等. 单纯后路病灶清除椎体间植骨融合内固定治疗脊柱结核的适应证及疗效评价［J］. 中国矫形外科杂志，2012，20（5）：196-199.

[17] Bacher JD，Schmidt RE. Effects of autogenous cancellous bone onhealing of homogenous cortical bone grafts［J］. J Small Anim Pract，2008，21：235-245.

[18] Chen WJ，Wu CC，Jung CH，et al. Combined anterior and posterior suigeries in treatment of spinal tuberculous spondylitis［J］. Clin Orthop，2002，398：50-59.

[19] Dai LY，Jiang LS，Wang W，et al. Single-stage anterior autogenous bone grafting and instrumentation in the surgical management of spinal tuberculosis［J］. Spine，2005，30（20）：2342-2349.

[20] Oguz E，Sehirlioglu A，Altinmakas M，et al. A new classification and guide for surgical treatment of spinal tuberculosis［J］. Int Orthop，2008，32：127-133

[21] Erturer E，Tezer M，Aydogan M，et al. The results of simultaneous posterior-anterior-posterior surgery in multilevel tuberculosis spondylitis associated with severe kyphosis［J］. Eur Spine J，2010，19（12）：2209-2215.

[22] Fukuta S，Miyamoto K，Masuda T，et al. Two-stage（posteriorand anterior）surgical treatment using posterior spinal instrumentation for pyogenic and tuberculotic spondylitis［J］. Spine，2003，28（15）：302-308.

[23] Hodgson AR，Yau A，Kwon JS，et al. A clinical study of 100 consecutive cases of Pott's paraplegia［J］. Clin Orthop，1964，36：128-150.

[24] Hodgson AR，Stock FE. Anterior spinal fusion：preliminary communication on radical treatment of Pott's disease and Pott's paraplegia［J］. Clin Orthop，1994，300：16-23.

[25] Ito Z，Matsuyama Y，Sakai Y，et al. Bone union rate with autologous il-iac bone versus local bone graft in posterior lumbar interbody fusion［J］. Spine，2010，21：1101-1105.

[26] Jin D，Qu D，Chen J，et al. One-stage anerior interbody antografting and instrumentation primary surgical management of thoracolum bar spinal

tuberculosis [J]. Eur Spine, 2004, 13: 114–121.

[27] Kim DJ, Yun YH, Moon SH, et al. Posterior instrumentation using compressive laminar hooks and anterior interbody arthrodesis for the treatment of tuberculosis of the lower lumbar spine [J]. Spine, 2004, 29 (13): 275–279.

[28] Lee CK, Vessa P, Lee KJ. Chronic disabling low back pain syndrome caused by internal disc derangement [J]. Spine, 1995, 20: 356 - 361.

[29] Lee TC, Kang L, Yang LC, et al. Transpediclar instrumnentation asan adjuct in the treatment of thoracolumbar and lumber spine tubercu–losis with early stage bone destruction [J]. J Neurosurg, 1999, 2: 163–169.

[30] Moon MS, Woo YK, Lee KS, et al. Posterior instrumentation and anterior interbody fusion for tuberculous kyphosis of dorsal and lumbar spines [J]. Spine, 1995, 20: 1910–1916.

[31] Oga M, Arizono T, Takasita M, et al. Evaluation of risk instrumentation as a foreign body in spinal tuberculisis: clinical and biological study [J]. Spine, 1993, 18 (7): 1890–1894.

[32] Rajasekaran S, Shanmugasundaram TK. Prediction of the angle of gibbus deformity in tuberculosis of the spine [J]. J Bone Joint Surgery, 1987, 69–A: 503–509.

[33] Schulitz KP, Kothe R, Leong JC, et al. Growth changes of solidly fused kyphotic bloc after surgery for tuberculosis: comparison of four procedures [J]. Spine, 1997, 22 (10): 1150–1155.

[34] Sundararaj GD, Behera S, Ravi V, et al. Role of posterior stabilisation in the management of tuberculosis of the dorsal and lumbar spine [J]. J Bone Joint Surg Br, 2003, 85 (1): 100–106.

[35] Talu U, Gogus A, Ozlurk C, et al. The role of posterior instrumentation and fusion after anterior radical debridement and fusion in the surgical treatment of spinal tuberculosis: experience of 127 cases [J]. J spinal Disord Tech, 2006, 19 (8): 554–559.

[36] Xiao LP, Jiang Y, Tian YG, et al. Primary anterior focus debridementand bone autograft with internal fixation via transperitoneal approachfor tuberculosis of lumbosacral junction [J]. Zhongguo Xiu Fu Chong Jian Wai Ke Za Zhi, 2009, 8: 913–916.

[37] Zhang HQ, Guo CF, Xiao XG, et al. One–stage surgical management for multilevel tuberculous spondylitis of the upper thoracic region by anterior decompression, strut autografting, posterior instrumentation, and fusion [J]. J Spinal Disord Tech, 2007, 20 (4): 263–267.

[38] Zhang HQ, Wang YX, Guo CF, et al. One–stage posterior approach and combined interbody and posterior fusion for thoracolumbar spinal tuberculosis with kyphosis in children [J]. Orthop, 2010, 33 (11): 808.

[39] Zhang HQ, Li JS, Zhao SS, et al. Surgical management for thoracic spinal tuberculosis in the elderly: posterior only versus combined posterior and anterior approaches [J]. Archives of orthopaedic and trauma surgery, 2012, 132: 1717–1723.

[40] Zhang HQ, Huang S, Guo HB, et al. A clinical study of internal fixation, debridement and interbody thoracic fusion to treat thoracic tuberculosis via posterior approach only [J]. International Orthopaedics, 2012, 6 (2): 293–298.

[41] Zhang H, Sheng B, Tang M, et al. One–stage surgical treatment for upper thoracic spinal tuberculosis by internal fixation, debridement, and combined interbody and posterior fusion via posterior–only approach [J]. European spine journal: official publication of the European Spine Society, the European Spinal Deformity Society, and the European Section of the Cervical Spine Research Society, 2013, 22: 616–623.

第五章　脊柱结核的非手术治疗

第一节　非手术治疗概述

结核病是一个全身性疾病，脊柱结核是继发性病变，不能只靠手术方法治疗，只有综合治疗，提高自身的抵抗力和免疫力，才能取得更好的疗效。故非手术治疗在脊柱结核的整体治疗中占有重要的位置。早期对结核病的治疗主要靠四项措施：充裕的日光照射、清新的空气吸入、足够的卧床休息和丰富的营养摄入。在抗结核药物问世的今天，这些非手术治疗的措施仍具有非常重要的价值。当今结核病主要发生在贫困地区，这足以说明结核病的发生、蔓延、防治与生活环境、居住条件、营养状况、社会经济发展有着密切的关系。新中国成立之前，在我国有“十痨九死”的说法，结核病严重威胁着中国劳苦大众的生命和健康。而解放后则有了根本改变，但我们在治疗骨关节结核或脊柱结核时，对患者的全身状况，特别在目前耐药结核患者增多的今天，合理、科学地联合应用抗结核药物，重视非手术治疗是获得好的手术治疗效果的重要条件和保障。

非手术治疗是骨关节结核治疗的重要组成成分，它包括全身支持治疗、饮食、营养、合理的起居和休息、局部制动、药物治疗和心理治疗等。

一、非手术治疗适应证

（一）单纯的非手术治疗

1）脊柱结核早期，尽管影像学已有病变改变，但无死骨、空洞或脓肿形成，无明显椎间隙变窄；如早期椎体结合或附件结核。

2）患者一般情况较好，无明显发热、盗汗、食欲不振等结核中毒症状。

3）患者对抗结核药物敏感，经保守治疗，一般情况好转，影像学检查有改善者。

4）经3~6个月治疗病变继续好转者。

5）临床及影像学疑为结核，但确切诊断尚不明确，作为试验诊断治疗者。

（二）非手术治疗作为术前的准备

1）脊柱结核诊断明确。结核病灶形成，并有死骨、空洞或脓肿形成者。

2）患者有发热、盗汗、食欲不振等明显结核中毒症状。

3）患者未经抗结核药物治疗者。

4）患者一般情况较差，血沉＞80mm/h者。

5）患者一般情况较差，需要先作保守治疗准备者。

（三）术后非手术治疗

1）脊柱结核手术后抗结核药物治疗量和治疗时间不足者。

2）结核病灶清除术后仍有低热、血陈块或贫血者。

3）脊柱结核手术后植骨尚未融合，局部不稳定者。

4）局部病变尚未达到治愈标准者。

二、非手术治疗效果的评估

在非手术治疗效果评估，能决定是否继续进行保守治疗，临床常根据以下标准。

1. 血沉　虽然血沉不是反映结核病变的特异性指标，但血沉是反映结核病活动与否极为敏感的重要指标之一。绝大多数结核病患者其血红细胞沉降率的快慢于其病变活动程度相一致，如病变趋向稳定，则血沉也趋向稳定或逐渐慢慢下来，故血沉可作为治疗效果的参考指标。

2. 体温　体温、脉搏、血压和呼吸是生命活动的外在表现，即生命体征。其中任何一项表现异常，均反映机体内环境的不稳定。正常1天内，因基础代谢的不同，生理条件或所处外在环境的不同，这些体征在一定范围内呈现有波动。正常人的体温一般在36.0~37.2℃。超出该范围称为发热。结核病人的体温可随病变活动程度而改变，急性期可有高热（38℃以上），而早期更常见的是低热，甚至低热出现在一天中的某个时段，一般常出现在下午，故体温的测量每天不能只限1次，正规测量应每天测4次，连续1周，来观察体温曲线，从体温曲线可反映出治疗效果。

3. 全身情况　患者一般情况和全身情况的好坏，可反映患者抵抗力的强弱，如患者倦怠、盗汗消失，食欲好转，结核病的中毒症状消退，体重增加，说明患者全身情况好转，可间接反映结核病的好转。根据临床情况再结合影像学检查，对治疗效果可做出正确评估。

4. 影像学改变　影像学改变是个可靠的客观指标，如结核病灶吸收缩小，局部骨密度增高，说明非手术治疗有效，再结合以上3个指标，综合评估其治疗效果。

第二节　脊柱结核的支具治疗

患者的休息和病变部位局部制动是治疗的重要组成部分，如过去特制的石膏床是脊柱结核传统的非手术治疗的常用方法，患者吃饭、大小便等均在床上，同时采用石膏床翻身或变换体位。当今对这种用支具治疗患者的方法已废弃不用，除截瘫患者术后尚需要考虑作石膏外固定外，很少采用单纯的局部外固定。当今的支具治疗仅限于配合病灶清除术，作术后制动用。

第三节　脊柱结核的中医中药治疗

目前中医认为脊柱结核属于“骨痨”“流痰”范畴。因其病发于骨，消耗气血津液，导致身体虚羸，骨蒸痨热，缠绵难愈故成之为“骨痨”；又因其成脓后状若败絮黏痰，且可流窜他处形成寒性脓肿，故又名“流痰”。《黄帝内经》将其归于“疽症”。《诸病源候论》称其为“骨痨疽”“缓疽”。直到清代以后脊柱结核才明确的从“骨疽”“阴疽”中区分出来，称其为“龟背痰”“肾俞虚痰”等。清代《医门补要·腰疼日久成龟背痰》曰：“脾肾二亏，使腰胯隐痛，恶寒发热，食少形瘦，呗脊骨中凸肿如梅……盖肾衰则骨痿，皮损则肉削。”说明骨痨一症与脾肾亏虚关系密切。清代《疡科心得集·辨附骨疽·附骨痰·肾俞虚痰论》曰：“附骨痰者，亦生于大腿之侧腿上，……形容消瘦虚损，腿组难以屈伸，有时疼痛，有时不痛，骨酸漫肿，朝清暮重，久则渐渐微软，似乎有脓……元气日衰，身体缩小，而显鸡胸鳖背之象。”

一、病因机制

中医认为本病的病因现有肾亏脾虚，肉骨失养，筋骨不坚，后有寒湿、痰浊、瘀血阻滞、痨虫乘虚侵袭骨骼，留聚于骨或关节，与气血搏结，致津液不得输布，痰浊内生，损筋腐骨。其整个病机是寒、热、虚、实夹杂，但从整体看，以阴虚为主。其始为寒，久而化热，阴转为阳，而且随着病变的发展消耗，肾阴更加不足。阴愈亏则火愈旺，气愈虚则邪愈食，中后期出现阴虚火旺症，溃后久不收口，脓水清稀不断，脓为血所化，必致气血两亏，形体更加羸瘦，正气更加衰败。

二、中药治疗方法

根据脊柱结核发病机制，其治疗原则必须整体与局部并重，祛邪与扶正兼顾，内治与外治结合。法制以温肾壮阳，益气健脾，滋阴养血，扶正祛邪，抗痨杀虫为主。

（一）辨证分期治疗

1．初期　初期患者起病缓慢，症状不显，仅有患处轻微不适疼痛，继而出现少气无力、全身倦怠，夜间疼痛加重，脊柱活动障碍等。舌质淡红、苔薄白，脉象沉细。辨证以肝肾不足、阴虚寒凝为主，治法易养肝肾、补气血、温经通络、散寒化痰。方用阳和汤或大防风汤加减，还可加入抗涝中药，如草、泽漆等。

《外科证治全生集》阳和汤：熟地黄 30g，白芥子 6g，炮姜炭 2g，麻黄 2g，甘草 3g，肉桂 3g，鹿角胶 9g（烊化），每天1剂，水煎服。

《奇效良方》大防风汤：防风 3g，熟地黄 3g，白术 3g，羌活 3g，人参 3g，川穹 3g，黄芪 3g，牛膝 3g，附子（炮，去皮脐）5g，当归（酒洗）5g，杜仲（姜汁炒，去丝）5g，芍药 5g，甘草（炙）2g，上作一服，水2盅，生姜5片，红枣1枚，煎一刻，不拘时服。

2．中期　中期随着疾病进展，正气愈加受损，痨邪更加发展，骨质破坏，蓄积化脓，形成寒性脓肿，出现低热和各种不同的虚实夹杂症状，如患部肿胀疼痛、夜间盗汗、 咽干口燥、全身无力、舌质淡，苔白腻或苔薄白等。辨证以虚实夹杂为主，治法以扶正托毒、补益气血、化瘀消肿。方用托里散或托里透脓汤等症状加减。

《医宗金鉴》托里透脓汤：人参 3g，白术 3g，穿山甲（炒、研）3g，白芷 3g，升麻 2g，甘草节 2g，当归 6g，黄芪 10g，皂角刺 5g，青皮 6g水煎，先饮煮酒适量，后热服此药。

托里散：当归 6g，连翘 6g，赤芍药 3g，当归 3g，川穹 3g，羌活 3g，黄连 3g，甘草 3g，桔梗 3g，皂角（用刺）3g，穿山甲（火煅）3g，人参 2g，桂枝 2g，将上药用水2杯，加酒一碗煎，分2次服之。

3．后期　后期患者久病之后，气血两亏，形体消瘦、面色皖白，胃寒心悸、形体羸瘦、面浮肢肿、潮热形寒、自汗盗汗、肢冷泄泻，男子滑精、阳痿，女子经少闭经，舌光红少津，或舌淡胖有齿印，脉微细而数或虚大无力。此为病程日久，阴阳俱虚，气血大伤，筋骨破坏，肝肾亏虚之证。治宜补益气血、滋阴补肾、阴阳双补。方用人参荣汤或先天大造丸加减。

《和剂局方》人参养荣汤：党参 10g，白术 10g，炙黄芪 10g，炙甘草 10g，陈皮 10g，肉桂心 1g（冲服），当归 10g，熟地黄 7g，茯苓 7g，远志 5g，白芍 10g，大枣 10g，生姜 10g，水煎服。

《医宗金鉴》先天大造丸：人参 60g，白术（土炒）60g，当归身 60g，白茯苓 60g，菟丝子 60g，枸杞子 60g，黄精 60g，牛膝 60g，补骨脂 30g，骨碎补 30g，巴戟肉 30g，远志 30g，广木香 15g，青盐 15g，丁香 10g，以上共研细末；熟地黄 12g酒煮捣膏；仙茅浸去赤汁，煮熟去皮，捣膏；何首乌去皮，黑豆同煮，去皮捣膏；焦枣肉捣膏；肉苁蓉去鳞并内膜，浸酒捣膏各 60g；紫河车1具，白酒煮烂，捣膏。将药末与膏共合一处，炼蜜为梧子大丸。每天 70丸，空腹温酒或开水送下。

4. 患者局部肿痛，形瘦颧红，骨蒸潮热，五心烦热，盗汗量多，心烦口渴，急躁易怒，失眠多梦，男子梦遗，女子月经不调，身体日瘦，舌质红绛而干，苔薄黄或剥，脉细数。此为病久致寒转热，肾阴亏虚，阴血耗损，虚火上炎。证书骨蒸劳热、阴虚内热。方用大补阴丸或清骨散加减。若盗汗不止，加沙参、麦冬、川贝母、百合等。

《丹溪心法》大补阴丸：熟地黄（黄酒蒸）180g，龟甲（酥炙）180g，黄柏（炒褐色）120g，知母（酒浸、炒）120g。共研为末，猪脊髓蒸熟，炼蜜为丸。每服70丸（6~9g），空心盐白汤送下。

《证治准绳》清骨散：银柴胡 5g，胡黄连 3g，秦艽 3g，地骨皮 3g，青蒿 3g，知母 3g，甘草 2g。水煎服。

（二）中成药及验方治疗

中医有许多疗效明显的中成药及经验方，虽然抑制、杀灭结核杆菌作用慢，但在扶正中调整机制抗病能力的作用持久，且毒性作用很小。中西医结合可以发挥中西药各自优势，使一些本需手术的病人免除手术之苦，一些不具备手术条件的病人得到及时的治疗。

1. 抗痨丸（经验方）　黄芪 100g，骨碎补 100g，制乳香、制没药各 100g，黄连 80g，三七 30g，泽漆 120g，牡蛎 100g，蜈蚣 60条，全蝎 40g，炮穿山甲 50g，子午虫 40g，鳖甲 80g，龟板 80g，上药共研末，炼蜜为丸。每次2~10g，每天2次。本方具有祛邪抗涝之功，适用于骨痨各期，可以长期服用。

2.《外科全生录》小金丹　白胶香 20g，草乌头 20g，五灵脂 20g，地龙 20g，制番木鳖 20g，乳香 10g，没药 10g，麝香 4g，黑炭 2g，归身 10g，上药共研为末，糯米和为丸如芡实大，每服1丸，陈酒送下，每天2次。本药破瘀通络、消肿止痛，用于早期脊柱结核寒痰瘀阻者。

3. 骨痨丸（经验方）　熟地黄 100g，麻黄 15g，黄精 60g，鹿角胶 60g，骨碎补 100g，续断 60g，白芥子 30g，当归 40g，补骨脂 100g，附片 30g，仙茅 30g，肉桂 10g，黄芪 100g，人参 40g，牡蛎 100g，龟甲 60g，鳖甲 60g，诸药并研细末，炼蜜为丸。功能温肾补脾，滋阴壮阳，散寒化痰，补养气血。

（马　倩　喜　丽　吕　霞）

第四节　脊柱结核患者的饮食原则与饮食疗法

一、饮食原则

脊柱结核患者饮食应注意必须符合高能量、高蛋白质、丰富的维生素和微量元素的要求。

每天供给热能为170~210kJ/kg，稍高于正常人；供给优质足量蛋白，每天蛋白质供应量为1.5~2.0g/kg，优质蛋白质应占总量的1/3~1/2，如乳类、蛋类、动物内脏、豆制品等；适量的脂肪，每天80g左右；补充含钙的食物，钙质是骨结核钙化所不可缺少的物质，故应该多吃含钙丰富的食物，如乳类等；结核患者体内的维生素B族和维生素C往往降低，供给丰富的维生素，可帮助机体恢复健康，减少抗结核药物的不良反应及帮助钙的吸收，宜进食新鲜蔬菜、水果，如青菜、西红柿、胡萝卜等；适量补充矿物质和水分。

二、食疗食补

历代中医认为，正虚与邪凑互为因果，但正虚是发病的内在依据，所谓“正气内存，邪不可干”“邪之所凑，其气必虚”。这里所说的“正气”，即使人体的功能活动（包括脏腑、经络、气血等功能）和抗病、康复的能力，而外因感染也是发病的重要条件。基于上述认识，提高机体的免疫力，也就是人的正气至关重要。中医食疗在扶正祛邪上大有裨益。《素问·脏气法时论》中说："五谷为养，五果为助，五畜为益，五菜为充，气味和而服之，以补精益气。"《黄帝内经》中亦有"骨肉果实，食养尽之"的记载。中医学认为各种食物属性有寒热之异，气味有厚薄之分，选择时必须因人、因病而异。

根据结核患者大都属阴虚火气阴两虚体质，食养应以蛋类、豆制品、牛乳、甲鱼、海参等食品。肉禽类中羊、犬、雀肉偏温，如阴阳两虚体质可适当选用，阴虚者常食牛肉、羊肉及红枣、荔枝等温补食品，可改善怕冷感觉，从而增强体质。阴虚体质则宜食猪、鸭肉滋阴润燥之品，或其他滋阴退虚热之类的食物，如鳗鱼、鳖、乌龟、黑鱼、鸭蛋、甘蔗、菱、黑木耳、海蜇皮、山药、豆浆、香蕉、梨、西瓜等。经常食用，可起到一定的纠正体质的作用。龟肉在结核食疗中有着重要作用，与其他食物一起煮汤服用对结核患者有很好的疗效，如百龟汤、龟羊汤、鳗鱼龟肉汤、龟肺汤、龟肉排骨汤等。另外，多食大蒜对患者康复好处多，因为大蒜中含有大蒜素和大蒜制菌素，对结核杆菌有较强的抑杀作用。每天食用大蒜25g，对结核病的康复大有裨益。

三、常用食疗方

（一）《养老奉亲书》羊脊骨粥

主料：大羊脊骨1具，青小米100g，食盐适量。

制法：先将羊脊骨砸碎，煮沸后捞出羊骨，取汁；再将青小米洗净后，加入羊骨汁煮粥。粥熟后加适量食盐即可服用。

用法：可于早晚佐餐服食。

主治：益阴补髓，适用于脊柱结核阴虚不足，虚劳瘦弱，皮肤、毛发憔悴等症。

（二）补髓汤（民间验方）

主料：猪骨髓200g，团鱼1只（500g），姜、葱、胡椒粉、味精少量。

制法：将团鱼放入沸水中去掉甲壳，除去内脏和头、爪；把猪骨髓洗净，滴干水。取团鱼置于锅中，加水适量，并入葱、姜同煮汤，待汤沸时，加入猪骨髓，慢火炖汤，待肉烂透浓汤，加入胡椒粉、味精调味食之。

用法：每周1次，分服。

主治：填精补髓，滋阴补肾。辅治骨于关节结核。

（三）《景岳全书》法制黑豆

主料：黑豆 500g，山萸肉、茯苓、当归、桑椹、熟地黄、补骨脂、菟丝子、旱莲草、五味子、枸杞子、地骨皮、黑芝麻各 10g，食盐适量。

制法：将黑豆用温水泡30min备用。将以上中药装入纱布袋内，口扎紧，放入锅内，加水适量，煎煮，每0.5h取煎液1次，再加水煎煮，如此共取煎液4次，合并煎液，放入锅内。药液锅内倒入黑豆，放入食盐，先以武火烧沸，再用文火煎熬，至药液干涸，即停火。将黑豆曝晒至干，装入瓶中贮藏备用。

用法：每日随量嚼食。

主治：补肾、益精，强筋壮骨。适用于骨结核头昏目眩、耳鸣耳聋、身体消瘦、腰酸腿痛、筋骨无力等属肾精不足、肾阴亏损等症。

（四）《遵生八笺》地黄粥

主料：鲜地黄洗净捣汁，加白蜜适量熬膏，收贮，粳米适量煮粥，入地黄膏10g，酥油少许即可。

用法：空腹服

主治：适于肺肾阴虚、骨蒸痨热之结核患者。

（五）北黄芪虫草炖山甲（民间验方）

主料：净穿山甲肉 500g，火腿 25g，冬虫夏草 10g，猪油 50g，北黄芪 10g，上汤1 000mL，水发北菇10g，葱 15g，龙眼肉 15g，姜片 10g，食盐 10g，料酒5mL，绍酒10mL，胡椒粉0.5g，味精5g，花生油50mL。

制法：将穿山甲肉斩件，火腿切片，水发北菇片成薄片，猛火烧热炒锅下花生油、葱5g，姜5g，爆出香味。然后放穿山甲块，加绍酒10mL炒匀取起，放入温水中清洗干净。取大锅一只，先放入北菇片、火腿片垫底，穿山甲肉放在上面，加入葱10g，姜5g。料酒5mL、猪油、花生油、北黄芪、冬虫夏草，注入上汤、加盖盖严，入蒸笼90min。出笼后拣去葱、姜、北黄芪，加味精、胡椒粉即成。

用法：佐餐食用。

主治：补肾益精。适用于脊柱结核之腰膝酸软、自汗盗汗、气短懒言、五心烦热者。

（六）虫草全鸭（民间验方）

主料：冬虫夏草10g，老雄鸭1只，料酒、生姜、葱白、胡椒粉、食盐、清汤、味精各适量。

制法：将鸭宰杀，先净毛和内脏，清洗干净，剁去脚爪，在开水中焯一下，捞出晾凉；冬虫夏草用温水洗涤；生姜、葱白切好待用。将鸭头顺颈劈开，取冬虫夏草8~10枚，装入鸭头内，再用棉线缠紧，余下的冬虫夏草和生姜、葱白一起装入鸭腹内，然后放入盆内，注入清汤，用食盐、胡椒粉、料酒调好味，用湿棉纸密封盆口，上笼蒸约2h，出笼后去棉纸，拣去生姜、葱白，加味精即成。

服法：可佐餐，亦可单食。

功效：补肺肾，益精髓。适用于骨与关节结核自汗盗汗，阳痿遗精，腰膝软弱，久虚不复等症。

四、饮食禁忌

结核患者应禁食或少食辛辣食物（如葱、洋葱、辣椒、胡椒、姜）及油煎和干烧食品。因为一般辛辣食物最易伤阴动火、灼伤阴津而加重症状。应少吃或不吃菠菜，原因是菠菜富含草酸（据测定，每100g菠菜中含360mg草酸），而草酸进入人体后，极易与钙结合生成不溶性草酸钙，不能被吸收，造成人体缺钙，从而延缓病体痊愈。忌食茄子，结核病患者在抗结核治疗中进食茄子容易发生过敏反应。同时还要禁忌饮酒与喝茶，以免造成头疼、失眠等不良反应。结核患者服用化疗药物时，很多药物的摄入及化疗药物服用的时间都会影响或降低化疗药物的疗效，如服用异烟肼忌同时服用乳糖食品，口服利福平切忌同时饮用牛奶，以防降低人体对药物的吸收；结核患者应严禁吸烟，因为吸烟能增强肝脏酶活性，加速药物在肝脏内的代谢，降低人体对药物的吸收和利用，另外，抗结核药物禁忌饭后服用，因为饭后服用药物易与食物中的蛋白等结合，影响药物的吸收，所以空腹服用效果更佳。

（袁　丽　马　倩　张凤莲）

第五节　心理治疗

一、心理疗法在脊柱结核综合治疗中的意义

由于旧社会结核病给人们留下的恐惧印象，至今仍受到影响，认为“骨痨”是“九死一生”之病，“短命”之病，甚至认为是“不治之病”。新中国成立后人们对其认识虽有了提高，但由于其治疗的长期性，会给患者带来生活和经济的压力，一旦患有结核病，特别是脊柱结核伴有截瘫者，由于身体的残障，在其心理

上和行为上会发生一系列的变化，悲观、失眠、忧郁、对生活和前途失掉信心等，因而对脊柱结核患者的心理方面存在的问题，也应给予心理干预，改善其情绪和精神状态，增强对战胜疾病的信心和未来的向往，从而提高对脊柱结核综合治疗的整体效果，促进患者早日痊愈，早日回归家庭和社会。因此，心理治疗是脊柱结核综合治疗的重要组成部分。从临床治疗角度出发，心理治疗有以下三方面的意义。

1）脊柱结核特别是伴有截瘫的患者，由于疾病和精神的打击，某些患者可能会出现人格变化，人格变化可能会导致生活或其他方面的危机，积极地采用心理治疗干预，使患者能够面对现实和面对未来，对防患于未然有重要意义。

2）由于脊柱结核治疗的长期性和多样性，如用药时间较长，需要一次或多次的手术治疗，需要不同形式的内固定或外固定等，患者会出现不同的顾虑和心理变化，因而需要通过心理治疗使患者获得对医疗的理解和配合。

3）脊柱结核有时会出现一些生理或功能障碍，如伴有截瘫时，出现的疼痛或下肢肌肉的痉挛等，也可通过心理治疗的方法获得减轻或控制。

二、心理治疗方法

（一）心理分析疗法

它是以精神动力学理论为基础建立的心理治疗疗法。

（二）暗示疗法

它是用某种信息影响患者的心理活动，如医师用语言暗示、药物暗示、手术暗示或榜样暗示等来改变患者原有的心理活动。

（三）以患者为中心的疗法

该方法是以患者为中心，不加任何劝说和指导，故又称非指导疗法。最后在医师的协助下使患者能与环境的关系取得现实的理解，改善患者的适应能力，以达到治疗目的。

（四）支持疗法

对非专业心理治疗医生而言，针对脊柱结核患者，临床医师采用的心理治疗中，以支持疗法更为适宜和常用。该方法是采取劝导、启发、鼓励、同情、支持、评理、说服、消除疑虑，再鼓励、同情、支持、评理、说服、消除疑虑、再三保证等方式，来帮助和指导患者分析并认识其所面临的问题。这种方法首先要求治疗者要接近患者，深入了解患者，高度同情患者，热情关心和支持患者。支持疗法有以下环节。

1. 倾听　倾听是支持疗法的第一步，只有倾听才能取得患者的信任，患者才愿意把心里话讲出来，只有倾听才能了解患者真正的痛苦和症结所在。

2. 解释　解释是在倾听的基础上了解问题的所在，发现患者对问题认识的误区，这时，向患者对问题做出透彻分析，提出诚恳的劝告或建议，并指出解决问题的可行性途径，以打开患者的心结。

3. 指导　医师要在充分而正确地了解患者病情、心理状态和存在困难的基础上，共同分析和找出关键问题所在，指导和调动患者自身内在积极性，找出解决问题的可行性办法，树立患者对治疗的信心。

（五）保证

脊柱结核患者因疼痛、婚姻、家庭或经济等各种困难，可使患者陷入悲观、失望、孤独无助、一叶障目、看不到前途的境地，甚至对生活失掉信心，此时，可充分利用医生职业的社会角色及在患者心目中的影响，实事求是地、口气坚定地向患者提出保证：“结核是可治之病，是完全可以治愈的，困难是暂时的，是可以克服的。”解除患者的疑虑，建立起患者的信心。

（袁　丽　张凤莲　马　倩）

参 考 文 献

[1] 张光铂，吴启秋，关骅，等. 脊柱结核病学［M］. 北京：人民军医出版社，2007：141-176.

[2] Bakhsh A. Medical Management of Spinal Tuberculisis（An Experience From Pakistan）［J］. Spine，2010，35（16）：787-791.

[3] Konstam PG，Blesovsky A. The ambulant treatment of spinal tuberculosis［J］. Br J Surg，1962，50：26-38.

[4] Medical Research Council Working Party on Tuberculosis of the Spine. A ten-year assessment of controlled trials of inpatient and outpatient treatment and of plaster-of-paris jacket for tuberculosis of the spine in children on standard chemotherapy：studies in Masan and Pusan，Korea［J］. Bone Joint Surg，1985，67：103-110.

[5] Nene A，Bhojraj S. Results of nonsurgical treatment of thoracic spinal tuberculosis in adults［J］. The spinal Journal，2005，5：79-84.

[6] Parthassarathy R，Sriram K，Santha T，et al. Short-course chemotherapy for tuberculosis of the spine［J］. Bone Joint Surg，1999，81-B：464-471.

[7] Rajasekaran S，Shanmugasunsaram TK. Presiction of the angle of gibbus seformity in tuberculosis of spine［J］. J Bone Joint Surg（Am），1987，69：503-509.

第六章 Ⅶ型田氏脊柱骨刀的应用

第一节 概 述

田氏脊柱骨刀乃由田慧中教授设计发明，于1979年在山西大同召开的第一届全国骨科创伤会议上，与全国骨科同道们见面，受到叶衍庆、冯传汉、尚天裕、吴之康等骨科知名专家的称赞，会后吴之康教授邀请田慧中教授去北京301医院表演田氏脊柱骨刀的应用，后经吴之康教授的指导，田氏骨刀由Ⅰ型发展到Ⅱ型。在日本东京瑞穗株式会社生产制造出Ⅲ型田氏脊柱骨刀，销往日本、美国及欧亚各地。Ⅵ型田氏脊柱骨刀在国内畅销，为简易型，每套10把，携带方便。

田氏脊柱骨刀经历了32年的临床应用，从Ⅰ型发展到Ⅵ型逐步改进和完善。现又在前Ⅵ型的基础上进一步更新和完善设计出Ⅶ型田氏骨刀新产品，以满足脊柱外科同道们的需要。

第二节 Ⅶ型田氏脊柱骨刀的手术适应证

Ⅶ型田氏脊柱骨刀的手术适应证主要包括：

1）强直性脊柱炎脊柱后凸截骨矫形术。

2）结核性角状脊柱后凸截骨矫形术。

3）外伤性脊柱后凸截骨矫形术。

4）特发性脊柱侧凸截骨矫形术。

5）先天性脊柱侧凸截骨矫形术。

6）青年性脊柱后凸多间隙关节突间截骨矫形术。

7）胸椎黄韧带骨化椎板切除减压术。

8）半椎板切除全椎管减压腰椎管扩大术。

9）胸椎间盘切除术。

10）腰椎间盘切除术。

11）人工腰椎间盘置换术。

12）椎弓峡部不连脊椎滑脱植骨内固定术。

13）胸椎后纵韧带骨化切除术。

14）胸腰段爆裂性骨折前路手术。

15）先天性半椎体切除矫形术。

16）脊柱结核或脊柱肿瘤病灶清除减压植骨融合术。

17）结核性驼背截骨矫形术。

18）各种胸腰椎的前后路手术均适应用田氏脊柱骨刀去做。

19）各种颈椎手术偶尔也可配合田氏脊柱骨刀去做，但田氏骨刀主要是应用在胸腰椎。

第三节　Ⅶ型田氏脊柱骨刀的用途及用法

Ⅶ型田氏脊柱骨刀在弯度及形状上又做了进一步的改进，在件数上由原来的20把变为23把，用这样一套器械，不需要配其他器械即可完成各种截骨手术。除去胸腰椎、腰骶椎的前后路手术之外，对颈椎椎体的刨槽植骨等，也可配合其他器械应用来完成手术，所以Ⅶ型田氏脊柱骨刀在脊柱外科中的用途非常广泛。Ⅶ型田氏脊柱骨刀共23把，直骨刀（大、中、小）3把；铲刀（大、小）2把；月牙刀（大、小）2把；左右弯刀2把；推倒刀（大、小）2把；斜尖刀1把；撬板（宽、窄）2把；神经根拉钩2把；无名氏剥离器（大、小）2把；空心刮勺（左、右、直）3把；田氏剥离器（大、小）2把（图6-1）。

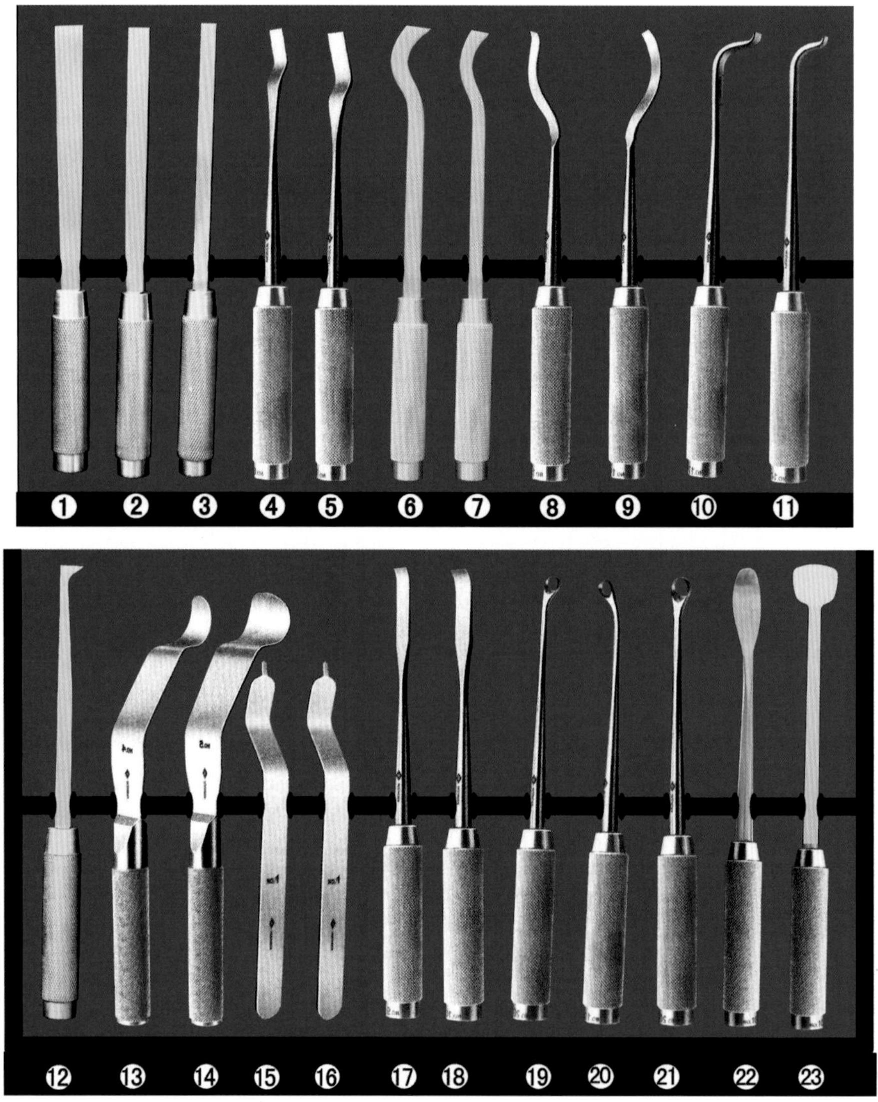

No. 1 ~ No. 3直骨刀（大、中、小）；No. 4、No. 5铲刀（大、小）；No. 6、No. 7月牙刀（大、小）；No. 8、No. 9左右弯刀；No. 10、No. 11推倒刀（大、小）；No. 12斜尖刀；No. 13、No. 14撬板（宽、窄）；No. 15、No. 16神经根拉钩；No. 17、No. 18无名氏剥离器（大、小）；No. 19 ~ No. 21空心刮勺（左、右、直）；No. 22田氏小剥离器；No. 23田氏大剥离器

图6-1　Ⅶ型田氏脊柱骨刀，一套23把

现举例以图解说明每把器械的应用方法如下：

1．No.1 ~ No.3直骨刀（大、中、小） 主要用于在椎板或椎体上截骨、刨槽，切除椎板或椎体暴露、减压硬膜管和脊神经根，特别是在切除椎弓根和椎体的外侧部分时，是必不可少的有利工具。直骨刀分大、中、小3把，大号直骨刀用于在椎板上做V形或横形截骨，或做胸椎、腰椎的全椎板切除术。中号直骨刀用于半椎板切除术及横突切除术。小号直骨刀用于微创式椎间盘摘除术、椎体后缘骨赘切除术、颈椎椎板间神经根减压术等（图6–2）。

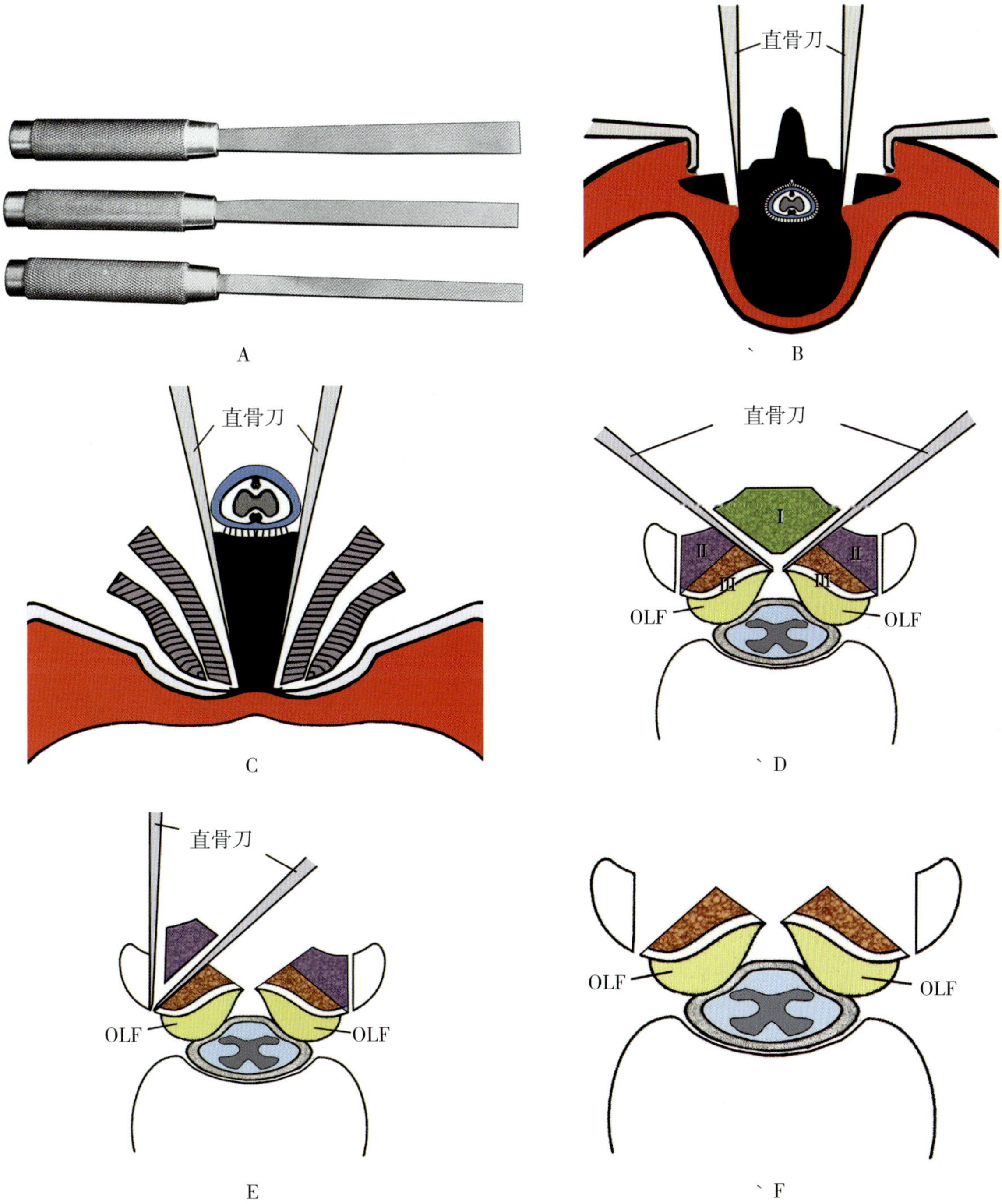

A．薄刃直骨刀分大、中、小3把；B．当全脊柱截骨时切断两侧的横突；C．当全脊柱截骨时，用直骨刀切除两侧的椎弓根和椎体的外侧部分；D．当全椎板切除时，先切除椎板中央部分（Ⅰ区）；E．然后再切除两侧的外侧部分（Ⅱ区）；F．剩下的椎板内侧骨皮层（Ⅲ区）留待与增厚的黄韧带一起切除

图6–2 薄刃直骨刀用于全脊柱截骨术、全椎板切除及黄韧带骨化切除术

2．No.4、No.5铲刀（大、小） 用于切除椎板和椎体、清底刨槽，特别适用于颈椎椎体刨槽切除术或胸腰椎椎体中央部分的切除，与月牙刀相配合完成椎体中央部分的切除（图6–3）。

3．No.6、No.7月牙刀（大、小） 分大、小两把，主要用于切除椎体的中央部分，与铲刀相配合使用为切除椎体的有利工具。用于ASK椎体前缘骨化切断术，可以代替前路手术（图6–4）。

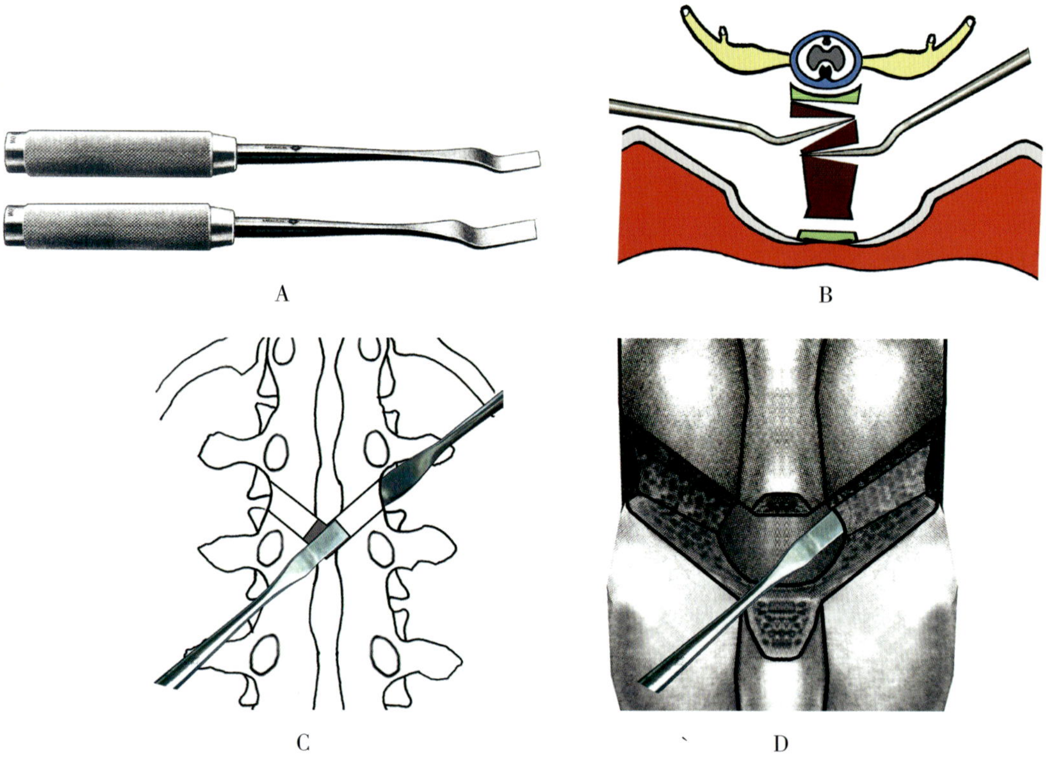

A．铲刀分大、小两把；B．全脊柱截骨时用于切除椎体的中央部分；C．ASK椎板V形截骨时，用铲刀进行V形两端椎板的切除；D．用铲刀清底刨槽

图6–3 铲刀的不同用途

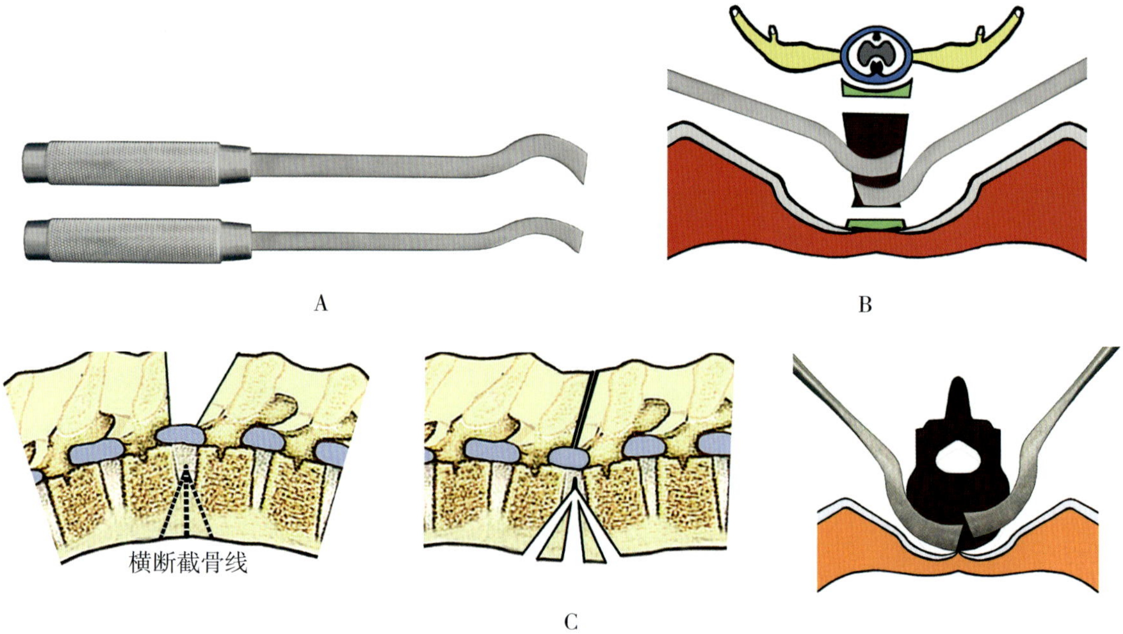

A．月牙刀分大、小两把；B．全脊柱截骨时用于切除椎体的中央部分；C．当ASK椎板切除术后复位困难时，可用月牙刀经后路绕过椎弓，切断椎体的前1/3

图6–4 月牙刀用于切除椎体的中央部分，常与铲刀配合应用

4．No.8、No.9左右弯刀（左、右） 用于经后路行椎体间植骨时，在椎体上刨槽，椎体结核或肿瘤时，清除椎体病灶。利用其弯度绕过硬膜管切除椎体之用（图6-5）。

5．No.10、No.11推倒刀（大、小） 用于推倒靠近硬膜管的薄层骨片，从内向外推倒，不会损伤脊髓，如推倒暂时保留的椎体后缘，以免造成硬膜前静脉丛的出血。对胸腰段爆裂性骨折时，推倒向椎管内迸出的椎体后缘碎骨片（图6-6）。

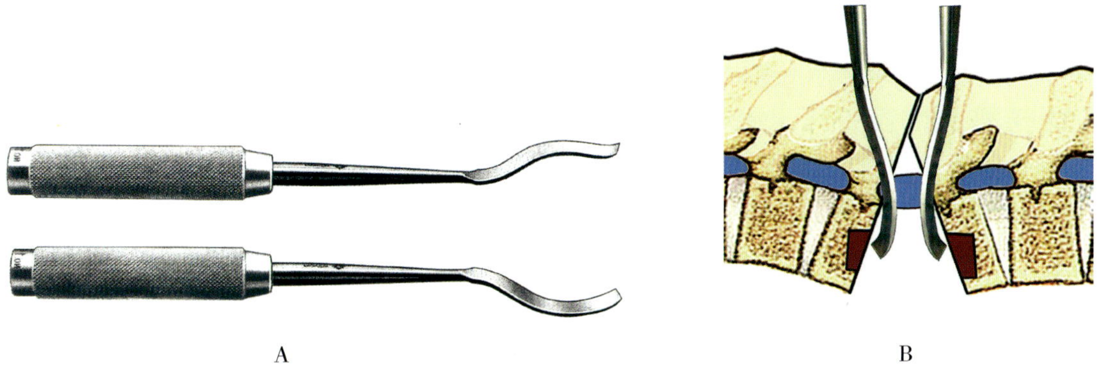

A．左、右弯刀；B．左、右弯刀的应用

图6-5 左、右弯刀，利用它的弯形绕过椎管，在头端和尾端的椎体上刨槽植骨方便快捷

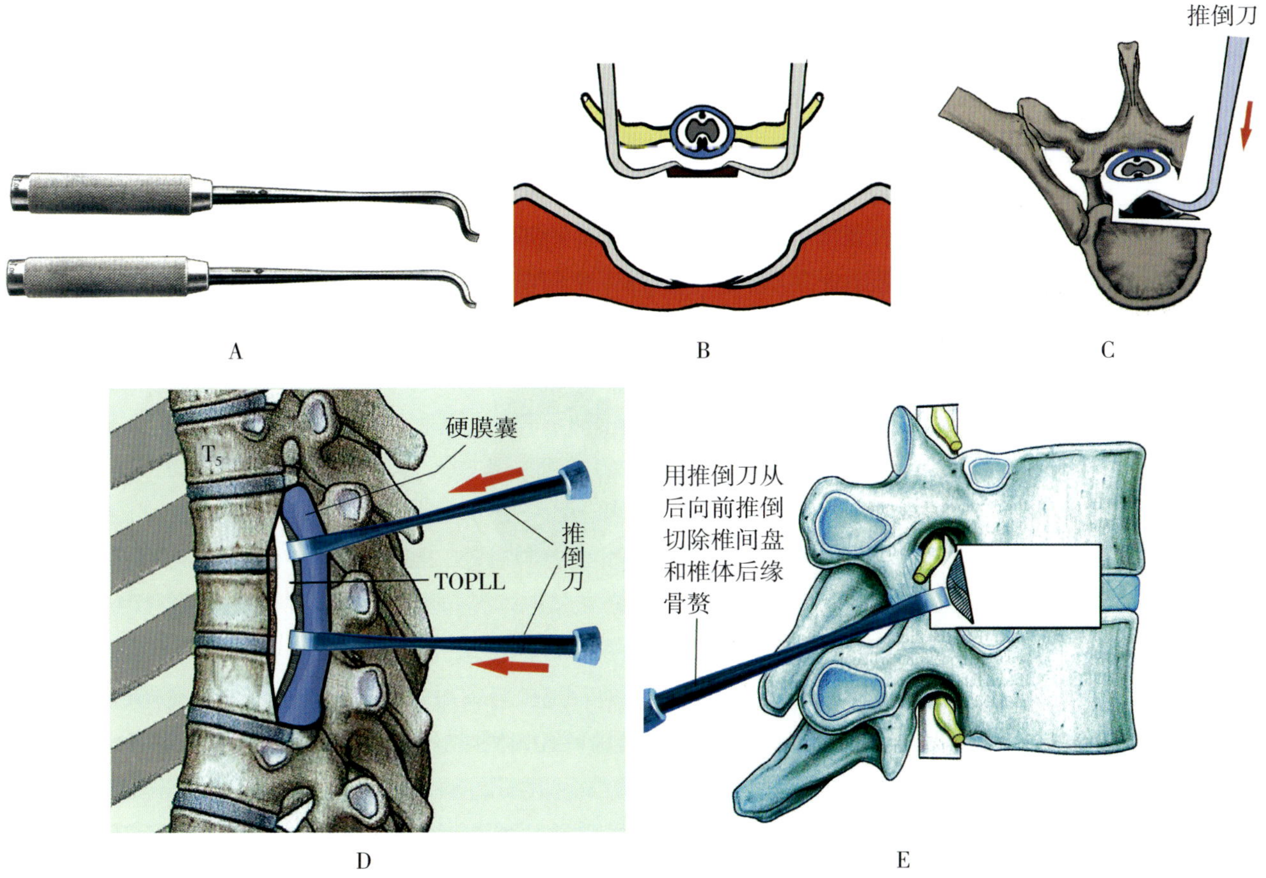

A．推倒刀分大、小两把；B．当全脊柱截骨时，推倒暂时保留的椎体后缘薄层骨片；C．当胸椎后纵韧带骨化时，推倒切除后纵韧带；D．侧位像说明推倒切除骨化的后纵韧带；E．推倒切除椎体后缘骨赘和椎间盘

图6-6 推倒刀的不同用途

6. No.12斜尖刀　用于椎间盘切除术时，在椎间隙上切开纤维环摘除椎间盘，同时还可切除椎体后缘增生的骨赘。在全脊柱截骨术时，切除椎体后缘。它的特殊作用是绕过硬膜管切除硬膜前的骨组织或椎间盘（图6–7）。

7. No.13、No.14撬板（宽、窄）　用于撬开前纵韧带及椎体旁软组织，并挡开横过椎体腰部的节段动静脉，而避免结扎节段血管的复杂工作。当全椎体切除术时，能充分暴露整个椎体（图6–8）。

8. No.15、No.16神经根拉钩2把　当椎体截骨术时，将上、下椎间孔内穿出的神经根牵开，拉钩的尖端插入椎体骨质内防止滑动，起到挡开脊神经根，充分暴露椎体的作用（图6–9）。

9. No.17、No.18无名氏剥离器（大、小）　用于骨膜下剥离暴露十分有利，特别是在切除肋骨小头时，剥开肋椎关节十分有利。在沿着椎弓根外侧向前剥离暴露椎弓根及椎体腰部时也是有利工具（图6–10）。

10. No.19 ~ No.21空心刮勺（左、右、直）　是椎体间融合术的有利工具，用它来刮除椎间盘及髓核组织非常方便快捷，左、右两把用于刮除两侧的髓核组织，直的空心刮勺用于刮除椎体中央绝大部分髓核组织（图6–11）。

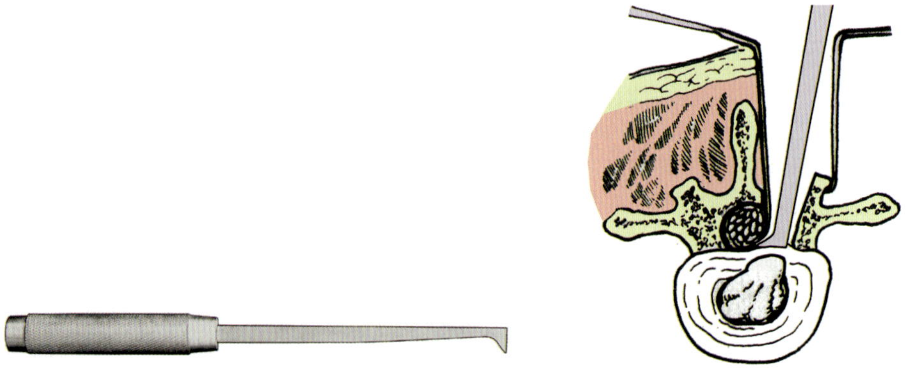

A　　B

A. 斜尖刀1把；B. 用于切除突出的椎间盘和椎体后缘骨赘

图6–7　斜尖刀用于切除突出的椎间盘和椎体后缘骨赘

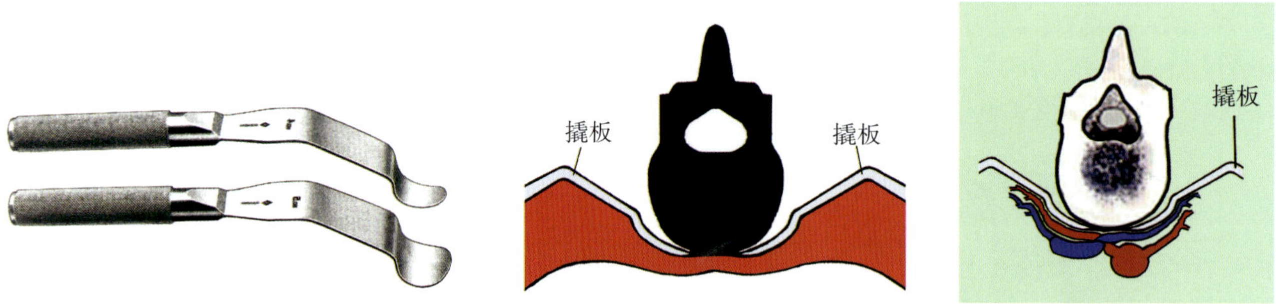

A　　B　　C

A. 撬板分宽、窄两把；B. 当全脊柱截骨时用于暴露整个椎体；C. 用撬板挡开节段动静脉，不需要结扎节段血管

图6–8　撬板用于在骨膜下撬开椎体旁软组织和前纵韧带，把节段血管挡在术野之外，不需要结扎节段血管，即可清楚地暴露椎体和椎间盘

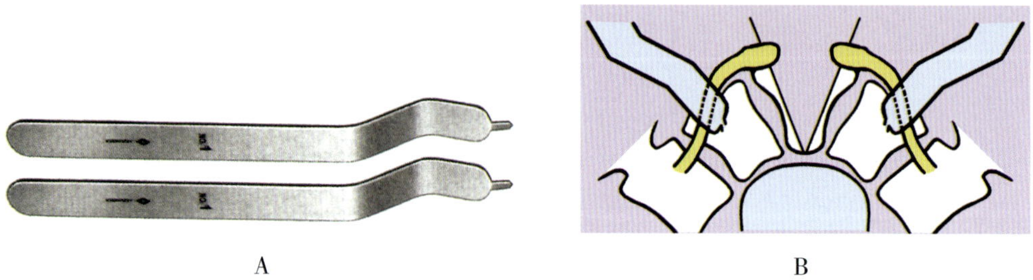

A　　B

A. 神经根拉钩两把；B. 用于椎体切除时将上下自椎间孔穿出的神经根挡在术野之外

图6–9　神经根拉钩的用途

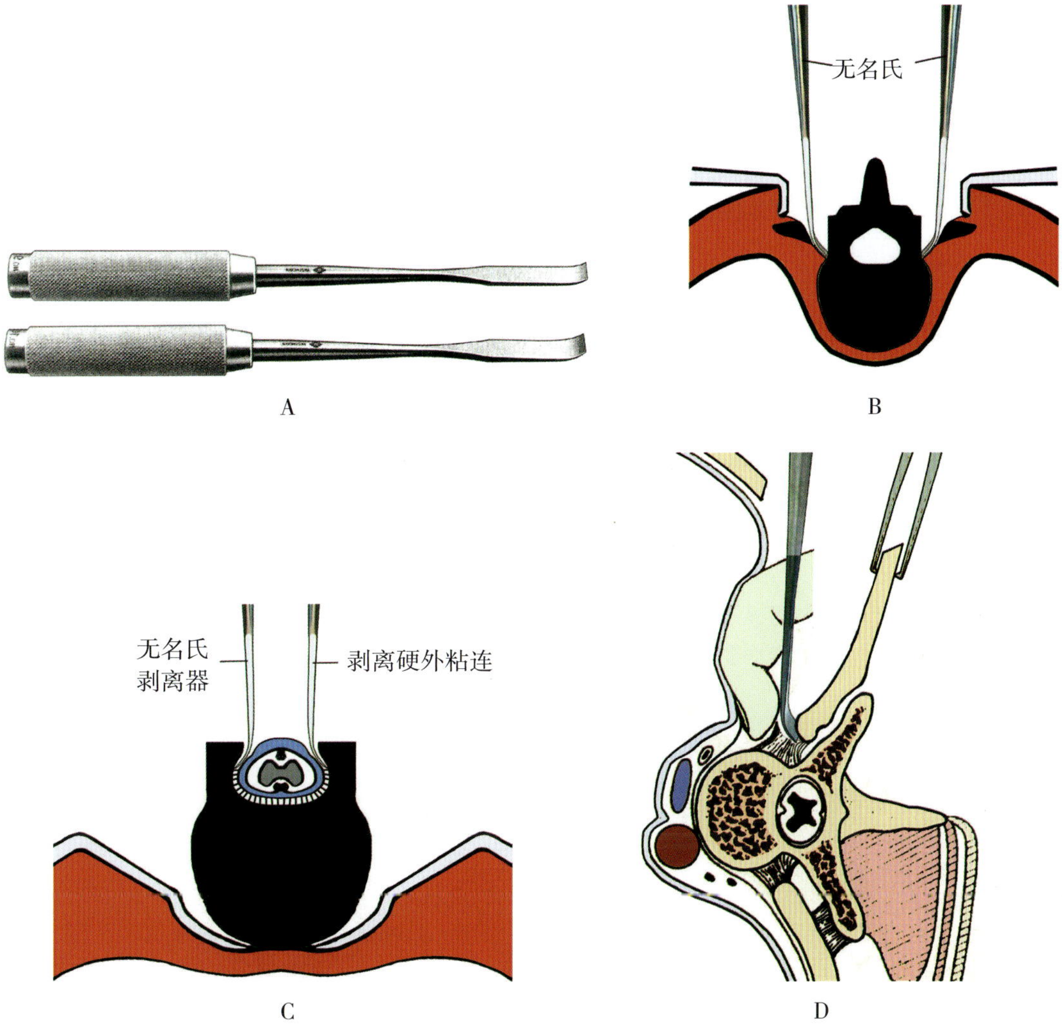

A. 无名氏剥离器分大小两把；B. 当全脊柱截骨时用于剥离两侧的椎弓根和椎体腰部；C. 当脊柱结核作全脊柱截骨时，剥离硬膜外粘连；D. 当需要作外侧入路暴露椎体时，用无名氏剥离器切除肋骨小头，非常方便

图6–10 无名氏剥离器的不同用途

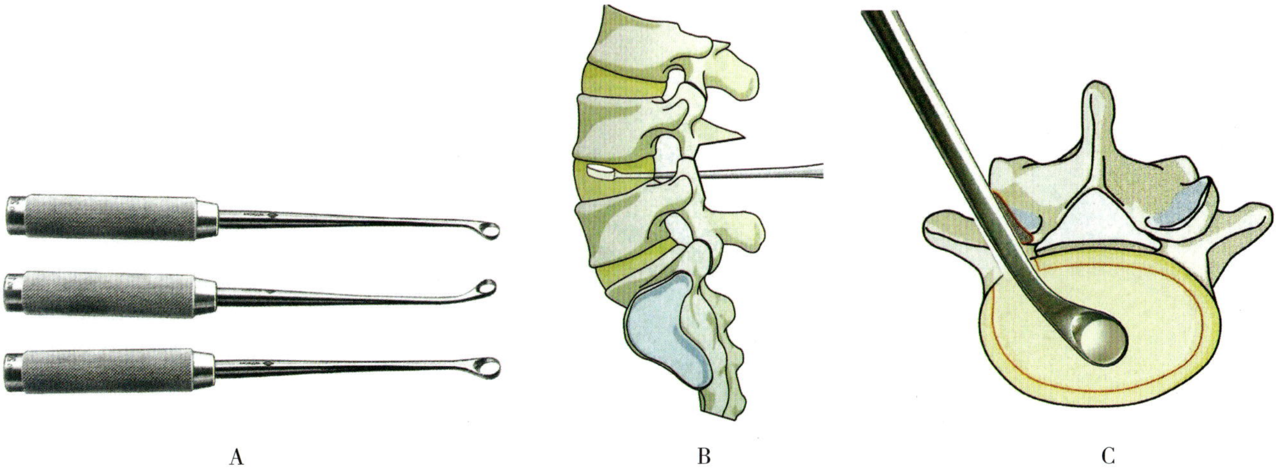

A. 空心刮勺分左、右、直3把；B. 当行腰椎椎体间融合术时，直刮勺用于刮除椎间盘、髓核和软骨板的中央部分；C. 当行腰椎椎体间融合术时，弯刮勺用于刮除椎间盘、髓核和软骨板的边缘部分

图6–11 空心刮勺的用途

11．No.22、No.23椎体腰部剥离器（大、小） 专门用于剥开椎体腰部的节段血管，保证在不损伤节段血管的情况下，自骨膜下严格地进行剥离，直至将节段血管完整地挡在术野之外，然后靠撬板的作用挡开，达到不用结扎节段血管的目的（图6–12）。

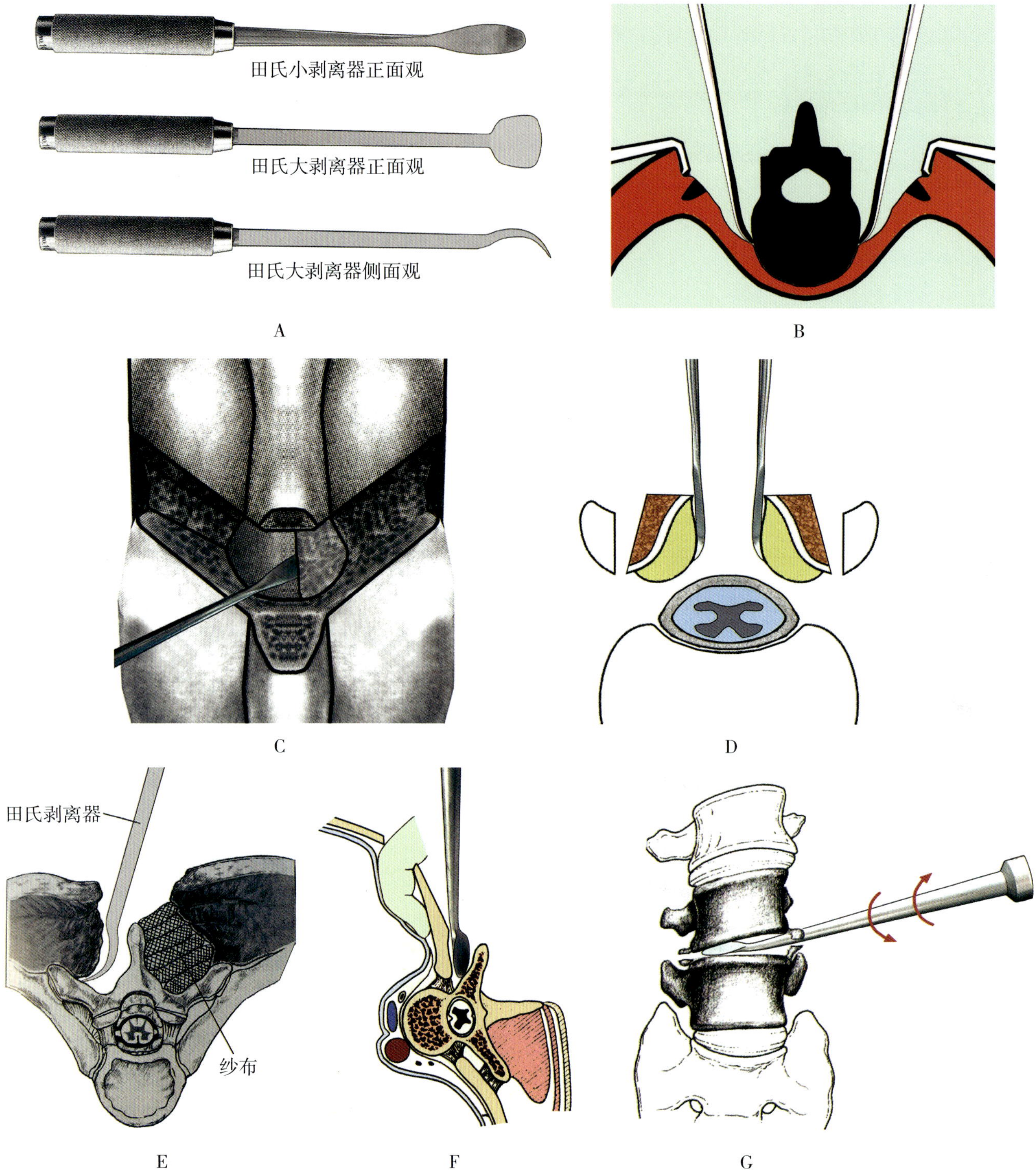

A．椎体腰部剥离器分大、小两把；B．用椎体腰部小剥离器沿着椎体腰部向前剥离直达前纵韧带下，再更换撬板；C．ASK椎板V形截骨时，用椎体腰部小剥离器自黄韧带中央间隙，插入椎板内侧骨皮层与黄韧带之间，沿着截骨间隙向前剥离，分开黄韧带和内侧骨皮层间隙，然后截骨切除全层椎板；D．当胸椎黄韧带骨化时，用椎体腰部小剥离器自内向外剥离骨化的黄韧带和椎板内侧骨皮层，减压脊髓；E．椎体腰部大剥离器用于棘突、椎板、关节突和横突的剥离暴露；F．椎体腰部大剥离器用于肋椎关节的分离暴露；G．椎体腰部大剥离器用于椎体间隙的撬拨复位

图6–12　田氏椎体腰部剥离器的不同用途

第四节 要点及注意事项

1）Ⅶ型田氏脊柱骨刀乃经过32年的临床应用，在前Ⅵ型的基础上，又进一步改进和进一步完善生产出来的符合经后路绕过脊髓、神经根作前方椎体截骨切除术的器械。利用精确计算好的器械的形状和弯度来绕过硬膜管，避开脊神经根来做椎体截骨切除术，代替了前后路两期手术。变两期手术为一期手术，实为真正的微创与革新。

2）Ⅶ型田氏脊柱骨刀共23把，其用途可包括脊柱外科范畴内的各种大小手术，从腰椎间盘摘除术到全脊柱截骨术，都离不开田氏脊柱骨刀这套器械。如能掌握田氏脊柱骨刀应用的基本功和截骨切除的手术技巧，可大大拓宽脊柱外科中的治疗范围，把以往认为难治的病例变为可治之症。

3）田氏脊柱骨刀的应用属于一种工艺性手术技巧，只有真正的有心人方能学到和领会到，真正的基本功是靠领悟和苦练方能掌握的。

4）Ⅶ型田氏脊柱骨刀中的月牙刀根据强直性脊柱炎椎体前缘骨化需要截骨切断的宽度，又重新加宽了月牙刀刃口的宽度及月牙刀的弧度，使其更符合经后路切断椎体前缘所需要的宽度和形状。使椎体前缘切断后产生前张开后闭合的效果更可靠。

5）Ⅶ型田氏脊柱骨刀中的空心刮勺又增加了一把大号直刮勺，用于腰椎植骨融合术中彻底刮除椎间盘及上下软骨板的中央部时更加快速便捷。左右刮勺用于刮除两侧的椎体间隙，这3把器械的配合应用，在清除椎体间隙、椎体间植骨融合或安装融合器上节约了许多时间。

6）Ⅶ型田氏脊柱骨刀中的铲刀，根据切除椎体中央部分的需要，又重新改变了铲杆角的角度，有利于切除椎体中央部分时更加方便可靠。

7）Ⅶ型田氏脊柱骨刀中又增加了椎体腰部剥离器大小两把，对保证严格的骨膜下剥离和不损伤节段血管具有较大的安全性。

8）Ⅶ型田氏脊柱骨刀中用斜尖刀代替了后缘骨刀，故将后缘骨刀取消。斜尖刀最多用于腰椎间盘切除术中切除中央型椎间盘突出或椎体后缘骨赘。

9）Ⅶ型田氏脊柱骨刀中的撬板又较原来的撬板略加宽，以利做长节段的椎体切除术用，整个椎体切除后，使撬板能挡在上、下椎体的前缘。

10）Ⅶ型田氏脊柱骨刀内的田氏剥离器分大小两把，用它来做椎弓椎体的剥离均可。这两把田氏剥离器，可在各种手术中多用。田氏小剥离器专门用于剥离椎体腰部的节段动静脉，使其不受损伤。田氏大剥离器用于椎体外侧缘及纤维环部分的剥离暴露。

（田慧中 马 原 吕 霞）

参考文献

[1] 田慧中．角形脊柱后凸的手术治疗［J］．中华骨科杂志，1992，12（3）：162-165.

[2] 田慧中，原田征行，田司伟．后方侵袭による脊椎骨切り术［J］．脊柱变形，1992，7（1）：4.

[3] 田慧中，项泽文．脊柱畸形外科学［M］．新疆：科技卫生出版社，1994：271-324.

[4] 田慧中．UL形侧隐窝开窗腰椎间盘切除术500例报告［J］．美国中华骨科杂志，1996，2（3）：172.

[5] 田慧中，等．切除椎体后缘骨块立柱挡板植骨术［J］．美国中华骨科杂志，1996，2：243.

[6] 田慧中．半椎板切除全椎管减压术治疗腰椎管狭窄症50例报告［J］．美国中华骨科杂志，1996，2（2）：144.

[7] 田慧中，李佛保．脊柱畸形与截骨术［M］．西安：世界图书出版公司，2001：377-735.

[8] 田慧中．脊柱外科医师要善于使用咬骨钳和骨刀［J］．中国现代手术学杂志，2002，6（1）：67.

[9] 田慧中. "田氏脊柱骨刀"在矫形外科中的应用 [J]. 中国矫形外科杂志，2003，11（15）：1073-1075.

[10] 田慧中，林庆光，谭远超. 强直性脊柱炎治疗学 [M]. 广州：世界图书出版公司，2005：127-261.

[11] 田慧中，王彪，吕霞，等. 强直性脊柱后凸截骨矫正内固定术 [J]. 中国矫形外科杂志，2005，13（7）：509-512.

[12] 孙改生，田慧中. 经后路用骨刀行脊髓前减压术治疗外伤性截瘫25例报告 [J]. 中国矫形外科杂志，2006，7：549-550.

[13] 田慧中，吕霞. 强直性脊柱炎颈胸段后凸畸形截骨矫正术 [J]. 中国矫形外科杂志，2006，14（7）：522-523.

[14] 田慧中，刘少喻，马原. 实用脊柱外科学 [M]. 广州：广东科技出版社，2008：87-409.

[15] 田慧中，刘少喻，马原. 实用脊柱外科手术图解 [M]. 北京：人民军医出版社，2008：152-675.

[16] 田慧中，马原，吕霞. 微创式V型截骨分次矫正强直性脊柱后凸 [J]. 中国矫形外科杂志，2008，16（5）：349-352.

[17] 田慧中，白靖平，刘少喻. 骨科手术要点与图解 [M]. 北京：人民卫生出版社，2009：46-165.

[18] 马原，刘少喻，曾昭池. 脊柱外科内固定技术 [M]. 北京：人民军医出版社，2010：189-304.

[19] 田慧中，梁益建，马原，等. 用田氏骨刀作全椎板切除减压治疗胸椎黄韧带骨化症 [J]. 中国矫形外科杂志，2010，18（20）：1693-1696.

[20] 田慧中，艾尔肯·阿木冬，杜萍，等. 后侧半椎体切除治疗先天性角状脊柱后凸 [J]. 中国矫形外科杂志，2010，18（15）：1250-1253.

[21] 田慧中，李明，马原. 脊柱畸形截骨矫形学 [M]. 北京：人民卫生出版社，2011，5：3-339.

[22] 田慧中，艾尔肯·阿木冬，马原. 预防性截骨切除术治疗先天性侧旁半椎体 [J]. 中国矫形外科杂志，2011，19（7）：541-544.

[23] 田慧中. 强直性脊柱后凸畸形截骨矫形后内固定方法的选择 [J]. 中国矫形外科杂志，2011，19（9）：784-786.

[24] 田慧中. 结核性驼背截骨矫形术 [J]. 中国矫形外科杂志，2011，19（23）：1937-1940.

[25] 田慧中，艾尔肯·阿木冬，马原，等. 胸椎间盘突出侧前方入路截骨切除术 [J]. 中国矫形外科杂志，2012，20（5）：459-462.

[26] 田慧中，艾尔肯·阿木冬，马原，等. 胸腰段微创式前路减压植骨L形钢板内固定治疗爆裂型骨折或重度压缩性骨折伴脊髓损伤 [J]. 中国矫形外科杂志，2012，20（14）：1330-1332.

[27] 田慧中，马原，吕霞，等. 胸椎后纵韧带骨化前外侧入路截骨切除术 [J]. 中国矫形外科杂志，2012，20（21）：1995-1996.

[28] 田慧中. 用薄刃骨刀做脊柱截骨矫形术的简史及推广应用 [J]. 中国矫形外科杂志，2012，20（23）：2207-2208.

[29] 田慧中，张宏其，梁益建. 脊柱畸形手术学 [M]. 广州：广东科技出版社，2012：1-483.

[30] 田慧中，李明，王正雷. 胸腰椎手术要点与图解 [M]. 北京：人民卫生出版社，2012：1-470.

[31] Tian HZ. Total spinal osteotomy for the treatment of kyphosis and kyphoscoliosis [C]. Japanese Scoliosis Society Program of the 25th Annual Meeting，1991，25：23.

第七章　轻便颅盆环牵引装置的应用

第一节　概　　述

脊柱是躯干的主要支柱，构成胸腔和腹腔的后壁。胸段有肋骨得以附着，胸腹腔之内脏赖以依存，既是脊髓神经之通道，又为大血管所依附而行，因此任何原因所致的脊柱变形，都必须恢复其正常状态。

治疗脊柱的损伤与疾病，自古以来是医家之难题，近代已成为矫形外科重要研究课题之一。治疗脊柱骨折脱位，我国自古就有"攀索""垒砖"的复位法和"腰柱"的固定法。其基本治疗原理与近代医学相同，近代医学一直是沿用各种牵引方法和支具背心、石膏等外固定法以及钢板、螺钉、钢丝等内固定法为主。近40年来才出现了颅环支撑牵引等外固定器材及技术。

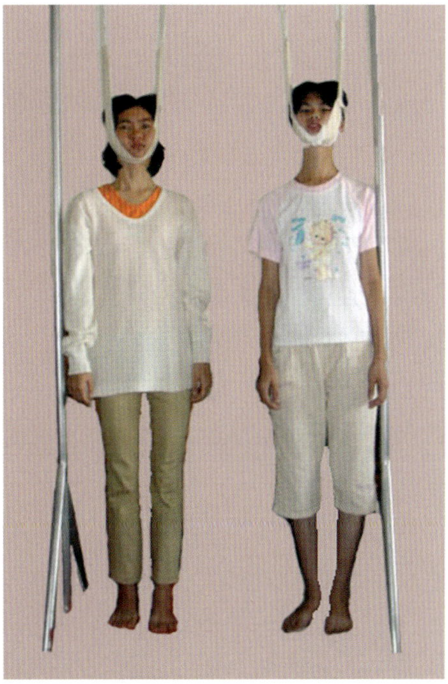

两脚跟离地，每天8~10次，每次5~20min，术前2~4周的牵引过程

图7-1　垂直悬吊牵引法

传统的牵引方法为枕颌带（clisson's sling）悬吊牵引（图7-1），Roger Anderso及Crutch Field的螯状钳颅骨牵引等方法，其机理都是靠牵拉力而使脊柱畸形得以改善，且都必须卧床以绳索悬吊，以自身体重作反牵引（图7-2）。脊柱由多数骨块连接垒砌而成，具有伸屈和旋转的功能，各种悬吊牵引其力量都不能达到使脊柱固定的目的，因此，多年来寻求更有效的脊柱牵引固定装置成为脊柱外科的发展关键。

近40年来，研制出了颅环（halo）支撑固定装置，从生物力学角度看是质的改进。力的作用方式将单纯的牵拉改变为支撑，躯干撑开，周围没有影响撑开的因素，这样的对抗拉力支具，既有足够的牵拉力又有牢靠的固定作用。颅环虽是1959年Perry及Nickel首先制成并开始用于临床，但较广泛的应用是20世纪80年代初期。

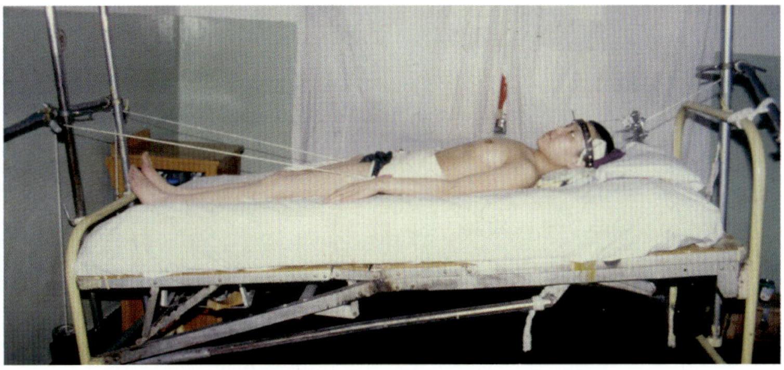

图7-2　平卧位颅环骨盆带牵引，能去除上半身的体重，故牵引力较大，但需长期卧床为其不足之处，适应于拆除颅盆环后仍需要继续牵引治疗的病人

在国内开展颅盆环牵引最早的有山西的马景昆和新疆的田慧中，他们都在20世纪80年代初期在各自不同的工作岗位上自行设计了颅盆环牵引装置，作为重度脊柱侧弯病人的术前、术中和术后的牵引固定，各自取得了上千例的临床经验，特别是田慧中医师又将颅盆环牵引装置进一步改革为"轻便式颅盆环牵引装置"，整套器械的总重量不超过1kg，并取得了国家专利。至2008年手术治疗脊柱侧弯1 732例，取得了丰富的临床经验（图7-3）。

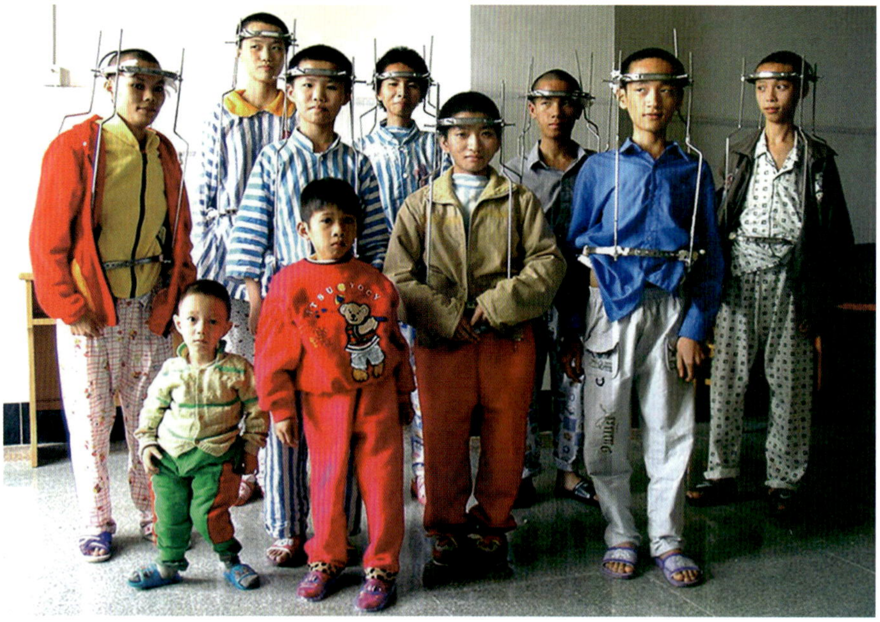

图7-3 改良轻便式颅盆环牵引装置，专门用于正在发育期间的脊柱侧弯患者，整套器械总重量≤1kg，利用它缓慢逐渐延长的作用，使弯曲的脊柱伸直、挛缩的软组织松解，达到矫正脊柱畸形和延长躯干的作用

一、颅盆环支撑的改革和衍变

1967年Moe应用颅环股骨牵引，后来发现颅环股骨牵引对脊柱控制不够，又不能早期离床活动。1969年Levine才开始制成了颅环骨盆环支撑牵引装置Halo Pelvic Distraction治疗严重先天性脊柱侧凸。

作者田慧中于1980—2008年应用自己设计制作的颅盆牵引装置治疗各种类型的重度脊柱侧凸1 100例，取得颅盆支撑牵引治疗脊柱畸形的丰富经验。2002年作者田慧中又将颅盆支撑牵引装置进一步改进为轻便式颅盆环牵引装置（图7-4），整套器械总重量不超过1kg，并取得国家专利。

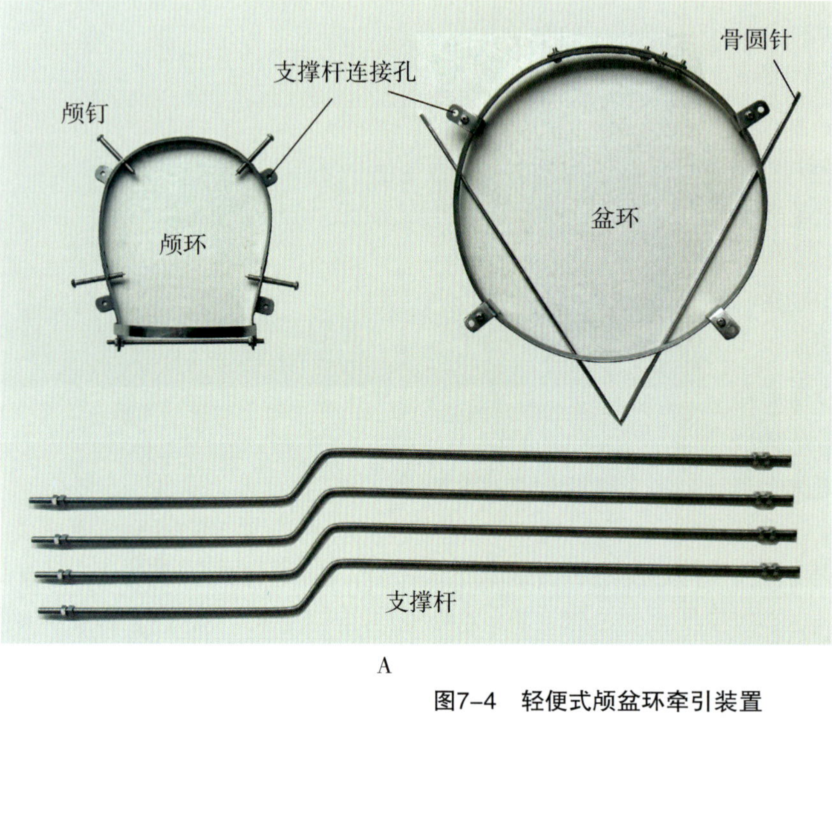

A

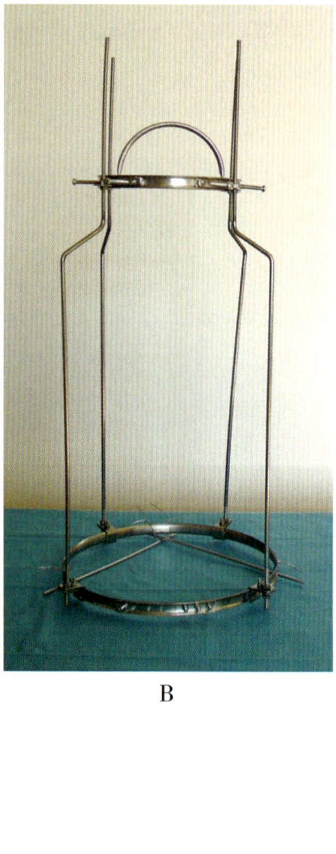

B

图7-4 轻便式颅盆环牵引装置

二、脊柱牵引的生物力学

1．颅骨牵引　平均颅骨悬垂牵引时，牵引力被体重及肌肉收缩抵消一部分，所余的拉力才可以达到每个椎体、椎间盘及有关的韧带，因此，可将变形的脊柱拉直或达到复位目的。

仰卧位颅骨牵引，牵引力为水平方向，而体重为垂直方向，两力互相成直角，衣服、卧俱制止身体向头侧移动，可使颈部被牵直或复位。这种平行身体的作用力即为剪力Shear。如将床头垫高，身体垂直的重力就有助于剪力。

2．脊柱的抗弯曲力　脊柱发生侧凸时，必须伴随脊柱的旋转。腰椎小关节面比较垂直，比胸椎的小关节面易于控制旋转，故侧凸多见于胸椎，胸椎中段最易发生侧凸。

脊柱的椎间盘、韧带可以维持其稳定性，脊柱两旁的肌肉相互对称地收缩，能防止正常脊柱发生弯曲，但当脊柱已经有侧凸旋转存在时，这些偏离中线两旁的肌肉反而成为促进变形的力量。

3．矫正主侧凸的力学　矫正脊柱侧凸是以矫正其C形主弯为主，可以牵引脊柱，也可以从侧方推挤侧凸的顶点，矫正的力必须用等值的力以平衡，就是需要用等值而方向相反的牵引力或推挤力才能产生矫正作用。因此，要矫正侧凸，就必须用牵拉或推挤的力量来平衡其阻力。无论在脊柱的一端牵拉或在侧凸的顶点推挤，没有平衡的力，就不能矫正畸形。而所用等值反方向的力，必须能使脊柱在伸直过程中侧凸两端能互相自由移动，否则只能改变弯曲的式样而不能矫直侧凸。

在矫正脊柱侧凸时，所用的等值而反方向的力之间必须有一段距离，如果等值而反方向的力作用在侧凸的同一平面则得不到矫直作用。

从作用力线到弯曲顶点垂直距离称为力臂。力臂越长，产生的对抗弯曲力越大。作用力乘力臂的长度之积叫作力矩或弯矩，代表对抗弯曲的效应，因此，牵引脊柱两端或沿着脊柱在不同平面对抗推挤就产生力矩。对轻度侧弯，这两种方法都可以奏效，而严重的侧凸，水平的作用从力学上看不到，而牵引则因有相当长的力臂产生的弯矩大而有效。

（田慧中　眭江涛　李　栎）

第二节　颅盆环牵引操作技术

一、颅盆环牵引装置的构成

1．颅环　全部装置除固定颅骨的螺钉和盆针为不锈钢制品外，其余的均选用轻质高硬度铝合金制成，既坚固又质轻。颅环支撑牵引装置构造的最基本部件：颅环、骨盆环、支撑杆、盆针。

1）颅环为一圆形环（图7–5），分大、中、小三号，可根据患者头形略为塑形，使之与头围保持5~10mm的间距，过近易产生压迫，过远则不稳定。环壁厚2mm，环壁宽17mm，过窄过薄不够坚固，承受不住支撑力，过于宽厚则徒增重量。戴圆形颅环卧床时，枕部不能直接着枕，须以项部着枕，故颅环的枕部是上翘的。

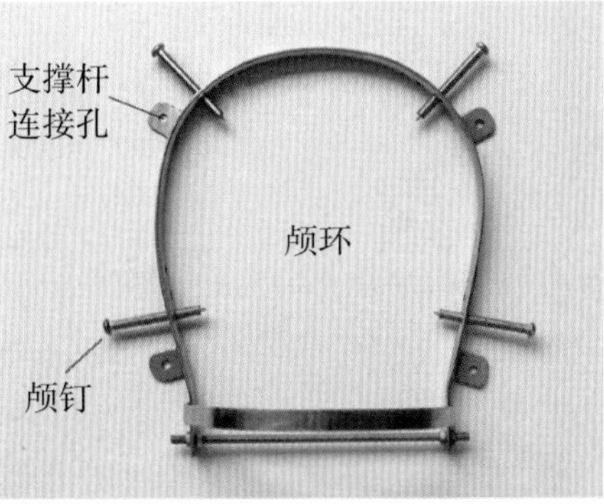

图7–5　颅环分大、中、小三号，枕弓上翘，枕后部有可调节的螺棍

2）颅环上有4个螺钉座（图7–6），每个座上有3个螺钉孔，根据头的大小和形状，选择4枚螺钉的进钉孔，颅环的前两个钉应在眉梢

外上方1.5~2cm处固定，后两个钉应在耳轮后上方1.5~ 2cm处固定（位于最大头颅直径的略下方），前后对角交替拧紧螺钉，调整颅环的四周，使其与皮肤间距保持一致，以保证螺钉旋入颅骨后稳定、可靠。

3）颅环上装有4枚支撑杆连接孔（图7-5），准备与4根支撑杆相连接，以便每日调节其高度进行撑开。

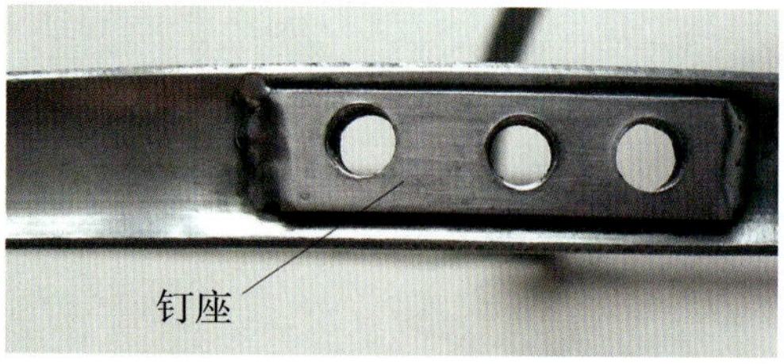

图7-6　钉座：加厚的钉座上有3个颅钉孔可供选用

4）颅环上的4枚螺钉（图7-7），将颅环固定在颅骨上，螺钉要进入人体组织内，故必须是不锈钢制品。螺钉长60mm，外螺纹直径6mm。螺钉尖长5mm，钉尖基部直径2mm。固定于颅骨时，仅钉尖刺入骨皮质，防止在皮质骨上滑动，颅环在颅骨上的固定是靠4枚螺钉相互顶挤保持稳定，并非是螺钉的螺纹进入皮质骨内，故无穿透颅骨之虑。

2．可调式骨盆环　骨盆环为一圆形环（图7-8），分大、中、小三号，环壁厚2mm，环壁宽17mm，周长970mm，周长有可调装置，可任意压成椭圆形，带有4枚支撑杆接头。盆针与盆环的固定方法为先用细钢丝将盆针固定在盆环上，然后用骨水泥或牙托粉包埋固定。这种方法比盆针固定器方便可靠，可完全代替盆针固定器。

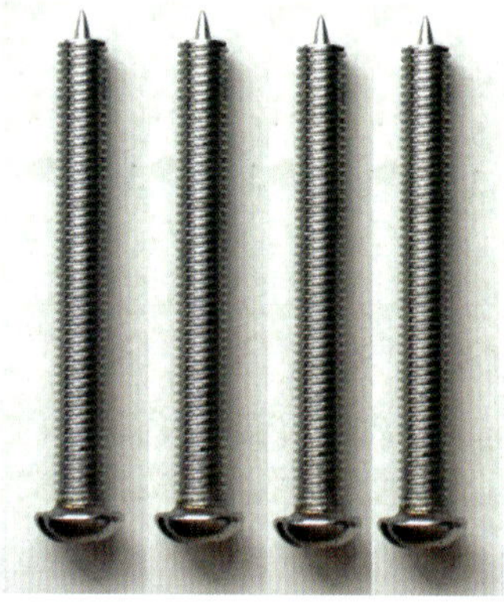

A

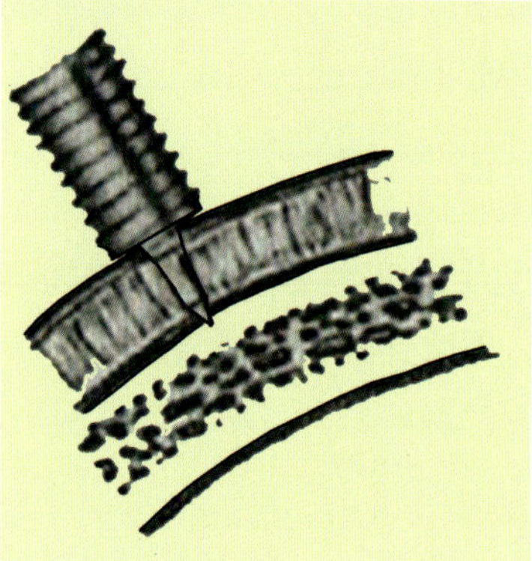

B

A．4枚颅钉；B．颅钉的尖端刺入颅骨外板，防止滑移

图7-7　颅钉

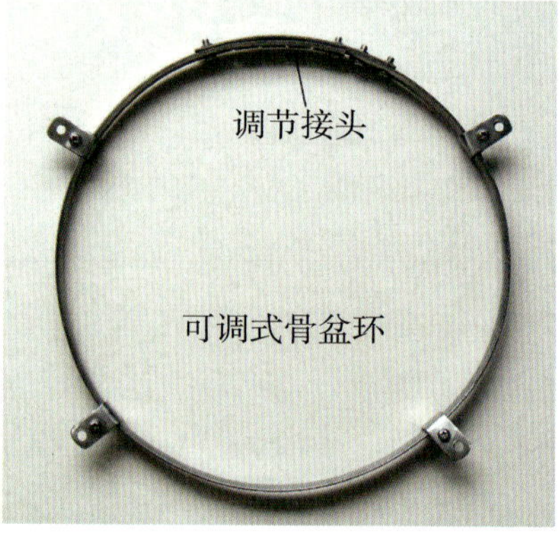

图7-8　可调式骨盆环

3．支撑杆　其长度分大、中、小三号（图7-9），杆长50~80cm，杆粗6mm，上端螺纹长度24cm，下端螺纹长度6cm。上端穿于颅环上的支撑杆固定孔内，以上、下螺母夹紧固定，作撑开之用，下端穿于骨盆环上的支撑杆固定孔内，以上、下螺母夹紧固定。对侧弯重的病人，可任意将杆折弯，来适应脊柱的弯度。安装时4根支撑杆的力线应取得一致，使颅环位于水平位。

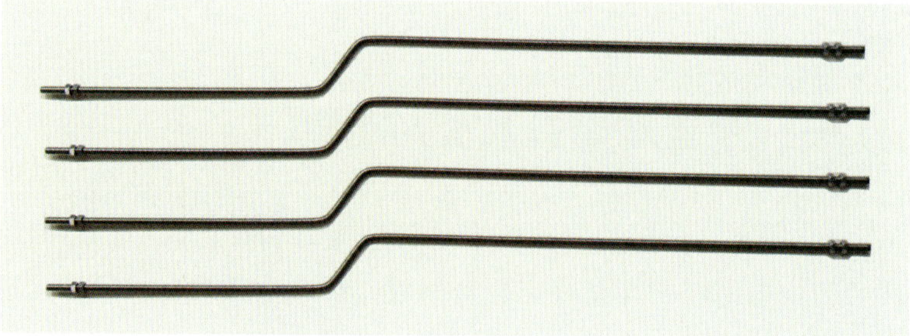

图7-9　4根支撑杆，分大、中、小三号，长度50~80cm

4．盆针　3.5~4.0mm直径的扁头骨圆针，长度30~35cm，各两根备用。先用导针（同样粗细的带手柄的骨圆针，长度20cm）自髂前上棘以上3~5cm处，将导针自刺孔内击入骨质，然后调整方向，向着髂后上棘的方向用小锤轻轻打入，出针部位在髂后上棘或略偏髂后上棘的内侧即可，然后更换骨圆针，按照导针的方向击入，如果导针方向欠佳也可调整方向击入骨圆针。一般骨盆穿针技术掌握后，无须使用瞄准器，因为瞄准器并不能正确的指导进针方向，熟练掌握穿针技术是穿针成功的关键。

5．盆环与盆针的连接法　以往对盆环与盆针的连接方法，是采用特制的连接固定器，用起来很不方便、安装困难且不牢固。现今我们常用的方法是，钢丝固定骨水泥或牙托粉包埋（图7–10），是简单而有效的固定方法。

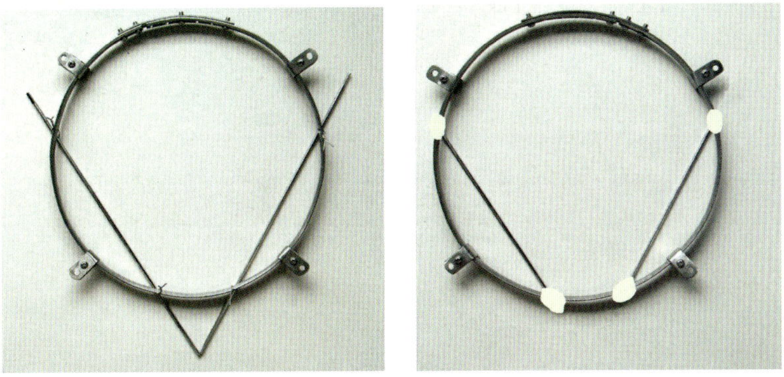

A　B

A．先用1.0mm直径的Luque钢丝将盆针与盆环相固定；B．然后用骨水泥或牙托粉包埋固定

图7–10　盆环与盆针固定法模拟图

二、盆针与颅环的安装

1．麻醉　采用短暂的小剂量静脉全身麻醉，时间不需要过长，使其回病房后即可清醒过来。

2．麻醉前注意事项　令病人取站立位，标记出进针点（髂前上棘以上3~5cm），出针点（髂后上棘顶点）（图7–11）。

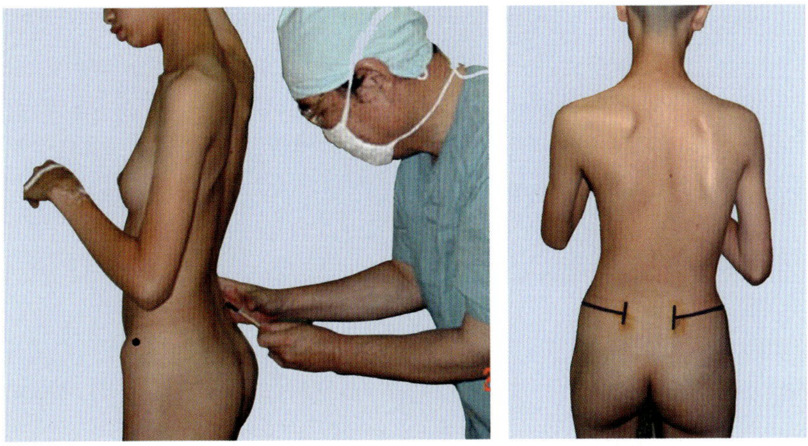

A　B

在站立位标记出进针点和出针点，才能知道是否有两下肢不等长引起的骨盆倾斜，以便在骨盆穿针时考虑进针和出针的高低水平

图7–11　标记出进针点和出针点

3．骨盆穿针操作（图7–12）　令病人取侧卧位，消毒铺单，自髂前上棘以上3~5cm处，用2支硬膜外穿刺针，沿着髂骨内外侧骨板，向着髂后上棘的方向刺入，作为示踪方向和固定皮肤防止滑动，再用尖刀在进针部位刺一小孔直达骨质，将导针自刺孔内击入骨质，然后调整方向，向着髂后上棘的方向用小锤轻轻打入，开始可用瞄准器，有经验后直接打入即可，出针部位在髂后上棘或略偏髂后上棘的内侧即可，第一根针穿好后，给病人翻身将已穿好的针放在手术床的空洞内，重新消毒铺单，再用同样的方法穿第二根针。两根针穿完后，给病人取仰卧位，颈胸部垫高，以便安装颅环。

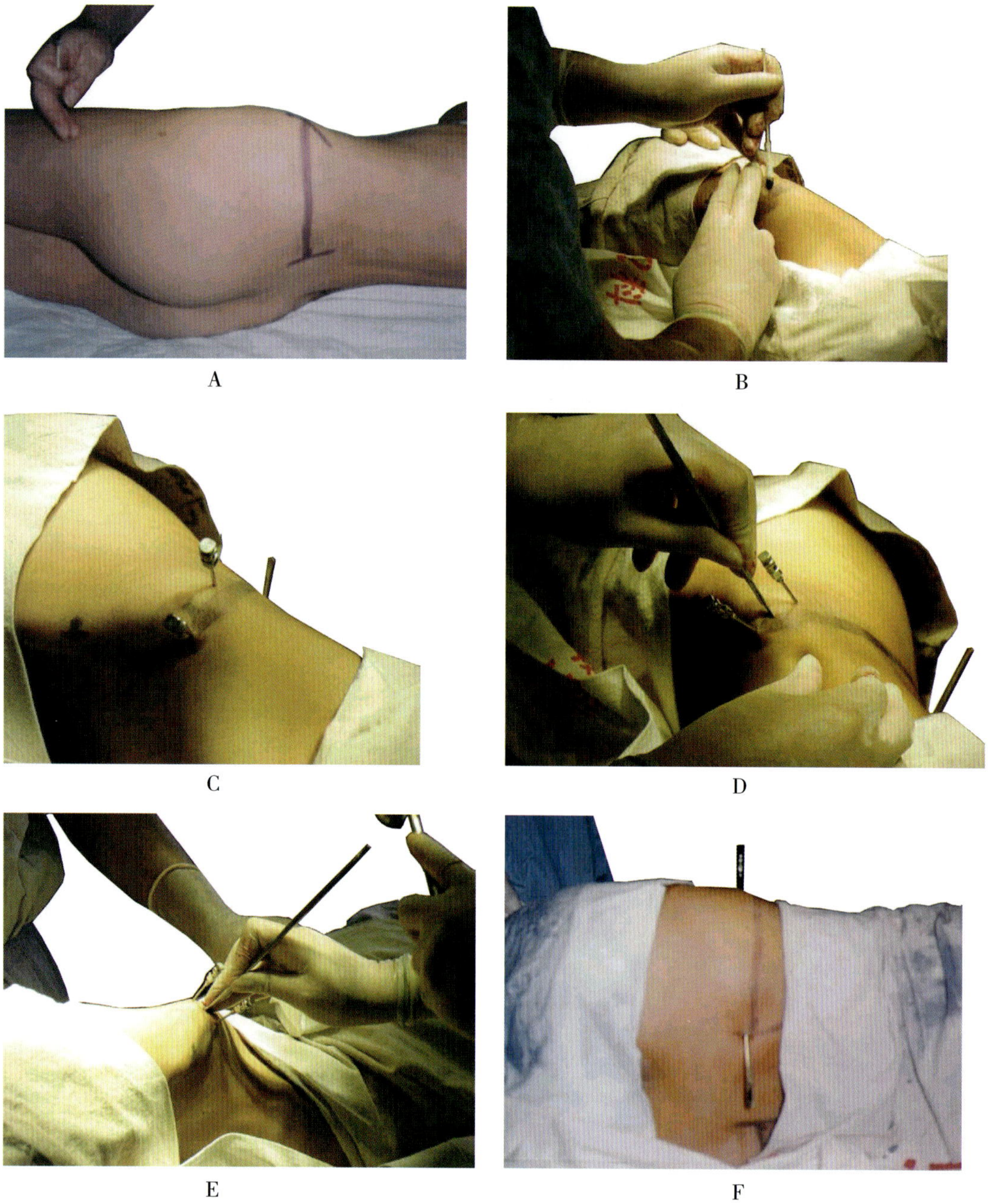

A．病人取侧卧位，描记出进针点和出针点，两点之间作连线，以示进针和出针的方向；B．进针点应在髂前上棘以上两横指，即3~5cm处，此处髂骨较厚容易穿针，只有在此进针，才能使盆针位于站立时的水平位，方便行走；C．先用硬膜外穿刺针插入盆内外的骨膜下，引导进针方向和固定皮肤防止滑移；D．在两针之间用尖刀刺入皮肤直达髂骨，自此插入导针；E．拔出导针，更换直径3.5~4.0mm的骨圆针，沿导针的方向，用小锤轻轻击入，直至骨圆针自髂后上棘穿出皮肤为止；F．一侧骨盆穿针已完成，令病人翻身，再用同样的方法做对侧的穿针

图7-12　骨盆穿针技术

骨盆穿针方法分两种，一为直接穿针法，二为借用瞄准器穿针法。笔者惯用直接穿针法，直接穿针法如能正确掌握其要领，靠手感，用小号骨锤锤击的方法能清楚地掌握进针的方向，不会偏离髂骨过远，安全可靠。用瞄准器和手摇钻钻入髂骨的方法（图7-13）过于复杂，延误了时间，且骨圆针向前推进的方向也并非完全按照瞄准器所指的方向前进，其原因是当骨圆针的尖端遇到髂骨骨皮层的侧压力时，骨圆针的尖端也会偏离瞄准器的指引线，过分依靠瞄准器，有时还会出现更大的偏差，有损伤盆腔内其他重要脏器或大血管的

可能性，为了安全起见，不主张采用瞄准器穿针法。

4．颅环安装　颅环的前两个钉应在眉梢外上方1.5~2cm处固定，后两个钉应在耳轮后上方1.5~2cm处固定（图7–14），前后对角交替拧紧螺钉，调整颅环的四周，使其与皮肤间距保持一致。由颅环的弹性挤压力和四枚螺钉向外的撑力，使钉子固定在颅骨的外板上。因为钉子固定在颅骨最大直径的下方，使钉尖刺入颅骨外板，牵引中不会出现颅环上移及牵拉皮肤现象。螺钉拧紧后，再向后回退半圈，使钉周围的皮肤回复原位，然后再在钉子周围注射局部麻醉药液，以防回病房后疼痛（图7–15）。

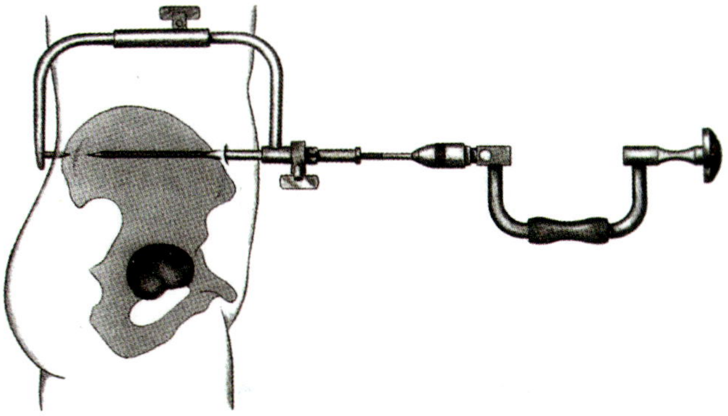

图7–13　用瞄准器和手摇钻钻入髂骨的方法

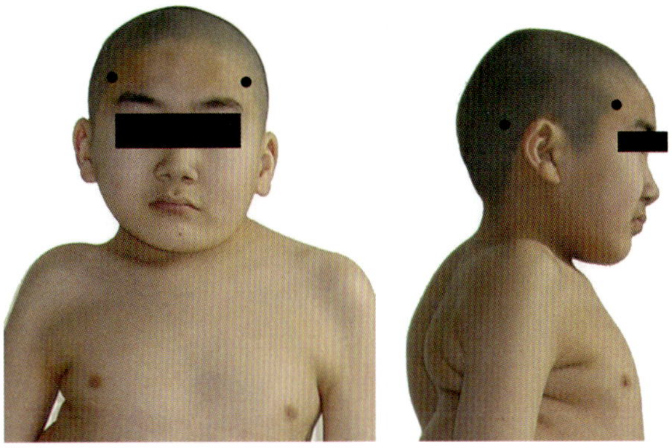

A　B

图7–14　颅环的前两个钉应在眉梢外上方1.5~2cm处，后两个钉应在耳轮后上方1.5~2cm处，如图中的黑点所示

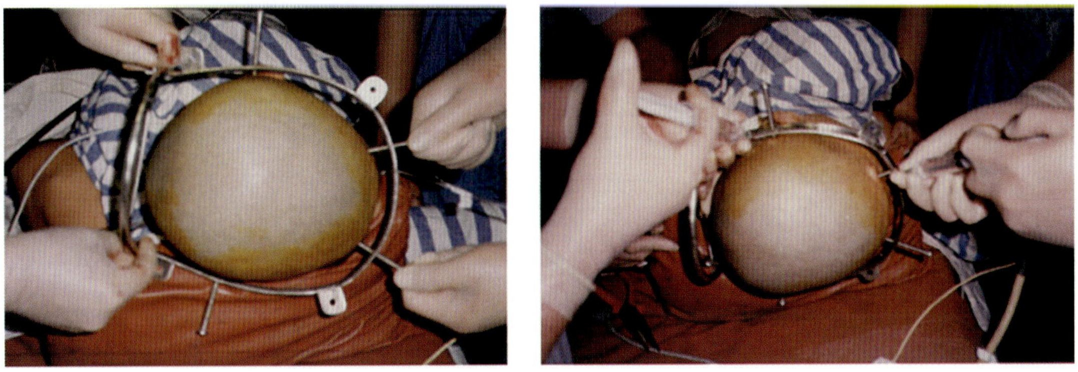

A　B

A．颅环上的4枚螺钉拧紧固定；B．然后在螺钉周围注射局部麻醉

图7–15　在静脉麻醉下完成骨盆穿针后，再安装颅环

三、盆环与支撑杆的安装

安装盆环及4根支撑杆：装好颅环和盆针后，送病人回病房，1~2天后，再在病房内安装盆环和4根支撑杆（图7–16）。先用细钢丝将盆针固定在盆环上，然后用骨水泥或牙托粉包埋固定，待其凝固后，再安装4根支撑杆，助手握住颅环向上牵引，使头保持中立位，不要有旋转、侧屈、后伸和前屈，使颈前后受力均匀，将4根支撑杆分别装入颅环和盆环的连接孔内，上端的支撑杆用2枚螺母夹持固定，下端的支撑杆也用2枚螺母夹持固定（图7–17），观察4根支撑杆的力线方向是否一致，否则需将支撑杆折弯使其力线取得一致。在上端螺纹的基底部用胶布条缠绕，作为以后每天升高测量的标记，以后每天向上旋转螺丝母，使4根支撑杆产生撑开作用。

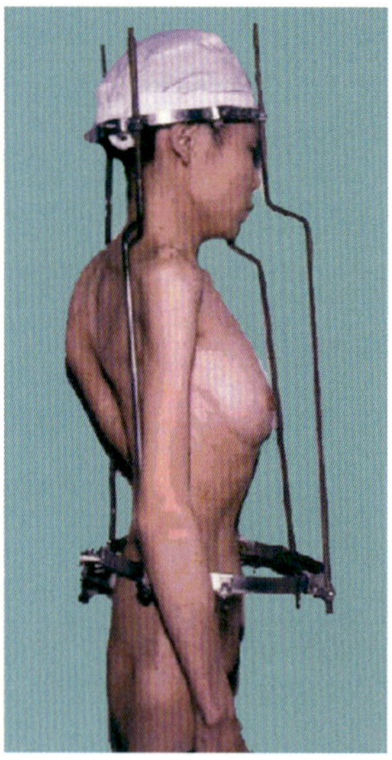

图7-16 第二天在病房安装盆环和4根支撑杆，然后开始下床活动，白天多做室内外活动，以防骨质脱钙，夜晚睡觉时应用枕头垫实，牵引4~6周后，再作内支撑内固定手术

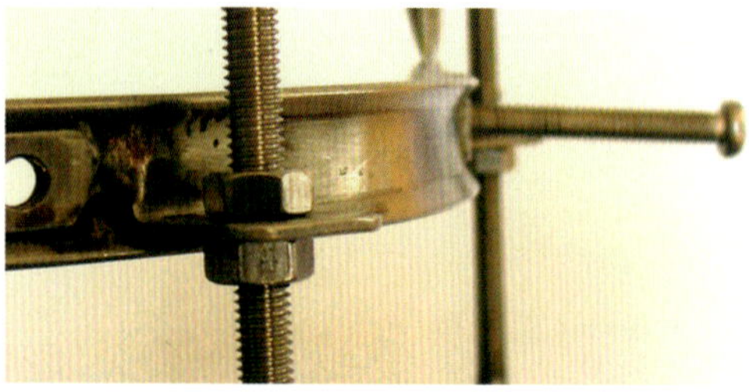

图7-17 支撑杆的上端插入颅环的连接孔内，用2枚螺母夹持固定

（程俊杰　田慧中　吕　霞）

第三节　颅盆环牵引期间的速度和注意事项

一、牵引期间的调节与升高速度

颅盆环支撑牵引应先快后慢，最初每天3~5mm，以后每天1~2mm，最后每天不得超过1mm，切忌牵引速度过快，应严密观察病人是否有过度牵引症状出现，如有伸舌困难、语言不清、流涎等现象出现，应立即停止牵引或下降5mm，观察病人是否恢复，如无恢复还应再下调5mm，继续观察，必要时应拆除颅盆环以利恢复。因为颅盆环牵引必须在漫长的过程中逐渐牵开，才能适应骨组织和软组织的松解延长，整个颅盆环牵拉过程应在4~8周内方能完成，绝不能急于求成，切忌牵引的速度过快，以免造成不可逆性脊髓和神经过度牵引损伤。

颅盆支撑牵引期限的长短则根据欲达到的目的而定。如用于颅盆牵引作术前准备时，牵引期限一般为4~6周，待重度弯曲度变为轻度弯曲后，预计内固定器械可以置入时，即可完成牵引任务。如用于Ilizarov牵拉成骨的方法矫治脊柱侧弯时，则需要更长的牵引时间，利用其慢性牵拉的过程中，通过“时间变量”使弯曲的脊柱伸直，则需采用牵引与外固定交替进行的方法。根据我们初步应用的结果，认为颅盆牵引常常需要10周、石膏外固定10周、休息1周、再重复进行1次，即需要1年左右的疗程方能达到矫正脊柱侧凸的目的，还必须是发育期间的儿童。

二、戴颅盆环期间的注意事项

1）带颅盆环可以在室内外活动，但应有医护人员或家属陪同，应注意不能做剧烈的运动和打闹，不能跌倒损伤。

2）带颅盆环应多做站立、行走等户外活动，以防骨质脱钙。只有在不断的活动中才能使椎间关节产生蠕变和松解，使弯曲的脊柱容易牵拉变直（图7-18、图7-19、图7-20）。

3）带颅盆环睡觉时，应用填料垫实（图7-21），不能让病人悬空在架子上，悬空会使病人得不到真正的休息。

4）颅盆环牵引到3周以后，因牵开的高度逐渐增加，使颈部受力过大，可在颅盆环牵引下，使用提肩带（图7-22），减去上肢的重量，使颈部受力减轻，加大胸腰椎牵引的力度。患者如感到吞咽困难、说话不便、颈部肌肉高度紧张时，则为过牵表现，应及时向医生反应，停止继续升高，休息数日，甚至降低5~10mm，待病人症状消失后，再考虑能否继续牵引治疗。

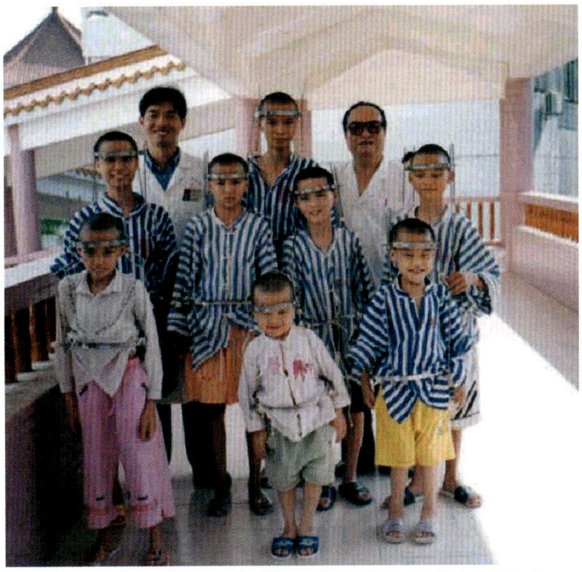

图7-18 带颅盆环应多做室外活动，吸收新鲜空气，经常晒太阳，以防骨质脱钙，只有在不断的活动中，骨组织和软组织才能逐渐拉长，弯曲的脊柱才能逐渐变直

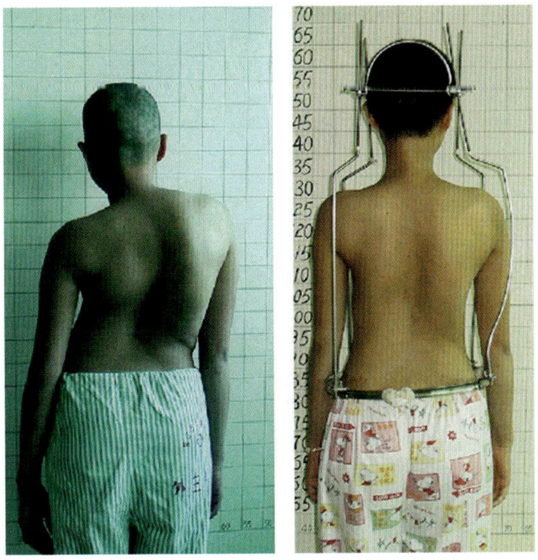

A B

A．脊柱侧弯牵引前；B．颅盆环牵引4周后，脊柱已变直

图7-19 脊柱侧弯畸形

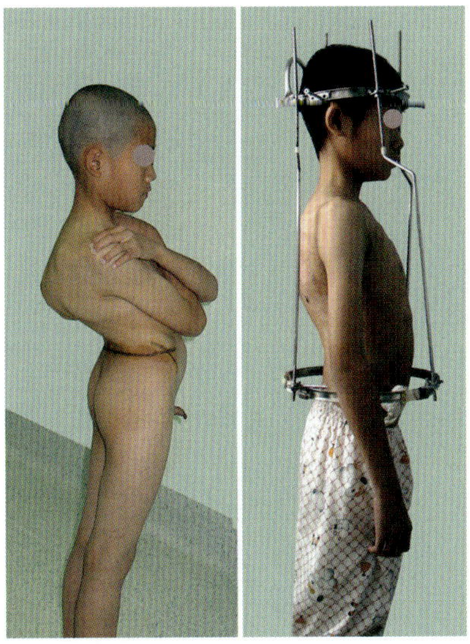

A B

A．牵引前；B．颅盆环牵引3~4周，作术前准备

图7-20 结核性脊柱后凸

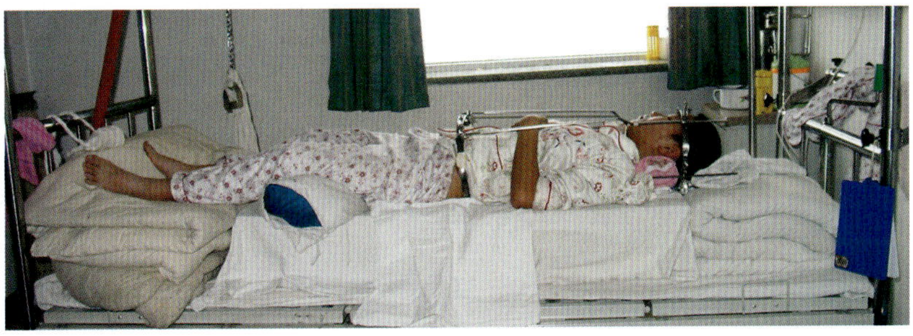

图7-21 带颅盆环睡觉时，应该用填料垫实，绝不能让病人悬空在架子上睡觉

5）颅环上的4个螺钉，应将钉尖刺入骨皮质内防止滑动移位，跟随着固定时间的延长，可能会发生松动和移位，引起病人疼痛。应随时检查拧紧螺钉，防止松动和移位，即可解除疼痛问题。

6）颅钉和盆针刺入皮肤的部位，如无感染和分泌物，则令其保持干燥，无须滴酒精，因为酒精挥发后剩下来的是水，反而容易感染。如果钉眼和针眼有炎症和分泌物时，则应用新洁尔灭棉球，每天清洁伤口1~2次，也可用无菌纱布覆盖并同时应用抗生素预防感染。

7）在撑开过程中如发现盆针有移位引起病人疼痛者，则应检查盆针是否被撑豁下沉，必要时则应更换盆针。

8）在颅盆环牵开过程中，如出现胸腔上口综合征（如尺神经麻痹），则应调整撑开力使其缓解，当撑开力调整后，仍不能解决问题时，则应考虑做第一肋骨切除术，然后再继续牵引。

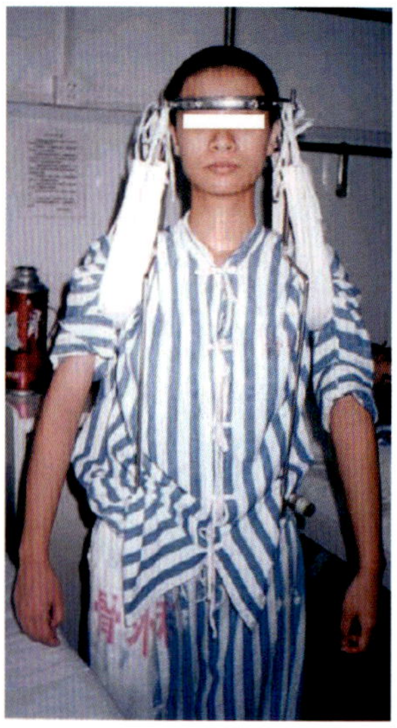

图7-22　提肩带可减去上肢的重量，使颈部受力减轻，加大胸腰椎牵引的力度

9）在颅盆环牵开过程中，如出现肠系膜上动脉综合征，则应令病人作头低俯卧位（图7-23），禁食或胃肠减压，待病人恢复正常肠蠕动和排气后，再开始进流质饮食。

10）在颅盆环牵开过程中，如出现伸舌困难、语言不清、吞咽障碍则为C_1、C_2颈椎过度牵引表现，应及时降低牵引高度直至病人恢复为度。

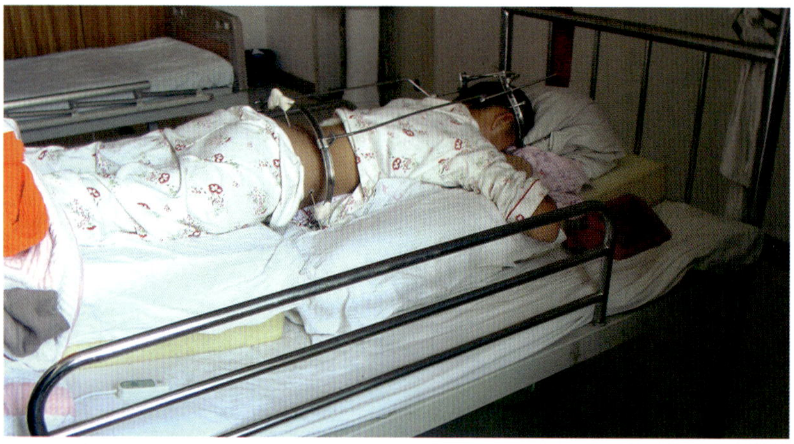

图7-23　头低俯卧位可减轻肠系膜上动脉对十二指肠的压迫，使病人的腹痛、腹胀、呕吐等现象得到缓解

11）对胸廓畸形严重的病例，也可在此期间，进行胸廓成形术。胸廓成形术的患者，有并发气胸的可能性，术后应拍胸部X线片和严密观察，如有气胸存在应穿刺抽气或安装胸腔闭式引流管等处理。

（田慧中　马　倩　张　勤）

第四节　颅盆环牵引期间更换颅钉和盆针

牵引期间如因颅钉穿透颅骨全层，则应及时更换颅钉，更换的方法是先将颅环上临近的钉孔和皮肤严格消毒，然后将 2% 盐酸利多卡因，通过钉孔刺入皮肤直达颅骨，边推麻药边拔出针头，注入药液3~5mL，然后将已消毒好的颅钉通过钉孔拧入，使钉尖刺入颅骨外板，然后再将穿透颅骨的螺钉退出即可。如因颅钉松动后钉尖在颅骨上滑移，则应及时调整颅环的位置，拧紧螺钉，使其钉尖刺入颅骨外板内防止其滑移。若颅钉的尖端弯曲时，则应更换颅钉。

牵引期间如因骨质疏松或发育不良，引起盆针下沉或撑豁骨质的现象发生，引起疼痛，则应及时更换盆针。更换盆针应在手术室内进行，静脉麻醉下严格消毒器械和皮肤，在下沉盆针以上部位，自骨盆内、外沿髂骨内、外板插入硬膜外穿刺针，作为示踪标志和固定皮肤，然后再参考原盆针的进针方向打入导针，确认导针方向正确后，更换已备好的骨圆针，再拔除下沉的骨圆针，然后再将盆针与盆环用钢丝牙托粉进行固定。

第五节 拆除颅盆环的方法

颅盆环拆除的方法有两种，一为立位拆除法，二为卧位拆除法。

1. 立位拆除法 令病人站立，先将颅环上的4枚螺母卸掉，再将颅环下的4枚螺母向下各松开3~5cm，第一助手双手稳住颅环并上提，然后彻底消毒盆针和皮肤，清除盆针上的创痂和分泌物，全部清洗干净后，这时第二助手稳住盆环，术者用大力剪剪断前后两端与盆环连接的骨圆针，将盆环和4根支撑杆一起向下脱出，这时第一助手向上提颅环，第二助手向下压盆环，使4根支撑杆的上端与颅环分开，即可将盆环和4根支撑杆自病人的脚下取出。然后，用老虎钳拔除盆针，用消毒敷料包扎针孔。最后由第一助手两手托住病人的颌枕部，术者和第二助手将颅环上的4枚螺钉退出，取掉颅环敷料包扎，卧床休息。

2. 卧位拆除法 令病人取仰卧位，先将颅环支撑杆上的4枚上螺母和盆环支撑杆的4枚下螺母卸掉，再将颅环支撑杆下的4枚螺母向下各松开5cm，分别取除4根支撑杆，然后彻底消毒盆针和皮肤，清除盆针上的创痂和分泌物，全部清洗干净后，用大力剪剪断前后两端与盆环连接的骨圆针。由助手托起病人的腰部和臀部，将盆环向下脱出，然后再拔除骨圆针，用消毒敷料包扎针孔。由助手托住病人的头和颈部，将颅环上的4枚螺钉退出，取除颅环给予消毒包扎。

（程俊杰 袁 丽 马 涌）

参考文献

[1] 田慧中，李佛保. 脊柱畸形与截骨术［M］. 西安：世界图书出版公司，2001：193-217.

[2] 田慧中. 脊柱侧弯合并胸前凸重建胸后凸的手术治疗［J］. 中国现代手术学杂志，2002，6（1）：52-53.

[3] 田慧中. 头盆环牵引治疗侏儒症［J］. 中国矫形外科杂志，2003，11（6）：419.

[4] 田慧中. 脊柱侧弯合并漏斗胸的诊断与治疗［J］. 中国矫形外科杂志，2005，13（5）：393.

[5] 田慧中，曲龙，吕霞，等. 牵拉成骨技术在发育期间脊柱畸形中的应用［J］. 中国矫形外科杂志，2006，14（13）：969-971.

[6] 田慧中，吕霞，马原. 头盆环牵引全脊柱截骨内固定治疗重度脊柱弯曲［J］. 中国矫形外科杂志，2007，15（3）：167-172.

[7] 田慧中，马原，吕霞. 颅盆牵引加弹性生长棒内固定治疗发育期间的脊柱侧凸［J］. 中国矫形外科杂志，2008，16（21）：1660-1663.

[8] 田慧中，刘少喻，马原. 实用脊柱外科学［M］. 广州：广东科技出版社，2008：87-274.

[9] 田慧中，刘少喻，马原. 实用脊柱外科手术图解［M］. 北京：人民军医出版社，2008：107-303.

[10] 田慧中. 我国脊柱畸形治疗发展史［J］. 中国矫形外科杂志，2009，17（9）：706-707.

[11] 田慧中，白靖平，刘少喻. 骨科手术要点与图解［M］. 北京：人民卫生出版社，2009：46-165.

[12] 田慧中，马原，吕霞. 颅盆牵引下肋骨成形术治疗胸廓塌陷［J］. 中国矫形外科杂志，2009，17（11）：836-838.

［13］田慧中，万勇，李明．脊柱畸形颅盆牵引技术［M］．广州：广东科技出版社，2010：1-305.

［14］田慧中．脊柱侧弯合并脊髓纵裂的诊疗原则［J］．中国矫形外科杂志，2010，18（20）：1753-1755.

［15］田慧中，艾尔肯·阿木冬，杜萍，等．后侧半椎体切除治疗先天性角状脊柱后凸［J］．中国矫形外科杂志，2010，18（15）：1250-1253.

［16］田慧中，艾尔肯·阿木冬，马原．预防性截骨切除术治疗先天性侧旁半椎体［J］．中国矫形外科杂志，2011，19（07）：541-544.

［17］田慧中，李明，马原．脊柱畸形截骨矫形学［M］．北京：人民卫生出版社，2011：5：3-339.

［18］田慧中．结核性驼背畸形截骨术［J］．中国矫形外科杂志，2011，19（23）：1937-1940.

［19］田慧中，张宏其．梁益建脊柱畸形手术学［M］．广州：广东科技出版社，2012：1-483.

［20］田慧中，艾尔肯·阿木冬，马原，等．颅盆牵引与支具外固定交替进行治疗发育期间的先天性脊柱侧弯［J］．中国矫形外科杂志，2012，20（19）：1803-1805.

［21］田慧中，李明，王正雷．胸腰椎手术要点与图解［M］．北京：人民卫生出版社，2012：426-470.

［22］Tian HZ．Total spinal osteotomy for the treatment of kyphosis and kyphoscoliosis［C］．Japanese Scoliosis Society program of the 25th Annual Meeting，1991，25：23.

［23］Tian HZ，Lv X，Tian B．Halo Pelvic Distraction in Combination with Total Spine Osteotomy and Internal Fixation for Treatment of Severe Scoliosis［J］．Orthopedic Journal of China，2006，1（1）：11-16.

第八章　石膏背心与支具外固定的应用

第一节　石膏外固定

外固定能弥补内固定的不足之处，仅靠内固定来维持脊柱的稳定有时难以达到目的，尽管在内固定上花费了很大工夫，也不一定能完全代替外固定。外固定才是真正对病人无创的固定方法，单纯追求内固定术后立即下床活动，不考虑出院后远期效果的想法，将会给病人带来更大的损失。所以，当内固定作用力被认为不足以维持脊柱的稳定时，术后给予外固定保护直至植骨愈合牢固，是一种行之有效的方法，尤其是在脊柱不稳和做了全脊柱截骨术后，常需要通过可靠的外固定制动，避免术后发生意外和融合失败。外固定包括石膏和支具两类。特别是由手术医生术后亲自给予病人做的石膏背心外固定，将对保证植骨愈合和矫正脊柱畸形产生良好的作用。

石膏背心外固定与颅盆牵引交替进行，根据Ilizarov的理论，在治疗发育期间儿童脊柱弯曲中能产生良好的效果，使弯曲的脊柱在牵拉下产生骨骼的变形，使弯曲段椎弓、椎体和椎间盘软组织向着矫正畸形的方向发展。外固定的作用与纵向牵引的作用相配合在矫正脊柱弯曲畸形上有巨大的潜力。石膏外固定在矫治儿童脊柱畸形上为真正的无创技术，值得发扬。

石膏取材容易，价格便宜，使用方便，具有良好的可塑性和足够的强度，能满足临床需要，为国内目前最常采用的方法。其不足之处为体积大、笨重，常给患者造成较重的心理负担，甚至不愿接受。同时操作时常需多人协助，且需较长时间才能完全干燥，拆除也较为费事。为了克服这些缺点，国外已逐渐使用热塑料，如硅有机树脂、异戊二烯橡胶、聚氨基甲酸酯等新型材料。其基本原理与石膏外固定相同，只是更加方便，患者较为舒适。

为了达到有效固定，在石膏的使用中有两条基本原则，其一是利用三点固定的原理控制移位趋势达到固定目的。应该明确的是三点固定是通过整个石膏的塑形产生，而不是作用在三个点上。其二是做到良好塑型，石膏塑形与机体形状越相适应固定作用越好，造成皮肤压伤的机会越少。在包石膏的过程中，边包边抹，避免石膏分层，更重要的是抹出和体型凹凸相一致的轮廓，达到良好的塑形敷贴。

石膏使用中最常见的并发症为皮肤、软组织压伤。操作时应注意以下问题：①躯体石膏均需采用衬垫，衬垫应均匀、平整，并在骨隆突部位加厚。②使用石膏片加强受力区域时，内层石膏不能有褶。使用石膏绷带缠绕的过程中用力要均匀一致，不能出现环行勒带或将绷带翻转打折后再包。③在托扶或抹擦石膏时，应使用手掌和大鱼际部位，不能使用手指，以免造成局限性凹凸不平。④石膏边缘应修成圆弧状，不能直接贴压在皮肤上，更不能以石膏的边缘作为着力点。⑤在石膏硬固过程中，应保持原有体位，以免石膏折断产生折痕并导致固定失败。

脊柱术后常用的石膏外固定方式有以下几种：

1．颌–胸石膏　颌–胸石膏可以有效地限制下颈椎屈、伸侧屈运动，部分限制其旋转运动。适用于颈椎稳定性大部分存在的下颈椎前路手术后患者。

石膏的范围上方包括下颌和枕部，下方到达上胸部，两侧到达肩峰内侧端。着力点上方为下颌骨和枕部，下方为肩部和胸、背上部。在包石膏时注意，双上肢自然下垂，肩部不能上耸。否则仅能起到颈围作用（图8–1）。

2. 头-颈-胸石膏　头-颈-胸石膏可以有效限制上、下颈椎的各方活动。适用于各种颈椎稳定性丧失和需绝对限制颈部活动的患者，如枕颈融合术、寰枢融合术、颈椎骨折脱位整复术后。

石膏范围上方包括额部，下方到达胸部下份。着力点为额部、下颌部、枕部、肩与上胸部。

在包头-颈-胸石膏时，应注意额部的石膏带位于眉弓上缘，不能太高，同时最好应固定双侧额部，否则不能限制点头活动。在包下颌部石膏时，患者半张口，颏下衬垫应平整稍厚。以免石膏硬固定后进食困难（图8-2）。

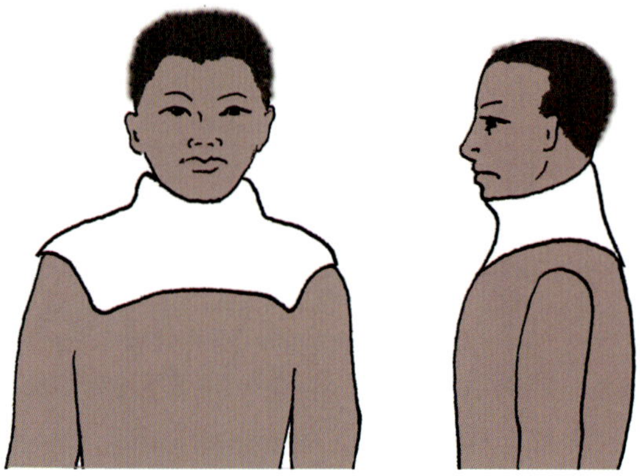
A　　B
A. 正面观；B. 侧面观
图8-1　颌胸石膏

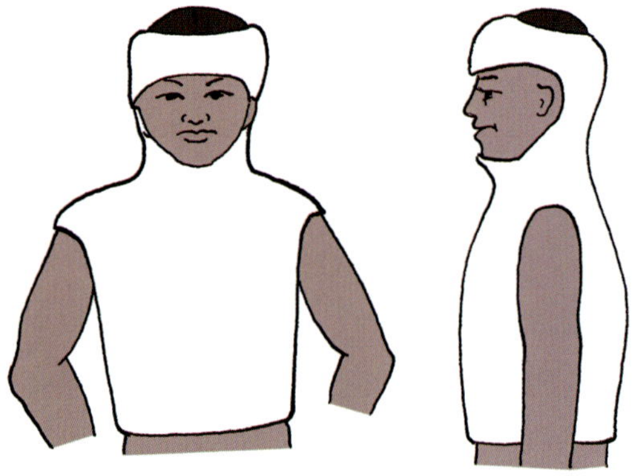
A　　B
A. 正面观；B. 侧面观
图8-2　头-颈-胸石膏

3. 石膏背心　石膏背心可以限制胸椎、腰椎、特别是胸腰段脊柱的活动。适用于T_4~L_2的不稳定骨折和进行了全脊柱截骨和植骨融合术的患者。

石膏范围前面上方平胸骨柄切迹，下方达耻骨联合，后面上方包括肩胛下部，下达臀部上部。着力点为胸骨柄、骨盆环与臀部，后方为脊柱胸腰段（图8-3）。

在包石膏的过程中应嘱患者深吸气，维持胸廓于扩展状态，上腹部开窗以利呼吸。腋窝处石膏的高度，以不影响上肢自然下垂和上肢血循环为度。在髂嵴处需良好塑形，因在站立位，大部分石膏重量靠髂嵴与臀部承受。石膏凝固后及时修整石膏边缘，同时在腹部开窗，取出内衬。使胸部能扩展，腹部在进食后不受压，可减少患者的不适感觉。

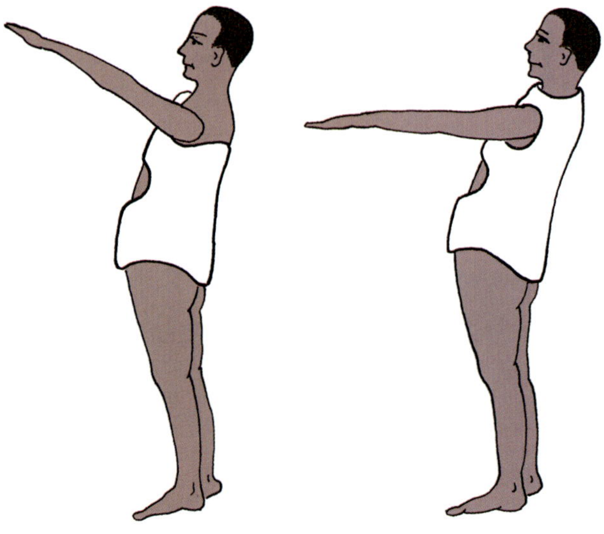
A　　B
A. 适用于胸腰段脊柱固定；B. 适用于下胸段脊柱固定
图8-3　石膏背心

4. 石膏床　可分为单页背侧片的石膏床，以及腹、背侧均有的前、后片的组合式石膏床。适用于不能起床而需固定体位的患者。单面石膏床只能使患者仰卧其中，双面石膏床利于患者翻身，使患者可以交替仰卧和俯卧（图8-4），同时有利于护理。

1）向上延伸到头颈的石膏床适用于手术中需保持体位及术后需采用头-颈-胸石膏而又不能起床的颈椎严重不稳的患者。

头颈石膏床片范围上到颅顶，下到大腿根部，两侧达腋中线。前片大小同后片，包前片时面部需露出眼、鼻、口腔，但应保留眉弓和颧部

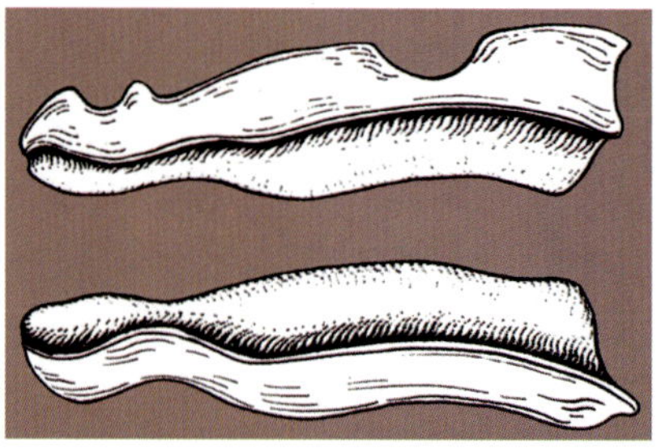
图8-4　头颈胸石膏床

的石膏，以免在俯卧时头部落下。下颌处有张口余地。颈前部不能受压。肩关节处石膏应不能影响上肢活动。

2）胸腰石膏床（图8-5），以前主要用于脊柱结核患者，避免脊柱畸形发生，现已较少采用。其范围上达颈根部，下达腘窝处。在包石膏床时应注意将双下肢分开成45o夹角，以利患者解大、小便。

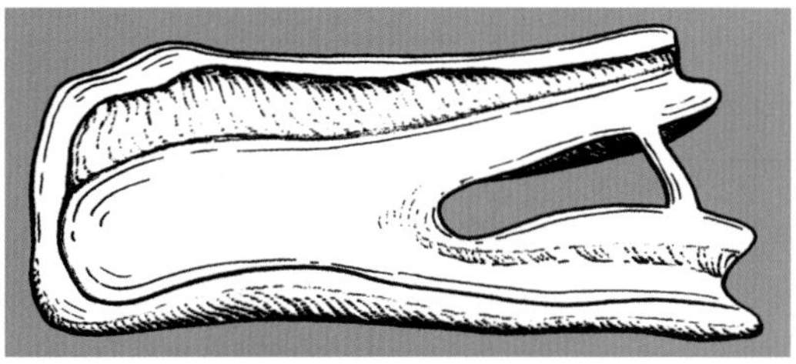

图8-5 胸腰石膏床
（黄宏伟 吐尔洪江·阿布都热西提 马 倩）

第二节 脊柱截骨术后石膏背心外固定

笔者于1980—1991年进行脊柱弯曲矫正植骨术的病例，除个别 Luque手术不上石膏外，其余均采用石膏背心外固定。最初6例为横突置钩，担心有脱钩之虑，故术后即刻给予双石膏床固定，出院前再更换石膏背心。以后由于手术方法的改进和分叉棍的开始应用，本组579例脊柱弯曲术后患者一律采用在直立悬吊下包石背心的方法，此法有如下优越性：①如手术中置钩位置不妥当或分离棍不在稳定区之内，用任何石膏外固定都不能代替内固定，外固定目的只能防止在漫长的植骨愈合过程中，产生挂钩部位的磨损和松动，有利于植骨愈合；②由于用分叉棍在关节突-椎板或关节突-骶骨棍间置钩稳定性强，故术后搬运、翻身护理、练习直立和直到10天后在直立悬吊下上石膏背心无脱钩之虑；③直立悬吊下石膏背心固定能产生较强的外支持作用和矫正侧凸作用，但应该注意悬吊的松紧适宜和石膏固定的不松不紧（Snugly），以免造成肠系膜上动脉综合征的发生；④由于此法上石膏背心对躯干部的制动作用可靠，故能允许患者早期下床活动，利用动静结合的原理，促进植骨愈合，增强患者的体力；⑤本组石膏固定期限为8~10个月，这样能使植骨愈合坚固，特别是做了广泛同种异体骨植骨的患者，更不应该少于此固定期限。以后由于置钩部位的进一步改善，配合Luque的应用和钉棒系统的出现，逐渐放弃了外固定的应用，但对个别术中内固定不可靠的病例，术后仍需要给予外固定才好。特别是强直性脊柱炎脊柱后凸截骨矫正术后，不作内固定的，则必须要用石膏外固定来维持矫正位置。即便是作了内固定，再给予外固定，也更加安全可靠。

石膏床或石膏背心外固定对脊柱结核病例，更是不可缺少的一种外固定方法，当结核病患者全身情况较差、局部病灶严重、脓肿较大且伴有截瘫存在时，不允许做复杂的大手术时，只能用切开排脓、清除病灶的简单手术解决；而不允许同时进行内固定时，只能做简单的病灶清除术与术后给予石膏床或石膏背心外固定来维持脊柱的稳定；或者是结核病灶涉及的范围较大、节段较长，在病灶内置入内固定器械有加重感染之虑者；或者是由于全身情况较差、无法进行长节段剥离暴露者，则不宜勉强采用内固定治疗，仍应考虑术后进行石膏外固定的方法处理。故在脊柱结核的外科治疗中石膏外固定的方法，仍为不可缺少的治疗手段。

一、石膏背心固定技术

（一）立位悬吊牵引下石膏背心外固定术

术后10天拆线后，下床直立活动时无头昏心跳等症状后，即可在直立悬吊下包石膏背心。用颌枕吊带兜住病人的头部，将病人悬吊在牵引架上，悬吊的力量只限于使病人的足跟轻轻离地，保持足前部着地，患者的两手外展握住牵引架的两根立柱。用宽纱布绷带作双侧交叉披肩（图8-6A、图8-6B），再用宽绷带围绕躯干部缠绕（图8-6C、图8-6D），在骨突起处，特别是双侧髂嵴的部位垫好棉花，用宽绷带缠绕（图8-6E、图

8-6F），然后再用已做好的双石膏条作交叉披肩，再用宽石膏绷带在躯干部进行缠绕，应注意松紧适宜和塑形，对前面的胸骨柄和耻骨联合，后面脊柱的胸腰段应该适当地加厚，形成三点固定，对“剃刀背”和骨突起的部位应该很好的塑形，注意包石膏时应该用滚动的方法，切忌用牵拉捆绑的方法，以免因上石膏的手法不当而造成病人以后的不舒适，压迫溃疡和肠系膜上动脉综合征等并发症发生。上腹部开窗在不影响石膏的坚固性的情况下，不宜过小，位置不宜过低（图8-6G、图8-6H）。对上胸段侧凸病人的石膏应包括颈部和带有颌枕托。

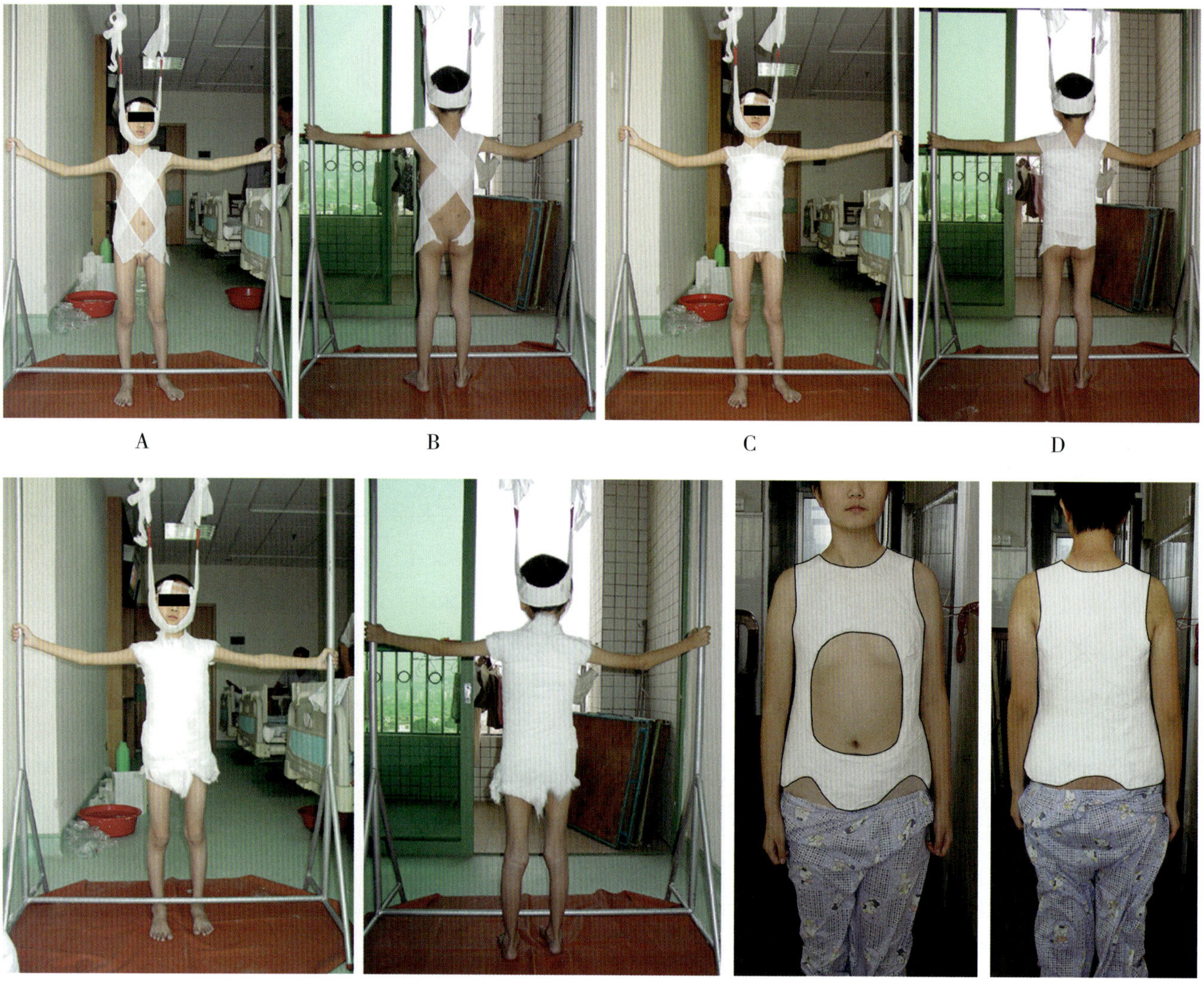

A　B　C　D　E　F　G　H

A、B．先用12cm宽绷带作交叉披肩，这样可防止石膏绷带缠绕后下滑。C、D．然后再用宽绷带缠绕躯干部，要压力平均、松紧适合，才能起到矫正畸形和有效固定的作用。E、F．在骨突起部位衬垫棉花，用宽绷带缠绕，然后才能进行石膏固定，石膏固定的顺序：①交叉披肩石膏条；②胸前纵形石膏条；③耻骨上横形石膏条；④背部纵形石膏条；⑤然后用宽石膏绷带缠绕、塑形敷贴；⑥开窗、修边。G、H．已完成的石膏背心，应该塑形敷贴，才能真正起到固定作用，开窗包边要符合要求，防止产生石膏挤压伤的并发症

图8-6　脊柱侧凸术后石膏背心固定方法

（二）不同病种选用不同方法制作石膏背心

如对脊柱侧弯颅盆牵引后的石膏背心外固定，应令病人站立位，将头环悬吊在架子上来制作和包绕石膏背心（图8-7）。胸腰椎屈曲型椎体压缩骨折，用两桌法复位石膏背心外固定，是将病人俯卧在两桌上，躯干部悬空在两桌之间进行过伸位石膏背心外固定操作（图8-8）。但ASK病人截骨术后的石膏背心外固定，则不

应用前两种做法，因为截骨术后不宜立位悬吊，也不宜用两桌法俯卧位使躯干悬空，因为ASK病人的前纵韧带受炎性细胞浸润，禁不起拉力，故不能采用两桌法做外固定，只能采用分两次作两页石膏背心固定法（图8-9）。

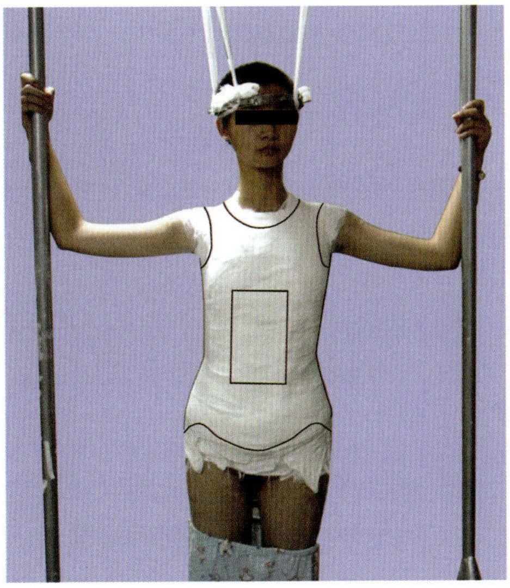

图8-7 脊柱侧弯颅盆牵引后的石膏背心外固定方法，可取站立位，而ASK则不用这种方法

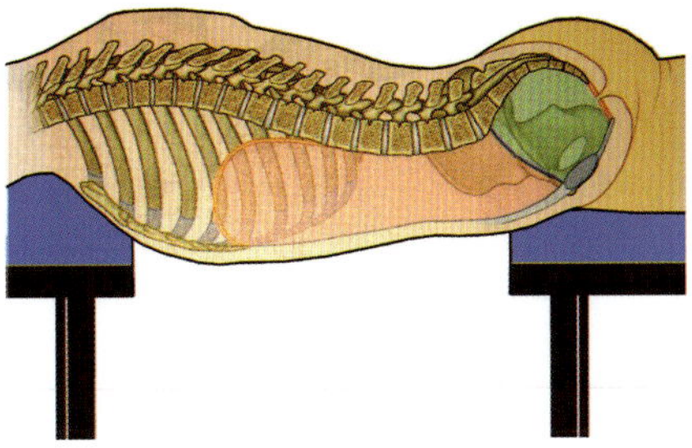

图8-8 对胸腰椎屈曲型椎体压缩骨折，用两桌法复位石膏背心外固定，而ASK则不用这种方法

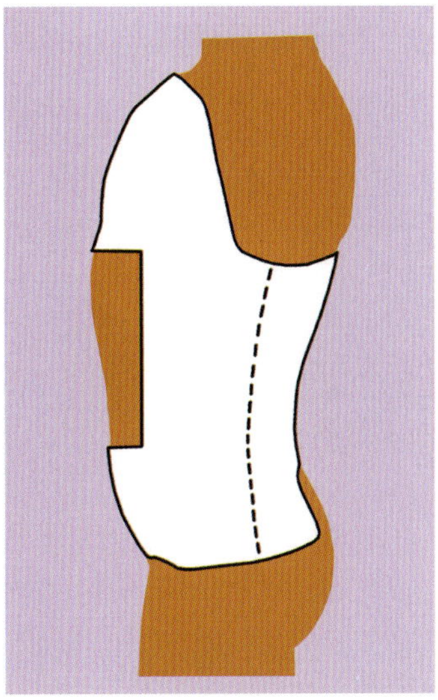

图8-9 ASK病人采用两页石膏背心固定法，一期令病人仰卧先做前页石膏，二期令病人俯卧在前页内，再做后页石膏并同时将两页缠绕固定成一体

（三）卧位分两页石膏背心固定术

石膏背心外固定对矫正ASK截骨术后的后凸畸形非常有利，因为ASK为圆弧形驼背，很适合用胸骨柄、耻骨联合与脊柱的后凸顶椎部位或截骨部位（顶椎截骨术后支撑点在顶椎部位；非顶椎截骨术后支撑点在截骨部位）作支撑点矫正脊柱的后凸畸形（图8-10），其矫正作用的力臂最长，矫正效果最好，任何后路压缩的内固定器械都没有它的力臂长，所以石膏背心在矫正ASK的后凸畸形上能起到事半功倍的作用。

石膏背心固定法：首先病人取仰卧位，腰背部垫以适当厚度的薄枕，使病人达到最大限度的矫正位。第一期先做前页石膏背心，待前页石膏背心干后，第二期再俯卧在前页石膏背心内，上后页石膏背心，同时将两页石膏缠在一起，即成为完整的石膏背心（图8-11）。待石膏背心完全干燥，病人感到在石膏内无不舒适存在时，即可出院。带石膏背心可以躺卧、站立、行走，但不宜坐矮凳子或下蹲，带石膏固定4~8个月，X线拍片复查植骨愈合良好后，再拆除石膏。切忌过早拆除石膏，以免畸形复发（图8-12）。

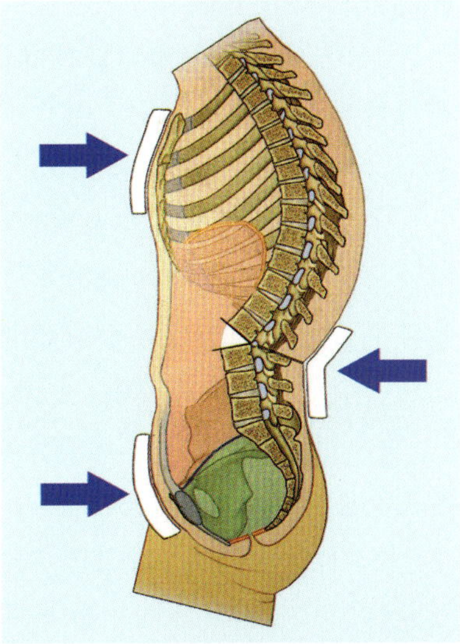

图8-10 三点式石膏背心外固定，即胸骨柄、耻骨联合与脊柱的截骨部位（如顶椎截骨术，则为脊柱的顶椎部位）

二、石膏背心固定后的处理

在直立悬吊下完成石膏背心固定之后，注意石膏在未完全干燥之前很容易折断和变软，故应将患者搬到垫有海绵褥子的床上，用枕头垫好，按时翻身护理，禁止下床活动，直到石膏完全干燥后，帮助患者在床边

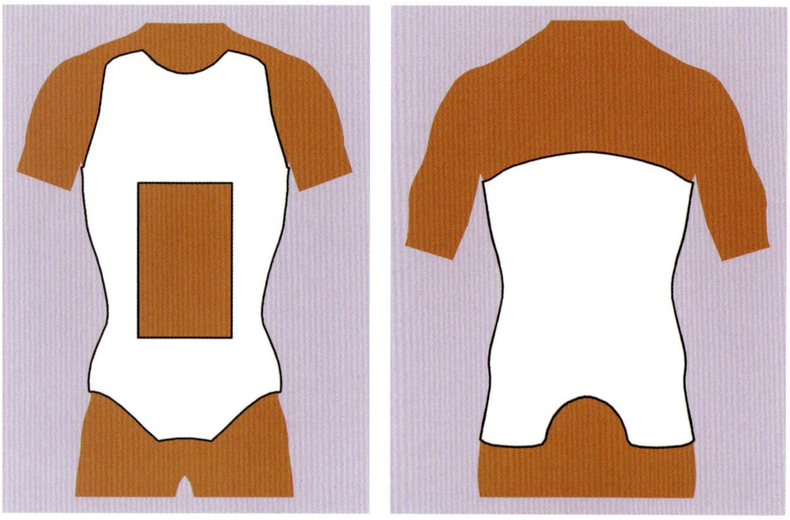

A　　　　B

A．石膏背心正面观；B，石膏背心后面观

图8-11　ASK患者两页石膏背心固定法

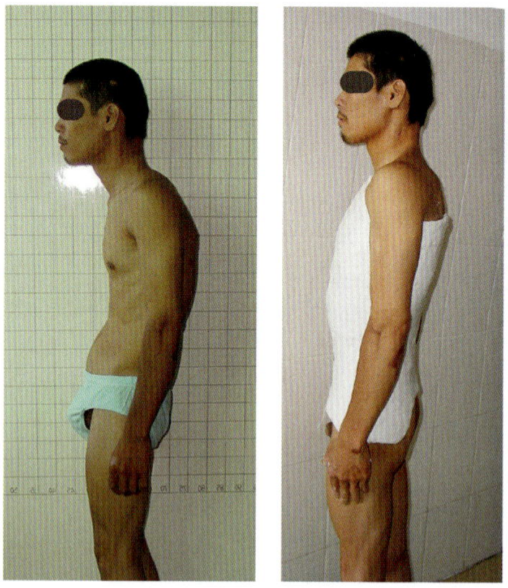

A　　　　B

A．术前ASK成虾腰状；B．截骨矫正术后石膏背心外固定

图8-12　患者术前、术后结缘

站立，并逐渐在室内行走活动，询问患者戴上石膏有无不适或某些部位的压迫疼痛等，必要时在出院前还应进行开窗的修整，甚至更换更合适的石膏背心，直到患者感到合适才能考虑出院。

三、石膏背心固定期内的注意事项

1）在石膏固定期间应以休息为主，不宜过多活动或料理家务，休息时应以卧床为主，下地站立或步行不能过多。

2）石膏背心固定后脊柱的活动应该受到限制，特别是弯腰或下蹲的动作应该绝对受限，否则就没有起到石膏背心外固定的作用。医生不能为了满足患者的要求，使患者弯腰或下蹲方便，将石膏背心的上端或下端缩短，或者不经医生许可病人自行将石膏拆除一部分，这样就失去了应有的固定作用。

3）应告诉患者在穿着石膏背心期间严禁暴饮暴食，应注意限制饮食，采取少量多餐的方法，这样可防止很快地发胖，石膏背心容纳不了，而更换石膏背心，更重要的是避免造成急性胃扩张，导致肠系膜上动脉综合征的发生，因为这是个致命的并发症。如果患者在石膏背心固定期间，发生呕吐、腹胀等消化系统梗阻的症状，应立即送医院检查，以免耽误病情。

4）如发现或感到石膏背心内靠近骨突起的部位因石膏压迫而引起溃疡、流水和疼痛时，则应立刻来院检查，必要时开窗换药，或重新更换石膏背心。

5）如果石膏内并非发生压迫溃疡，而只有发痒的感觉，这属于正常现象，不需处理，到时会自愈。但绝不允许用筷子或其他棍棒伸进石膏内搔痒，那就会越搔越痒，最后形成感染，很难愈合。

6）脊柱侧凸矫正植骨术后，需要10~12个月的固定期限，故应爱护石膏背心，不能过早地把它弄坏，以免失去固定作用，妨碍植骨的坚固愈合。

7）如果石膏背心内生了虱子，应采取六六粉1份、滑石粉4份混为细末，用其少量的粉末自石膏背心的边缘向内撒入或吹入，即可完全消灭。但撒入粉末不宜过多，以免刺激皮肤。

8）石膏应保持清洁，以免被粪便浸渍，暴露在石膏外边的皮肤部分应经常擦洗，涂以爽身粉。固定期满后，拆除石膏前需摄片看植骨愈合情况，而后再作决定。

（田慧中　马　倩　袁　丽）

第三节　支具外固定的应用

一、支具外固定的介绍

由皮革、塑料、金属等材料组合制成的各种支架，具有制动、固定的作用，有的支架尚具有牵引和矫正畸形的功能。其种类繁多，结构不一，国内应用有待推广，这里仅作简单介绍。

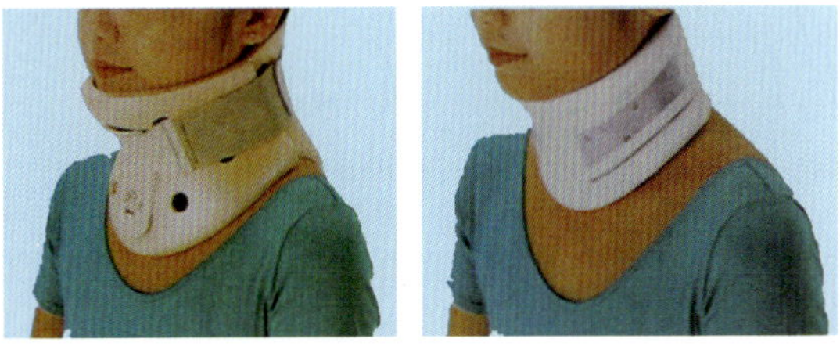

A　　B

A．下颌颈根式颈围；B．简便式颈围

图8-13　塑料颈围

1．塑料颈围（图8-13）　塑料颈围分为单片式和双片式。适用范围与石膏颈围相同。其上、下缘包有海绵以减少锐缘对颈部皮肤的压迫。双片式塑料颈围由两条塑料制成，相对缘有尼龙粘条，可根据患者颈部长短和病情需要，调节颈围高度。除制动和固定作用外，当高度调节到大于颈部长度时，有一定牵引作用。其戴取均十分方便。

2．颈椎牵引支架　颈椎牵引支架分为充气式和机械式两种。下方着力于肩部，在头部附有牵引装置。当气垫充气或机械撑开时，对颈部产生牵引作用。患者可以在下床活动的情况下，进行颈椎牵引。但该装置对颈部制动作用小，不宜用于颈椎固定。

3．头颈胸矫形器　该套装置使用4根金属支撑杆，连接头环和带有连接件的皮背心，通过调节支撑杆的长度达到颈椎牵引的目的，适用于颈椎骨折或脱位已整复的患者。其优点为患者可下地行走，并且可在牵引下施行颈部手术。在没有皮背心或塑料背心的情况下，也可将支撑杆连接到石膏背心上，起到同样的作用。头颈胸矫形器（图8-14），由热塑料板材制成，用于寰枢椎不稳或脱位手术后的病例。

4．头-盆牵引支架　其原理与头-胸牵引支架相同。只是在装置上，将支撑杆连接到皮围腰或腰部石膏上。该装置不但可对颈椎进行牵引，对胸椎和腰椎也可有一定牵引作用。

5．颈胸腰骶矫形器（图8-15）　从头部到腰部完全固定，本矫形器用热塑料制成，用于脊柱外科手术后的病例，或头盆环牵引后的病例。

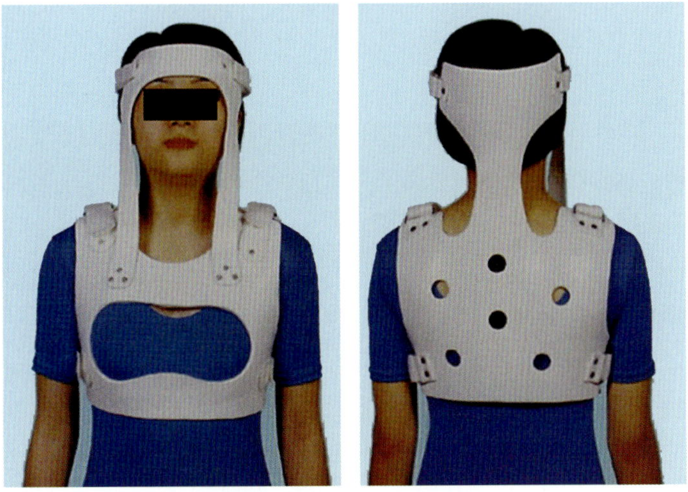

A　　B

A．正面观；B．后面观

图8-14　头颈胸矫形器，用于寰枢椎不稳的治疗

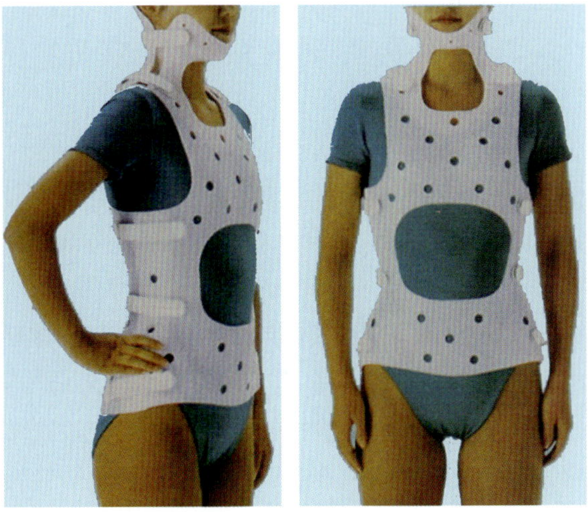

A　　B

A．侧面；B．前面观

图8-15　颈胸腰骶矫形器，凡脊柱骨折不稳的病例，均可采用此支具固定

6．胸腰骶矫形器（图8-16） 高温板材制成，内层加泡沫软板材衬垫。主要用于胸、腰椎术后固定及老年退行性变不宜手术者。

7．Milwaukee支架（图8-17） 为使用最广的脊柱侧凸矫正支架。适用于年龄较小、侧凸度数较小、曲线较长的原发性脊柱侧凸。也可用于脊柱侧凸矫正手术前、后的固定和保护。

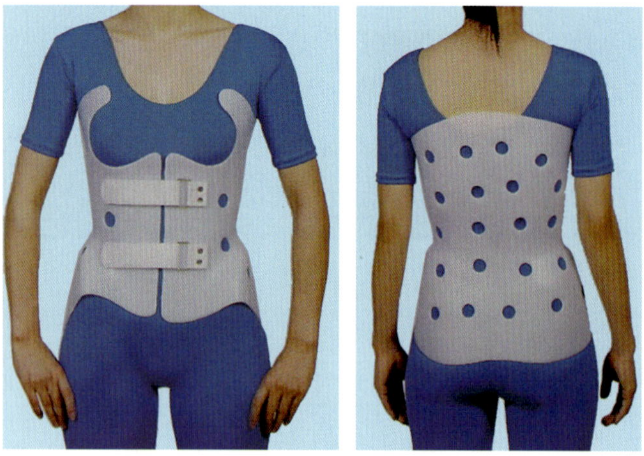

A B

A．前面观；B．背面观

图8-16 胸腰骶矫形器，用于腰椎不稳或腰椎间盘突出症

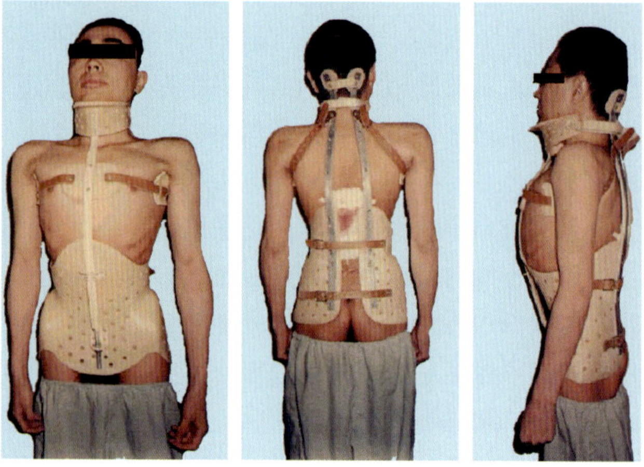

A B C

A．前面观；B．后面观；C．侧面观

图8-17 Milwaukee支架，用于脊柱弯曲畸形术后，作外支撑、外固定用

Milwaukee支架的主要构成部分有：①带有一个枕托和喉垫的颈围。②一个骨盆带。③连接颈圈和骨盆带的三根支撑杆。两根位于后方，一根位于前方。④一根侧带。连接在前后支撑杆上，绕过主要侧凸顶点平面。从侧方对脊柱凸侧加压。随着生长和侧凸的矫正，调整支撑杆的高度和侧带的位置。

8．皮围腰 为放置有窄金属板的皮革制成。其宽度上部包住肋弓，下部前方达腹股沟和耻骨联合，后方正中达臀裂处。穿戴时，可通过前方的多个皮纽扣调节皮围腰松紧，对腰部起一定制动作用。适用于腰背痛和椎间盘摘除术后的患者，有利于损伤恢复。在没有条件的情况下，也可用坚韧的帆布缝制，内置约3cm宽的竹片代替金属板，同样可达到制动目的。

二、支具外固定的临床应用

上颈椎损伤的支具外固定治疗：患者李某，男，45岁，不慎自4米高的屋顶上头向下坠落伤，伤后有暂时性昏迷，经X线片、CT扫描三维重建，发现环椎3处骨折向周围迸开，枢椎基底部骨折无错位，无C_1、C_2颈椎前后错位，颈椎管未见狭窄（图8-18至图8-21），无脊髓神经受压的临床症状，初步诊断为垂直暴力所致寰椎爆裂性骨折，未做手术，给予头颈胸支具外固定（图8-22）3个月，再次经X线片、CT扫描三维重建检查，寰椎骨折位置如前无变化，拆掉支具令病人颈部前屈、后伸和颈部旋转时，活动功能范围减低但无疼痛，故令病人夜间睡眠时去掉支具垫好枕头，白天带支具下地活动，病人的自觉症状一天比一天好转。由于头颈胸支具的应用，解决了骨折后C_1、C_2不稳的问题，避免了一次颈枕融合的手术，保留下大部C_1、C_2的功能活动度，预计将来的上颈椎活动度将会越来越好。

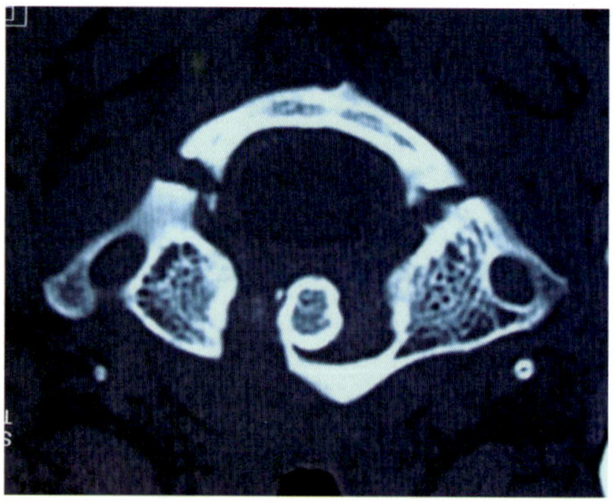

图8-18 垂直暴力所致寰椎爆裂性三处骨折

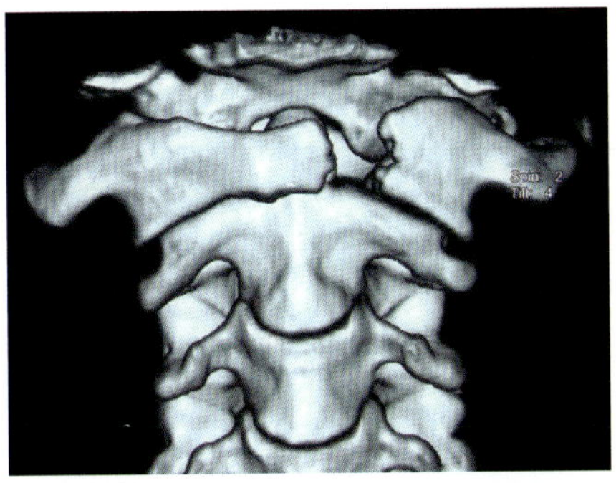

图8-19　前面观，寰椎前弓骨折

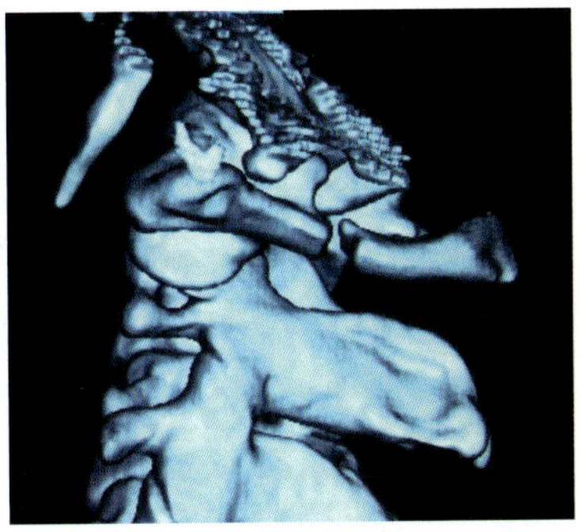

图8-20　侧面观，左侧后弓骨折

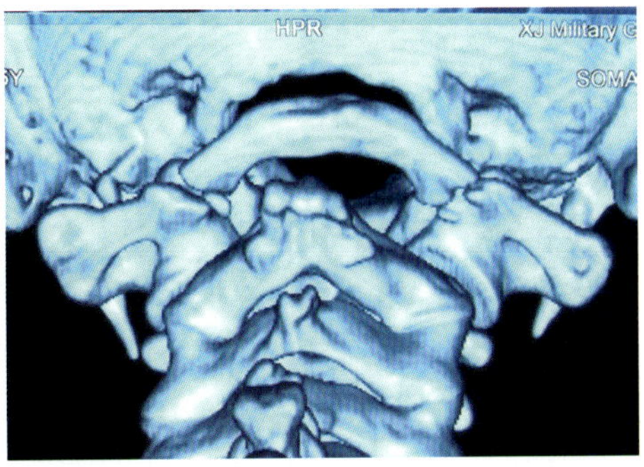

图8-21　后面观，左右后弓骨折均可显示

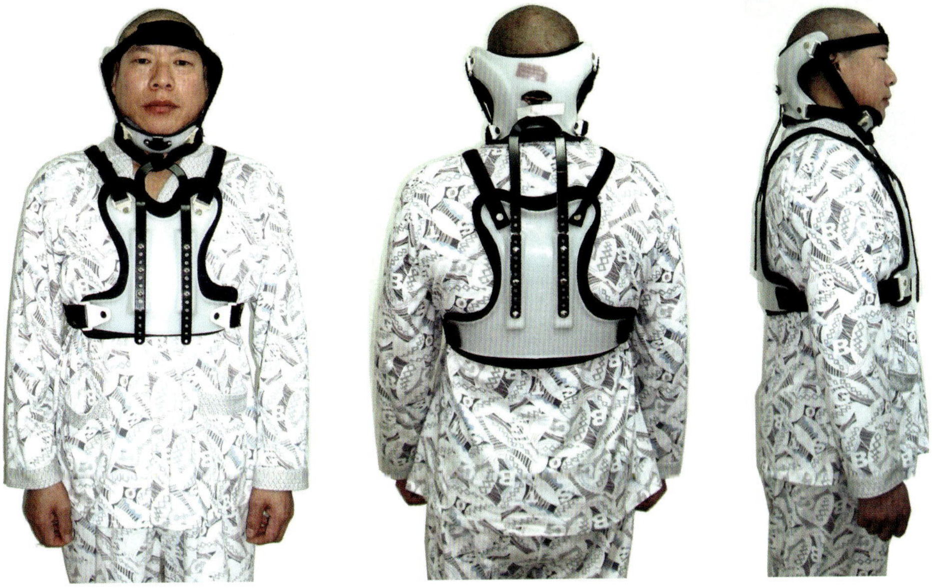

A　　B　　C

A．前面观；B．背面观；C．侧面观

图8-22　因患者无神经症状，故采用头颈胸支具外固定治疗

（程俊杰　周　纲　阿不都乃比·艾力）

参 考 文 献

［1］田慧中．经后路用脊柱花刀行脊髓前减压术［J］．骨与关节损伤杂志，1987，2：30.

［2］王以进，田慧中．脊柱截骨加器械矫正治疗脊柱后侧凸的生物力学原理及临床应用［J］．中华骨科杂志，1990，10（2）：100.

［3］田慧中．脊柱畸形外科学［M］．新疆：科学技术卫生出版社，1994：196-202.

［4］田慧中．切除椎体后缘骨块立柱挡板植骨术［J］．美国中华骨科杂志，1996，2：243.

［5］饶书城．脊柱外科手术学［M］．2版．北京：人民卫生出版社，1999：184-198.

［6］谭军，丰建民．骨科无衬垫石膏技术［M］．上海：第二军医大学出版社，2000：126-146.

［7］田慧中，李佛保．脊柱畸形与截骨术［M］．西安：世界图书出版公司，2001：268-286.

［8］陈安民，徐卫国．脊柱外科手术图谱［M］．北京：人民卫生出版社，2001：77-300.

［9］田慧中，姜苗，吕霞．脊柱的修复与重建［J］．美国中华骨科杂志，2002，8（2）：81.

［10］田慧中．头盆环牵引治疗侏儒症［J］．中国矫形外科杂志，2003，11（6）：419.

［11］姜苗，田慧中．田氏椎弓根定位器的临床应用［J］．中国矫形外科杂志，2003，11（7）：448-450.

[12] 田慧中，林庆光，谭远超. 强直性脊柱炎治疗学 [M]. 广州：世界图书出版公司，2005：261-274.

[13] 田慧中. 脊柱侧弯合并漏斗胸的诊断与治疗 [J]. 中国矫形外科杂志，2005，13 (5)：393.

[14] 谭远超，田慧中. 上腰椎爆裂型骨折外侧入路的手术方法 [J]. 中国矫形外科杂志，2005，13 (6)：417-418.

[15] 田慧中，曲龙，吕霞，等. 牵拉成骨技术在发育期间脊柱畸形中的应用 [J]. 中国矫形外科杂志，2006，14 (13)：969-971.

[16] 马原，等. 全脊柱截骨矫正严重后凸畸形 [J]. 中国矫形外科杂志，2006，14 (3)：187-188.

[17] 田慧中，吕霞，马原. 头盆环牵引全脊柱截骨内固定治疗重度脊柱弯曲 [J]. 中国矫形外科杂志，2007，15 (3)：167-172.

[18] 田慧中，刘少喻，马原. 实用脊柱外科手术图解 [M]. 北京：人民军医出版社，2008：48-107.

[19] 田慧中，刘少喻，马原. 实用脊柱外科学 [M]. 广州：广东科技出版社，2008：90-111.

[20] 田慧中，李明，马原. 脊柱畸形截骨矫形学 [M]. 北京：人民卫生出版社，2011，5：101-279.

[21] 田慧中. 强直性脊柱后凸畸形截骨矫形后内固定方法的选择 [J]. 中国矫形外科杂志，2011，19 (9)：784-786.

[22] Drake RL，Vog W，Mitchell AWM. 格氏解剖学 [M]. 北京：北京大学医学出版社，2006：220-256.

[23] Tian HZ，Lv Xi，Tian B. Halo Pelvic Distraction in Combination with Total Spine Osteotomy and Internal Fixation for Treatment of Severe Scoliosis [J]. Orthopedic Journal of China，2006，1 (1)：11-16.

第九章 脊柱包虫病与脊柱结核的鉴别诊断

第一节 概 述

包虫病又称棘球蚴病，是人类感染了棘球绦虫属的幼虫所致的慢性寄生虫病囊性单房型细粒棘球绦虫和小泡多房型棘球绦虫均可引起人类感染，以细粒棘球绦虫多见。

脊柱包虫病是一种主要发生在牧区的人畜共患的流行性地方病。由于对其缺乏足够的认识以及缺少特异性的检测方法，容易造成漏、误诊。自1807年Chaussier首次报告脊柱包虫病以来，国内外陆续出现关于脊柱包虫病的个案报道，但对该病的特点及诊断等方面的讨论尚不够深入。脊柱包虫病可发生于脊柱的任何一个节段，以胸椎最为多见，其次为腰椎和骶椎，颈椎最少，其中累及胸腰椎的包虫病约占75%以上。

X线是诊断脊柱疾患的常用方法之一，脊柱包虫病在MRI中具有特征性。但对于包虫病的X线片缺乏特征性表现，CT扫描能清晰显示病变的内部结构，两者较X线对脊柱包虫病的诊断更有价值。

目前，应用于包虫病的血清学检查主要有两种：抗体检查法和抗原检查法。特异性抗体检查法包括皮内实验、间接血凝实验、对流免疫电泳、酶联免疫吸附试验和金标抗体等。其中皮内试验、间接血凝实验和对流免疫电泳称为包虫三项。该检查简便易行，便于推广，具有较高的敏感性，但假阳性率较高。

根据牧区生活史、影像学和免疫血清学检查结果，脊柱包虫病的诊断并不困难，但临床上仍很容易漏诊或误诊。经过初诊和X线检查，能诊断脊柱包虫病的不到30%，经过CT和（或）MR检查后，仅有80%的患者得到正确诊断，常被误诊为结核，其次为转移癌、脊索瘤、椎管内肿瘤和腰大肌脓肿。

（田慧中 郑君涛 胡永胜）

第二节 脊柱包虫病的影像学表现

一、X线对脊柱包虫病的诊断

脊柱包虫病在X线片上缺乏特征性的表现。其主要变化为局部骨密度降低、椎体呈不规则骨质破坏，外形扁平，增宽或压缩呈楔形，病变侵入椎弓根和椎板，造成结构不清楚等（图9–1），很难与脊柱结核、肿瘤等疾病相鉴别。特别是当包虫病涉及椎旁或椎管内时，X线的诊断价值更低。包虫病一般不涉及椎间盘，而易向两侧椎旁形成球形假性脓肿影。但假性脓肿影很少向上、下伸延呈梭形，只限于圆形或球形，这是包虫病的特征。

二、包虫病CT影像学表现

CT扫描能清楚显示病变的内部结构，较X线对脊柱包虫病的诊断更有价值。其主要表现为多个大小不等的囊状骨缺损呈膨胀性低密度表现，簇集起来呈“葡萄串样”。骨皮质膨隆变薄、断裂或缺损，向四周侵入

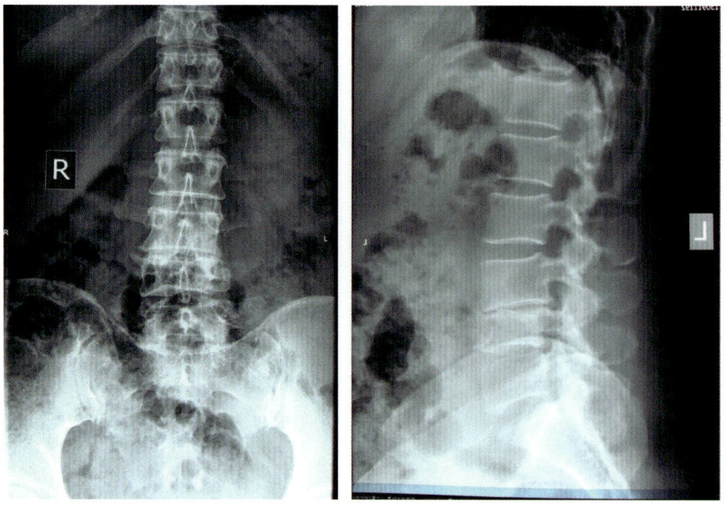

A　　　　B

A．正位X线片示L_3、L_4椎体有破坏，L_3、L_4椎间隙变窄，右侧宽、左侧窄，两侧不相等，未见椎旁阴影；B．侧位X线片示L_3椎体轻度向后滑移、椎间隙变窄，L_4椎体变扁、前后径加大，未见其他异常

图9-1　脊柱包虫在X线片上的表现

椎旁软组织和椎管内，形成椎旁软组织内的圆形包块，病灶边缘锐利清晰、有硬化环（图9- 2 ）。脊柱结核的CT表现也是椎体破坏，但缺乏病灶周围的硬化环。在侧位像上都有椎体破坏、椎间隙消失和死骨存在（图9-3）。

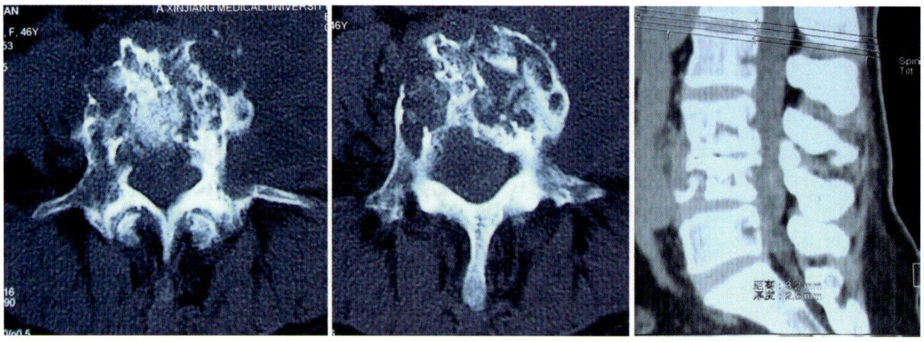

A　　　　B　　　　C

A、B．轴位像显示椎体、椎弓根和横突囊性变及环形骨质硬化；C．侧位像显示L_3、L_4椎体破坏、椎间隙变窄和椎管前后径狭窄

图9-2　脊柱包虫病CT影像学表现

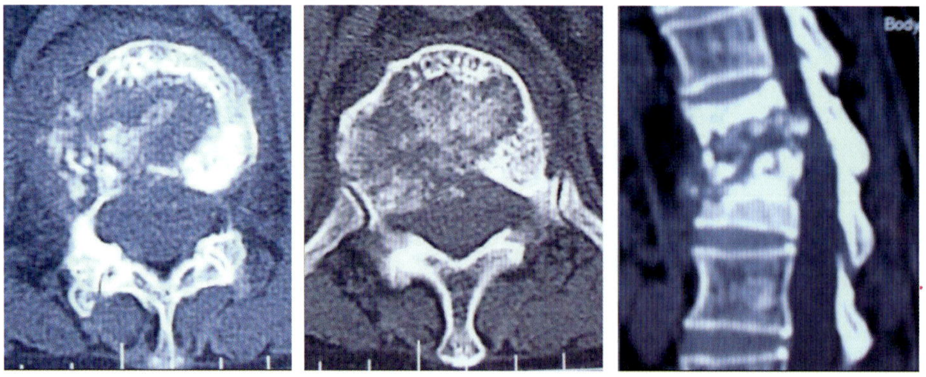

A　　　　B　　　　C

A、B．CT轴位像显示椎间盘和椎体破坏、有死骨存在，但无病灶边缘环状硬化；C．L_3、L_4之间为中心的椎间盘、椎体破坏，有死骨存在

图9-3　脊柱结核CT影像学表现

三、包虫病MRI影像学表现

脊柱包虫病在MRI中具有特征性，由于包虫呈多囊性生长，于T1加权像上呈囊状，多房性低信号，其囊壁与肌肉等信号，或略低信号，而子囊呈明显的低信号，使囊壁信号高于囊内信号。T2加权像呈中高信号，与脑脊液相似，簇集呈“葡萄串样”，其囊壁与囊内容物呈中高信号，且囊内容物信号明显高于囊壁。当囊内充满大小不等的子囊或排列于囊壁周边时，整个病灶呈“玫瑰花状”或“车轮状”。MRI轴位像显示在椎体的左前方有包囊性肿物，大囊套小囊的肿物，囊壁光滑锐利，均呈圆形。相当于L_4水平椎体骨质有破坏（图9-4）。MRI正位像显示：L_3、L_4椎体破坏，L_3、L_4之间椎间盘变窄，平左侧椎间隙有假性椎旁脓肿，呈圆球形，其圆球形的外侧，还有一个更大的圆球形包囊，将左侧的髂总动脉挤压向前外侧移位（图9-5A）。第二张MRI正位像的L_3、L_4、L_5的左旁出现3个大包囊，内有多数不等大的小包囊，将髂动脉推向前外侧（图9-5B）。3~5个大包囊已进入腹腔和大骨盆内（图9-5C）。MRI侧位像示L_3、L_4椎体破坏，椎间隙被侵蚀变窄，L_4椎体向前、向后膨出，压迫椎管，硬膜前间隙被占位压迫椎管（图9-6A、图9-6B）。左侧椎旁和椎前见3个球形包囊影，上两个内有大小不等的内囊存在，下一个已进入大骨盆，其周围为“车轮状”大小包囊环绕（图9- 6 C、图9-6D）。

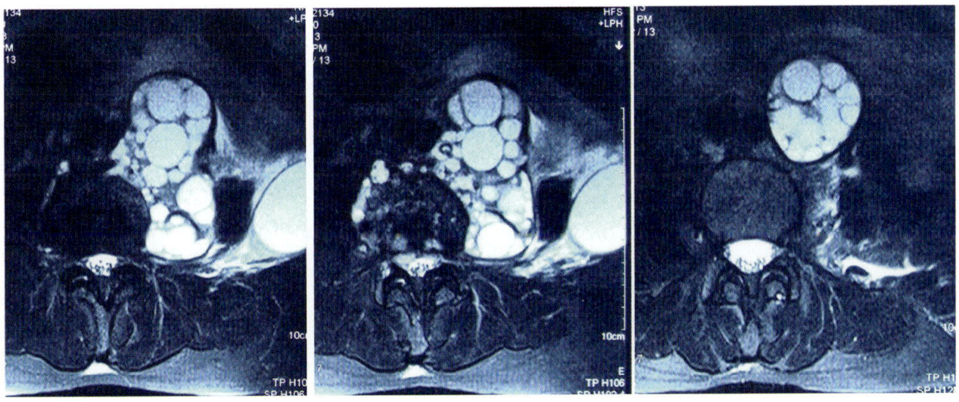

A　　B　　C

A、B. 腰椎椎体的左前方有囊内囊的圆形包块，占据了腰大肌和腹膜后间隙；C. 典型的囊内囊圆形包块，是包虫病的特征

图9-4　包虫病MRI轴位像

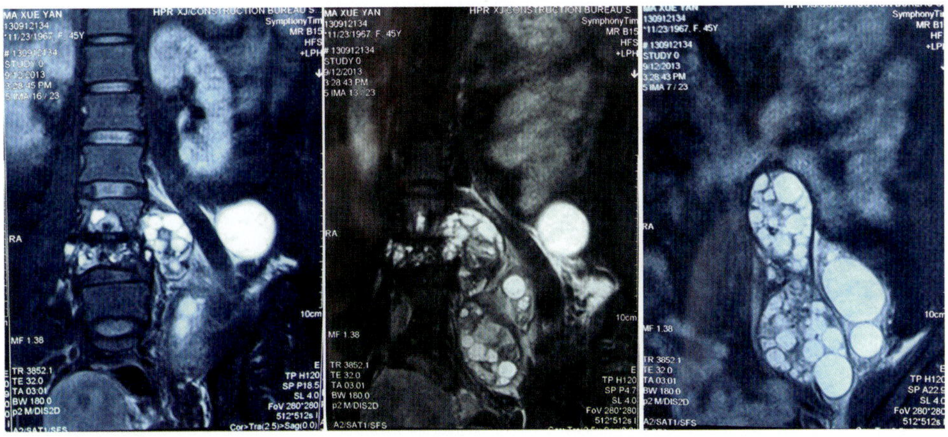

A　　B　　C

A、B. L_3、L_4、椎体破坏，在L_3、L_4、L_5的左侧有假性椎旁脓肿影，将左侧的髂总动脉掀起，肿物呈囊内囊的表现，是包虫病的特征；C. 远离脊柱的部分显示，圆形包块囊内囊表现，囊壁锐利清晰呈圆形，与结核脓肿不同

图9-5　包虫病MRI正位像

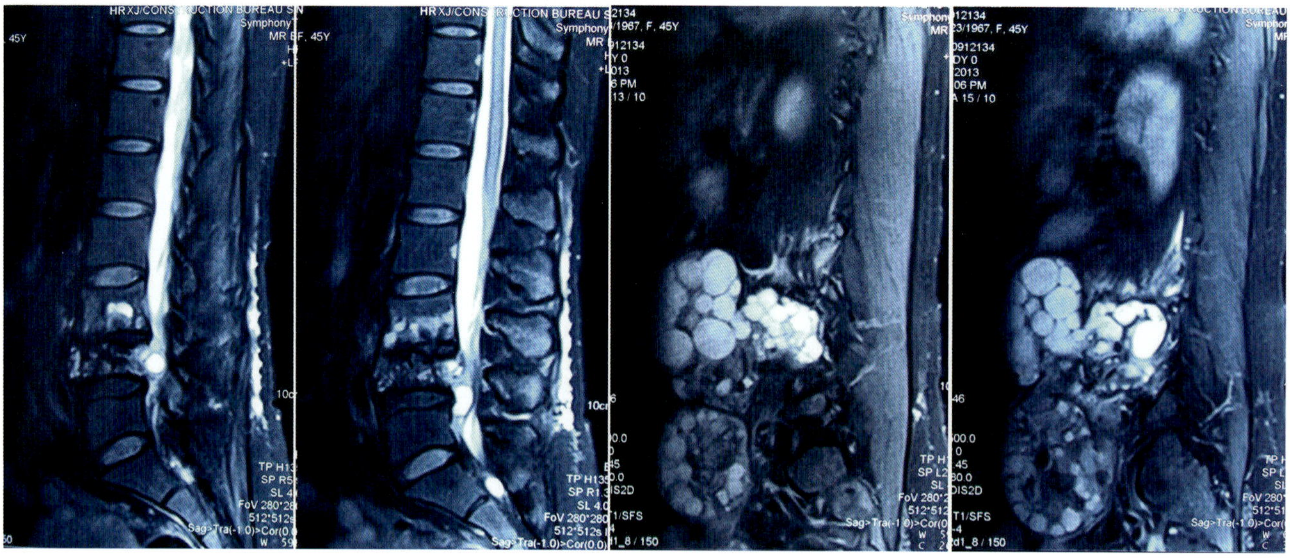

A　　B　　C　　D

A、B. L_3、L_4椎体骨质破坏压缩塌陷，前后径加大、压迫椎管；C、D. L_3、L_4、L_5前方及左侧囊内囊圆形包块，上两个包囊内为大小不等的内囊，下一个圆形包块的周围为车轮状内囊

图9-6　包虫病MRI侧位像

（田慧中　郑君涛　胡永胜）

第三节　骨包虫病的治疗

目前骨包虫病以手术切除为主。因其容易复发，手术时最好采用整段切除，但为避免肢体骨缺损，仍以病灶清除植骨融合术为主。手术前后使用阿苯达唑杀死头节，预防复发。术中在清除包虫囊时一定保护好周围组织，再清除包虫囊壁及子囊，用石碳酸处理残腔，然后用20%高渗盐水浸泡10min以上。即使如此，其复发率仍高达45.83%，曾有5例患者行3次手术，1例患者行6次手术。复发病例均为脊柱和骨盆病变，6例四肢病变均未见复发，这可能与四肢病变较脊柱病变更易清除彻底有关。包虫生长缓慢，每年包囊直径增大2~3cm，脊柱包虫病引起的脊髓压迫症状进展较慢，减压后神经功能恢复较好。Frankel分级 C级以下的患者术后均恢复正常。 Yildiz等报告用病灶清除骨水泥填塞残腔，术后服用阿苯达唑的方法治疗15例包虫病患者，3例5年后复发，7例随访52个月后无复发表现，认为彻底病灶清除加骨水泥填塞，术后服用阿苯达唑，是目前治疗骨包虫病的最佳方法之一。对骨包虫病的其他治疗方法报道较少，Schmid等报告用 Gamma刀治疗1例脑包虫病患者，照射后包囊明显缩小，随访3年，病情稳定，无神经症状。

药物治疗方面，阿苯达唑是抗包虫病的首选药物之一，但其难溶于水和大多数有机溶剂，在胃肠道的吸收差，血药浓度低，囊内药物浓度仅占血液的1/100~1/10，影响疗效。据统计阿苯达唑对包虫病的治愈率仅为30%。

目前药物治疗是骨包虫病治疗的主要研究方向，阿苯达唑的剂型研究是其中研究较多的课题之一，如将阿苯达唑制成脂质体，用脂质体包封阿苯达唑，增加药物的脂溶性和稳定性，提高血药浓度，并促进药物选择进入包囊组织及囊液，从而提高疗效，现已在动物实验中观察到良好疗效，进而将其制成免疫脂质体使其具有主动靶向性，或将阿苯达唑制成纳米粒子胶体注射液。其他研究还发现吡喹酮和中药骆驼蓬子也有良好的抗包虫作用。温浩等报告用肝药酶抑制剂西咪替丁联合阿苯达唑取得良好效果。

总之，结合患者的病史，MRI检查和多项血清学检查的结果对骨包虫病做出正确的诊断并不困难。

脊柱包虫病的治疗　目前治疗仍以手术切除病灶、局部消灭头节、植骨和术前术后药物治疗为主。手术的入路需根据病变的部位决定，手术并不能完全消灭所有微小的子囊，易复发，很难完全治愈，因此术后的药物治疗是必需的。即使这样，复发率仍很高，本组治疗复发率高达61%。脊柱包虫累及蛛网膜时，对粘连的蛛网膜在高倍镜下需仔细分离，对增厚的蛛网膜，即使在脊髓的前方或包绕脊髓，都要仔细分离后切除。在清除病变之前，静脉推注地塞米松等激素药物是防止过敏性休克的关键。笔者认为，在不能百分之百肯定彻底消灭微小子囊的情况下，慎用内固定，以防播撒种植。

（田慧中　郑君涛　胡永胜）

参考文献

[1] 盛伟斌，刘毅，徐小雄，等. 脊柱包虫病的临床特点及诊断方法[J]. 中华骨科杂志，2006，26（1）：7-12.

[2] 李岩，崔泳，郭梅香，等. 脊柱包虫病的诊断与治疗[J]. 中国脊柱脊髓杂志，2012，22（7）：607-611.

[3] 刘大鹏，谢增如，张锐，等. 骨包虫病的诊断及治疗[J]. 中华骨科杂志，2004，24（7）：403-406.

[4] 宋兴华，刘大鹏，温浩，等. 脊柱包虫病的诊断治疗及误诊原因分析[J]. 中华神经外科杂志，2007，23（12）：936-939.

第十章 结核性驼背全脊柱截骨矫形术后长期随访典型病例分析

第一节 概 述

笔者于1961年开始给强直性脊柱炎驼背畸形的患者做了第一例脊柱截骨矫形术取得成功，从此以后开始了用薄刃骨刀在脊柱上作截骨手术的先例。最初是严格选择适当的病例作单纯椎板截骨术矫正强直性脊柱炎所致的圆形驼背。在用薄刃骨刀作脊柱截骨术上取得经验后，逐步改善截骨刀的形状和弯度，由单纯椎板截骨术过渡到椎弓椎体次全截骨术及全脊柱截骨术。把脊柱截骨术的方法，应用在各种疾病所致的圆形后凸或角形后凸、脊柱后凸、脊柱后侧凸和脊柱侧凸的截骨矫正各种方位的脊柱畸形。至20世纪80年代，笔者发明设计的田氏脊柱骨刀问世，并取得国家专利，对用薄刃骨刀做截骨矫形术，掀开了新的一页。1994年出版的笔者主编的《脊柱畸形外科学》总结了对各种疾病所致的弯曲畸形的治疗经验，全脊柱截骨术作了305例，对结核性驼背的全脊柱截骨矫正术作了85例。现将20世纪80年代做的结核性驼背、全脊柱截骨矫形术，获得远期随访的6例患者的治疗效果介绍如下（表10–1）：

表10–1 结核性驼背全脊柱截骨矫形术后长期随访病例

顺序	姓名	性别	年龄	诊断	手术日期	术前弯度	顶椎部位	术后弯度	矫正率	术后身高增加	随访年限
1	陈某	女	17	结核性角形脊柱后凸	1985–3–10	135°	T_{11}、T_{12}	65°	51.9%	9cm	26
2	孙某	男	18	结核性角形脊柱后凸	1986–5–21	142°	T_{11}、T_{12}	46°	67.6 %	8cm	24
3	麦某	女	12	结核性角形脊柱后凸	1986–10–15	111°	L_1、L_2	37°	66.7 %	11cm	20
4	赵某	女	32	结核性角形脊柱后凸	1987–5–10	121°	T_{10}、T_{11}	39°	67.77%	9cm	23
5	李某	女	19	结核性角形脊柱后凸	1988–5–5	88°	T_{11}、T_{12}	11°	87.5%	13cm	22
6	奴某	女	25	结核性角形脊柱后凸	1988–9–26	96°	T_{11}、T_{12}	15°	84.37%	8cm	22

随访的6名结核性脊柱后凸角形驼背患者，均为脊柱结核活动型病灶已作过1~2次病灶清除手术，椎体前缘破坏塌陷，椎体后缘、椎弓根及椎弓部分因逐年增长，造成脊柱的角状后凸畸形。2~4节椎体的前3/4液化坏死塌陷或被手术清除之后，病灶以上和病灶以下的椎体前缘互相接近靠拢，形成卷曲畸形，时间长久之后产生自发性融合，在前路病灶清除之后，自发性融合尚未产生之前，经后路作全脊柱截骨切除残余椎弓是最好时机。抓住这个时机进行颅盆环牵引下全脊柱截骨术能达到事半功倍的效果，这是笔者通过85例结核性驼背的矫正术摸索出来的实践经验。

通过以上长期随访20年以上的病例，认为经后路全脊柱截骨切除残存的多余椎弓、椎弓根和椎体后缘的缩短截骨术，能达到彻底矫正结核性驼背的目的。

第二节 典型病例介绍

1）例1，患者陈某，女，17岁，8岁时出现背部后凸畸形，无任何自觉症状，以后背部后凸畸形逐年加重变成弯腰驼背，无发烧、出汗等结核症状，至17岁时经X线拍片诊断为结核性角形脊柱后凸，于1985年3月10日住院诊断T_{11}、T_{12}结核性角形脊柱后凸畸形，给予垂直悬吊牵引作术前准备，然后在局部麻醉下行全脊柱截骨加器械矫正术，术后角形后凸畸形由135° 变为65° ，矫正率为51.9%，开始下地活动后给予石膏背心固定而出院。随访26年，已拆除内固定，在家务农，能从事一般家务劳动，身体健康，结核无复发。

2）例2，孙某，男，18岁，1986年5月21日入院，X线诊断为结核性脊柱后凸。术前侧位相Cobb's角142° 。笔者认为后凸角过大，>125° ，角形后凸的上下段已形成僵硬的胸前凸和过度的腰前凸，顶椎部位的数节椎骨卷曲成平行的V形襻，这种患者应定为手术的绝对禁忌证。但患者及其家属迫切要求手术，经头盆环牵引后，于同年7月5日在局部麻醉下行椎弓椎体联合截骨加内支撑内固定和植骨融合术。术后3年立位拍照X线侧位相Cobb's角变为46° ，矫正率为67.6%（图10-1）。术后身高增加8cm，人体外形完全恢复正常。随访24年，已拆除内固定，在家无工作，能从事一般家务，身体健康，结核无复发。

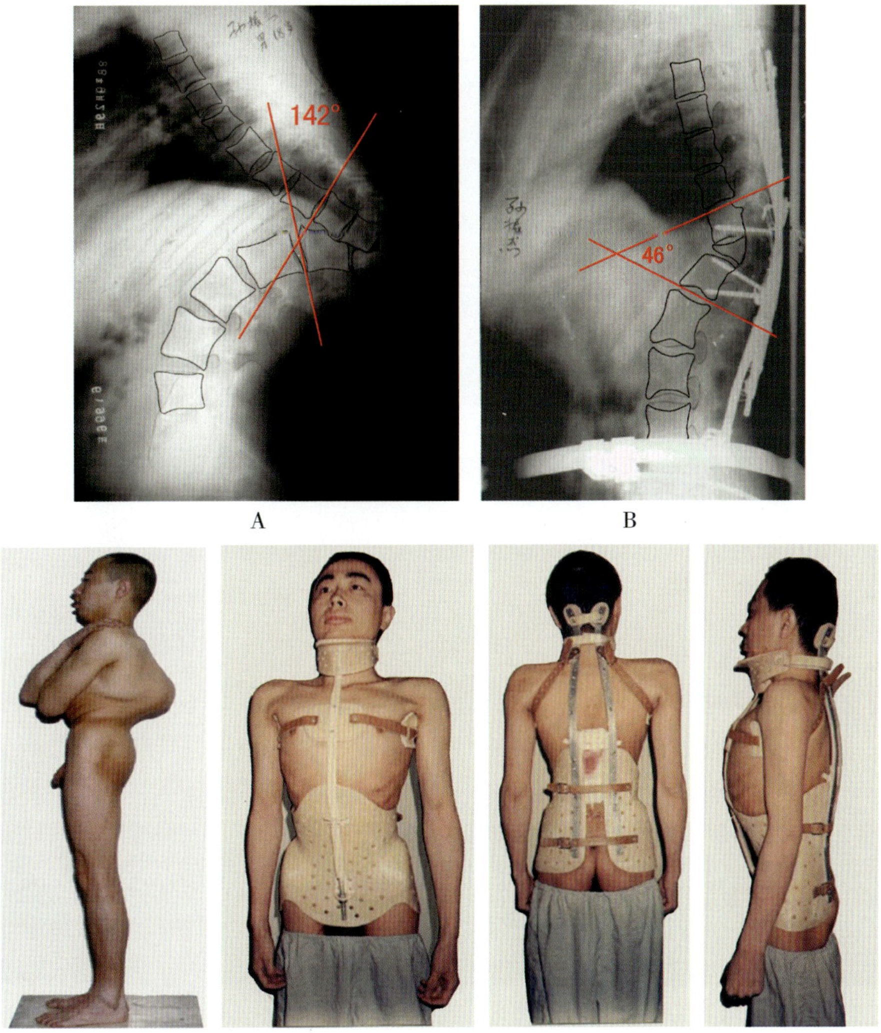

A B

C D E F

A. 术前X线片；B. 术后X线片；C. 术前人体外形；D～F. 术后Milwaukee 支具固定人体外形

图10-1 典型病例2（孙某，男，18岁，患重度结核性脊柱后凸，术前Cobb's角142° ）

3）例3，麦某，女，12岁，1986年10月15日入院。主诉背部畸形7年余，5岁开始胸腰段脊柱后凸逐渐加重，至12岁形成驼背。X线报告为结核性脊柱后侧凸70°，后凸111°。入院后用头盆环牵引作术前准备，8周后在局部麻醉下行椎弓椎体联合截骨加内支撑内固定和植骨融合术。术后1年立位拍照X线片，见侧凸变为20°，矫正率为71.4%，后凸变为37°，矫正率为66.7%。身高增加11cm，人体外形完全恢复正常。随访20年，已拆除内固定，担任农村医疗卫生工作，身体健康，能胜任本职工作，结核无复发。

4）例4，赵某，女，32岁，1987年5月10日入院。主诉背部畸形15年，在21岁时已有驼背出现。X线报告为结核性脊柱后凸。曾先后在上海两家医院做过病灶清除手术，伤口愈合后遗留下驼背畸形。再一次去上海另家大医院，进行驼背矫形手术，术后仍未得到解决，后凸角121°，来我院要求手术矫正驼背。入院后用头盆环牵引做术前准备，8周后在局部麻醉下行椎弓椎体联合截骨加内支撑内固定和植骨融合术。术后1年后立位拍X线片，见后凸角变为39°，矫正率为67.77%，（图10-2）。患者身高增加9cm，人体外形完全恢复正常。随访23年，尚未拆除内固定但无任何症状，在兰州做商店老板，最近准备来笔者所在医院拆除内固定，身体健康，结核无复发。

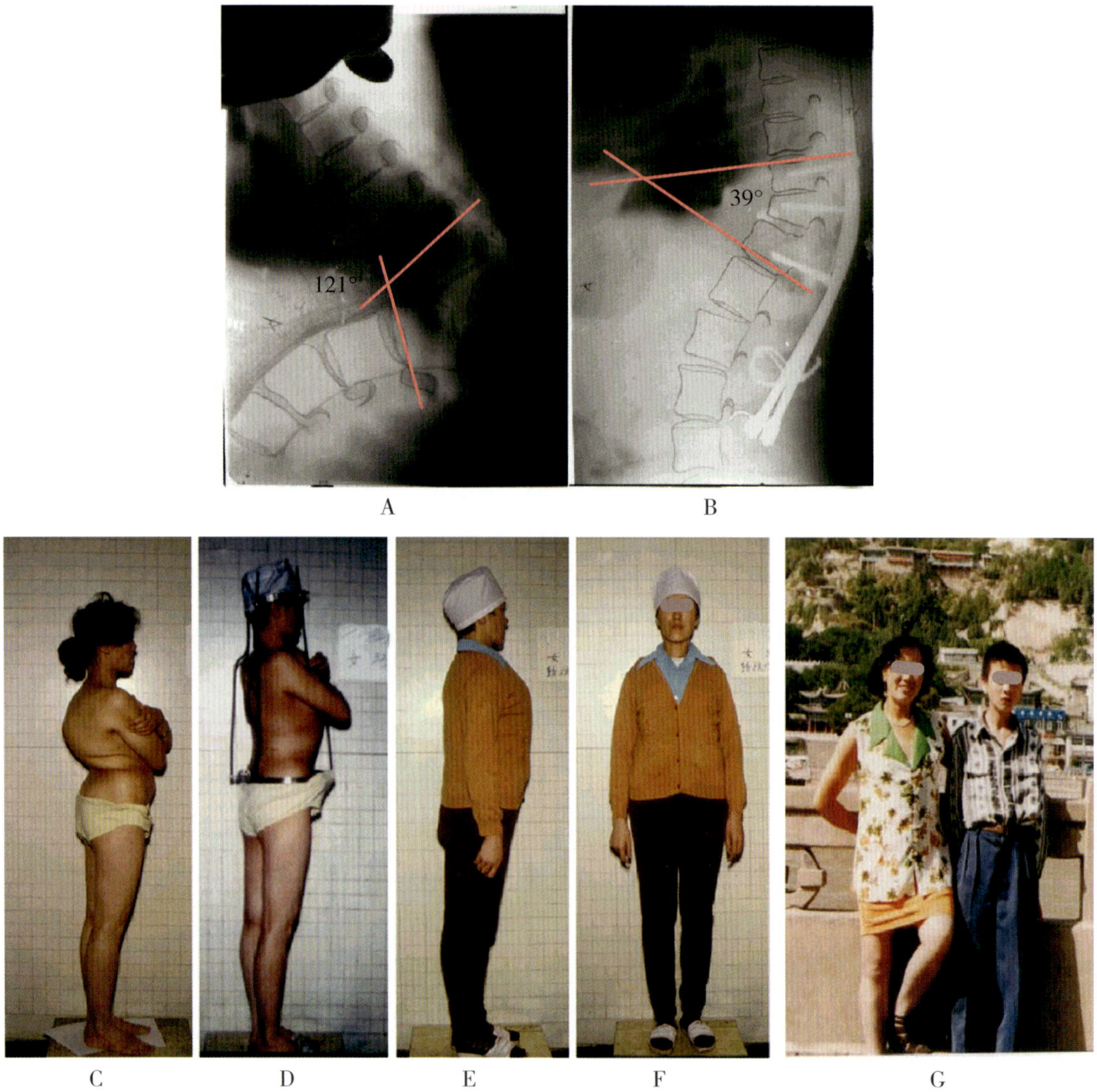

A．重度结核性脊柱后凸121°；B．颅盆环牵引全脊柱截骨矫正术后，后凸角变为39°；C．术前人体外形矮小、后凸畸形；D．颅盆环牵引截骨术后，身高增加12cm；E、F．拆除颅盆环后正侧位人体外形恢复正常；G．2000年随访病人一切功能恢复良好，内固定至今尚未拆除

图10-2　典型病例4（赵某，女，32岁，诊断为重度结核性脊柱后凸）

5）例5，李某，女，19岁，于14岁时背部向后凸起一小包，并有背痛、乏力、出汗和低烧等结核症状。X线射片诊断为T_{11}、T_{12}结核，在其他医院曾行两次结核病灶清除术，术后发烧、背痛等症状逐渐消失，全身情况恢复较快，但角形脊柱后凸更加严重，后凸畸形逐年加重，于1988年5月5日入院，患者和家长要求矫正后凸畸形。检查所见两侧腰部均有倒八字切口痕迹，X线侧位片见以T_{11}为中心后凸呈角畸形88°，正位片见双侧T_{11}、T_{12}肋骨近段已被切除，无椎旁脓肿及腰大肌脓肿，椎体缺损区骨质稳定，血沉正常。诊断：结核性角形脊柱后凸（病灶稳定）。经头盆环牵引33天后在局部麻醉下行全脊柱截骨矫正畸形，术后后凸角变为11°，矫正率为87.5%，正侧位X线片及人体外形完全恢复正常。于8月14日给予石膏背心固定而出院（图10-3）。随访22年，尚未拆除内固定，但无任何症状，在一家公司收发室工作，身体健康，结核无复发。

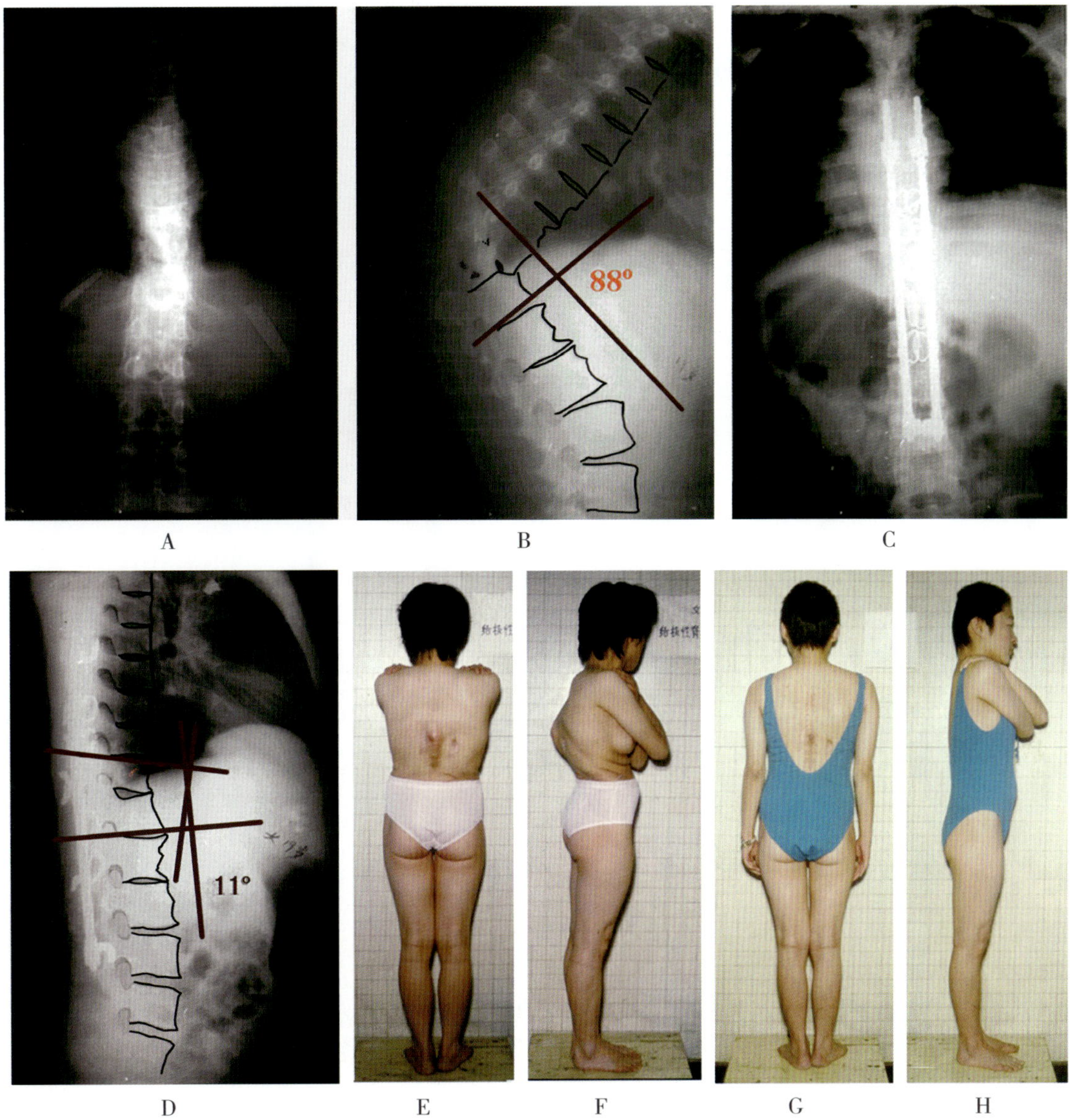

A. 术前正位两侧肋骨已被切除；B. 术前侧位后凸角88°，已骨性融合，病灶稳定；C. 术后正位片示内固定良好；D. 全脊柱截骨术后Cobb's角由88°变为11°，脊柱伸直，角形后凸消失；E、F. 术前正侧位角形后凸明显，两侧有清除病灶的刀疤；G、H. 术后正侧位，角形后凸消失，脊柱伸直

图10-3 典型病例5（李某，女，19岁，诊断为结核性脊栓后凸）

6）例6，奴某，女，25岁，患结核性脊柱后凸Cobb's角96°，于1988年9月26日入院，入院后经颅盆环牵引3周后，在颅盆牵引局部浸润麻醉下行全脊柱截骨角形后凸切除远端撑开近端压缩式内固定。术后，Cobb's角从

96° 变为15° ，矫正率为84.37%，后凸畸形已达到完全矫正，人体外形恢复正常。拆除颅盆环后更换石膏背心外固定，固定期限8个月（图10–4）。随访22年，已拆除内固定，无任何症状，从事家务劳动，身体健康，结核无复发。

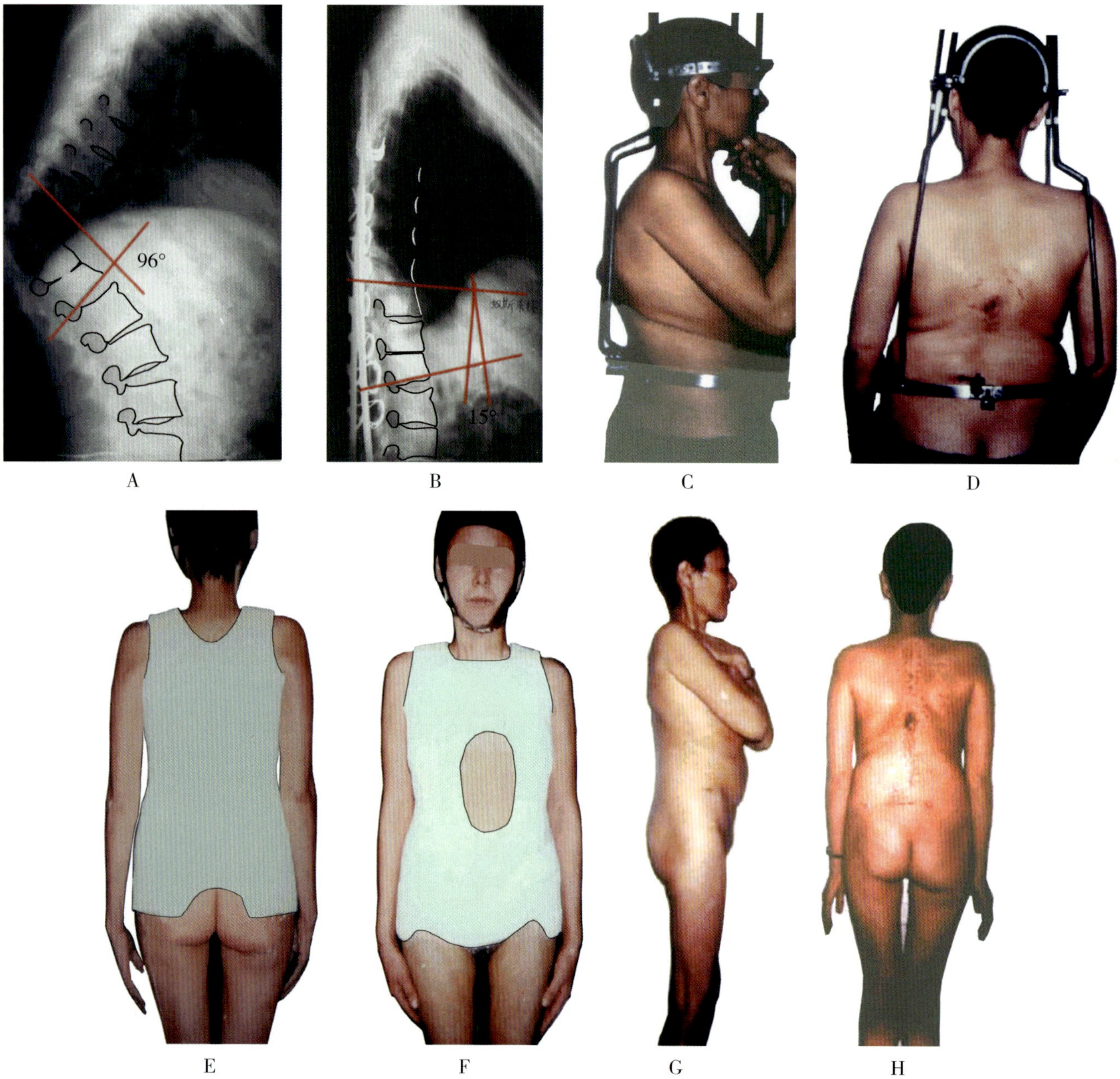

A. 术前X线片示脊柱后凸Cobb's 角96° ；B. 经颅盆牵引全脊柱截骨术后Cobb's 角变为15° ；C. 入院后先行颅盆环牵引作术前准备，待牵引到一定程度后，再行全脊柱截骨加内固定手术，术前带颅盆牵引侧面观；D. 术前带颅盆牵引后面观；E、F. 术后由术者亲自给病人制作的石膏背心，固定可靠，矫正效果良好；G. 术后复查时侧面观，脊柱后凸消失，人体外形正常；H. 后面观，脊柱伸直，后凸角消失，人体外形正常

图10–4　典型病例6（奴某，女，25岁，患结核性脊柱后凸）

第三节 结核性驼背外科治疗的疗效分析

1）结核性驼背的形成是结核杆菌通过血液播散到椎体和椎间盘，造成椎体和椎间盘的破坏形成的，经前路清除结核病灶之后，因为椎体骨骺受到破坏造成椎体及椎间盘的发育生长受到阻滞，而脊柱后部成分（椎弓、椎弓根和椎体后缘）仍在继续增长，则是形成角状脊柱后凸的主要原因。特别是发育期间的病例，这种现象表现得更为明显。

2）Hodgson试图用前路椎体间立柱植骨的方法解决角形脊柱后凸逐年加重的问题，其结果由于前路立柱撑开植骨的作用，属于脊柱延长的作用力，跟随着撑开的压力，立柱向椎体内陷入或立柱的吸收缩短或骨折就会丢失支撑作用，再加上脊柱后部成分的发育增长，仍会产生角形脊柱后凸的逐年加重，从远期随访来看，Hodgson的前路撑开的手术方法，对防止角形脊柱后凸的逐年加重也是无效的。

3）其他以往应用的“蛋壳式手术”“后路植骨融合术”“单纯置入器械矫形术”“骨骺阻滞术”等，对治疗结核性驼背均未见到明显的效果。

4）直到20世纪80年代，田慧中将全脊柱截骨术的方法应用在经后路全脊柱截骨矫正结核性驼背上来之后，才出现了利用脊柱缩短切除术的方法矫正结核性角形脊柱后凸的先例（图10–5至图10–8）。这种方法特别适应于发育期间的患者，能达到彻底矫正角形脊柱后凸畸形的目的。经过长期随访观察，认为对后凸畸形的矫正效果满意，6例经20年以上的随访观察，人体外形能达到正常标准。矫正度数无明显的丢失。

5）笔者认为结核性驼背全脊柱截骨术，在各种脊柱截骨术中是难度最大、技术要求最高的一种手术操作。其难点主要是：弯度大、硬膜外粘连、脊髓在卷曲段椎管内盘绕，难以与骨组织区别和分离。所以对结核性驼背是留待最后开展的一个难题。

6）要想开展结核性驼背截骨术，必须要作严格的病例选择：①必须选择年龄小、还在发育期间的病例；②必须选择前路病灶清除术后，尚未形成椎体间骨性连接时期的病例；③对弯度大的病例，必须选择用颅盆环牵引作术前准备，在颅盆环牵引下手术则更安全；④对年龄过大、弯度过大，预计难度过大的病例，该放弃的还是要放弃，不能勉强。

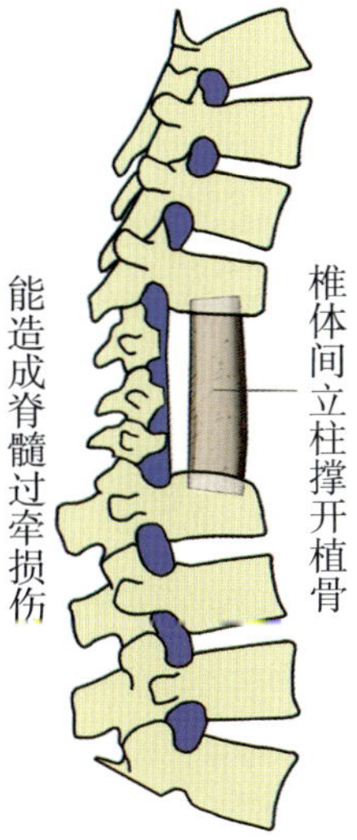

图10–5 前路椎体间立柱撑开脊柱延长术，能造成脊髓的过牵损伤

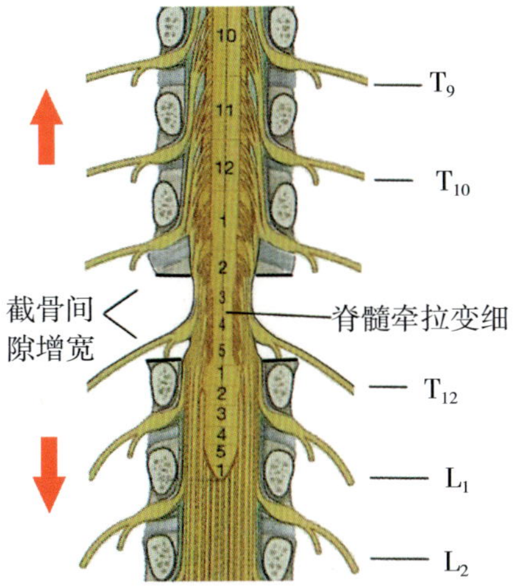

图10–6 脊髓过度牵引损伤，容易造成脊髓功能障碍，发生截瘫

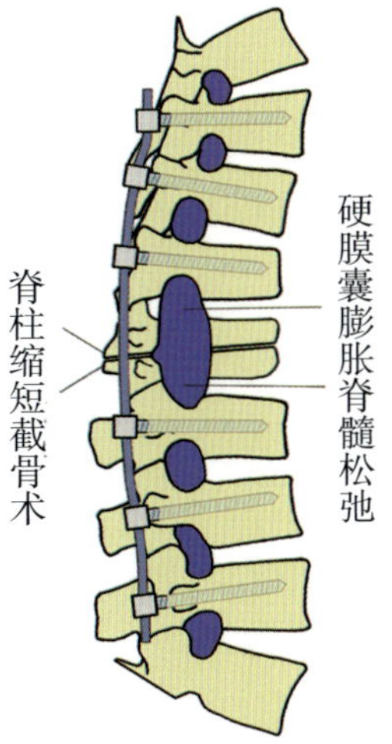

图10–7 后路行脊柱缩短截骨术，能造成硬膜囊膨胀、脊髓松弛，脊髓功能不受影响，比较安全，不会造成截瘫

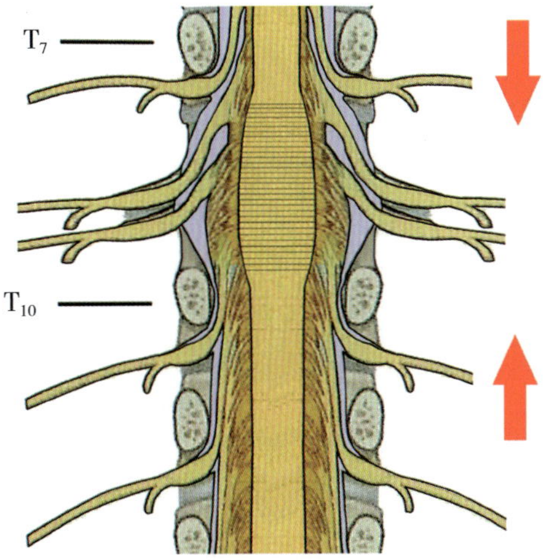

图10–8 硬膜管缩短膨胀，脊髓轻度松弛，能保护脊髓神经功能不受影响，避免截瘫的发生

7）20世纪80年代应用的内置入器械都是316L不锈钢材制造的，本组中2例患者内固定物在体内已达20年以上，至今尚未取出，自觉症状无任何不适、无异物反应存在。

8）通过远期随访说明了经后路做楔形截骨切除结核病灶段的弯曲、狭窄的椎管，做缩短式截骨术，取得的远期效果比单纯前路椎体间撑开作延长截骨切除术的效果更好。由于后路截骨切除了脊柱的后部成分，去掉了结核病的弯曲、狭窄段，同时产生了脊柱的缩短，使脊髓神经处于松弛状态，硬膜管膨胀变宽，压迫硬膜外静脉丛起止血作用，解决了术中出血的问题。对只切除单节段的病例，可用单纯后闭合式截骨术，对于多节段切除的病例，可用前张开后闭合式截骨术，但椎体间立柱植骨绝不能过长，以免造成脊髓的牵张性损伤。

（田慧中　马原　吐尔洪江·阿希都热西提）

参考文献

[1] 田慧中．角形脊柱后凸的手术治疗［J］．中华骨科杂志，1992，12（3）：162-165.

[2] 陈安民，徐卫国．脊柱外科手术图谱［M］．北京：人民卫生出版社，2001：77-233.

[3] 田慧中，李佛保．脊柱畸形与截骨术［M］．西安：世界图书出版公司，2001：377-741.

[4] 田慧中．脊柱外科医师要善于使用咬骨钳和骨刀［J］．中国现代手术学杂志，2002，6（1）：67.

[5] 胥少汀，葛宝丰，徐印坎．实用骨科学［M］．2版，北京：人民军医出版社，2003：598-636.

[6] 田慧中．“田氏脊柱骨刀”在矫形外科中的应用［J］．中国矫形外科杂志，2003，11（15）：1073-1075.

[7] David S．Bradford．脊柱［M］．张永刚，王岩，译．沈阳：辽宁科学技术出版社，2003：279-292.

[8] 雷伟，李全明．脊柱内固定系统应用指南［M］．西安：第四军医大学出版社，2004：1-423.

[9] 侯树勋．脊柱外科学［M］．北京：人民军医出版社，2005：444-610.

[10] 田慧中，吕霞，马原．头盆环牵引全脊柱截骨内固定治疗重度脊柱弯曲［J］．中国矫形外科杂志，2007，15（3）：167-172.

[11] 田慧中，刘少喻，马原．实用脊柱外科手术图解［M］．北京：人民军医出版社，2008：189-385.

[12] 田慧中，刘少喻，马原．实用脊柱外科学［M］．广州：广东科技出版社，2008：224-275.

[13] 田慧中．我国脊柱畸形治疗发展史［J］．中国矫形外科杂志，2009，17（9）：706-707.

[14] 田慧中，万勇，李明．脊柱畸形颅盆牵引技术［M］．广州：广东科技出版社，2010：1-305.

[15] 田慧中，李明，马原．脊柱畸形截骨矫形学［M］．北京：人民卫生出版社，2011：3-339.

[16] 田慧中．结核性驼背畸形截骨术［J］．中国矫形外科杂志，2011，19（23）：1937-1940.

[17] 田慧中，李明，王正雷．胸腰椎手术要点与图解［M］．北京：人民卫生出版社，2012：245-346.

[18] 田慧中，张宏其，梁益建．脊柱畸形手术学［M］．广州：广东科技出版社，2012：1-483.

[19] Dove J，Hsu LC，Yau AC．The cervical spine after halo-pelvic traction：An analysis of the complications of 83 patients［J］．J Bone Joint Surg Br，1980，62-B（2）：158-161.

[20] Drake RL，Vogl W，Mitchell AWM．格氏解剖学［M］．北京：北京大学医学出版社，2006：14-98.

各论

第十一章　颈椎及颈胸段结核的手术治疗

第一节　颈椎前路减压钢板内固定术

一、概述

颈椎前路减压钢板内固定术能提高多节段脊柱前路融合术的融合率。此外还可用于创伤、植骨不愈合的翻修，椎体切除术以及颈椎畸形等。爆裂骨折、过伸伤导致椎间盘破裂、半脱位和关节突关节脱位复位后等多种创伤状态均可采用颈椎前路接骨板固定术。

二、适应证

颈椎前路减压钢板内固定术的适应证包括：颈椎间盘突出症（3节以内，无发育性椎管狭窄）、颈椎结核性、钩椎关节增生所致的神经根或血管压迫、颈椎后纵韧带骨化症（两节以内）、颈椎肿瘤（原发性、继发性）、颈髓动静脉畸形（腹侧）、颈髓哑铃状肿瘤、颈椎骨折、颈椎失稳症、变形性颈椎症，适合于C_2~T_1范围。

三、禁忌证

颈椎前路减压钢板内固定术的禁忌证包括：严重骨质疏松症、严重节段性不稳定、创伤、肿瘤及感染等。发育性椎管狭窄患者或三节段以上椎间盘突出致脊髓型颈椎病患者宜分期联合后路手术。

四、手术方法

（一）术前准备

包括：①明确全身情况能否手术；②明确有无严重骨质疏松症、严重节段性不稳定等手术禁忌。

（二）麻醉

气管插管全身麻醉或局部麻醉。

（三）体位

参照下颈椎前路手术入路。

（四）手术操作程序

1）于欲切除椎间盘的上位椎体上1/3中点和下位椎下1/3中点各拧入椎体撑开器螺钉，颈椎自动拉钩（Cloward）锐板钩挂住颈长肌内缘后向两侧拉开切口软组织，切除椎间盘，安装椎体撑开器，撑开椎间隙（图11–1）。

2）进一步刮净椎间盘，保留骨性终板，切除后纵韧带及椎体后缘骨赘，直径0.8mm的神经钩探查椎管，钩出可能潜行突入椎管内的椎间盘组织。将一合适的骨块嵌入修整好的椎间隙内，拆除椎体撑开器，见椎间隙自动合拢（图11-2）。

3）将撑开器螺钉拧松提高，高度约颈椎钢板厚，将合适的钢板置入螺钉上方，钢板两端凹口正好对准螺钉，助手轻轻将螺钉的把部向中靠拢，此时钢板就可以稳定于椎体正中（图11-3）。

4）拧入钢板固定螺钉：拧除撑开器螺钉，必要时可将两侧颈长肌向中靠拢缝合，覆盖于钢板前方，避免钢板刺激食道（图11-4、图11-5）。

5）椎体次全切除法：切除相邻椎间盘，用普通尖嘴咬骨钳或用高速磨钻纵向切除椎体中间3/5（图11-6）。但有时后纵韧带骨化与硬膜粘连，刮除时可能引起椎管内静脉丛出血，硬膜撕裂，甚至脊髓挫伤。此时，不必强行切除骨化的后纵韧带，可采用骨化后纵韧带漂浮法。因后纵韧带骨化一般仅发生于韧带长轴的中央部，两旁的结构尚正常。将椎骨切除至骨化块，两侧切除至后纵韧带，潜行切除椎体两侧后缘，将椎管前方两侧扩大。因骨化周围的韧带尚属正常，有弹性，故随着硬膜向前方膨出，骨化块也随之向前移位，使脊髓压迫得以解除（图11-7）。如不准备行颈椎前方内固定板植入，此步完毕可关闭伤口。但要注意，骨槽的两端一定要整齐，略成“〈 〉”形，植骨块也修成相应形状（图11-8），以防术后骨块脱出，压迫食道及气管。

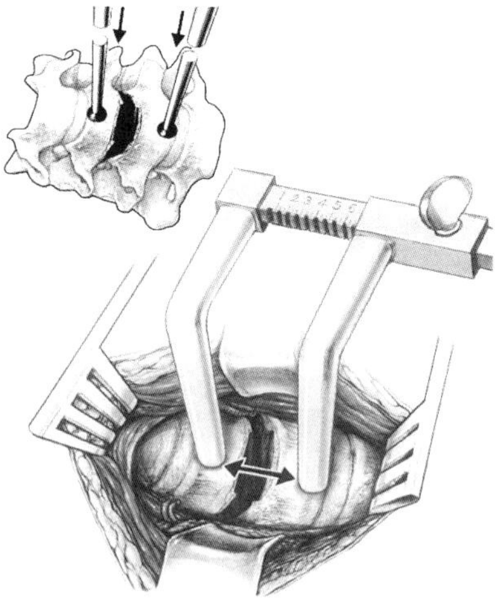

图11-1 椎间撑开器的安放和使用

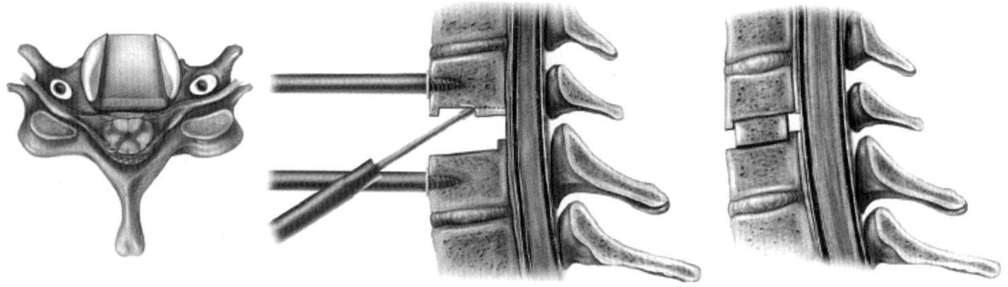

A B C

图11-2 安放植骨块

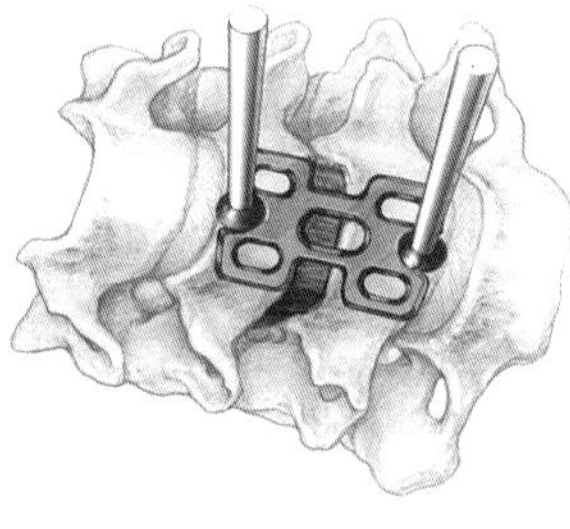

图11-3 钢板的安放

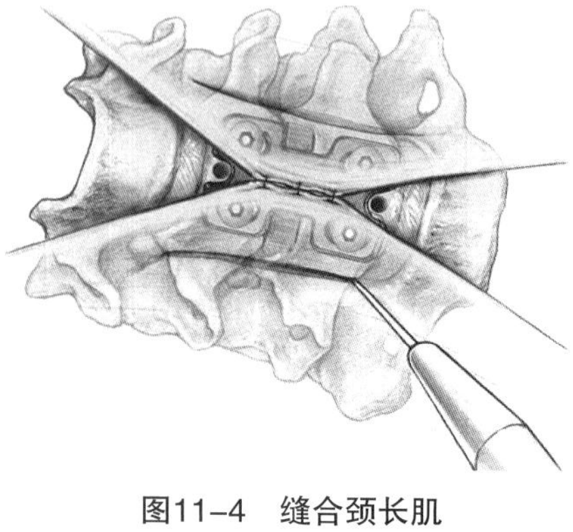

图11-4 缝合颈长肌

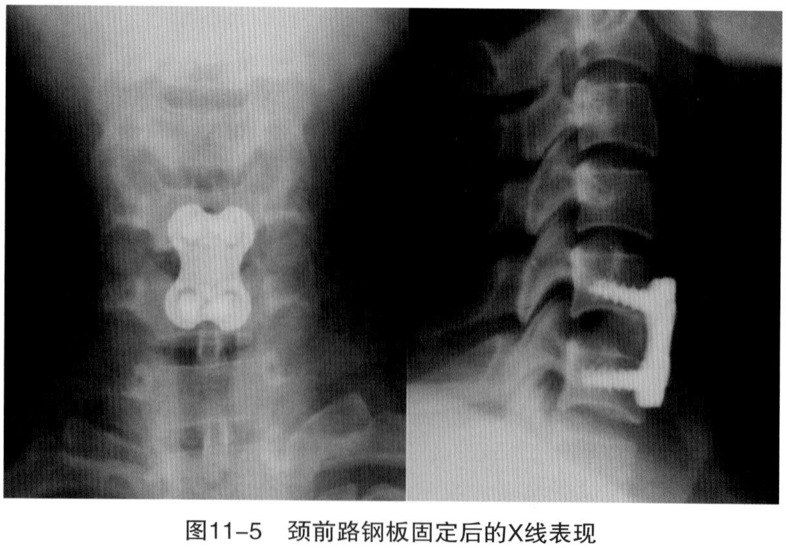

图11-5 颈前路钢板固定后的X线表现

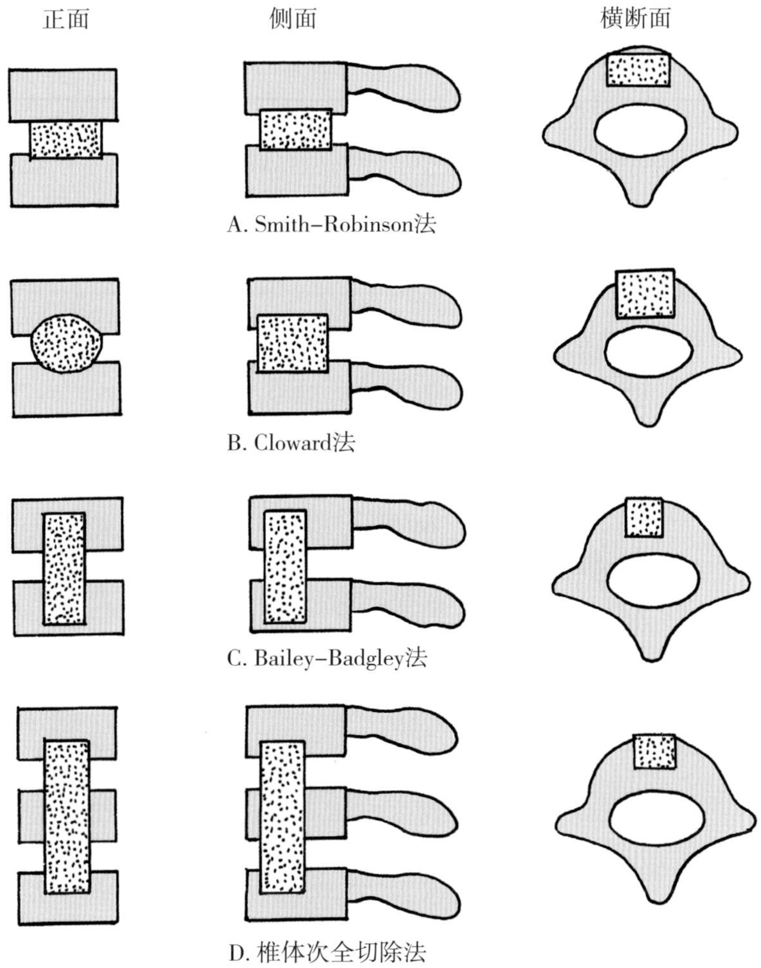

图11-6 颈椎前路减压植骨融合方法

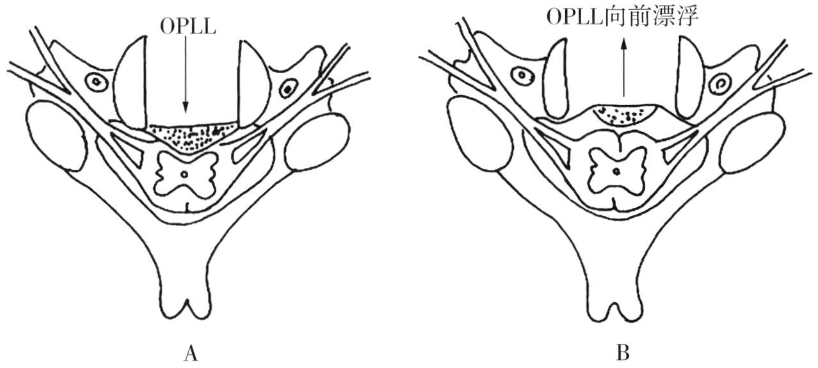

图11-7 后纵韧带骨化的椎体次全切除和骨化后纵韧带漂浮法

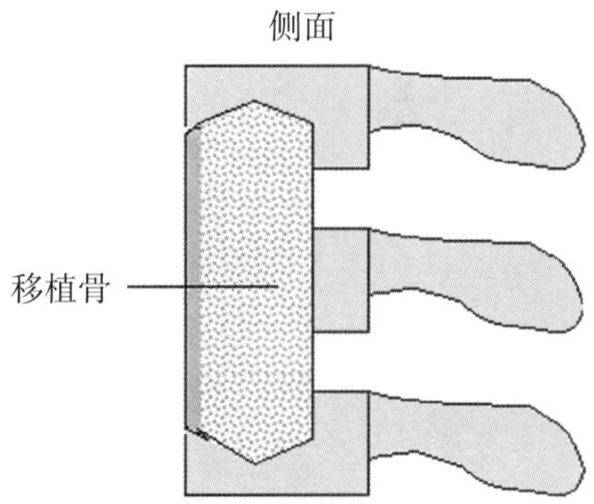

图11-8 椎体次全切后的植骨方法

6）椎间cage植入融合固定术：将取出的碎骨装入cage内，打实，将cage置于椎体间。常用的cage有旋入式与嵌入式两种（图11-9）。旋入式的适合于Cloward法，常用的有TFC、Novur等；嵌入式的适合于Smith-Robinson法，常用的有I/F cage、solic等。

椎间Titanium mash（钛网）植入融合术是将碎骨置入钛网内，钛网的两端无遮盖。在Bailey-Badgley或Smith-Robinson的基础上，将骨槽向两边缘扩大，槽的两侧壁修整同钛网圆柱的外形一样，向两侧凸，将钛网纵形植入椎间，但因其稳定性差，故需加用椎体前方内固定板固定（图11-10）。此术既可用于单纯椎间盘切除减压，也可用于椎体切除减压（图11-11）。

7）钩椎关节骨赘切除术：剥离患侧颈长肌即可，边电凝边剥离并部分横断（图11–12）。显露钩椎关节骨赘，Cloward锐板钩钩住对侧颈长肌下部，钝板钩钩住同侧颈长肌下部张开撑开器（图11–13）。在骨赘最突处切开，接着用刮匙小心骨膜下剥离，周围包含的组织一定要充分剥离（图11–14）。高速微型磨钻先将骨赘最高处磨平，接着逐渐向四周扩大成蛋壳样，用刮匙将其与周围组织分离，尖嘴咬骨钳咬处之，即见钩椎关节间隙（图11–15）。将床向健侧倾斜约25° （图11–16）。用窄的压脑板保护椎动脉，以钩锥关节间隙为标志，舟状打磨上下缘椎体，深约2cm，然后用弯头刮匙刮除残留部分。如有横突孔狭窄，可显露横突后将横突孔前方切除即可达到减压目的（图11–17）。

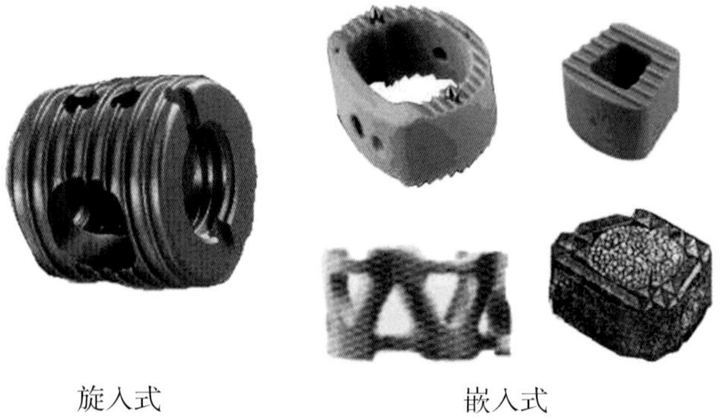

图11–9　颈椎椎体间融合中常用的几种cage

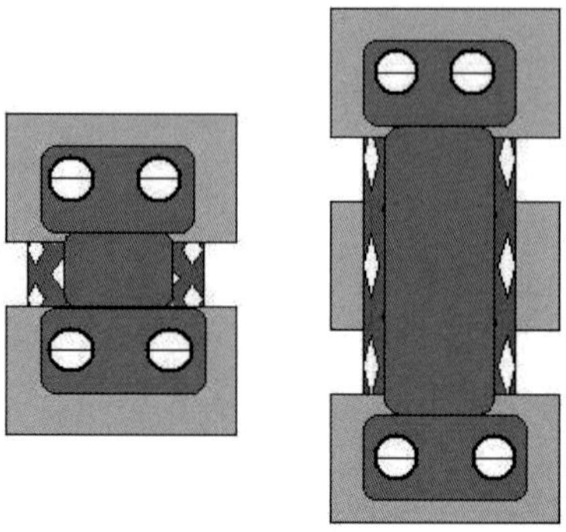

图11–10　椎体间钛网+钢板固定

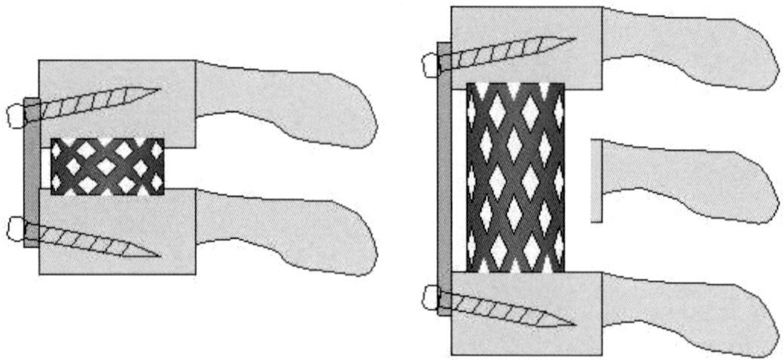

图11–11　钛网+钢板固定即可用于单纯椎间盘切除减压，也可用于椎体切除减压

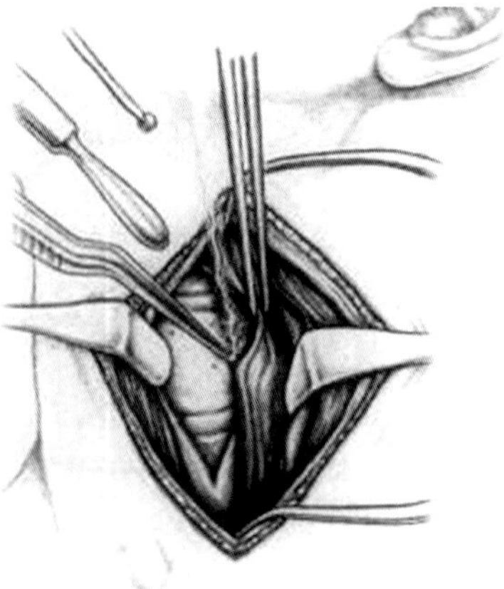

图11–12　颈长肌边缘的处理

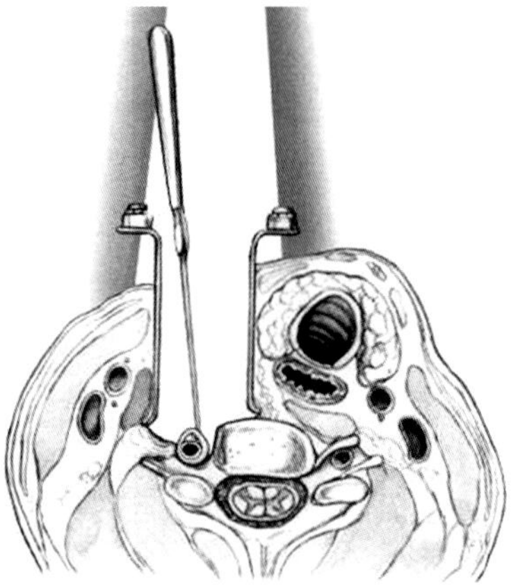

图11–13　显露钩椎关节骨赘

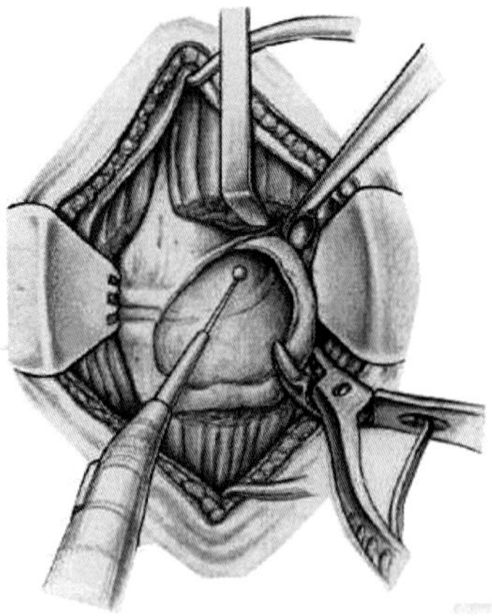

图11–14　用高速微型磨钻先将骨赘磨平，再向四周打磨，保留周围薄层骨皮质，类似贝壳状后咬除

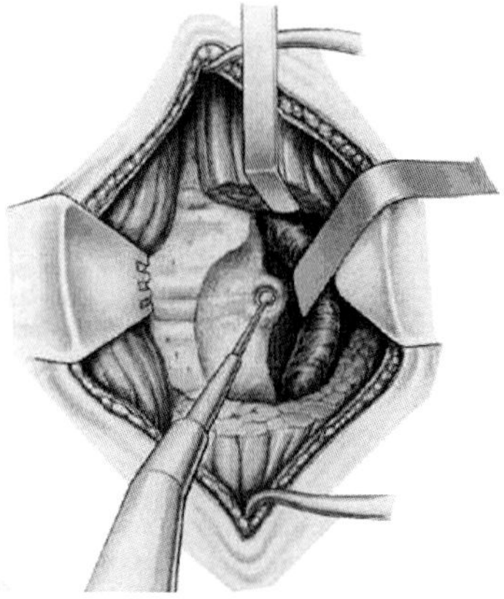

图11–15　用窄的脑压板插入椎动脉与椎体外侧缘间，将椎动脉向外牵开。小心确认钩椎关节面，从该关节裂隙，用磨钻磨削上下椎体的侧面

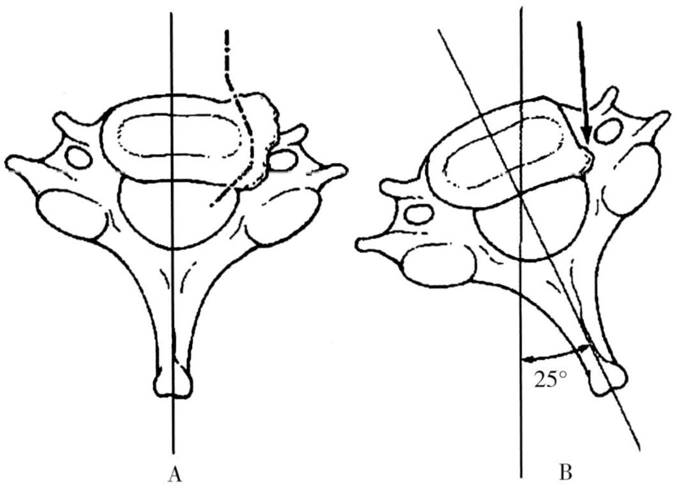

图11-16 钩椎关节减压术中将床向健侧倾斜25° 时易见到骨赘的背侧

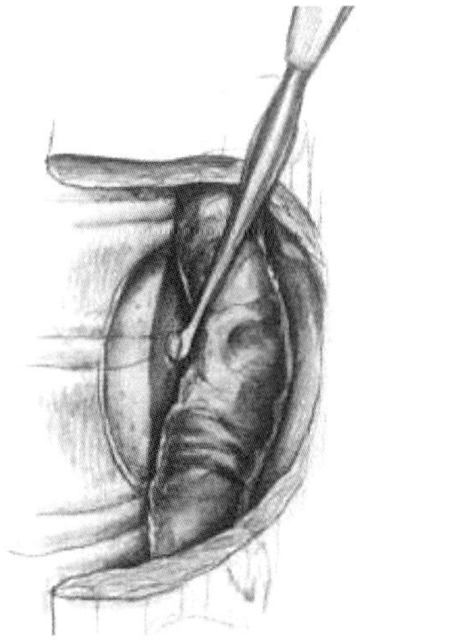

图11-17 清理残余的骨赘

（五）术后处理

术后常规使用抗生素、维生素及糖皮质激素3~5天，并行雾化吸入3天，以减轻气管受牵拉的反应。术后24 h患者可在颈托保护下坐起或离床活动，常规拍摄颈椎正、侧位X线片，以了解内植物位置。

五、手术要点与陷阱

1. 椎体终板有较高的支撑强度，但不利于植骨的融合　为了提供较好的血供，椎板需刮至点状出血，而又不能予以破坏，否则会引起支撑强度的降低，这种情况在钛网为点状或线状锐利接触面时更易发生。

2. 椎间缺损修复　椎间植入物植入时，都要在颈椎对抗牵引状态下进行，不但可嵌紧植入物，而且可在恢复正常椎体高度的同时，扩大狭小的神经根管。

（1）单纯植骨融合：于髂前取一宽高与骨槽相同，但较骨槽长3~4mm的骨块，修整后嵌入骨槽内。

（2）植骨融合加钢板内固定术：可防止骨块向前脱落、骨不连及植骨融合过程中塌陷致颈椎后突畸形等并发症。钢板可分为两大类：单皮质螺钉固定与双皮质螺钉固定。单皮质螺钉又分自攻螺钉和非自攻螺钉两种，前者如Orion、Zephir、Reflex、Equinox等，后者如AO、Codman等，但两者螺钉尾端均可被锁紧，故使用较简单、安全和可靠。双皮质螺钉如Alpha、Peak等，因要穿透椎体后缘皮质方可固定牢固，又不能拧太过，术中要不断透视，故较烦琐，有一定的危险性，尾端又不能锁紧，故已较少使用。但应注意：①术前从CT及MRI上掌握椎体的宽度和高度；②术中植入内固定前明确被固定椎体上下缘与固定板上下缘的关系。这样可防止螺钉过长拧入椎管内或螺钉向外偏拧至椎动脉及拧入椎间隙。

六、并发症防范要点

多数钢板并发症继发于显露不充分或脊柱准备不足。声嘶或吞咽困难可由钢板突起所致，但根本原因可能是椎体前方骨赘将钢板顶起或钢板塑形不佳，因此应认真确认每节椎体与钢板紧密接触。中线方向不确定可导致钢板安放偏外侧，危及椎动脉孔。确认中线的方法包括颈长肌牵开法、钩椎关节确认法和触摸齿突隆起以及触摸胸骨上凹等，也可术中透视。此外还可能出现钢板螺钉折断或松动，可由于螺钉长度不合适和骨质量差，或螺钉过于靠近终板甚至进入椎间隙引起。上述并发症如无明显临床症状可先予以保守治疗，行稳妥的外固定。如引起食道穿孔等严重并发症则需尽早手术取出内固定。相邻节段的退变可发生于融合间隙的上方或下方。

（刘少喻　王　立　眭江涛）

第二节　多节段椎体次全切除植骨内固定术

一、概述

多节段椎体次全切除植骨内固定术切除病变椎体、解除对颈髓或硬脊膜的压迫，恢复椎间隙高度，维持颈椎生理前凸，融合病变节段，保持颈椎的稳定性，防止神经功能的进一步恶化，尽可能缓解及改善症状，一般适合于C_3~T_1。

二、适应证与禁忌证

（一）适应证

包括：①颈椎结核，肿瘤、畸形累及2~3节段椎体（图11-18）；②多节段脊髓型颈椎病诊断明确，经多节段椎体次全切除能达到有效减压者；③局限于2~3节段的OPLL行颈前路减压植骨内固定；④颈椎骨折累及2~3节段致颈椎不稳。

（二）禁忌证

包括：①高龄、全身情况差，或严重内脏疾病，不能耐受手术者；②精神病患、心理障碍不能配合治疗者；③多节段连续性后纵韧带骨化、黄韧带肥厚、经前路手术不能完全解除颈髓压迫者；④颈部皮肤炎症感染。

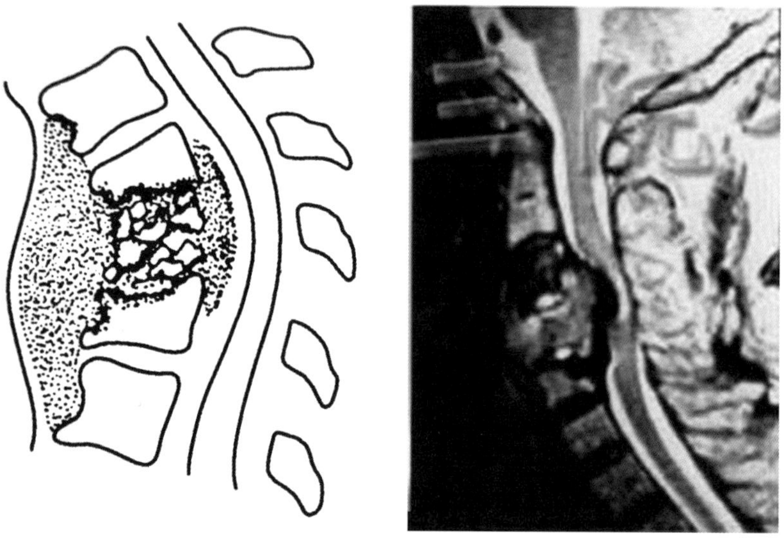

A　　　　B

A．颈椎结核并寒性脓疡；B．颈椎肿痛

图11-18　手术适应证

三、手术方法

（一）术前准备

1）采集病史，对男性患者应了解其性功能（注意询问方式，保护患者隐私）。长期抽烟的患者，术前要求患者忌烟尽可能不少于2周。

2）心理护理。患者对颈部手术怀有畏怕恐惧和焦虑心理，应耐心交流。介绍手术的必要性，展望术后情况，解除其心理压力，增强治病信心。

3）术前注意原发病的治疗。

4）常规实验室检查、心电图、影像学等检查；老年人必要时应行心脏彩超、肺功能测定以了解心肺功能。了解最主要的脊髓和（或）神经根受压区，了解致压物存在可减压的具体部位。

5）术前排便训练。

6）指导患者主被动功能训练，减少关节僵硬。康复应始终贯穿在治疗过程中。

7）训练推移气管和食管（图11–19），术前1~2天训练患者或家属用2~4指插入切口一侧内脏鞘与血管神经鞘间隙，持续向非手术侧推移，以适应术中的牵拉刺激。开始时每次持续20~30min，此后逐渐增加，要求气管能被推移超过中线。这种牵拉易刺激气管反射性干咳，因此必须反复向患者交代其重要性。如牵拉不理想甚至可使手术中止或术后喉头痉挛。

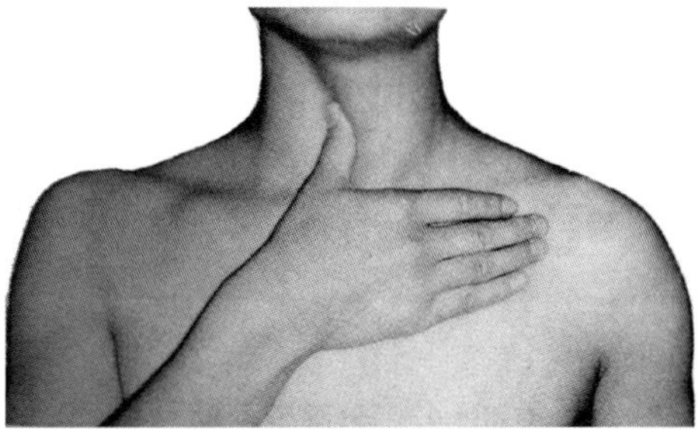

图11–19 气管推移训练

8）常规术前手术准备，如备血、备皮，注意手术野皮肤条件。术前禁食水；适当给予镇静药，保证患者术前有良好的休息；术前导尿；根据情况选择术前放置鼻胃管。麻醉前用药；术前30min静脉预防应用抗生素。

9）手术器械准备：常规的脊柱外科器械；Cobb剥离器2把、咬骨钳、颈前路直角拉钩；高速磨钻；各种方向精细小刮匙，内固定器械及“C”形臂X线机。

（二）麻醉

一般应用全身麻醉、颈丛阻滞麻醉或局部麻醉。

（三）体位

仰卧、双肩垫软枕，头自然向后仰伸，双眼3M贴膜保护，颈后部放置布单卷成的软枕，枕后垫软头圈，头两侧放置沙袋固定，或宽胶布固定。

（四）手术操作程序

1．入路的选择

（1）左侧入路：大部分胸导管居左侧，注意避免误伤。

（2）右侧入路：右喉返神经斜行并较短，注意避免损伤。我国人群以右利手多见，常以右侧入路。患者的下颌骨不会影响术者操作，而且可防止胸导管误伤并减少食管牵拉移位和损伤穿孔的可能，因为食管位于颈部左侧。

2．切口的选择

（1）横切口：顺颈部皮纹皱褶走向，术后瘢痕小，在美观方面有优势。但该切口较小，暴露颈椎数目少，一般仅2~3个，在进行多节段颈前路手术时，需充分游离颈深筋膜，术中显露会有一定困难。切口水平高度视病变位置而定，下列标志供参考：环状软骨前方对应C_6、C_7椎体之间，舌骨平C_3、C_4椎体之间，下颌角对应C_2、C_3椎体；切口起自胸锁乳突肌中点至颈中线达对侧1cm（图11–20）。

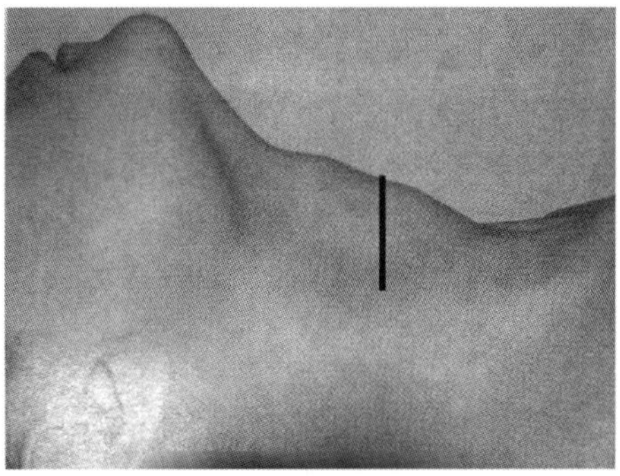

图11–20 颈椎前路横切口

（2）斜切口：指沿胸锁乳突肌内侧缘由外上向内下斜行，可充分显露椎体前缘、椎间隙和钩椎关节。该切口暴露范围大，在进行多节段颈前路手术时有优势，但术后切口瘢痕挛缩影响美观（图11–21）。

3．手术部位椎体的显露

1）切开皮肤、皮下组织、深筋膜，如需要可结扎、切断颈前区浅静脉，沿颈阔肌纤维方向纵向切开颈阔肌，在该肌深面上下游离皮瓣并上下拉开。

2）在胸锁乳突肌前缘切开深筋膜并钝性分离，可解剖并切断肩胛舌骨肌。

3）触摸颈总动脉搏动，分离甲状腺、气管和食管外方的纤维包膜与血管神经鞘间隙，血管神经鞘指颈总动脉、颈内静脉和迷走神经。两者之间是一层很疏松的结缔组织。用手指或钝性骨膜剥离器沿内脏鞘外侧缘钝性分离，将胸锁乳突肌和血管神经鞘向外牵拉，甲状腺、气管和食管向内牵拉。用电刀在中线纵行切开，骨膜下剥离肌肉及前纵韧带，显露椎体前缘和椎间隙。

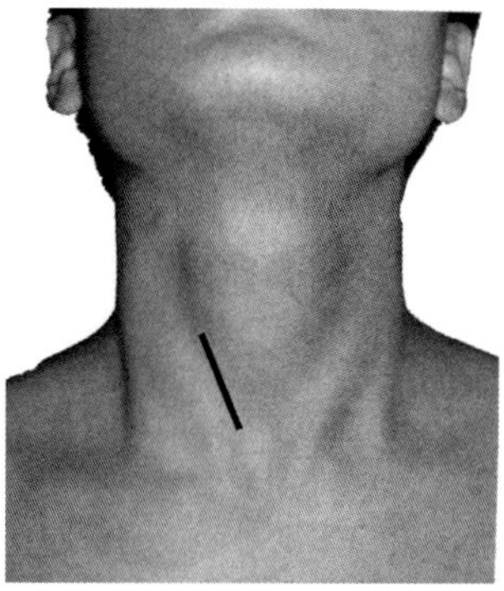

图11-21　颈椎前路斜切口

4．定位　术中X线片或X线透视定位：用1枚前端折弯20~22号注射针头或定位针（图11-22），插入椎间隙或椎体，经X线拍片或X线透视定位。

5．显露　显露定位，确定要切除骨折或病变椎体的上下位椎体及其上下椎间盘，利用颈椎撑开器显露（图11-23）。先用尖刀紧贴椎体上下缘切开与病椎相邻的椎间盘椎间隙前方的环形纤维，深度3~5mm，而后用髓核钳或刮匙由浅及深、由一侧向另一侧，按步骤有规律地摘除椎间盘髓核组织。

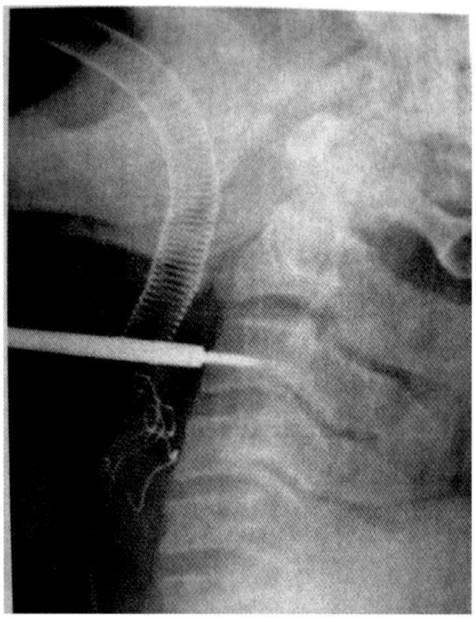

图11-22　术中定位

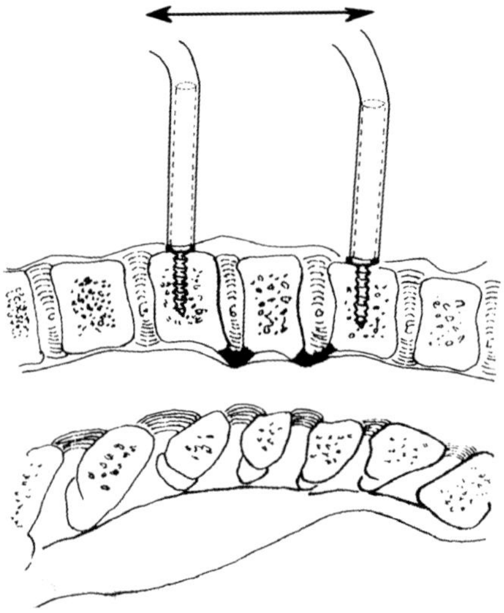

图11-23　颈椎撑开器显露

6．椎体次全切除减压　用三关节咬骨钳将需切除的椎体沿两侧颈长肌内侧缘大部咬除至椎体后缘（图11-24），最后用刮匙或细长椎板咬骨钳将椎体后缘连同残余椎间盘、骨赘等致压物彻底刮除或咬除，使减压节段连成一长方形骨槽，再扩大减压范围，选用不同角度的刮匙或咬骨钳向四周潜行扩大也可以采用磨钻打磨椎弓根基底部扩大减压范围。减压应充分，但应避免损伤脊髓、神经根，向两侧减压时应注意避免损伤椎动脉。

7．植骨融合

（1）自体骨植骨：根据减压骨槽的长度，取自体三面皮质的髂骨或肋骨或带血管蒂腓骨（后者已少用），植骨块的长度略大于开槽的长度，修整成T形（图11-25），以便在牵引下嵌入植骨不易滑出。植骨块的厚度不应超过15mm，以免突向椎管误伤脊髓。准备植骨床，保留骨槽上下端的骨性终板，植入骨块，去除椎间撑开器。

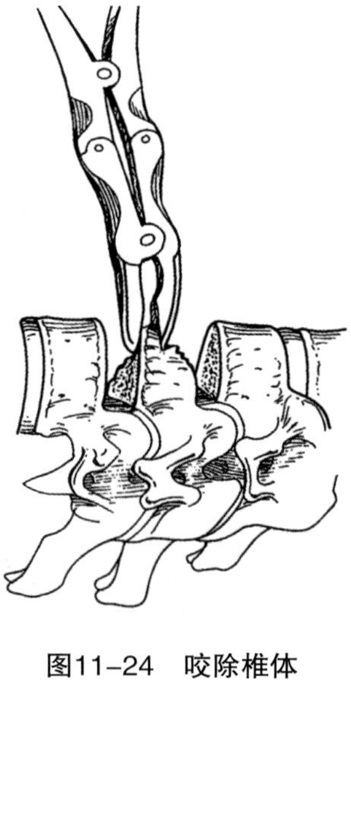

图11-24　咬除椎体

（2）钛网植骨：根据开槽的长度修剪钛网，比减压槽长约2mm，钛网内腔填充减压获得碎骨或人工骨。为了防止钛网塌陷，将植入钛网的前缘上下两端各形成一圈尖锐的锯齿，植入减压槽后可有效地嵌入相邻椎体终板，消除微小移位。应保留骨槽上下端的骨性终板，防止钛网向椎体内塌陷，有效维持融合节段的高度。保证钛网后缘距椎体后缘约5mm，以便减压后硬脊膜向前飘浮。

8．前路钢板固定　目前单纯植骨和钛网植骨已少用，一般均采用前路钢板固定。在切除椎体上下正常椎体置入撑开螺钉，连接撑开器，置入自体髂骨块或钛网，测量长度，选取合适型号颈椎前路钛板，确定钢板的固定位置，以双侧颈长肌为界，避免钢板过于歪斜。螺钉的方向宜头端螺钉向头端倾斜，尾端螺钉向尾端倾斜，增加钉道长度，提高抓持力。拧紧锁钉，锁定钢板（图11–26）。术中使用C形臂X光机明确螺钉钢板正确位置。

9．术毕　冲洗伤口，置负压引流管，逐层缝合，皮肤以皮下连续缝合为佳。

（五）术后处理

术后常规使用广谱抗生素3~5天，并行雾化吸入2~3天。术后24~48h根据引流量拔除引流管，患者可适当应用糖皮质激素3天。术后24~48h可在颈托或颈部支具保护下坐起或离床活动（图11–27），但患者长时间卧床，贸然坐起，常引起体位性低血压或眩晕，应逐步摇高床头，待患者适应后，至坐起或离床活动。术后1周内复查颈椎正侧位片。术后颈托保护6~8周。循序渐进地进行颈项肌功能锻炼，注重日常生活姿势，避免卧高枕、长期低头伏案工作等不良习惯；定期随访。

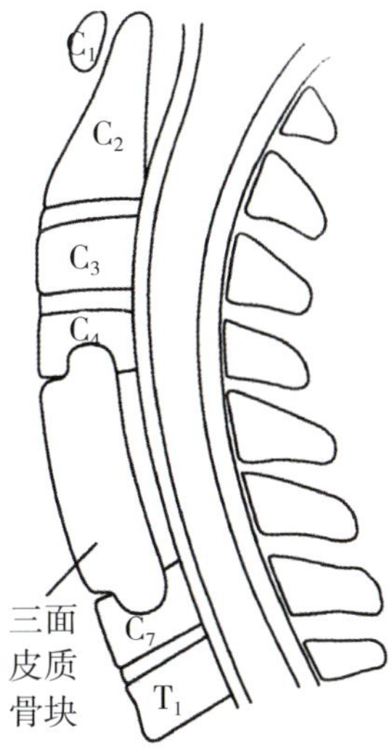

图11–25　T形骨块植骨

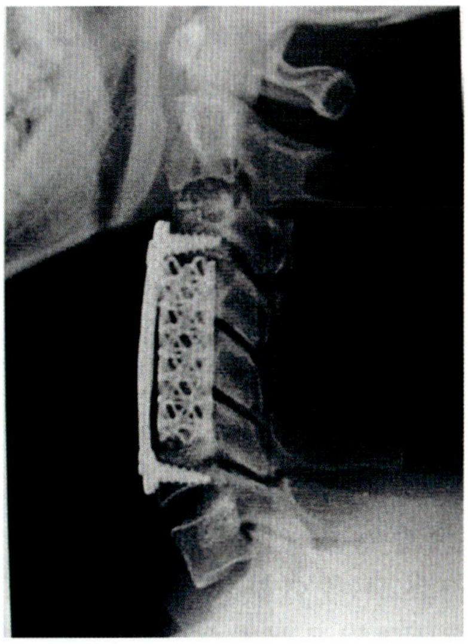

图11–26　钛网植骨，前路钢板固定

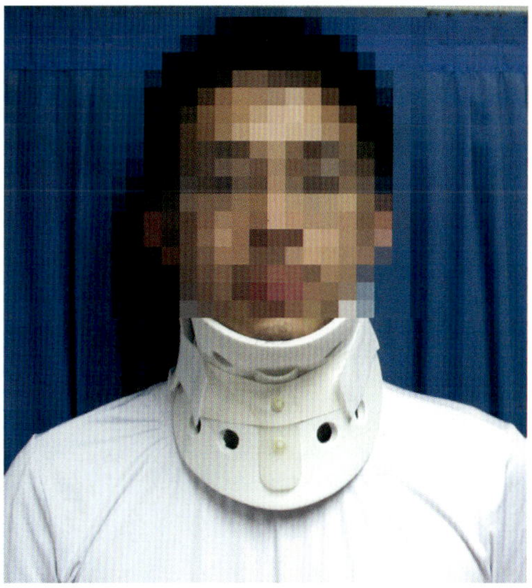

图11–27　颈托制动

四、手术要点与陷阱

严格把握适应证和禁忌证；明确病变范围，正确减压范围，选择好手术时机。

有学者认为当颈椎病病程超过15年或出现手内在肌萎缩后再手术，往往效果不佳。

手术前为清楚地术中透视定位，双肩应向下牵拉，同时上臂固定于身体两侧，注意避免过度牵拉损伤臂丛神经。

手术注意不要伤及颈长肌，否则出血量大。甲状腺上中下血管一般不需处理，如有需要则甲状腺上、中静脉可以结扎切断。结扎甲状腺下动静脉时，结扎点应尽可能远离喉与气管，以免误伤喉返神经。结扎甲状腺上动脉时容易损伤喉上神经，应尽量避免结扎。

切除椎体后缘骨赘，使用椎板咬骨钳咬出椎体后缘，并选用角度小的刮匙，后依序增加角度，注意刮匙深度，以刮匙的头部为力点，以椎间隙前缘为支点，由后向前用力进行操作，切忌向椎管方向推进。两侧达钩椎关节内侧缘即可，以免损伤椎动脉（图11–28）。

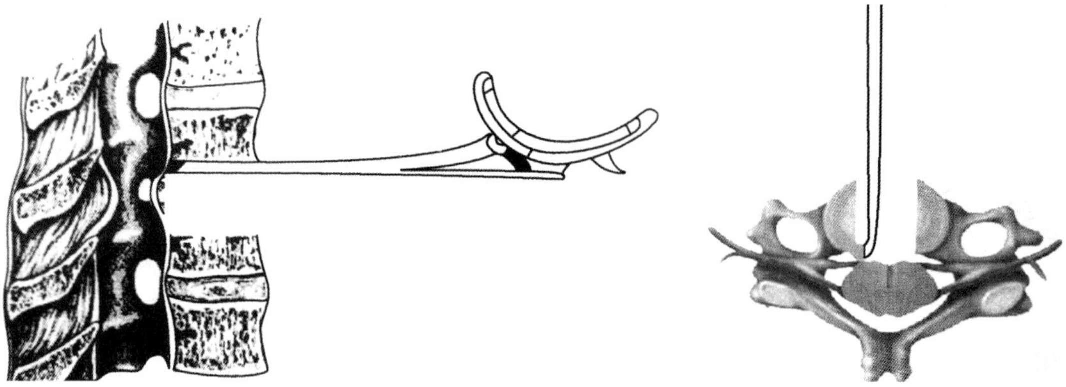

A　　B

A．用咬骨钳咬除椎体后缘；B．用小刮匙刮除椎体后缘

图11–28　切除椎体后缘骨赘

对于椎前有脓肿或肿瘤较大、暴露困难，术前宜放置鼻胃管有助于术中防止食管的损伤。

椎体撑开器上下钉应置于颈长肌内侧向外3mm处，既可起遮挡血管鞘等软组织作用，又能在放置撑开器时不影响操作。

减压应彻底。在开槽减压时，必须彻底地切除致压物，包括椎体次全切除、椎间盘及相应节段后纵韧带动切除。

局限性后纵韧带骨化（OPLL）可采用切除病灶或者漂浮方法。所谓漂浮方法即首先切除减压范围的椎间盘组织，再次全切除减压范围的椎体，用微型磨钻磨除椎体后缘骨质，显露白色的后纵韧带骨化块，并使骨化块四周完全游离，使骨化块漂浮，再进行减压节段融合固定。

颈椎结核手术时应彻底将死骨、坏死椎间盘、肉芽组织及干酪样物质等彻底切除，脓肿壁应尽量清除干净，撑开椎体，尽量纠正后凸畸形、植骨、钢板内固定。

颈椎肿瘤局限于2~3节段椎体或者脊髓受压明显来自于前方，采用姑息切除方可采用多节段椎体次全切除植骨内固定术；颈椎肿瘤累及后方结构在前路切除内固定后可Ⅰ期或Ⅱ期行颈椎后路减压内固定术，颈椎肿瘤界线不清，出血多，要尽量防止脊髓损伤。

植骨床的准备要充分，保留骨槽上下端的骨性终板，骨块长短要合适。通过植骨撑开恢复椎间隙高度，使神经根孔增大。

如使用钛网应修剪钛网笼两端各形成一圈尖锐的锯齿，植入减压槽后可有效的嵌入相邻椎体终板，消除微小移位，应保留骨槽上下端的骨性终板，防止钛网向椎体内塌陷，有效维持融合节段的高度。

使用钢板时应注意选择合适长度的钢板，如操作不当让螺钉过于靠近终板甚至进入椎间隙或术后颈部过度伸展，会导致螺丝松动、拔出。

术中注意椎间隙高度的恢复，这是确保颈椎前路减压手术疗效的关键。椎间隙高度的长期保持，既保证了颈椎椎体的支柱作用，又可重新获得颈椎的生理性前凸，使头颈部生物机械应力得以正常分散及传导，既保护脊髓及脊神经根免受非生理性刺激及损伤，同时亦能明显减缓临近节段的退变。还可明显降低植骨块及内固定物松动、移位的可能。从而使颈前路减压植骨内固定术的疗效得以长期保持。

五、并发症及其处理

1. 食管气管损伤　较少见，常见于操作不当引起，撑开器尖锐刺伤或者过长时间牵拉损伤，也有可能因骨折移位长时间压迫引起。术中损伤食管气管应及时修补，术后出现纵隔感染，应及时引流。

2. 血管损伤　前路手术常见血管损伤是甲状腺中动脉和甲状腺下动脉，可双重结扎止血。

3. 喉道神经损伤　较常见，多为术中牵位激惹所致，引起短暂的声音改变或发音障碍，1~3个月内可自行恢复，应防止直接损伤。

4. 颈交感神经干损伤　出现Horner征，多为暂时性。

5. 脊髓神经根损伤　刮匙过深，方向不正确，可以损伤脊髓，行钩椎关节切除时容易损伤神经根，高速磨钻意外滑落会引起脊髓损伤。植骨块过深或滑脱钢板螺钉过长也会引起脊髓损伤。

6. 椎动脉损伤　行侧前方钩椎关节切除时可能损伤椎动脉，一旦损伤应压迫止血，暴露横突孔，争取吻合血管或结扎，有条件者可请血管外科行介入栓塞。

7. 术后颈部血肿　多为血管结扎止血不周或骨、肌肉创面出血，引流不畅，多于术后24h出现，严重者可引起窒息死亡，或者脊髓损伤四肢瘫，术中仔细止血术后充分引流，密切观察，一旦出现血肿应及时引流或行切口清创术。

8. 呼吸道并发症　包括气管血管神经性水肿，气道阻塞及肺部感染。呼吸道管理十分重要，直接影响患者的生命，贯穿围手术期的全过程。定时翻身、拍背，鼓励病人咳嗽，尽量做深呼吸。必要时给予呼吸道雾化吸入，稀释痰液，控制炎症，减少分泌物，必要时气道切开。

9. 下肢深静脉栓塞　长期卧位，双下肢不同程度截瘫，肌肉动静脉收缩丧失，下肢静脉回流障碍，常引起双下肢静脉栓塞，应当加强护理，进行双下肢被动活动、按摩，使用动力袜、静脉泵等，促进静脉回流。围手术期应用低分子肝素，对预防下肢静脉栓塞，取得良好效果，要注意防止静脉血栓致心肺脑栓塞。

10. 其他　自体髂骨取骨区出现取骨侧大腿外侧持续性麻木、疼痛、感染、髂骨骨折，晚期可能出现植骨块折断、塌陷、植骨不融合，内固定物松动、钛网cage下沉等。

（曾志远　曾荣东）

第三节　颈椎结核病灶清除植骨钢板内固定术

一、概述

颈椎结核病灶清除植骨钢板内固定术目的在于清除结核病灶、脓肿及肉芽组织；减压，减轻疼痛，恢复脊髓功能，提高生活质量；恢复脊柱序列，重建稳定性，保护脊髓、神经根及椎动脉等重要结构。

二、诊断

除根据症状体征结合辅助检查确定结核的节段及部位外，注意有无脓肿及其与椎动脉、颈部大血管的关系。CT对观察骨质破坏较好，MRI对观察脊髓是否受压及椎管内脓肿很有意义。病史非常重要，术前抗结核治疗是必需的，注意是否合并肺结核，结核病灶是否已经稳定，是否合并椎旁脓肿或咽后脓肿，请耳鼻喉科检查咽喉部情况。术前评估血沉及 CRP情况。对于不能控制的结核要慎重手术。

三、适应证与禁忌证

（一）适应证

进展期颈椎结核合并或不合并脊髓或神经根压迫者。

（二）禁忌证

全身状态不能耐受手术，严重心脑肺肾功能不全者；结核不能控制者；术前未进行抗结核治疗者；活动性肺结核未能控制者；糖尿病病情不能控制者。

四、手术方法

（一）术前准备

同前路手术。

（二）麻醉及体位

首选全身麻醉，不选择颈丛阻滞麻醉。体位同前路手术。

（三）手术入路操作程序

显露同前路手术部分，确定结核病灶后进行清除。

1）先确定被破坏的椎间盘，再用电刀切开此椎间盘前部纤维环，用小骨刀凿开被破坏椎体的前方骨皮质。交替用髓核钳、刮匙清除坏死髓核及椎间盘组织，清除脓肿及肉芽组织，受累椎体两侧颈长肌不用切除，注意在清除脓肿时对椎动脉的保护。

2）神经剥离子探及椎体后缘，后纵韧带直至硬膜囊。此时往往有椎管内静脉丛破裂出血，用吸引器吸引和明胶海绵压迫止血以保持术野清晰，直至减压充分彻底清除病灶，明胶海绵压迫止血。

3）取大小合适的带三面骨皮质的髂骨骨块嵌入缺损处，要求骨块不能突入压迫脊髓，不能高于上下椎体前面以利于安放钢板。放松撑开器使骨块嵌紧。注意骨块不能太高，如椎间隙撑开太大，术后会引起颈部疼痛不适。植骨块要足够大，也可选择合适大小的钛网，其内用自体骨或异体骨填充，置于缺损处。

4）拧入螺钉，螺钉方向要求左右对称，上位螺钉向上轻度成角，下位螺钉向下轻度成角，螺钉深度不能进入椎管。

5）冲洗后在钢板表面放置明胶海绵，放置橡皮片引流，闭合创口，注意缝合肩胛舌骨肌，颈阔肌要对合整齐并密集缝合。

五、典型病例介绍

患者，男，64岁，颈部疼痛3个月，双下肢无力行走困难踩棉花感1个月，伴尿失禁。查体：感觉平面在脐水平，双下肢肌张力高，病理征（+）。术前X线片示C_5、C_6椎间隙变窄并脱位；术前CT示C_5、C_6椎体骨质破坏；术前MRI示C_5、C_6水平脊髓受压，咽后壁肿胀。诊断：C_5、C_6结核伴不全瘫。全身麻醉下行结核病灶清除植骨融合钢板内固定术。采用颈部纵行切口，进入椎前间隙，未见脓液流出，C_5、C_6椎间盘及椎体破坏，可见死骨及结核肉芽组织，彻底清除之，取自体髂骨块植于缺损处，钢板内固定，术后症状改善，肌力恢复，术后正侧位片显示骨块及钢板位置良好（图11–29）。

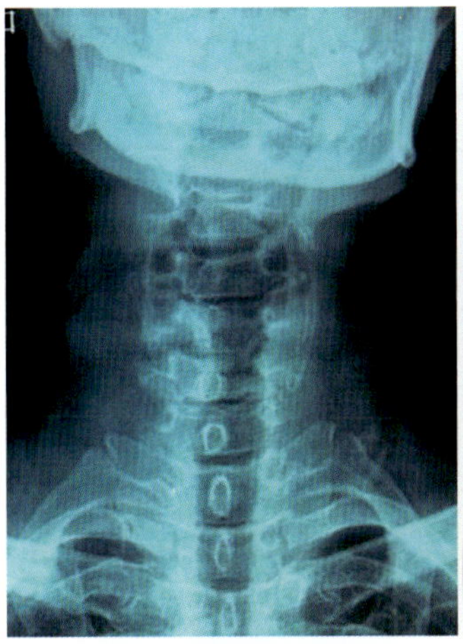

A

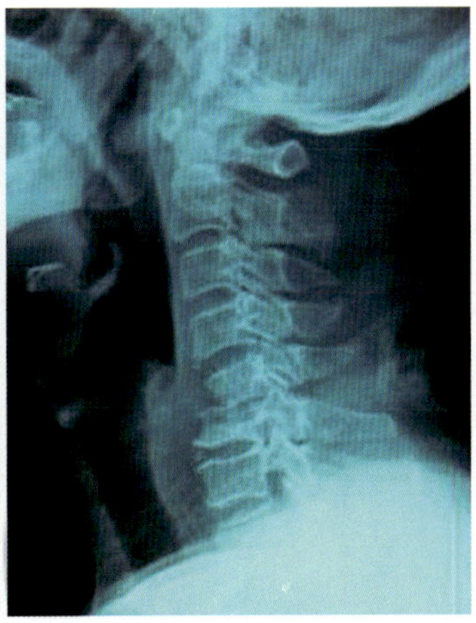

B

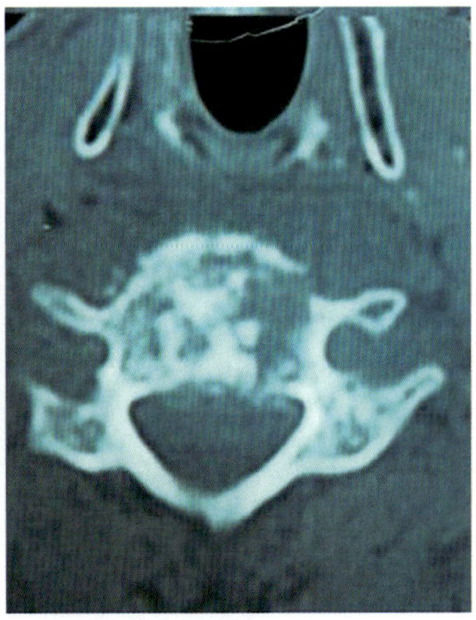

C

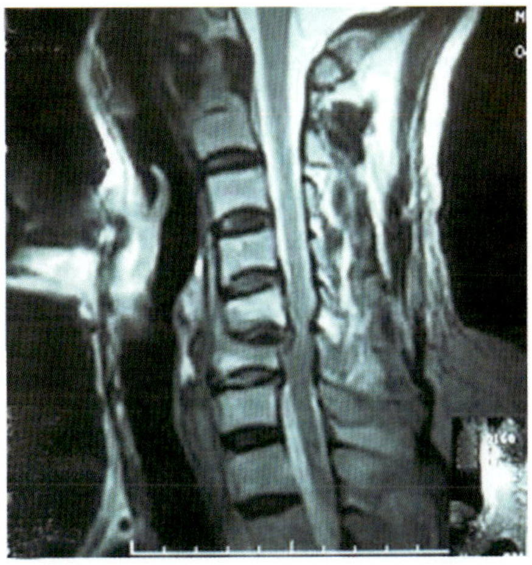

D

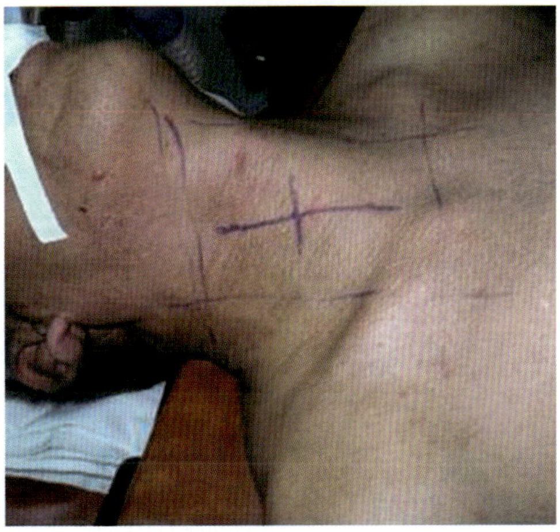

E

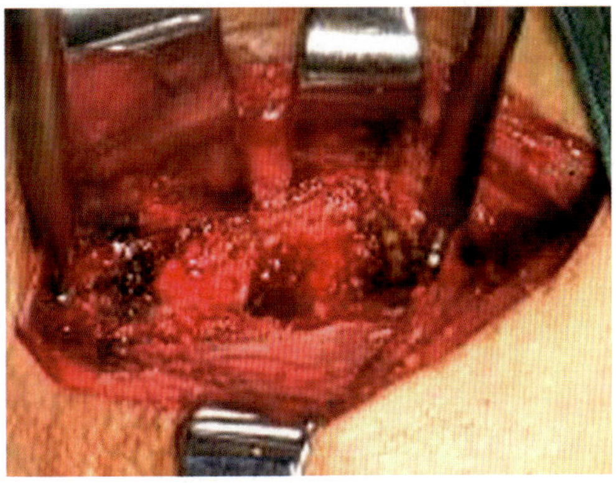

F

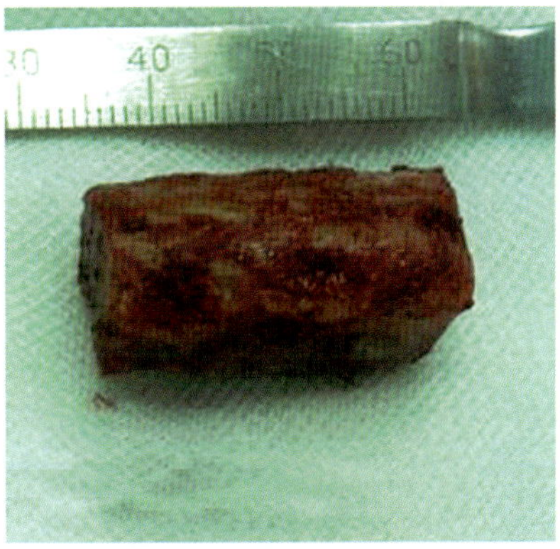

G

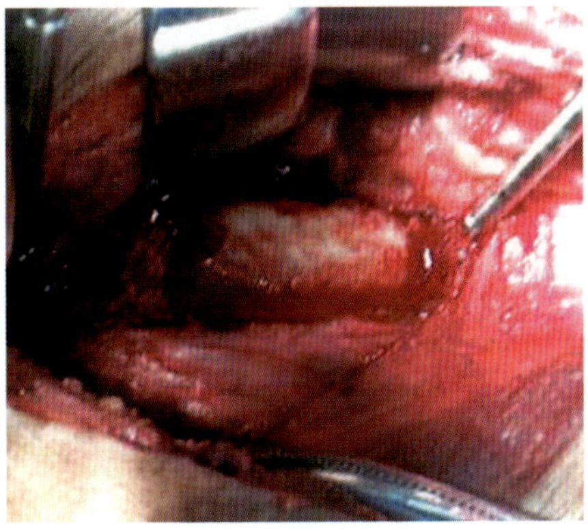

H

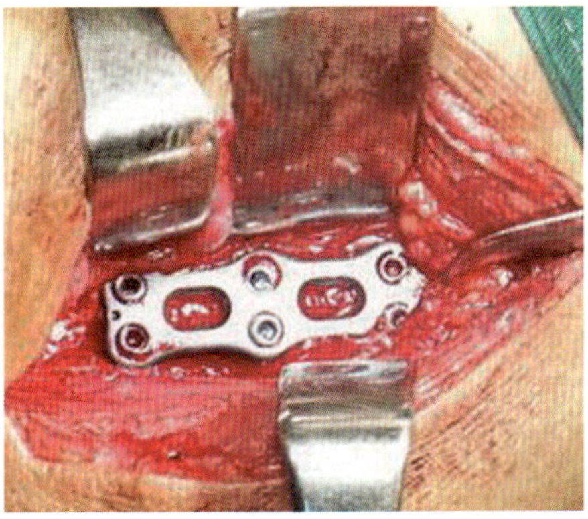

I

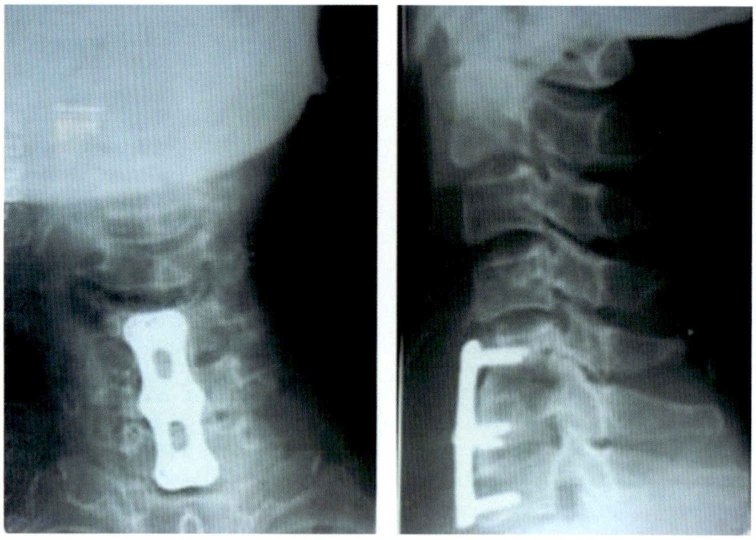

J　　　　　　　　K

A、B．术前正侧位X线示C_5、C_6椎间隙变窄并脱位；C．术前CT示C_5、C_6椎体骨质破坏；D．术前MRI 示C_5、C_6水平脊髓受压，咽后壁肿胀；E．颈部纵行切口；F．死骨及结核肉芽组织已彻底清除；G．取出的自体髂骨骨块；H．植入自体髂骨骨块；I．钢板内固定；J、K．术后X线正侧位片

图11-29　典型病例介绍

（杜心如　叶启彬）

第四节　后路固定与前路鼻内镜辅助病灶清除治疗上颈椎结核

一、概述

上颈椎结核不多见，前路直视手术显露及操作有困难，对术者要求高。采用后路固定颈前路鼻内镜辅助行病灶清除术治疗上颈椎结核可取得满意疗效。

二、手术方法

（一）术前准备

术前严格规范抗结核药物治疗，同时行支持治疗以改善全身症状。待体温控制在37.5° C以下、结核中毒症状减轻、血沉＜30 mm/h时手术。术前尽量卧床，常规带颈围保护，必要时行颅环弓牵引。对咽后壁脓肿巨大压迫脊髓或明显寰枢不稳者，告诫患者随时有脓肿破溃或颈椎脱位危及生命的风险。

（二）麻醉

全身麻醉，气管内插管。

（三）手术操作步骤

患者俯卧位，头架牵引。作枕骨到C_4棘突间后正中切口，常规方法显露出枕骨、寰椎后弓及C_2、C_4棘突和椎板。按AO定位方法在C_2、C_3两侧侧块上分别置2枚侧块钉，安放预弯的Cervifix板棒。沿双侧钛板孔口在颅骨各钻3个孔（注意防止穿透内板），置入颅骨钉。稳定固定后，反复冲洗止血，植骨床毛糙化，用同种异体条状骨植骨，范围根据融合范围而定，寰椎并枢椎结核行枕颈融合者植骨于枕颈部，枢椎结核仅在寰枢椎间植骨。留置引流，逐层缝合。

去颅环弓，改为仰卧位，肩部垫薄枕，头稍后仰并右旋。取左颈部纵切口，沿切口方向切开浅筋膜、颈阔肌，在颈动脉鞘与内脏鞘之间间隙游离，进入椎体前方，保护食管及咽后壁，C形臂X线机定位C_2、C_3间隙。置入鼻内镜，在内镜显示下游离咽后壁，显露C_2椎体及C_2、C_3椎间隙（注意保护食管）。切开前纵韧带，可见干酪样坏死物，镜下将其尽量切除后，冲洗伤口，填塞止血纱布、明胶海绵，放置链霉素1g，置管引流，逐层缝合。

（四）术后处理

术后48h拔除引流管。1周后复查颈椎正侧位X线片；3周内离床；嘱患者佩带颈围或支架4~6个月，循序功能锻炼。辅以正规抗结核治疗1~1.5年，并注意不良反应，同时使用护肝药物。每月复查肝功能、肾功能、血沉，定期作影像学检查。

三、典型病例介绍

患者，男，38岁。病程14个月。临床表现为颈部疼痛，伴有脊髓受压引起的肢体感觉、运动障碍。X线、CT及MRI检查示椎体边缘模糊，椎间盘破坏，咽后壁软组织肿胀。生化检查均示结核改变。行后路固定融合颈前路鼻内镜下病灶清除术，手术时间198min，术中出血量400mL。手术过程顺利，未发生脊髓、神经根、椎动脉等重要解剖结构的损伤，无脑脊液漏发生。经术中镜下及术后影像学检查证实结核病灶全部清除。患者疼痛症状消失。X线片显示内固定位置良好，颈椎稳定性获得满意重建（图11–30）。术前JOA评分10分，术后JOA评分14分。

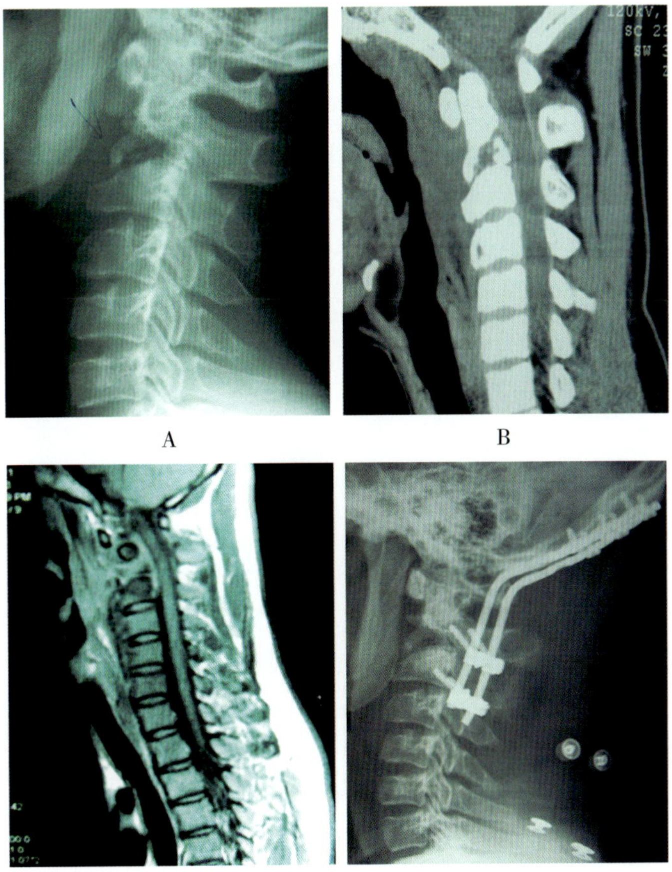

A　B　C　D

A. 术前X线片示C_2椎体破坏；B、C. 术前CT及MRI影像学检查均显示C_2椎体破坏、虫蚀状缺损、椎体塌陷；D. 行后路C_2、C_3侧块螺钉内固定，Cervifix颈枕融合术后X线片显示，颈椎稳定性得以重建，前路鼻内镜下病灶清除彻底。

图11–30　典型病例介绍

四、手术并发症的防治

后路固定并发症较少，偶见颅骨钉穿破内板损伤硬脑膜造成脑脊液外渗，螺钉植入后多可自行封堵，术后脑脊液漏较少。

前路鼻内镜操作需请耳鼻喉科医师同台，内镜下操作，视野较局限，术者需对操作区的解剖结构十分熟悉，也可在有经验的耳鼻喉科医师协助下同台手术，边看边操作的手术模式需要一定时间的适应过程，即“手眼配合”训练。术中尤其要注意保护紧邻的食管，助手需掌握拉钩的力度及方向，可令拉钩尾端稍翘起，使其前端底部抵住椎体表面，以防止食管边缘进入拉钩底部与椎体前缘之间而被误伤，但也不能用力过大，以免发生压迫致伤，否则后果可能相当严重。当病灶清除至椎体后缘时，由于出血较多，且邻近颈段脊髓，操作更应谨慎，吸引器头端既要靠近操作区底部，以便有效清除出血保持术野清晰，又不能刺激其下的颈髓，此时一个可以熟练使用吸引器并及时吸除出血的助手非常重要。有时椎静脉丛出血较多，来不及吸引，从而导致鼻内镜被淹没，组织辨别不清，此时可采用双吸引器分别在术区两端同时吸引，不宜采用加大吸引器直径的方法，因为这样会占据本就狭小的空间阻碍操作。如何改进吸引器以解决内镜被淹没的问题仍需进一步研究。如发生出血严重或术中病灶难以切除的情况，由于鼻内镜下视野和操作空间受到限制，不得不中转开放手术，可在原切口的基础上适当扩大，以进行良好止血并彻底清除病灶，达到预期的疗效，这一点术前需取得患者及家属的知情同意。病灶清除彻底是相对的，要视椎体破坏程度而定，避免盲目扩大切除范围。手术目的是对病灶进行清理，该切除多少就切除多少，切除病灶本身，把脓液、干酪样组织、死骨、肉芽组织、坏死椎间盘以及硬化的骨组织清除干净至健康骨或亚健康骨组织。对于稳定性的硬化骨，视术中病变而定，不强调把所有的硬化骨清除，这样反而增加脊柱不稳，可仅破坏缺乏血供的坚硬厚壁，改善局部血供，以利于药物发挥作用。由于局部寒性脓肿、炎性破坏以及粘连等，易发生如舌下神经损伤、食道损伤等并发症，术中应注意辨认有关解剖结构，避免副损伤。

五、优点与缺点

后路固定颈前路鼻内镜辅助病灶清除治疗上颈椎结核的术式安全、有效。该技术可重建脊柱的稳定性，且有利于病灶清除彻底，疗效令人满意。一期手术不仅避免了分期手术患者痛苦大、费用高、并发症多的缺点，而且脊柱稳定效果好，内固定牢固，植骨融合率高，不需加用外固定，患者康复措施容易，结核愈合时间短。

（胡建中　段春岳）

第五节　后路病灶清除和短节段融合治疗上颈椎结核

一、概述

上颈椎结核虽然发病率低，但可造成上颈椎不稳、侵犯颈脊髓、侵犯神经根及椎动脉等重要结构，潜在危险极大。及时行病灶清除、硬膜囊减压、恢复颈椎正常序列并重建其稳定性在外科治疗中极为关键。手术治疗中以前路病灶清除内固定、前路病灶清除+后路内固定、后路病灶清除+内固定等术式多见。本节主要介绍后路病灶清除+短节段融合术。所谓短节段融合主要指除枕颈融合之外的1~3节段的颈椎融合。

二、适应证与禁忌证

（一）适应证

①寰椎未破坏，仅枢椎骨质有破坏；②寰椎有破坏，但范围局限，非前弓破坏，侧块完整的；③寰枢椎均有破坏，但寰椎侧块完整的；④临床症状明显，包括疼痛、神经功能障碍等；⑤一般情况良好，可以耐受手术，预计生存期大于3 个月。

（二）禁忌证

①椎动脉走形术中很难避让者；②一般情况差，有严重贫血、低蛋白血症等，或者心、肺、肝、肾等重要脏器功能低下，不能耐受手术者；③其他部位有活动性病灶者；④抗结核药物疗效差，或对抗结核药物耐药者；⑤寰椎前弓、枢椎齿状突及枢椎前半部分等部位病变，预计后路很难进入病灶者以及伴咽后壁较大脓

肿者不适合后路病灶清除。

三、手术方法

（一）术前准备

术前了解全身基本情况，并及时纠正营养不良。正规抗结核治疗2~4周，结核活动者待血沉降至40mm/h以下；伴寰枢关节半脱位或椎体滑脱的术前颅骨环牵引1~2 周争取复位。

（二）麻醉

全身麻醉，气管内插管。

（三）体位

取俯卧位，面部置于手术台前“U”形头托，并维持颅骨牵引，稳定颈椎、维持颈部及头部中立位。

（四）手术操作步骤

1）颈后部做正中纵向切口，切开皮肤皮下组织后，正中切开项韧带从枕骨隆突下1 cm 直至C_4棘突，用骨膜剥离器自骨膜下剥开棘突两旁的椎旁肌，显露枕颈后部结构，在寰椎后弓显露旁开不超过1.5~2 cm，C_2 ~ C_4显露至侧块外侧缘。

2）椎板显露完毕后放2 个自动拉钩，C 形臂X 线机透视定位。

3）对于枢椎及寰椎侧块完整的行Magerl 法UCSS 螺钉固定加Gallie 法钛缆固定（图11–31）；对于枢椎一侧侧块完整的，于C_1双侧及枢椎健侧置椎弓根螺钉（图11–32、图11–33），C_3置双侧侧块螺钉或椎弓螺钉，钛棒固定；枢椎双侧均不完整的，C_1置椎弓根螺钉，C_3双侧侧块螺钉，钛棒固定（图11–34）；寰椎一侧侧块破坏的，健侧采用Magerl 法UCSS 螺钉固定加Gallie 法钛缆固定（图11–31）。

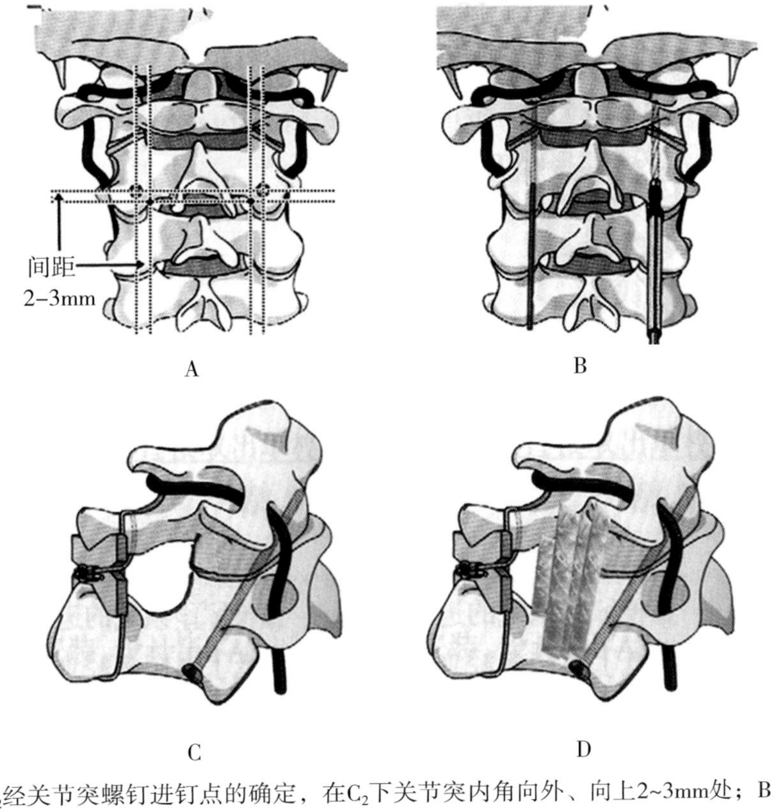

A．示C_1、C_2经关节突螺钉进钉点的确定，在C_2下关节突内角向外、向上2~3mm处；B．进钉角度向内倾斜0~10°，顶尖指向C_1前结节，确定进钉点后以1.2mm克氏针钻入，作为导针（如图左侧点），再沿导针以3.5mm空心钻钻孔（如图右侧点）；C．孔开好后，再沿导针植入3.5mm空心螺钉，一般长4~4.5cm；D．最后可按情况Gallie法钛缆加强固定，椎板后植同种异体骨条

图11–31　C_1、C_2经关节突螺钉的置入

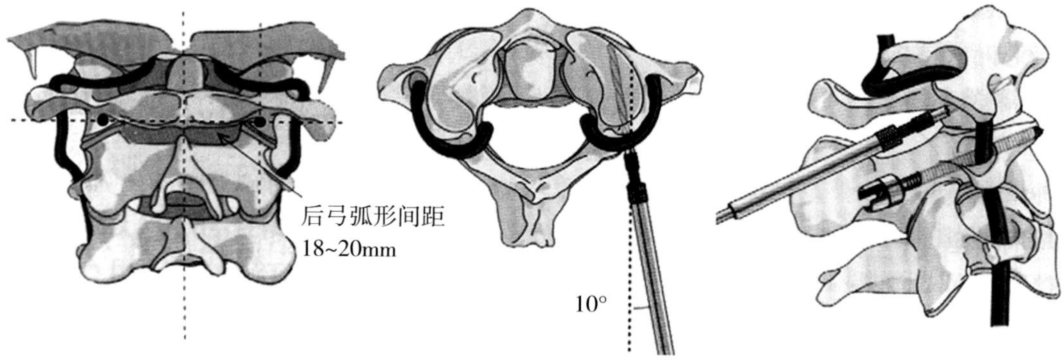

A　　B　　C

A．进钉点选在寰椎椎弓根，椎动脉沟下方距后结节中点弧形距离为18~20mm，后弓下缘上方2mm处；B．进钉角度向内倾斜10°左右；C．进钉角度向上斜10°~20°

图11–32　C_1椎弓根螺钉的置入

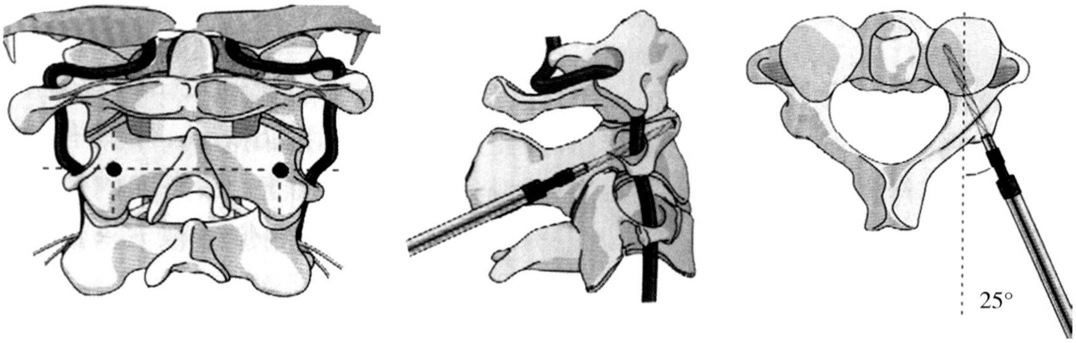

A　　B　　C

A．进钉点一般选择在C_2侧块中点或偏外1mm处；B．进钉角度呈向头侧倾斜约25°；C．进钉角度向内倾斜约25°

图11–33　枢椎椎弓根螺钉的置入

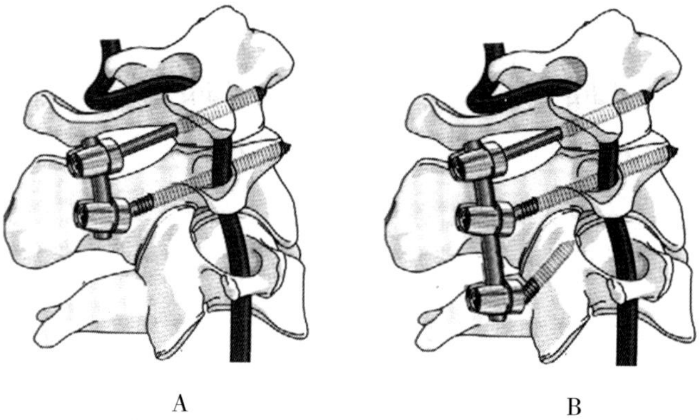

A　　B

A．C_1、C_2椎弓根螺钉，钉棒固定；B．C_1、C_2椎弓根螺钉联合C_3侧块螺钉，钉棒固定

图11–34　C_1、C_2椎弓根螺钉及联合C_3侧块螺钉

4）手术前必须仔细阅读CT 及MRI片，确定病灶清除方案，包括清除路径、范围等。按术前设计进行病灶清除，一般清除枢椎侧块、椎板、棘突及寰椎后弓的病灶较容易，但清除枢椎椎体及寰椎前弓病灶较困难，风险较大，一般要切除部分枢椎侧块或经椎弓根钻孔，刮除前方病灶。枢椎侧块切除时特别注意防止椎动脉、C_1、C_2神经根损伤。病灶适当清除即可，不追求过分“彻底”，盲目扩大手术范围。

5）椎板后方以咬骨钳咬粗糙，植同种异体骨。C形臂X 线机透视无误后，顺序关闭切口。

（五）术后处理

术后正规抗结核治疗，出院后服药1.5~2年。3~5天拔出引流管后，配戴支具下床活动，7~10天后拆除切口缝线。定期拍片、查肝功能、血沉等。

四、典型病例介绍

患者姜某，女，64岁，头颈部疼痛伴颈部活动障碍3月余，无明显肢体感觉及运动障碍。诊断：枢椎结核，行一期后路病灶清除+短节段融合治疗，术前疼痛VAS评分8.5分，术后疼痛消失（图11-35）。

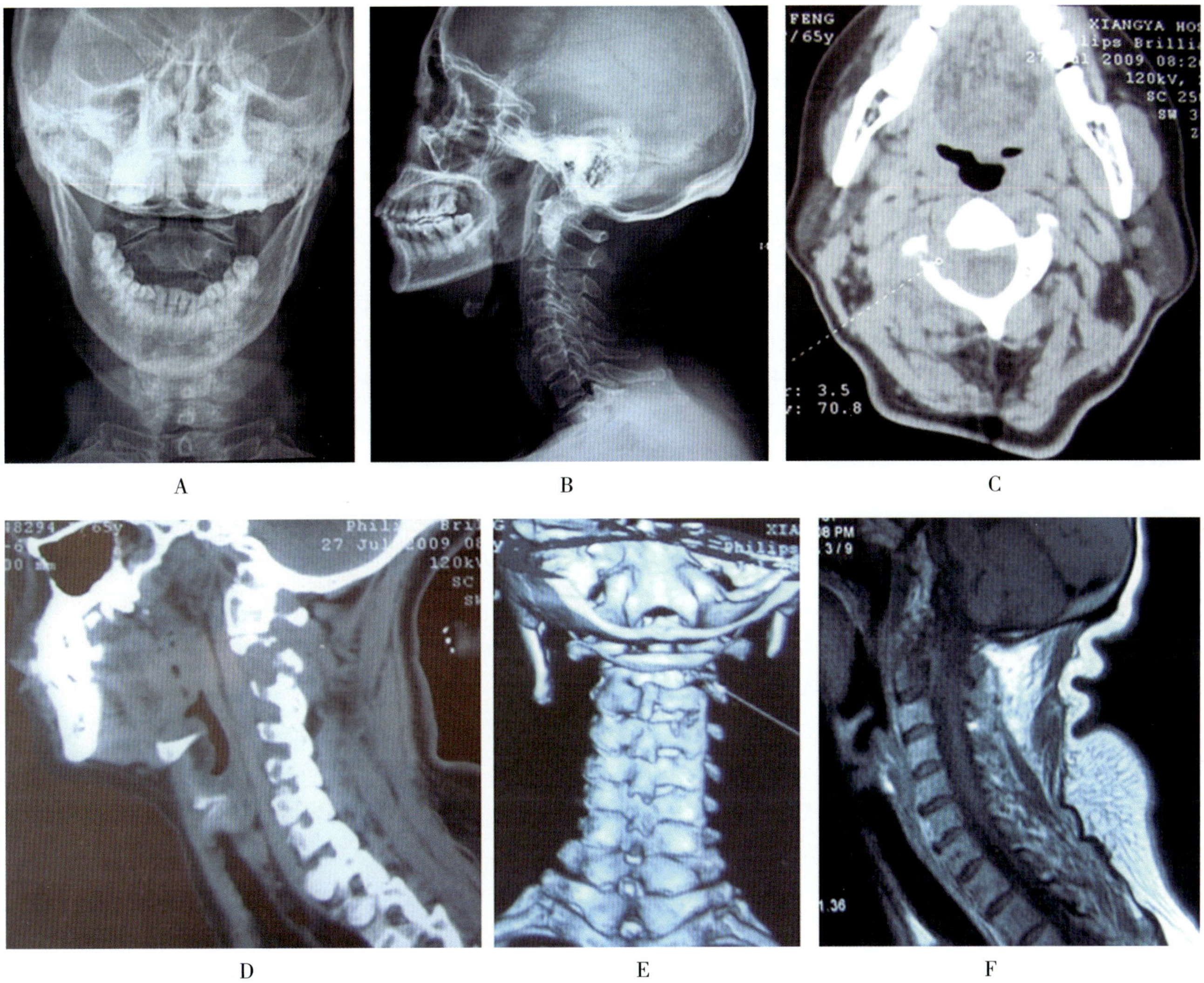

A、B．术前正侧位X线片，可见C_2右侧侧块骨质破坏，有死骨形成；C～E．术前CT平扫及三维重建，可见C_2右侧骨质虫蚀样破坏，波及椎动脉孔；F．术前MRI见C_2水平软组织信号，相应硬膜囊受压

图11-35 典型病例介绍

五、手术并发症的防治

1．椎动脉损伤 最易损伤部位为V3段，即寰椎上方拐弯处至颅内这段，其次为V2段（C_2、C_3对应段），多为寰椎后方向外侧暴露、病灶清除及植入螺钉时损伤。主要原因有：椎动脉变异；动脉周围炎性反应重，粘连及瘢痕形成；寰枢椎脱位未复位者。其防范主要在于术前认真阅读影像学资料，了解椎动脉走

行，术中操作动作准确，轻柔，尽量避免损伤；寰枢椎脱位者，术前尽量牵引复位。一旦发生椎动脉损伤，处理原则为：①控制局部出血；②防止椎–基底动脉急性缺血；③防止脑血管栓塞等并发症。术中止血方法有填塞、椎动脉结扎、修补等。术后密切观察神经功能，如有小脑及脑干供血不足情况，给予相应处理。

2．脊髓神经损伤主要原因　置钉偏差、术中脊髓牵拉刺激、器械误伤等。操作时动作力求准确，稳定可减少该类并发症的发生。

3．脑脊液漏　主要由于硬脊膜撕裂造成，结核病灶紧靠椎管或有椎管内脓肿者，硬膜外往往粘连比较明显，分离时有可能会撕裂硬脊膜。这种情况分离时操作要轻柔，避免动作粗鲁。一旦发生硬脊膜撕裂，应尽快细丝线缝合。

4．颈总动脉损伤　寰枢椎侧块前方邻颈总动脉较近，在植入椎弓根螺钉、C_1、C_2经关节突螺钉等操作时，可能造成损失。主要由于植入导针时深度过深，或螺钉过长造成。术前仔细阅读影像学资料，准确把握进钉深度，且术中C型臂透视，植入过深多可避免。

5．内固定断裂、松动，植骨不融合等　该类并发症主要原因有：①抗结核治疗不力、配戴支具时间过短、术后活动过早；②外力直接或间接作用于手术部位；③内固定器材选用不合理；④椎弓根螺钉本身设计缺陷；⑤术中破坏脊椎骨血供，使植骨延迟融合或不融合；⑥内植入物的排异反应。该类由于抗结核不力造成的较多见，术后强有力的抗结核治疗十分关键，决定整个治疗的成败，要有足够的强度、足够的疗程。要遵循“联合、足量、规律、长期”的用药原则。至于其他原因造成者可适当按情况避免。

6．结核性脑脊髓膜炎　由于结核进入蛛网膜下腔，感染软脊膜（脑膜），甚至脊髓、脑组织导致中枢神经系统结核。主要见于体质虚弱、免疫功能低下、应用免疫抑制剂者、对抗结核药物耐药者或未正规抗结核治疗等情况，结核杆菌手术中直接进入硬膜下，或术后由于血行播散感染脑脊髓膜、脑脊髓神经组织。发生率极低，但一旦发生后果严重。术中应尽量避免撕裂硬膜，防止将结核杆菌带入神经组织。术前抗结核治疗2~4周，控制结核活动后再手术，术后坚持正规抗结核治疗，可减少其发生概率。

7．结核全身播散　由于结核活动未能控制、患者抵抗力极为低下等原因，术中结核杆菌大量进入血液循环，机体不能及时将其清除，导致全身多器官结核，包括肺、脑、肾、胃肠道、胸腹膜等部位结核，病情严重，可导致死亡。防范主要在于术前正规抗结核，控制结核活动，血沉应控制在40mm/h以下。严格选择适应证，抵抗力低下，对抗结核药物不敏感者避免手术。

8．复发　术后病变治愈1年以后出现的原病灶复活。主要原因：①结核耐药或未能坚持按疗程正规抗结核；②病灶清除不满意，比如小病灶的遗漏，死骨、坏死椎间盘、干酪样坏死组织等未清除干净等；③其他部位结核活动未能良好控制；④体质虚弱，免疫力低下。术前后正规抗结核治疗，术中尽量清除彻底病灶，治疗期间加强营养，注意免疫力调节，可减少复发。

六、优点与缺点

（一）优点

①一次手术可完成病灶清除和内固定；②内固定可靠，稳定性好，术后融合率高；③与经口咽入路或前后路联合手术比较，创伤小；④与枕颈融合术比较，术中融合范围小，能保留颈部良好运动功能。

（二）缺点

①病灶清除，不易彻底，尤其对于C_2、C_3椎体，寰椎前弓病灶者；②手术难度大，操作风险高，对操作者资历要求高。

（张宏其　郭虎兵）

第六节　一期前后路联合手术治疗颈胸段脊柱结核

一、概述

颈胸段是指脊柱C_6~T_3节段，处于颈椎前凸和胸椎后凸的交界移行区，在脊柱外科领域占有很重要的地位。颈胸段脊柱结核破坏椎体易导致不稳，同时该节段从活动性较大的颈椎至相对固定的胸椎之间的过渡部位，具有潜在的不稳定性，故而颈胸段结核患者一般病情较重，致残率高。颈胸段的脊柱病变，由于其解剖结构的特殊性，前方有胸骨、纵隔、重要血管神经，后方有肩胛骨遮挡，使得其治疗变得极富有挑战性，随着外科学技术及理论的进步，外科手术日益成为治疗脊柱颈胸段病变的重要手段。目前针对颈胸段结核常见的手术方式主要有：单纯颈胸椎前路、后路以及颈胸段前后路联合手术入路三种重要手术方式。颈胸段属于脊柱应力集中点，单纯前路手术容易因内固定强度不够而导致内固定断裂失败。单纯后路则无法直视脊柱前方病变，脊椎结核病变一般主要位于前方，术后伴结核清除不彻底、易复发等多种弊端。根据笔者多年的经验，结合患者术后的恢复情况及手术并发症，我们认为一期前后路联合手术治疗比较严重颈胸段脊柱结核是一种比较行之有效的手术方式。

二、适应证与禁忌证

（一）适应证

①颈胸段结核伴截瘫或严重神经根刺激症状；②多节段结核，前后柱均破坏伴前方明显脓肿者；③陈旧性结核，局部后凸畸形明显者；④局部疼痛剧烈，常规止痛药物无效。

（二）禁忌证

①情况危重，无法耐受一期前后路联合手术者；②肺部结核病灶未控制者。

三、手术方法

（一）术前准备

术前评估患者对手术耐受情况。术前抗结核治疗2周以上，采用异烟肼、利福平、乙胺丁醇、链霉素或吡嗪酰胺，至ESR、体温正常或ESR明显下降。术前3天静脉滴注异烟肼强化抗结核治疗。术前常规予颅环弓牵引制动，按X 线、CT 、MRI 等资料确定病变椎体破坏情况，指导术中置钉及清脓方案。若瘫痪进行性加重，应尽快手术。

（二）麻醉与体位

患者气管插管全身麻醉后取俯卧位。

（三）手术操作

颅环弓牵引下取颈胸椎后路正中切口。以病变椎体为重心，向上下延伸1~2个正常椎体。切开皮肤、皮下组织，用骨膜剥离器剥开两侧椎旁肌肉，显露棘突和椎板。显露完毕后放置自动撑开器，并行C形臂X线机透视，对病变椎体进行定位。螺钉置入病变椎体相邻上下两个正常椎体内。颈椎椎体采用侧块螺钉置入，胸椎椎体采用椎弓根螺钉置入。病椎视情况，如椎弓根和椎体上部无破坏，则尽可能置钉，使得病变节段相对牢固。置钉完毕后，取2根长度合适的钛棒预弯成合适的前凸角度后再进行安置，以利于恢复椎体前柱高度和矫正后凸畸形，并再次行C形臂X线机透视后确认后凸畸形矫正及内固定满意后，用双氧水及生理盐水反复冲洗术野。毛糙椎板皮质、关节突去软骨面，植入同种异体骨条，分层缝合后放置引流。

患者翻身，取下颅骨牵引，行颈椎前路手术，根据病变椎体位置，常用的前方入路有低位下颈椎入路和改良式胸骨柄劈开入路。下面主要介绍右侧低位下颈椎入路。取颈部右侧胸锁乳突肌内侧缘切口，下端达胸骨柄上缘中点，于血管鞘与内脏鞘之间进入，将胸锁乳突肌向外侧拉，切断肩胛舌骨肌、胸骨甲状肌和胸骨舌骨肌，进一步显露并在远离喉气管处结扎甲状腺下动脉。向外下推开保护胸膜直达椎体前缘，切开椎前筋膜，显露C_7~T_2。清除病变组织，准备好植骨床，椎间行钛网（或自体髂骨）植骨，选择适应长度的颈椎前路带锁钢板内固定。

（四）术后处理

常规生命体征监护，注意引流物和肺部情况，引流量＜50mL/24h，胸部X线片显示无积液时拔除引流管。患者术后继续予以异烟肼、利福平、乙胺丁醇、链霉素或吡嗪酰胺，正规强化抗结核，同时予以异烟肼300mg静脉滴注，每天1次，静脉滴注1周。无瘫痪患者术后卧床5~7天后，佩戴支具下地活动。合并截瘫者，根据截瘫恢复情况早期活动。

四、典型病例介绍

患者雷某，男性，67岁，因双上肢疼痛、乏力麻木并双下肢乏力2个月入院。体格检查：C_7、T_1棘突压痛剧烈，剑突以下肢体痛触觉减退，双上肢肌力3~4级，双下肢肌力4级，肌张力基本正常，生理反射减弱，病理征未引出。影像学检查示：C_6~T_2脊柱病变，脊柱结核并椎旁冷脓肿形成（以C_7~T_1为明显）。术前诊断：C_7、T_1结核并不全四瘫。在气管插管全身麻醉下行一期前后路联合手术，即后路钉棒系统内固定+前路病灶清除、椎间植骨、带锁钢板内固定术。术后影像学资料显示病灶清除干净、脊髓减压彻底、内固定位置良好（图11–36）。

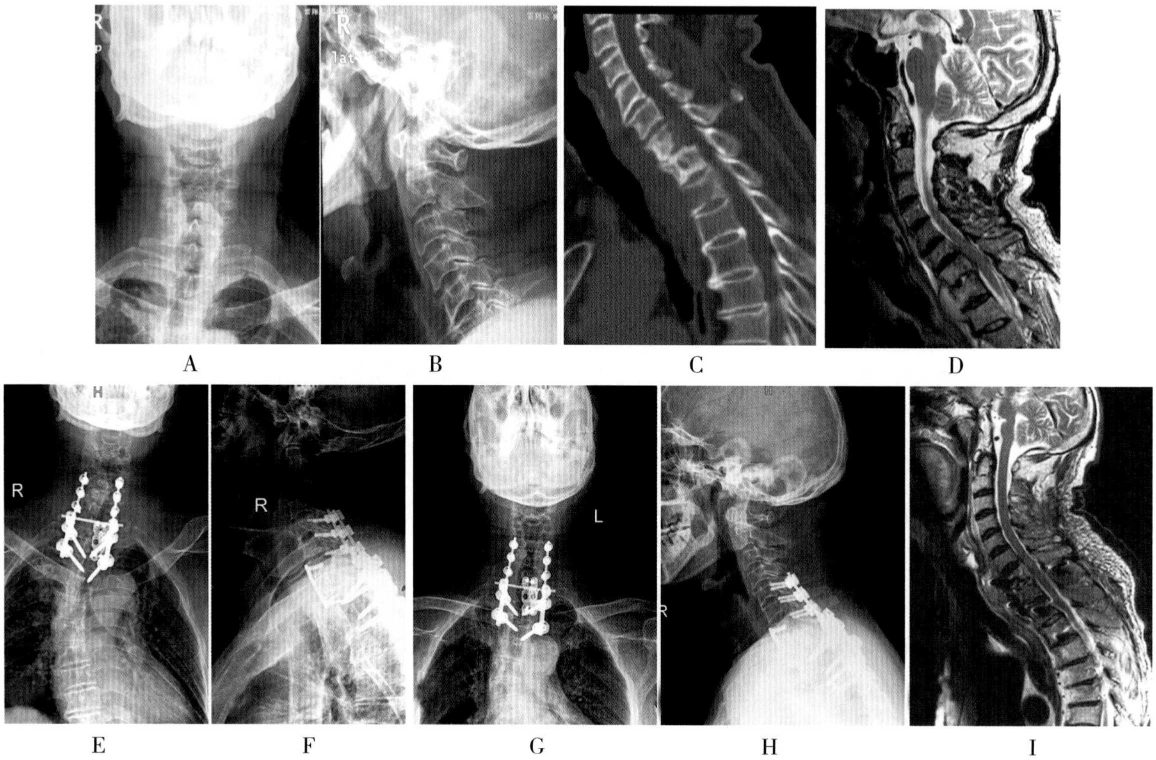

A、B．术前正侧位X线片；C、D．示C_6~T_1椎体破坏，C_7~T_1椎旁脓肿明显，压迫相应脊髓；E、F．术后6个月复查，内固定位置良好；G～I．术后15个月复查，X线正侧位片及MRI示内固定稳定、植骨融合、椎旁脓肿消失、脊髓获得减压

图11–36　典型病例介绍

五、手术并发症的防治

颈胸段前后路联合手术，出现并发症主要来源于前路手术，因为该节段前方解剖复杂，包含很多重要神经、血管和脏器。比较常见的并发症有：胸膜、喉返神经、胸导管及头臂静脉损伤。胸骨柄后上方的胸膜间区，位于两侧胸膜返折线前界上段之间，无胸膜的附着，但两侧胸膜前界有时有重叠现象，在劈开胸骨时应注意这种情况存在的可能，可在胸骨后方钝性分离，并向两侧剥离，以防气胸的发生。术中出现较大的胸膜损伤应尽量修复，较小的气胸一般可以自行吸收。根据对国人标本的测量，左侧入路对胸导管和喉返神经损伤的可能性较小，相对安全。右侧头臂静脉与前正中线夹角明显小于左侧，所以对于颈胸段脊柱下位椎体取右侧经胸腔入路更容易牵开暴露，风险相对减小。

六、优点和缺点

（一）优点

①彻底清除病变组织，充分减压；②提供更高轴向、剪切、扭转强度，重建最佳生物力学结构；③一期手术缩短了治疗期和住院时间，为恢复脊髓正常血循环和内环境争取了时间。

（二）缺点

①对脊柱的稳定性影响大，颈胸段多节段的融合容易引起相邻节段的退变引起继发性的压迫；②手术对患者创伤大，手术中出血多，有的患者全身情况差难以耐受。

（张宏其　胡雄科）

第七节　颈椎结核外科治疗的新进展

这些年来，随着抗结核药物更加合理的应用及外科手术治疗方法的不断改进，颈椎结核的治愈率有了明显提高，现就颈椎结核的外科治疗进展进行介绍。

一、外科非手术治疗

非手术治疗既可单独应用，亦可用于围手术期的处理。它主要针对制动和化疗环节。制动一般以颈围、牵引或头、颈胸石膏支具为主，虽然安全便捷，但给患者带来诸多不便。颈椎结核的化疗仍然必须遵守“早期、联合、规律、适量、全程”的原则，制订的化疗方案应具有“有效性、顺应性、经济性、易得性、便利性”。颈椎结核是全身结核病的局部表现，规范的抗结核药物化疗是颈椎结核治疗的重要基础。化疗方案根据用药时间的不同分为标准化疗方案、短程化疗方案和超短程化疗方案，必须注意的是，应同时重视耐药性颈椎结核的化疗方案。

1. 标准化疗方案　即异烟肼（INH，H）+利福平（RFP，R）+乙胺丁醇（EMB，E）+链霉素（SM，S）联合应用强化治疗3个月后停用SM，继续用INH+RFP+EMB 9~15个月（简称为3SHRE／9～15HRE），适合于以下情况：①对INH、RFP等一线药物敏感；②抗结核化疗4个月左右开始显现效果；③部分复发、不愈、复治和手术失败的病例；④因病变广泛，死骨、窦道无法彻底清除的病例。

2. 短程化疗推荐方案　3HR或ZE／6HRE（Z：吡嗪酰胺，PzA），主要应用于以下情况：①初治病例病灶局限或通过手术病灶能够彻底切除者；②无其他器官组织的活动病灶，化疗2个月疗效显著者；③对INH和RFP等一线抗结核药敏感者。

3. 超短程化疗方案 国际公认，凡少于6个月的化疗方案称超短程化疗方案。我国肺结核短程化疗方案协作组推荐的超短程化疗方案为2SHRZ / 2.5$H_2R_2Z_2$。Wang等研究表明，超短程化疗、短程化疗及标准化疗的效果均满意。

4. 耐药性颈椎结核的化疗方案 可根据用药史、药物敏感试验或参照中国防结核协会《耐多药结核病治疗的意见》制订化疗方案。其中必须包括2种以上敏感或未曾使用过的抗结核药物联合用药，巩固期不能少于3种，强化期不能少于5种药物。Small等报道的结核速检法敏感度达75%，漏诊率约1%，并对RFP耐药患者的正确诊断率高达98%，这无疑有利制订科学的治疗方案。

二、手术治疗的进展

1. 概述 当化疗难以达到理想疗效时，手术治疗势在必行。手术目的主要为清除结核病灶，利于药物渗入，矫正或预防颈椎畸形，重建颈椎的稳定性，保留和恢复神经功能，缩短病程，降低复发率。寰枢椎结核手术一般经口清创和减压，中下位颈椎可选前路或后路，寰枢椎不稳者需行稳定性重建，术中及围手术期均可根据实际情况选择行头颅牵引。

2. 手术指征 各家报道的手术指征不尽相同。Chadha等认为，寰枢椎结核的手术适应证为：①抗结核药物治疗无效；②严重或进行性神经损害，影像证实伴有脊髓压迫；③保守治疗未能改善的寰枢椎动态不稳。Andrews和Hassan研究认为，下颈椎结核的手术适应证为：神经损害、影像资料提示存在骨破坏及后凸畸形导致的颈椎不稳。国内钱邦平等提出下颈椎结核的手术适应证为：椎体破坏及塌陷、伴节段性后突畸形、神经损害、椎前或椎旁脓肿、硬膜外脓肿伴脊髓受压。

3. 手术时机 颈椎活动度较大，并毗邻重要结构，将脓肿与周围器官组织隔离，减少结核菌的局部的神经血管结构，因此结核病变的进行性发展可造成瘫痪甚至危及生命等严重后果。手术治疗不但能够有效彻底地清除结核病灶，而且有助于保留和恢复神经系统功能，预防颈椎畸形，缩短病程，降低复发率，故大多数专家赞同，手术前使用正规结核化疗方案2~4周，一般待红细胞沉降率明显下降（≤40mm / h）、结核中毒症状减轻、一般情况改善、Hb>100 g / L，脓肿不再增大、窦道分泌物减少和混合感染控制时，方可手术。应该尽量避开急性渗出期，Lee等人的研究显示，若在结核急性渗出期进行手术，则脓肿复发、病灶不愈合和窦道发生率明显增加。但是，如果有明显的椎体破坏并脊髓损害、咽后部巨大脓肿，一般应急诊手术处理，而不必等待完成正规抗结核药物治疗方案14天或红细胞沉降率下降，这与其他节段脊柱结核的手术时机选择有所不同。

三、手术方式的选择

1. 脓肿引流术 多数学者已达成共识，认为切开排脓的指征为：①寒性脓肿广泛流注并继发感染；②全身中毒症状明显；③不能耐受病灶清除术时。常用的引流途径引有：①咽喉脓肿引流；②颈外侧区脓肿引流；③咽喉脓肿引流的其他途径。虽然该术式一般难度较低，安全性高，但可能引起吞咽或呼吸困难。

2. 病灶清除术 20世纪50年代，方先之等开始实践并提倡结核病灶清除术，并取得了开创性的成功。当C_1、C_2严重破坏而陷入颅内，经颈前路清除困难，可采用气管切开经口清除病灶，但是与颈部后路相比，增加了混合感染的风险。目前，一般病灶清除术联合外固定术用于治疗病变侵犯椎体上下及椎体前方，椎间盘未破坏或破坏＜30%的颈椎结核病患者。翟东滨等认为，病灶清除应该做到以下两点：①不能随意扩大清除范围，因为局部寒性脓肿、炎性破坏以及粘连等，易发生舌下神经损伤、食管损伤等并发症，术中应注意辨认有关解剖结构；②彻底清除死骨、干酪样坏死物质、脓肿、结核肉芽、被破坏的椎间盘等。

3．病灶清除加植骨术　颈椎结核术后的稳定性重建对于降低结核病灶复发，改善临床疗效至关重要。植骨目的在于修复病灶清除术后的骨缺失，最大限度地恢复脊柱的正常序列，加快病灶愈合，维持脊柱的稳定性。经前路移植风险很高，而且结核活动期插入金属内移植物或椎间融合器可能导致失败或并发症，这时，选择后路更安全简便。

4．病灶清除加植骨内固定术　基础及临床研究均表明，一期内固定不会增加感染及结核扩散的危险，临床应用效果较好。术中在彻底病灶清除基础上，力争完成植骨融合和稳固内固定，可恢复颈椎高度，重建颈椎稳定性，促进病灶愈合。该术式适合于颈椎结核并脊髓损伤及明显的寰枢椎半脱位或脊椎不稳者。对椎体破坏超过1／2，严重骨质疏松及颈椎不稳定者应选择枕颈融合术。该术式优点是可以处理较复杂的疾病，缺点是手术难度高，风险大。

四、内固定技术的手术入路

1．前路固定　颈椎结核主要侵犯椎体和椎间盘。选择前外侧手术入路进行结核病灶清除、脊髓神经减压、植骨融合是目前最常用的手术方式。由于结核脓肿常穿破骨皮质侵入椎旁软组织内，在重力作用下向下方流注，因此，暴露范围需要术前仔细阅读影像学资料来确定，MRI有助于判断脓肿的实际范围。手术中病灶清除和脊柱稳定性重建这一对矛盾的正确处理是手术成功的关键，而内固定技术是平衡这对矛盾有效的方法。张明建等报道，在术前充分准备下行前路固定是安全的，在畸形的矫正、脊柱稳定性维护方面的疗效较后路固定更佳。龚遂良等认为，前路固定简化了手术，增加了安全性，提高了治疗效果，缩短了住院时间，减轻了患者负担。直接防止了骨折块滑脱、塌陷及吸收，从而能够更好地维护脊柱的稳定性和矫正畸形，但结核感染初期手术效果差，应注意把握手术时机。

2．后路固定　单纯后路固定现已极少使用，因为椎体结核占脊柱结核的绝大多数，所以颈椎结核多选前路。椎弓结核少见，由于椎弓血运丰富，周围肌肉较多，病灶易被吸收，非手术治疗基本可以治愈。钱邦平等指出，病情不允许做病灶清除术或前路手术有困难时，可在行后路固定后再考虑进一步治疗。后路固定固然有缺点，包括需另行切口、手术出血多、创伤大、时间长等，但是经后路固定可以避免内固定物与病灶的直接接触，有利于感染的控制。

3．前后联合灶清除加前后联合内固定　该术式多适用于寰枢椎结核伴咽后壁脓肿、死骨形成的病例。可达到脊柱的即刻稳定，促进植骨融合，防止神经症状的恶化，解决了单纯后路病灶清除及减压不彻底的问题。Sillla等应用前路经咽后入路病灶清除、椎管减压，同时行后路枕颈融合治疗寰枢椎结核。术后患者颈部疼痛消失，神经症状完全恢复，枕颈均骨性融合，无复发病例。李志辉等也认为，前后联合入路治疗颈椎结核，疗效确切，具有明显的优越性。

五、微创技术

脊柱外科各种微创技术的发展与应用为颈椎结核的治疗开辟了新的天地。微创技术具有创伤小、痛苦轻、恢复快、术后感染概率少、局部药物浓度高、疗效可靠、符合美容需求等优点，对老年人及心肺功能干扰小，扩大了适应证。段春岳等研究上颈椎结核患者8例，发现后路固定颈前路鼻内镜辅助病灶清除术治疗上颈椎结核效果满意。经鼻内镜手术，后路融合可使颈椎获得较好稳定性，前路鼻内镜下能彻底清除病灶。近年来，Ito等利用内镜可视技术治疗腰椎结核3例，近期疗效明显。詹子睿等在CT引导下微创手术治疗腰椎结核38例，效果较好。这对颈椎结核的微创治疗具有重要参考和研究价值，但尚未见应用于颈椎结核的报道。微创技术有一定的局限性，对严重脊柱畸形致脊柱不稳、有神经脊髓压迫者本治疗方法有限，尚需远期、大宗病例的临床追踪证实疗效且微创技术形成窦道的风险大，对硬件设施和术者水平要求较高。

尽管对于具体方案的选择因患者具体情况或医师的临床经验不同而有所差别，但毋庸置疑，科学、系统的化疗是整个治疗的基础，手术是重要的辅助措施。内固定技术的应用和脊柱稳定性的重建，明显提高了颈椎结核治疗的疗效。此外，微创治疗作为21世纪医学发展三大趋势之一，以其卓越的优势吸引着医学工作者不断深入研究，具有深远的研究前景。

（王锡阳　彭　伟）

参考文献

[1] 方先之，陶黼，郭巨灵. 骨关节结核病灶清除疗法[J]. 中华外科杂志，1957，5：90.

[2] 袁文，贾连顺，倪斌，等. 前路椎体次全切除减压及带锁钢板内固定治疗脊髓型颈椎病[J]. 中华外科杂志，2000，38（3）：157-160.

[3] 胡有谷，党耕町，唐天驷，主译. 脊柱外科学[M]. 2版. 北京：人民卫生出版社，2000：190-200，1299-1341.

[4] 贾连顺，李家顺. 颈椎外科手术学[M]. 上海：上海远东出版社，2001：214.

[5] 袁文，贾连顺，陈德玉，等. 前路手术治疗严重下颈椎骨折脱位[J]. 中国脊柱脊髓杂志，2001，11（1）：23-25.

[6] 龚遂良，徐荣明，戴嘉平，等. 前路病椎切除植骨内固定治疗脊柱结核[J]. 中华结核和呼吸杂志，2002，25（2）：105-107.

[7] 胥少汀，葛宝丰，徐印坎. 实用骨科学[M]. 北京：人民军医出版社，2003：545-587.

[8] 张明建，李文军. 病灶清除同期CD棒内固定治疗多节段脊柱结核[J]. 中国修复重建外科杂志，2004，18（3）：171-173.

[9] 刘忠军，党耕町，马庆军，等. 内窥镜下颈椎间盘切除及椎体间植骨融合术[J]. 中国脊柱脊髓杂志，2004，14（2）：90-92.

[10] 马远征，胡明，才晓军，等. 脊柱结核外科治疗的探讨[J]. 中华骨科杂志，2005，25（2）：68-73.

[11] 申勇，张英泽，吴华荣，等. 退行性下颈椎不稳症的早期手术治疗[J]. 中华骨科杂志，2005，25（5）：297-300.

[12] 张英泽，申勇，黄玉国，等. 用颈长肌重建预防颈前路植骨块滑脱的临床应用[J]. 中国矫形外科杂志，2005，13（13）：976-978.

[13] 侯树勋. 脊柱外科学[M]. 北京：人民军医出版社，2005：408-443.

[14] 翟东滨，金大地. 正确认识脊柱结核病灶清除术[J]. 中国脊柱脊髓杂志，2006，18（8）：565-667.

[15] 邱贵兴，戴尅戎. 骨科手术学[M]. 3版. 北京：人民卫生出版社，2006：1320-1342.

[16] 薛海滨，马远征，李宏伟，等. 颈胸段脊柱结核的手术治疗[M]. 中华骨科杂志，2007，27（9）：648-653.

[17] 张烽，王素春，段广超，等. 颈胸段脊柱椎体周围重要脉管结构的应用解剖[J]. 中国临床解剖学杂志，2007，25（3）：236-242.

[18] 薛海滨，马远征，李宏伟，等. 颈胸段脊柱结核的手术治疗[J]. 中华骨科杂志，2007，27（9）：648-651.

[19] 饶书城，宋跃明. 脊柱外科手术学[M]. 3版. 北京：人民卫生出版社，2007：383-395.

[20] 方旭，赵文志，郑连杰. 颈椎前路手术的并发症及其处理[J]. 中国脊柱脊髓杂志，2007，8（17）：567-570.

[21] 张宏其，陈小明，唐明星，等. Magerl术在儿童寰枢椎不稳中的应用[J]. 中国骨与关节损伤杂志，2008，23（11）：884-886.

[22] 胥少汀，葛宝丰，徐印坎. 实用骨科学[M]. 3版. 北京：人民军医出版社，2008：1637-1665.

[23] 段春岳，王锡阳，蒋卫红，等. 后路固定颈前路鼻内镜辅助病灶清除治疗上颈椎结核[J]. 临床骨科杂志，2009，12（4）：367-369.

[24] 张元和，卢伟，宝东艳. 纳米人工骨植入颈椎前路植骨融合60例[J]. 中国组织工程研究与临床康复，2009，3（13）：2361-2364.

[25] 田慧中，白靖平，刘少喻. 骨科手术要点与图解[M]. 北京：人民卫生出版社，2009：3-31.

[26] 曾志远，潘文誉，卢天祥，等. 颈脊髓损伤病人的围手术期并发症处理[J]. 中华矫形外科杂志，2009，18：1387-1388.

[27] 王锡阳，罗承科，李伟伟，等. 颈椎结核外科治疗的新进展[J]. 医学综述，2010，16（23）：3612-3614.

[28] 张宏其，陈小明，唐明星，等. 后路病灶清除短节段融合治疗上颈椎骨质破坏性疾病[J]. 中国骨与关节损伤杂志，2011，26（3）：193-196.

[29] 张宏其，郭虎兵，陈筱，等. 单纯一期后路病灶清除椎体间植骨融合内固定治疗胸椎结核的临床研究[J]. 中国矫形外科杂志，2012，20

（1）：34–40.

[30] Al–Mefty O，Harkey HL，Marawi I，et al. Experimental chronic compressive cervical myelopathy [J]. J Neurosurg，1993，79：550–561.

[31] Bose B. Anterior cervical instrumentation enhances fusion rates in multilevel reconstruciton in smokers [J]. J Spinal Disord，2001，14：3–9.

[32] Chagas H，Domingues F，Aversa A，et al. Cervical spondylotic myelopathy：10 years of prospective outcome analysis of anterior decompression and fusion [J]. Surgical Neurology，2005，64（Suppl 1）：30–36.

[33] Emery SE，Bohlman HH，Bolesta MJ，et al. Anterior cervical decompression and arthrodesis for the treatment of cervical spondylotic myelopathy. Two to seventeen–year follow–up [J]. J Bone Joint Surg Am，1998，80：941–951.

[34] Golfinos JG，Dickman CA，Zabramski JM，et al. Repair of vertebral artery injury during anterior cervical decompression [J]. Spine，1994，19（22）：2552–2556.

[35] Goffin J，Geusens E，Vantomme N，et al. Long–term follow–up after interbody fusion of the cervical spine [J]. J Spinal Disord Tech，2004，17（2）：79–85.

[36] Hajek PD，Lipka J，Hartline P，et al. Biomechanical study of C1–C2posterior arthrodesis techniques [J]. Spine，1993，18：173–177.

[37] Harkey HL，Al Mefty O，Marawi I，et al. Experimental chronic compressive cervical myelopathy：effects of decompression [J]. J Neurosurg，1995，83：336–341.

[38] Jajn AK，Dhammi IK. Tuberculosis ofthe spine：a review [J]. Clin Onhop Reht Res，2007，460（7）：39–49.

[39] Lu J，Ebraheim NA. The vertebral artery：surgical anatomy [J]. Orthopedics，1999，22（11）：1081–1085.

[40] Nagata K，Kiyonaga K，Ohashi T，et al. Clinical value of magnetic resonance imaging for cervical myelopathy [J]. Spine，1990，15：1088–1096.

[41] Peraha Fernandez G. Tuberculosis infections of the head and neck [J]. Acta Otorrinolaringol Esp，2009，60（I）：59–66.

[42] Robinson R，Smith G. Antero–lateral cervical disc removal and interbody fusion for cervical disc syndrome [J]. Bull Johns Hopkins Hosp，1955，96：223–224.

[43] Turgut M. Spinal tuberculosis（Pott' S disease）：its clinical presen tation，surgical management，and outcome. A survey study on 694 patients [J]. Neurosurg Rev，2001，24（1）：8–13.

[44] Troyanovich SJ，Stroink AR，Kattner KA，et al. Does anterior plating maintain cervical lordosis versus conventional fusion techniques? A retrospective analysis of patients recerving single–level fusion [J]. J Spinal Disord Tech，2002，15：69–74.

[45] Vishteh AG，Baskin JJ，Sonntag VK. Techniques of cervical discectomy with and without fusion [J]. Oper Tech Neurosurg，1998，1：84–89.

[46] Xu R，Haman SP，Ebraheim NA，et al. The anatomic relation of lateral mass screws to the spinal nerves. A comparison of the Magerl，Anderson，and An techniques [J]. Spine，1999，24：2057–2061.

第十二章　胸椎及胸腰段结核的手术治疗

第一节　上胸椎结核的手术治疗

一、概述

在全身骨与关节结核中，脊柱结核的发病率最高。发病部位以腰椎最常见，依次为腰椎、胸椎、颈椎，骶尾椎最少。但由于胸椎特殊的解剖结构，胸椎结核易导致脊柱畸形、截瘫等并发症，其危害性为脊柱结核中最高。胸椎结核手术目的包括：①彻底清除病灶；②植骨融合以重建脊柱稳定性；③脊髓神经减压，为神经功能恢复创造条件；④防止后凸畸形加重，甚至还可以纠正部分后凸畸形。

上胸椎结核在脊柱结核中较少见，但上胸椎椎管的管径小，脊髓缓冲空间小，胸椎的后凸使脊髓偏前。脊髓前方轻度的压迫就可能导致脊髓严重的损伤，并且上胸髓的血供较差，当胸椎病灶压迫硬膜囊时，此区域的血液循环会受到较大影响，因此，临床上致残率和致死率均较高。同时，上胸椎位于颈胸段交界处，周围毗邻重要器官、血管、神经，又有骨性结构（如胸骨、肩胛骨）遮挡，而且在胸廓的入口处，由于存在颈椎前凸和胸椎后凸的交汇，同时有主动脉弓和腔静脉的存在，使其难以显露，因此，上胸椎手术的难度也相对较大。

目前，上胸椎手术入路可分为单纯前路手术，单纯后路手术和前后路联合手术，每种入路均有其适应证和优缺点。但无论采用何种手术入路，治疗上均应牢记脊柱结核是一种全身性疾病的局部表现，外科手术干预只是全身治疗的一部分，任何手术治疗均无法代替抗结核药物治疗，因此，“早期、规律、全程、联合、适量”的抗结核治疗才是治愈结核、防止复发的关键。

二、适应证与禁忌证

（一）适应证

①有较大的，不易吸收的冷脓肿；②有明显的死骨或骨空洞；③有经久不愈的窦道；④有脊髓受压症状和（或）体征；⑤非手术治疗无效。

（二）禁忌证

①结核处于活动期，患者一般情况不适合手术治疗（若在抗结核治疗过程中，患者出现截瘫症状，可及时手术）；②合并有其他系统疾病而不适合手术者。

三、术前准备

（一）术者准备

即术者对相关疾病基本理论知识的准备及该疾病最新进展的学习。同时，对疾病正确诊断是一切正确治疗的前提，因此，术前结合患者症状、体征和相关实验室及影像检查，得出正确诊断才能实施正确治疗。术者在术前也应根据手术的必要性、可行性及安全性做好手术设计，包括手术入路、手术范围、手术方式，并估计手术中出血量和可能发生的意外情况及制定处理措施。如果有多种手术方案可供选择，应首选手术简单、创伤小、并发症少、术者最熟悉的手术方式，最新的手术方式并不一定是最好的。

（二）患者一般准备

对所有需进行手术的患者，除常规脊柱方面检查外，还需进行全面的实验室检查和特殊检查，包括血常规、大小便常规、出凝血时间、血糖、尿糖、电解质、肝功能、肾功能、胸片、心电图。因患者术后需卧床一定时间，术前于床上行相关训练也是必要的，包括大小便训练、呼吸训练、肢体活动训练等。同时，还要对患者心理上进行辅导，树立战胜疾病的信心。

（三）上胸椎结核患者特殊准备

结核往往是全身性疾病，患者全身处于高代谢状态，常呈现贫血、低蛋白血症、电解质紊乱等状况，术前纠正贫血、低蛋白血症及电解质能使患者更好地耐受手术。胸椎结核病人可能存在肺部疾患，所以术前患者肺功能检查也是必要的，尤其是拟行经胸腔入路手术的病人，肺功能对患者安全耐受手术有重要影响。同时，术前正规抗结核治疗2周以上，患者血沉、CRP进行性下降，食欲增加，也是结核患者术前治疗原则。当然，对于正在抗结核治疗期间的患者，若突发肌力减退，感觉异常，大小便失禁等脊髓损害表现，可急诊手术减压。对于上胸椎结核病人，术前可能合并有脊髓神经损害，有不同程度的不全截瘫或截瘫，对于这些患者，更需评价身体状况，纠正不适合手术因素。合并褥疮、呼吸道感染、泌尿道感染者术前必须积极处理。

四、手术方法

（一）前路手术

单纯前路手术是目前应用较广泛的手术入路，而尤以经胸腔入路因其入路安全、操作空间大而应用广泛。其手术适应证除上述外，还包括脊柱结核已导致脊髓前方受压，需行前路减压。视结核病灶累计范围、破坏椎体的严重程度及脊柱稳定性，可通过下述入路单纯行病灶清除，或病灶清除联合植骨融合内固定术。根据结核病灶累及的椎体节段不同，可选用的手术方式包括：①经前正中入路；②肩胛下高位经胸腔入路。

1．经前正中入路

（1）麻醉：患者常规全身麻醉，并予以气管插管机械通气。

（2）体位：患者取仰卧位，肩下垫枕使颈部轻度后仰。

（3）手术操作步骤：根据患者病灶累及上胸椎节段的不一，该入路有多条手术切口途径可供选择，分别如下：

1）下颈椎前侧切口：对于C_7~T_3椎体左前方的致压物可采用此切口暴露，但右侧因有喉返神经经过，因此不适合此切口，其手术步骤如下：沿左侧锁骨内上缘上方约1cm处做横切口，并跨越中线（图12-1）；切开皮肤、皮下及颈阔肌，将胸锁乳突肌向外侧牵开，游离并向外牵开颈动脉鞘，将甲状腺下静脉牵向左侧，一并牵开气管、食管，暴露C_7~T_3椎体前缘，注意在血管鞘附近勿损伤喉返神经及乳糜管；充分显露椎前筋膜，切开椎前筋膜和脓肿壁，吸除脓液，使用刮匙、磨钻和骨刀逐步彻底清除脓液、干酪样组织、肉芽组织、死骨和坏死的椎间盘，充分解除脊髓压迫；将骨质破坏严重的椎体进行次全切除，并将其上下椎间盘组织彻底刮除，适当撑开以矫正后凸畸形；测量椎体间距后，切取合适大小自体髂骨块行椎间植骨融合，选取合适的前路内固定器械行内固定，止血，冲洗创口，病灶内放入链霉素粉剂，置引流管，关闭切口。

2）经胸骨切口：根据节段不同，手术切口可沿前正中线从胸骨切迹上方2cm纵行向下至第3肋软骨平面或剑突下缘（图12-1），切开皮肤、皮下及胸骨骨膜。显露胸骨远端时严格骨膜下剥离，以免进入腹腔。在胸骨切迹近端注意保护甲状腺下静脉；骨膜下剥离胸骨及胸肋关节，钝性分离胸膜壁层，避免进入胸腔；切口至剑突下缘可将胸骨正中切开，切口下缘在第3肋软骨平面可于第2、3肋软骨之间横断胸骨，再将胸骨上半由正中线切开，撑开胸骨，显露纵隔；切断并结扎左无名静脉，于右无名动脉和左颈总动脉间分离，将气管和食管牵向右侧，可显露椎体前缘；病灶清除，植骨融合内固定步骤同上述；仔细止血，冲洗手术切口，病灶内放置链霉素，安置引流管后胸骨柄用钢丝缝合固定，逐层关闭切口。

有学者认为，采用左侧胸锁乳突肌内侧斜向内下的经胸骨柄入路或经全胸骨入路，它们的缺点是显露T_4、T_5椎体困难，往往需要结扎左侧无名静脉，易发生胸导管的损伤。因此，其改良的手术步骤如下：①切口沿右侧胸锁乳突肌下1/3前内侧斜向内下至胸骨柄切迹中点，纵行沿胸骨中线到胸骨角下方2~5cm（图12-1）；②沿胸锁乳突肌前缘分离并切断肩胛舌骨肌、胸骨舌骨肌，分离胸骨柄前后方软组织，暴露胸骨角，用胸骨电锯沿中线纵行切开胸骨柄、胸骨角下2~5cm，用胸骨撑开器撑开胸骨；③对于T_1、T_2病灶，采用头臂干内侧间隙进入，将头臂干、右颈总动脉牵向右侧，将气管、食管牵向左侧；对于T_3、T_4病灶，采用头臂干右侧间隙结合升主动脉右侧间隙；④将气管、食管和头臂干牵向左侧，右头臂静脉的基底部向右侧牵开，左头臂静脉向下牵拉。将升主动脉牵向左侧，上腔静脉向右侧牵开，左头臂静脉向上牵拉可显露T_5；⑤病灶清除，植骨融合内固定步骤同上述；⑥仔细止血，冲洗手术切口，病灶内放置链霉素，安置引流管后胸骨柄用钢丝缝合固定，逐层关闭切口。

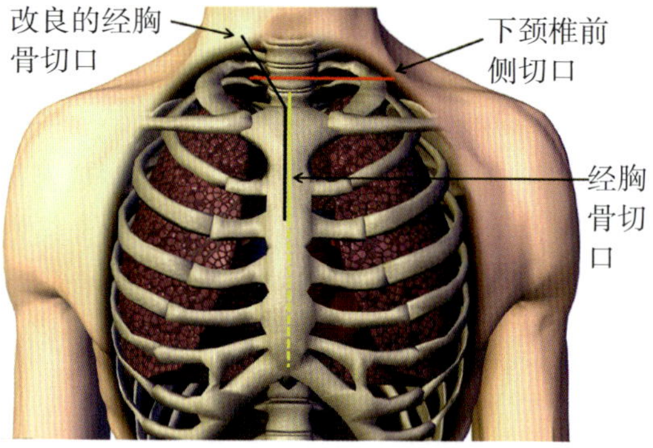

图12-1 前正中入路手术切口示意图

（4）术后处理：①术后观察患者神经功能恢复情况，早期鼓励患者床上行肢体锻炼，并定期轴性翻身，预防压疮。下颈椎前侧入路病人密切观察呼吸功能的变化，若喉头水肿致呼吸受限，及时气管插管或气管切开；②观察手术切口愈合情况及切口引流量，术后引流量<30mL/24h，可予以拔除引流管，并复查胸椎正侧位X线片，必要时复查胸椎CT，根据复查情况酌情予以佩戴支具下地活动；③继续使用全身抗结核治疗，术后3个月内使用异烟肼、利福平、乙胺丁醇、肌注链霉素，3月后停用链霉素，继续使用异烟肼、利福平、乙胺丁醇治疗6~15个月（即3SHRE/6～15HRE），总疗程9~18个月，并定期监测肝功能、肾功能；④对术后全身一般情况的治疗，则根据术后辅助检查进行对症处理。

（5）手术并发症防治：①升主动脉右侧间隙右上方或头臂干右侧间隙右下方有气管分支，术中应避免损伤；②术中出现血压骤降，可能为迷走神经受刺激及主动脉受压，麻醉监测显示气道阻力增加，可能是气管受压，如出现上述现象，应立即放松切口周围牵引，待血压、气道阻力恢复正常后继续手术；③术中避免过度牵拉致喉返神经、迷走神经及膈神经牵拉伤；④术前指导病人推拉气管训练，术中对于食管及气管牵拉轻柔，尽可能减轻术后气管、食管水肿引起的呼吸不畅，吞咽困难。

（6）优点与缺点：优点包括手术侵袭性相对较小，胸骨部分劈开，出血量较少，胸腔外入路，避免了肺部并发症，对呼吸功能影响小。减少了纵隔感染及术后窒息的危险性，不需要结扎大血管，减少了创伤，并且，椎体两侧病灶暴露清晰，操作方便，同时，从血管右侧显露椎体，减少了胸导管的损伤。

缺点包括手术入路重要血管、神经较多，对术者手术技术及基本知识要求高，适合经验丰富医生施行；该入路对T_1、T_2椎体暴露有限；对伴发的后凸畸形无法很好矫正。

2. 肩胛下高位经胸腔入路

（1）麻醉：患者全身麻醉，双腔管气管插管，选择性单肺通气。

（2）体位：患者取90° 侧卧位。

（3）手术操作步骤：①选择病灶严重或症状较重一侧入路，切口自T_4棘突平面开始至骶棘肌外缘，向下绕肩胛骨下角下方再向前至腋前线第4、5肋间（图12-2）；②依次切开皮肤、皮下、背阔肌、前锯肌、斜方肌外侧部及深层菱形肌；③用手指伸入肩胛骨下面触摸到第2肋骨，从而确定第3或4肋骨，用肩胛骨拉钩向上翻开肩胛骨后，可清楚显露第3或4肋骨全长，肋骨钩游离第3或4肋骨后予以切断；④选择性单肺通气后切开胸膜，将塌陷的肺组织在良好保护下向前推移；⑤使用空针试穿椎前筋膜，确定病灶位置后切开椎前筋膜，充分显露病灶组织及破坏的椎体，彻底清除脓液、干酪样坏死组织、肉芽组织、坏死椎间盘、死骨，直至能显露对侧脓肿。小心去除对侧死骨、肉芽组织。若病灶未进入椎管，则无须行椎管减压，尽量保留椎体后壁，若病灶已突破椎体后壁进入椎管，则小心切除残存的椎体后壁骨质，进一步以刮匙等清除椎管内病灶，进行彻底的椎管减压；⑥使用骨刀等切除椎体硬化骨，充分冲洗病灶区，并放入链霉素粉剂；⑦使用未污染的手术器械于同侧髂嵴处取适当的三面皮质骨骨块，嵌入椎体骨缺损处以行椎间植骨融合；⑧选取合适大小的前路固定器行内固定，安置胸腔闭式引流后逐层关闭手术切口。

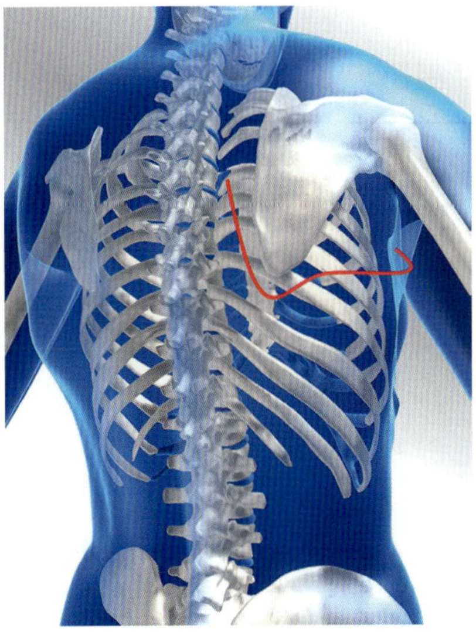

图12-2 肩胛下高位经胸腔入路手术切口示意图

目前，随着胸腔镜技术的发展，脊柱外科医生也将该技术应用于上胸椎结核，开展了单纯胸腔镜下结核病灶清除或胸腔镜辅助下联合小切口经胸腔入路上胸椎结核病灶清除（必要时行植骨融合，内固定术）。该技术提高患者手术耐受性，减小了手术创伤，术后恢复快，对正常的胸廓及肌肉损伤较常规开胸手术小。但该技术对于存在严重胸膜粘连的患者不适合，并且需术者在胸外科医生的指导下掌握胸腔镜器械的使用，学习曲线长。

（4）术后处理：①术后需密切观察患者呼吸功能恢复情况，胸腔闭式引流管引流量及颜色；②鼓励患者进行呼吸功能锻炼，促进肺复张；③胸腔闭式引流液量<30mL/24h，胸部影像学检查发现手术入路侧肺复张良好，可予以拔管；④余处理同上。

（5）典型病例：患者，男性，35岁，T_2 ~ T_5结核伴不全截瘫（Frankle B），术前胸椎MRI示胸椎椎体塌陷继发上胸椎后凸畸形，椎间盘破坏，椎旁及椎管内脓肿形成，脊髓受压；CT显示胸椎骨质破坏，死骨形成，椎旁及椎管内脓肿形成，术后1周胸椎正侧位X线片显示内固定良好，后凸畸形矫正，术后8月脊髓功能恢复（Frankle E），影像学检查内固定良好，椎间高度无明显变化（图12-3）。

（6）手术并发症防治：该手术入路主要并发症即为肺不张及肺部感染，预防此并发症需鼓励患者于术前行呼吸功能锻炼，术后定时咳嗽排痰及深呼吸，促进肺复张。同时，全身状况要定期监测，避免术后电解质紊乱、营养不佳，导致咳嗽无力、抵抗力降低等。

（7）优点与缺点：优点：①手术入路上没有重要血管、神经，较经胸骨入路安全；②对于T_1、T_2病灶暴露良好，手术视野更开阔，可直视下彻底清除病灶，复发率低；③可矫正部分后凸畸形；④若需行内固定，则其操作空间广。

缺点：①手术入路对侧病灶清除较经胸骨入路困难，可能导致清除不彻底；②经胸入路，干扰了正常的通气及循环，可能存在患者手术不耐受，术后呼吸功能恢复不佳，肺部感染等并发症发生率增加。

（二）后路手术

因脊柱结核绝大部分都累及椎体及椎间盘，为脊柱前、中柱，且如伴发脊髓压迫，也以前方受压为多见，因此，后路手术的开展没有如前路手术那样广泛，操作难度也相应高于前路手术，但上胸椎病变有时前路手术暴露困难，因此也可选择后路手术。目前，后路手术主要为经肋骨横突入路手术。

但是，如有下列适应证的患者，也可单纯行脊柱后路植骨融合术，包括：①椎体病变静止而不需要病灶清除，但脊柱不稳定者，为消除疼痛，防止病变复发而行后路融合术；②前路植骨失败，或前路植骨不够坚固者；③病灶清除手术时，发现脊柱不稳，而又未做或无法做前路植骨者；④小儿椎体结核行前方或侧前方病灶清除术后，必须同期或二期行后路植骨融合，防止生长发育过程中发生或加重后凸畸形。但该手术目前使用较少。

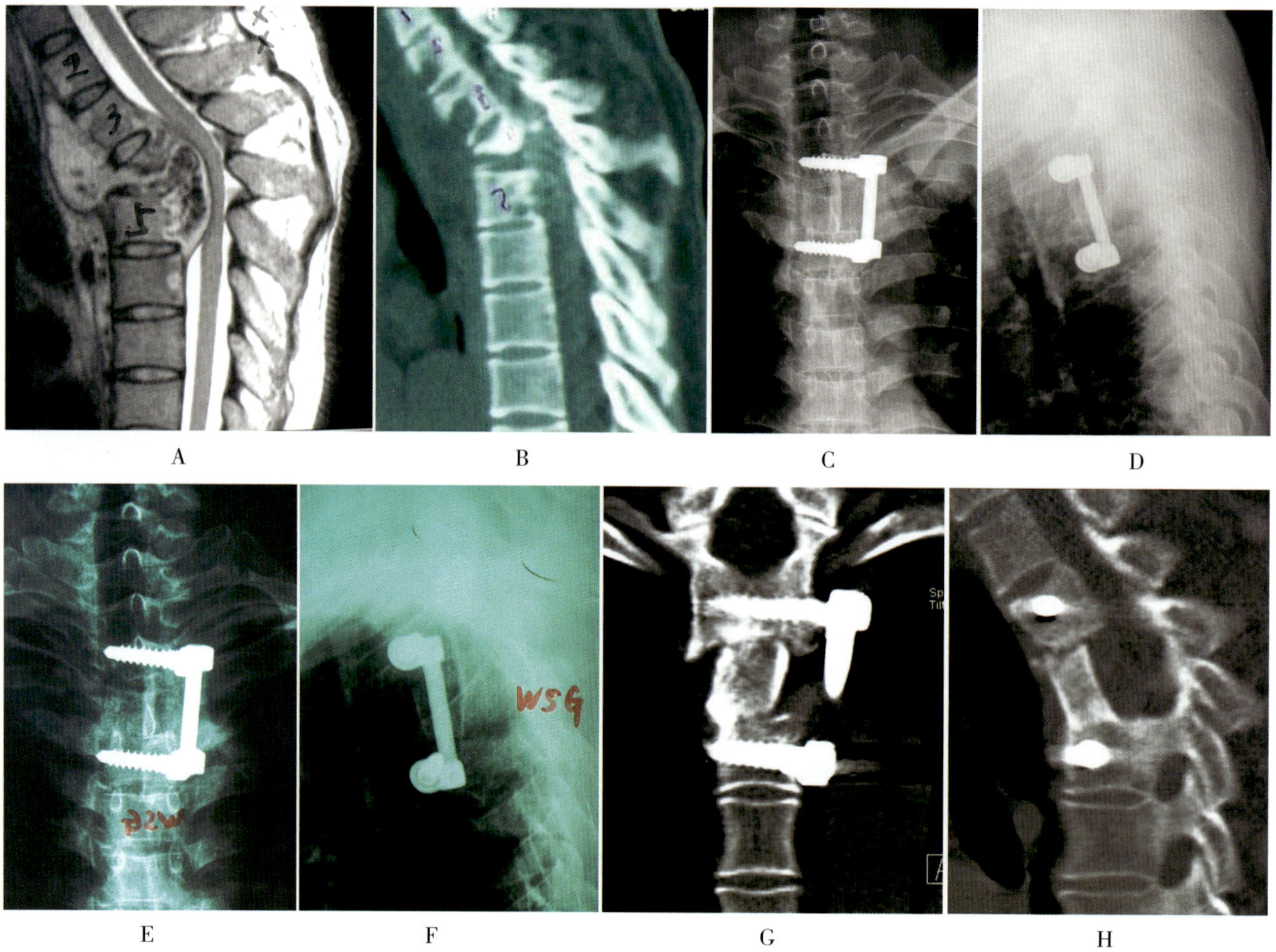

A．术前MRI示T_2~T_5结核、椎体破坏塌陷、椎旁及椎管内脓肿形成、脊髓受压；B．术前CT示胸椎骨质破坏、死骨形成、椎旁及椎管内脓肿形成；C、D．术后正侧位X线片示内固定良好，后凸畸形矫正；E~H．术后8个月复查，脊髓功能恢复（Frankle E），影像学检查内固定良好，椎间高度无明显变化

图12-3　典型病例介绍

1．经肋骨横突入路

（1）麻醉：患者全身麻醉，常规气管插管。

（2）体位：患者取90°侧卧位。

（3）手术操作步骤：①以病椎为中心背正中旁开两横指处作纵切口（图12-4），切开皮肤及浅、深筋膜后，纵行切开斜方肌、大小菱形肌，并向两侧牵开，露出骶棘肌，将其纵行分开并牵向两侧，即露出横突及肋骨后段。②根据定位标志，显露包括病椎上下各一健康的胸椎及与病椎相连的肋骨，切开肋横关节，用咬骨钳咬除横突。用骨膜剥离器于骨膜下剥离肋骨后段与肋骨头，切开肋椎关节，将肋骨头及肋骨后段剪断取出（图12-5），此时即有脓液流出。如未见脓液流出，可用骨膜剥离器将椎体骨膜向前推开，即可进入病灶。③吸净脓液后，游离肋间神经血管束，分开肋间动静

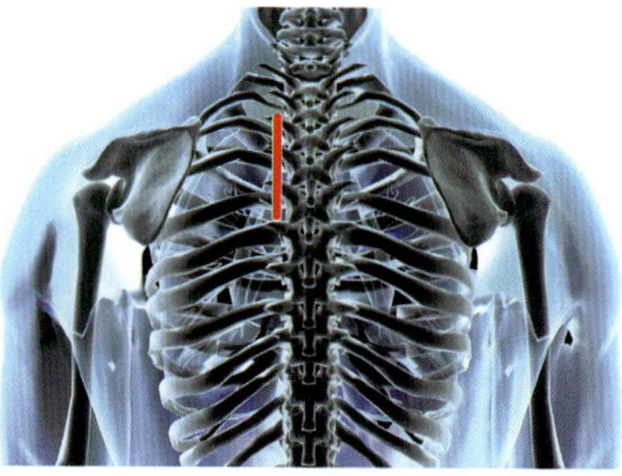

图12-4　经肋骨横突入路手术切口示意图

脉与神经，分别切断结扎。④肋间血管切断后，连同肋间神经远侧端和胸膜及胸膜外组织向前侧推开，肋间神经近端提起，以此标记神经孔位置（图12-6）。⑤椎体侧面骨膜下剥离，显露椎体前侧面。若病变广泛，可向上或下再切除相应横突和肋骨后段。确认病灶椎体无误后，刮净椎旁脓肿壁上的肉芽组织，为了更好地清除对侧病灶，可将病椎前缘凿掉一部分，彻底刮除病椎的干酪样物、肉芽组织、死骨及坏死椎间盘等（图12-7）。⑥用各种弯度的长刮匙通过病椎前方到对侧脓腔，清除结核性物质。使用生理盐水反复冲洗，并用尿管伸入对侧脓腔，加压冲洗，置入抗结核药。⑦可于后路一期行植骨融合内固定术。安置引流管后逐层关闭切口。

（4）术后处理：处理同上。

（5）典型病例：患者，男，48岁，T_2～T_4结核伴不全截瘫（Frankle B），术前影像学检查提示椎体塌陷，死骨形成，椎间盘破坏。术后9个月脊髓功能有所恢复（Frankle D）（图12-8）。

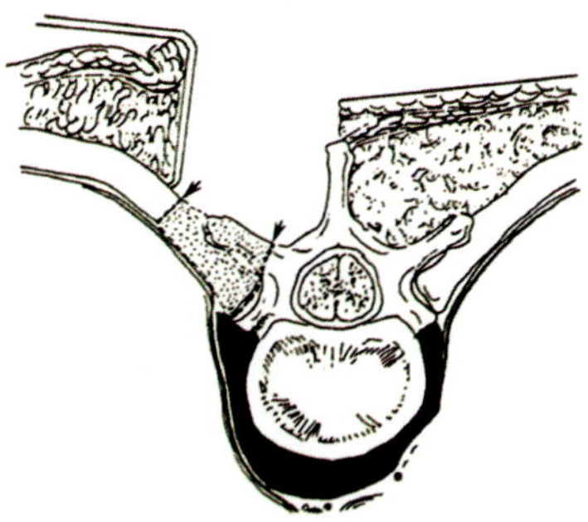

图12-5 肋骨横突切除

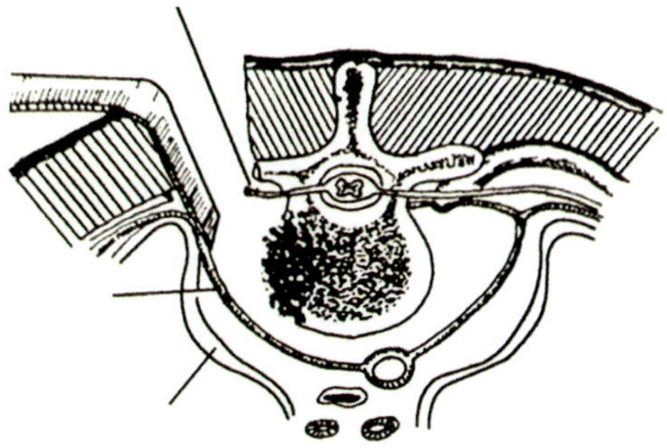

图12-6 借肋间神经标志神经孔位置

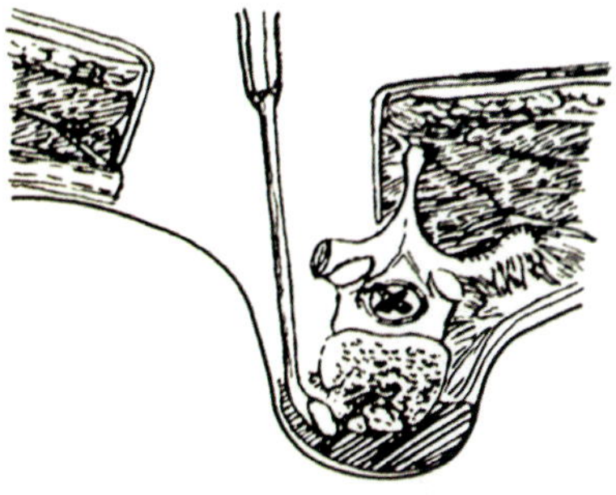

图12-7 胸椎病灶清除

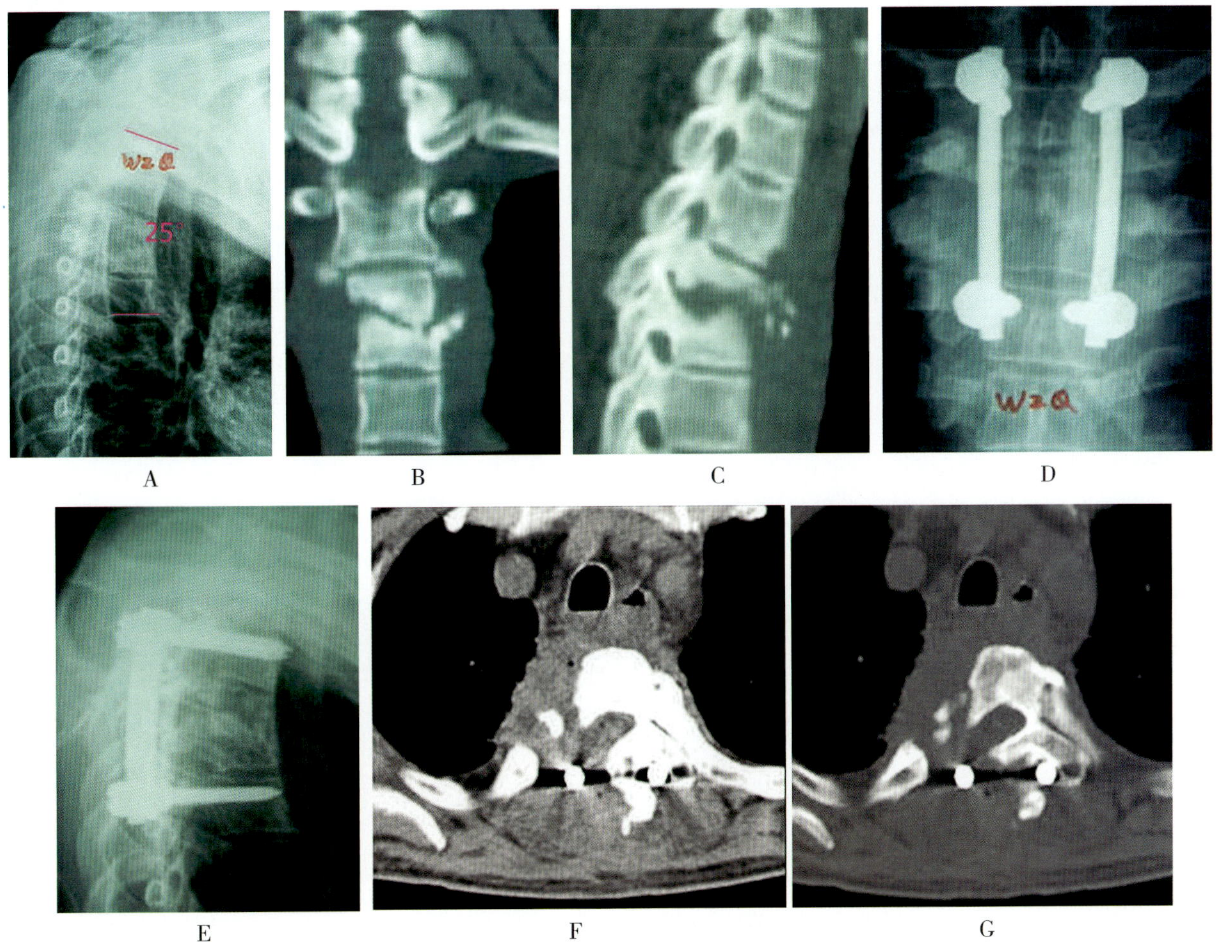

A. 术前侧位X线片； B、C. 术前CT示椎体塌陷、死骨形成、椎间盘破坏； D、E. 术后9个月正侧位X线片示内固定位置良好、植骨愈合；F、G. 术后复查CT片

图12-8 典型病例介绍

（6）手术并发症防治：该入路有损伤胸膜可能。因此，术者在暴露切口时，勿向前外侧过于游离及深入，同时，在刮除前方病灶时，操作轻柔，避免强行深入。若术中已损伤胸膜，则需进行修补，若破坏较大，且有病灶流入胸腔，则必须行前路病灶清除，并反复冲洗胸腔，避免病灶残留。

（7）优点与缺点：优点：①手术入路对于脊柱外科医生较为熟悉，难度相对小；②该入路不进胸腔，对于心肺功能无影响，且不致感染胸腔，避免术后呼吸、循环等并发症；③对于上胸椎，该入路周围无骨性遮挡，显露直接，尤其是后凸畸形明显者，更能显露椎体前方病灶。

缺点：①病灶位于椎体前方，尤其双侧均有时，病灶清除困难，易导致复发；②手术操作空间有限，椎体前方及对侧视野受限，对椎体前方病灶清除或脊髓前方受压行椎管减压时，有继发损伤脊髓神经及损伤胸膜可能。

2．经后路植骨融合术

（1）麻醉：全身麻醉或局部浸润麻醉。

（2）体位：患者取俯卧位或侧卧位（图12-9、图12-10）。

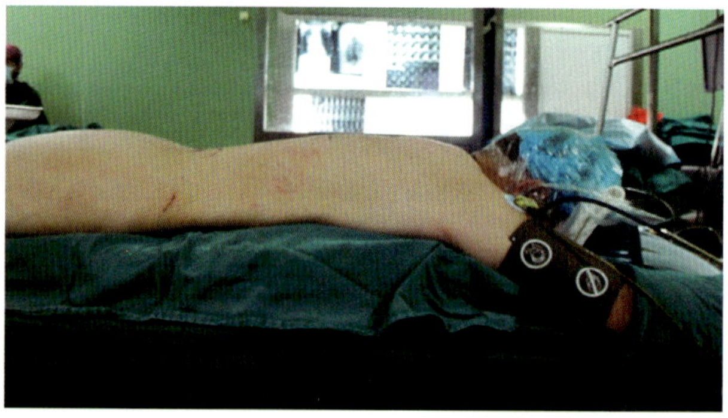
图12-9　经后路植骨融合术体位

（3）手术操作步骤：①以病变椎为中心，达到上下正常椎，定位准确后，取患者后正中纵行切口进入，逐层切开皮肤、皮下组织、筋膜；②纵行切开棘上和棘间韧带，从棘突和椎板骨膜下剥离，显露要融合的棘突和椎板（图12-11），后凸棘突太高者，可将其剪断；③在棘突两侧和椎板上用小圆凿或小平凿掀起一些鱼鳞状的小骨瓣或做成骨粗糙面，并除去双侧椎间小关节的关节软骨面，把准备好的植骨条堆放在骨粗糙面上与关节间隙内，有条件者可同期后路行内固定术，既能维持脊柱稳定性、利于植骨融合，又便于术后护理，逐层缝合手术切口。植骨材料以松质骨为优，自体松质骨更佳。

（4）术后处理：①若植骨融合段前方稳定性尚存，或已行内固定术，则术后可以外支具固定下提早下床活动，待植骨愈合后去除外支具；②结核病变未愈者，要继续使用抗结核药物，用药时间根据病变愈合情况而定。

（5）优点与缺点：优点：手术操作简单，植骨容易，融合后可预防或减少后凸畸形的发生，若同时行内固定术，可获得脊柱即时稳定性。

缺点：有继发后凸畸形的患者，单纯后路植骨受到张力作用，因植骨融合不良而假关节的发生率较高，而且该手术的适应证少。

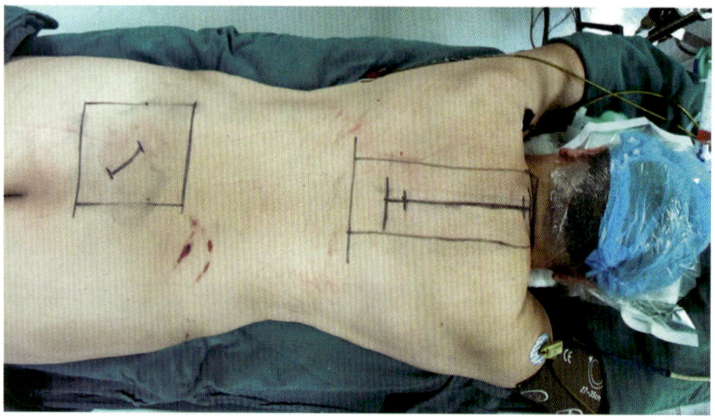
图12-10　经后路植骨融合术体位和切口位置

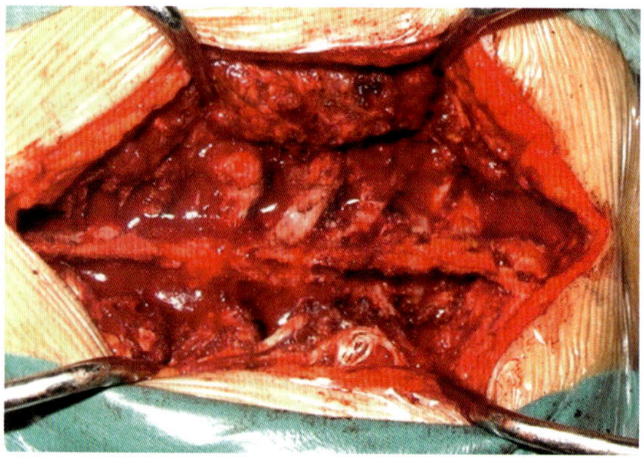
图12-11　经后路植骨融合术显露后

（三）前后联合入路

随着前路结核病灶清除技术、内固定器械的发展，上胸椎结核多仅通过前路行病灶清除、植骨融合、内固定术完成。术后既能避免结核复发、获得植骨融合，又能使脊柱得到及时稳定性，方便术后护理的同时，将患者卧床时间大大缩短，避免长时间卧床所产生的并发症。

但是，如存在下列情况，则需行前路病灶清除，一期或二期后路植骨融合内固定术，包括：①上胸椎结核病灶累计范围广，椎体破坏广泛，脊柱显著不稳定，而后路不能彻底完成病灶清除，在完成前路病灶清除后，为避免继发的脊柱畸形，可行后路植骨融合内固定术；②继发严重后凸畸形，前路病灶清除后不能良好纠正；③结核仍处于活动期，在治疗结核及仍需改善全身状况过程中，突发神经症状加重，需急诊椎管减压手术，挽救神经功能，而手术又不宜过大，可二期手术行后路植骨融合内固定术；④脊柱前后均有结核病灶，为保证结核病灶清除彻底，可施行前后联合手术。

前后联合入路手术的相关手术方法即整合前路手术和后路手术的步骤，如上述，在此不再赘述。相关术后处理也同各手术方式。但需指出，一期前后联合入路手术对于病人来说，创伤大，术中时间多，即使手术分两期实施，但病人承受了两次手术打击，尤其对于结核病人，术前即处于高消耗状态，为保证手术安全及术后恢复，医生应权衡手术利弊，掌握指针。

（孔清泉　陈　琪　宋跃明）

第二节　一期后路病灶清除椎弓根内固定钛笼椎间植骨持续冲洗引流治疗胸椎结核

一、目的及意义

清除病灶坏死椎间盘、干酪样物、死骨及死腔，恢复椎管内容积，解除脊髓受压；稳定病灶区脊柱，防治病理性脊柱骨折；矫正脊柱畸形，恢复脊柱高度。

二、适应证与禁忌证

（一）适应证

①窦道形成；②单纯药物治疗效果不佳者；③伴有神经症状或合并截瘫；④有明显死骨、死腔及较大脓肿形成。

（二）禁忌证

①结核活动期和其他脏器结核活动期未控制者；②有混合感染，未控制者；③身体条件差不能耐受手术者。

三、手术方法

（一）术前准备

术前脊柱X线、CT和MRI检查需完善，术前摄胸部X线片，排除粟粒性肺结核以及活动期肺结核，术前痰涂片培养排除开放性肺结核，按结核病防治机构推荐的化疗方案进行2~4周抗结核治疗，一般三联或四联，包括异烟肼、利福平、链霉素、吡嗪酰胺，每周复查肝功能、肾功能，血沉，C-反应蛋白，及时治疗肝功能、肾功能障碍，纠正胃肠道不适及营养不良等不良影响，体温低于38℃，血红蛋白>100g/L，血沉<40mm/h，可耐受手术后行手术治疗。

（二）麻醉

全身麻醉，术中采用体感诱发电位（somatosensory-evoked potential，SEP）。

（三）体位

俯卧位，胸部和两髂前上棘平面垫软枕，腹部悬空。

（四）手术操作程序

C形臂X线机透视确定病椎节段。常规后正中入路，电刀沿骨膜将肌群从棘突及椎板上剥离，彻底止血，暴露双侧椎板，横突及病椎肋骨。横突上1/3与上关节突外侧缘连线交点，经椎弓根向病椎上下正常椎体置入椎弓根钉，安装一侧连接棒，临时固定（图12-12）。椎板咬骨钳及双关节咬骨钳将病椎肋骨及横突切除，必要时可结扎肋间动静脉及切断1~2根肋间神经，紧贴椎弓根的骨质向前探察，达到病灶区，用髓核钳，骨刀及刮勺将病灶彻底清除；转换临时连接棒同法行对侧病灶清除（图12-13）。病灶清除减压完成后，将预弯好的双侧连接棒安装，应用矫形器对脊柱后凸畸形进行矫正，取出一侧连接棒，异烟肼冲洗伤口；将取下的肋骨及异体骨（骨质缺少时）咬成颗粒状，并与链霉素2g及异烟肼0.1g搅拌均匀，置入钛笼中，安放钛笼（图12-14）。安装连接棒及横连杆固定（图12-15）。放置硅胶冲洗引流管2根，应用庆大霉素240mg加入500mL生理盐水，异烟肼1.0g加入500mL生理盐水中，24h交替维持冲洗引流，冲洗时间为15~20天（图12-16）。

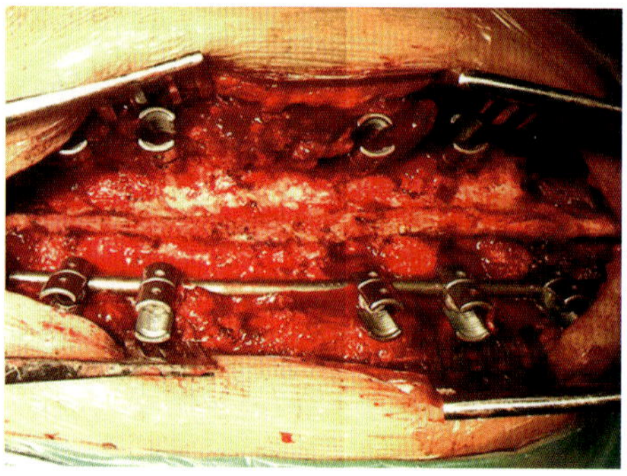

图12-12 经病椎相邻椎体置入椎弓钉及连接棒

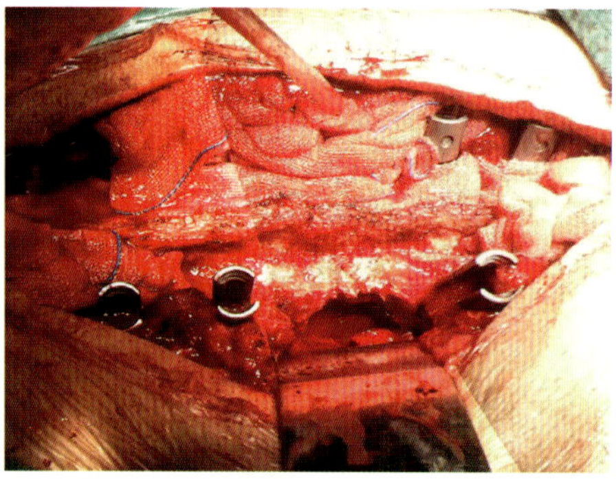

图12-13 将病椎肋骨、横突及病灶去除

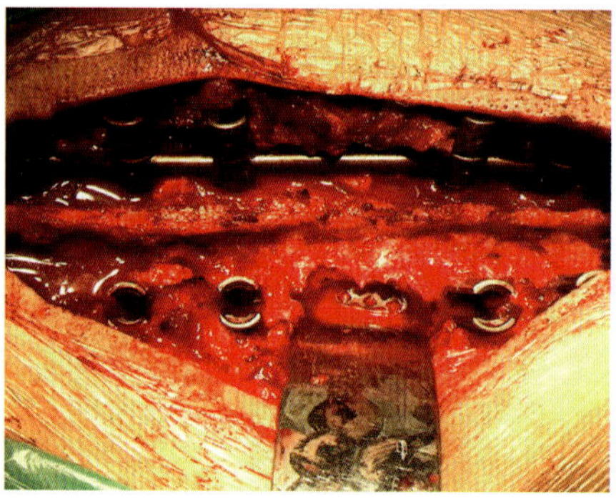

图12-14 矫正后凸畸形后，取出一侧连接棒，安放钛笼

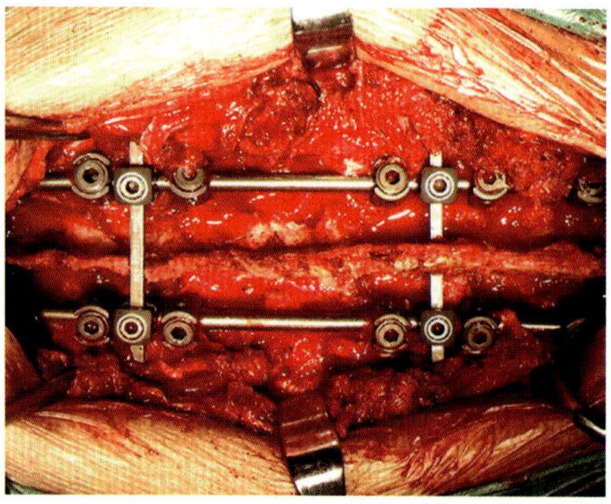

图12-15 安装连接棒及横连杆

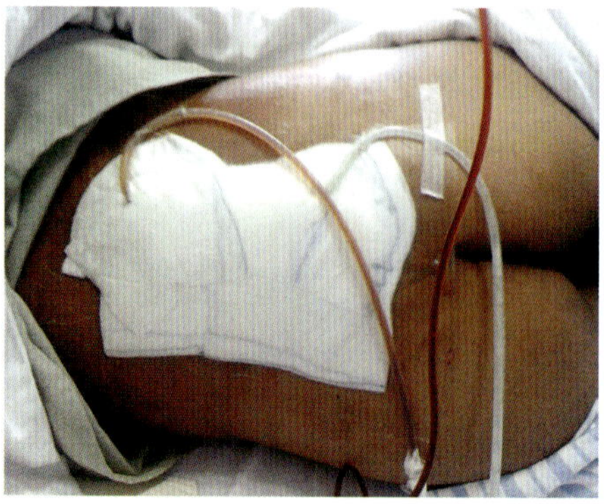

图12-16 放置硅胶冲洗引流管，持续冲洗引流

（五）术后处理

术后给予抗炎、消肿等治疗，抗结核药物口服12~18个月，定期复查肝功能、肾功能，血沉，C-反应蛋白等，连续三次血沉检查正常则拔出硅胶冲洗引流管，缝合引流管口，术后1月佩戴支具下地活动。

四、典型病例介绍

患者刘某，男，65岁，腰痛伴双下肢麻木无力进行性加重2年，下腹部存在束带感，双下肢肌力3级。术前行胸椎X线及CT显示前柱、中柱骨质破坏明显且伴有骨质压缩塌陷，MRI示胸段脊髓压迫明显。行后路病灶清除椎弓根内固定钛笼椎间植骨持续冲洗引流治疗胸椎结核，胸腰脊柱支具外固定保护下地活动，双下肢麻木无力症状较前明显好转，束带感消失，双下肢肌力恢复至正常。术后X线显示内固定固定良好，CT显示椎管容积完全恢复（图12-17）。

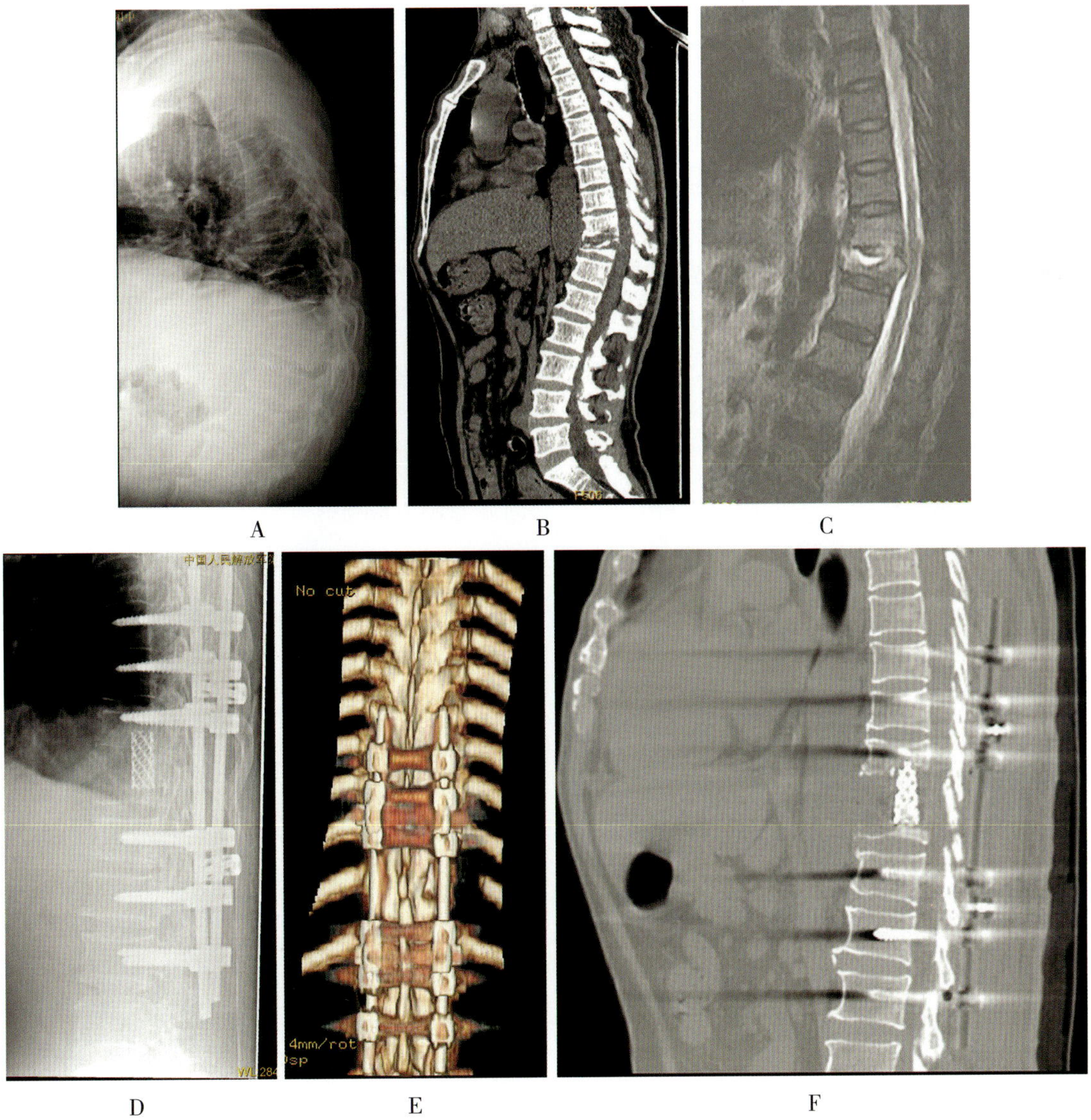

A~C．术前X线、CT及MRI显示T_{10}、T_{11}骨质破坏，死骨形成，椎体附近脓肿形成；D~F．术后X线及CT显示胸椎生理曲度恢复，钛笼椎弓根钉固定牢固，病灶清除彻底

图12-17　典型病例介绍

五、优点与缺点

（一）手术优点

①充分暴露术野，彻底清除病灶、解除脊髓受压；②具有三柱固定，把持力强度大，可复位矫形后凸畸形；③椎间钛笼植骨，维持脊柱稳定，恢复椎体高度，提高植骨融合率，缩短骨融合时间；④相对前路手术，解剖简单，创伤小，出血少，易被基层医院接受；⑤病灶清除、减压、矫形、内固定一次性完成，避免多处切口；⑥固定后，有效避免植骨块松动、吸收、塌陷、假关节形成，阻止后凸畸形再次发生，有利于患者愈合康复；⑦持续化疗局部药物灌注，局部药物浓度是全身用药的1 000~50 000倍；⑧引流使脓液及坏死组织被及时清除，有利于病灶愈合；⑨局部使用庆大霉素，可改善患者临床症状，预防伤口感染及避免窦道形成；⑩持续局部化疗可以迅速杀灭结核杆菌，抑制结核病复发。

（二）手术缺点

由于多种手术操作运用在一个患者身上会加大手术时间及出血量，增加手术创伤。

六、手术要点与陷阱

1）置入钛笼，保护脊髓，避免脊髓牵拉压迫，必要时离断1~2根胸神经根。

2）引流必须通畅，以免形成空腔。

3）选择合适病例，严格把握手术适应证。

4）记录24h冲洗引流量，及时发现堵塞。

5）引流管要粗细合适，直径约0.4cm，粗易形成窦道，细易堵塞。

6）胸椎椎弓根较细，术中注意置钉角度。

7）定期检查肝功能、肾功能，血沉，C-反应蛋白等，避免药物副作用。

8）对于脊髓压迫明显者，可先椎板切除减压，脊髓向后漂浮，避免病灶清除时脊髓受挤压，造成医源性脊髓损伤，同时行病灶清除内固定。

七、并发症防范要点

1）术后若患者未出现下肢瘫痪症状则在胸腰脊柱支具外固定保护下地活动，可降低坠积性肺炎、静脉血栓等发生率，避免后凸畸形。

2）术后若患者出现肌力较术前下降甚至瘫痪，应早期行高压氧治疗，同时积极给予康复理疗等治疗。

（赵　敏　周江军　杨　俊）

第三节　一期后路内固定联合前路病灶清除、植骨融合治疗胸腰椎结核

一、概述

脊柱结核是临床骨科常见病，目前在全球发病率呈上升趋势，而且耐药菌株越来越多，给临床治疗带来了很大困难，传统治疗经简单病灶清除手术加术后抗结核化疗就能够治愈的病例，现在临床往往需要很彻底

的病灶清除才能够治愈，迫使手术范围越来越大。为了减少结核复发，预防和矫正后凸畸形，笔者将后路经椎弓根内固定用于治疗胸腰椎结核，显示出明确的优越性。而同时前路手术术野显露好，可彻底清除病灶，并能在直视下解除来自前方的压迫，结合两者的优点采用后前路结合的方法更具有明显的优势。因此，以下我们将介绍一期后路内固定联合前路病灶清除、植骨融合治疗胸腰椎结核。

二、适应证与禁忌证

（一）适应证

胸腰椎结核并后凸畸形患者。

（二）禁忌证

开放性肺结核；严重贫血、低蛋白血症等，术前经治疗后仍难以纠正，预计耐受力差的患者。

三、手术方法

（一）术前准备

术前抗结核治疗2周，复查血沉示逐渐降低或不再升高。明显贫血、低蛋白血症者给予输血等处理，窦道形成者行碘油造影术，确定病变范围。并予胸腰段支具固定保护以避免意外骨折。

（二）麻醉

全身麻醉。

（三）体位

俯卧位和侧卧位或侧俯卧位。

（四）手术操作步骤

手术均采用后前路联合入路。首先采用后路手术，术中采用C形臂X线机定位确定病椎后跨病椎打入钉棒系统固定并矫形，后凸畸形严重者可切除后凸顶点处棘突。在椎板、关节突及横突间植入同种异体骨融合；然后进行前路病灶清除，T_{10}以上采用后外侧切除肋骨小头入路或开胸，胸腰段采用经胸或胸腹联合入路，L_3~S_1椎采用腹膜外入路，充分显露病椎及相邻椎体，吸除脓液，去除干酪样物质，彻底清除坏死的椎间盘、死骨、结核肉芽组织，刮除硬化骨，以环钻去除相邻病椎椎体间组织，到达椎体后缘骨质直至显露硬膜囊，彻底清除病灶后冲洗，椎体间开槽，放置链霉素1.0g、异烟肼0.2g，撑开植骨，去除肋骨者采用自体肋骨植骨，未去除者采用大块同种异体骨植骨，然后加压，固定，恢复椎体高度，矫正畸形。

（五）术后处理

术后常规行平卧位，加强营养，观察患者生命体征及引流量，引流管于术后1~5天拔除。术后行抬头、双下肢直腿抬高、伸屈、扩胸、深呼吸及腰背肌等功能锻炼。抗结核治疗应规律、全程、适量、联合服用抗结核化疗药物12~24个月，平均18个月。出院后1个月内每周复查肝功能及血沉，如有异常须针对性处理，1个月后每月复查1次；每3个月复查1次胸片及病椎正侧位片，以了解结核的转归及植骨块是否有松动、脱落、移位，植骨是否融合，内固定是否有松动、移位、断裂等；行内固定者术后4周在支具的保护下下地活动。

四、典型病例介绍

患者，女，36岁，L_2、L_3椎体结核并不完全截瘫。术前正侧位X线片示L_2、L_3椎体骨质破坏并后凸畸形；术前MRI示L_2、L_3椎体破坏并马尾神经受压、后凸畸形；术前CT示椎体骨质破坏、死骨形成；术后3个月正侧位X线片示后凸畸形得到矫正，植骨位置可、无松动移位（图12-18）。

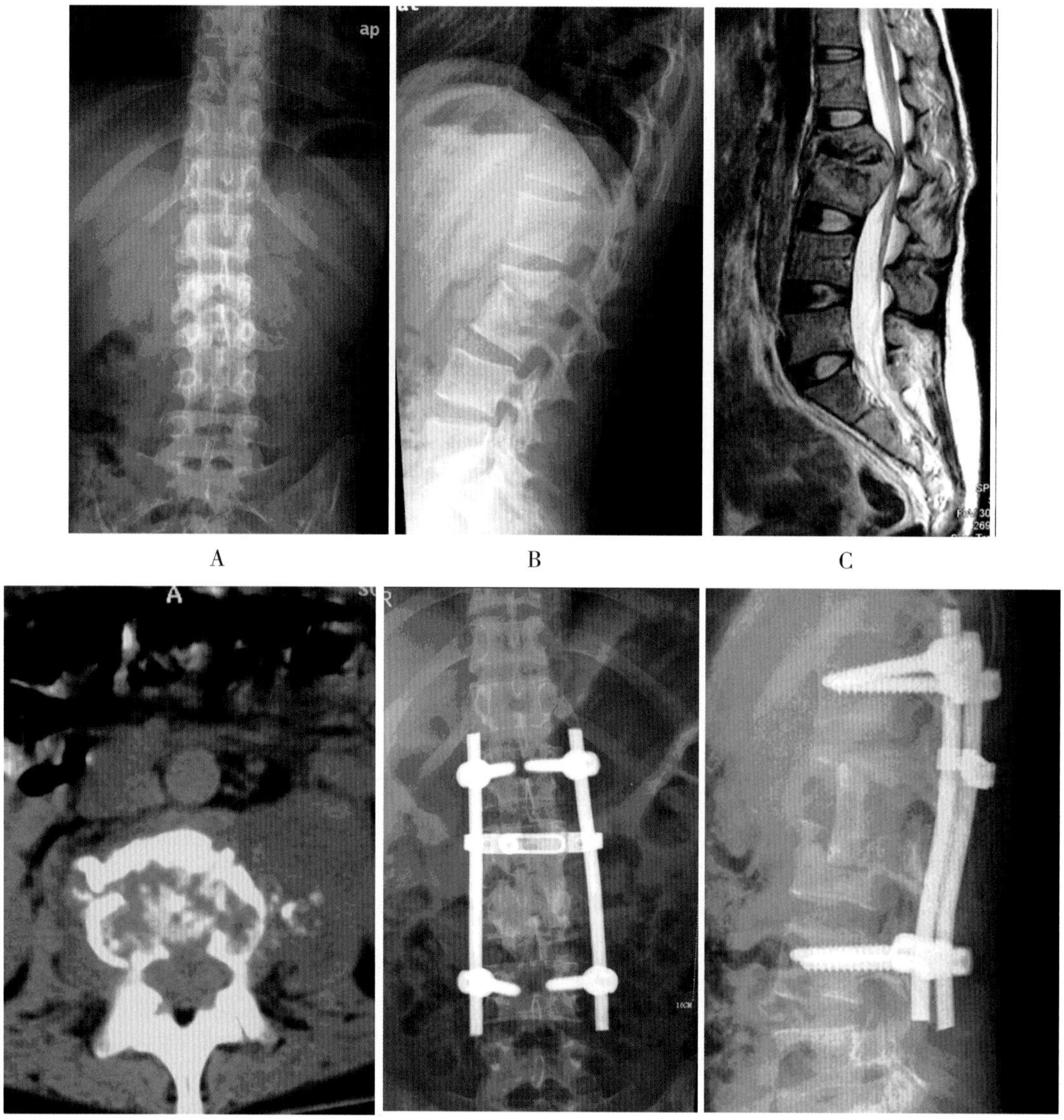

A　B　C　D　E　F

A、B．术前正侧位X线片示L_2、L_3椎体骨质破坏并后凸畸形；C．术前MRI示L_2、L_3椎体破坏并马尾神经受压、后凸畸形；D．术前CT示椎体骨质破坏、死骨形成；E、F．术后3个月正侧位X线片示后凸畸形得到矫正，植骨位置可、无松动移位

图12-18 典型病例介绍

五、手术并发症的防治

1）手术创面相对较大，又有内植物、渗出液难以吸收，因此术后伤口常规引流，以防伤口不愈、窦道形成，如已发生，则经抗结核、局部换药、加强营养可治愈。

2）术前需抗结核治疗2周，复查血沉示逐渐降低或不再升高再行手术，以防术中、术后结核播散。

3）经胸膜外入路时，术中避免损伤胸膜，以防术后出现血气胸、胸腔积液、肺不张等，如已发生，可经胸膜腔穿刺或胸腔闭式引流、加强抗结核治疗后治愈。

4）前路病灶清除的同时需彻底解除脊髓或硬膜的压迫，以防术后出现瘫痪加重等。

六、优点与缺点

1）避免了单纯前路或后路手术的缺点，既可经前路手术直视下清除病灶，视野开阔、清晰，病灶清除较易达到“彻底”清除病灶的效果，同时解除脊髓或硬膜的压迫，大块骨植骨达到结构性支撑的作用，稳定前中柱，又可经后路椎弓根钉系统固定牢靠，矫正后凸畸形。

2）本术式后路手术仅行固定矫形融合，避免了后路减压对椎板及椎弓根的破坏，避免了医源性的破坏以及由此而引起的不稳定，因此可获得牢固、稳定、可靠的固定效果。

3）后路内固定矫形后先关闭皮下“无菌”切口，再行前路病灶清除、椎体间植骨，使病灶与内固定物两间隙互不相通，无内固定物和结核病灶直接接触造成病灶迁延不愈的危险，应用安全性好。

4）前路术中撑开椎体，解除后凸椎体对脊髓的压迫，增大椎体间隙，便于病灶清除和椎管减压以及维持椎间高度，防止植骨块脱出，促进骨融合。

5）一期后前路联合手术具有手术时间长，出血较多的缺点。

（吴建煌　张宏其　邓　盎）

第四节　单纯一期后路病灶清除、异形钛网椎间植骨融合内固定治疗胸腰椎结核

一、概述

脊柱结核往往仅累及椎体、椎间盘等前方结构，经前路行病灶清除、植骨重建同期前路或分期后路内固定一直被视为治疗脊柱结核的标准术式。近年来，随着对脊柱结核研究和认识的深入及后路手术技术的发展，单纯后路手术越来越多地被应用于脊柱结核的外科治疗，其治疗的有效性及优越性正逐渐得到认可。后路异形钛网技术，是对单纯一期后路手术植骨环节的有益创新，其可大大提高该术式的临床疗效。

二、适应证与禁忌证

（一）适应证

①结核病灶累及椎体（需要病灶清除）个数最好不超过2个；②病灶破坏、椎旁脓肿最好以一侧为主，另一侧较轻。

（二）禁忌证

①多节段脊柱结核；②伴有巨大流注脓肿者。

三、手术方法

（一）术前准备

完善脊柱X线片、CT和MRI、检测血沉、C反应蛋白。给予规范四联抗结核：异烟肼0.3g/d、利福平0.45g/d、乙胺丁醇 0.75g/d、吡嗪酰胺 0.75g/d，术前用药2周，患者全身中毒症状明显改善，血沉明显下降，即可实施手术。

（二）麻醉

采用气管插管静脉复合全身麻醉。

（三）体位

俯卧位。

（四）手术操作步骤

采用后正中切口显露病变节段及其上下各2个正常节段。C形臂X线机透视定位后，在病椎上、下方2节脊椎分别置入椎弓根螺钉，视病椎骨质情况，选择置入一侧或双侧较短椎弓根螺钉（经过椎弓根即可）。根据影像资料，选择病灶破坏及脓肿较大的一侧作为手术侧。先安装对侧临时原位固定棒，切除病椎棘突，去除手术侧间隙对应椎板及关节突关节（胸椎则需切除下位椎体的横突及同序数肋骨及肋骨头共约5cm，结扎肋间血管，必要时结扎切断1~2条肋间神经），清除黄韧带，显露硬膜囊及上、下2条神经根。适当牵拉保护硬膜囊及神经根，显露病椎间隙，通过侧后方清除椎间隙病灶，利用椎间隙空间向上下方彻底清除上下椎体内病灶，直至健康骨质。对于同侧椎旁及椎前结核病灶可直视下清除，对侧病灶，通过多角度长刮匙逐步刮除，并用导尿管灌洗对侧。病灶彻底清除后，适当修整椎间植骨床，以过氧化氢及生理盐水冲洗干净，根据缺损形态及长度，截取并设计异形钛网。先将空钛网塑形后，以自体骨粒充填（来自切除的健康椎板及棘突、肋骨等）。适当撑开对侧临时固定棒，扩大植骨通道，神经拉钩适度牵开硬膜囊及神经根，通过侧后方植入异形钛网。钛网位置安放满意后，加压对侧钛棒，卡紧钛网，然后安装手术侧固定棒，进一步卡紧钛网。在固定节段椎板及椎间关节准备植骨床，在椎板缺损处用同种异体骨块覆盖植骨，安装横连接卡紧植骨块，周围用松质骨条充分植骨融合。术毕放置引流管，缝合切口。

（五）术后处理

引流量＜50mL/d方拔除引流管。术后尽早配戴胸腰支具下床活动，术后继续术前抗结核及护肝药物满18个月，期间每月复查血象、血沉及肝功能、肾功能，间隔3个月门诊复查一次。

四、典型病例介绍

患者，男，67岁，诊断为T_7、T_8脊柱结核。术前影像学显示结核脓肿破入椎管，硬膜囊受压。术中依次置入两段长度不同的钛网，术后显示钛网位置良好，植骨量充分、支撑牢靠、脊髓受压完全解除（图12-19）。

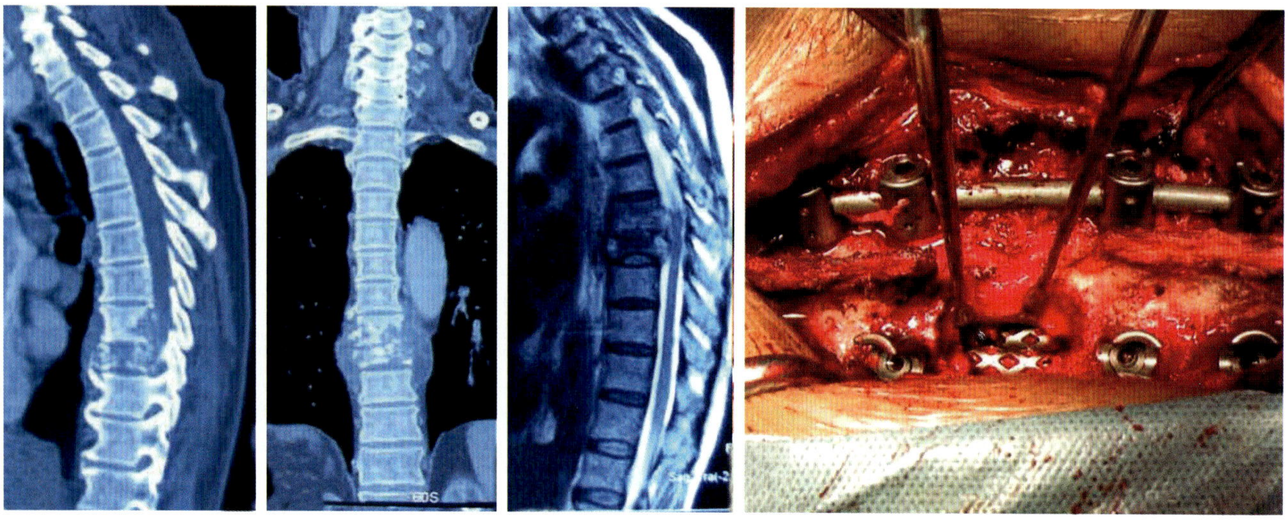

A　　B　　C　　D

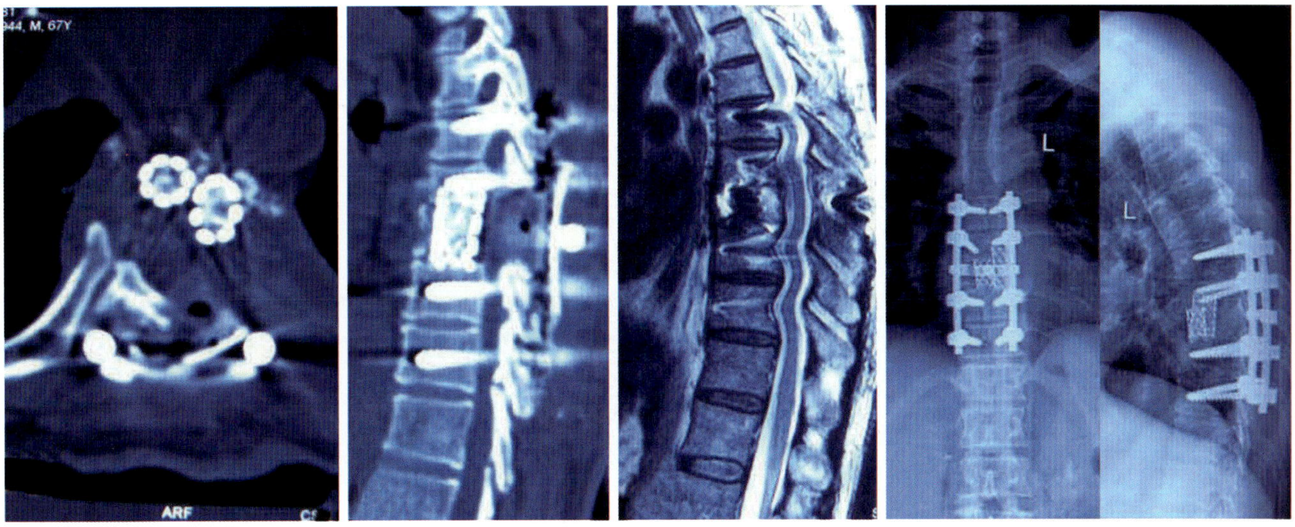

E　　F　　G　　H

A～C. 术前影像学显示结核脓肿破入椎管，硬膜囊受压；D. 术中依次置入两段长度不同的钛网；E～H. 术后影像学资料显示钛网位置良好，植骨量充分、支撑牢靠，脊髓受压完全解除

图12-19　典型病例介绍

五、手术并发症的防治

1. 脑脊液漏　常常发生在植入异形钛网的过程中，过度牵拉神经根导致硬膜囊撕裂，或是钛网直接对硬膜囊损伤。其防治措施主要包括：避免对神经根及硬膜囊过度牵拉，异形钛网设计尽可能合理，植入过程中密切观察其对硬膜囊的挤压钩挂。

2. 损伤脊髓　植入椎弓根螺钉、椎管减压以及神经减压后可能的再灌注这些环节可导致脊髓损伤引起病人瘫痪或瘫痪加重。植入椎弓根螺钉要由经验丰富的医生完成，椎管减压要明确硬膜囊边界，可用神经根剥离子卷曲后对硬膜囊全程保护。

3. 窦道形成　结核病灶清除不彻底或是耐药结核导致病灶局部复发，是结核形成窦道的主要原因。其防治措施包括，尽可能彻底清除结核病灶，尤其是死骨、脓液等；对于耐药结核尽可能调整化疗方案，督导用药。

六、优点与缺点

（一）优点

①单纯后路手术用于治疗脊柱结核，通过一个切口可同时完成病灶清除、前后方植骨重建以及固定矫形等目的，简化了手术操作，大大降低了手术创伤及费用；②对于侵入椎管的硬膜囊腹侧病灶，后路手术安全性好，且能够彻底清除；③异形钛网技术可根据椎间缺损形态塑形，能获得理想植骨面贴合；对有些病例分次置入多段钛网，减小单个体积利于置入，而不减少植骨强度。

（二）缺点

①后路手术对后柱有部分破坏，处理不当可能导致医源性不稳或后凸畸形；②异形钛网置入技术不易掌握，处理不当，有损伤神经的风险。

（张宏其　郭超峰）

第五节　单纯一期后路病灶清除、自体及同种异体骨植骨融合联合后路内固定治疗胸腰椎结核

一、目的及意义

单纯一期后路病灶清除、自体及同种异体骨植骨融合联合后路内固定治疗胸腰段脊柱结核，其有手术时间短、出血少、住院时间短等优点，同时能达到满意的临床与影像学效果。

二、适应证与禁忌证

（一）适应证

该术式适应证的选择，前提是单节段胸椎结核，椎旁脓肿不大，估计能较彻底清除的，其次伴有至少如下情形之一：①脊柱结核椎体明显破坏造成脊柱不稳者。②伴有椎旁较大脓肿或有大量死骨者。③脓肿、干酪样坏死物质压迫神经造成瘫痪或神经症状进行性加重者。④合并脊柱后凸需矫正或后凸畸形进行性加重者。⑤保守治疗不加或病程较长者。⑥稳定性或非稳定性老年胸椎结核合并轻、中度后凸或侧后凸畸形，单纯前路手术不能达到良好矫形或矫形困难者。⑦病灶清除后不需要长节段大块植骨以恢复前中柱高度者。⑧多节段有脓液，但仅有一个目标节段脓液多、椎体破坏严重者。尤其适应于病变以椎体后部为主的下腰椎结核，硬膜及神经根受累严重并存在椎管狭窄；椎体前方无明显脓液、干酪样坏死物及死骨。

（二）禁忌证

多节段脊柱结核者，椎旁脓肿阶段多不容易通过后路清除者，椎体破坏严重致病灶清除后前中柱缺损过大而需长节段大块植骨者，一般不宜选择一期后路手术，而更适于采用经胸或者胸膜外-腹膜后联合入路。因此，通过术前影像学检查对病椎破坏及脓肿情况做出仔细的判断对于术式的选择尤为重要。

三、手术方法

（一）术前准备

所有患者术前常规检查X线片、CT、MRI及抽血化验肝功能、肾功能、ESR、CRP。手术前常规抗结核治疗不少于4 周，应用四联抗结核治疗：异烟肼（300mg，口服或静脉滴注，每天一次）、利福平（450mg，口服，每天一次）、吡嗪酰胺（450mg，口服，每天一次）、乙胺丁醇（750mg，口服，每天一次），贫血者可给予输血处理，待贫血改善、肝功能、肾功能基本正常后选择手术。

（二）麻醉

一般宜采用气管内插管全身麻醉。术中密切监测患者生命体征，根据患者出血量及时补充血容量以及输液维持水电解质平衡。

（三）体位

等待麻醉完成后，使患者处于俯卧位，置于脊柱弓形手术架或者垫高双侧前肩部及髂前上棘部位，使胸腹腔均悬空，保证了膈肌和腹肌的正常运动，基本不影响呼吸运动。此外，腹部处于悬空状态，保证了静脉回流通畅，减少了术中出血量。

（四）手术操作步骤

气管插管麻醉成功后，取俯卧位于弓形架上。以病椎为中心行后正中纵行切口，常规暴露双侧椎板至小

关节外侧，C形臂X线机透视确认病椎后，于病椎上、下相邻的正常椎体上置入椎弓根螺钉。先于病变较轻的一侧暂安装内固定棒临时固定，显露椎管，保护脊髓，从病变较重一侧咬除病椎上、下关节突、横突、椎弓根，显露该侧椎间隙，切除坏死的椎间盘及上、下被侵犯软骨终板部分，沿椎体侧前方，向病椎前缘及上、下刮除脓肿、死骨、干酪样坏死物及肉芽组织，同时行腰大肌脓液冲洗、引流，同法清理另一侧病灶，待病灶清除完毕后用大量生理盐水冲洗病灶区。冲洗完毕后于病椎剩余椎体间修整出一条状植骨槽，取合适大小同种异体骨或自体髂骨紧密嵌入椎体间植骨槽，彻底冲洗术区，严格止血后，术区放置链霉素粉剂 1g、异烟肼 0.2g，安装连接棒，拧紧内固定螺钉，利用内固定系统的加压及撑开作用缓慢矫正脊柱后凸畸形，C形臂X线机透视证实后凸畸形纠正后，放置引流管，逐层关闭切口。

（五）术后处理

术后观察血压、呼吸、脉搏、体温等生命体征的变化及引流量，密切注意双下肢的感觉及运动状况，术后引流＜50mL时拔除引流管，如有特殊情况可延迟拔管时间。术后预防性应用抗生素48h期间继续四联抗结核治疗，吡嗪酰胺治疗3个月后停药，其余三联抗结核药物持续12~18个月，术后3周内每周复查血沉、血常规、肝功能、肾功能1次，以后每2~3个月复查上述生化检查及X线片1次。

四、典型病例介绍

典型病例1：患者，女，47岁。因胸腰背部疼痛三个月余入院。神经功能 ASIA 分级D级。以 T_{12}、L_1椎体破坏伴椎旁软组织肿胀。后方入路，清除病灶、椎间植骨。使用钉棒系统CD HORIZON M8，人同种异体骨。术前后凸Cobb's角25°，术后后凸Cobb's角5°，18个月后植骨骨性融合，矫正角丢失3°，神经功能 ASIA 分级恢复至 E 级（图12-20）。

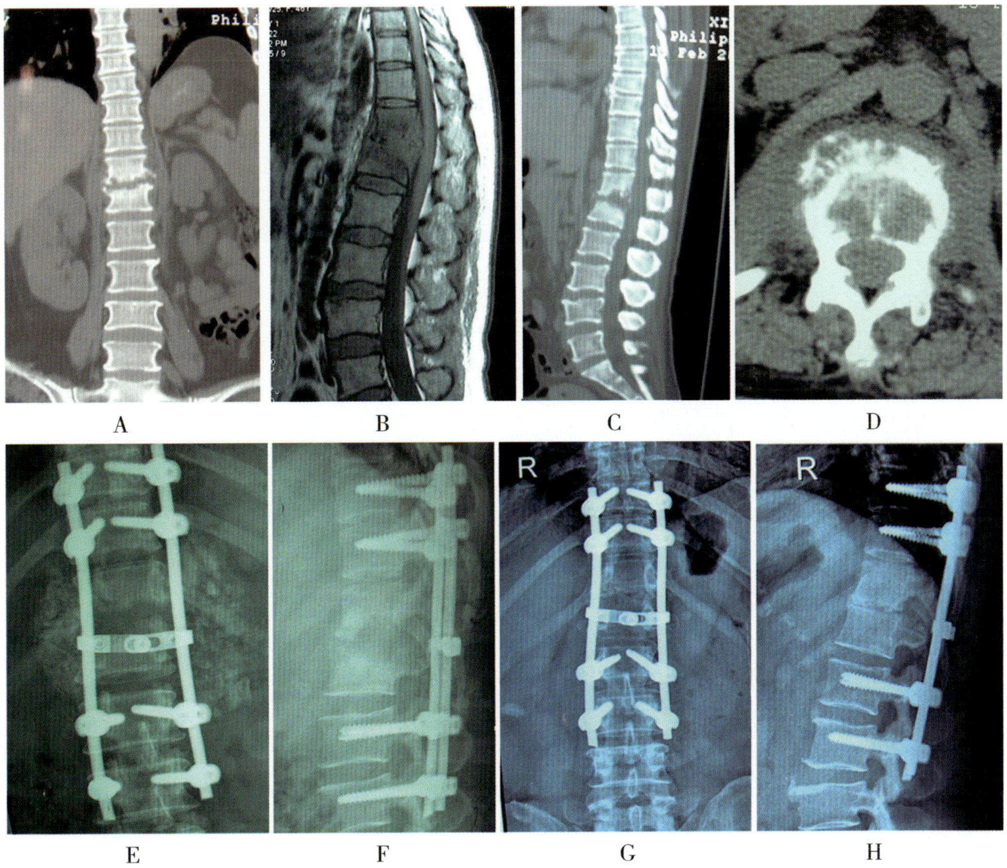

A～D. 术前影像学显示T_{12}、L_1椎体破坏伴椎旁软组织肿胀；E、F. 术后正侧位X线片示病灶已清除、内固定位置良好；G、H. 术后18个月复查，植骨已骨性融合、内固定位置良好

图12-20 典型病例1

典型病例2：患者，男，65 岁。因胸腰背部疼痛6个月入院。神经功能 ASIA 分级C级。T_{12}、L_1骨质破坏，周围脓肿形成，对应硬膜囊及脊髓受压。使用钉棒系统 CD HORIZON M8，人同种异体骨。术前后凸Cobb’s角30°，矫形后后凸Cobb’s角3°；神经功能恢复正常（图12-21）。

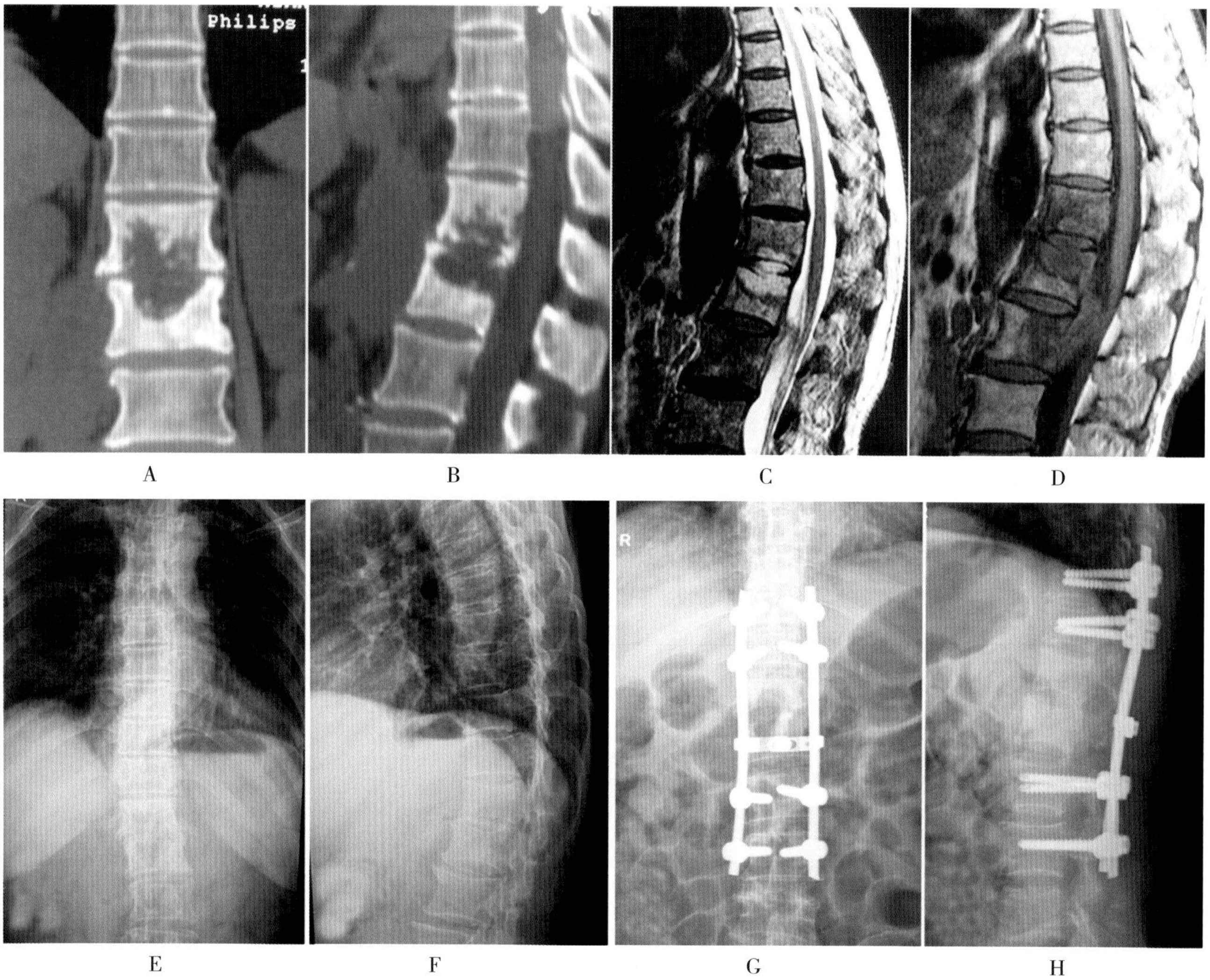

A～D．术前CT及MRI示T_{12}、L_1骨质破坏，周围脓肿形成，对应硬膜囊及脊髓受压；E、F．术前正侧位X线片示脊柱结核病后凸畸形；G、H．术后正侧位X线片示脊柱后凸被矫正、钉棒系统位置良好

图12-21　典型病例2

五、手术要点与陷阱

①尽量保留椎弓根以达到最大限度地保持脊柱的稳定性；②椎旁脓肿的清除，可借助软质导管灌洗及抽吸；③尽可能清除病灶，病灶及病灶周围阻止抗结核药物进入的硬化骨及残余的极少量结核样物质及脓液可通过术后长期规范的抗结核化疗吸收；④矫形完成，锁紧钉棒后进行椎间植骨防止植骨块的位移。

六、优点与缺点

手术治疗的主要目的是解除脊髓压迫、恢复脊柱的稳定性、矫正畸形和阻止畸形的进一步发展，治疗胸腰椎结核广为采用的术式为一期前路病灶清除、植骨融合、后路内固定术，然而前路手术显露范围大、出血多、技术要求高。

笔者认为单纯一期后路病灶清除、自体及同种异体骨植骨融合联合后路内固定治疗胸腰段脊柱结核的优点有如下几方面：①单一切口，创伤小，能够一期完成病灶清除、椎体间植骨融合、脊柱稳定性重建；②术中无需变换体位，先行减压后矫正畸形，矫形过程中并发症少；③经椎弓根内固定能够有效地恢复脊柱的正常生理曲度，纠正后凸畸形，减少内固定松动、断裂；④可沿同一切口双侧清理病灶；⑤后路内固定取出更安全、顺利；⑥术中术后并发症少，手术时间短，出血量少，住院周期短，患者经济负担轻。

其缺点有：显露局限，视野狭小，不能在直视下清除病灶，尤其是病灶范围较广或合并有较大的椎旁脓肿时，不易将病灶彻底清除干净。

（王锡阳　许正权）

第六节　胸腰椎结核后路长节段椎弓根钉棒系统内固定融合加病灶清除术

一、适应证与禁忌证

（一）适应证

①脊椎结核手术治疗的适应证，为出现非手术治疗无法缓解的脊髓功能障碍，骨折压迫脊髓是手术的最佳适应证；②脊椎结核出现明显的脊柱旁脓肿，经过保守治疗未见好转；③脊椎结核患者脊椎骨破坏明显，或脊椎出现明显畸形；④确诊结核患者，已经过4~6周抗结核治疗，症状明显改善；⑤已经出现畸形和有疼痛等症状的陈旧结核（活动期或稳定期）。

（二）禁忌证

①活动期结核，肺结核未控制者，仍有传染性；②结核活动期，未进行规范抗结核治疗4周以上，或抗结核治疗未控制者；③局部皮肤病变，破溃等；④严重营养不良或肝、肾、心等重要脏器功能不全，对症治疗后未改善者；⑤合并中度以上贫血、肺结核活动期、脑梗、心功能不全等内科疾病。

二、手术方法

（一）术前准备

①药物治疗：规范化抗结核治疗4~6周，脊髓压迫急性瘫痪者急症手术，同脊髓损伤患者，应在24h内手术，力争6h内手术；②活动性肺结核化疗后稳定，无咯血；③辅助检查：心电图、胸片、CT、MRI检查，明确诊断；④化验检查：血沉、凝血功能、生化指标、肝功能、肾功能、肿瘤指标等；⑤心、肺功能评价。

（二）麻醉

气管插管全身麻醉。

（三）体位

俯卧位，骨盆、胸骨垫高，腹部悬空（图12-22）。

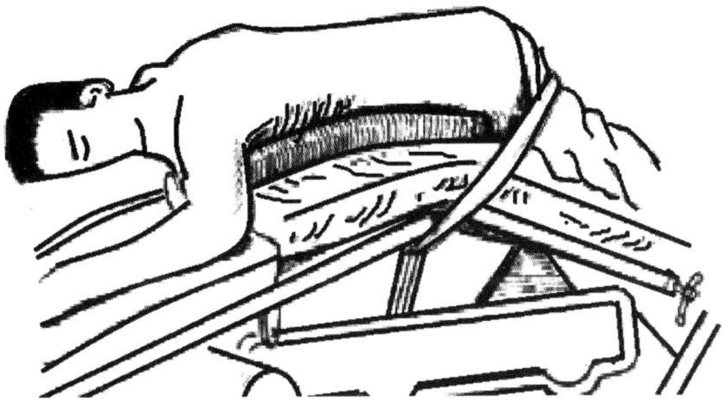

图12-22　手术体位

（四）手术操作程序

常规消毒，铺无菌巾，备用吸引器、电刀和双极电凝，行脊柱后路切口，依次切开皮肤、皮下组织，正中切开胸背筋膜，自结核病灶顶椎上下各2~3个椎体的棘突，显露椎板、横突，透视定位后，于上下各2个单元分别植入椎弓根钉各4枚。咬除病椎的脓肿主侧横突（图12–23、图12–24），向双侧推开腰动脉，保护神经根及伴行血管，必要时可以结扎、切断，沿着椎弓根在骨膜下向前推开，纱布填塞，即可进入脓肿。手指沿着切口进入，探索有无大血管、神经根，以免误伤，植入硅胶管冲洗，干净后，切开椎弓根，进入椎体病灶，彻底刮除，避免椎体外的刮除和手指引导是避免损伤的关键，最后创腔内植入链霉素粉1g；引流管经竖脊肌在正常皮肤穿出，接闭式引流袋。彻底松解椎板韧带结构，安放预弯好的连接棒，转棒矫正畸形，依次锁定，安放横向连接1~2组以加强固定效果，冲洗止血后，将椎板外层皮质打粗，切下的自体骨加工成碎的骨颗粒置于椎板融合（图12–25）。清点手术用品无误后，间断缝合患者胸背筋膜和棘上韧带，皮下、皮肤，包扎伤口，翻身放在手术床上，观察其清醒、稳定后，送监护病房观察。

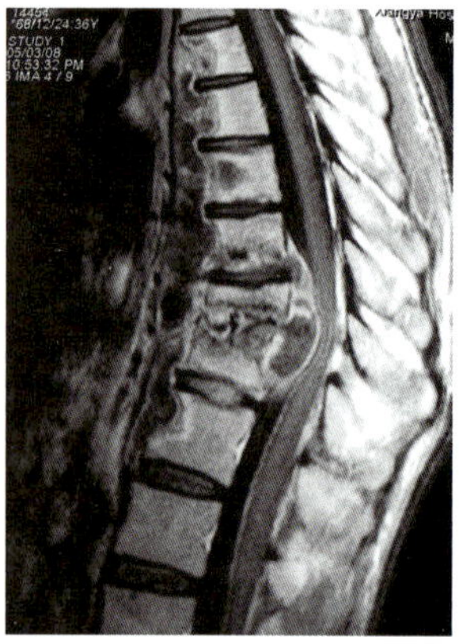

图12–23　胸椎结核压迫脊髓

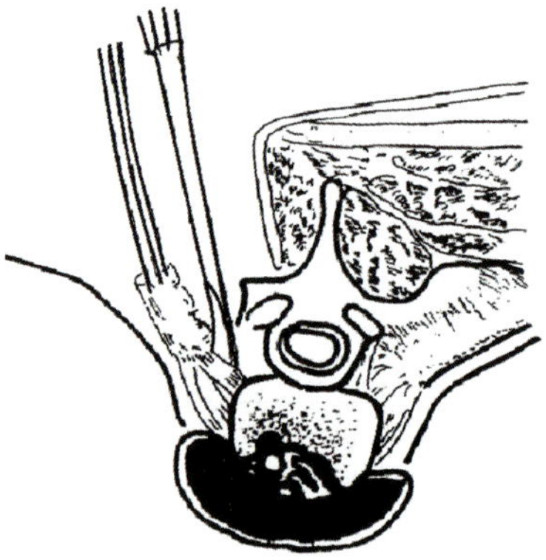

图12–24　切除对应椎体的一侧横突进入脓腔

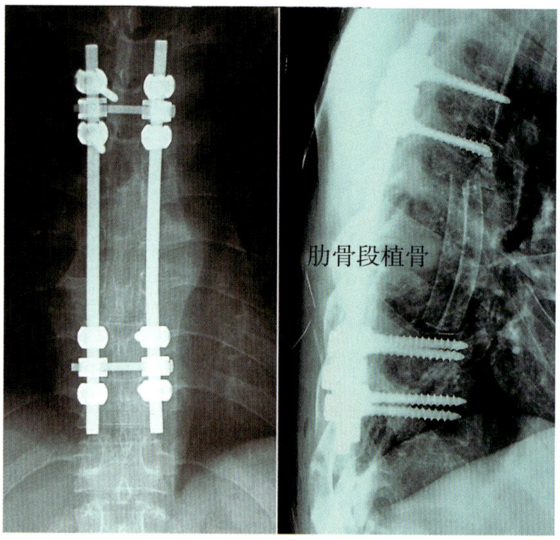

图12–25　胸椎结核内固定手术后正侧位X线片

（五）术后处理

①刀口持续负压引流48h；②应用抗结核药物治疗；③补液对症治疗；④观察体温、血压、双侧下肢、腹部体征变化；⑤自由翻身，防止褥疮、呼吸道、泌尿系统感染发生；⑥复查肝功能、肾功能、血生化指标变化，以及血沉、血常规变化。

三、典型病例介绍

患者王某，男，47岁。因腰背痛8个月，进行性加重10天入院，发病以来经常低热，38℃左右，合并盗汗，在当地医院诊断为“腰椎结核”，应用异烟肼、利福平治疗2个月，疼痛、发热较前略有减轻。发病后饮食可，大小便无异常，双下肢活动良好。12岁时其祖父因患肺结核病逝，自幼无长期咳嗽、咳痰病史。查体：生命体征平稳正常，一般情况良好，体型消瘦，心肺未见异常，肝脾未触及肿大，会阴部未见异常。脊柱无畸形，颈椎活动良好，L_1、L_2、L_3局部叩击痛，前屈、后伸、左右侧屈诱发疼痛，双下肢肌力5级，感觉无异常，膝反射（++），踝发射（++），巴宾斯基征（–），余病理发射（–）。X线片示：L_1、L_2椎体结核并椎体旁梭形脓肿影。MRI显示：结核破坏椎体前柱、中柱及椎间盘组织，脓肿偏向右侧，脓液较多，椎管未受侵犯（图12–26A）。经过手术前准备后，未见手术禁忌证，在全身麻醉下进行手术：T_{11}、T_{12}~L_3、L_4置入椎弓根螺钉，同时右侧切掉L_2、L_3横突，进入脓腔，进行脓液清理，反复应用3%过氧化氢、生理盐水交替冲洗，彻底止血。进行钉棒技术内固定，安放横向连接，C形臂X线机透视检查固定合适后，将椎板外侧皮质打粗糙，并进行植骨融合，切下骨块修整后植于椎体病灶清理后的缺损处，链霉素2g均匀植于创面内。刀口旁开5cm经过健康肌肉皮肤组织放置负压引流管1根，依次缝合竖脊肌、胸背筋膜、皮下、皮肤各层。包扎刀口，安全返回病房，监护血压等。48h拔出引流管。卧床休息1个月后起床活动，腰围保护满3个月。手术后1周、4周、8周、12周拍片复查（图12-26B）。

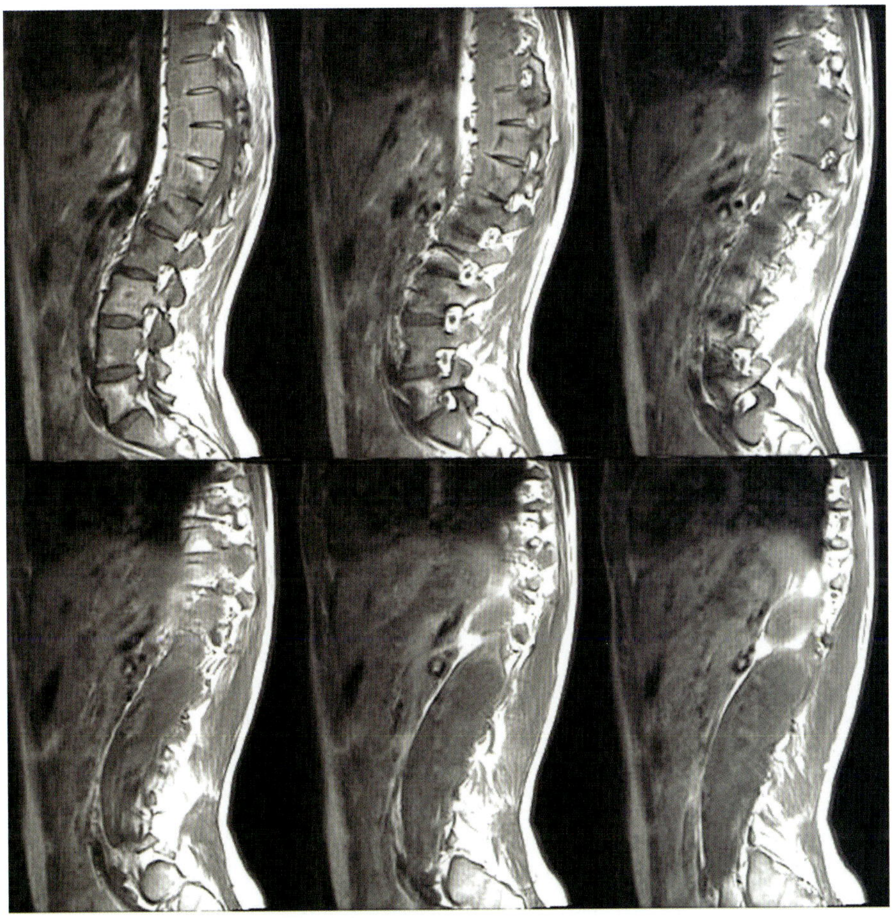

A

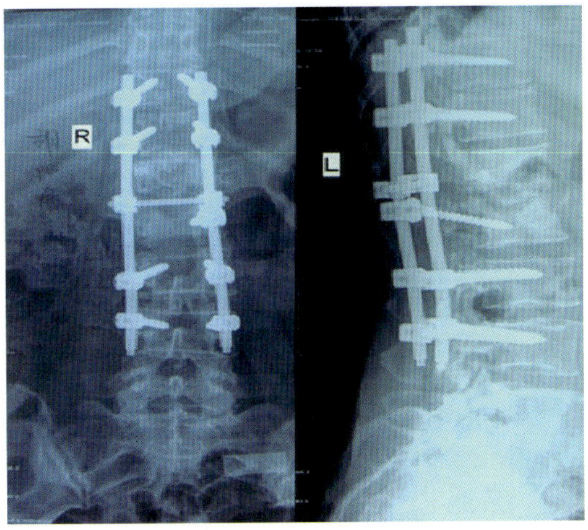

B

A．术前MRI示L_1、L_2结核破坏椎体前柱、中柱及椎间盘组织，脓肿偏向右侧，脓液较多，椎管未受侵犯；B．腰椎结核内固定手术后正侧位X线片

图12-26　典型病例介绍

四、优点与缺点

（一）优点

①后正中切口进入，便于同时双侧椎弓根钉的置入和固定，坚强可靠；②手术显露直接，可同时处理进入椎管内的病灶，进行脊髓、神经根减压；③减压同时完成植骨融合，或椎体间cage置入；④腹膜后操作，减少扩散风险，避免进入胸腹腔；⑤刀口隐蔽，不影响美观。

（二）缺点

①对侧的脓肿引流和清理依赖于双侧切除部分横突和关节突，破坏较多；②结核破坏区以前中柱为主，而本手术破坏后柱的结构，依次依赖于坚强的三维固定融合技术来加强。

五、手术要点与陷阱

1）椎弓根固定技术与一般脊柱手术相同，然而，椎弓根钉固定一定在健康椎上至少上下各1个节段，固定节段大于4个，否则，容易造成松动、断钉等。

2）对于病灶未进入椎管者，不进行常规椎管减压，减少感染灶侵入椎管的机会。

3）探明脓肿时，先用手指探查确定无血管、神经，穿刺如无血液，也无股四头肌收缩，仅抽脓液时，用盐水纱布保护四周创面后先戳一长约1cm的小切口，插入吸引器吸尽脓液。有时腰肌脓肿位于腰肌深部或后侧，神经干被推向前侧，故需伸入手指沿切口上下触摸脓肿壁，证实无血管、神经后，才可用手指顺肌纤维方向钝性分开。剥开脓肿壁，刮净壁上肉芽，脓肿壁的渗血，可用热盐水纱布垫堵塞止血。较深的脓腔后壁可见条索状物，周围为肉芽包绕，可能是通过的神经干，切勿误伤。

4）手术过程中，应用C形臂X线机透视，准确定位，彻底清除死骨、病灶。

5）彻底冲洗病灶，可用3%过氧化氢、生理盐水、0.5%甲硝唑液交替冲洗病灶，直至冲洗干净为止，病灶内放入链霉素后置负压引流。

6）安放连接棒撑开、固定，横向连接，必要时椎体破坏大者可用cage撑开，纠正畸形。

7）清点物品、辅料等无误后，依次缝合竖脊肌、胸背筋膜、皮下皮肤。自正常竖脊肌穿出，出口离刀口5cm处正常皮肤穿出，缝合固定。

8）创面止血后，缝合椎前韧带、腰肌筋膜，逐层缝合肌肉、皮肤。

9）手术后应用止血剂、抗结核治疗、引流48h拔出，早期翻身活动，稳定性好，术后48h即可下地活动。

10）如果病灶进入椎管内，则置钉后即进行椎管减压，清理椎管内病灶组织，切除一侧横突及关节突，再处理前方脓肿，必要时双侧清除。

六、并发症防范要点

1）椎弓根钉技术注意透视定位，结合术前CT分析，准确定位，减少误伤。

2）清除病灶时先处理血管、神经，避免胸膜、腹膜的损害。

3）脓腔进入前先穿刺，定位后再切开。

4）清理脓液时注意保护下腔静脉和腹主动脉等重要血管。

5）清理脓腔务求彻底，避免死腔残留组织。

6）引流出口穿过健康肌肉和皮肤，时间不宜太长，应小于48h。

7）结合药物治疗和应用规范：参考抗结核治疗章节，手术前规范使用抗结核治疗4~6周，有脊髓损伤者，特别是部分损伤者，应及时手术，同时加强抗结核药物治疗。对于手术中明显结核肉芽组织或干络样物质典型者，即使病理检查找不到结核杆菌，手术后的抗结核治疗也要按照标准化方案进行。

（王全武　李孟军　沈谷丰）

第七节　经后路结核病灶清除、椎体间植骨融合、内固定术在胸腰椎结核治疗中的应用

一、目的及意义

探讨经后路结核病灶清除、椎体间植骨融合、内固定术在胸腰椎结核治疗中应用的可行性和安全性。减少开胸显露和前后路联合手术的病例选择。

二、适应证与禁忌证

（一）适应证

胸椎、胸腰段或腰椎结核或轻中度结核性角状后凸畸形；病损椎体数目一般不宜连续超过3个椎体；心肺肾功能能耐受全身麻醉手术者。

（二）禁忌证

急性粟粒性肺结核患者；连续3个或3个以上椎体严重破坏的结核病例；心肺肾功能及全身情况不能耐受全身麻醉手术者。

三、手术方法

（一）术前准备

①术前均使用异烟肼、利福平、乙胺丁醇或吡嗪酰胺三联抗结核治疗至少3周，部分病例辅予链霉素抗结核治疗，并行营养、支持治疗，纠正贫血、低蛋白血症。患者结核中毒症状改善，最好待血沉下降到60mm/h以下，血红蛋白纠正至100g/L以上，方实施手术；②术前均行X线片、CT和MRI检查，明确后凸畸形的部位、程度、累及椎体数目和脊髓受压、变性情况，并行常规术前检查，排除手术禁忌证。

（二）麻醉

全部采用气管插管全身麻醉。

（三）体位

俯卧于弓形架上，避免腹部受压（图12–27）。

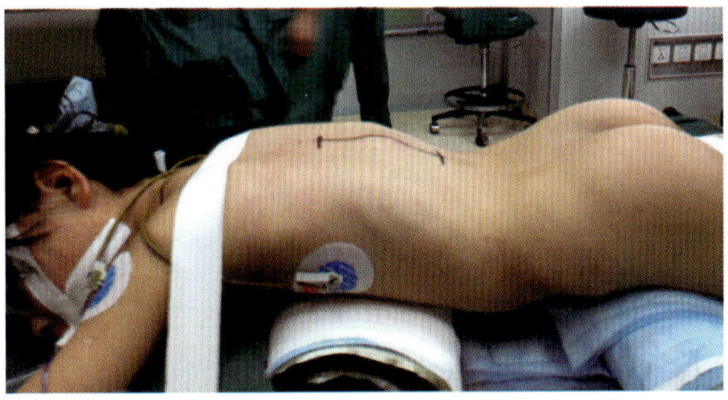

图12–27　手术体位

（四）手术操作程序

1．显露　以病椎为中心向上下延伸1~3个椎体沿棘突作后正中切口。依次切开皮肤、皮下、腰背筋膜，骨膜下剥离椎旁肌，充分显露椎板、小关节突、横突和部分肋骨，手术野要足够宽敞，以确保能进行横突前方的骨膜分离。

2．椎弓根钉置入　C形臂X线机行定位后，依据结核

病变部位和病椎病损情况，于病椎上2个椎体、下1~2个椎体（若为胸椎，下方固定2个椎体；若为腰椎，下方仅固定1个椎体，以保留更多运动节段）进行双侧椎弓根钉置入，病椎可视情况置入单侧或双侧椎弓根钉。

3. 经后路结核病椎清除　切除病椎棘突、椎板，选择椎体病损和椎管内病变占位较重的一侧作为TLIF手术侧，在对侧椎弓根螺钉上安装纵棒并行椎体间适度撑开后，用骨凿或咬骨钳切除上位椎的整个下关节突和下位椎的上关节突的上部，注意保护和暴露紧贴椎弓根的出口根和位于其内侧的行走根，用双极电凝处理可能存在的屈曲怒张的伴行静脉、硬膜外静脉丛以减少术中出血，用神经剥离子保护神经根，显露病变的椎间盘、死骨及炎性肉芽组织；然后直视下小心用小骨刀、髓核钳及刮匙将病变的椎间盘、死骨、炎性肉芽组织、脓液等病灶逐步清除，而后切除横突或肋横突关节，紧贴椎体侧方骨膜下剥离、推开，达前纵韧带，用椎体撬板保护椎体前方大血管、椎体节段血管和壁层胸膜等重要组织，并压迫止血，并用吸引器和反复灌洗法清除脓肿及脓腔内的干酪样组织。在直视下，小心保护好脊髓，用骨刀、髓核钳及刮匙等工具轻柔切除病变椎间盘相邻一侧椎体各一部分（即椎体部分切除），直至切除后椎体断面露出正常骨质和渗血正常。而后交换临时固定棒，同法进行对侧椎体部分切除，双侧会师完成椎体病灶清除（图12-28）。

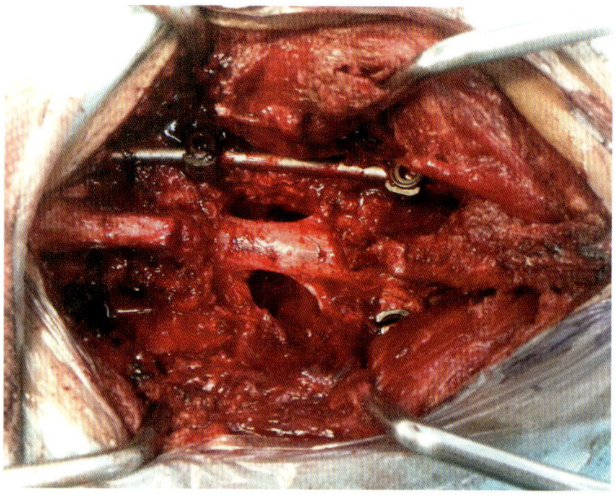

图12-28　椎体病灶清除完毕，脊髓悬空，上位和下位神经根清楚显露，临时棒固定

4. 椎体间植骨融合　测量前方椎体间残留缺损高度后，用充填好拌有链霉素粉的自体小碎骨块的合适直径（胸椎用1.6cm，腰椎用1.9cm）和高度的钛笼，行椎体间支撑椎骨融合，在钛笼两侧植入自体碎骨块并压紧；安放预弯好的固定棒，行后方加压固定，透视确认钛笼位置及内固定情况。

5. 唤醒试验及伤口闭合　病灶清除、植骨、内固定满意后，即及时行唤醒试验，防止截瘫发生；而后放置引流管，闭合伤口。若患者合并有腰大肌脓肿，经后路又不易清除时，可加行一侧或双侧倒八字切口，经腹膜外入路行脓肿清除术。

（五）术后处理

术后48~72h内，根据引流量情况酌情拔除引流管。术后卧床4~6周，常规穿戴支具保护6~8个月。术后常规全身三联抗结核治疗12~18个月，定期复查肝功能、血沉、血常规和X线片，必要时复查CT。

四、典型病例介绍

典型病例1：熊某某，女，16岁。因胸背疼痛伴后凸畸形4年入院。经检查，诊断为：T_6、T_7椎体结核伴35° 后凸畸形。经术前准备后，行经后路T_6、T_7椎体结核病灶清除、椎体间植骨融合、内固定术，疗效满意（图12-29）。

典型病例2：方某某，女，29岁。因胸背疼痛2年余入院。经检查，诊断为：T_{11}、T_{12}椎体结核伴椎旁脓肿形成。经术前准备后，行经后路T_{11}、T_{12}椎体结核病灶清除、椎体间植骨融合、内固定术，疗效满意（图12-30）。

典型病例3：冯某某，男，39岁。因腰骶部疼痛1年余入院。经检查，诊断为：L_4、L_5椎体结核伴轻度不全瘫。经术前准备后，行经后路L_4、L_5椎体结核病灶清除、椎体间植骨融合、椎弓根钉+髂骨螺钉内固定术，疗效满意（图12-31A-K）。

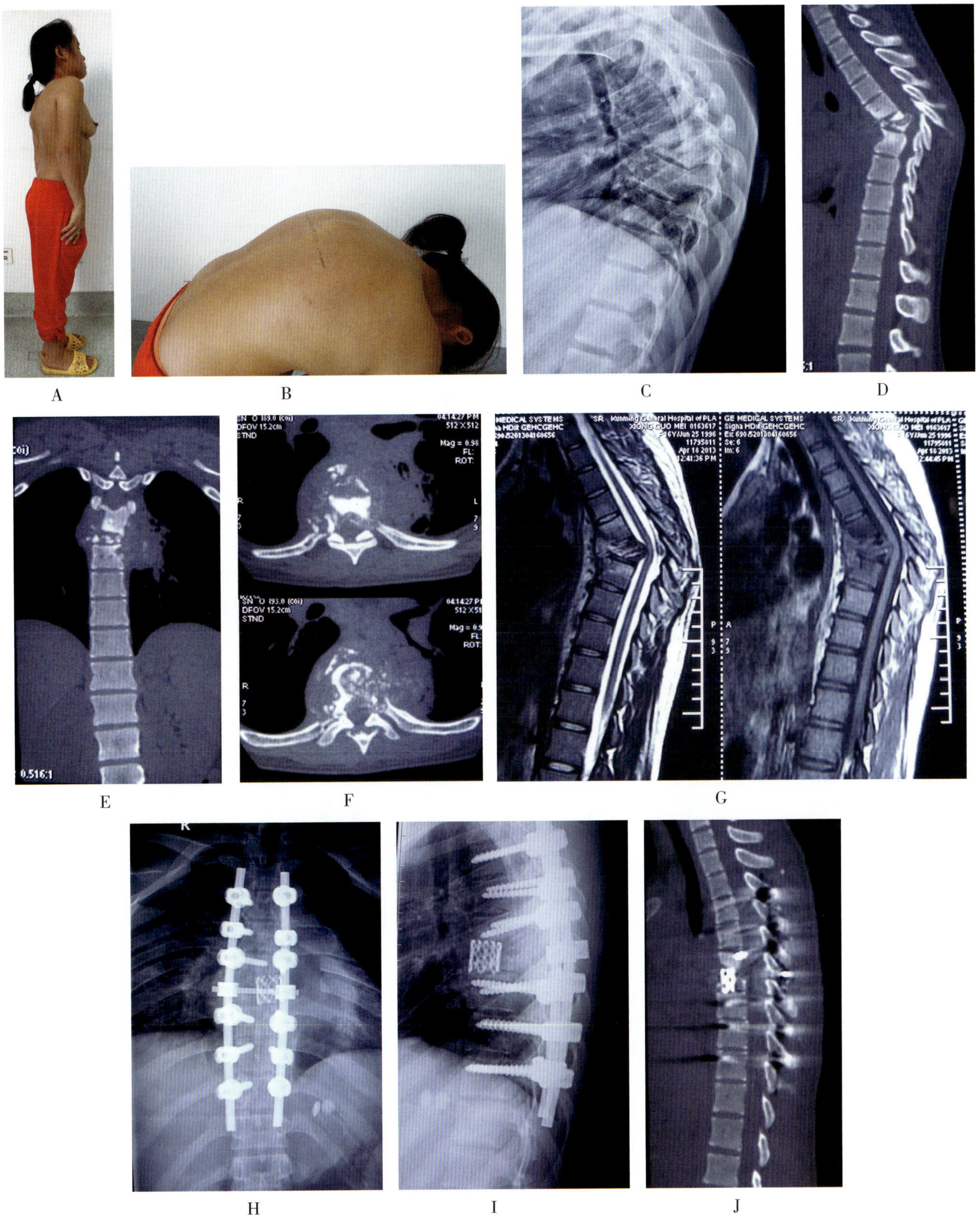

A．术前人体侧位像；B．术前人体屈曲侧位像；C．术前侧位X线片；D．术前二维矢状位CT示T_6、T_7椎体结核 35° 后凸畸形；E．术前二维冠状位CT示椎体破坏；F．术前横断面CT；G. 术前二维矢状位MRI示T_6、T_7椎体结核 35° 后凸畸形；H．术后正位X线片示内固定位置良好；I．术后侧位X线片示后凸畸形矫正至约5°；J．术后二维矢状位CT示椎管减压和椎体间支撑植骨满意

图12-29 典型病例1（T_6、T_7椎体结核）

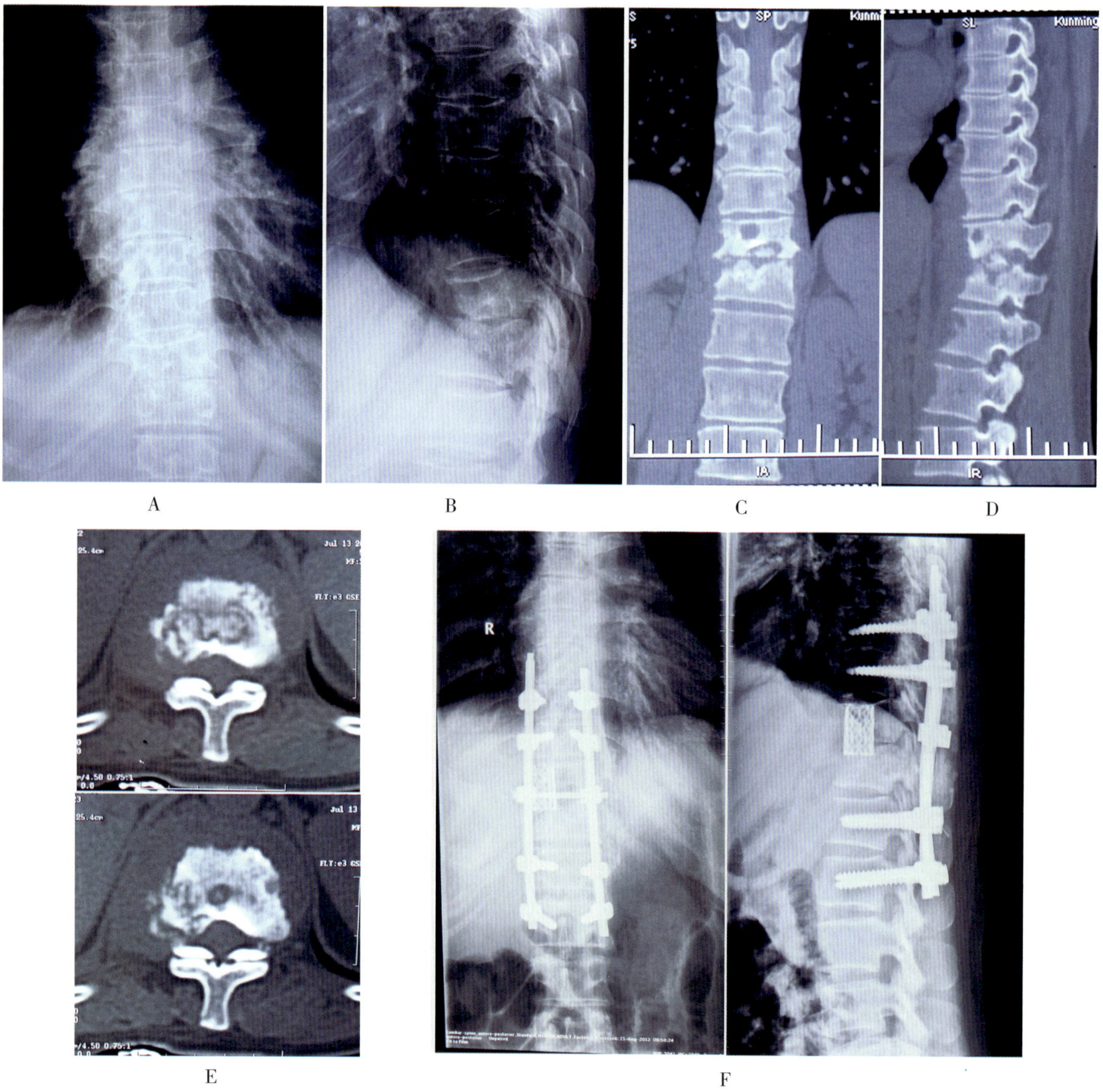

A、B. 术前正侧位X线片示T_{11}、T_{12}椎体破坏，椎间隙变窄；C. 术前二维冠状位CT示T_{11}、T_{12}椎体破坏，死骨及右侧椎旁脓肿形成，椎间隙塌陷；D. 术前二维矢状位CT示T_{11}、T_{12}椎体破坏，死骨形成，椎间隙塌陷，T_{10}和L_1椎体前缘也有病变侵蚀；E. 术前CT横断面示T_{11}、T_{12}椎体破坏，死骨形成；F. 行经后路结核病灶清除、椎体间支撑椎骨融合、内固定术后X线片示T_{11}、T_{12}椎体病灶清除、支撑植骨和内固定满意

图12-30 典型病例2（T_{11}、T_{12}椎体结核）

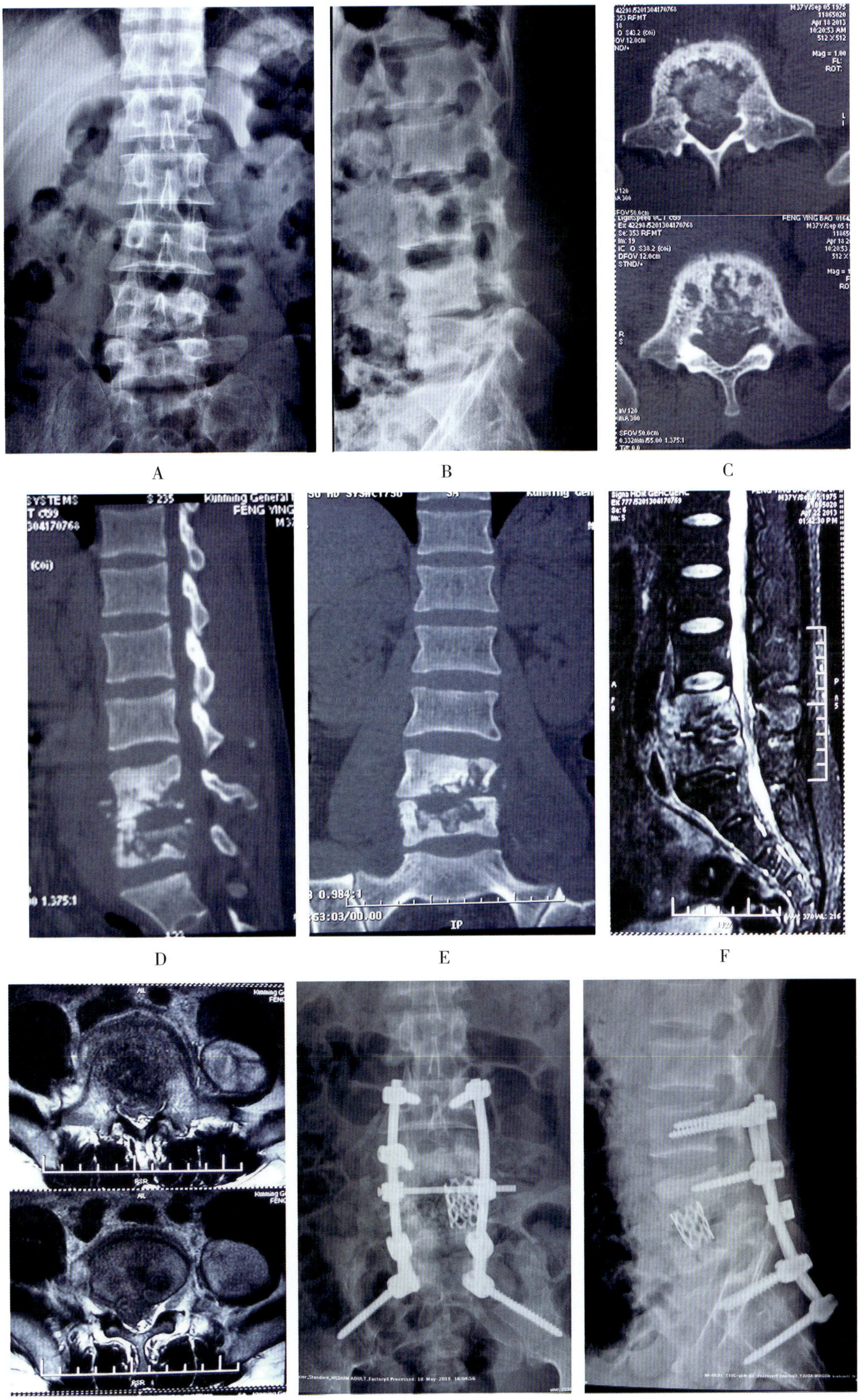

A B C

D E F

G H I

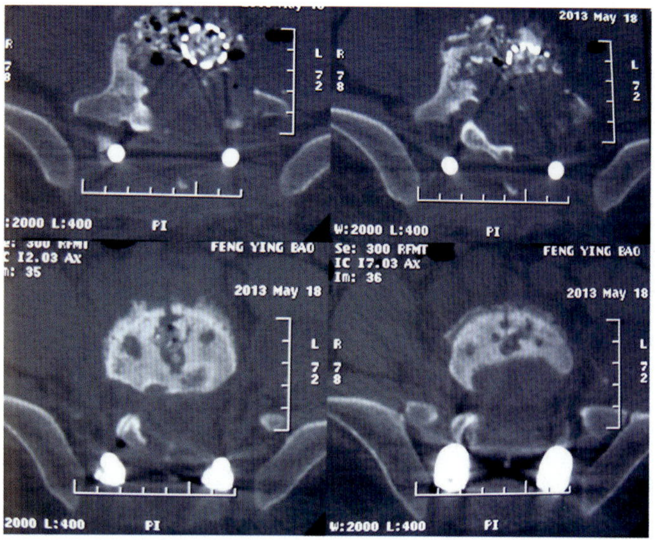

J

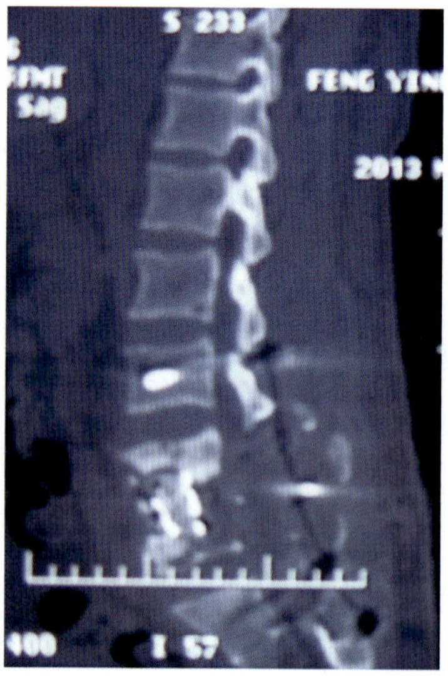

K

A．术前正位X线片示L_4、L_5椎体破坏，椎间隙变窄；B．术前侧位X线片示L_4、L_5椎体破坏，椎间隙塌陷，轻度后凸畸形；C．术前CT横断面片示L_4、L_5椎体破坏，死骨形成，椎管变窄；D．术前二维矢状位CT片示L_4、T_5椎体破坏，死骨形成，椎间隙变窄；E．术前二维冠状位CT片示L_4、L_5椎体破坏，死骨形成，椎间隙变窄；F．术前二维矢状位MRI片示L_4、L_5椎体破坏，死骨形成，椎间隙变窄；G．术前MRI横断面片示L_4、L_5椎体破坏，死骨形成，椎管变窄；H、I．行后路病灶清除、支撑植骨融合、椎弓根钉+髂骨螺钉内固定术，术后正侧位X线片示L_4、L_5椎体病灶清除、植骨、内固定满意；J．术后CT横断面片示L_4、L_5椎体病灶清除、椎管减压、钛笼位置满意；K．术后二维矢状位CT片示L_4、L_5椎管减压彻底、椎体间支撑植骨满意

图12-31　典型病例3（L_4、L_5椎体结核）

五、优点与缺点

胸腰椎结核病损多以椎间盘为中心，向椎间盘两侧椎体蔓延，常造成椎间盘塌陷、椎管狭窄、神经组织受压、椎旁脓肿形成、后凸畸形等病理改变，常常需要在抗结核治疗基础上，辅以手术治疗。将TLIF技术、PSO脊柱截骨技术和PVCR技术的部分技巧组合应用，就可以通过单一的后方入路，在胸膜外或腹膜外能完成椎间盘和椎体的病灶清除，完成环硬膜囊的360°的神经减压，完成椎体间支撑植骨融合，减少了以往需要前后路联合手术的病例选择，而且对胸段病变患者还避免了开胸手术，减少了对患者心肺功能的干扰，增加了手术安全性，是脊柱外科技术的一个重要进步。

但该技术要求完成环硬膜囊的360°的神经减压，脊柱截骨、减压及固定都是在脊髓边缘进行，要求手术操作精准、轻柔及术中正确使用临时固定棒，术中稍有不慎即有可能造成神经功能损害，甚至截瘫。Suk等报道的70例PVCR手术病例中就有2例发生完全性脊髓损伤。Dorward等报道的综述中神经系统并发症发生率平均高达14.3%。这说明即使是对世界级脊柱外科专家而言，PVCR手术依然是高风险、高难度的手术。因此，我们必须在掌握了SPO和PSO等脊柱截骨技术的基础上，严格把握适应征，逐步、慎慎开展，绝不可盲目冒进，以免发生脊髓损伤这种灾难性后果。

该术式对连续3个或3个以上椎体严重破坏的结核病例，存在椎体间支撑植骨困难等的缺点，因此，我们认为对此类病例仍应采用分期前后路联合手术的方式进行手术，以确保手术疗效和手术安全。

六、手术要点与陷阱

1）从手术体位摆放开始，就应认真细致检查各个细节，如腹部要悬空，骨突部要垫软，眼球不能受压，颈部不能过伸等等。

2）术中显露一定要充分，以便在直视下操作，椎体显露时紧贴骨膜下进行，防止损伤椎体节段血管和胸腹大血管等邻近重要结构。

3）病灶清除或截骨时，要显露充分，在直视下操作，骨刀要锋利，避免过度振动，尽可能不动硬膜囊，对侧预置临时固定棒，确保脊柱截断时脊柱无滑移。

4）如果合并有后凸畸形，矫正后凸畸形时，一定要小心。因为矫正畸形的过程是最容易发生神经系统并发症的时段，Lenke等报道约50%的脊髓损伤发生在此时；应提前完成椎板减压两个相邻面的适度潜行扩大，在椎体截骨面间作适度撑开，避免后柱合拢时脊髓过度短缩、堆积和医源性椎管阻塞；后柱合拢要逐步、稳健、分次完成。

5）一旦畸形矫正完毕，即行术中唤醒试验，了解脊髓功能情况。

6）椎体间钛笼支撑植骨完成后，应在钛笼两侧适度植入自体碎骨块，并用手指压紧，增加植骨效果；对椎板合拢后间隙＜3mm的病例，可同时行椎板植骨融合。

七、并发症防范要点

1）手术体位摆放时，应确认眼球不能受压，避免出现罕见的视力损害情况发生。

2）术中行肋骨切除时，使用椎板咬骨钳进行，既安全、快捷，又能有效减少胸膜损伤。

3）椎体显露时，应紧贴骨膜下进行，防止损伤椎体节段血管和胸腹大血管等邻近重要结构。

4）病灶清除或椎体截骨时，应先在对侧预置临时固定棒，在直视下操作，骨刀要锋利，避免过度振动硬膜囊。

5）矫正后凸畸形时，应在椎体截骨面间作适度撑开，避免后柱合拢时脊髓过度短缩、堆积和医源性椎管阻塞；后柱合拢要逐步、稳健、分次完成。

6）一旦畸形矫正完毕，就应行术中唤醒试验。

7）椎体间钛笼支撑植骨满意后，应在钛笼两侧适度植入自体碎骨块，并用手指压紧，增加植骨效果，防止内固定失败。

（周田华　汤　逊　徐永清）

第八节　单纯经皮椎弓根螺钉固定微创治疗脊柱结核

一、概述

脊柱结核约占结核患者的3%，占骨关节结核的50%~60%，由于导致脊髓神经功能损害或继发脊柱畸形，致残率高，严重影响患者健康和生活质量，因此需要及早诊断和合理治疗。目前对脊柱结核的手术适应证、手术时机、术式选择仍存在诸多争议。现代影像学和检测技术的进步使患者在出现神经功能受累前，多能得以早期的诊断和治疗，出现典型巨大脓肿、死骨形成、严重后凸畸形的临床病例已逐渐少见。相反很多患者表现为老龄化，合并多种内科疾病如糖尿病、肾功能不全、低蛋白血症、贫血，因长期服用激素、免疫抑制剂等，患者免疫功能异常，抵抗力和耐受性较差，多以腰背部进展性疼痛起病，伴或不伴发热，止痛药疗效不佳，患者体位变换甚至翻身均可诱发剧烈疼痛，因此日夜难眠，生活质量低下，仅有少数患者出现低热、盗汗、消瘦、贫血等结核中毒症状，血液检查血沉、C-反应蛋白均显著增高，而血液各项肿瘤指标正常，可用作与脊柱转移性肿瘤相鉴别。CT显示相邻椎体溶骨侵蚀样破坏，椎间隙受累，可伴有椎体的病理性骨折。MRI T2加权表现为相邻病椎信号增高，骨质破坏，椎间盘破坏高度丢失，椎旁软组织反应性水肿或少量脓肿形成。此时病变处于早期阶段，尚未累及椎管内神经组织，因此体检时患者无神经定位体征，或仅伴有肋间神经的刺激症状。对于此类脊柱结核患者，如果按照Hodgson倡导的经典彻底结核病灶清除、植骨融合内固定的香港手术方式，患者显然难以承受。实际上，单纯从病灶愈合的角度来讲，随着链霉素（SM）、异烟肼（INH）等药物的相继问世，绝大多数脊柱结核可以通过抗结核化疗而治愈，药物治疗应贯穿治疗过程的始终，有效的抗结核药物是杀灭结核杆菌，治愈脊柱结核的根本措施；而手术治疗是作为辅助手段，目的是清除结核病灶，解除脊髓或神经组织压迫，预防或纠正脊柱后凸畸形。对于此类患者通过制动、抗结核、营养支持等保守治疗，应该是可以获得治愈的，但长期石膏床制动、腰背部疼痛严重影响生活质量，卧床导致的内科系统诸多并发症亦同样威胁患者的安全，椎间隙和椎体破坏还可能发生继发脊柱后凸畸形，那么能否在患者能够耐受的前提下，对其进行快速安全有效的治疗呢？脊柱外科的微创经皮技术为我们提供了新的思路。采用经皮椎弓根钉跨病椎对脊柱进行内固定，能够稳定脊柱，获得比石膏床更好的制动作用，患者在支具保护下次日即可离床活动，既避免了长期卧床带来的并发症，又能提供有效的支撑防止后凸畸形的发生，而且制动有利于结核病灶的局限和静止，结合进行规范全程有效的抗结核化疗，有利于发挥抗结核药物的最大作用。治疗中需密切监测血沉、C-反应蛋白、肝功能、肾功能变化，进行影像学随访，如果结核病灶控制不佳，可考虑进一步行结核的病灶清除植骨融合。

二、适应证与禁忌证

（一）适应证

适用于早期活动性脊柱结核；未累及椎管，不伴有神经功能障碍或神经功能损伤较轻Frankel分级C级以下；椎体破坏，但仍能提供有效支撑；无法耐受开放手术的脊柱结核患者，如年老体衰者、白血病、过敏性紫癜、肝硬化、系统性红斑狼疮、肾病综合征、低蛋白血症、长期使用免疫抑制剂（肾移植术后）、垂体切除术后激素替代等；伴有较大脓肿患者可先于B超或CT引导下穿刺，排出脓液，病灶内应用链霉素。

（二）禁忌证

脊髓神经压迫严重，神经功能损害需椎管减压患者；椎体破坏塌陷严重，需行前路结构重建恢复支撑患者；严重贫血、心肺功能低下不能耐受麻醉者。

三、手术方法

（一）术前准备

常规接受至少2周的四联抗结核药物化疗，包括异烟肼、利福平、链霉素、吡嗪酰胺或乙胺丁醇，患者结核中毒症状改善或ESR呈现下降趋势后进行手术治疗。

（二）麻醉

一般采用气管插管全身麻醉。

（三）体位

俯卧于可透视的手术床上。

（四）手术操作步骤：即经皮椎弓根钉固定技术，本文以depuey Viper2为例进行介绍

1．透视定位　调整C形臂X线机，正位像上手术节段椎体上下终板平行，棘突居中与两侧椎弓根等距

（图12–32）。于手术节段体表放置横行及纵行垂直交叉克氏针，交叉投影点位于椎弓根外缘中点（3点或9点位），并做标记，皮肤切口位于标记点外侧1cm。

2. 透视穿刺 ①定位穿刺：于皮肤标记处做横行切口长约1.5cm，纵行切开深筋膜，C形臂X线机透视下进行穿刺，正位像上穿刺针尖端位于椎弓根外缘中点，轻敲穿刺针尾部进入骨性结构少许；②穿刺控制：侧位透视确认进针点及角度无误后，继续轻敲穿刺针进入1.5cm，此时正位透视下穿刺针尖端位于椎弓根中点，侧位透视下针尖端达到椎体后缘，再敲入1.5cm（图12–33）。

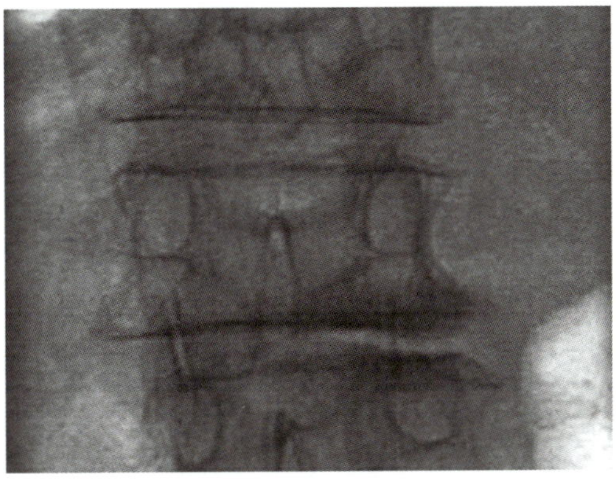

图12–32 标准正位 上下终板平行，棘突居中，椎弓根位于椎体上1/2

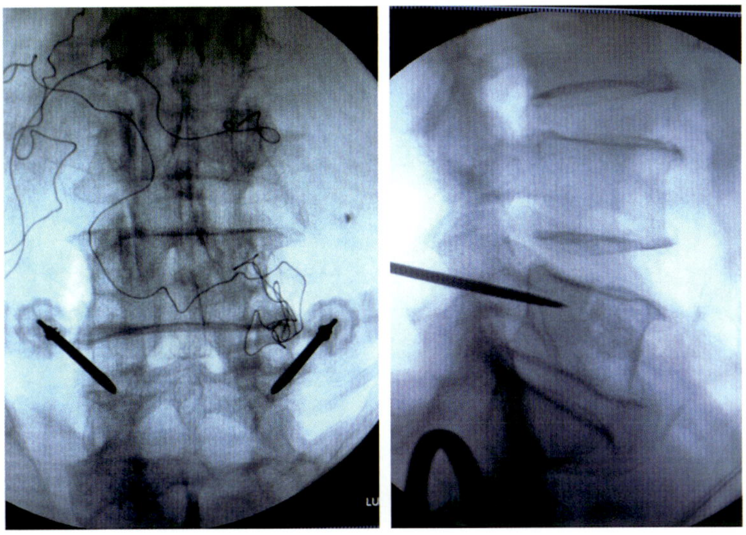

A B

A. 正位；B. 侧位

图12–33 正侧位透视控制下Jamshider 穿刺针椎弓根穿刺

3. 置入导针 ①引入导针：移除穿刺针内芯，插入导针，侧位透视下持针器夹持继续敲入约1cm，切勿穿破椎体前壁；②移除穿刺针：导针到达合适深度后，小心旋转后退移除穿刺套管，可用持针器夹持导针尾端并维持稳定，防止导针滑出。建议多节段手术时，在拧入椎弓根螺钉前，先置入所有节段导针（图12–34）。

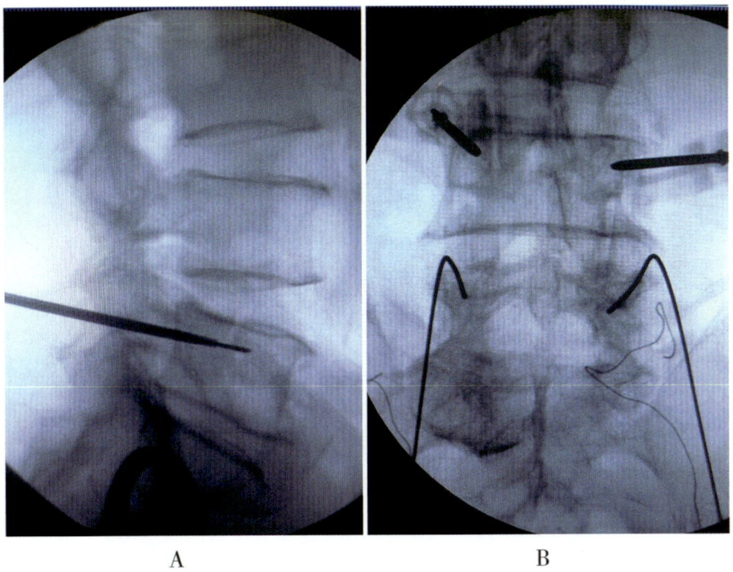

A B

A. 置入导针侧面观；B. 置入导针正面观

图12–34 置入导针，逐一穿刺置入所有节段导针

4. 置钉准备 ①开口丝攻：逐级插入皮肤扩张套筒，保留最外层套筒保护周围软组织，沿导针插入开口器于进针点开口，相应直径的空心丝锥攻丝，移除丝锥及扩张套管。操作过程中，注意用持针器夹持导针尾部，维持稳定，以防导针滑出或随攻丝继续深入，透视监控攻丝深度（图12–35）；②装配螺钉：选取螺钉置入安装座，将螺钉延长器沿导向器下压，旋转90°，可听到咔的声音，锁紧螺钉延长器的锁定装置。

5. 螺钉置入 旋入螺钉时沿导针将装配好的螺钉插入至骨质表面，缓慢旋入螺钉。拧螺钉时，持针器夹持导针并维持稳定以防导针随之进入。当螺钉进入椎体少许后，即可拔除导针。多次侧位透视监测螺钉达到需要的深度，保证螺钉尾部位于同一水平连线（每颗螺钉重复上述操作）（图12–36）。

6. 穿棒技术 ①安装钛棒：选取合适长度钛棒，根据需要可进行预弯，将棒的尾端置入持棒器对应锁槽，旋紧锁定，对抗测试钛棒与持棒器稳固相连（图12–37）；②穿棒技巧：将钛棒通过微创套管开槽经皮插入，穿过每枚螺钉的延长器槽型开口（下腰椎建议由头端向尾端穿棒）。尽量低切迹穿入，以免位于肌肉间隙内，造成锁帽置入困难。穿棒技巧：握持持棒器手柄左右前后旋转控制螺棒的进入方向。当到达一枚螺钉时，向外摆动钛棒，微创套管向外随动时表明钛棒位于螺钉内侧，反之亦然。双向随动，则证明钛棒已穿钉成功。进一步确定：沿套管放入上钉器，上下撬动钛棒致上钉器上下随动则证明准确穿过。

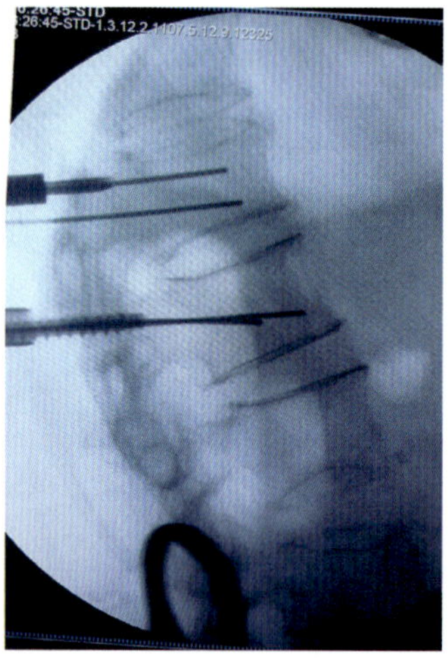
图12–35 开口器开口，沿导丝攻丝，注意丝攻深度

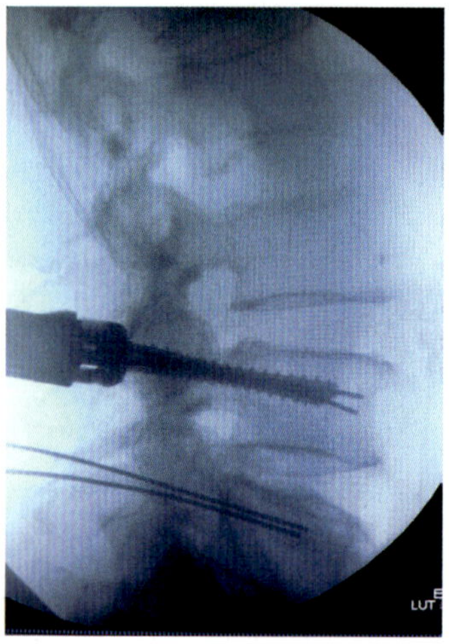
图12–36 沿导针旋入螺钉

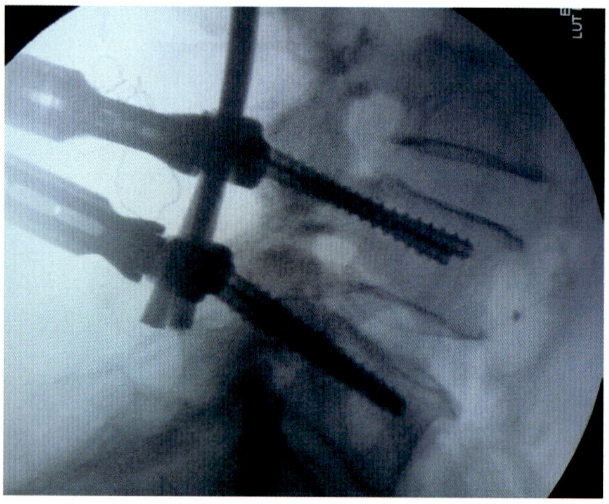
图12–37 穿棒

7. 锁紧钉帽 上帽初锁时，用弹性螺帽夹持器连接钉帽，通过微创套管置入，并初步锁紧。松开持棒器上的锁紧器，移除持棒器。逐一锁紧螺帽，如螺帽旋入困难，可使用压棒装置（persuader）（图12–38）。扭力扳手最终锁紧螺帽，移除螺钉延长器。冲洗闭合切口，术终（图12–39）。

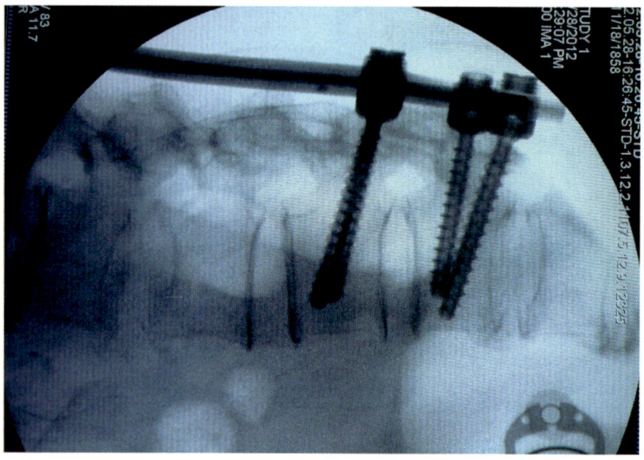
图12–38 安装锁帽

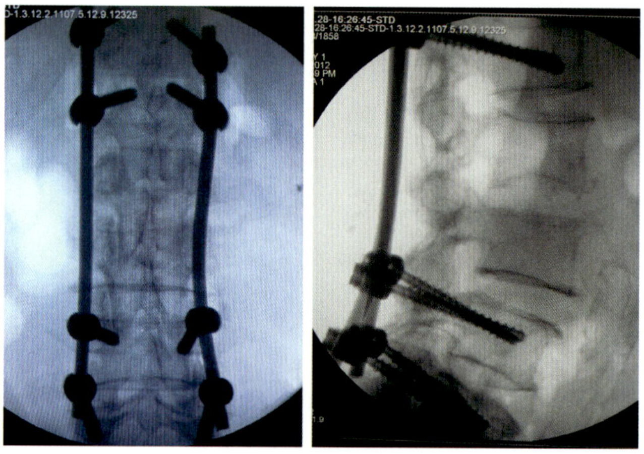
A B
图12–39 移除螺钉延长器，最终正侧位透视

（五）术后处理

患者次日可在胸腰椎支具保护下离床活动，术后继续抗结核规则化疗持续至少9~12个月，警惕药物的副作用。持续半年以上血沉复查正常，局部无疼痛或叩击痛，X线摄片提示已有骨性融合，可停止抗结核药物治疗。

四、典型病例介绍

袁某，男，68岁，发热后，进展性腰痛活动受限2个月，既往腰痛不适10余年，2个月前发热病史38.9℃，静脉应用头孢类抗生素3天，体温恢复正常。查体：L_2、L_3叩痛（+），腰椎活动受限，无神经症状。术前MRI示L_2、L_3椎间隙变窄，终板破坏，可见脓肿形成，流注至椎体前方。术前增强MRI可见椎体强化。血液化验：ESR 107mm/h；CRP 20mg/L；肿瘤标记物 阴性；血糖14.1mmol/L；白蛋白27g/L，CT引导下穿刺活检：坏死组织，可见多核巨细胞。诊断为L_2、L_3结核；2型糖尿病；低蛋白血症。治疗策略：术前抗结核治疗，控制血糖，调整营养状态后经皮椎弓根螺钉 + 抗结核化疗。术后复查CT平扫及矢状面重建，椎弓根钉位置良好，椎间隙相邻骨质破坏。术后即刻腰痛缓解，次日支具保护下离床活动，给予常规抗结核化疗（异烟肼+利福平+乙胺丁醇），术后1个月血沉恢复正常。坚持抗结核化疗，每2个月监测ESR、CRP、肝功能、肾功能1次，ESR、CRP始终稳定，营养状况良好，目前仍处于随访中。术后3个月时复查X线及CT，可见椎间隙破坏已终止，破坏灶边缘骨质硬化。术后8个月CT重建可见病灶进一步修复（图12-40）。

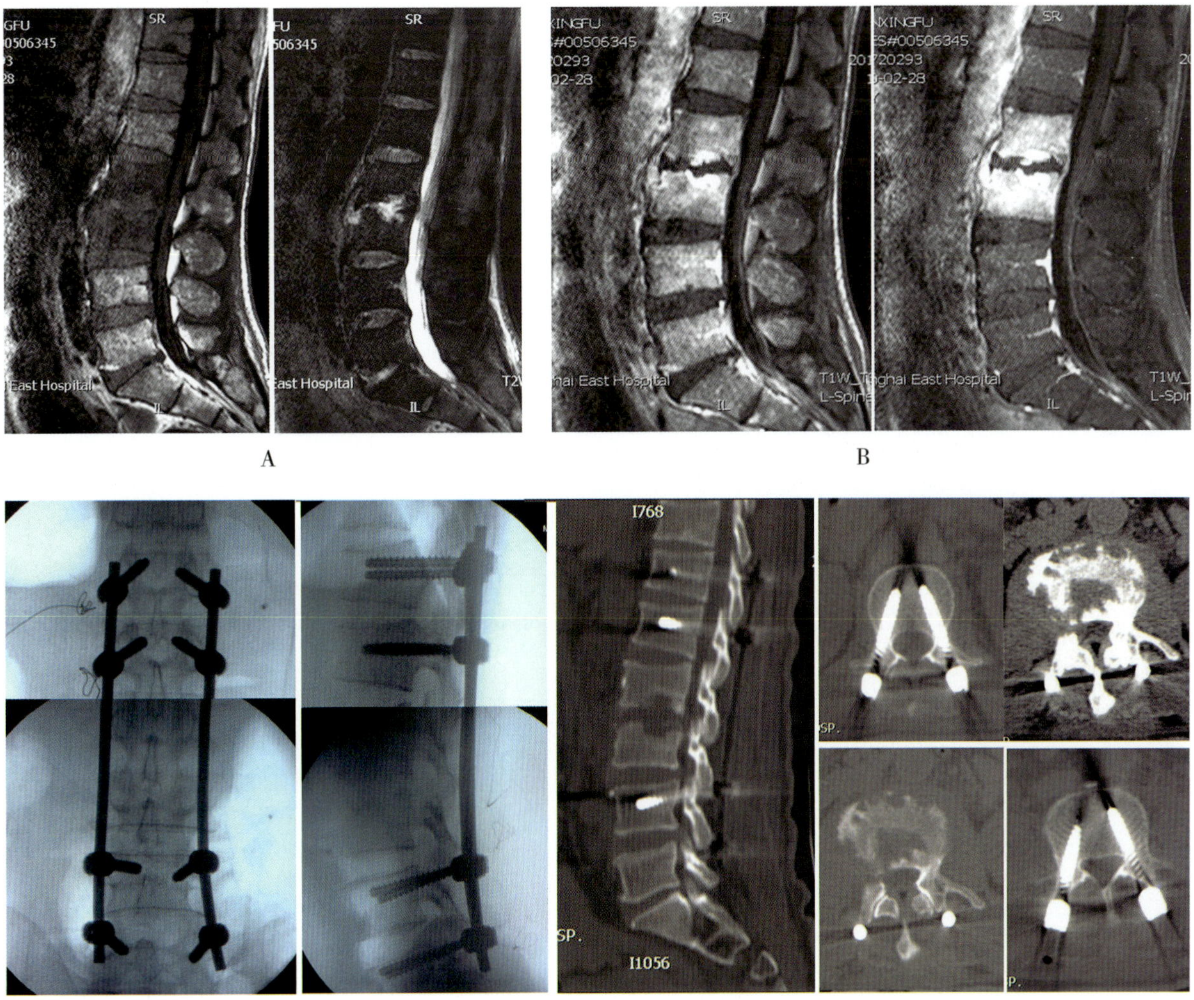

A B

C D E F

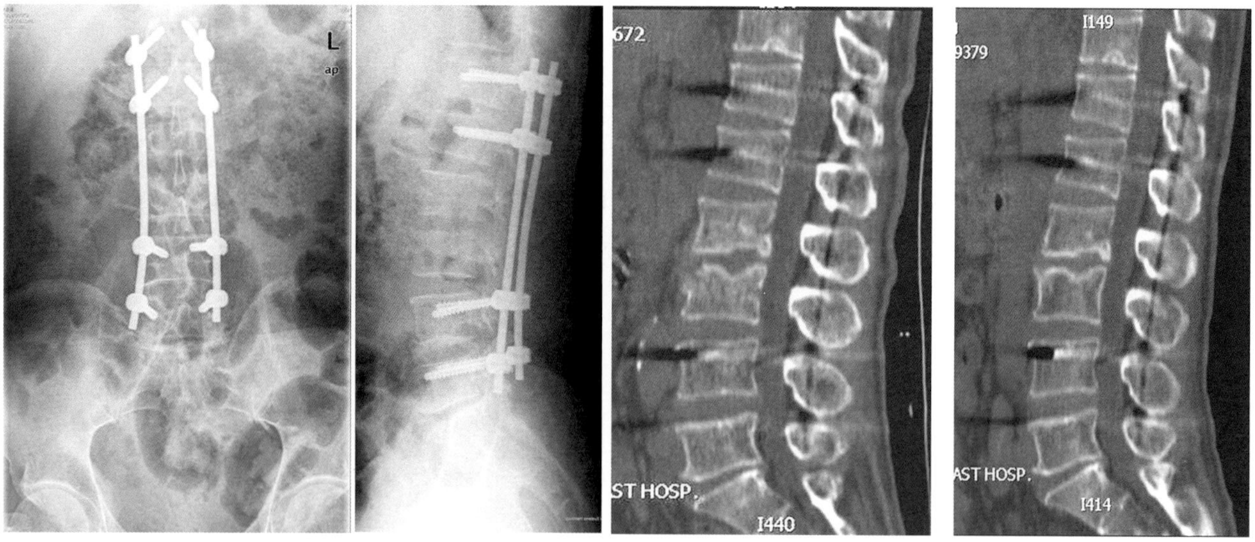

G　　H　　I　　J

A．术前MRI示L_2、L_3椎间隙变窄，终板破坏，可见脓肿形成，流注至椎体前方；B．术前增强MRI可见椎体强化；C、D．经皮椎弓根螺钉术中透视正侧位片；E、F．术后复查CT平扫及矢状面重建，椎弓根钉位置良好，椎间隙相邻骨质破坏；G~I．术后3个月复查X线及CT，可见椎间隙破坏已终止，破坏灶边缘骨质硬化；J．术后8个月CT重建可见病灶进一步修复

图12-40　典型病例介绍

五、手术并发症的防治

术中并发症主要来自经皮椎弓根钉植入过程，椎弓根钉误入椎管，导致神经损伤或突破椎体伤及椎体周围组织（如主动脉、下腔静脉等），术中必须严格遵守操作要点规范操作，切忌盲目自信，所有步骤经X线监控核实下逐步完成。

患者骨质疏松，椎体结核破坏前柱支撑力不够，可能发生植入螺钉松动，因此患者必须在胸腰椎支具的保护下离床活动，术后坚持规范全程应用抗结核药物，控制结核病灶，并应用抗骨质疏松药物；结核病灶抗结核化疗控制不佳，需二期行前路病灶清除。

六、优点与缺点

1）创伤小，失血少，组织损害轻，特别适用于体质较差、手术耐受性差的老年患者。

2）跨病椎置钉，稳定性好，患者腰背痛减轻，在支具的保护下可以早期离床活动，利于老年人康复，避免卧床带来的诸多并发症。

3）跨病椎置钉，减少病椎承受应力，避免了椎体进一步破坏塌陷，后凸畸形形成，利于抗结核药物发挥作用，使病灶局限硬化。

4）如抗结核药物无法控制结核病灶，二期行病灶清除术，将手术分期进行，影响手术安全性。

（李立钧　谭　军）

参考文献

[1] 吕国华，王冰，李晶，等. 胸腔镜技术在胸椎结核前路手术的应用［J］.中国脊柱脊髓杂志，2002，12（4）：250-253.

[2] 张西峰，王岩，刘郑生，等. 局部持续化疗和持续引流治疗脊柱结核［J］. 中国脊柱脊髓杂志，2003，13（11）：656-659.

[3] 丁真奇，康两期，翟文亮，等. 前路一期植骨内固定治疗上胸椎结核合并瘫痪［J］.中华骨科杂志，2004，24（7）：399-402.

[4] 刘建文，宋应超，李振武，等. 肩胛下经胸前路病灶清除减压植骨内固定治疗上胸椎结核并截瘫［J］. 中国脊柱脊髓杂志，2004，14（12）：757-759.
[5] 董大明，姚猛，姜永庆，等. 经前路病灶清除一期椎间植骨内固定治疗上胸椎结核并截瘫［J］. 颈腰痛杂志，2005，26（6）：449-451.
[6] 瞿东滨，金大地，陈建庭，等，脊柱结核外科治疗的术式选择［J］，中华骨科杂志，2005，25（2）：74-78.
[7] 张宏其，龙文荣，邓展生，等. 一期前后方融合后路内固定治疗高胸段多椎体脊柱结核［J］. 中华骨科杂志，2005，25（2）：86-917.
[8] 王自立. 脊柱结核的病灶清除与融合固定问题［J］. 中国脊柱脊髓杂志，2006，16（12）：888-889.
[9] 肖增明，宫德峰，詹新立，等. 上胸椎前方手术入路的解剖及其临床意义［J］. 中华骨科杂志，2006，26：183-186.
[10] 张西峰. 微创手术能否成为活动期脊柱结核治疗的主要手段［J］. 中国脊柱脊髓杂志，2006，16（12）：891-892.
[11] 王旭，刘寿坤，袁翠华，等. 胸腰椎结核前路手术的并发症及其防治［J］. 中国脊柱脊髓杂志，2007，17（8）：575-578.
[12] 肖增明，贺茂林，詹新立，等. 前方经胸骨人路治疗上胸椎结核［J］.中国骨科杂志，2007，27（9）：657-661.
[13] 饶书城，宋跃明. 脊柱外科手术学［M］. 3版. 北京：人民卫生出版社，2007：34-39，335-345.
[14] 曾荣，金勋杰，林颢，等. 前后路联合手术治疗多节段颈胸段脊柱结核［J］. 实用骨科杂志，2008，14（6）：321-323.
[15] 唐天驷，杨惠林，邱勇，等. 脊柱外科手术图谱［M］. 北京：人民军医出版社，2008：153-158.
[16] 王锡阳，魏伟强，李伟伟，等. 一期后路病灶清除植骨融合内固定治疗胸腰椎结核［J］. 中国脊柱脊髓杂志，2009，19（11）：813-817.
[17] 许建中. 脊柱结核治疗中面临的几个问题［J］. 第三军医大学学报，2009，31（20）：1923-1925.
[18] 詹新立，肖增明，贺茂林，等. 前方经胸骨或侧前方经肩胛下入路手术治疗上胸椎结核［J］. 中国脊柱脊髓杂志，2009，19（11）：808-812.
[19] 常山，田家亮，蒋华，等. 前路病灶清除钛网植骨内固定治疗胸椎结核伴瘫痪［J］. 实用骨科杂志，2009，15（6）：403-406.
[20] 王锡阳，周炳炎，李伟伟，等. 脊柱结核手术治疗的并发症原因分析及防治［J］. 中国脊柱脊髓杂志，2010，20（12）：993-997.
[21] 马远征. 脊柱结核的治疗原则及相关问题［J］. 中国骨伤，2010，23（7）：483-485.
[22] 王自力，王骞. 脊柱结核的手术策略［J］. 中华骨科杂志，2010，30（7）：717-723.
[23] 厉晓龙，王生介，刘俊，等. 一期病灶清除植骨内固定术治疗脊柱结核［J］. 颈腰痛杂志，2010，31（1）：48-50.
[24] 姜传杰，杨永军，谭远超，等. 一期后路病灶清除椎体钉内固定治疗中上胸椎结核［J］. 中国脊柱脊髓杂志，2010，20（4）：326-330.
[25] 张宏其. 胸椎结核后入路手术的优点与适应证［J］. 中国脊柱脊髓杂志，2012，22（9）：773.
[26] 赵敏，张立，许建中，等. 一期后路病灶清除、椎体间钛笼植骨椎弓根钉内固定治疗胸椎结核［J］. 临床骨科杂志，2012，15（3）：251-255.
[27] 胥少汀，葛宝丰，徐印坎. 实用骨科学［M］. 4版. 北京：人民军医出版社，2012：353-357，1579-1607.
[28] Brugieres P，Chevalier Y，Claude-Pierre P，et al. Posterior thoracic spinal tuberculosis：assessment by x-ray computed tomography and magnetic resonance imaging apropos of a case［J］. Annales de radiologie，1991，34：187-190.
[29] Burton DC. Smith-Petersen osteotomy of the spine［J］. Instr Course Lect，2006，55：577-582.
[30] Cui X，Ma YZ，Chen X，et al. Outcomes of different surgical procedures in the treatment of spinal tuberculosis in adults［J］. Med Princ Pract，2013，22（4）：346-350.
[31] Dai LY，Jiang LS，Wang W，et al. Single-stage anterior autogenous bone grafting and instrumentation in the surgical management of spinal tuberculosis［J］. Spine，2005，30：2342-2349.
[32] Dorward IG，Lenke LG. Osteotomies in the posterior-only treatment of complex adult spinal deformity：a comparative review［J］. Neurosurg Focus，2010，28（3）：E4.
[33] Fuentes Ferrer M，Guti é rrez Torres L，Ayala Ramírez O，et al. Tuberculosis of the spine［J］. A systematic review of case series Int Orthop，2012，36（2）：221-231.
[34] Guohua Lu，Bing Wang，Jing Li，et al. Anterior debridement and reconstruction via thoracoscopy-assisted mini-open approach for the treatment of thoracic spinal tuberculosis：minimum 5-year follow-up［J］. Eur Spine J，2012，21：463 - 469.

[35] He B，Hu Z，Hao J，Posterior transpedicular debridement，decompression and instrumentation for thoracic tuberculosis in patients over the age of 60 [J] . Arch Orthop Trauma Surg，2012，132 (10) ：1407–1414.

[36] Jin D，Qu D，Chen J，et al. One–stage anterior interbody autografting and instrumentation in primary surgical management of thoracolumbar spinal tuberculosis [J] . Eur Spine J，2004，13：114–121.

[37] Kim KT，Park KJ，Lee JH. Osteotomy of the spine to correct the spinal deformity [J] . Asian Spine J，2009，3 (2) ：113–123.

[38] Kaloostian PE，Gokaslan ZL. Current Management of Spinal Tuberculosis：A Multimodal Approach [J] . World Neurosurg，2013，1. pii：S1878–8750.

[39] Kumar MN，Joseph B，Manur R. Isolated posterior instrumentation for selected cases of thoraco–lumbar spinal tuberculosis without anterior instrumentation and without anterior or posterior bone grafting [J] . Eur Spine J，2013，22 (3) ：624–632.

[40] Lowe TG，Tahernia AD，O' Brien MF，et al. Unilateral transforaminal posterior lumbar interbody fusion （TLIF）：indications，technique，and 2–year results [J] . J Spinal Disord Tech，2002，15 (1) ：31–38.

[41] Lee SH，Sung JK，Park YM. Single–stage transpedicular decompression and posterior instrumentation in treatment of thoracic and thoracolumbar spinal tuberculosis：a retrospective case series [J] . Journal of spinal disorders & techniques，2006，19：595–602.

[42] Lee JS，Moon KP，Kim SJ，et al. Posterior lumbar interbody fusion and posterior instrumentation in the surgical management of lumbar tuberculous spondylitis [J] . J Bone Joint Surg Br，2007，89 (2) ：210–214.

[43] Lenke LG，O Leary PT，Bridwell KH，et al. Posterior vertebral column resection for severe pediatric deformity：minimum two–year follow–up of thirty–five consecutive patients [J] . Spine，2009，34 (20) ：2213–2221.

[44] Lenke LG，Sides BA，Koester LA，et al. Vertebral column resection for the treatment of severe spinal deformity [J] . Clin Orthop Relat Res，2010，468 (3) ：687–699.

[45] Luo Y，Deng Z，Chen J，et al. Application of limited decompression combined with vertebral plate reconstruction on treatment of single segment thoracic vertebra tuberculosis [J] . Zhongguo Xiu Fu Chong Jian Wai Ke Za Zhi，2012，26 （12）：1409–1414.

[46] Lan X，Xu JZ，Luo F，et al. One–stage debridement and bone grafting with internal fixation via posterior approach for treatment of children thoracic spine tuberculosis [J] . Zhongguo Gu Shang，2013，26 (4) ：320–323.

[47] Ma YZ，Cui X，Li HW，et al. Outcomes of anterior and posterior instrumentation under different surgical procedures for treating thoracic and lumbar spinal tuberculosis in adults [J] . International orthopaedics，2012，36：299–305.

[48] Prabhakar MM，Thakker T. Anterior decompression for cervicothoracic pathology：a study of 14 patients [J] . J Spinal Cord Med，2006，9 (2) ：163–166.

[49] Pu X，Zhou Q. He Q. A posterior versus anterior surgical approach in combination with debridement，interbody autografting and instrumentation for thoracic and lumbar tuberculosis [J] . Int Orthop，2012，36 (2) ：307–313.

[50] Pang X，Shen X，Wu P，et al. Thoracolumbar spinal tuberculosis with psoas abscesses treated by one–stage posterior transforaminal lumbar debridement，interbody fusion，posterior instrumentation，and postural drainage [J] . Arch Orthop Trauma Surg，2013，133 (6) ：765–772.

[51] Pang X，Wu P，Shen X，et al. One–stage posterior transforaminal lumbar debridement，360 degrees interbody fusion，and posterior instrumentation in treating lumbosacral spinal tuberculosis [J] . Archives of orthopaedic and trauma surgery，2013，133 (8) ：1033–1039.

[52] Rajasekaran S，Vijay K，Shetty AP. Single–stage closing – opening wedge osteotomy of spine to correct severe post–tubercular kyphotic deformities of the spine：a 3–year follow–up of 17 patients [J] . Eur Spine J，2010，19：583–592.

[53] Sharan AD，Przybylski GJ，Tartaglino L. Approaching the upper thoracic vertebrae without sternotomy or thoracotomy：a radiographic analysis with clinical application [J] . Spine，2000，25：910–916.

[54] Suk SI，Kim JH，Kim WJ，et al. Posterior vertebral column resection for severe spinal deformities [J] . Spine，2002，27 (21) ：2374–2382.

[55] Salehi SA，Tawk R，Ganju A，et al. transforaminal lumbar interbody fusion：surgical technique and results in 24 patients [J] . Neurosurgery，2004，54 (2) ：368–374.

[56] Sahoo MM, Mahapatra SK, Sethi GC et al. Posterior-only approach surgery for fixation and decompression of thoracolumbar spinal tuberculosis: a retrospective study [J]. J Spinal Disord Tech, 2012, 25 (7): E217-23.

[57] Trecarichi EM, Di Meco E, Mazzotta V, et al. Tuberculous spondylodiscitis: epidemiology, clinical features, treatment, and outcome [J]. Eur Rev Med Pharmacol Sci, 2012, 16 Suppl 2: 58-72.

[58] Thirunavukarasu SC, Ramachandrappa A. A rare case of intramedullary tuberculoma: Complete resolution after medical treatment and role of magnetic resonance imaging in diagnosis and follow-up [J]. Sian J Neurosurg, 2012, 7 (4): 223-226.

[59] Wang Z, Yuan H, Geng G. Posterior mono-segmental fixation, combined with anterior debridement and strut graft, for treatment of the mono-segmental lumbar spine tuberculosis [J]. Int Orthop, 2012, 36 (2): 325-329.

[60] Xu R, Grabow R, Ebraheim NA, et al. Anatomic considerations of a modified anterior approach to the cervicothoracic junction [J]. Am J Orthop, 2000, 29: 37-40.

[61] Zhang HQ, Guo CF, Xiao XG, et al. One-stage Surgical Management for Multilevel Tuberculous Spondylitis of the Upper Thoracic Region by Anterior Decompression, Strut Autografting, Posterior Instrumentation, and Fusion [J]. J Spinal Disord Tech, 2007, 20 (04): 263-267.

[62] Zhang HQ, Li JS, Guo CF, et al. Two-stage surgical management using posterior instrumentation, anterior debridement and allografting for tuberculosis of the lower lumbar spine in children of elementary school age: minimum 3-year follow-up of 14 patients [J]. Arch Orthop Trauma Surg, 2012, 132 (9): 1273-1279.

[63] Zhang H, Sheng B, Tang M, et al. One-stage surgical treatment for upper thoracic spinal tuberculosis by internal fixation, debridement, and combined interbody and posterior fusion via posterior-only approach [J]. European spine journal: official publication of the European Spine Society, the European Spinal Deformity Society, and the European Section of the Cervical Spine Research Society, 2013, 22: 616-623.

[64] Zhang HQ, Lin MZ, Li JS, et al. One-stage posterior debridement, transforaminal lumbar interbody fusion and instrumentation in treatment of lumbar spinal tuberculosis: a retrospective case series [J]. Arch Orthop Trauma Surg, 2013, 133 (3): 333-341.

第十三章　胸腔镜下治疗胸椎结核

第一节　概　　述

在全身骨关节结核中，脊柱结核的发病率最高。发病年龄以10岁以下儿童最多，其次是11~30岁，30岁以上者明显减少。90%脊柱结核病灶只有一处。椎体结核占绝大多数，约占99%，胸椎结核是脊柱结核高发部位之一，仅次于腰椎。胸椎椎体结核的高发病率与椎体的负重大，容易劳损，椎体上很少有肌肉附着，椎体内松质骨结构及椎体的滋养动脉多为终末动脉等因素有关。

胸椎结核的截瘫率最高，其主要原因是胸椎脊髓位于椎管内的位置较窄，受压时无缓冲余地，其次脊髓神经耐受性比马尾神经差。造成截瘫的原因有：①结核性物质直接压迫脊髓，如脓液、肉芽、干酪样组织、死骨和坏死椎间盘；②增生的纤维组织压迫脊髓，有时呈环状或套状收缩，将脊髓绞窄；③骨嵴压迫脊髓，使脊髓直接压迫或磨损，使脊髓变性；④脊髓结核，椎管内结核物质，穿破硬膜和蛛网膜，侵犯脊髓；⑤脊髓血管栓塞，致脊髓软化坏死。

胸椎结核治疗包括非手术治疗和手术治疗。非手术治疗有全身治疗和局部治疗，手术治疗是经非手术治疗后，有手术适应证者，可在全身支持疗法与抗结核治疗的配合下进行手术，以缩短疗程，提高疗效。手术治疗目的是清除病灶，减压脊髓神经，植骨融合，稳定脊柱，矫正畸形。

胸椎结核手术方法有病灶清除术，病灶清除脊髓减压术，脊柱融合术和畸形矫正术。应用现代VATS或EMI-VATS技术作胸椎结核病灶清除，脊髓减压，脊柱融合和畸形矫正，是微创技术的崛起。1999年池永龙与同事开始用EMI-VATS技术作脊柱结核病灶清除植骨融合内固定术取得效好疗效。2000年Huang等报道胸腔镜下脊柱结核病灶清除术10例，其中1例中转开放手术。术后24个月随访，所有病例Frankel分级神经症状恢复提高1.1级。2002年国内吕国华、王冰报道胸腔镜下行胸椎病灶清除术。

第二节　应 用 解 剖

一、椎旁解剖

椎体两侧的肋凹与肋骨头形成肋椎关节，其上覆盖辐状韧带，星形交感神经节。交感神经干垂直通过肋椎关节旁。横突的肋凹与肋骨结节形成肋横突关节，其间有肋横突上韧带附着，其后有肋横突后韧带附着，其外有肋横突外韧带附着，椎间孔较小呈圆形（图13-1）。

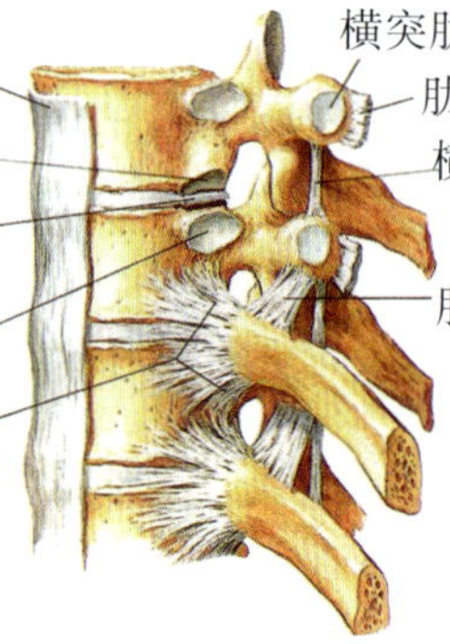

图13-1　胸椎椎旁解剖结构

横突、肋骨之间有提肋肌、肋间外肌、肋间内肌附着。横突下缘有一支横突前动脉，位置深。椎弓外侧营养动脉来自节段动脉背支，椎弓内侧营养脉也来自节段动脉背支，本干粗短（图13–2）。

椎弓内静脉与同名动脉伴行，椎弓根静脉与上、下关节突和横突的静脉在椎弓根处一起汇成椎弓根静脉，在椎间孔处注入椎体内或椎外静脉丛。椎间管上下各有椎间静脉通过，前内侧为椎内静脉前丛、外侧为腰升静脉。椎间孔充满了网状静脉丛，仅后方为安全区。所有脊椎静脉系统属第四静脉系统，缺乏静脉瓣，血流呈双向流注（图13–3）。肋骨下缘为肋间后动脉、肋间后静脉、肋间神经通过，其排列静脉在上，动脉居中，神经在下。关节突关节方向呈冠状位，构成椎管的后界，由脊神经后内侧支发出关节支支配，内侧支恰在横突根的近侧，行走于乳突与副突之间（图13–4）。

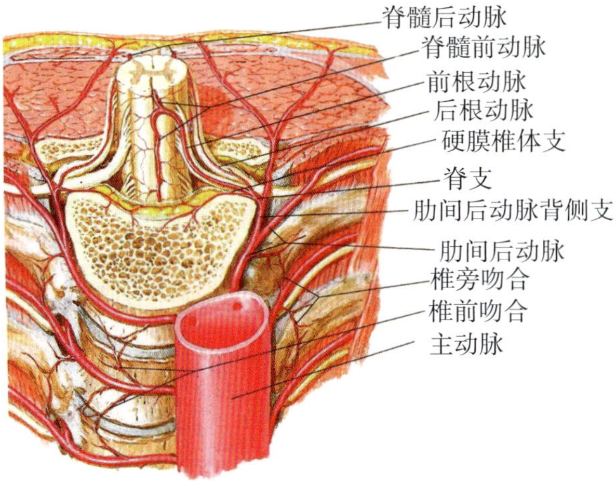

图13–2 胸椎神经与营养动脉

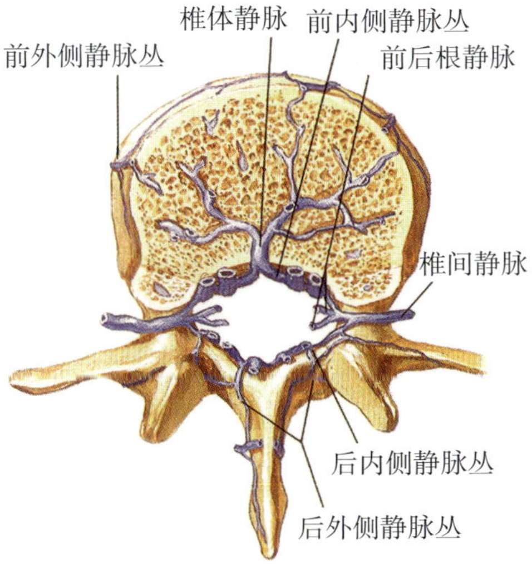

图13–3 脊椎静脉系统

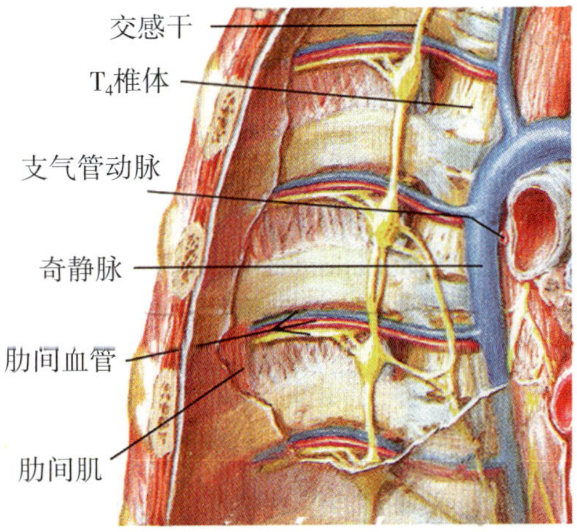

图13–4 胸椎神经与静脉解剖

二、胸腔解剖

同侧肺塌陷后，就可以看到全景式的胸腔内结构，从T_2~T_{12}，每一侧胸腔都可分为上、中、下三部分，每部分的血管和骨性结构都不相同。

在上肺野，第一、二对肋间后动脉由锁骨上动脉肋颈干的最上肋间动脉发出，第三、四对肋间后动脉则直接自胸主动脉发出。肋后静脉的行路左右不同，右侧第一肋间静脉位于迷走神经的外侧注入头臂静脉，第二至第四肋间静脉合成一条共同的肋间最上静脉注入奇静脉（图13–5）。左侧第一肋间静脉注入左头臂静脉，第二至四肋间静脉合成肋间最上静脉也注入左侧头臂静脉。肋间动脉、静脉和神经位于第一节椎体的中部上方。交感神经链与节段性神经和血管垂直。第一至第三胸神经起于脊髓的胸段，出椎间孔后其前支为肋间神经，较粗大，沿肋沟内分布于胸部。胸导管在第四至第五胸椎水平从主动脉弓和食管后方越过中线达脊柱左侧，贴

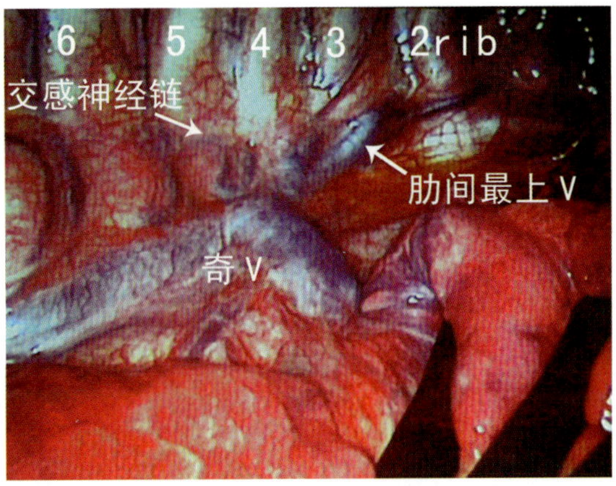

图13–5 上胸腔解剖

食管后面上行，经左锁骨下动脉后方进入颈部。第一肋骨最短、最扁平、弯度最大，第一肋骨小头与颈向下而非向上，与一般肋骨之方向不同。第一肋被脂肪、头臂静脉和星状神经节所覆盖胸腔镜下看不到。第一肋骨小头的关节面仅与一个椎体相关节、呈圆形，上面没有嵴，也没有关节内韧带。第一肋骨上能看到“猫爪样”星状神经节，第二肋骨颈部可分出T_2交感神经节。

在中肺野，第五至第九肋间动脉发自胸主动脉，肋间静脉左侧注入奇静脉，右侧注入半奇静脉，肋间动静脉于每节椎体中部上方通过，在肋沟内行走时静脉居上、动脉居中、神经居下。胸导管在右侧胸腔奇静脉内侧，上行至T_5平面斜行向左。在中肺野的肋骨头分别与相应椎间隙上下方的椎体相关节，肋骨头关节面呈楔形，下部关节面较大。在嵴与椎间盘之间有关节内韧带相连，在胸主动脉2cm处很容易见到交感神经链（图13–6）。

在下肺野，膈肌为一层连续扁平形肌肉，前方起源于剑突的胸骨部，后方起源于上腰椎的腰部，及起源于两侧下六位肋骨的肋部。膈肌形成两个穹隆，右穹隆高于左穹隆（因肝脏位置所致）。完全呼气时右侧穹隆可向上移至第四肋间隙，左侧可移至第五肋间隙。胸导管经食管裂孔进入胸腔，在奇静脉与食管之间平行上行（图13–7）。

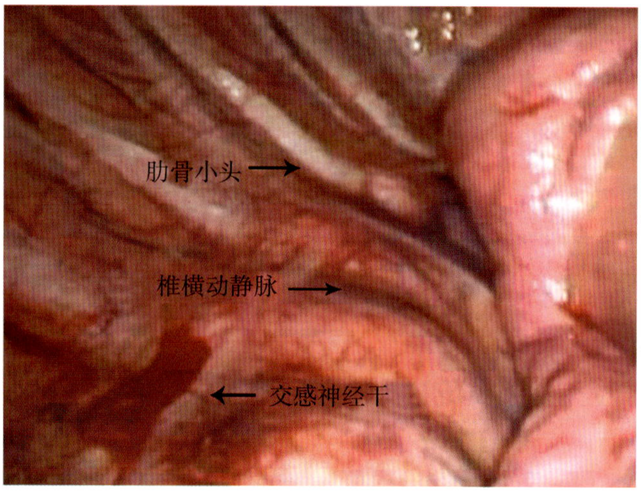

图13–6　中胸腔解剖

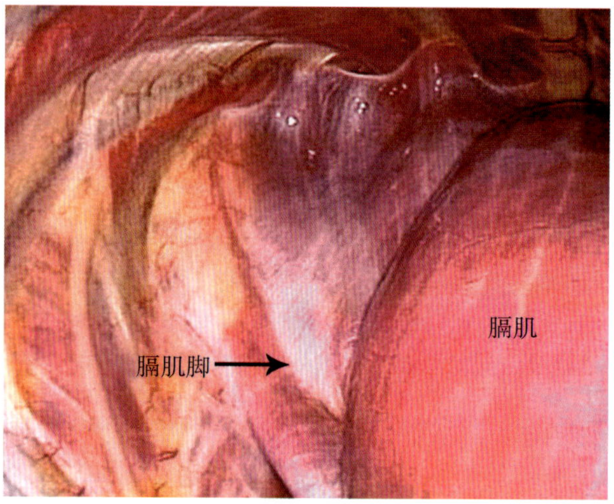

图 13–7　下胸椎解剖

第三节　适应证与禁忌证

一、适应证

①非手术治疗无效者；②有较大而不易吸收的冷脓肿者；③有明显的死骨或骨空洞者；④多个椎体破坏，椎骨压迫脊髓者；⑤进行性脊髓神经功能障碍者；⑥活动型完全截瘫者；⑦已做后路椎板切除不能作融合的脊柱不稳定者。

二、禁忌证

①有其他脏器活动性结核或严重疾病者；②全身中毒症状严重，伴有贫血、凝血功能障碍者；③对抗结核药物产生耐药者；④体弱不能耐受手术者；⑤有慢性阻塞性肺疾病或肺间质纤维化者；⑥严重心绞痛或3个

月内有急性心肌梗死或心功衰竭Ⅲ级或严重室性心律失常者；⑦严重传染性疾病或既往有术侧感染性胸膜病变者。

第四节 术 前 准 备

1）控制结核症状、连续服药至少2个月，血沉有明显下降至40mm/h以下，临床结核症状好转，病变局限，体温低于37.5℃，结核分枝杆菌培养阴性者。

2）术前摄胸片检查有否肺结核病灶。如有肺结核病灶，应予以治疗。使病灶处于静止或相对静止稳定状态。

3）术前检查肝功能、肾功能、肺功能、心功能，据检查结果作术前准备。

4）有流注脓疡时，应注意防止脓肿溃破。

5）对患者有糖尿病、高血压，经治疗血糖、血压控制基本正常范围内，无其他系统严重并发症。

6）术前禁烟。

7）病人知情同意。胸腔镜下或扩大操作口电视辅助胸腔镜下脊柱前路病灶清除脊髓减压、植骨融合内固定是一种新颖微侵袭手术。手术出血少、组织创伤小、疼痛轻、恢复快、治疗效果佳，术前告知病人和家属接受这种微创手术，征得患方同意，认真做好术前准备。同时也告知患方这种手术不是替代传统开胸手术，手术如不成功应中转开胸手术。手术仍有可能出现手术并发症，并告知预防并发症的防范措施。

第五节 手 术 方 法

（一）麻醉

双腔气管插管单肺通气全身麻醉。

（二）体位

主要病变侧向上侧卧位，病变节段部位垫高，头侧和髋侧放低，术侧上肢屈曲90° 外展固定，以利手术区域肋间隙张开便于手术操作。

（三）手术步骤

1．标准“锁孔”胸腔镜技术（VATS） 首先在第六或第七肋间腋中线做15mm切口，逐层切口，分离至胸腔作为胸腔镜进入孔。胸腔镜进入前应小心分离胸膜粘连，缓慢插入后观察胸腔解剖结构及肺萎陷情况，根据病变部位在上、中或下胸段，分别在胸腔镜锁孔的头侧或尾侧相应肋间隙腋前线做2个5~15mm切口，分别作为操作孔和吸引孔，两孔相距1~2个肋间隙。在胸腔镜引导下用组织分离钳或电凝钩分离，切断胸膜粘连。使术侧肺充分萎陷，提供良好手术空间（图13–8）。镜下辨别清楚椎旁脓肿与腹侧大血管关系，椎旁脓肿表面壁层胸膜沿纵轴方向分离切开，认清脓肿壁上节段性肋横动、静脉。在远离椎间孔部位、椎体中央电凝后双重结扎（图13–9）。小口切开脓肿壁，吸尽脓液及干酪样组织后（图13–10），再扩大脓肿壁切口，

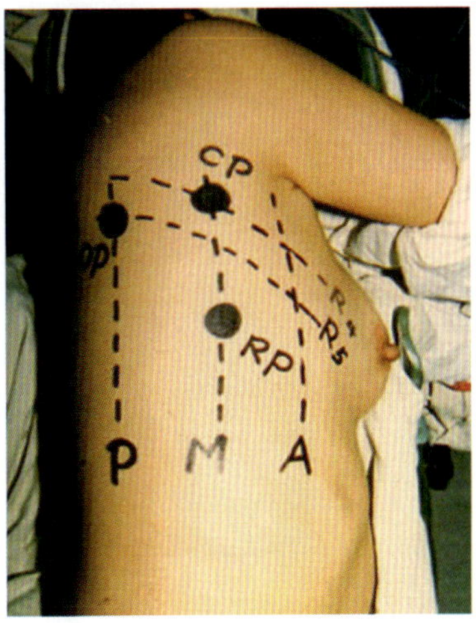

图13–8 术前标准锁孔位置

暴露病椎，用胸腔镜操作器械将坏死椎间盘、死骨、结核炎性肉芽组织清除，彻底减压脊髓（图13-11）。椎间缺损可在操作口取小段肋骨或自体髂骨作植骨融合（图13-12），必要时作内固定。止血，冲洗创口，恢复患侧肺叶通气，置入胸腔闭式引流管，缝合各个锁孔。

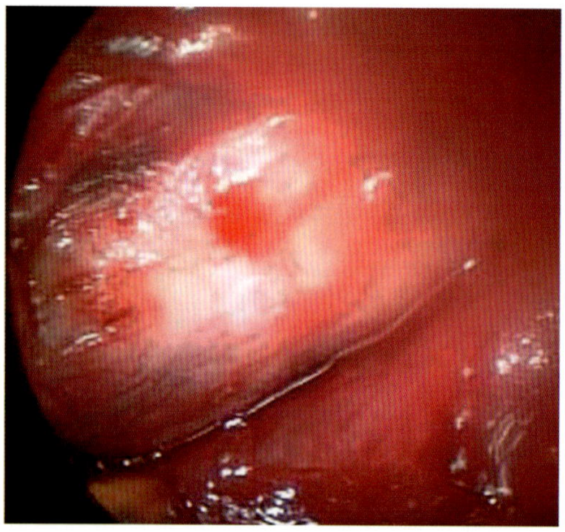

图13-9　镜下显示脓肿壁上椎横血管

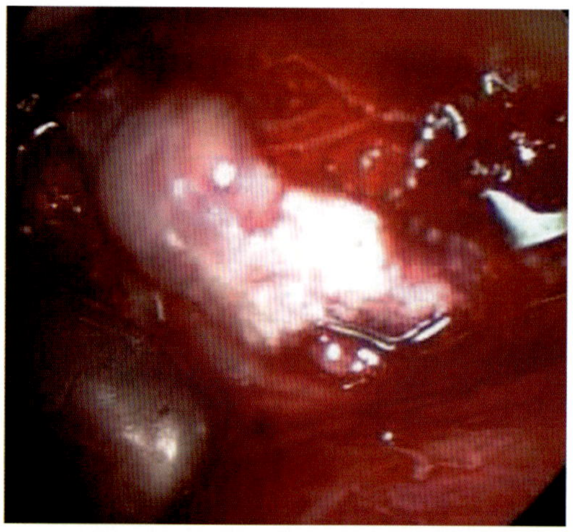

图13-10　小口切开排放结核脓肿

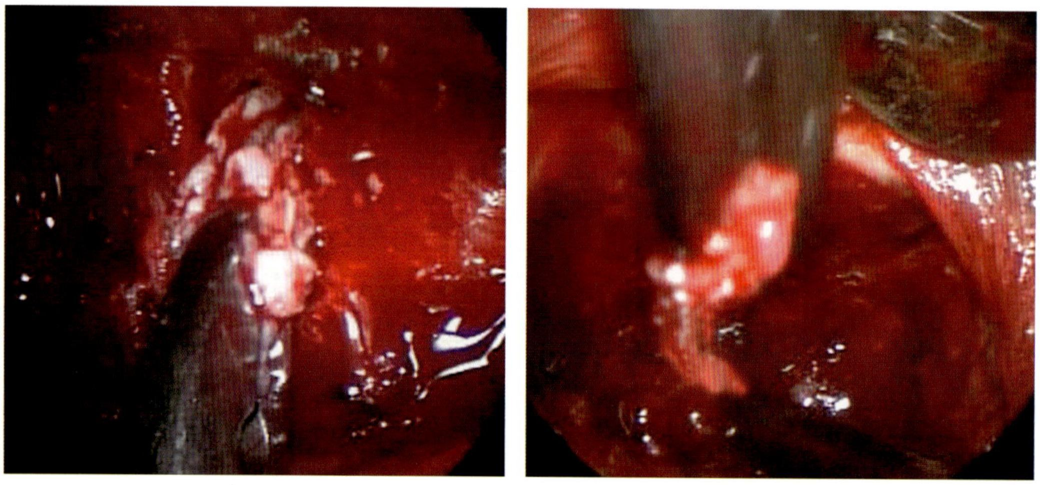

A　B

A．清除坏死椎间盘；B．清除病灶内结核物质

图13-11　结核病灶清除

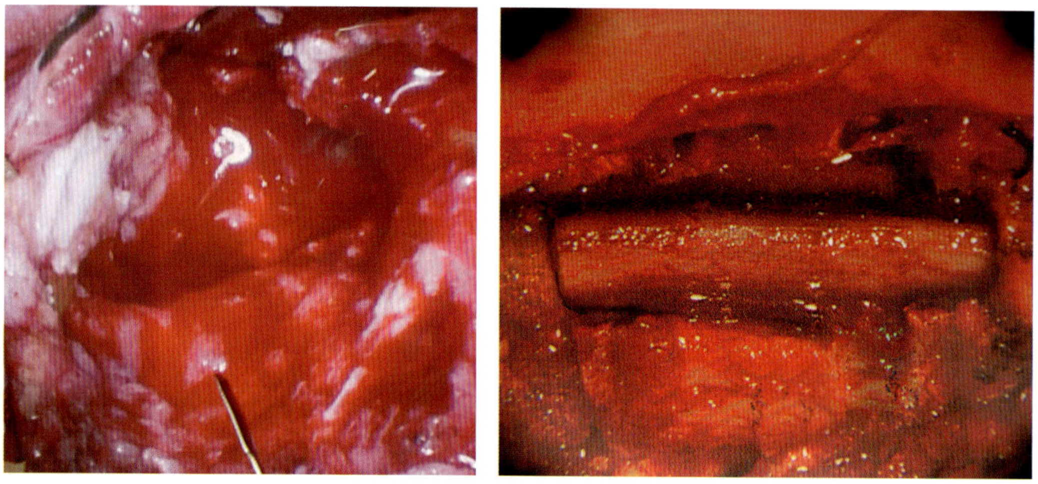

A　B

A．病灶清除后，脊髓充分减压；B．自体髂骨植骨融合

图13-12　脊髓减压与植骨融合

2. 小切口电视胸腔镜技术（EMI-VATS） 根据病变部位在上、中及下胸段所作胸腔镜进入孔。在胸腔镜进入孔头侧或尾侧1~2个肋间隙病变相对应处的腋后线分别作3.5~5cm切口（图13-13），用显微窥器撑开作为操作和吸引通道，进入胸腔后在胸腔镜下观察椎旁脓肿大小，认清脓肿壁上的椎横血管，依次给予结扎。纵行切开脓肿壁，吸除结核性脓液、干酪样组织及坏死组织（图13-14）。

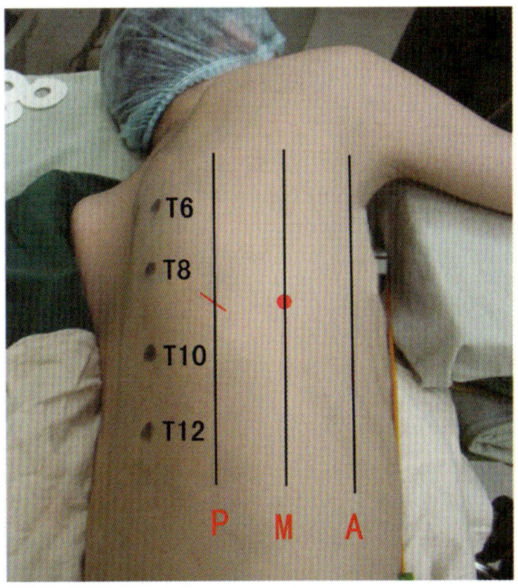

图13-13 切口设计

脓肿壁下剥离，暴露病椎椎体及病椎上下椎体。用骨刀或磨钻切除病椎处肋骨头。暴露病椎的椎弓根。用不同型号刮匙进行病灶清除，清除病椎的死骨、坏死椎间盘及结核性组织（图13-15）。仔细暴露和减压脊髓（图13-16），尤其注意清除对侧的椎旁脓肿。病灶范围较广时，必须注意保护神经根。

病灶清除彻底后，在病灶上下椎体外侧方用骨刀开槽，取肋骨或髂骨块植骨。同时作钉棒系统或钉板系统内固定。

冲洗胸腔，全面检查胸腔内组织，置胸腔引流管（图13-17）。

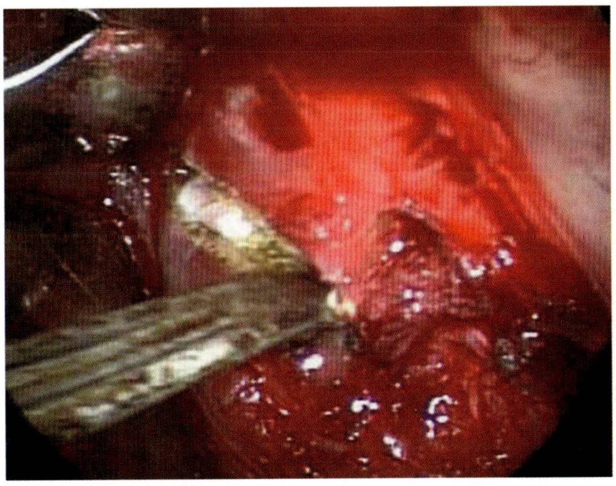

A

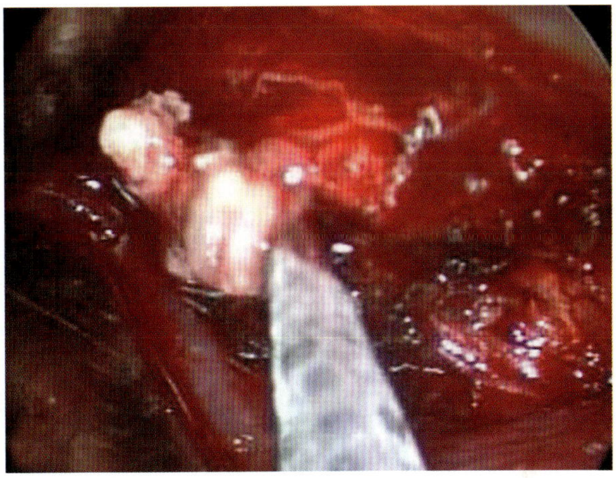

B

A. 脓肿切开；B. 排放脓液

图13-14 切开与排放脓肿

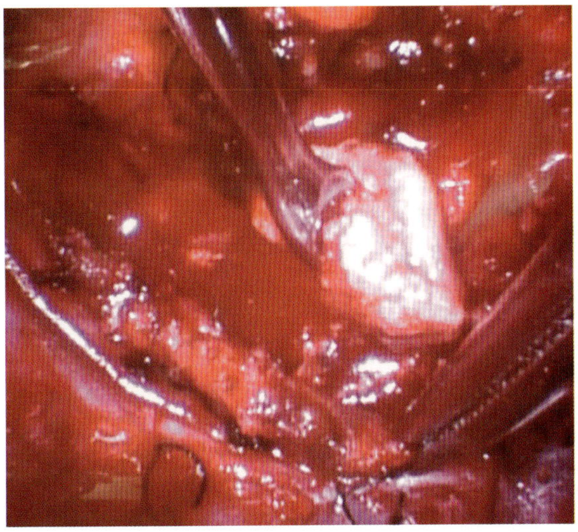

图13-15 切除病椎肋骨头，刮匙进行病灶清除

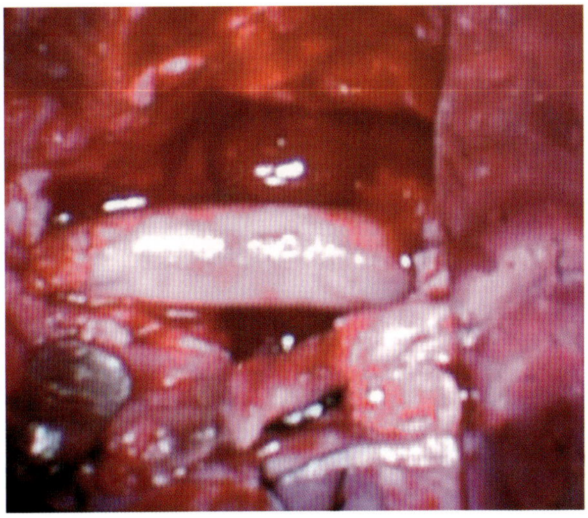

图13-16 脊髓彻底减压

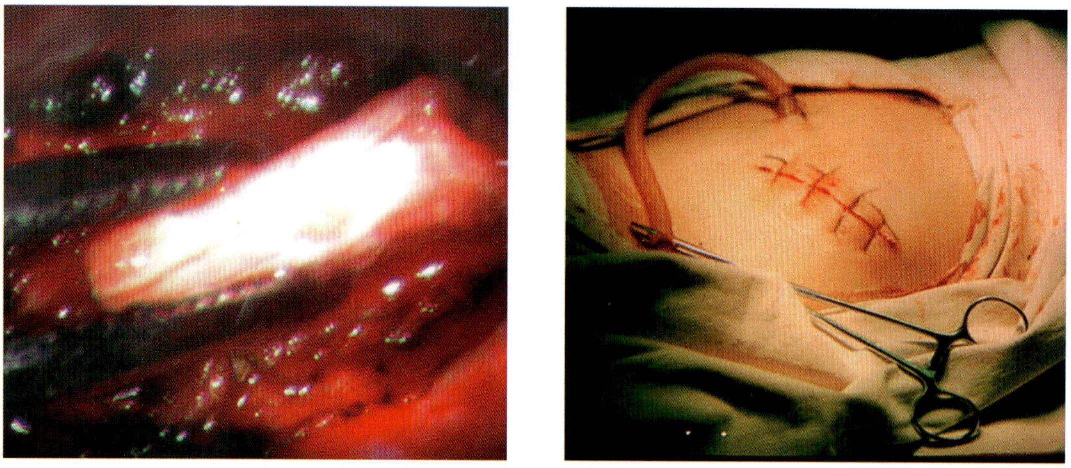

A B

A. 植骨融合；B. 术后创口闭合与胸腔引流

图13–17 植骨融合与创口闭合引流

（四）术后处理

①严密观察血压、脉搏、呼吸、体温和意识；②保持呼吸道通畅，鼓励病人咳嗽、吐痰、深呼吸及翻身；③术后24h内摄片以了解肺脏是否完全复张，以及病灶清除和植骨融合内固定情况；④术后胸腔引流留至确认没有漏气或胸腔引流液＜100mL/24h，可以拔管；⑤酌情选用有效抗生素预防感染；⑥继续使用抗结核药物治6个月以上。根据病情和术前用药情况，可联合用两种或三种抗结核药物。对一线药耐药时，可选用敏感的二线药。仅链霉素与卡那霉素不能联合应用，以免加重肝、肾脏及听神经损害；⑦其他按脊柱外科手术常规处理。

第六节 病 例 介 绍

患者，女，46岁，因发热伴胸背部疼痛1个月来院就诊，患者既往5年前有肺结核病史，曾接受非正规抗结核治疗。入院查体：体温38.2℃，精神差，消瘦面容，浅表淋巴结未及肿大，皮肤黏膜无黄染。两侧肺部呼吸音清，未闻及干、湿罗音。腹部平软，无压痛，肝脾无肿大。专科检查：脊柱畸形不明显，无压痛，T_{11}、T_{12}棘突有叩击痛，双下肢肌力、感觉正常，肌张力正常。入院后行胸腰椎X线检查，提示T_{11}、T_{12}椎体破坏、楔形变，可见椎旁梭形阴影，椎弓根及附件尚完整。两肺纹理稍增粗，心影无异常。MRI及CT检查提示T_{11}、T_{12}椎体破坏，可见死骨及椎旁脓肿，附件无破坏。实验室检查：血常规无异常，血沉60mm/h，血AFP及CEA均正常。诊断：T_{11}、T_{12}椎体结核。入院后予异烟肼、利福平、吡嗪酰胺及乙胺丁醇四联抗结核治疗，2周后复查血沉31mm/h，体温恢复正常，胸背部疼痛明显好转，遂选择扩大操作口胸腔镜下结核病灶清除、植骨融合手术。术中清除病椎死骨及椎旁寒性脓肿，充分减压脊髓，并在T_{11}、T_{12}椎体上开槽，取自体大块髂骨嵌入骨槽处。术后第5天复查X线，提示植骨块位置良好，椎旁阴影消失。术后病理切片符合脊柱结核改变。术后继续抗结核治疗1年，随访时患者症状消失，X线检查提示T_{11}、T_{12}椎体高度无丢失，CT提示骨融合良好，病灶无复发（图13–18）。

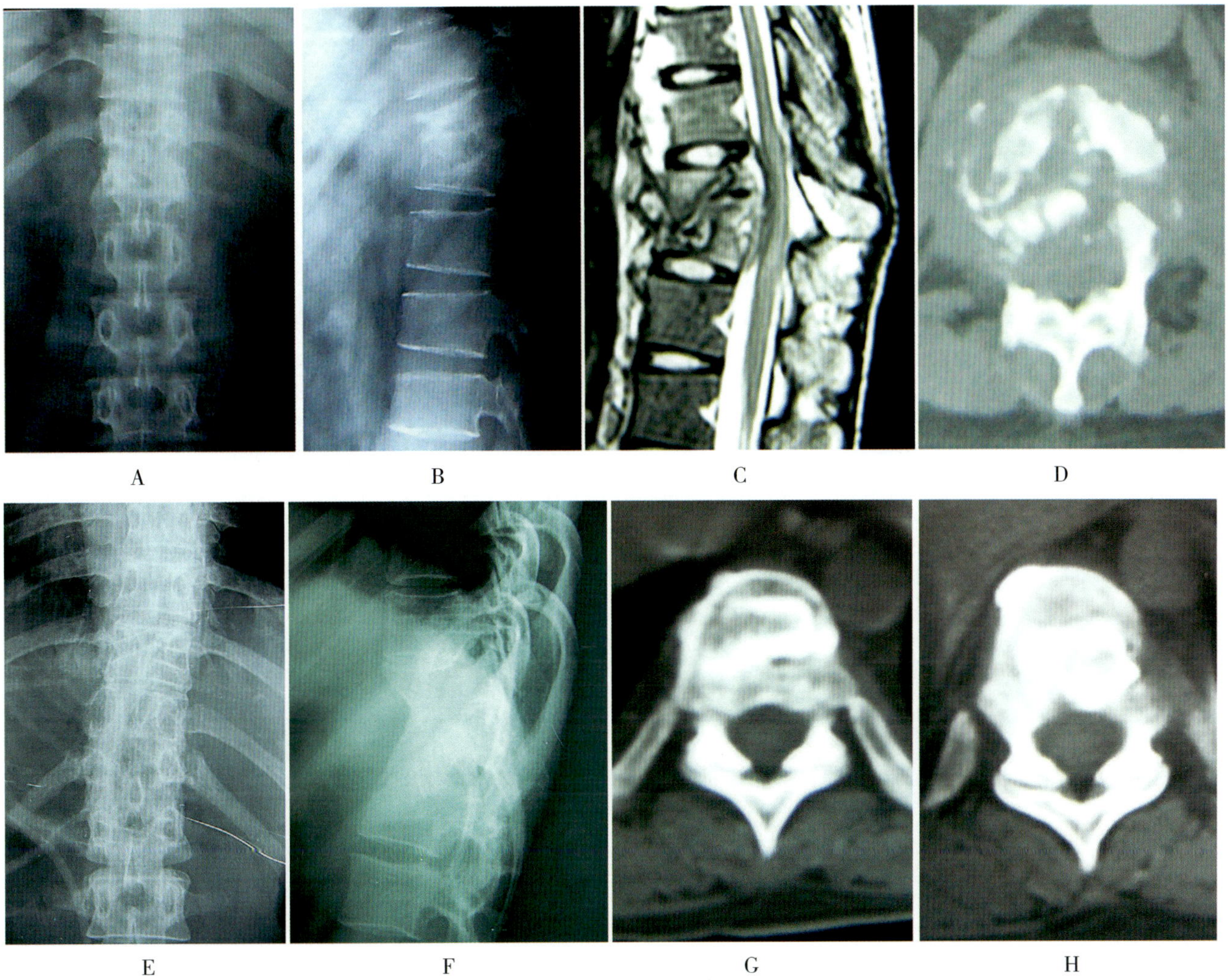

A．T_{11}、T_{12}椎体结核破坏；B．T_{11}、T_{12}椎体结核伴椎旁脓肿；C．MRI示脊髓明显受压；D．CT扫描椎体破坏伴脓肿；E．术后1年复查结核无复发；F．侧位观病椎融合及生理曲度良好；G．术后1年复查T_{11}植骨融合良好；H．术后1年复查T_{12}植骨融合良好

图13-18 T_{11}、T_{12}结核，扩大操作口胸腔镜下病灶清除术

第七节 注意事项及并发症防治

一、操作注意事项

1）打开胸腔后，可以直接观察到椎旁脓肿，较大的脓肿，节段血管不易辨认，所以先将脓肿抽吸，脓肿壁瘪下，再结扎或烧灼节段血管，一一给予处理（图13-19A）。

2）切口脓肿壁需要足够长度，以清楚暴露病灶区域，为了更好暴露脊髓有时需切除病椎处肋骨头及椎弓根（图13-19B）。

3）病灶清除时，对压迫脊髓的死骨、坏死椎间盘及束带纤维组织应彻底清除，千万注意不能下压，必需常用神经钩上提，给予清除。同时应注意清除对侧椎旁脓肿，刮匙操作应避免损伤脊髓和神经根（图13-19C）。

4）病灶清除后，反复冲洗病灶区域，彻底止血，开槽必须在正常椎体上，植骨块应比凹槽大1~ 2mm，紧嵌槽内，以免术后植骨滑出压迫脊髓（图13–19D）。

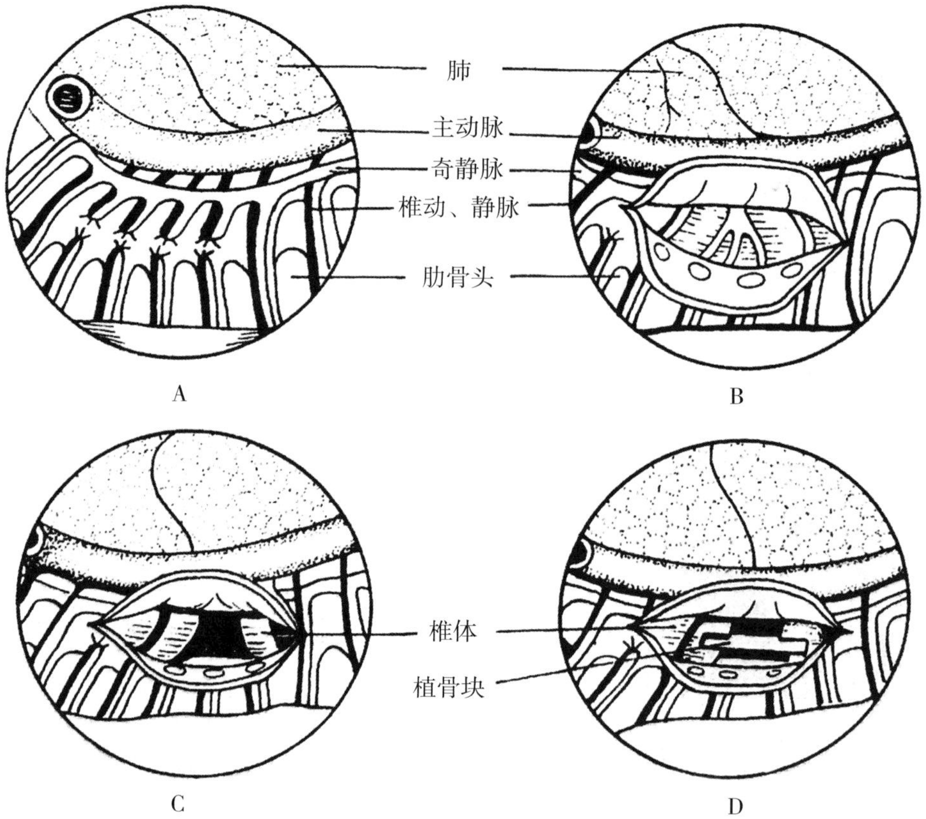

A．缝合结扎横血管；B．切开寒性脓肿壁暴露病椎；C．清除病灶，暴露减压脊髓；D．病椎上下椎体开槽植骨

图13–19　结核病灶清除

二、并发症防治

（一）暂时性肋间神经痛

由于肋间隔过度牵拉或压迫，使得肋间神经暂时性受损，或因术中切断肋间神经，或因缝合时将肋间神经缝扎，术后均产生暂时性肋间神经痛。术后出现暂时性肋间神经痛，以对症治疗，或作局部封闭治疗，3~4个月以后逐渐消失。

（二）肺扩张不全

由于单肺通气时间过长，术侧肺脏长时间处于萎缩状态，术后肺扩张不够，或未能发现术中微小肺组织损伤，术后产生术侧肺叶不张。通气侧肺脏下叶因分泌物阻塞，术后未能及时吸除，亦可发生肺不张。术后应及时摄胸片观察肺扩张情况，以便采取必要治疗措施。

（三）活动性出血

主要原因为节段血管结扎不牢固而滑脱，或因电凝切断后电凝结痂脱落出血。其次是肋间血管被不正确套管置入损伤，手术时因套管压迫未发现出血，术后未处理肋间动静脉而出现出血。还有手术创面渗血，出血量超2500mL或200mL/h。发现活动性出血应在术中及时处理，术后一旦出现严重出血，则应毫不犹豫开胸止血。

（四）感染

手术后感染常见原因有胸内感染病灶切除时防护不够，或手术器械消毒不合格，无菌操作不规范，其中更多见于内镜器械有污染。一旦发生胸腔感染，必须像普通脓胸一样进行有效脓胸引流，选用敏感抗生素，加强支持疗法。必要时再次手术冲洗胸腔，置胸腔冲洗管。

（五）脊髓神经损伤

结核病灶清除时，去除死骨、坏死椎间盘或包裹性纤维组织松解时，容易损伤脊髓神经，产生严重临床后果。所以手术时，要熟悉局部解剖，规范手术操作，仔细分离组织，严禁单极电凝止血。

（池永龙）

参考文献

［1］徐华梓，池永龙，林焱，等．扩大操作切口的电视胸腔镜下胸椎结核前路手术［J］．中华骨科杂志，2000，20：287-289.

［2］陈安民，徐卫国．脊柱外科手术图谱［M］．北京：人民卫生出版社，2001：77-233.

［3］吕国华，王冰，李晶，等．胸腔镜技术在胸椎结核前路手术的应用［J］．中国脊柱脊髓杂志，2002，12：250-253.

［4］王冰，吕国华，马泽民，等．胸腹腔镜联合应用治疗胸腰段结核并腰大肌脓肿［J］．中国脊柱脊髓杂志，2002，12：314-317.

［5］David S. Bradford．脊柱［M］．张永刚，王岩，译．沈阳：辽宁科学技术出版社，2003：279-292.

［6］雷伟，李全明．脊柱内固定系统应用指南［M］．西安：第四军医大学出版社，2004：1-423.

［7］饶书城，宋跃明．脊柱外科手术学［M］．北京：人民卫生出版社，2007：335-346.

［8］田慧中，刘少喻，马原．实用脊柱外科手术图解［M］．北京：人民军医出版社，2008：453-519.

［9］田慧中，刘少喻，马原．实用脊柱外科学［M］．广州：广东科技出版社，2008：224-275.

［10］田慧中，李明，马原．脊柱畸形截骨矫形学［M］．北京：人民卫生出版社，2011：119-335.

［11］田慧中．结核性驼背畸形截骨术［J］．中国矫形外科杂志，2011，19（23）：1937-1940.

［12］田慧中，李明，王正雷．胸腰椎手术要点与图解［M］．北京：人民卫生出版社，2012：245-346.

［13］田慧中，张宏其，梁益建．脊柱畸形手术学［M］．广州：广东科技出版社，2012：1-483.

第十四章　脊柱结核的前路手术

第一节　劈开胸骨颈胸段前路手术

对颈胸段脊柱后凸不严重的病例、能平卧位进行手术的病例，宜采取用部分劈开胸骨或全劈开胸骨的手术入路，能达到直视下暴露C_7~T_3椎体的目的。这种切口对于清除C_7~T_3的椎体病灶、切除椎体减压脊髓和椎体间植骨融合术都很方便有效。但对那些伴有严重后凸的病例，下颌骨与胸骨柄距离过近或相接触的病例，因其后凸角度过大，病灶部位深深陷入凹陷内使前方入路无法发挥其应有的作用。故对颈胸段后凸畸形如强直性脊柱炎颈胸段后凸畸形、结核性颈胸段后凸畸形多采用经后路全脊柱截骨术矫正其后凸畸形，同时用田氏脊柱骨刀清除椎体病灶、切除椎体和作椎体间植骨，因其由于脊柱后凸的关系，后入路能使椎体位于较浅的部位手术操作比较方便。

一、颈胸段局部解剖

在矢状位上颈段脊柱呈生理性前凸，胸段脊柱呈生理性后凸，C_7~T_3一段为前后凸的移行部位。这段部位的椎体在矢状位上自前上略向前下倾斜（图14-1）。因为有胸骨柄的遮挡颈前路胸锁乳突肌内缘切口不能在直视下显露C_7~T_3一段的椎体前方。如若试图在直视下显露椎体前方，则必须采用劈开胸骨或部分劈开胸骨的入路方能在直视下进行该段的病灶清除、切除椎体、减压脊髓和植骨融合内固定的手术操作（图14-2）。

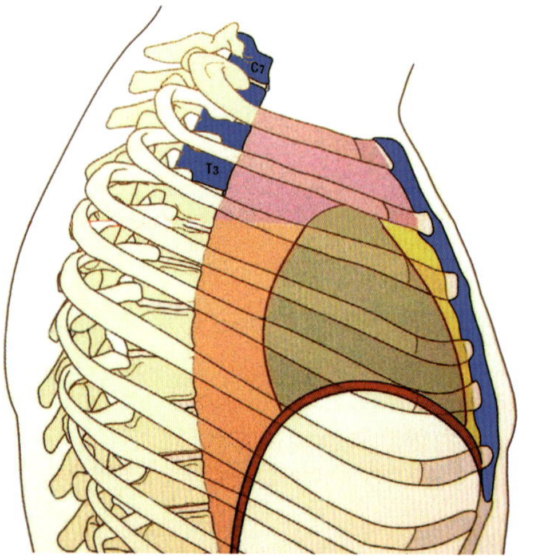

劈开胸骨行颈胸段椎体的前入路，能显露C_7~T_3的椎体（蓝色表明该四节椎体和胸骨）

图14-1　胸廓的侧面观

胸骨柄自前向后遮盖着C_7~T_3椎体的前方，胸骨上切迹至T_2椎体的前缘约8cm，自前向后其中间有胸腺组织紧贴胸骨柄的内侧面、上纵隔的前方。翻开胸腺脂肪组织就是左右头臂静脉。结扎甲状腺中静脉，将左头臂静脉向远端和左侧牵拉，即可显露左侧的颈总动脉与气管之间的间隔，钝性分开此间隔，将气管、食管拉向右侧，将颈总动脉、左头臂静脉、迷走神经及喉返神经拉向左下方即可显露C_7~T_3的前纵韧带，术中一定要注意将胸导管钝性推开，以免形成乳糜漏。对上纵隔内的大血管和神经组织要轻柔细致地进行分离以免损伤。最好是不采用结扎左头臂静脉的方法，因左头臂静脉结扎后可造成左上肢静脉回流障碍所致的肿胀。胸骨柄被切开向左右撑开后即可见到左头臂静脉上方的气管、食管鞘分成两个间隙，左侧外缘是左颈总动脉，右侧外缘是右头臂静脉干，这两个间隙是颈胸段前方入路劈开胸骨后最常见的标志。以上谈的是从左侧颈总动脉与气管、食管之间的间隙分开抵达C_7~T_3的入路。如果椎体病灶位置更低为T_3、T_4时，还可采用右侧间隙抵达T_3、T_4则更加直接方便。右侧间隙入路为将上腔静脉和升主动脉分别向左下和右上牵拉，钝性分离至椎体前，注意保护沿升主动脉右侧走行的迷走神经及其心支，此间隙为升主动脉右侧间隙，能显露T_3~T_5的椎体（图14-3至图14-8）。对严重的结核性角状后凸或严重的强直性脊柱炎所造成的颈胸段后凸畸形，劈开胸骨的前入路是无能为力的。

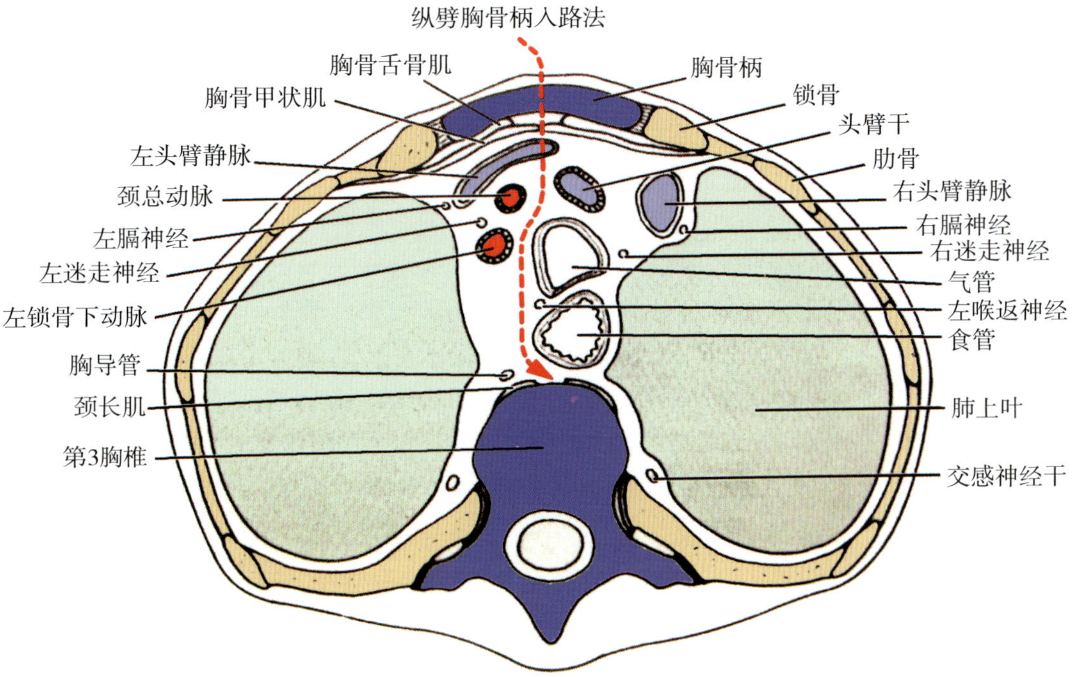

蓝色部分为胸骨柄和第3胸椎，劈开胸骨的前入路用红色断线表示，通过纵隔内的血管、气管、食管和神经间隙，而到达前纵韧带和椎体，能在直视下清除椎体病灶、切除肿瘤组织、减压脊髓、前路植骨和椎体钢板内固定

图14-2 劈开胸骨颈胸段前入路的横断面观

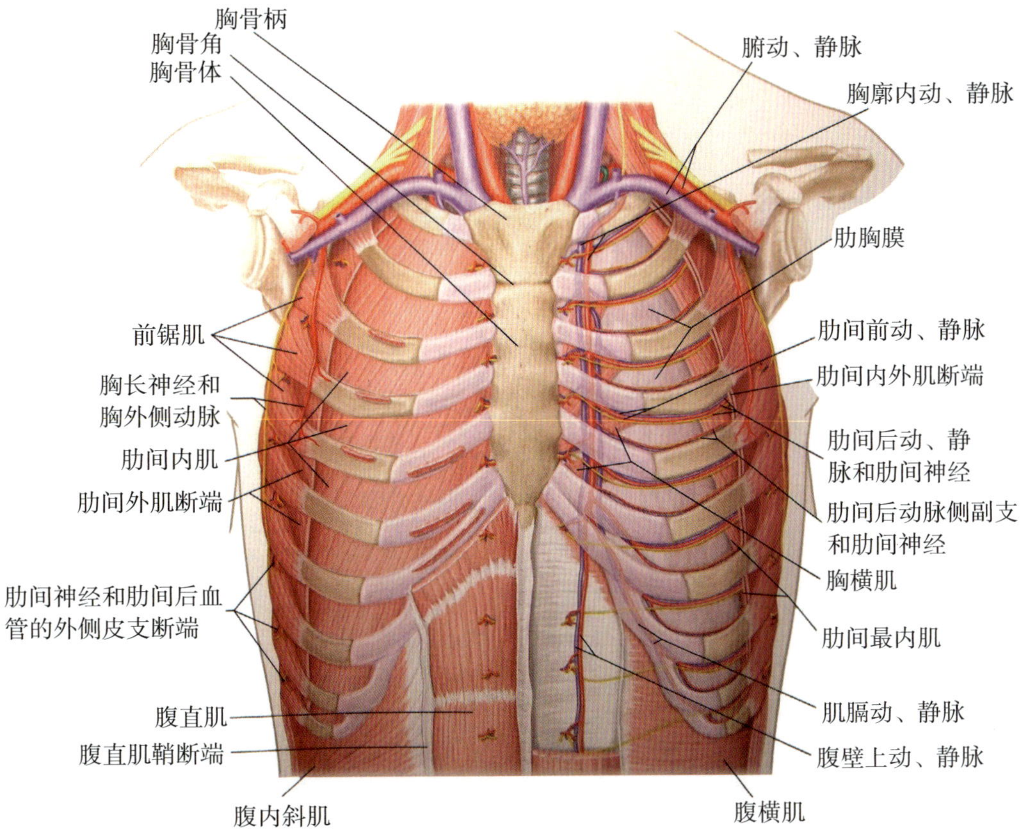

图14-3 胸骨前面观解剖图（图片引自Patrick W. Tank，Thomas R. Gest. LWW解剖图谱. 钟世镇，欧阳钧，译）

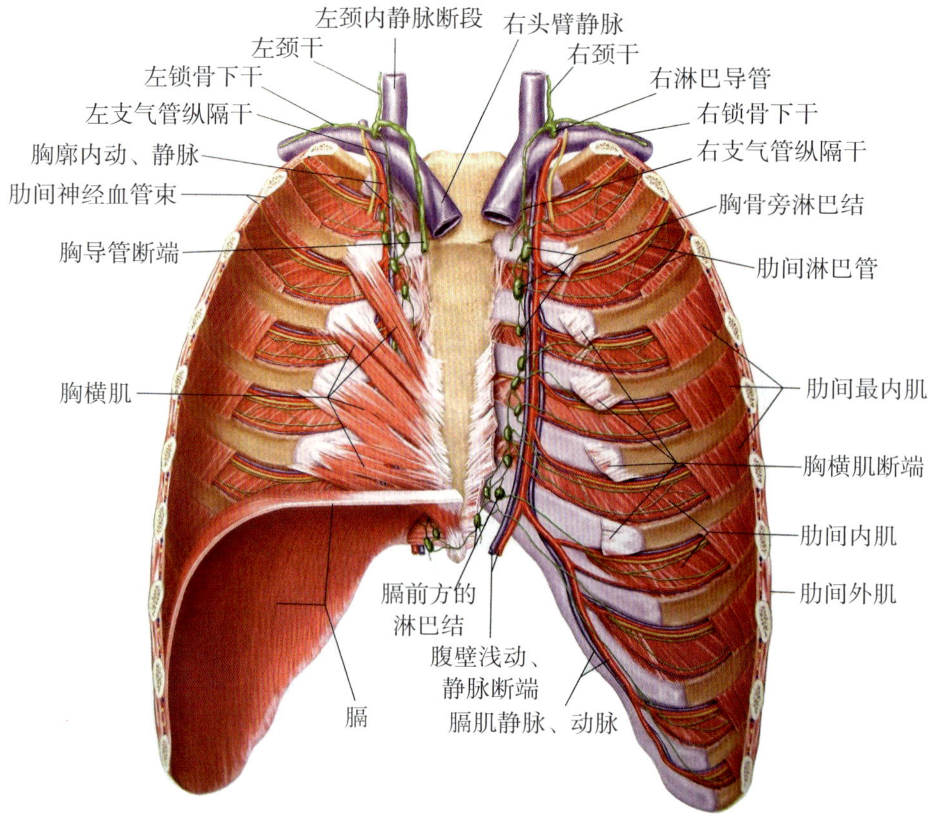

图14-4　胸骨内面观解剖图（图片引自Patrick W. Tank，Thomas R. Gest. LWW解剖图谱. 钟世镇，欧阳钧，译）

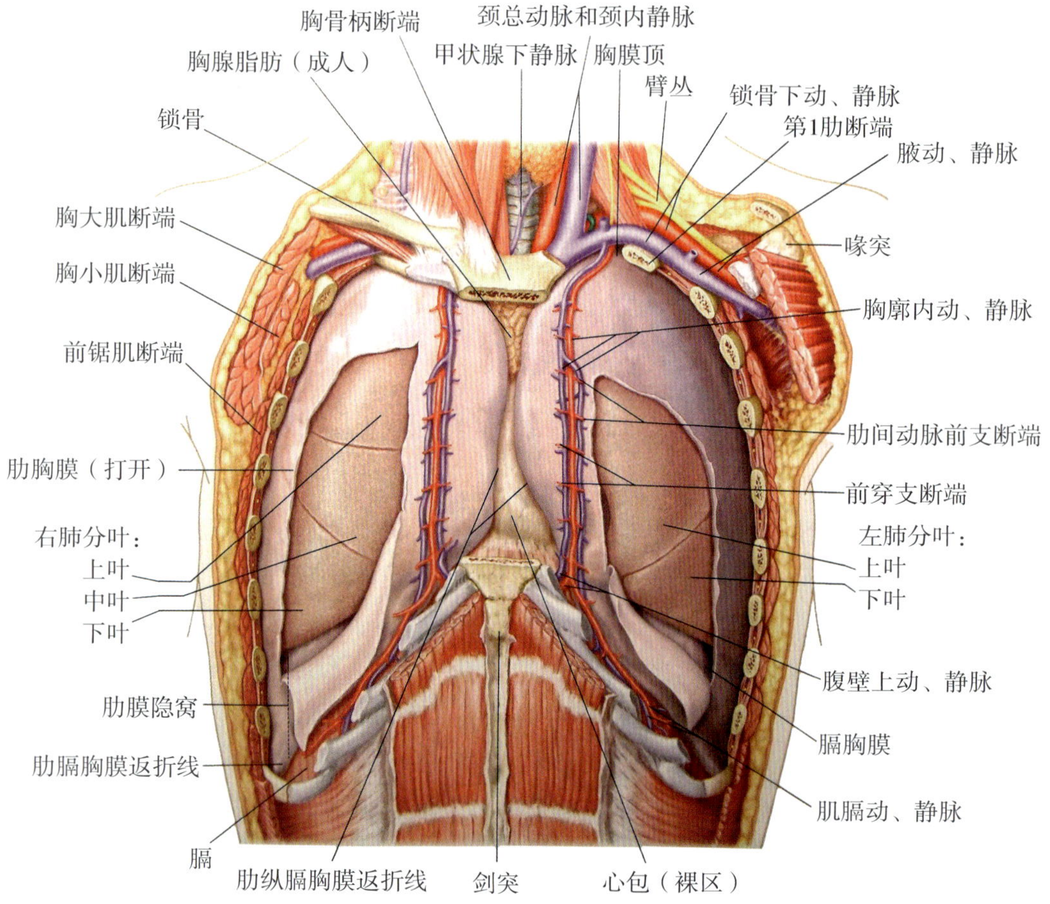

图14-5　前面观，肋纵隔胸膜返折线（图片引自Patrick W. Tank，Thomas R. Gest. LWW解剖图谱. 钟世镇，欧阳钧，译）

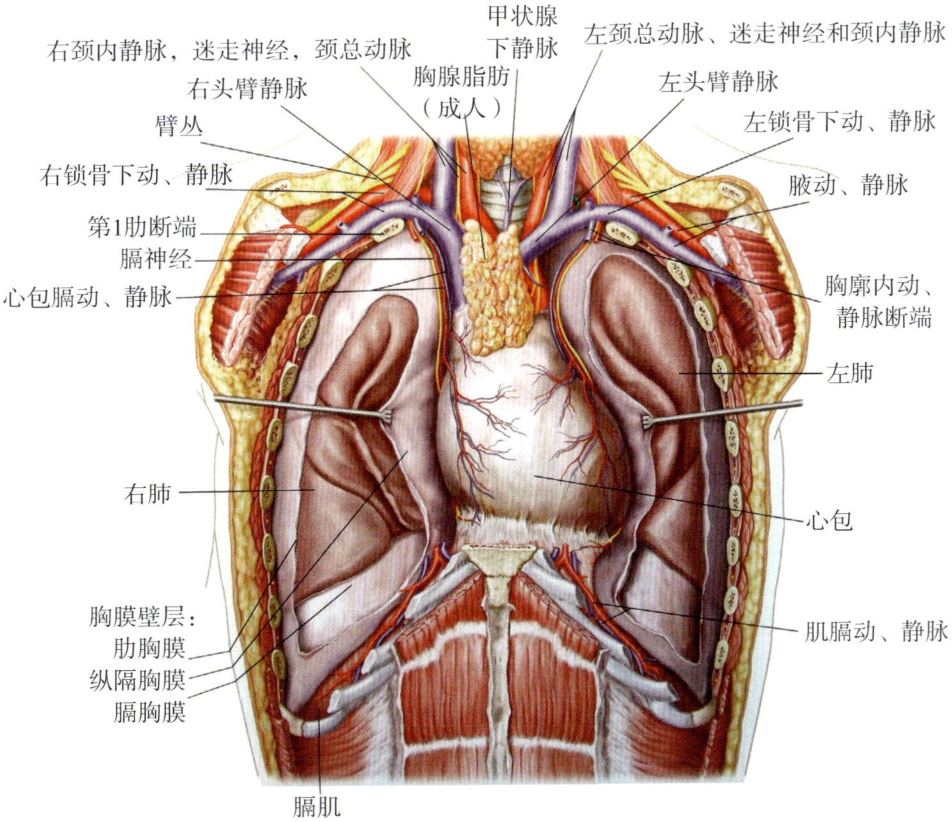

图14-6 成人胸腺脂肪组织紧靠胸骨柄的内侧面，遮盖着左右头臂静脉。切除该组织，才能暴露头臂静脉

（图片引自Patrick W. Tank，Thomas R. Gest. LWW解剖图谱. 钟世镇，欧阳钧，译）

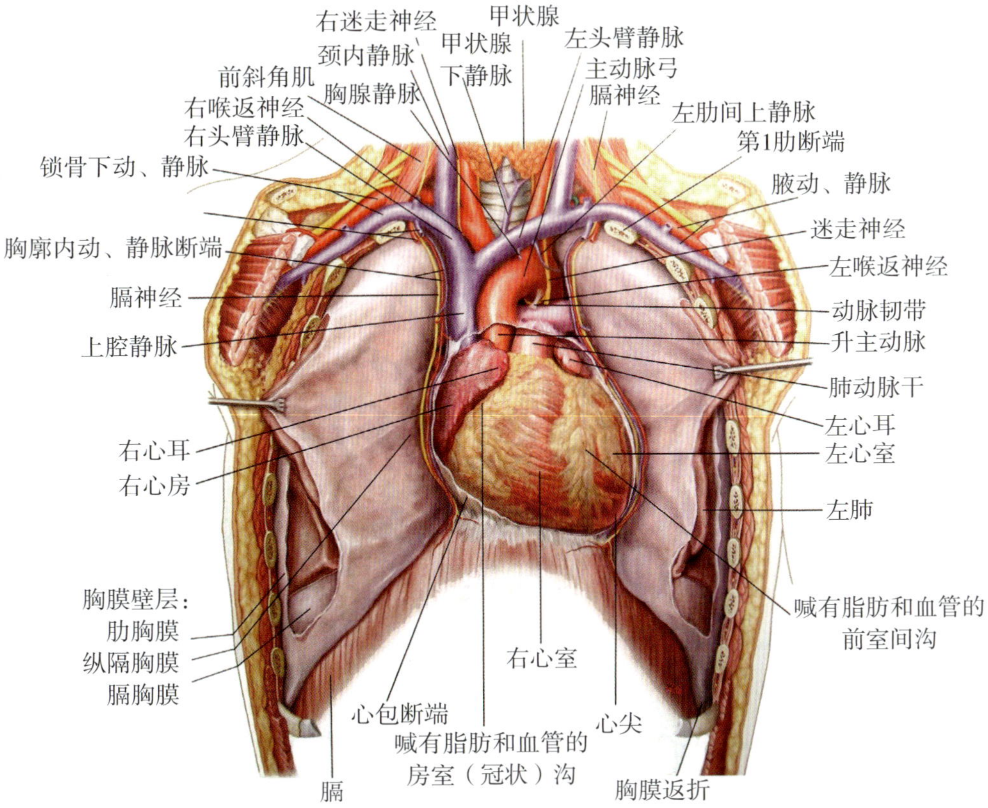

图14-7 前面观显示动、静脉的大血管、气管与左侧颈总动脉之间的筋膜间隙，向远端略牵开左侧的头臂静脉，即可从此间隙暴露椎体（图片引自Patrick W. Tank，Thomas R. Gest. LWW解剖图谱. 钟世镇，欧阳钧，译）

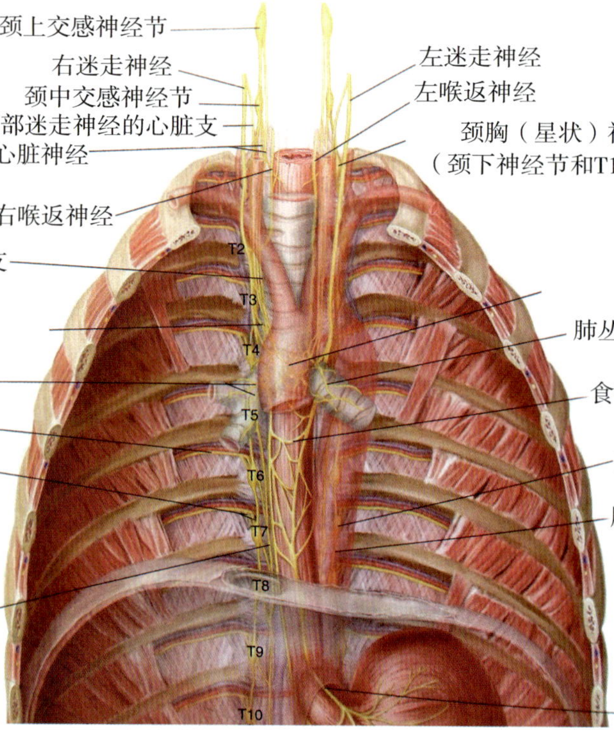

图14-8 前面观，气管、食管与迷走神经、喉返神经和交感神经链的解剖关系

（图片引自Patrick W. Tank，Thomas R. Gest. LWW解剖图谱. 钟世镇，欧阳钧，译）

二、适应证

1）颈胸段后凸畸形不重的，能平卧在手术台上的病例，下颌骨与胸骨柄之间距离较大不影响前路显露的病例。

2）颈胸段椎体结核病灶清除植骨术。

3）颈胸段椎体结核死骨压迫脊髓伴有截瘫或不全截瘫的病例。

4）颈胸段C_7~T_3嗜酸性肉芽肿病灶清除植骨术。

5）外伤性C_7~T_3骨折脱位，需要作前路脊髓减压内固定术者。

6）C_7~T_3后纵韧带骨化症，需要前路切除后纵韧带者。

7）颈胸段椎体肿瘤需要前路切除者。

8）胸腺肿瘤切除术。

三、禁忌证

1）严重颈胸段后凸畸形病例，在手术台上平卧有困难的病例，下颌骨与胸骨柄之间距离甚小，影响前路显露的病例。

2）颈胸段脊柱的后凸角度过大，病灶椎体深深陷入凹陷内给手术造成困难的病例。如重度结核性颈胸段后凸畸形、强直性脊柱炎合并颈胸段严重后凸畸形，病人的下颌骨与胸骨柄之间距离很近，无法采用前入路者。

3）需要进行后路全脊柱截骨矫正后凸畸形的病例。

四、手术方法

手术方法分为两种，一种为全胸骨劈开颈胸段前路手术，另一种为胸骨柄劈开颈胸段前路手术。全胸骨劈开颈胸段入路，虽然切口过长胸骨劈开的较多，但手术操作更加简单省时，撑开暴露的范围较大，在分离上纵隔内的大血管、神经组织、胸导管、气管和食管时更加安全可靠。

（一）全胸骨切开术操作过程

1）左侧胸锁乳突肌内缘切口与胸骨中线切口相连接，直达剑突（图14–9）。

2）暴露胸骨全长，切除剑突，从胸骨的上下端钝性分离胸骨后软组织，使胸骨后面全部游离。用电锯配合田氏骨刀劈开胸骨（图14–10）。

3）将劈开的胸骨用撑开器缓慢地进行撑开（图14–11），清楚地显示纵隔筋膜。认清左无名静脉，在其上方，气管食管的左侧钝性分离进入椎体前方，一定要防止损伤迷走神经、喉返神经和左侧膈神经，更要防止损伤食管（图14–12）。

4）必要时需要结扎甲状腺中静脉后才能将左头臂静脉向下牵拉。

5）到达前纵韧带后，紧贴椎体前沿向两侧扩大，能较好地显露T_1、T_2椎体（图14–13）。显露T_3椎体时则需将左无名静脉稍作分离，并向右下方牵拉方能显示。

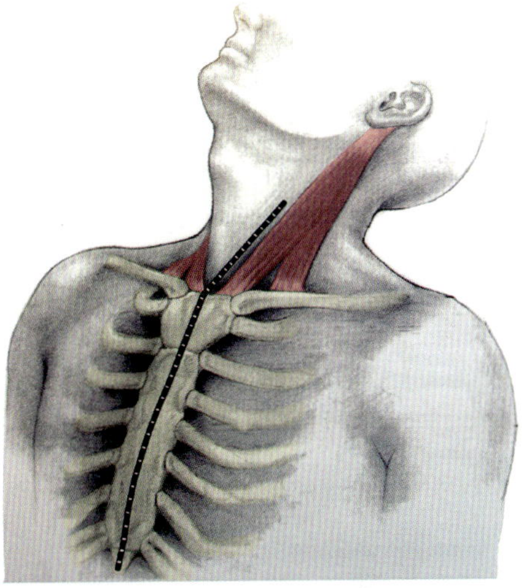

图14–9　全胸骨劈开颈胸段前入路

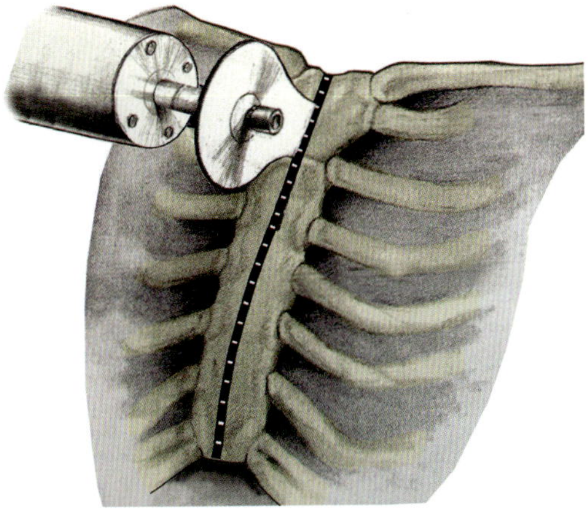

图14–10　用摆动锯纵行劈开全胸骨

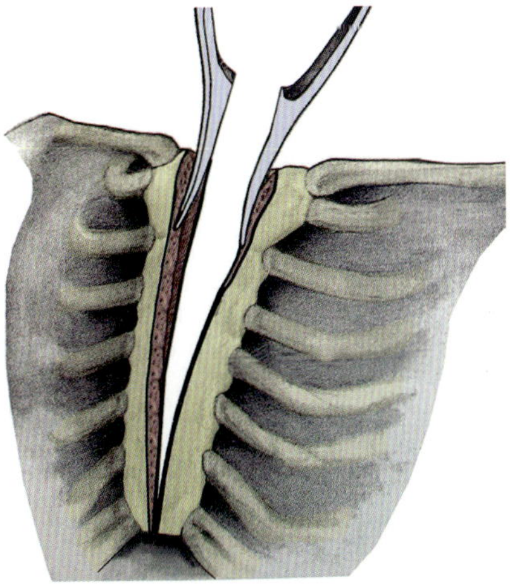

图14–11　将劈开的胸骨用撑开器缓慢地进行撑开

6）切开前纵韧带进入病灶，如为椎体结核时，则先清除病灶、减压脊髓，然后切除硬化的骨组织作成植骨床，镶入髂骨块植骨（图14–14、图14–15）。

7）椎体钢板内固定，有条件者可作椎体前自锁钢板内固定（图14–16）。

8）严格止血，放置引流管，准备关胸。

9）关闭胸骨切口，用带缝合针的钢丝穿过胸骨，自远端向近端缝合固定关闭胸廓（图14–17）。

10）分层闭合切口手术结束。

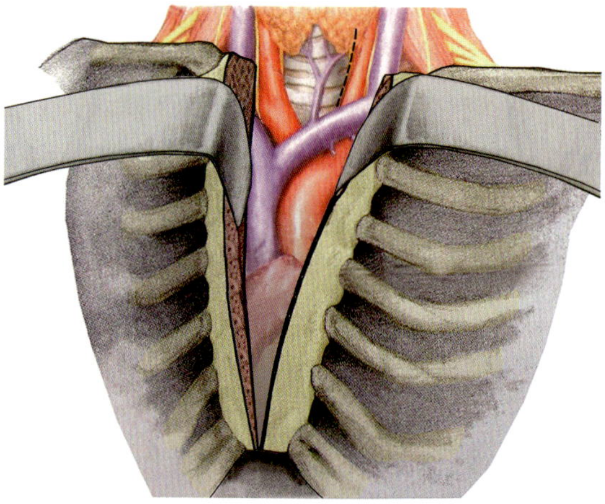

图14-12 撑开胸骨显露纵隔内大血管和脏器

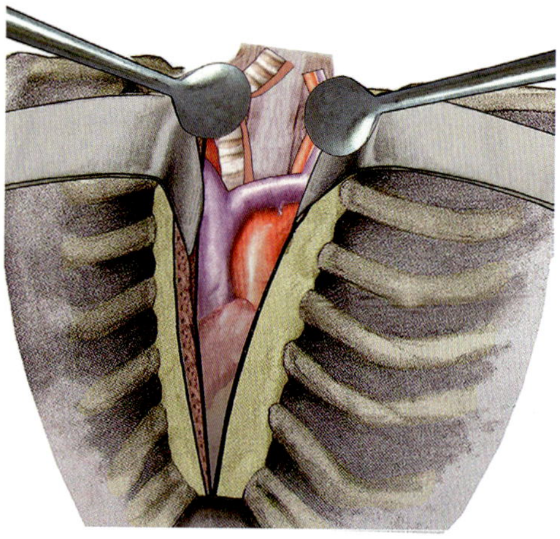

图14-13 用寇贝剥离器自气管、食管与左侧的颈总动脉之间钝性分离直达前纵韧带

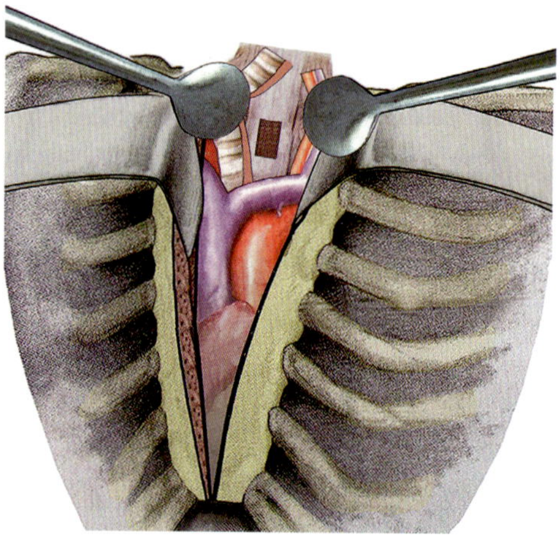

图14-14 清除椎体间结核病灶后，做成植骨床

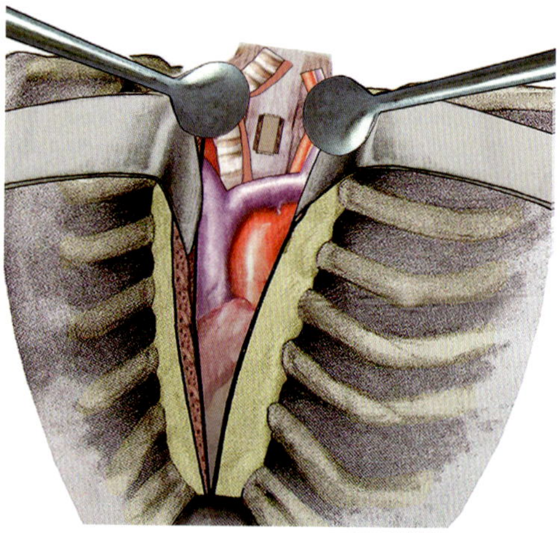

图14-15 用自体髂骨块作椎体间立柱植骨

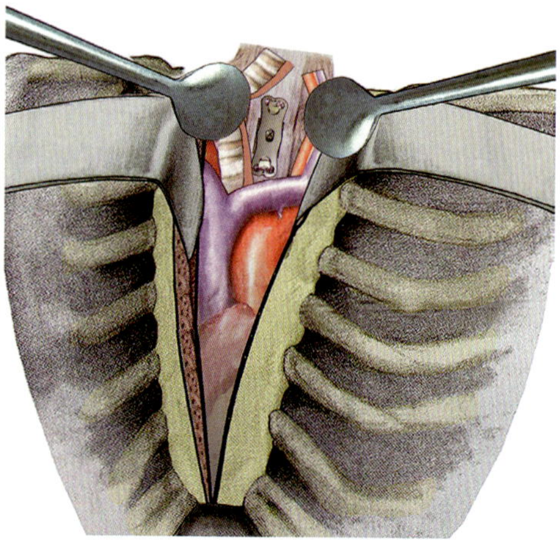

图14-16 在椎体前方作自锁钢板内固定

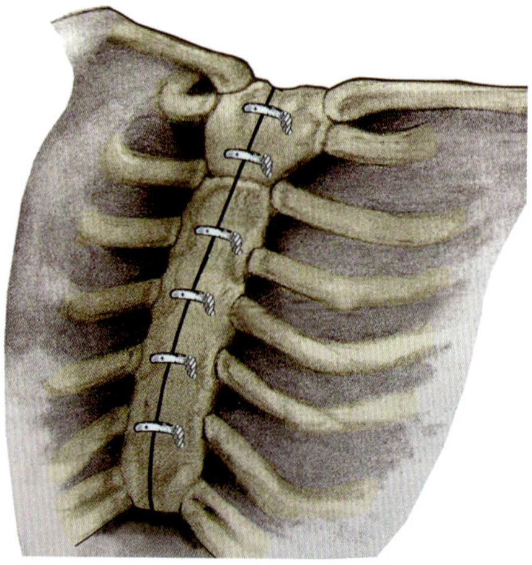

图14-17 用带缝合针的钢丝穿过胸骨，自远端向近端缝合固定关闭胸廓

（二）胸骨柄切开术操作过程

1）肩部垫高，面部偏向右侧，沿左侧胸锁乳突肌前缘向下达胸骨切迹上缘直切口，下至胸骨角下方2cm（图14-18）。

2）沿胸锁乳突肌前缘分离切断胸骨舌骨肌、胸骨甲状肌和锁骨间韧带。显露胸骨，钝性分离胸骨后方组织，沿胸骨中线劈开胸骨至胸骨角下方2cm（图14–19），再横断已锯开的两半胸骨（图14–20）。

3）用撑开器向左右撑开胸骨柄（图14–21），并将甲状腺、气管、食管拉向右侧，将颈总动脉鞘拉向左侧即可显示胸骨后的胸腺脂肪组织，分开胸腺脂肪组织，找到左侧无名静脉的上缘，在其上方气管、食管的左侧钝性分离进入椎体前方。

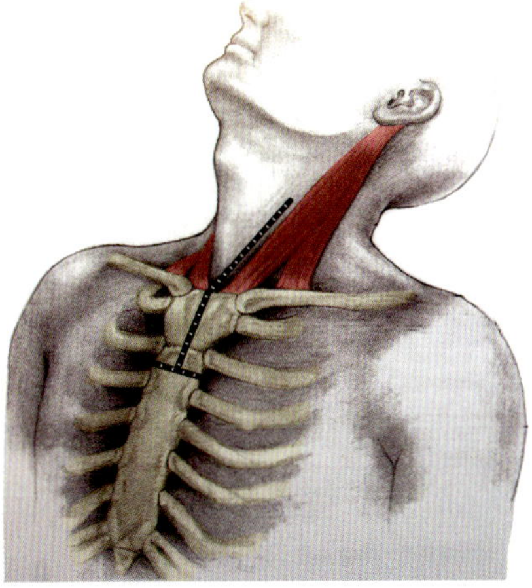
图14–18　胸骨柄切开入路，显露颈胸段椎体

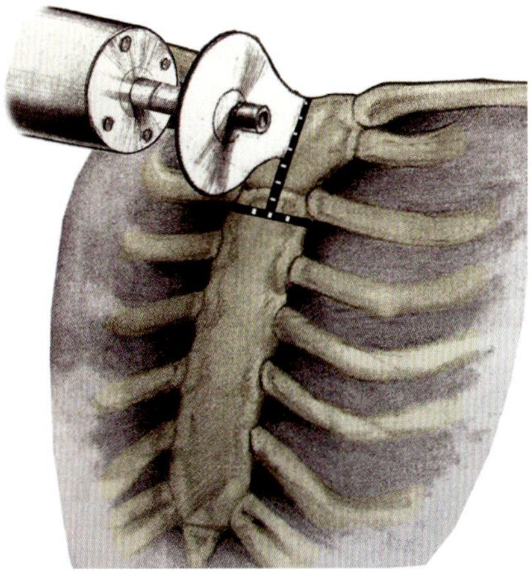
图14–19　用摆动锯纵行劈开胸骨，至胸骨角下2cm处

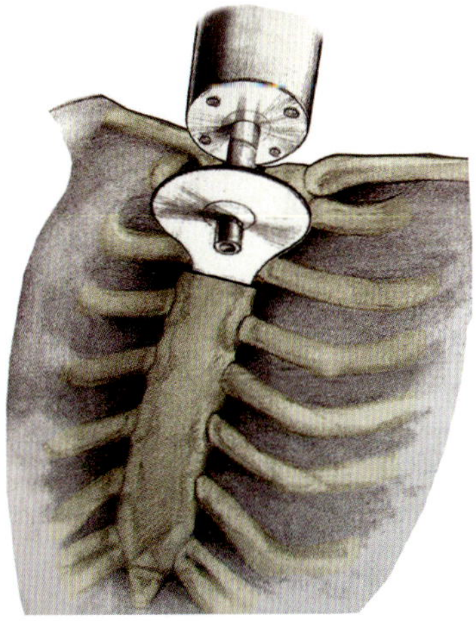
图14–20　在胸骨角下2cm处横断胸骨

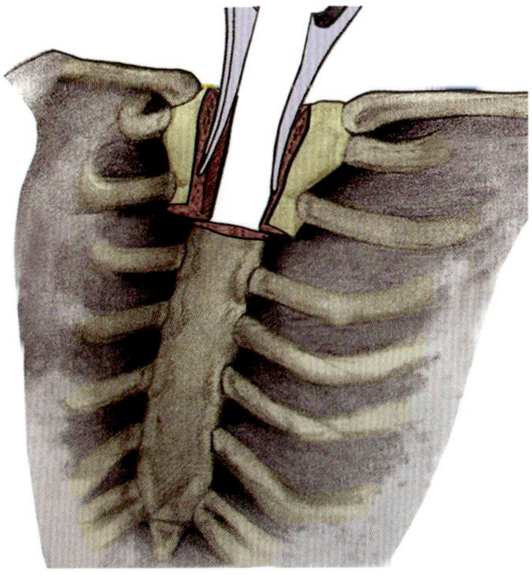
图14–21　用撑开器缓慢撑开胸骨柄

4）在左侧颈总动脉与气管、食管之间向下向后分离时，一定要防止损伤迷走神经、喉返神经和膈神经，更不能损伤食管（图14–22）。

5）钝性分离至前纵韧带后，要紧贴前纵带向左右、上下扩大，以防损伤胸导管造成乳糜漏。

6）胸骨柄劈开入路只能显露C_7~T_3，切忌无限度的向下延长，以免发生危险。

7）清除结核病灶或切除椎体肿瘤后，可用松质骨块混合骨水泥填塞植入。有条件者可切除椎体作立柱植骨。暴露范围允许时，还可作立柱植骨后，前路钢板内固定。

8）严格止血，放置引流管关胸，用带缝合针的钢丝穿过胸骨柄关胸，使分开的胸骨柄闭合（图14–23）。在未发生胸膜破裂的病例，只在椎体前放置负压引流管即可。

9）分层闭合切口手术结束。

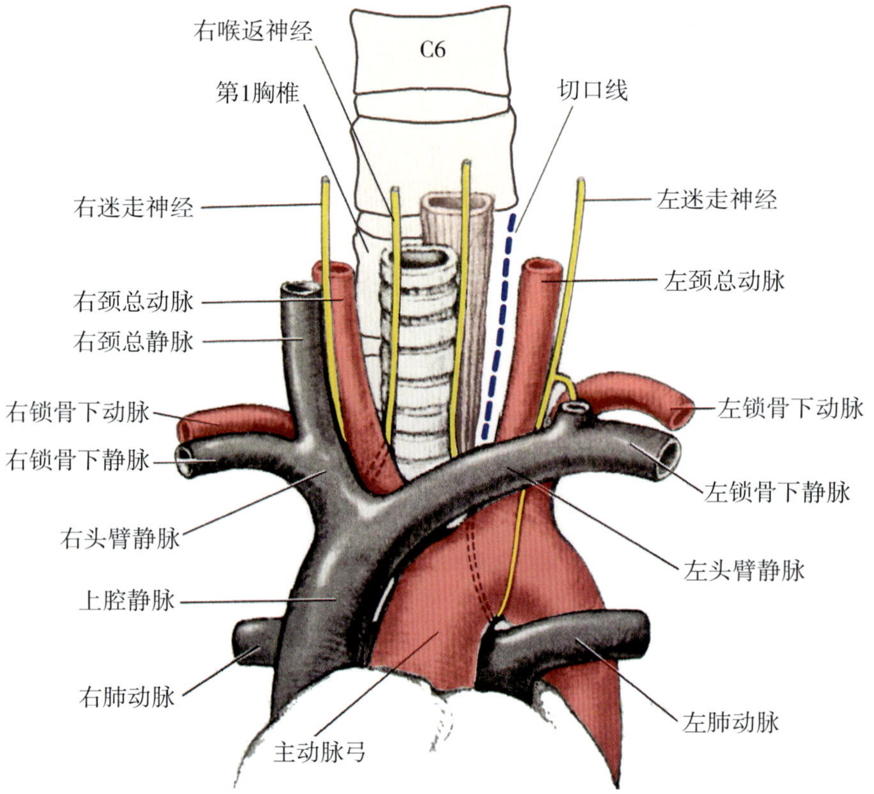

图14-22　自气管、食管与左侧颈总动脉之间钝性分离直达前纵韧带

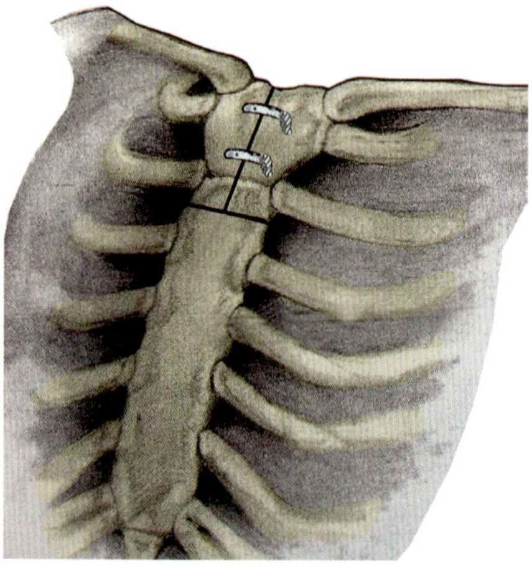

图14-23　用带缝合针的钢丝穿过胸骨柄，复位固定胸骨柄

（三）术后处理

1）术后取半坐位，引流管接床边，无胸膜破裂者只将纵隔引流管维持24~48h后即可拔除，有胸膜破裂者应根据胸腔扩张情况及水封并波动情况来决定拔管时间。

2）抗感染与抗结核药物的应用，根据不同的病源来决定不同的治疗方案，总之对药物治疗不能忽视。

3）术后的恢复期间注意观察有否血容量不足的现象存在，必要时应少量多次的输血，以利术后切口的愈合和体力的恢复。

4）对伴有神经功能障碍的病人，还要认真观察术后神经功能恢复情况，并与术前的功能情况相对照。

五、术中陷阱及注意事项

1）对胸骨后面软组织的骨膜下剥离技术很重要，应该认真细致地进行胸骨内侧面的骨膜下剥离，利用适当弯度和宽度的专用剥离器配合用手指钝性推开的方法，将胸骨内侧面的软组织剥离干净，保证不损伤血管造成出血影响视野。然后用消毒绷带自胸骨上切迹填塞至胸骨后面，再用摆动锯劈开胸骨以免损伤纵隔内软组织。

2）用摆动锯劈开胸骨时要“点动前进”，可增加手感和掌握分寸。

3）全胸骨劈开时，可自胸骨切迹和剑突两端分离胸骨的后面，填塞消毒绷带隔开，以免损伤纵膈内的软组织。

4）全胸骨劈开如能掌握其技巧，则手术操作更快，节约了手术时间，对纵隔内脏器和组织的显露更快更充分。关闭胸骨时也更加方便。

5）劈开胸骨柄的入路，技术要求较高，对纵隔的显露不够充分，只能显露C_7~T_3一段，只能进行病灶清除和植骨融合的手术，对前路钢板内固定尚有一定的困难。

6）欲暴露T_3～T_5一段则需自升主动脉右侧间隙进入，由于T_3～T_5椎体位置更加深在，操作起来并不方便，不如改用后路肋骨横突切除术处理椎体病灶更加方便可靠。

7）胸导管的走行方向：胸导管在C_7高度向左呈弓状跨过胸膜顶部，越过椎动、静脉，从颈动脉鞘的后方向外下进入颈静脉三角，故左侧入路有损伤胸导管之虑。要注意保护，特别是在颈静脉三角区操作时应提高警惕，因胸导管自该处横过注入静脉应避免损伤。

8）左侧喉返神经较右侧喉返神经相对不易损伤，但由于术中一般不分离，只是向两侧牵拉时张力过大，其活动度有限，所致喉返神经在迷走神经的返折处造成过度牵拉损伤。此外，椎体前过宽的钢板内固定对喉返神经的功能也能造成影响。

（田慧中　谢　江　黄宏伟）

第二节　前路病灶清除植骨融合内固定治疗胸腰段椎体结核

一、概述

胸腰段椎体结核和肿瘤系常见病，病灶及压迫均在椎管前方，因此对该处肿瘤和有手术指征的结核，一般主张采用经前路的病灶清除、植骨术，由于病灶使该段稳定性遭破坏，故脊柱稳定性的重建越来越受重视。以下我们将介绍一期前路病灶清除植骨融合内固定治疗胸腰段椎体结核和肿瘤。

二、适应证与禁忌证

（一）适应证

胸腰段椎体结核患者。

（二）禁忌证

开放性肺结核；多发多处转移癌；严重贫血、低蛋白血症等，术前经治疗后仍难以纠正，预计耐受力差的患者。

三、手术方法

（一）术前准备

疑为结核病例，术前常规拍胸片，排除肺结核，术前用异烟肼、利福平、乙胺丁醇三联抗结核治疗2周以上；疑为肿瘤病例，排除全身多发多处转移，并予以对症、支持治疗；术前难于区分结核或肿瘤的病例，亦按结核病例作术前准备。

（二）麻醉

全身麻醉。

（三）体位

侧卧位。

（四）手术操作步骤

从结核破坏严重的一侧作切口，病变位于T_8~T_{11}者，切除病变水平上数两个节段肋骨（包括肋骨头）、横突；病变位于T_{12}~L_2者，均沿第12肋做肾切口，经胸膜、腹膜外进入。完成切口暴露后，先吸净脓液，刮除结核或肿瘤破坏的椎体及椎间盘，彻底清除病灶组织；对侧有脓肿的，通过椎体缺损处将对侧尽量吸净，冲洗干净。内固定选择包括：①采用Kaneda内固定，将四叶片的椎体板分别嵌入病椎的上下椎体侧方，选用合适螺钉旋入椎体，前方两枚螺钉与上下终板平行，后方两枚与椎体呈10°前倾，以免误入椎管损伤脊髓，在上下螺钉头安放撑开器矫正畸形，椎体间植骨块或钛网，将杆插入螺钉头，保持上下椎体终板平行且在植骨与上下椎体间有适当的压力后拧紧螺丝；②采用z-plateⅡ™内固定，则在邻近的正常2个椎体上，按照z-plate™钢板内固定方法，靠近椎体后缘先各置入1枚螺栓，适当撑开，矫正后凸畸形，恢复椎体的高度，植自体髂骨或肋骨，再上钢板、槽用垫圈，拧紧螺母，加压，上前侧两枚螺钉；③采用前路TSRH内固定，可在邻近的正常椎体上，或在刮除病灶后残留的正常椎体骨质处（残留骨质≥该椎体的1/2），以装好的U形垫为模板，插入开路锥，拧入螺钉，安置棒，撑开、拧紧、嵌入植骨块。术中肿瘤病人植骨前用苯酚烧棉签灼创面（保护好硬膜），结核病人伤口内置链霉素1.0g、异烟肼0.2g。

（五）术后处理

术后常规行平卧位，加强营养，观察患者生命体征及引流量，引流管于术后少于50mL/天拔除。术后行抬头、双下肢直腿抬高和伸屈、扩胸、深呼吸及腰背肌等功能锻炼，无神经症状者，术后尽早戴胸背支架下床活动。抗结核治疗应规律、全程、适量、联合服用抗结核化疗药物12~24个月，平均18个月。出院后1个月内每周复查肝功能及血沉，如有异常须针对性处理，1个月后每月复查1次；每3个月复查1次胸片及病椎正侧位片，以了解植骨块是否有松动、脱落、移位，植骨是否融合，内固定是否有松动、移位、断裂等。

四、典型病例介绍

患者，女，34岁，T_{12}~L_1椎体结核并椎旁脓肿。术前正侧位X线片示T_{12}、L_1椎体骨质破坏、椎间隙变窄；术前CT、MRI示T_{12}、L_1椎体破坏、死骨形成及椎旁脓肿；行前路病灶清除植骨融合内固定术；术后正侧位X线片示内固定、植骨位置良好；术后1年正侧位X线片示植骨处有骨痂生长、内固定无松动（图14-24）。

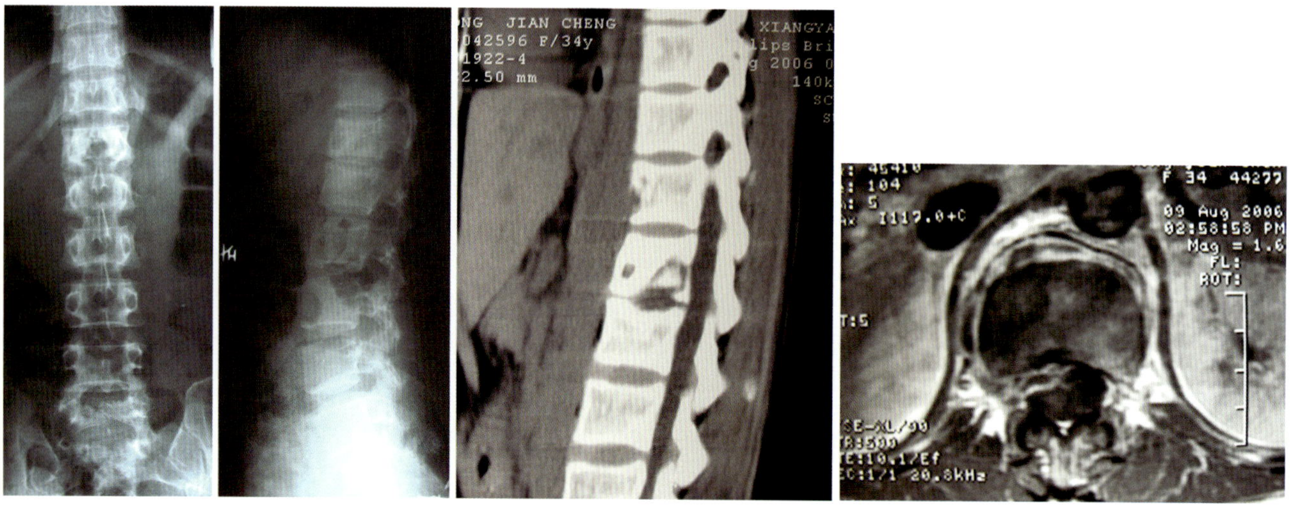

A B C D

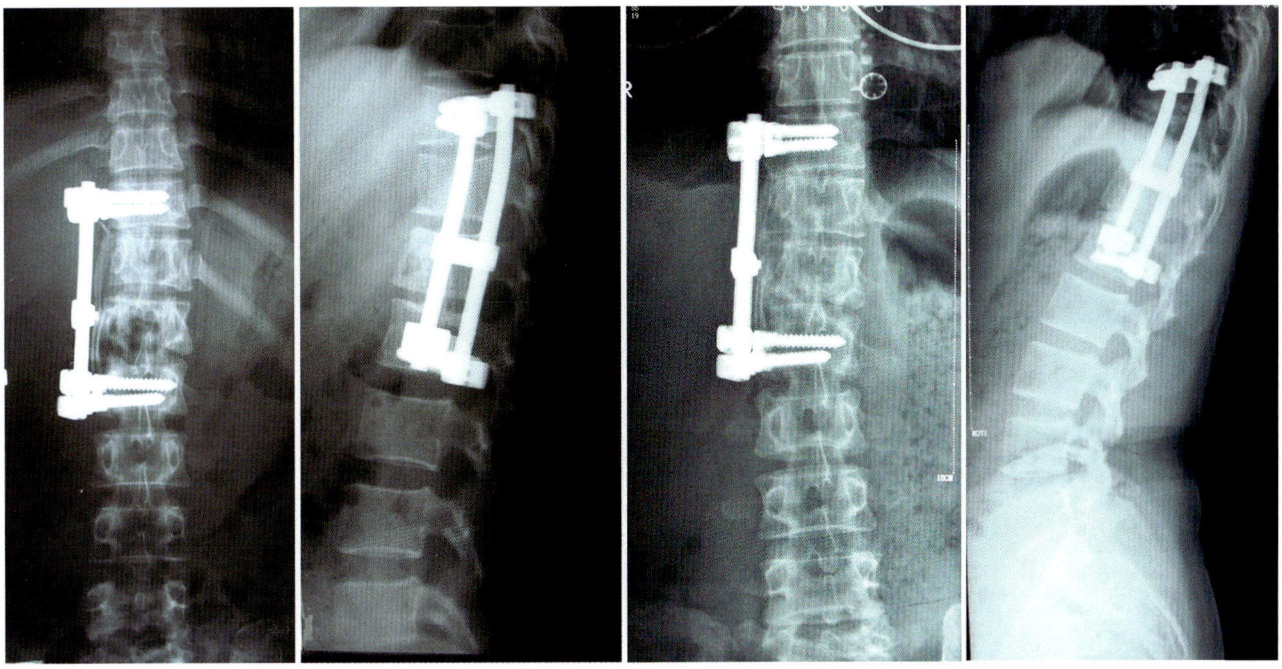

E F G H

A、B．术前正侧位X线片示T_{12}、L_1椎体骨质破坏、椎间隙变窄；C．术前CT示T_{12}、L_1椎体破坏、死骨形成及椎旁脓肿；D．术前MRI示死骨形成及椎旁脓肿；E、F．术后正侧位X线片示内固定、植骨位置良好；G、H．术后1年正侧位X线片示植骨处有骨痂生长、内固定无松动

图14-24 典型病例介绍

五、手术并发症的防治

1）伤口窦道形成，可能与对侧病灶清除不彻底有关，予再次手术清除残余脓液、病灶后，伤口可二期愈合。

2）将结核病灶清除，减压充分，对能保留的椎体骨质尽量保留，以防骨缺损太大，影响稳定性重建。

3）手术创面相对较大，又有内植物、渗出液难以吸收，因此术后伤口常规引流，以防伤口不愈、窦道形成。

4）术前需抗结核治疗2周，复查血沉示逐渐降低或不再升高再行手术，以防术中、术后结核播散。

5）前路病灶清除的同时需彻底解除脊髓或硬膜的压迫，以防术后出现瘫痪加重等。

六、优点与缺点

1）胸腰段椎体结核或肿瘤，病灶及压迫均在椎管前方，因此手术宜从椎体前方进入，才能彻底清除病灶，直接切除致压物，充分解除脊髓压迫，故前路手术有利于脊髓、神经功能恢复，即使晚期的前路减压手术亦常有效。

2）从力学角度分析，前路内固定主要起支持带作用，后路内固定主要起张力带作用，在维持脊柱前柱高度方面，前路内固定更为可靠，且病灶清除、植骨、内固定可一次手术完成。

3）Kaneda前路内固定器械的使用，明显提高了植骨融合率，但该器械复位能力略差，难以完全恢复椎体高度和生理弯曲，且操作不便。

4）z-ptate Ⅱ^{TM}操作简单，四枚椎体钉固定牢固，可跨一或两个椎体，加之垫圈的精巧设计，使椎体钉与钢板贴合更好，不影响磁共振成像。

5）TSRH操作简单，固定椎体各只需一枚钉，钉位于脊柱前、中柱交界处，各进钉处均有一块U形垫片嵌于椎体上下软骨板或残留椎体正常骨质中，增强了对脊柱的固定作用，且TSRH价格较低，更多的病人能承受，符合国情。

6）因病灶相邻椎体或残留椎体大多有骨质疏松，术中不攻丝，开路锥打孔后，直接在相邻或残留椎体上置钉，明显增强螺钉对骨质的把持力。

7）有脊髓压迫的病人，必须在彻底解除压迫后，直视下，助手顶住后凸畸形的顶部，借助器械缓慢复位；侧弯复位，还可通过对手术床的调整协助完成。

8）病变椎体全切后，相对椎体的软骨终板必须刮除，以利植骨成活。

（张宏其　邓　盎）

第三节　前路病灶清除植骨Z型钛板固定矫形术

一、目的及意义

脊柱结核手术治疗目的是彻底清除病灶内脓液、炎性肉芽、坏死椎间盘组织及死骨，充分神经减压，矫正畸形，重建脊柱稳定性。

二、适应证与禁忌证

（一）适应证

①有较大的寒性脓肿、流注脓肿者；②病灶内有较大死骨和空洞者；③窦道经久不愈者；④神经功能障碍者；⑤脊柱严重不稳者；⑥脊柱后突畸形严重或进行性后突畸形者。

（二）禁忌证

①一般状态差不能耐受手术，严重心脑肺肾功能不全者；②活动性肺结核未能控制者；③术前未进行抗结核治疗者；④糖尿病病情不能控制者。

三、手术方法

（一）术前准备

术前常规生化、血沉、心电图等检查无手术禁忌，排除严重心脑肾等疾病，手术区感染。有严重贫血、低蛋白血症术前纠正，胸部X线片排除肺部活动性结核。术前2~3周的正规抗结核治疗，血沉下降至40mm/h。准备前路Z型钛板或前路钉棒内固定手术器械。

（二）麻醉

采用气管插管静脉复合麻醉。

（三）体位

侧卧位，选择患侧一侧向上（图14–25）。

（四）手术操作程序

1）切口选择胸腰联合入路切口（图14–26），但不是一成不变，可根据病变部位节段水平、显露范围大小，决定切口的长短和走向。

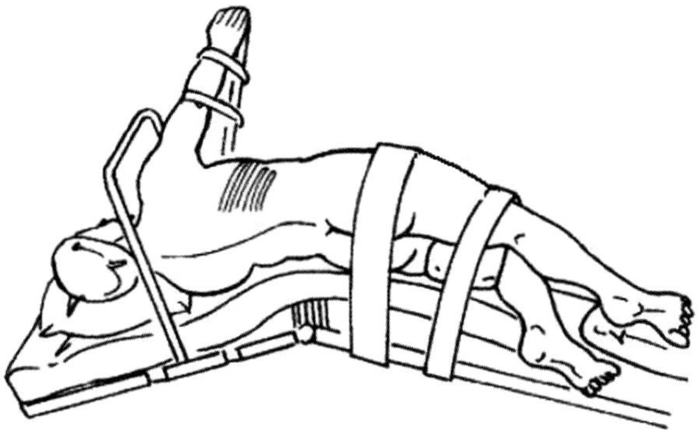

图14–25 侧卧位体位

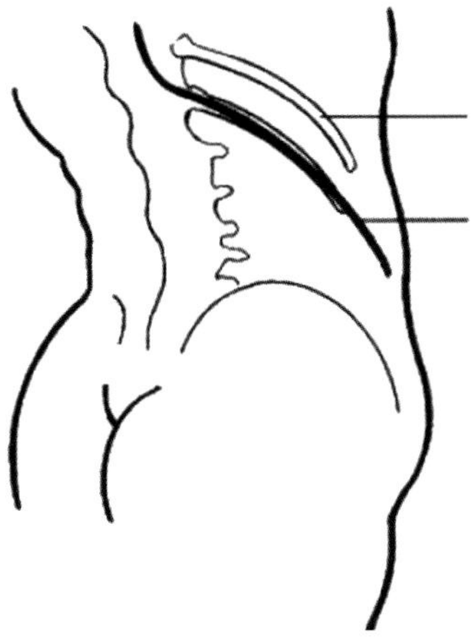

图14–26 胸腰联合入路切口

2）皮肤、皮下组织和深筋膜，显露背阔肌、下后锯肌、骶棘肌外侧部，将骶棘肌由第11肋剥离，牵向后方。沿第11肋骨中轴线切开其骨膜，行骨膜下剥离，保持肋骨骨膜的完整。待第11肋骨大部游离后，即可切断肋骨。骨断端用无菌骨蜡封闭止血，注意不能留有尖锐骨断端。用尖刀在肋骨床上做一小切口，提起肋骨骨膜切缘，用弯止血钳夹住花生米大小的小纱布球推开其下的胸膜。顺肋骨床中轴线逐步剪开肋骨骨膜并逐步推开骨膜，操作要仔细轻柔，注意勿使胸膜破裂导致气胸。用胸腔自动撑开器向前上和后下方撑开切口，即可到达L_1椎体侧方，结扎椎体中部的腰椎节段动静脉，向上、下扩大范围，显露结核椎体及相邻上下各一椎体的侧前方（图14–27），将椎体结核病变组织、肉芽、死骨及周围硬化骨全切除，彻底清除管内的占位病变组织，使硬膜充分减压。

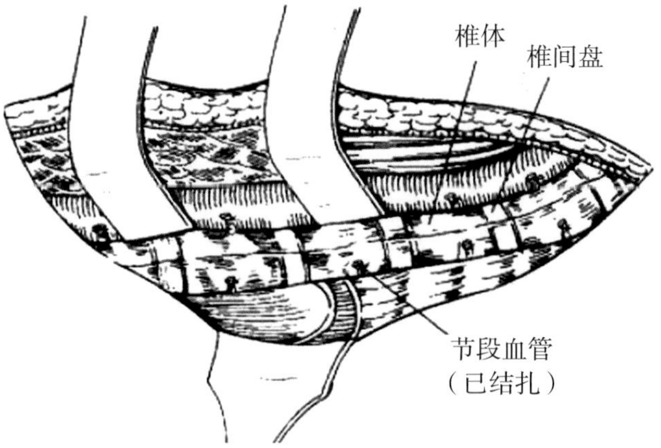

图14–27 显露病变椎体及上下椎体

3）完成后分别在病变椎体的上、下椎体左侧各打入一枚相应长度的螺栓，将撑开器套于螺栓上直视下撑开上下相邻椎体，恢复椎体间高度，测量椎体间预置骨块的间隙长度，在髂骨上取长度大于测量长度2~3mm的三面皮质髂骨块植入椎体结核病灶骨缺失处。恢复病变椎体原有高度，取出撑开器将前路Z型钛板放置于螺栓处并用螺帽固定，上、下椎体各打入一枚螺钉加强固定钛板（图14–28至图14–34）。

也可应用三维钛网内填入自体碎骨块植入椎体结核病灶骨缺失处，同时行前路钛板或前路钉棒内固定。

（五）术后处理

术后根据引流量1~3天拔除引流管，术后10~12天拆线，卧床3~4周后戴支具下床活动及康复训练，截瘫或不全瘫患者术后病情稳定以后即可进行功能锻炼，包括主动活动与被动活动，继续使用四联或三联抗结核药物，复查血沉、血常规、肝功能、肾功能，术后复查X线片。

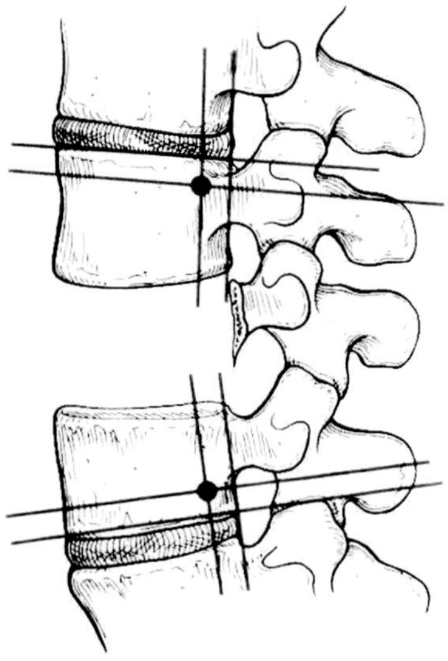

图14-28　确定螺栓的进钉点，进钉点距终板和椎体后缘8~10mm

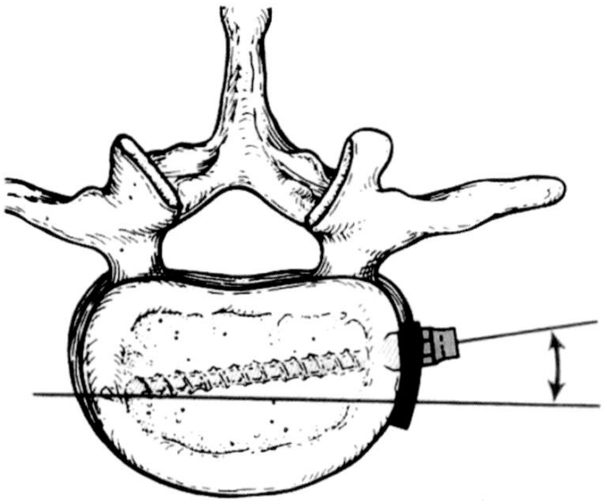

图14-29　螺钉插入至对侧皮质，与椎管呈10°

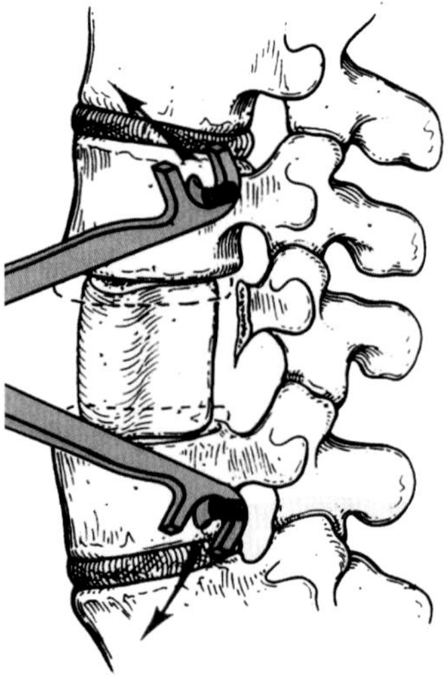

图14-30　用椎板撑开器撑开复位并植入三面皮质髂骨块

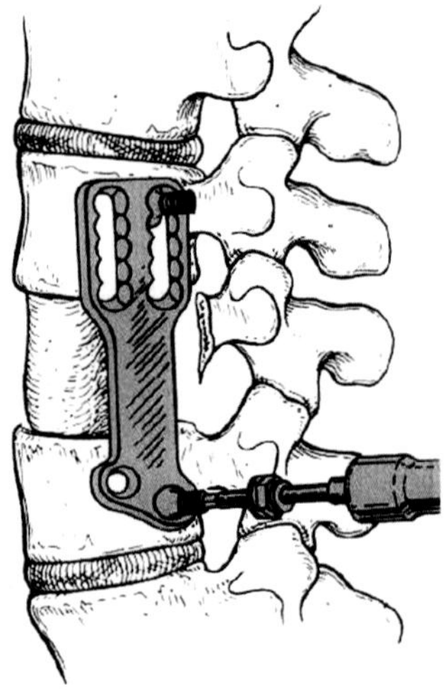

图14-31　放置Z型钛板穿过螺栓，用螺母扳手拧紧下螺母

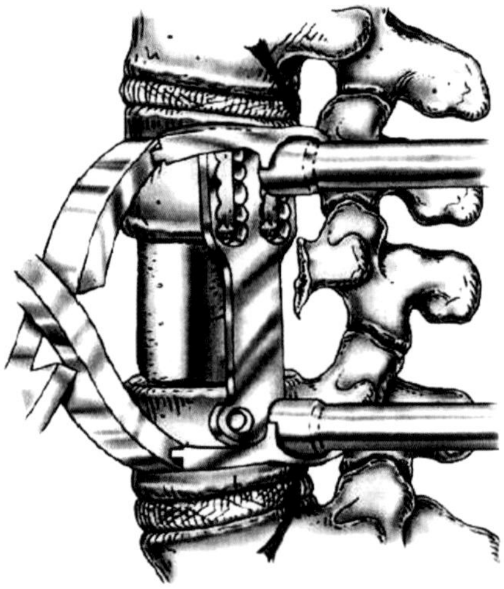

图14-32　在植骨块间用加压器加压后拧紧上螺母

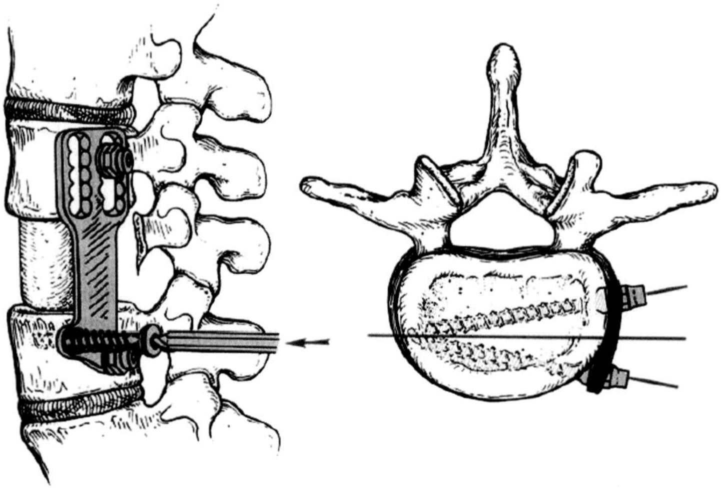

图14-33　拧入2枚螺钉加强固定，注意螺钉与螺栓的位置

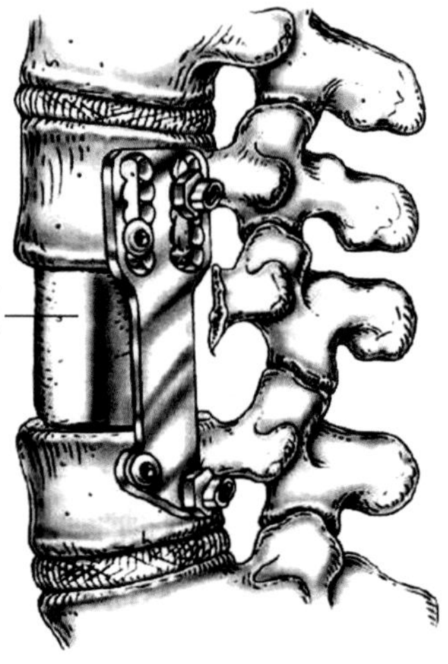

图14-34　螺栓与螺钉在椎体的不同位置

四、手术要点与陷阱

1）体位要求，如果未将患者置于真正的侧卧位，可能会发生拧入螺钉和插入螺杆时发生贯穿椎管、损伤对侧胸腰神经根及血管的风险。

2）切除肋骨时，较易损伤胸膜，预防方法是在第11肋软骨处，胸膜外间隙与腹膜外间隙相通。而腹膜外间隙相对容易寻找，故可先寻找腹膜外间隙，再向胸膜外间隙延伸，可防止胸膜破裂。如有胸膜撕破，先用盐水纱布压迫，防止空气进入，再用肌瓣覆盖修补。如破裂较严重或多处破裂，则宜经第9肋间隙腋中线处放置胸腔负压引流管，按气胸处理。

3）在截断肋骨时，骨折端要用无菌骨蜡封闭止血，不能留有尖锐骨折端，防止刺破胸膜和肺部。

4）结扎椎体节段动静脉应在主动脉和椎间孔之中点，避免太靠近主动脉和下腔静脉，也不能太靠近椎间孔，以防止椎间孔处节段动脉之间的循环支损伤而影响脊髓血供。

5）在显露分离肋骨时，应尽量远离肋骨下缘，避免损伤肋间神经和血管。

五、并发症防范要点

1）术中在髂骨取骨时应避免损伤股外侧皮神经，此神经在髂前上棘腹股沟韧带附着处之下方穿出，分布于大腿外侧皮肤，损伤后可引起大腿外侧疼痛麻木。预防方法是在取骨时注意保留髂前上棘。

2）螺钉位置不正，没有穿透对侧皮质。

3）内固定时可能发生大血管损伤，多与助手过度牵拉血管和置入螺栓螺钉穿过皮质过多有关。操作仔细是避免上述并发症的关键。但重要的还是辨明解剖标志，选择正确的置入点和置入方向。

4）螺钉松动、固定板移位、植骨不连或假关节形成通常与延迟融合相关，定期X线片和动力位片检查可早期发现。

（孙改生　杨　勇　郭小泉）

第四节　经胸骨柄入路行上胸椎病灶清除内固定

一、概述

脊柱颈胸结合部（C_7~T_4）的解剖结构复杂，颈胸段曲度转折较大，位置深在，又有骨性结构阻挡，对局部的创伤、炎症、肿瘤及退变性疾病的手术治疗存在较大困难。既往有采取全胸骨切除、部分锁骨和胸骨切除及后路椎板切除和第3肋骨切除术，显露上胸椎，但手术创伤大，破坏组织结构多，并发症多，因显露困难造成的病灶清除困难，对青少年患者可能影响胸廓和锁骨的发育。因此，探索一种创伤小、显露清楚、操作较方便的入路很有必要。经胸骨柄入路通过尸体研究、手术验证，被认为是较佳的入路。

二、适应证与禁忌证

（一）适应证

脊柱颈胸结合部（C_7~T_4）病变，包括创伤、炎症、肿瘤及退变性疾病，需要从前方行减压固定者。

（二）禁忌证

颈胸部皮肤炎症及对美容有要求的患者，C_7~T_1椎弓结构有破坏者。

三、手术方法

（一）术前准备

术前两周禁烟，行气管推移训练，吹气球训练，练习床上大小便，术前颈部及上胸部备皮，禁食禁饮8~12h。

（二）麻醉

经鼻或经口腔气管插管复合静脉全身麻醉。

（三）体位

仰卧位，肩胛区后方垫软枕，双肩过伸，颈偏于右侧。

（四）手术操作步骤

以胸骨柄上缘为中心，颈前正中纵行切口8~10cm，切开皮肤、皮下及颈阔肌，行肌瓣下剥离至双侧胸锁关节内缘，从此处切断左侧胸锁乳头肌的胸骨头和双侧胸锁关节间的弓状韧带。分离、切断甲状带肌，左右剥离胸骨柄表面骨膜至胸肋软骨关节下方达胸骨角。除胸骨柄上缘和胸骨角外，保留胸骨柄周围5~10mm骨质，咬骨钳在胸骨柄上开骨窗，咬穿胸骨柄后方皮质骨之前用手指伸入胸骨柄后方和前纵隔前方钝性分离，并向两侧推开胸膜边界，切开胸骨柄后方骨膜。钝性剥离器从气管、食道左侧和左侧颈血管鞘之间分离这一间隙，并注意横行于此间隙中的喉返神经，使用加长甲状腺拉钩边剥离边牵拉，直到左右两侧拉钩平稳置于双侧颈长肌止点内缘。观察生命体征平稳后，置放下方拉钩将头臂静脉、左颈总动脉及主动脉弓等结构向下方牵拉，拉钩尖端固定于胸椎正前方。根据显露范围可将拉钩置于T_2~T_5椎体前方。在T_4~T_5平面时，推开骨膜后放置拉钩，以免损伤胸导管，切忌尖刀切开前纵韧带。T_1~T_3椎体中线骨膜切开后相应左右两侧椎体动脉不会出血，T_4椎体血管应结扎或电灼止血。C形臂X线机定位病灶，常规病灶清除、髓内减压，将取自胸骨柄的自体松质骨置放于人工骨或钛网内行椎间支撑植骨，将颈前路钢板反向预弯成颈胸交界弧度，紧贴胸骨体前方表面固定。剩余部分胸骨柄碎骨植于原胸骨柄开窗处重建胸骨柄。常规结束手术。

（五）术后处理

术后常规使用抗生素3~5天，结核病患者常规使用抗结核药物，肿瘤患者请肿瘤科会诊进行相应治疗。观察患者症状改善及伤口引流情况，待患者好转后行X线、CT、MRI复查，出院前行食道钡餐造影检查，了解钢板螺钉位置与椎体前食道关系。术后3个月、6个月、1年、2年随访患者。

四、典型病例介绍

患者，男，17岁，下肢僵硬乏力半年，胸背部酸痛伴上肢麻木3个月入院。术前诊断：T_1骨折破坏伴不全截瘫。术前胸椎X线正侧位片，正位片可见T_1破坏；术前CT示T_1椎体破坏、颈胸段后凸成角畸形；术前MRI示T_1破坏。手术名称：行经胸骨柄开窗，前路病灶清除，钛笼支撑，钛板内固定术。术后3月复查X线正斜位片，见内固定位置良好；术后3年复查X线正侧位片，见内固定位置良好；术后3年复查CT三维重建，见胸骨柄已重建，外形基本正常；术后三年复查CT，见植骨愈合（图14-35）。

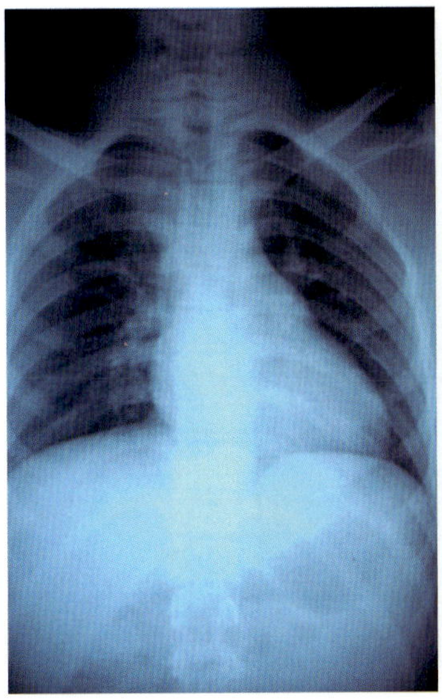

A

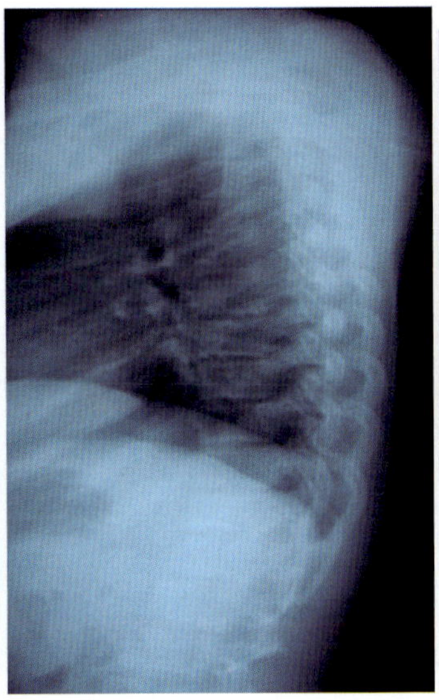

B

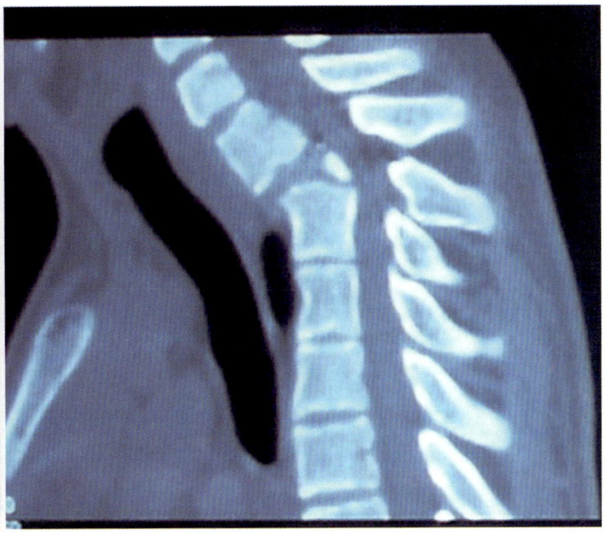

C

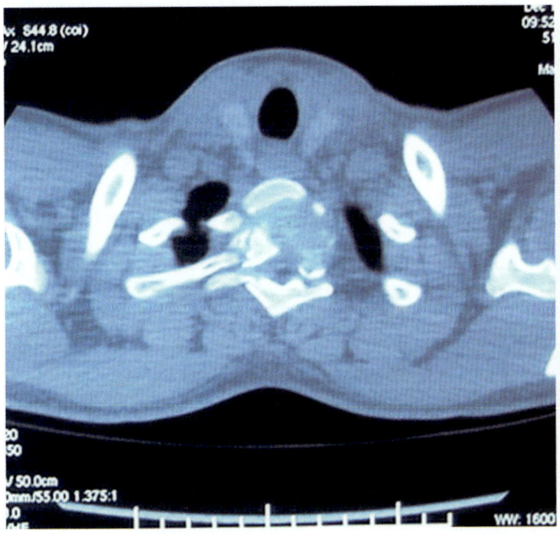

D

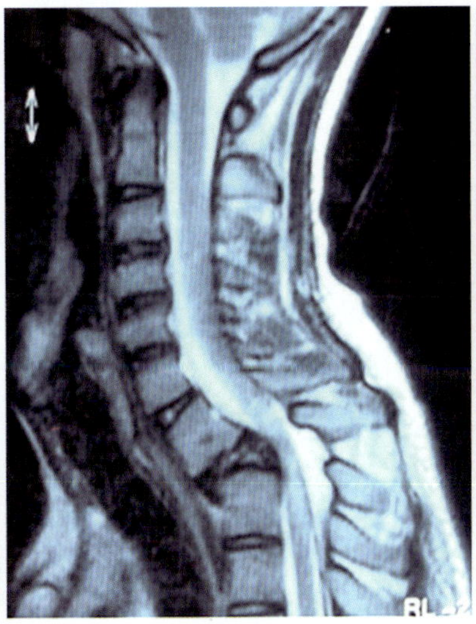

E

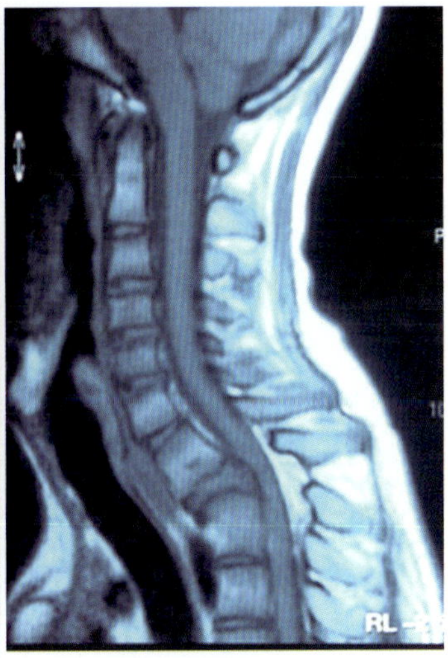

F

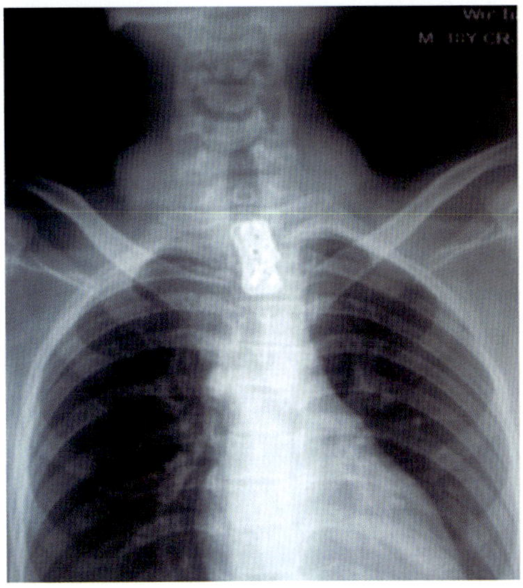

G

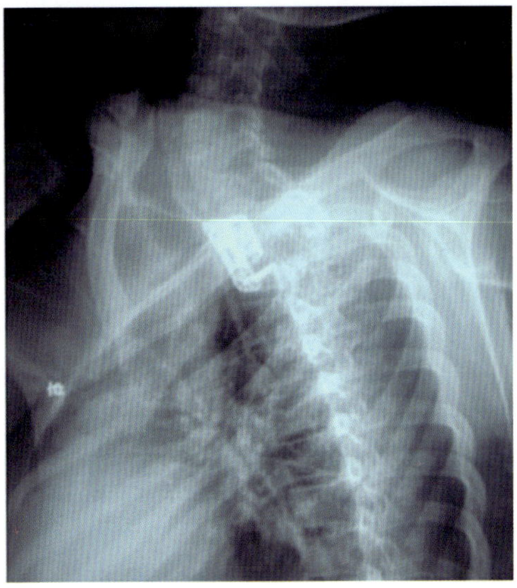

H

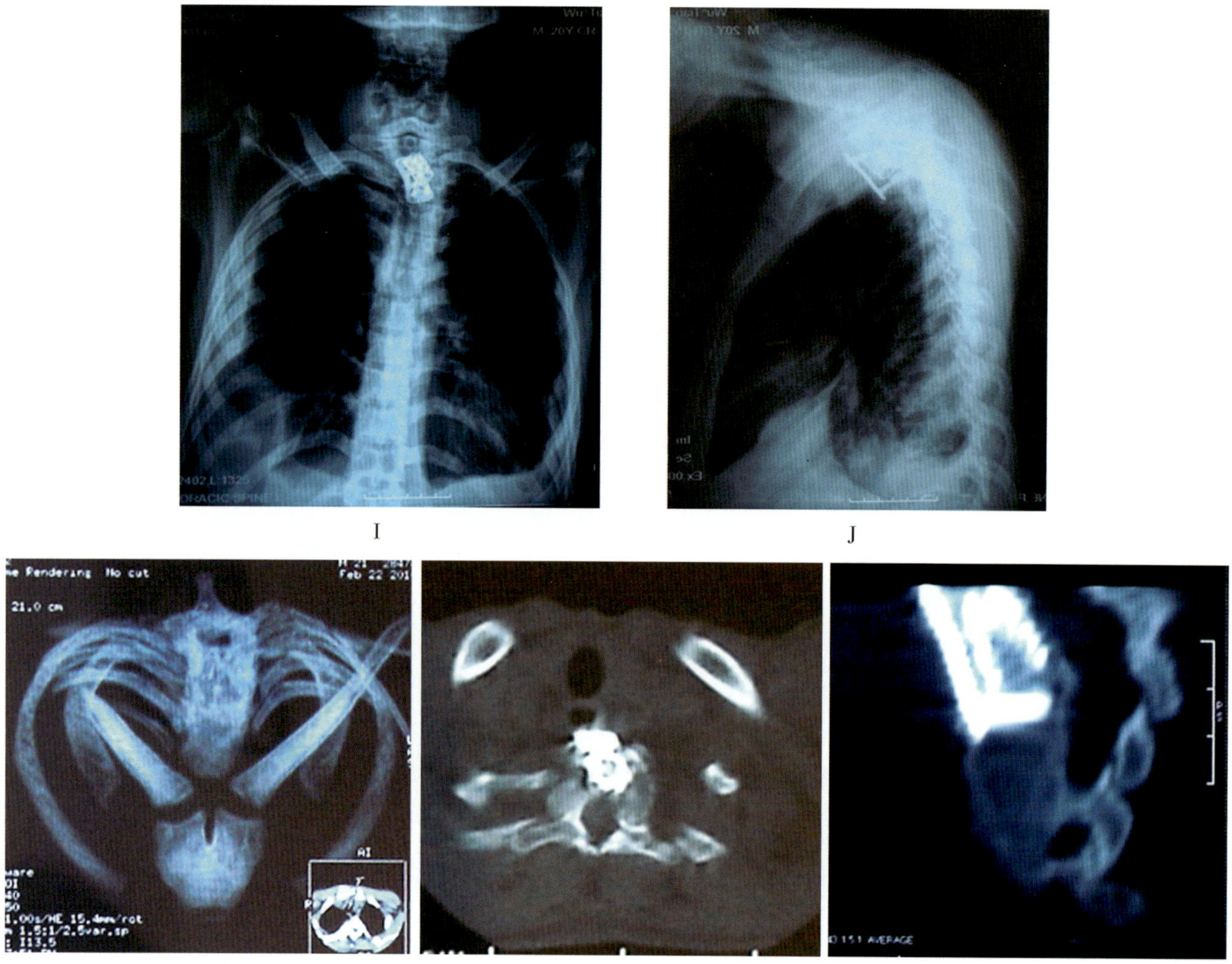

I J K L M

A、B. 术前胸椎X线正侧位片，正位片可见T1破坏；C. 术前CT示T_1椎体破坏、颈胸段后凸成角畸形；D. 术前CT示椎体破坏；E、F. 术前MRI示T_1椎体破坏；G、H. 行经胸骨柄开窗，前路病灶清除，钛笼支撑，钛板内固定术，术后3个月复查X线正斜位片，见内固定位置良好；I、J. 术后3年复查X线正侧位片，见内固定位置良好；K. 术后3年复查CT三维重建，见胸骨柄已重建，外形基本正常；L、M. 术后三年复查CT，见植骨愈合

图14-35 典型病例介绍

五、优点与缺点

（一）优点

1）无须打断锁骨或劈开胸骨，不过多的显露胸廓出口重要的血管神经结构，对呼吸、循环系统影响小；且手术操作时间短、创伤较小，术中出血量较少。

2）术中显露充分，无须特殊器械，采用的骨刀和刮匙、枪钳均要求用长柄即可满足C_7~T_4椎体病变的病灶清除、脓肿引流及钢板内固定术，直视下操作，大血管、神经及脊髓损伤的可能性较小。

3）能彻底清除病灶、脊髓减压、有效地纠正后凸畸形以及重建脊柱稳定性，患者可早期下床活动，减少长期卧床导致的并发症。

4）颈前路钛板厚度较薄且带自锁结构，可预防螺钉的脱出，减少内固定失败的发生；同时有助于植骨块的融合，防止后凸畸形发展和神经损害的加重。

5）采用胸骨柄重建，对成年人不影响双上肢、肩膀的承重和运动功能，对青少年患者不影响胸廓和锁骨的发育。

（二）缺点

1．气管、食管牵向右侧，在显露病灶时有损伤胸导管及左侧喉返神经可能。

2．对于颈胸段椎体疾患合并重度后凸畸形、颈项较短的患者及巨大肿瘤的切除受到限制，强行操作有损伤重要器官的危险。

六、手术要点与陷阱

1）应注意与麻醉师配合，术中采用麻醉机和心电监护仪监测患者生命体征变化。

2）使颈部后伸、尽量下拉双肩，有利于术中病灶的充分显露及术中C形臂X线机透视。

3）该技术要求术者应有颈椎前路手术显露经验，熟练掌握上纵隔解剖结构，术中开窗范围小灯光照明要好。

4）术中显露至胸骨柄边缘，咬除胸骨柄时用咬骨钳尽力保留胸骨柄边缘和胸骨柄后壁和后壁的骨膜，切开骨膜前用手指伸入胸骨柄下方，推开双侧胸膜和保护纵隔内血管和胸腺（小儿）。

5）胸骨后疏松结缔组织采用手指钝性分离，注意保护后方的血管及胸膜返折。

6）显露切口深部时应将气管、食管牵向右下方，防止左侧喉返神经牵拉伤及胸导管损伤，同时两侧显露范围不超过双侧颈长肌边缘，防止引起患者呼吸循环功能紊乱。

7）清除脊髓前方病变组织时要仔细轻柔，避免损伤脊髓；同时应彻底清除病灶，解除脊髓压迫，取得满意的植骨床。

8）术中纠正后凸畸形时应采用监测设备，避免过度撑开，造成脊髓损伤症状加重。

9）施行内固定时，预弯颈前路钛板，使其尽量贴附颈胸段的生理曲度。

10）术中冲洗过程要防止发生纵隔内积液。

11）颈胸段病灶清除、脊髓减压、钛网支撑矫形植骨内固定满意后，在开窗范围内的血管表面上和锁骨上窝内铺垫明胶海绵2层，再植入剩余的胸骨柄碎骨或髂骨，10天后明胶海绵吸收，植骨块之间已粘连，避免碎骨进入纵隔内。

12）术后鼓励患者行排痰、吹气球及卧床功能训练，防止并发症。

七、并发症防范要点

显露病灶时可能损伤胸导管、左侧喉返神经、胸骨后方血管及胸膜返折，应熟悉局部解剖关系；术中减压时应仔细轻柔，彻底清除病灶并防止脊髓损伤。术中撑开时应采用神经监测设备，并避免过度撑开。术中安置钢板时应按照颈胸段解剖弧度预弯钢板，使钢板紧贴椎体前方。术中冲洗过程应避免纵隔积液。术中重建胸骨柄时应在血管表面及锁骨上窝处铺明胶海绵，然后再植碎骨，避免骨粒进入纵隔。

（钟德君　王　清）

第五节 经肩胛下入路手术治疗上胸椎结核

一、适应证与禁忌证

（一）适应证

①可经侧前方胸廓内行T_1～T_6结核病灶清除、减压、植骨融合及内固定术，主要适用于T_3、T_4结核；②形成较大脓肿，严格保守治疗疗效不佳；③影像学显示病灶内较大死骨及空洞形成；④明确的脊髓受压症状、体征及影像学提示硬膜囊、脊髓受压征象；⑤形成经久不愈的窦道；⑥明显的脊柱畸形及脊柱不稳征象；⑦与后路内固定联合治疗上胸椎结核。

（二）禁忌证

①患者合并其他系统严重疾病难以耐受手术者；②患者合并其他脏器结核性病变并处于活动期；③有混合型感染，且中毒症状严重者；④胸膜粘连；⑤内脏器官、大血管畸形。

二、手术方法

（一）术前准备

①术前应用异烟肼、利福平、乙胺丁醇、吡嗪酰胺和（或）链霉素等一线抗结核药物三联或四联抗结核治疗3~6周。②同时加强对症支持治疗，患者营养状况达到血红蛋白＞10g／dL，白蛋白＞30g／L。③结核中毒症状减轻、血沉＜40mm/h、肝功能、肾功能无显著异常时手术。

（二）麻醉

气管插管全身麻醉，如条件许可，建议使用双腔支气管插管使术侧肺萎陷，更有利于显露术野。

（三）体位

侧卧位，将手术床在入路部向上折，使切口部伸展以利于切口内组织及病灶显露。于腋下及腓骨小头处塞入软垫防止腋神经、臂丛神经及腓总神经受压（图14–36）。将入路侧上肢向前上方牵引，使肩胛骨向头侧上举。根据术前影像学检查，手术入路选择在椎体破坏严重、脓肿较大侧。若病灶左右两侧无明显差异时，原则上采用左侧入路或根据术者的习惯选择。

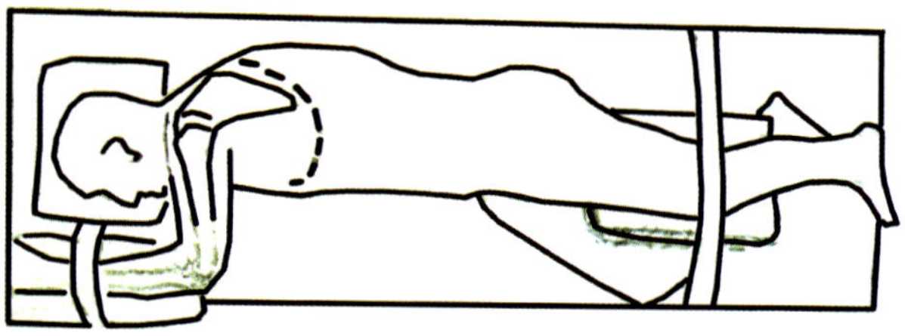

图14–36 手术体位

（四）消毒范围

上至颈根部，下至髂嵴平面，前至胸腹部前正中线，后至卧位侧肩胛骨中线；术侧上肢专门消毒并用治疗巾包裹。

（五）手术操作程序

1）切口与肋骨显露。切口自腋前线向后绕肩胛下角至肩胛骨脊柱缘上段，切开皮肤、皮下、背阔肌、前锯肌、斜方肌外侧部及深层菱形肌，将肩胛骨尽量向上、向前旋转牵开，然后用手指触摸判定肋骨。

2）肋骨切除与病灶显露。将应切除的第二或第三肋骨骨膜用电刀切开后，用骨膜剥离器行骨膜下剥离，肋骨膜剥离完成后，由后方肋骨角自前方腋前线处使用肋骨剪剪断肋骨，修剪取下的肋骨做植骨融合材料（图14–37）。将肋骨膜处切一个小口，以此为起点，用组织剪一边分离壁层胸膜和上方的肋骨膜，一边切开肋骨膜。将肋骨膜向四周提起，使用指尖或花生米样剥离子棉球对壁层胸膜向头尾及四周充分剥离（图14–38）。并用自动拉钩撑开，将椎体侧方胸膜向前方钝性剥离，即可显露出上位胸椎。操作中如壁层胸膜出现破口应立即修补。如需显露更多低位胸椎可将第4肋后部切断，用胸廓撑开器撑开肋骨，扩大显露视野，用肩胛骨拉钩将肩胛骨向头侧牵开。

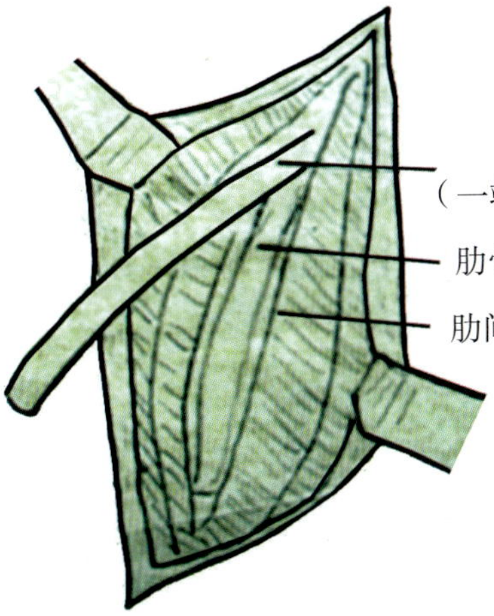

图14–37　肋骨的显露及切除

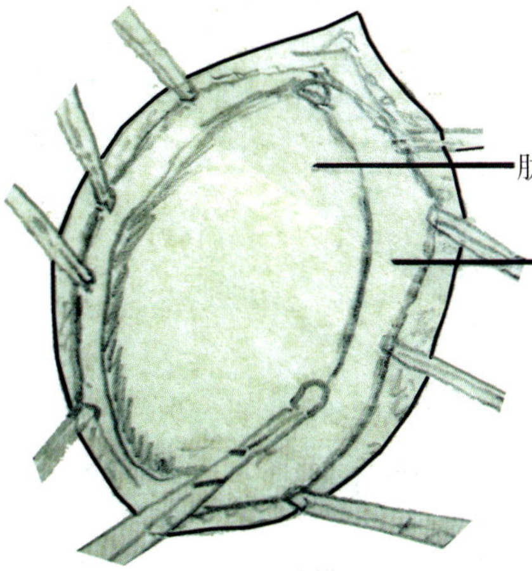

图14–38　胸膜的显露及剥离

3）病灶处理。在病灶周围用盐水纱布保护好，穿刺定位并使用C臂X线机定位病变节段。显露并清除病灶，剪断肋骨做植骨融合，如植骨材料不够可取髂骨植骨，病灶内置入异烟肼0.3 g、链霉素1~2 g，根据患者病情使用或不使用内固定（钉棒系统）。

4）常规安放引流管和胸腔闭式引流管，用关胸器关闭切口，逐层缝合伤口。

（六）术后处理

术后第1天即鼓励患者在床上做翻身活动，术后24h引流量在40mL以内则拔除引流管，行胸椎正、侧位X线片检查，让患者在床上坐起。术后第3天患者在胸腰支具保护下下地行走至X线复查植骨完全融合。术后1周内根据患者切口疼痛症状，给予非甾体类消炎镇痛药。有神经受压症状的患者给予积极的康复训练。特别重视患者上肢（抬肩等）功能锻炼，以免发生肩胛骨周围粘连，肌肉萎缩形成翼状肩胛、凝结肩。术后继续异烟肼、利福平、乙胺丁醇、吡嗪酰胺抗结核治疗一年或一年半，每月复查血常规、血沉、C反应蛋白及肝功能、肾功能。术后3月、6月、1年及2年门诊复查，之后每年或两年一次门诊复查。

三、典型病例介绍

患者，男，63岁，T_4、T_5椎体结核。术前正侧位X线平片示T_4、T_5椎体破坏伴椎旁脓肿形成；术前矢状面MRI示（T1、T2加权扫描）T_4、T_5椎体破坏伴椎旁脓肿形成；术前横断面MRI示T_4、T_5椎体结核椎旁脓肿形成，T_4椎体右侧横突破坏，硬膜囊受压。经肩胛下入路T_4、T_5结核病灶清除、减压、植骨融合及内固定术。术后胸椎正侧位X线片示植骨及内固定位置良好（图14–39）。

四、优点与缺点

（一）优点

1）肩胛下入路可直接从侧前方三维显露上胸椎，无须牵拉重要神经、血管等结构，病灶显露好、风险小。

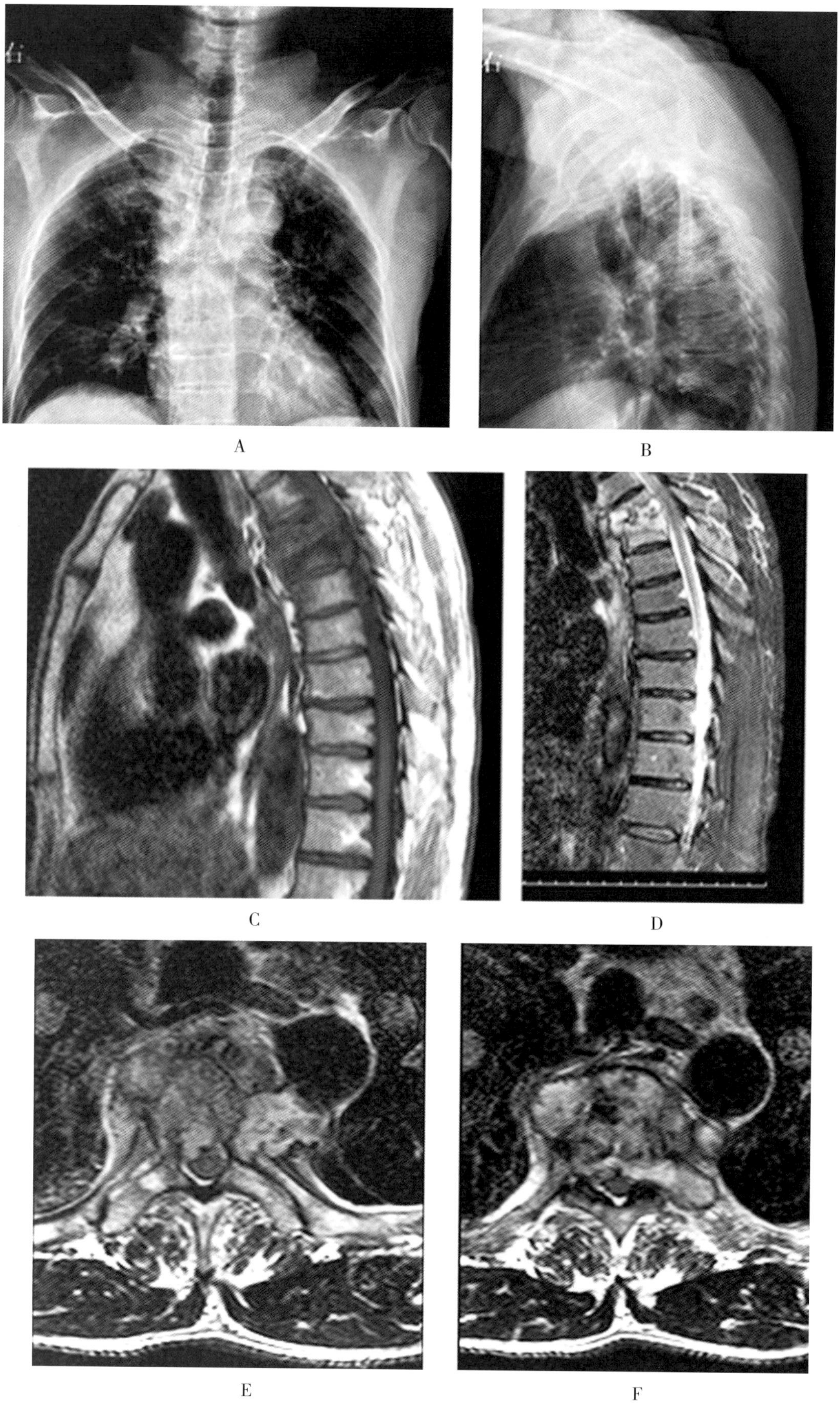

A B C D E F

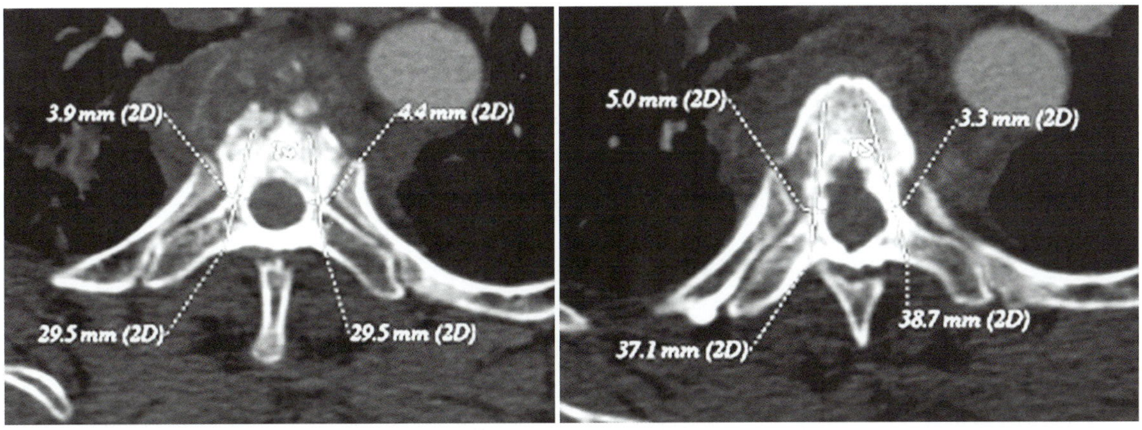

G

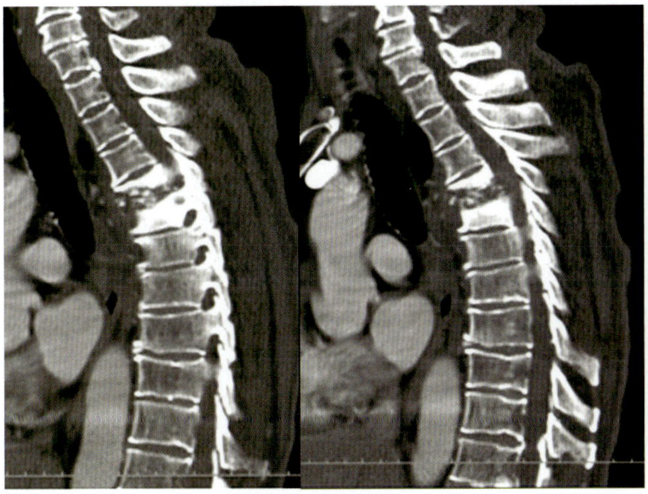

H

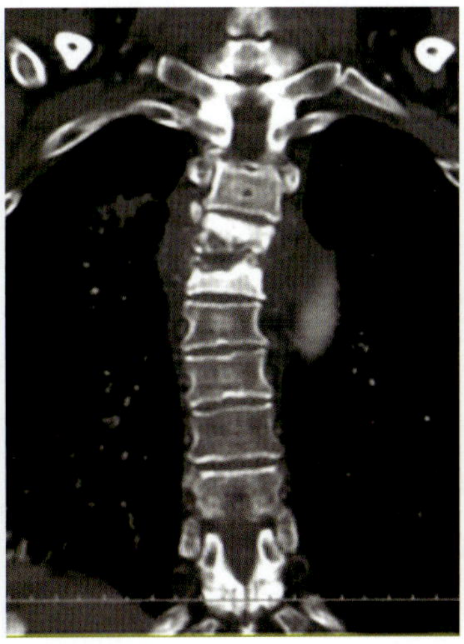

I

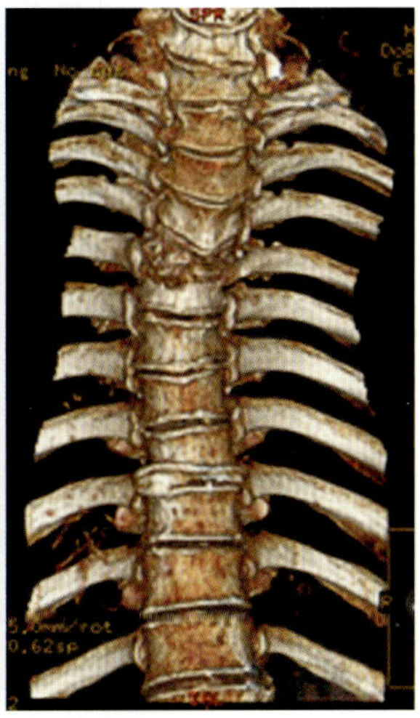

J

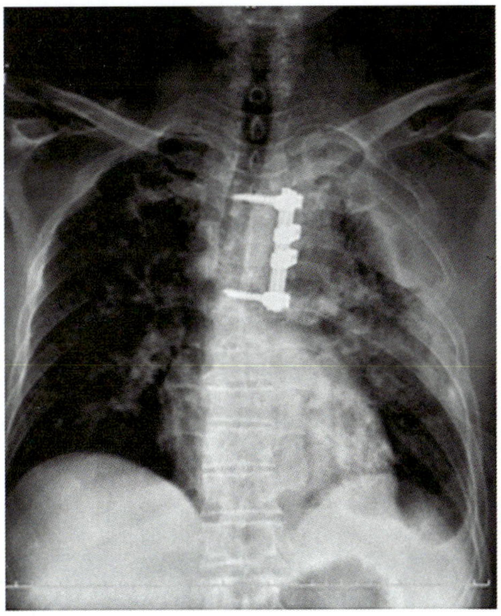

K

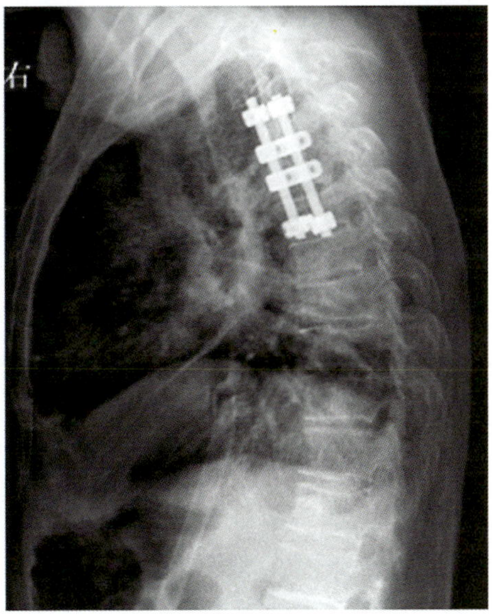

L

A、B．术前正侧位X线平片示T_4、T_5椎体破坏伴椎旁脓肿形成；C、D．术前矢状面MRI示（T1、T2加权扫描）T_4、T_5椎体破坏伴椎旁脓肿形成；E、F．术前横断面MRI示T_4、T_5椎体结核椎旁脓肿形成，T_4椎体右侧横突破坏，硬膜囊受压；G．术前CT横断面检查；H．术前CT矢状面重建示T_4、T_5椎体破坏；I．术前CT冠状面；J．术前表面三维重建CT；K、L．术后胸椎正侧位X线片示植骨及内固定位置良好

图14-39 典型病例介绍

2）经胸入路直视下手术，对严重畸形，通过椎体间支撑植骨，可阻止胸廓塌陷及后凸畸形加重。

（二）缺点

1）要切断肩胛下角下缘和内侧缘所附着的肌肉才能向上撑开肩胛骨，手术创伤较大。术后需注意防止肺不张。

2）畸形矫正效果较差，故一般不单独用于重度僵硬性角状后凸畸形的治疗。

五、手术要点与陷阱

手术可能导致胸长神经损伤、肋间神经损伤、肺组织损伤、胸膜损伤、大血管损伤、胸导管损伤、脊髓损伤及交感神经干损伤等。

1）切开斜方肌时应尽量靠近棘突侧，避免损伤副神经的外侧支，切开前锯肌时尽可能靠近尾侧，可避免损伤胸长神经。

2）肋间神经沿肋骨下缘走行，并与肋间血管伴行，剥离肋骨时沿骨膜下剥离避免损伤肋间神经。

3）熟悉胸腔内的解剖结构。

4）使用撑开器撑开肋骨前，胸膜剥离一定要充分，可避免胸膜损伤，一旦发现胸膜损伤应立即修补，如修补困难，术毕安放胸腔闭式引流；使用双腔支气管插管使术侧肺萎陷，有利于显露术野，关闭切口前麻醉医师鼓肺，检查有无肺损伤及胸膜损伤；若结核病灶侵犯肺组织，请胸外科医师行肺组织修补。

5）胸椎旁的大血管术前分析是否与椎体及脓肿粘连，分离大血管时一定要用手指紧贴椎体骨膜表面，从术侧轻柔推进至病灶对侧后，用压肠板保护牵开。

6）胸导管起于L_1或L_2椎体前方的乳糜池，沿胸椎椎体右侧向上行至T_5椎体后跨过椎体沿椎体左侧上行注入左是锁骨下静脉，术中清楚辨认胸导管避免损伤。

7）鉴于脊柱矫形的病例多节段结扎单纯节段血管出现脊髓损伤致瘫痪的报道，尽可能不要过多的结扎节段血管，结扎节段动脉在严格脊髓监护（如SEP、MEP监测等）下进行。

六、并发症防范要点

1）最常见的术后并发症有肺不张、肺部感染、气胸、胸腔积液、血胸等，术后鼓励患者咳痰，深呼吸，加强肺功能锻炼，必要时安放胸腔闭式引流管，及鼓励患者尽可能早的下床活动。

2）乳糜胸：胸导管损伤所致，术中避免损伤胸导管。术后予低脂饮食或禁食，静脉营养一周，一般可自愈，如上述措施无效，需手术行瘘口结扎或胸导管结扎。

3）瘫痪：严重的术后并发症，可由术中操作损伤脊髓、椎管前方的血肿、植骨块移位及脊髓血供减少等造成。

4）大血管损伤，最严重并发症，可致患者术中立即死亡，为术后操作不慎或大血管受到侵蚀，大血管与椎体、坏死组织粘连严重所致。术前分析大血管与椎体及脓肿粘连情况，剥离大血管时一定小心；一旦怀疑大血管损伤，立即请血管外科专家协助处理。

5）交感神经干损伤：将椎体侧方的胸膜向前剥离后，仔细辨认纵行与肋骨头处的交感神经干，将其钝性向后剥离。

6）肩关节活动障碍：较常见，一般为轻度肩关节活动障碍，术后加强肌肉功能锻炼，90%以上患者术后半年基本恢复正常。

（李广州　王　清　钟德君）

参考文献

[1] 黄孝迈. 手术学全集胸外科卷[M]. 北京：人民军医出版社，1995：33–51.

[2] 金大地，陈建庭，张浩，等. 一期前路椎体间植骨并内固定治疗胸腰椎结核[J]. 中华外科杂志，2000，32(12)：900–902.

[3] 肖建如，贾连顺，袁文，等. 上胸椎肿瘤的手术途径及术式探讨[J]. 中华外科杂志，2001，39(5)：352–355.

[4] 肖嵩华，王岩，刘郑生，等. 经改良的上胸椎前方手术入路切除上胸椎椎体[J]. 中国矫形外科杂志，2003，11(13)：882–884.

[5] 田慧中."田氏脊柱骨刀"在矫形外科中的应用[J]. 中国矫形外科杂志，2003，11(15)：1073–1075.

[6] 王自立，杨伟宇，金卫东，等. 病变椎体部分切除、髂骨植骨及内固定术治疗脊柱结核[J]. 中国脊柱脊髓杂志，2004，14(12)：716–719.

[7] 阮狄克，金卫东，乔永东，等. 超短程化疗方案及病椎部分切除手术治疗脊柱结核[J]. 中华骨科杂志，2005，25(2)：79–85.

[8] 张宏其，陈凌强，肖勋刚，等. 前后路内固定手术治疗胸腰段脊柱结核的对比研究[J]. 脊柱外科杂志，2006，4(4)：193–199.

[9] 袁文，贾连顺. 脊柱手术入路学[M]. 北京：人民军医出版社，2007：77–141.

[10] 王清，谭美云，冯大雄，等. 胸骨柄开窗前方显露上胸椎的解剖学及临床可行性观察[J]. 中国脊柱脊髓杂志，2007，17(3)：165–168.

[11] 张光铂，吴启秋，关骅，等. 脊柱结核病学[M]. 北京：人民军医出版社，2007：317–355.

[12] 田慧中，刘少喻，马原. 实用脊柱外科学[M]. 广州：广东科技出版社，2008：550–557.

[13] 王自力，王骞. 脊柱结核的手术策略[J]. 中华骨科杂志，2010，30(7)：717–723.

[14] 马原，刘少喻，曾昭池. 脊柱外科内固定技术[M]. 北京：人民军医出版社，2010：193–201.

[15] 王高举，王清，王松，等. 胸骨柄开窗入路治疗颈胸段椎体疾患的临床观察[J]. 四川医学，2010，31(6)：816–818.

[16] 田慧中，梁益建，马原，等. 用田氏骨刀作全椎板切除减压治疗胸椎黄韧带骨化症[J]. 中国矫形外科杂志，2010，18(20)：1693–1696.

[17] 于乐文，刘彬，李磊，等. 一期前路病灶清除植骨内固定治疗胸腰椎结核[J]. 中外医学研究，2011，9(30)：127–128.

[18] 王解生，李晶，盖景颖，等. 一期前后路联合手术治疗胸腰椎结核并瘫痪[J]. 中国医药导报，2011，8(20)：79–80.

[19] 于滨生，芮钢. 脊柱手术关键技术图谱[M]. 北京：人民军医出版社，2011：95–112.

[20] 田慧中，李明，王正雷. 胸腰椎手术要点与图解[M]. 北京：人民卫生出版社，2012：245–346.

[21] 田慧中，张宏其，梁益建. 脊柱畸形手术学[M]. 广州：广东科技出版社，2012：1–483.

[22] Boerger TO，Limb D，Diekson RA. Does 'canal clearance' effect neurological outcome after thoracolumbar burst fractures[J]. J Bone Joint Surg Br，2000，82：629–635.

[23] Cormican L，Hammal R，Messenger J，et al. Current difficulties in the diagnosis and management of spinal tuberculosis[J]. Postgrad Med J，2006，82(963)：46–51.

[24] Hodgson AR，Stokes FE. Anterior spinal fusion：a preliminary communication on the radical treatment of Pott's disease and Pott's paraplegia[J]. Br J Surg，1956，44(185)：266–275.

[25] Hodgson AR，Stock FE. Anterior spinal fusion for the treatment of tuberculosis of the spine.The operative findings and results of treatment in the first one hundred cases[J]. J Bone Joint Surg(Am)，1960，42(2)：295–310.

[26] Hodgson AR，Stock FE，Fang HS，et al. Anterior spinal fusion：the operative approach and pathological findings in 412 patients with pott S disease of the spine[J]. Br J Surg，1960，48(1)：172–178.

[27] Howard S An，Lee H Riley Ⅲ. 脊柱外科手术图谱[M]. 阎作勤，董健，姚振均，译. 上海：复旦大学出版社，2006：263–268.

[28] Jin D，Qu D，Chen J，et al. One–stage anterior interbody autografting and instrumentation in primary surgical management of thoracolumbar spinal tuberculosis[J]. Eur Spine J，2004，13(2)：114–121.

[29] Nene A，Bhojraj S. Results of nonsurgical treatment of thoracic spinal tuberculosis in adults[J]. Spine J，2005，5(1)：79–84.

[30] Patrick W.Tank，Thomas R.Gest. LWW解剖图谱[M]. 钟世镇，欧阳钧，译. 北京：北京科学技术出版社，2010：160–208.

[31] Peng Xiu，Dan Shui，Qing Wang，et al. Anatomic and Morphometric Analysis of Manubrium Sterni as a Source of Autograft for Anterior Cervical

Fusion Surgery Using Quantitative 3-Dimensional Computed Tomographic Scans [J]. SPINE, 2012, 37 (16): E935 - E941.

[32] Robert G. Watkins. 脊柱外科手术径路 [M]. 王自立，党耕町，译. 北京：人民卫生出版社，2008：72-84.

[33] Sundaresan N, Shah J, Foley KM, et al. An anterior surgical approach to the upper thoracic vertebrae [J]. J Neurosurg, 1984, 61 (10): 686-690.

[34] Seol HJ, Chung CK, Kim HJ. Surgical approach to anterior compression in the upper thoracic spine [J]. J Neurosurg, 2002, (3 Suppl): 337-342.

[35] Sundararaj GD, Behera S, Ravi V, et al, Role of posterior stabilisation in the management of tuberculosis of the dorsal and lumbar spine [J] .J Bone Joint Surg Br, 2003, 85 (1): 100-106.

[36] Schwender JD, Holly LT, Reuben DP, et al. Minimally invasive transforaminal lumbar interbody fusion (TLIF) technical feasibility and initialresults [J]. Journal of Spinal Disorder&Techniques, 2005, 18 (suppl 1): S1-6.

[37] TAMURA M, SAITO M, MACHIDA M, et al. A transstemoclavicular approach for the anterior decompression and fusion of the upper thoracic spine. Technical note [J]. J Neurosurg Spine, 2005, 2 (2): 226-229.

[38] Zhang HQ, Guo CF, Xiao XG, et al. One-stage Surgical Management for Multilevel Tuberculous Spondylitis of the Upper Thoracic Region by Anterior Decompression, Strut Autografting, Posterior Instrumentation, and Fusion [J]. J Spinal Disord Tech, 2007, 20 (04): 263-267.

第十五章　脊柱结核的后路手术

第一节　胸腰椎结核后入路手术的优点与适应证

脊柱结核约占骨结核的50%，其中，又以胸腰段脊柱结核最为常见，其主要累及脊柱的前、中柱，一般很少累及椎板及其附件结构。目前常见手术方法有一期前路病灶清除、椎体间植骨融合内固定术。该术式经胸入路、经胸胸膜外、经腹入路、经腹膜外入路，手术创伤大，而且椎体往往受结核病灶的侵蚀，椎体质量差，要达到病灶清除、植骨、减压并不困难，但内固定矫形效果难以满意。经一期或分期前路病灶清除、椎间植骨融合、后路内固定术，手术创伤更大，若先行后路矫形固定再行前路病灶清除，则有在脓肿尚未清除的情况下，行矫形可能会使前方病灶对脊髓的压迫进一步加重，从而导致瘫痪加重；此外，这两类手术费用都很昂贵，术中、术后并发症也较多。故此，长期以来，各国一直在探寻一种对脊柱结核疗效好、创伤小、费用低的手术方法，但目前鲜有报道。

长期以来，多数学者都认为，经后路咬除椎板进行病灶清除，首先是破坏了后柱正常结构，使得脊柱更趋于不稳；其次，把椎体前方的病变播散到椎管内和后方的椎板棘突，可能会导致感染性脑脊髓膜炎以及后方结构的持续破坏；再者，后方入路显露空间有限，病变清除往往不易彻底，还有并发脊髓损伤的风险，因而多数学者不主张采纳该入路。

近年，笔者与同事们设计了全新的微创理念术式，即单纯经后路的IFDITF技术（internal fixation, debridement and interbody thoracic fusion technique）：术中切除一侧小关节及同侧部分椎板，并酌情切除其上方或下方肋横突关节及与病变间隙相对应的一小段肋骨（约5cm），以扩大手术视野，从后方入路做病灶清除、椎体间的植骨融合。从随访的结果来看，是安全可靠的，而我们的理解是：①胸椎由肋骨和前方的胸骨相连接，因有胸廓的保护，咬除一侧的小关节对于脊柱稳定性的影响相对较小；②术中棘突间及椎板间均行植骨融合，实际上是对后柱结构进行了重建；③穿过三柱的椎弓根螺钉具有良好的支撑作用，加之胸廓有较强的抗扭转、抗屈曲能力，使得病变节段相对牢固；④术中只破坏一侧小关节，而另一侧关节则是保持完整的，对于整体稳定性影响不大。当然，某些学者担心结核病灶播散到后方，可能会引起椎管内感染、脊髓感染，甚至是逆行性脑膜炎等严重并发症。从完成的近千例后路手术经验来看，尚未见此类并发症的发生。原因考虑如下：①从后方打开关节突关节并去除一小段肋骨后，可获270° 的术野清除病灶，同时因伤口引流管放置于残腔位置，在病人平卧位状态下，更有利于病灶内残留物的体位引流，这一点是前路手术不可比拟的；②术前行强化抗结核对结核细菌的活力起到了一定的灭活作用；③脊髓及大脑除有硬膜保护，神经组织周围还有软脊膜保护，结核菌难以穿透诸多屏障；④选择该入路的病例结核病灶均较局限，且以一侧为主，没有大的流注脓肿，通过该术式能够达到较彻底病灶清除的目的。

单纯后路术式相对于其他术式而言，其优点是能够在一个切口内同时完成病灶清除、脊髓减压、脊柱畸形矫正、前方椎体间植骨内固定，且术中对肺功能的要求相对较小，不需单肺通气，即使有严重的胸膜粘连也不影响手术的操作，患者术后肺不张、肺部感染、乳糜胸等并发症少，术后恢复快；同时能直视下行椎管减压，且减压从前方、侧方及后方各个方向均得到理想减压，脊髓减压充分彻底。当然，该术式也是有着较为严格的适应证，一般适用于结核病灶相对局限的病例，且对术者的手术技巧要求较高；对于流注脓肿较大、破坏椎体节段较多的脊柱结核，前路手术仍然有着无法替代的优势。

（张宏其）

第二节　单纯一期后路内固定病灶清除椎体间植骨治疗上胸段脊柱结核

一、概述

上胸椎脊柱结核，因髓外椎管的缓冲间隙小，容易导致高位截瘫的不良后果，治疗相当棘手。同时，上胸椎周围结构复杂，前方有大血管、肺脏及胸骨，周围有肋骨、肩胛骨，解剖比较复杂、显露困难，因而对于上胸椎脊柱结核治疗的手术入路多样，但都不能达到理想的显露效果，且创伤大，并发症多。本节主要阐述单纯一期后路病灶清除、椎体间植骨内固定术。

二、适应证与禁忌证

（一）适应证

结核病灶相对局限，主要累及单间隙病变或单椎体病变，无大的流注脓肿。

（二）禁忌证

结核病灶累及范围大，尤其是伴有多个椎体破坏或伴有大的流注脓肿，预计后路手术难以达到较彻底清除病灶、牢固植骨的效果；心功能、肺功能、肝功能、肾功能不全，难以耐受手术。

三、手术方法

（一）术前准备

对于无明显瘫痪症状的3例患者，术前常规每天一次使用异烟肼0.3g、利福平0.45g和乙胺丁醇0.75g、链霉素0.75g 肌肉注射，抗结核治疗2~4周；加强营养，积极纠正患者贫血及低蛋白血症；对于无瘫痪症状的患者等血沉恢复正常或明显下降时进行手术（一般血沉<60mm/h）；对于瘫痪进行性加重或完全性截瘫的患者需尽快手术治疗。术前常规予颅环弓牵引制动，按X线、CT、MRI等资料确定病椎及脓肿位置。

（二）麻醉

全身麻醉，气管内插管。

（三）体位

俯卧位于弓形架上，颅环弓维持牵引。

（四）手术操作步骤

气管插管全身麻醉后，患者取俯卧位，颅环弓置于头架上，维持牵引重量3kg。以病椎为中心向上下延伸2~3个椎体沿棘突作纵形切口，切开皮肤皮下组织，沿棘突和椎板剥开两侧的骶棘肌。C形臂X线机透视将病椎定位准确后，在病变上下椎体置钉或钩，病变位于T_1、T_2位置，置钉位置需跨越至颈段的，一般在C_7置入椎弓根螺钉，C_6置入侧块螺钉。先将病灶破坏相对较轻的一侧用临时固定棒固定好，避免减压、病灶清除时，因脊柱不稳而导致损伤脊髓。先用棘突剪去除病椎位置对应的棘突，小号枪式咬骨钳咬除病变破坏较重或脓肿较多一侧的椎板及黄韧带，并切除减压一侧病变对应肋骨的5cm（包括肋骨头）。同时切除病椎一侧的关节突、椎弓根和横突，为使视野开阔，可切断并结扎病椎相应该侧的一根肋间神经，用神经剥离子先将脊髓后纵韧带分离好，再用神经根拉钩将脊髓保护好，显露椎管前侧方及前方的结核病灶。尖刀切开后纵韧带，用不同角度的刮勺从侧前方清除结核病灶及死骨，为使病灶清除相对彻底，术中使用导尿管伸入脓腔进行加压冲洗，并用负压抽吸。待病灶清除干净、椎管减压彻底后，休整好病椎上下对应面（要求创面渗血），经后方在椎体间嵌入适当大小的自体骨或者异体块状骨。双侧交替换棒予以矫形固定，并在植骨块上下椎体间适当加压嵌紧植骨块后，确认脊髓无挤压。术中再次透视确定后凸畸形矫正、植骨块及内固定位置满意后，过氧化氢及生理盐水反复冲洗术野，然后在棘突及椎板缺如区域植入自体或异体骨块，其余小关节及椎板处植入自体及异体骨条，局部用链霉素1.0g，异烟肼0.3g。放置引流，关闭切口。

（五）术后处理

术后应用抗生素48h，引流量＜50mL /24 h 拔除伤口引流管，2 周左右拆除伤口缝线。尽早下床戴支具活动。术后HRES 四联药物抗结核治疗2 个月，然后HRE 三联抗结核药物治疗9~15 个月。术后半年支具保护，忌弯腰负重。每月门诊复查1 次，监测ESR、肝、肾功能，每3 个月拍X 线片检查1 次。

四、典型病例介绍

患者术前影像学资料显示T_4椎体破坏、塌陷，椎体周围脓肿较局限，无流注脓肿形成，脓肿向后压迫脊髓明显，术前后凸角度为30°，术前神经功能ASIA分级为C级；经病灶清除、植骨、内固定术后，内固定位置及后凸畸形矫正满意。术后随访，脊髓压迫完全解除，植骨融合良好，神经功能恢复良好，ASIA分级E级（图15-1）。

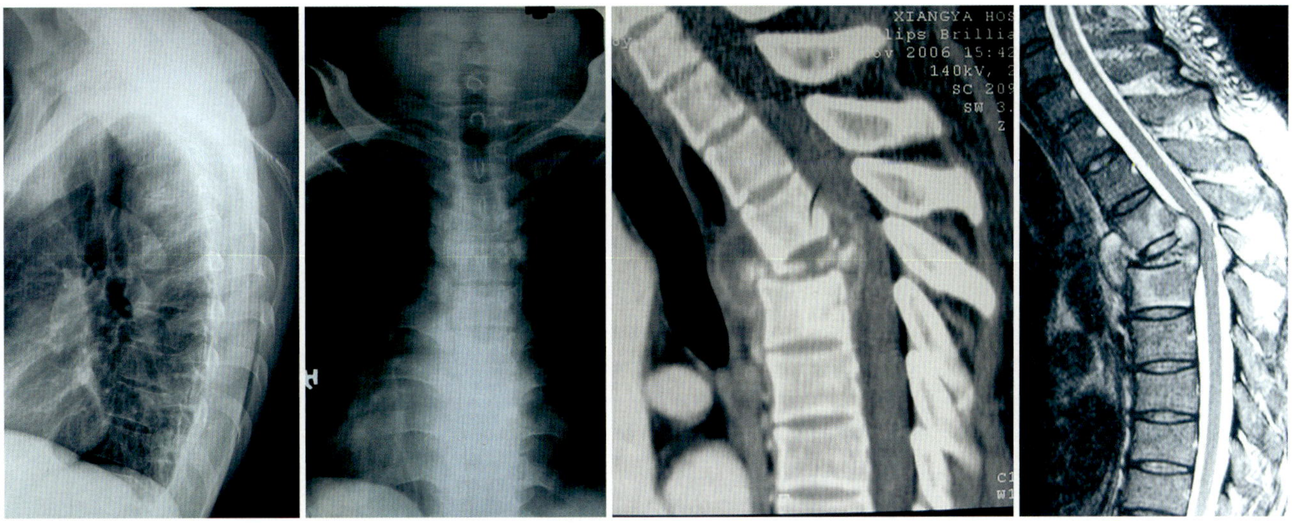

A　　B　　C　　D

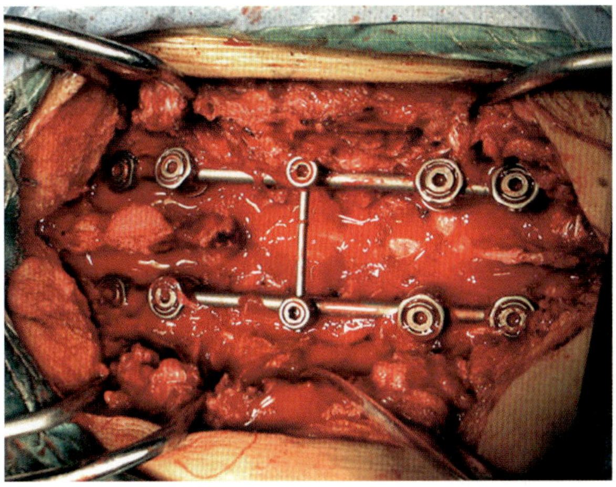

E

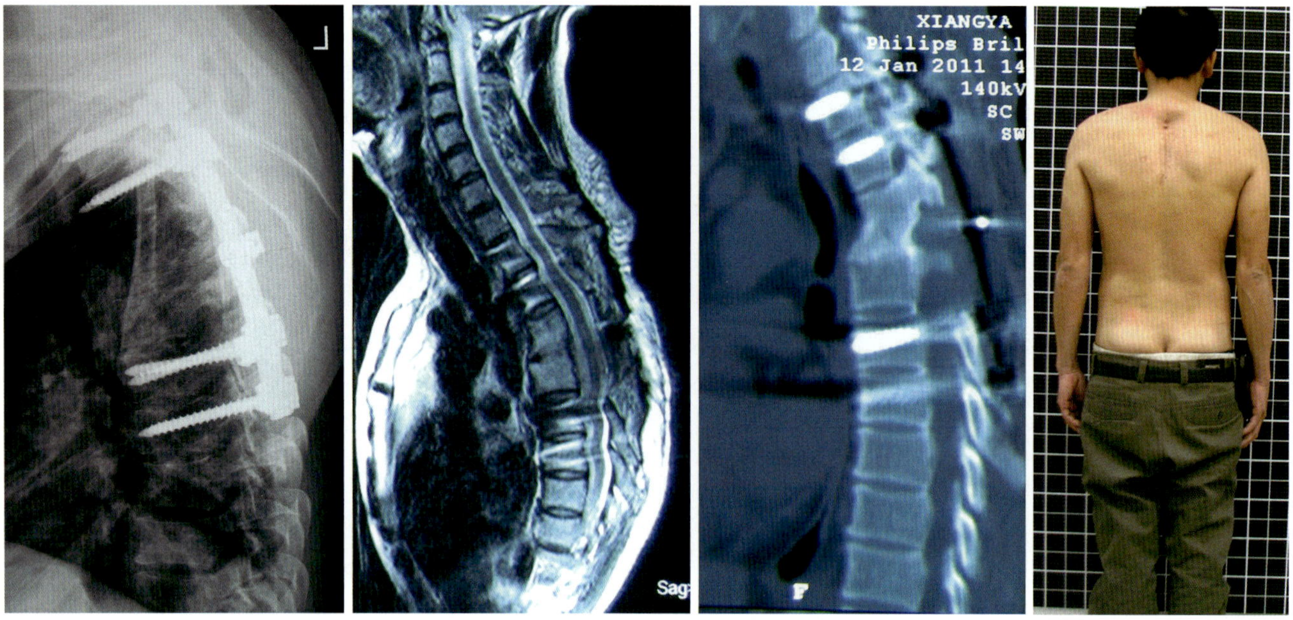

F　　G　　H　　I

A~D. 术前影像学资料显示T_4椎体破坏、塌陷，椎体周围脓肿较局限，无流注脓肿形成，脓肿向后压迫脊髓明显，术前局部后凸角度为30°；E. 行单纯一期后路病灶清除、植骨、钉棒系统内固定；F. 术后X线片示内固定位置及后凸畸形矫正满意；G–H. 术后随访，脊髓压迫完全解除，植骨融合良好；I. 术后随访，人体背面观，患者神经功能恢复良好

图15–1　典型病例介绍

五、手术并发症的防治

1. 脊髓损伤　胸椎管容积小、缓冲空间小、术中操作视野有限，因此术中需切除一侧小关节及小段肋骨，扩大操作空间；同时，操作时要仔细，注意手法的轻巧和准确，此并发症一般是可以避免的。

2. 大血管损伤　病灶前方有胸主动脉和下腔静脉，在清除前方病灶的时候若盲目扩大向前方区域的范围，有可能会损伤到大血管，引起大出血致休克死亡。因而，术中操作应在椎体骨性边缘范围内行病灶清除，切勿盲目扩大和在软组织中粗暴操作。

3. 脊髓缺血　脊髓的供血源于主动脉，如果结扎的节段血管过多，可能引起脊髓缺血瘫痪，尤其是T_2~T_4节段，特别要引起注意。为避免该并发症，术前对于有糖尿病的患者，需控制好血糖，术中尽量不要结扎过多的节段血管，尤其是不能两侧同时结扎，一旦出现该并发症，术后积极予以改善微循环、营养神经、脱水、高压氧治疗。

4. 胸膜损伤　手术中切除肋横突关节、肋骨或推移胸膜时，可造成损伤，导致气胸，一般血胸及血气胸少见。术中缝合伤口前，需鼓肺检查，多能发现，一般在损伤处及时修补即可。术后若发现气胸量较大者，可行胸腔闭式引流术。

5. 内固定断裂、松动　术中根据情况，上下固定的范围可选择各1~2对螺钉，以保证固定牢靠；术中尽量将病灶清除彻底，避免复发；植骨块植入后加压使其牢靠，避免植骨不融合；术后合理抗结核；术后支具保护下活动。

6. 植骨不融合　首先需严格把握手术适应证，避免术中病灶清除不彻底导致植骨块被病变浸润；植骨块接触面积要足够，避免植骨因强度不够而断裂；植入后注意螺钉间适当加压使其卡压牢固；术后坚持抗结核时间至少1年以上，避免不规则用药导致复发。

六、优点与缺点

（一）优点

①能够在一个切口内同时完成病灶清除、脊髓减压、脊柱畸形矫正、植骨内固定；②术中对肺功能的要求相对较小，不需单肺通气，同时即使有严重的胸膜粘连也不影响手术的操作，且手术对肺功能的影响小，创伤小，患者术后肺不张、肺部感染、乳糜胸等并发症少，术后恢复快；③直视下行椎管减压，且减压从前方、侧方及后方各个方向均得到理想效果，脊髓减压充分彻底，特别适合有脊髓压迫而造成瘫痪的病人；④术中使用的椎弓根螺钉，不仅可以加强脊柱前、中、后三柱稳定，有效恢复脊柱的正常生理曲度，还能够通过椎弓根系统加压纠正后凸畸形，通过“弓弦原理”进一步解除脊髓压迫，并且术中加压植骨块，使得植骨块的贴合更为牢固；⑤术中切除一侧的肋骨、横突及小关节，对于累计单间隙的病灶的显露，是完全能够满足操作要求的。

（二）缺点

适应证相对较窄，对于并发较大流注脓肿、破坏的椎体节段较多的脊柱结核，相对于前路手术而言，术中显露的视野不够，通过该入路是难以达到满意的病灶清除及理想的植骨效果。

（张宏其　唐明星）

第三节　单纯一期后路病灶清除椎体间植骨融合内固定治疗胸椎结核

一、概述

关于胸椎结核的手术治疗，目前有多种术式，比如一期前路病灶清除、椎体间植骨融合内固定术；一期或分期前路病灶清除、椎间植骨融合、后路内固定术；单纯后路病灶清除、椎体间植骨内固定术等。本节主要阐述单纯后路病灶清除、椎体间植骨内固定术。本术式根据胸椎的解剖特点，切除一侧胸椎小关节，并酌情切除上方或下方一肋横突关节及小段肋骨，扩大手术视野，进行椎体间融合治疗胸椎结核。

二、适应证与禁忌证

（一）适应证

首先是单节段胸椎结核，椎旁脓肿不大，估计能较彻底清除的，其次要至少有如下情形之一：①明显骨质破坏造成椎体塌陷、椎体不稳的；②脓肿、干酪样坏死物质压迫脊髓神经，神经症状明显或进行性加重的；③形成明显后凸畸形（SI>15°）或畸形进行性加重的；④形成大空洞、明显死骨的。对于病灶以椎间盘为中心的、椎体病灶破坏在椎体中后2 /3 的及病灶偏于一侧的，尤其适用；上胸段病变，估计前路手术风险极大的，也比较适用。

（二）禁忌证

①一般情况差，有严重贫血、低蛋白血症等，或者心、肺、肝、肾等重要脏器功能低下，不能耐受手术者；②其他部位有活动性病灶者；③抗结核药物疗效差，或对抗结核药物耐药者；④伴有椎体前巨大脓肿，或远处流注脓肿以及前侧窦道形成的；⑤多节段结核，单纯后路不能完成病灶清除的。

三、手术方法

（一）术前准备

所有病例术前除常规X 线片、CT、MRI、测ESR、CRP 外，另外胸片、心电图排除心肺手术禁忌疾病。正规抗结核化疗和全身支持治疗，以异烟肼0.3 g、利福平0.45 g、乙胺丁醇0.75 g，每日顿服持续2~4 周。血沉和C 反应蛋白逐渐下降，结核中毒症状明显改善，全身营养状况好转，进行手术治疗。

（二）麻醉

全身麻醉，气管内插管。

（三）体位

取俯卧位于弓形架上。

（四）手术操作步骤

1）切口为后正中切口，以病椎为中心，暴露病椎上下各2~3 个健康椎体的棘突、椎板及横突，病灶清除侧暴露到横突外侧5 cm 左右。

2）在病椎上、下健康的2 个椎体上各打入2 枚椎弓根钉，如病椎破坏小于椎体一半亦可在病椎健侧置钉、安装健侧临时原位固定棒。

3）可适当增加固定节段，但病椎上下一般不超过2~3 个椎体，上胸椎按情况可予横突钩固定或加强固定。

4）按影像学提示，将相应病椎骨质破坏多的一侧作为病灶清除侧，对侧棒先锁紧，手术床向对侧倾斜约30°。

5）去除该侧目标间隙（病灶累及椎间隙）下位椎体的横突及同序数肋骨及肋骨头共约5cm（图15–2A），结扎肋间血管，必要时切除该段肋间神经。

6）切除该侧关节突关节，切除椎板至椎弓根内侧缘，并小心剥离骨膜连同壁胸膜直至病椎侧前方（图15–2B）。

7）清除椎旁脓肿，以刮匙刮除坏死骨质，向后方刮除时要轻，以防器械突入椎管。过氧化氢及生理盐水冲洗，可用软质导管辅助冲洗，配合吸引清除深处脓液及坏死组织。

8）将手术床摇平，安装椎间隙入路侧固定棒，松开临时原位固定棒，再依次按后凸矫形需要和（或）生理曲度弯棒、置棒，锁紧螺钉。

9）松开椎间隙入路侧固定棒，探查病灶残腔并修整，做成植骨槽，再放置链霉素1g，取相应大小的同种异体骨块植入（图15–2C），确保植入牢固（植骨时将手术床再次倾斜），再次安装椎间隙入路侧固定棒，必要时适当抱紧。

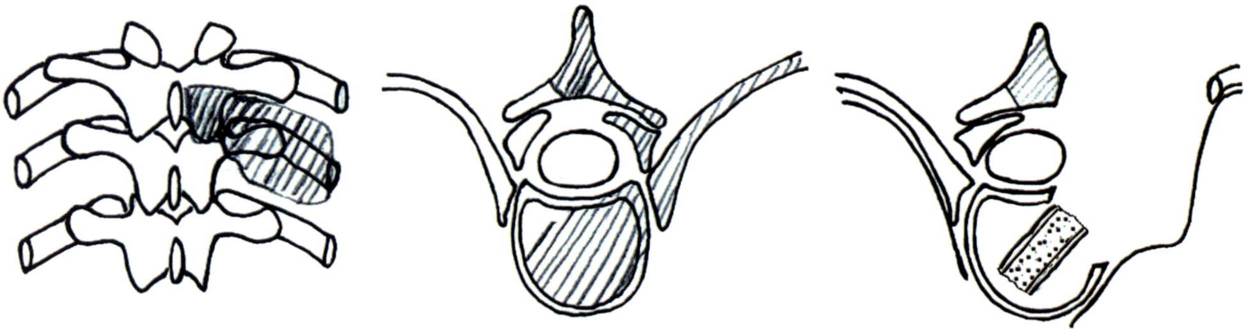

A　　　　B　　　　C

A. 切除范围后面观，去除该侧目标间隙下位椎体的横突及同序数肋骨及肋骨头共约5cm，结扎肋间血管，可切除该段肋间神经；B. 切除病灶侧关节突关节、椎板至椎弓根内侧缘，并小心剥离骨膜连同壁胸膜直至病椎侧前方；C. 为切除一侧关节突关节、肋横突关节及小段肋骨以后，胸膜向外推开，病灶清除后植入骨块，上方阴影部分为酌情切除部分

图15–2　手术切除范围示意图，图中阴影部分为可切除部分

10）深部放置硅胶引流管一根，尖端直抵达椎间植骨块，在椎板后方及关节突间植骨融合，放置引流管一根，逐层关闭伤口。

（五）术后处理

术后应用抗生素48h，引流量<50mL /24 h 拔除伤口引流管，2 周拆除伤口缝线。尽早下床戴支具活动。术后HRES 四联药物抗结核治疗2 个月，然后HRE 三联抗结核药物治疗9~15 个月。术后半年支具保护，忌弯腰负重。每月门诊复查1 次，监测ESR、肝、肾功能，每3 个月拍X 线片检查1 次。

四、典型病例介绍

典型病例1：贺某，男，47岁，因背部疼痛，双下肢乏力3个月入院。神经功能ASIA分级C级。以T_5、T_6椎间破坏为中心的单节段结核，椎间盘完全破坏、相应椎体破坏，周围脓肿。左侧入路，清除病灶、椎间植骨。使用moss-miami钉棒系统，人同种异体骨。术前SI 7°，手术后SI 0°，12个月后植骨骨性融合，矫正角丢失3°，神经功能ASIA分级恢复至E级（图15-3）。

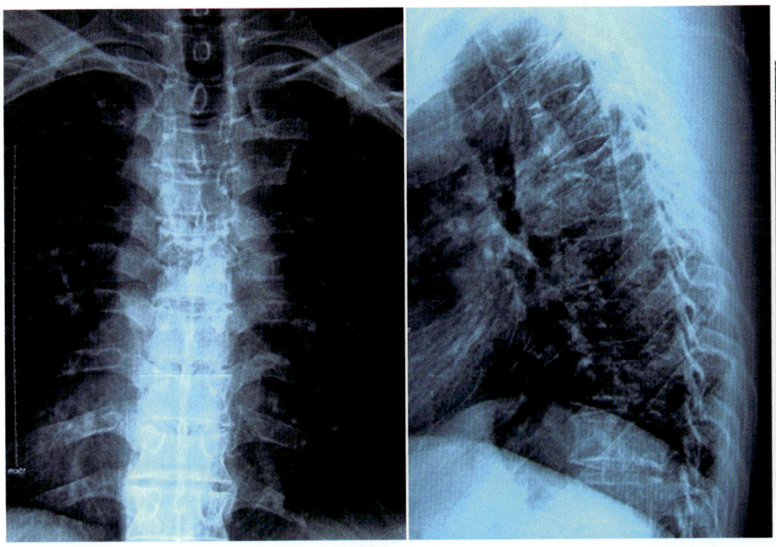

A

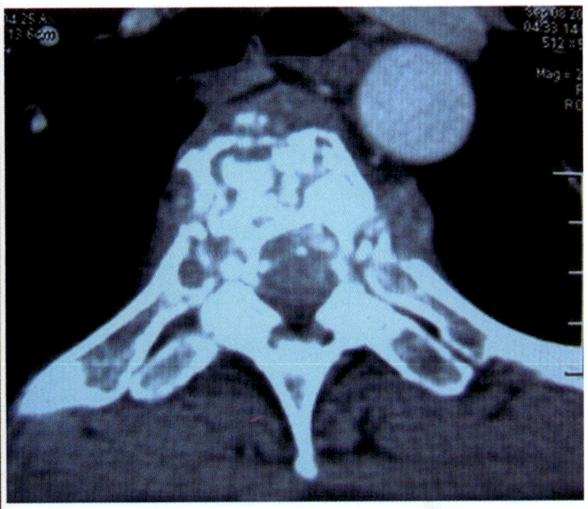

B

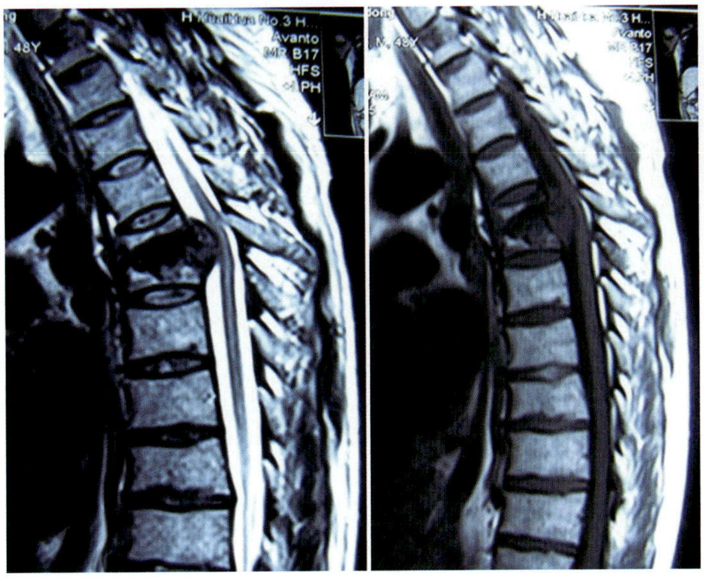

C

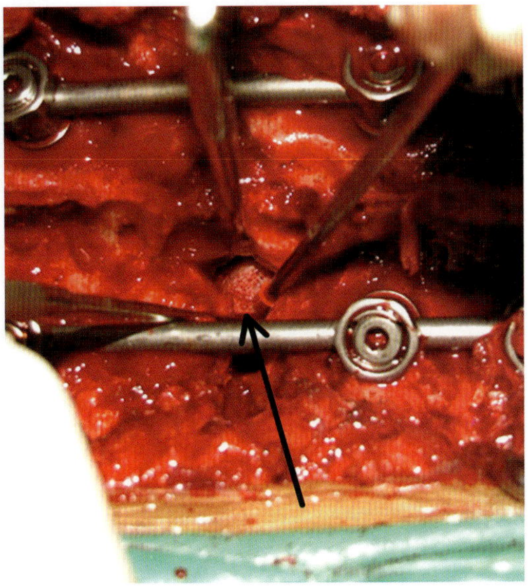

D

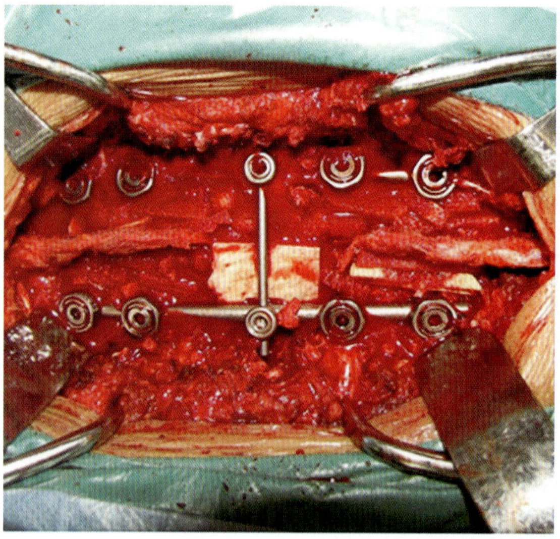

E

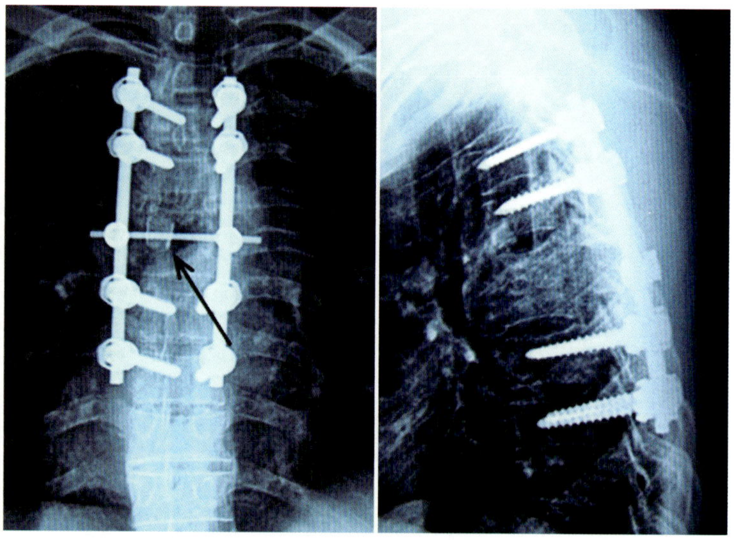

F

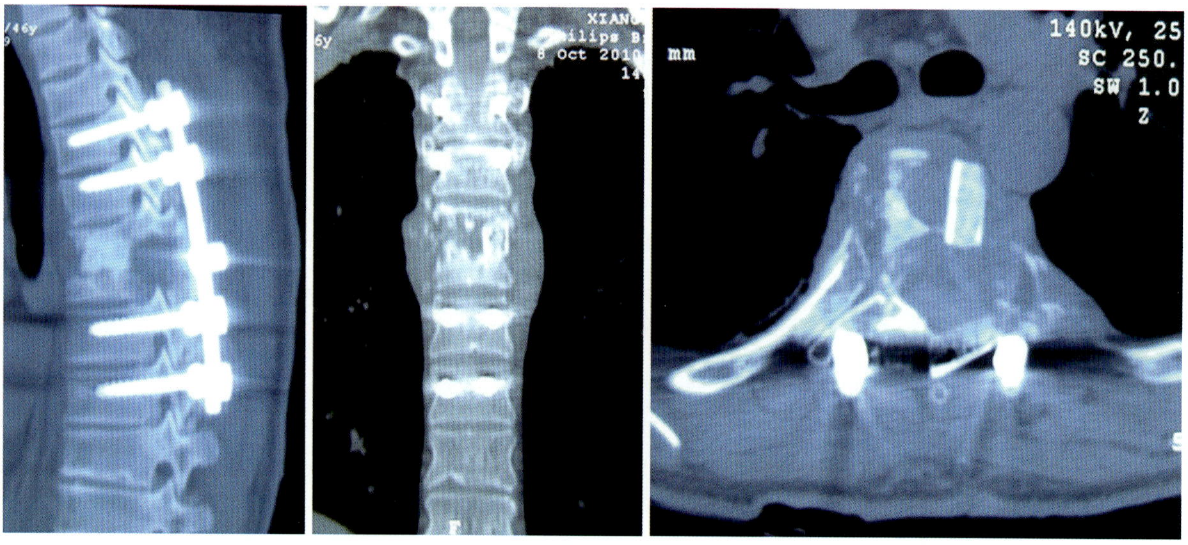

G

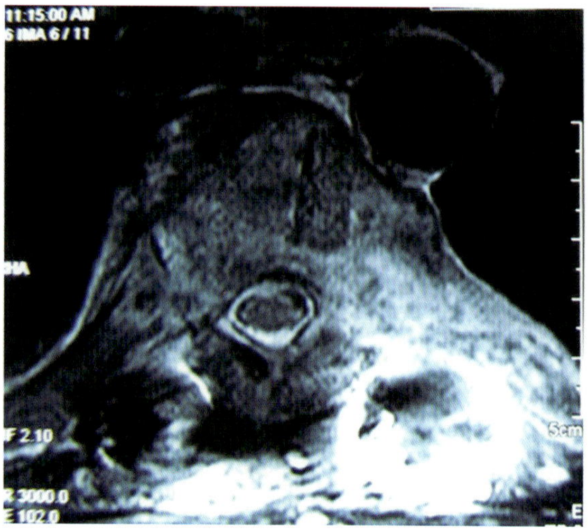

H

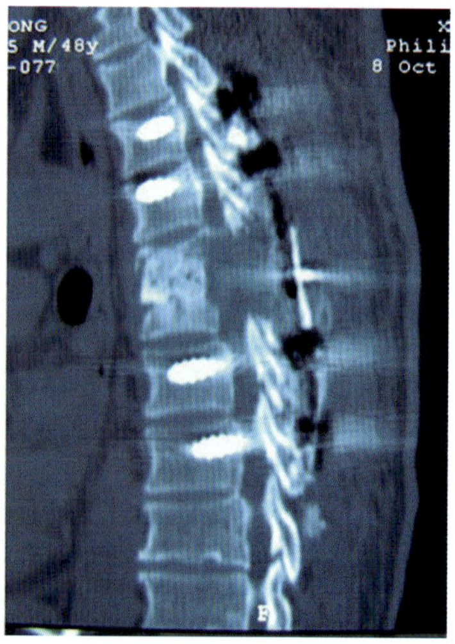

I

A．术前正侧位X线片；B．术前CT；C．术前MRI，可见T_5、T_6大部分骨质破坏，周围脓肿形成，压迫脊髓；D．术中照片，箭头示椎体间植骨块；E．术中照片，椎板间植骨，椎板重建；F．术后X线正侧位片，箭头示椎体间植骨块；G．术后CT示植骨块及内固定位置良好；H．术后MRI示植骨块及内固定位置良好；I．术后两年CT复查，椎间植骨已融合

图15–3　典型病例1

典型病例2：李某，男，47岁。因腰背部疼痛，并双下肢不完全性瘫痪2个月入院。神经功能ASIA分级C级。T_8、T_9骨质破坏，周围脓肿形成，压迫脊髓。使用钉棒系统CD HORIZON M8，人同种异体骨。术前SI 13°，矫形后SI 3°，6个月后植骨骨性融合，矫正角丢失2°，神经功能恢复正常（图15-4）。

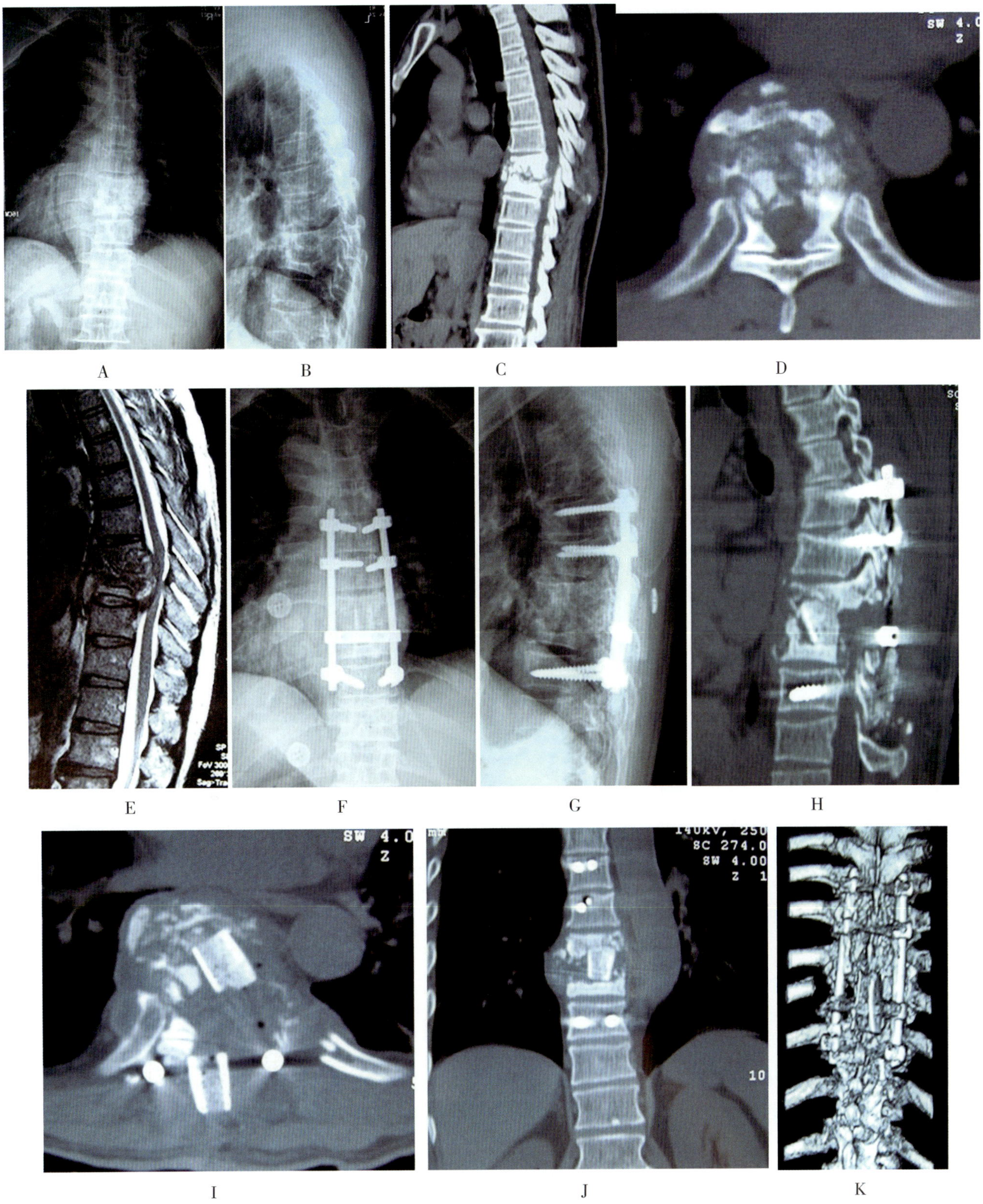

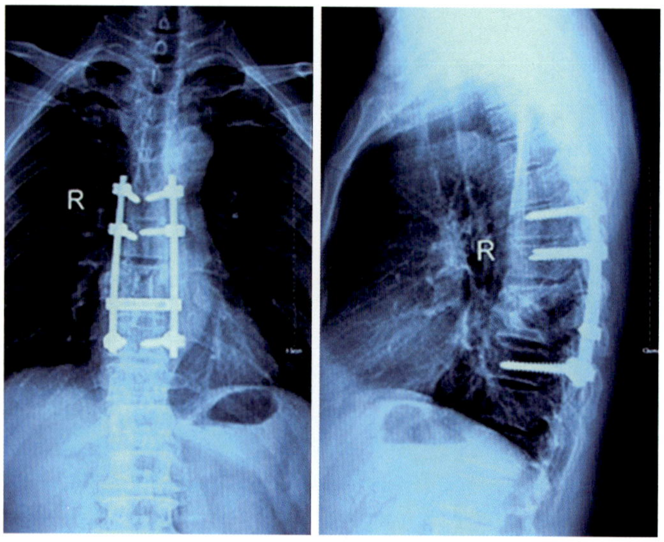

L　　M

A、B. 术前正侧位X线片；C、D. 术前CT；E. 术前MRI见T_8、T_9骨质破坏，周围脓肿形成，压迫脊髓；F、G. 术后正侧位X线片；H~K. 术后CT片示内固定物及植骨块位置良好；L、M. 术后两年X线复查，见植骨块骨性融合

图15-4 典型病例2

五、手术并发症的防治

（一）脊髓损伤

该类并发症发生率较低，但后果严重，应严加防范。主要由于胸椎管容积小、缓冲空间小、术中操作稍有不慎可能损伤脊髓，或者脓肿压迫脊髓，压迫解除后发生脊髓缺血再灌注损伤造成。操作时要仔细，注意手法的轻巧和准确，多可避免；术中体感诱发电位检测，对脊髓损伤的避免亦有帮助。

（二）脊髓前动脉综合征

多数继发于动脉疾病，尤其是源于主动脉，如严重的主动脉硬化、脊髓动脉栓塞、脊髓压迫、肋间动脉和腰动脉破坏或结扎、急性血流动力学障碍（休克）等。表现为病变水平以下中枢性瘫痪、分离性感觉障碍（痛觉和温觉缺失而震动觉和位置觉保存）和膀胱直肠功能障碍。若疑有该综合征发生，应及早行MRI检查以确诊。术中、术后补充有效循环血量，维持循环稳定；术中避免结扎多根肋间动脉。早期使用大剂量皮质激素可减轻脊髓的继发性损伤。可应用脱水剂、抗氧化剂、神经营养剂等治疗。

（三）胸膜损伤

手术中切除肋横突关节、肋骨、推移胸膜时，可造成损伤，尤其局部粘连较重的。可造成气胸，血胸及血气胸少见。术中多能发现损伤处漏气，可及时修补。术后若发现气胸量较大者，可行胸腔闭式引流术。

（四）内固定断裂、松动、植骨不融合等

该类并发症发生主要原因有：①抗结核治疗不力、佩戴支具时间过短、术后活动过早；②外力直接或间接作用于手术部位；③内固定器材选用不合理；④椎弓根螺钉本身设计缺陷；⑤术中破坏脊椎骨血供，使植骨延迟融合或不融合。⑥内植入物的排异反应。该类由于抗结核不力造成的较多见，术后强有力的抗结核治疗十分关键，决定整个治疗的成败，要有足够的强度、足够的疗程。要遵循“联合、足量、规律、长期”的用药原则。至于其他原因造成者可适当按情况避免。

（五）结核性脑脊髓膜炎

该类并发症极为少见，主要由于结核进入蛛网膜下腔，感染软脊膜（脑膜），甚至脊髓、脑组织导致的中枢神经系统结核。因体质虚弱、免疫功能低下、应用免疫抑制剂、对抗结核药物耐药或未正规抗结核治疗

等情况，结核杆菌手术中直接进入硬膜下，或术后由于血行播散感染脑脊髓膜、脑脊髓神经组织的发生率极低，但一旦发生后果严重。术中应尽量避免撕裂硬膜，防止将结核杆菌带入神经组织。术前抗结核治疗2~4周，控制结核活动后再手术，术后坚持正规抗结核治疗，可减少其发生几率。

（六）结核全身播散

由于结核活动未能控制、患者抵抗力极为低下等原因，术中结核杆菌大量进入血液循环，机体不能及时将其清除，导致全身多器官结核，包括肺、脑、肾、胃肠道、胸腹膜等部位结合，病情严重可导致死亡。防范主要在于术前正规抗结核，控制结核活动，血沉应控制在40mm/h以下。严格选择适应证，抵抗力低下、对抗结核药物不敏感者避免手术。

（七）复发

术后病变治愈1年以后出现的原病灶复活。主要原因：①结核耐药或未能坚持按疗程正规抗结核；②病灶清除不满意，比如小病灶的遗漏，死骨、坏死椎间盘、干酪样坏死组织等未清除干净等；③其他部位结核活动未能良好控制；④体质虚弱，免疫力低下。术前后正规抗结核治疗，术中尽量彻底清除病灶，治疗期间加强营养，注意免疫力调节，可减少复发。

六、优点与缺点

（一）优点

①术中通过切除一侧关节突关节、横突、肋横突关节以及小段肋骨，创造了极大的操作空间，在硬膜囊外侧实现直视下的椎体270° 范围的操作，可有效避让脊髓。②把病灶的彻底清除和有效的脊柱稳定性重建相结合。首先，后路椎弓根螺钉系统内固定的可靠、稳固是毋庸置疑的，而且后路矫正后凸畸形较前路手术有明显的优势。其次，该手术能在后路较彻底清除病灶，能完全清除病灶中脓液、干酪样物质、死骨、肉芽组织、坏死椎间盘、液化组织等。③有利于脓液及坏死组织的引流，促进病灶愈合。从后方打开关节突关节，直通病灶清除后残腔，再配以引流管，在病人平卧位形成良好的引流，有利于病灶愈合。④创伤小、并发症相对较少。一次手术，一个切口，即可完成病灶清除、脊髓减压、脊柱畸形矫正、前方椎体间植骨内固定，且术中对肺功能的要求相对较小，不需单肺通气，即使有严重的胸膜粘连也不影响手术的操作。⑤术中无需变换体位，操作方便，没有因为变换体位造成的植骨块滑脱及矫正度数丢失的风险。

（二）缺点

①后路病灶清除，相对前路而言清除不够彻底，尤其椎体前脓肿，不适用于巨大脓肿及前方流注脓肿者；②相对于前路病灶清除，后路固定手术，病灶清除过程对脊柱后柱破坏较大，对内固定稳定性要求较高；③术中有可能切除单根肋间神经，多不会造成严重后果，以支配范围内感觉减退多见，极少数可能出现腹股沟疝（T_{12}切除者）。

（张宏其　郭虎兵）

第四节　单纯一期后路病灶清除椎间植骨内固定术治疗老年胸椎结核

一、概述

近年来，随着我国经济不断发展，国内生活质量和医疗水平有了长足进步，人口老龄化现象越来越明显，相应的老年脊柱结核有增加的趋势。以往，由于老年人一般情况差、并发症多、手术治疗容易引起并发症等原因造成手术危险性大、难度高，老年脊柱结核患者多采取保守治疗或单纯病灶清除术，融合率低、复发率高，严重影响患者的生活质量。近年来，随着医疗技术及理念的不断更新，老年脊柱结核的治疗不再只以控制结核感染、局部病灶清除、延长患者寿命为目的，而是着力于完全治愈感染，矫正及预防畸形发生，神经功能恢复和提高患者生活质量上。

二、适应证与禁忌证

（一）适应证

1）稳定性或非稳定性老年胸椎结核合并轻、中度后凸或侧后凸畸形，单纯前路手术不能达到良好矫形或矫形困难者。

2）前路手术后，再次手术困难，同时合并较严重脊柱畸形需要矫形者。

3）病灶清除后不需要长节段大块植骨以恢复前中柱高度者。

4）合并后凸或侧后凸畸形，椎旁脓肿仍局限于病损区而未向远处流注或合并背部、椎旁附近窦道者。

5）脓液灌注超过两个节段，但仅有一个目标节段脓液较多、椎体破坏严重者。

（二）禁忌证

1）危重病例：患者有严重器质性疾病，体质虚弱，难以忍受麻醉及手术。

2）伴有肺部等部位活动性结核病灶未能被控制者。

3）骨质破坏超过两个节段且局部失稳，脓液向远端灌注范围较广者。

三、手术方法

（一）术前准备

所有患者均排除活动性及急性粟粒性肺结核。行血尿粪、肝功能、肾功能、心电图、胸部X 线、血沉常规检查。入院后即给予INH 300 mg，RFP 450 mg，EMB 750 mg，每天用药，均晨起空腹顿服，SM 0.75 g 肌肉注射每天1 次，全部应用2~4 周，并对其并发疾病经内科协助治疗后，体温＜37.5℃，血沉＜60mm/h，血压＜140 /90 mmHg，血糖＜11.0 mmol /L；结核杆菌培养阴性，食欲好转，体重增加，拟行手术。

（二）麻醉

采用气管插管全身麻醉。

（三）体位

采用平俯卧位。老年患者常较消瘦，骨突皮肤薄而易损，应在所有骨突处放置软垫。术前应确保眼部、鼻和颏部未受压迫（图15–5）。

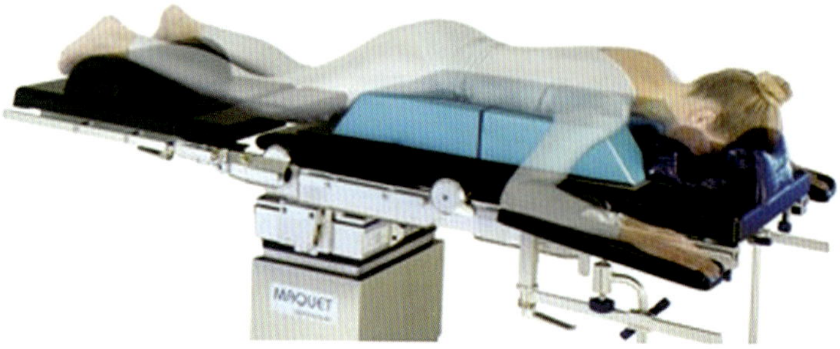

图15–5　采取平俯卧位，腹部悬空，全身骨突、关节处放置软垫

（四）手术操作步骤

患者俯卧位，C形臂X线机透视定位后取后正中切口，暴露病变累及的椎体头、尾侧至少各2 节脊椎，双侧至椎板小关节及横突外侧；病灶相邻正常椎体安置椎弓根螺钉，一侧上临时棒予以固定，避免减压、病灶清除时，因脊柱不稳而导致脊髓损伤。彻底清除结核病灶包括：残存椎间盘、硬化骨、脓液、肉芽组织和死骨，用刮匙刮至骨面渗出鲜血。清除病灶时，于椎体破坏严重的一侧依据需要切除横突、关节突、椎弓根、椎板，必要时于胸椎处切除邻近的肋骨5 cm 和肋骨颈、肋骨头，为使视野开阔，可切断并结扎病椎相应侧的一根肋间神经，用神经剥离子将硬膜保护好，以防操作时对其造成推动和牵拉，小心显露椎管前侧及周围的结核病灶，刮除干净（图15–6），为使病灶清除相对彻底，术中使用导尿管伸入脓腔进行加压冲洗，并用负压抽吸。同法清理另一侧病灶。双侧棒予以矫形固定后，确认脊髓无挤压，病灶清除后于残留的骨质缺损处植入足够长度的自体骨或者异体块状骨。术中再次透视后凸畸形矫正、椎体高度恢复满意及内固定位置满意，记录抽吸器中出血量后彻底冲洗术区，严格止血后于后方棘突间植入同种异体块状骨一块（图15–7），并于打毛糙的椎板及关节突处植入自体碎骨粒或异体松质骨。术野内加入异烟肼0.2 g，链霉素1 g 后置管引流，逐层缝合切口。

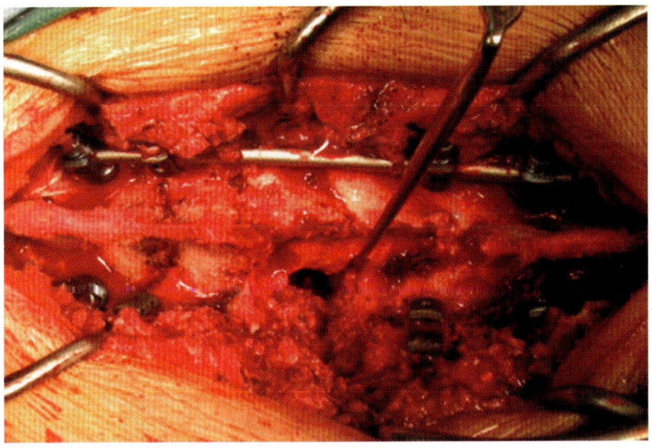

图15–6　一侧椎板减压、前方病灶清除

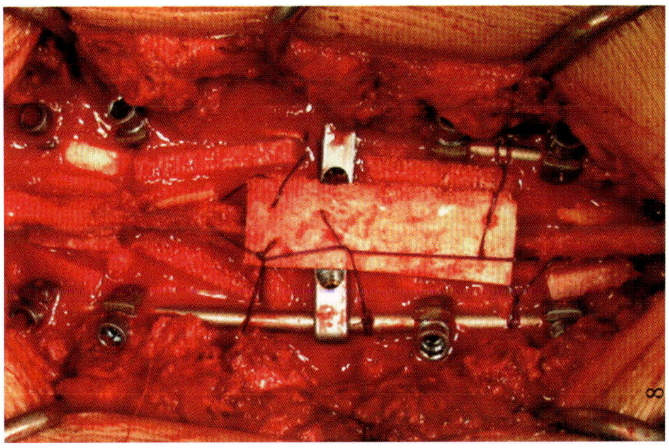

图15–7　棘突间植骨+后外侧植骨

（五）术后处理

①术后予以一般支持及内科治疗，控制血糖、血压稳定于正常范围；②术后静脉给予广谱抗生素48h；③全身抗结核治疗，化疗方案：HRZ（异烟肼、利福平、吡嗪酰胺）三联方案每天口服，持续12个月以上；④术后视伤口引流情况拔除引流管，引流量＜50mL/24h即可拔除；⑤常规使用下肢静脉泵或弹力袜预防下肢深静脉血栓；⑥定期复查肝功能，必要时予以护肝治疗；⑦术后视植骨融合情况尽早佩戴支具行神经功能恢复锻炼；⑧鼓励患者进食，加强营养，增强自身抵抗力。

四、典型病例介绍

患者，女，62岁，T_5脊柱结核。术前X线片检查示T_5椎体破坏、胸椎后凸畸形。术前CT示T_5椎体破坏塌陷严重并椎旁脓肿形成。术前MRI示T_5椎体后方脓肿明显压迫脊髓。经单纯一期后路病灶清除椎间植骨内固定术，采用俯卧位、正中切口，切除一侧小关节，行病灶清除，经后方在前方椎体间植入骨块，手术经过顺利。术后影像学资料显示病灶清除彻底、脊髓压迫解除、植骨块位置良好、内固定位置良好，后凸矫正满意。术后2年复查X线片示内固定位置良好，植骨融合满意（图15–8）。

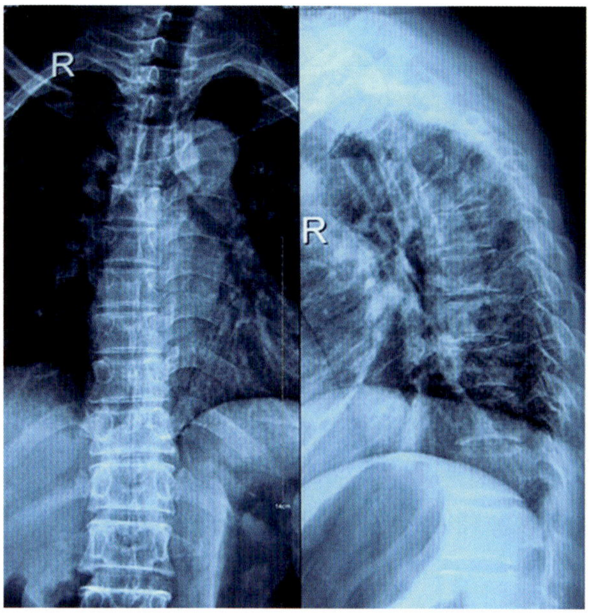

A

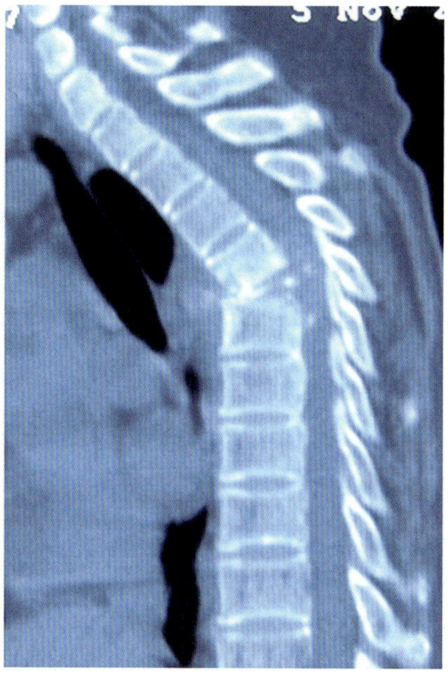

B

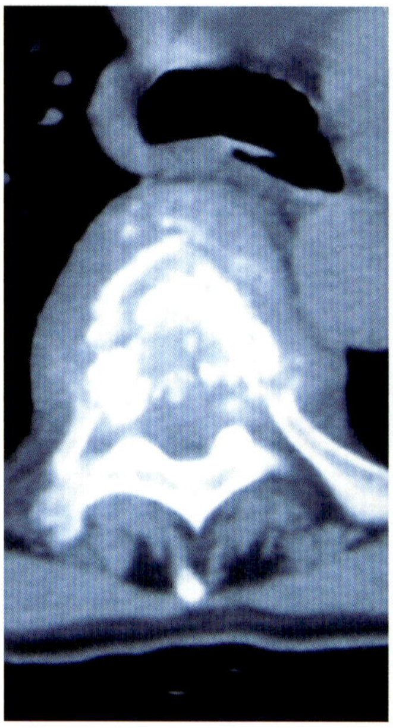

C

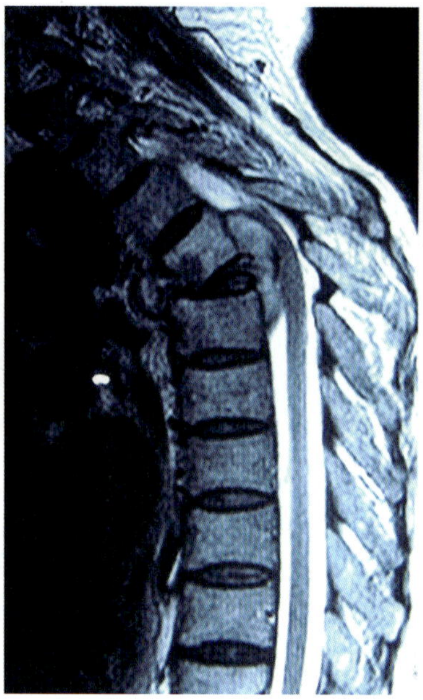

D

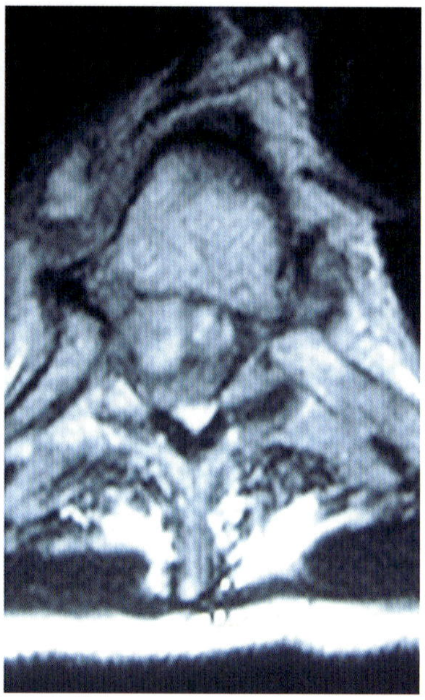

E

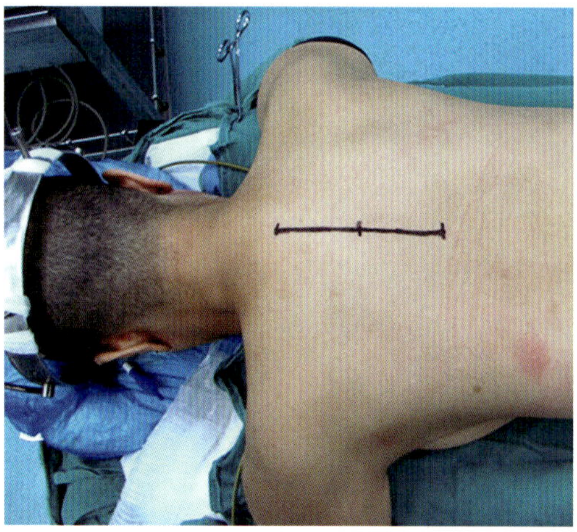

F

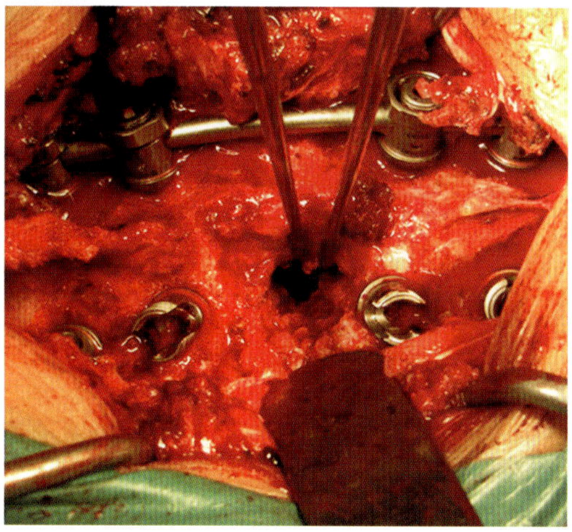

G

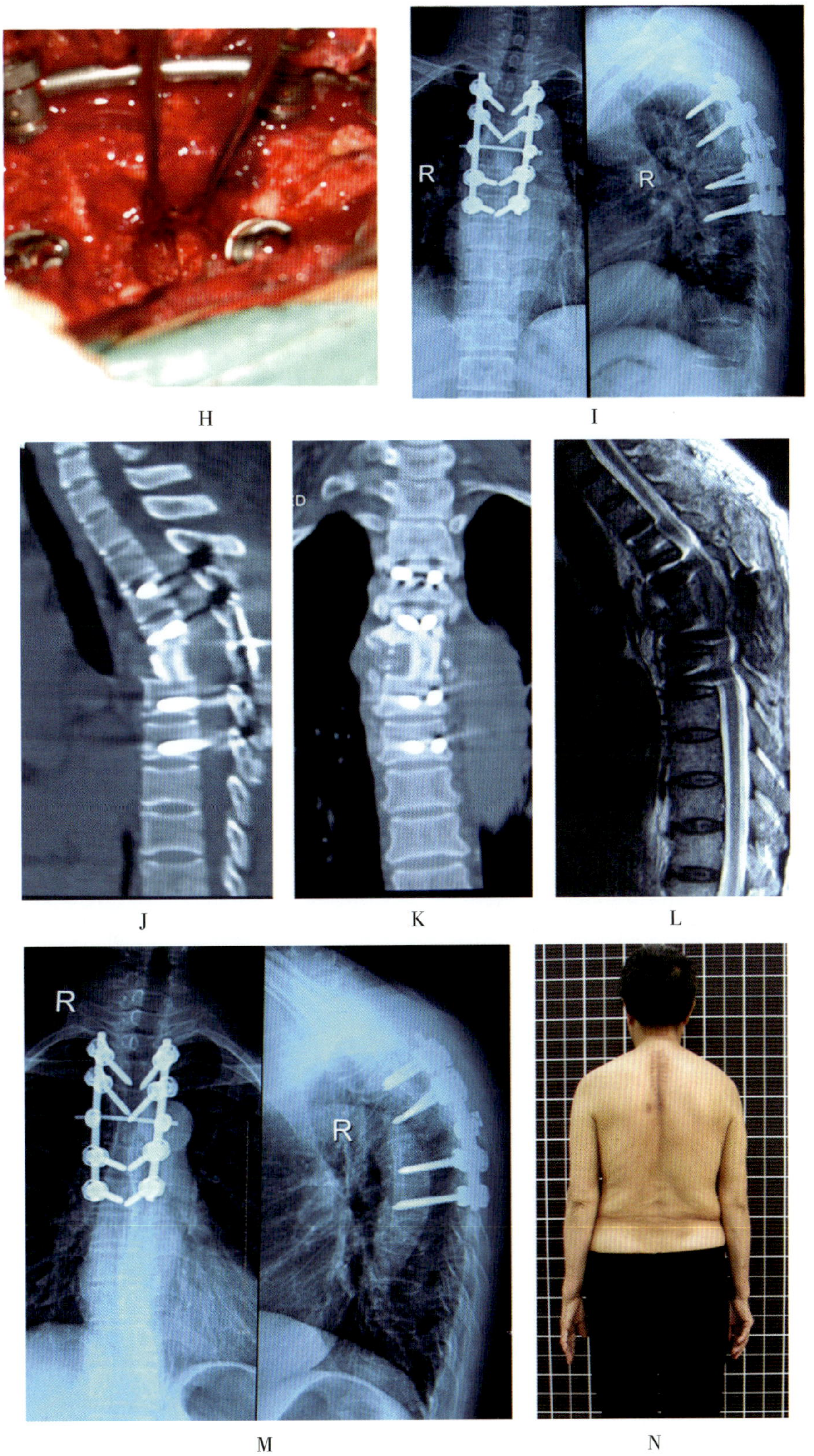

A. 术前正侧位X线片示T_5椎体破坏，胸椎后凸畸形；B. 术前CT示T_5椎体破坏塌陷严重，椎旁脓肿形成；C. 术前CT示T_5椎体破坏塌陷严重，椎旁脓肿形成；D~E. 术前MRI示T_5椎体后方脓肿明显压迫脊髓；F. 手术采取俯卧位、后正中切口；G. 术中切除一侧小关节、行病灶清除；H. 术中经后方在前方椎体间植入骨块；I. 术后正侧位X线片示内固定位置良好、后凸矫正满意；J、K. 术后CT示病灶清除彻底，植骨块位置良好；L. 术后MRI示病灶清除彻底，脊髓压迫解除；M. 术后2年复查X线片示内固定位置良好，植骨融合满意；N. 术后2年复查大体照，神经功能恢复到正常水平

图15–8 典型病例介绍

五、手术并发症的防治

1）术后结核复发、窦道形成　多在2~3年内，其主要原因有术中病灶清除不彻底、术后未行正规抗结核治疗、脓肿引流不充分、手术时机不当、合并其他细菌感染、全身情况恶劣、营养不良。治疗应在彻底清除病灶的基础上合理和足量的规律化疗，时间不少于18个月。手术时机选择也尤为重要，应在正规化疗直至血沉正常或明显呈下降趋势后择期手术。术后静脉予以广谱抗生素预防感染治疗。鼓励患者进食，必要时予以肠外营养支持。

2）植骨块塌陷，移位　对于老年患者，骨质疏松比较常见的，植骨块质量无法保证，常出现植骨块吸收、塌陷，导致植骨不融合、内固定失败。鉴于此，笔者建议可使用同种异体双面皮质骨作为替代，融合效果满意。

3）术中胸膜损伤　在显露、切除病变节段肋横突关节时易造成胸膜撕裂，此处操作应尽量行骨膜下剥离，可有效减少损伤胸膜的危险。术中如裂口较小、位置较深，可取适量肌筋膜及脂肪封闭，如裂口较大、位置较浅，应尽量予以缝合。

4）长期卧床导致褥疮、坠积性肺炎、下肢静脉血栓、肌肉萎缩、骨质疏松等并发症。术后鼓励患者勤翻身，加强叩背咳痰、雾化治疗，早期指导患者于床上行功能恢复锻炼。术后常规使用下肢静脉泵或弹力袜可有效防止下肢静脉血栓形成，术后尽早佩戴要背支具下床活动。

六、优点与缺点

脊柱结核手术治疗的目的为彻底清除病灶、解除脊髓压迫、矫正后凸畸形和重建脊柱稳定性。由于单纯前路病灶清除植骨术后不能有效改善脊柱后凸畸形，术后植骨块容易吸收、下沉和滑脱，后凸复发率较高，尤其对于并发症多、骨质疏松的老年患者。在稳定期伴随脊柱畸形者，通过后路一期病灶清除、椎管减压、植骨内固定术能够得到有效治疗。

其优点为创伤小，手术时间短，老年患者多能耐受，同时能达到病灶清除、脊髓减压、后凸矫正的目的。

其缺点为仅适用于发病较早，病变节段较短，不需长节段大块植骨的患者，局部脓肿较大，脓液向两端灌注较远的患者不适用此术式。

对脊柱结核尚未治愈合并后凸或侧后凸畸形者，由于病程较长，胸廓塌陷、组织粘连和瘢痕化及后方结构的退变、增生、脱位和半脱位，一般需要先采取前路手术行病灶清除、脊髓减压及植骨后，二期行后路矫形手术或通过一期前、后路完成病灶清除、椎间植骨、经椎弓根固定和矫正后凸畸形。对脊柱结核合并后凸或侧后凸畸形者，所采取的联合前、后路手术，其目的在于充分达到结核的根治及恢复，重建脊柱稳定和序列。但一期前路或分期前、后路手术可能存在以下不利因素：①创伤大、耗时长，而且对一般状况不良等患者，具有较大风险。②在分期手术条件下，植骨后未经内固定，需要较长卧床制动等待植骨融合后方能进行后路矫形，脊柱后凸畸形常会加重或后凸矫正角度丧失。③前路手术后如果使用内固定，将会影响后路矫形手术。④累及上胸椎的病变，不仅前路手术困难，而且病灶清除后难以保证植骨的稳定，多需长期卧床制动后二期手术。⑤增加了患者的痛苦及术后感染等并发症的机会。

（张宏其　邵宇雄　唐明星）

第五节 单纯一期后路病灶清除椎间植骨融合内固定术治疗跳跃型胸腰椎结核

一、概述

脊柱结核发病率居骨结核之首，其中多节段、多个椎体受累的跳跃型胸腰椎结核出现神经功能障碍发生率高，治疗棘手。传统的脊柱结核前路术式虽能直达前柱病灶且手术操作方便，但对于多节段跳跃型脊柱结核患者，前路手术需行多个切口来完成清灶，手术创伤大且前路经体腔或经腔膜外入路显露椎体数目有限，入路相关并发症多。因此，应用一期后路前方病灶清除椎间植骨融合内固定术治疗胸腰椎跳跃型脊柱结核，能克服上述问题，已经临床治疗验证，获得良好疗效。

二、适应证与禁忌证

（一）适应证

1）脊柱结核诊断明确，多节段、多个椎体受累者，抗结核药物治疗无效者。

2）每处病灶不超过一个运动单元的跳跃式脊柱结核者［所谓单节段脊柱结核一般指一个椎间相邻的上或（和）下终板、椎体］。

3）长节段病灶致前路手术暴露困难或者前方入路解剖复杂，进路区域相关手术并发症多者（如颈胸或胸腰交界段）。

4）病变引起椎体破坏造成局部后凸畸形、脊髓及神经根压迫出现神经症状、脊柱失稳须一期后方减压、矫形者。

（二）禁忌证

1）骨破坏轻、脓肿不大、无脊柱畸形、不稳或神经功能受损、对抗结核药物敏感者。

2）病变仅为椎体及椎间盘破坏伴寒性脓肿或椎体前方脓肿较大须前路或前后路联合手术者。

3）术前一般情况差，心肺功能不良或合并严重内科基础疾病，无法耐受手术及麻醉者。

三、手术方法

（一）术前准备

术前无瘫痪症状者入院后予绝对卧床加异烟肼、利福平、吡嗪酰胺、乙胺丁醇四联化疗2~4周，至ESR、体温正常或ESR有明显下降趋势后手术。术前存在神经功能受损症状，不等待2周的术前抗结核化疗，入院后经积极的术前化疗即行手术。术前3天改口服异烟肼为静脉滴注0.2g每天2次，同时加强营养，纠正低蛋白血症，并行呼吸功能锻炼。

（二）麻醉

气管内插管全身麻醉，对于术前存在病灶侵犯颈椎，颈椎可能不稳，无法托下颌过伸颈部完成气道插管患者可予以纤支镜辅助气管内插管全身麻醉。

（三）体位

俯卧位。

（四）手术操作步骤

消毒铺单时充分暴露两个手术切口的预计范围，首先对上位病变相应节段作后正中切口，显露双侧椎板等附件。病灶相邻正常椎体安置椎弓根螺钉，一侧临时棒予以固定，避免减压、病灶清除时，因脊柱不稳而导致脊髓损伤。彻底清除结核病灶包括：残存椎间盘、硬化骨、脓液、肉芽组织和死骨，用刮匙刮至骨面渗出鲜血。清除病灶时，于椎体破坏严重的一侧依据需要切除横突、关节突、椎弓根、椎板，必要时于胸椎处切除邻近的肋骨5cm和肋骨颈、肋骨头，为使视野开阔（图15-2），可切断并结扎病椎相应该侧的一根肋间神经，用神经剥离子将硬膜保护好，以防操作时对其造成推动和牵拉，小心显露椎管前侧及周围的结核病灶，刮除干净，为使病灶清除相对彻底，术中使用导尿管伸入脓腔进行加压冲洗，并用负压抽吸。同法清理另一侧病灶。双侧棒予以矫形固定后，确认脊髓无挤压，病灶清除后于残留的骨质缺损处植入足够长度的自体骨（对于切除肋骨者以自体肋骨植骨，而不切除肋骨者术中取自体髂骨植骨）或者异体块状骨（图15-2）。术中再次透视后凸畸形矫正、椎体高度恢复满意及内固定位置满意后，过氧化氢及生理盐水反复冲洗术野。同时选择适当大小的自体骨或异体骨对内固定节段行后外侧植骨或棘突间植骨融合，或在未清病灶一侧椎板处予以自体骨或异体松质骨条植骨融合。术野内加入异烟肼0.2g、链霉素1g后置管引流，逐层缝合切口。以同样方法处理下位病变节段。清除的病灶组织送病理学检查。

（五）术后处理

术后常规行生命体征监护，加强营养支持，常规使用抗生素。术后佩戴支具6个月至复查植骨融合牢靠。术前使用异烟肼静脉滴注患者，术后第1~3天加等剂量肌内注射，加口服利福平450mg，吡嗪酰胺1500mg每天1次；3天后改口服异烟肼300mg，另两种抗结核药用法用量不变，持续至术后12~18个月。同时加强护肝，定期复查肝功能。要求患者出院后抗结核治疗中每半个月复查ESR及肝功能1次。药物疗程期满ESR复查正常、无结核中毒症状者停药。

四、典型病例介绍

典型病例1：患者，女，31岁。术前检查示T_6、T_9跳跃性脊柱结核伴硬膜外冷脓肿压迫及节段性后凸畸形（图15- 9A至图15-9E），予以一期后路减压，椎间植骨融合内固定 + T_9后路植骨融合（未减压）内固定术。术后随访30个月，X线、CT示内固定位置良好，后凸纠正理想（图15-9F至图15-9H）；术后MRI示脊髓压迫解除（图15-9 I至图15-9J）。术后患者神经功能Frankle分级由术前D恢复至E，术后植骨融合，后凸矫正无丢失。

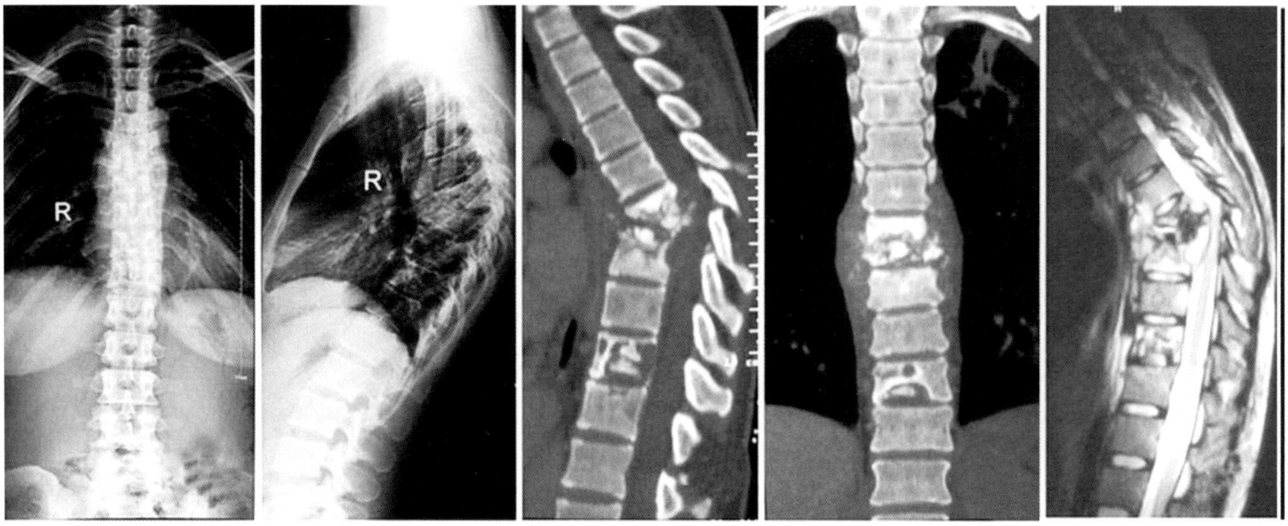

A B C D E

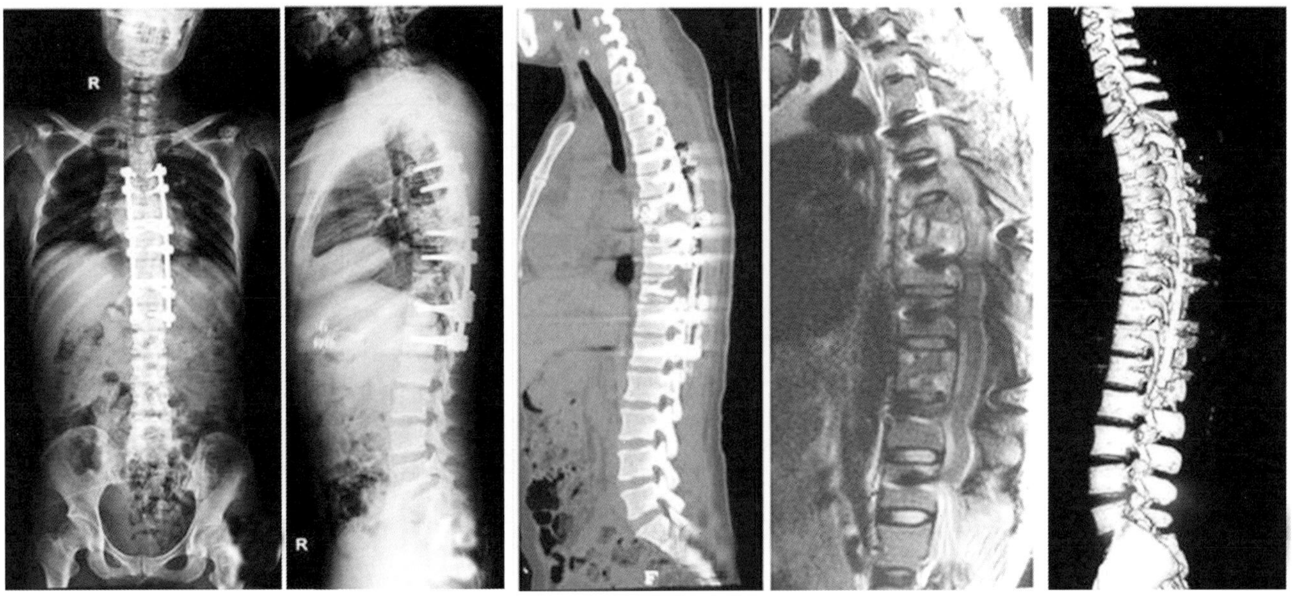

F G H I J

A、B. 术前X线正侧位片；C、D. 术前CT示T_6、T_9跳跃性脊柱结核伴硬膜外冷脓肿压迫及节段性后凸畸形；E. 术前MRI示T_6、T_9跳跃性脊柱结核伴硬膜外冷脓肿压迫及节段性后凸畸形；F~J. 术后正侧位X线片、CT及MRI示脊柱后凸被矫正、内固定位置良好、脊髓压迫解除

图15-9 典型病例1

典型病例2：患者，男，21岁。术前检查示T_4、T_9跳跃性脊柱结核伴硬膜外冷脓肿压迫及节段性后凸畸形（图15 10A至图15-10E），予以一期后路减压，椎间植骨融合内固定 + T_9后路植骨融合（未减压）内固定术。术后复查X线示内固定位置良好，侧位片后凸纠正理想（图15-10F至图15-10I）；术后神经功能Frankle分级由术前B恢复至E，术后随访25个月示植骨融合良好，后凸矫正无丢失。

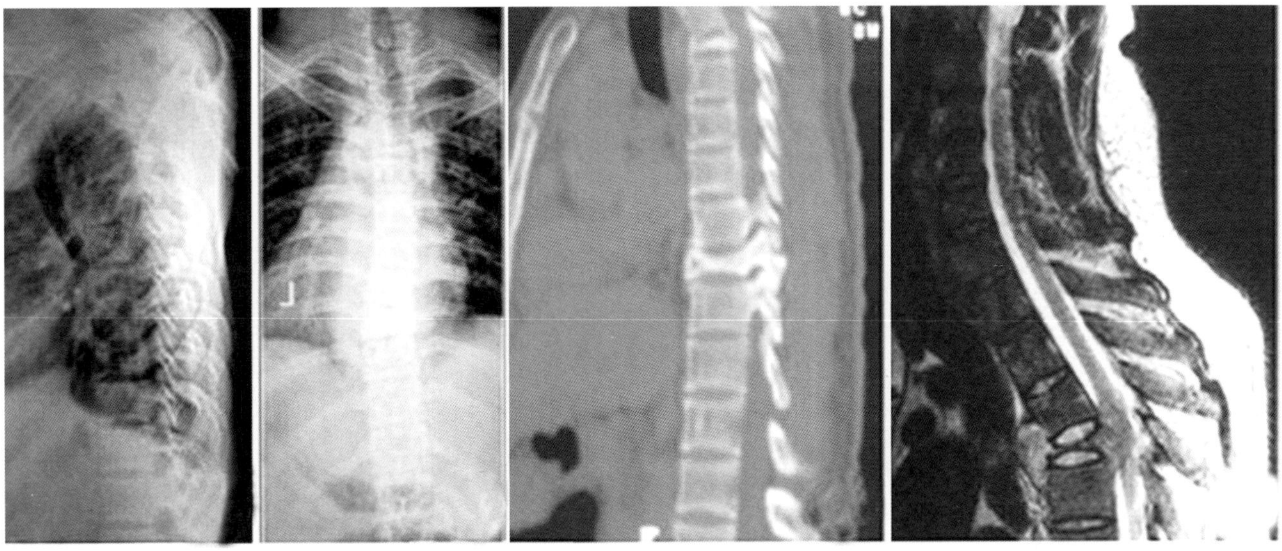

A B C D

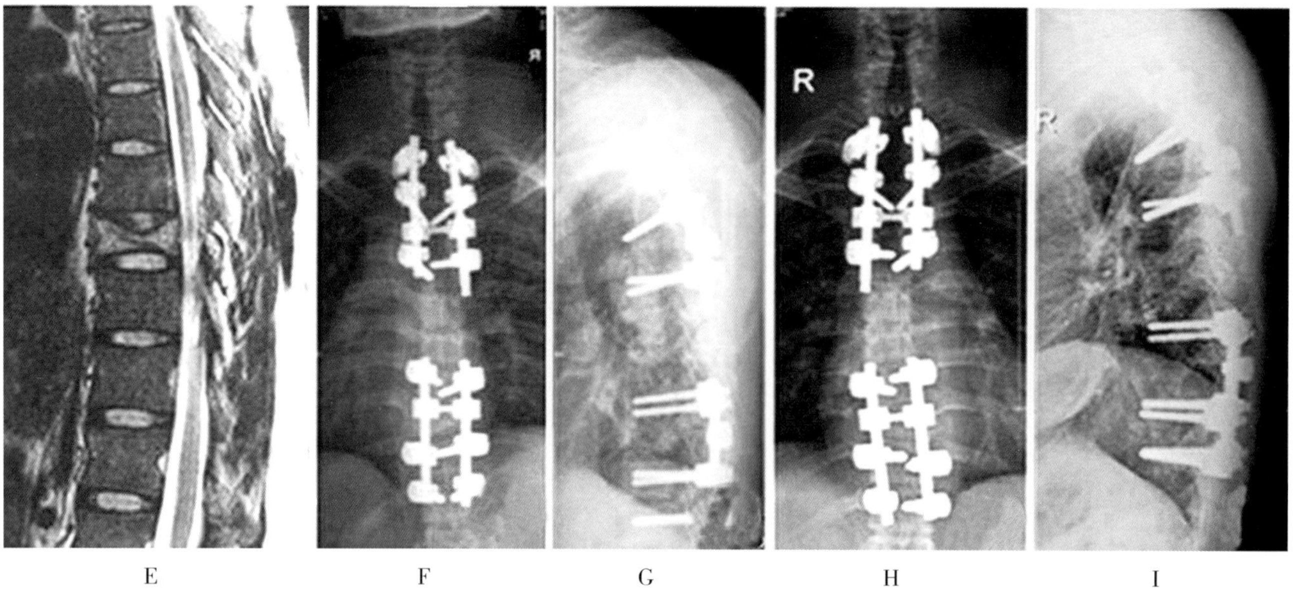

A、B．术前X线片；C~E．术前CT及MRI示T_4、T_9跳跃性脊柱结核伴硬膜外冷脓肿压迫及节段性后凸畸形；F、G．一期后路T_4病灶清除减压，椎间植骨融合内固定+T_9后路植骨融合内固定术，术后X线正侧位片；H、I．术后复查X线示内固定位置良好，侧位片后凸矫正理想

图15-10　典型病例2

五、手术并发症的防治

1）术中不必要强求每个病变椎体都做到前方彻底地清除，病灶清除完成后予以双面皮质骨支撑植骨。

2）在胸椎病灶清除时可切除部分肋骨及肋间神经以扩大视野，方便手术操作。

3）手术时应特别注意在行前方病灶清除操作时对脊髓的保护。

4）联合积极围手术期抗结核药物的治疗，保证手术疗效。

六、优点与缺点

（一）优点

①一期后路手术能在一个手术体位下一次性完成暴露、病灶清除、植骨融合和后路器械固定，减少了术中出血和手术麻醉时间，对患者的创伤小；②手术入路无复杂解剖结构，手术相关并发症少；③其对后方椎管、硬膜、神经根等结构减压充分，特别适用于术前存在神经症状患者；④后路器械内固定能有效的矫正后凸畸形和预防术后后凸畸形加重；⑤术后引流管从后外侧置入，有利于体位引流，伤口引流较彻底，有效地避免了伤口引流液的残留，减少伤口感染发生。

（二）缺点

①前方脓肿较大时较难做到彻底地清除；②存在术中操作加重脊髓损伤的风险的可能（尤其是胸椎）。

总体来说一期经椎弓根侧后方病灶清除、脊髓减压及植骨融合内固定术是治疗因“椎体及椎间盘破坏严重、局部后凸畸形、脊髓受压”结核病例的有用术式，但是如果结核患者仅为椎体及椎间盘破坏伴寒性脓肿或椎体前方脓肿较大者应根据具体情况，合理选用前路或前后路联合手术。

（张宏其　沈恺颖　王昱翔）

第六节 一期后路病灶清除植骨融合内固定治疗胸腰椎结核

一、概述

一期胸椎后路手术结合后路病灶清除、植骨融合、器械内固定，能缩短了手术时间，减少了术中出血量，避免与前路相关的手术并发症，能够达到满意的临床与影像学效果。

二、适应证与禁忌证

（一）适应证

该术式适应证的选择，前提是单节段胸腰椎结核，椎旁脓肿不大，估计能较彻底清除的，其次要至少有如下情形之一：①明显骨质破坏造成椎体塌陷、椎体不稳的；②脓肿、干酪样坏死物质压迫脊髓神经，神经症状明显或进行性加重的；③形成明显后凸畸形（后凸角>15°）或畸形进行性加重的；④形成大空洞、明显死骨的。对于病灶以椎间盘为中心的、椎体病灶破坏在椎体中后 2/3 的及病灶偏于一侧的，尤其适用；上胸段病变，估计前路手术风险极大的，也比较适用；⑤稳定性或非稳定性老年胸椎结核合并轻、中度后凸或侧后凸畸形，单纯前路手术不能达到良好矫形或矫形困难者；⑥前路手术后，再次手术困难，同时合并较严重脊柱畸形需要矫形者；⑦病灶清除后不需要长节段大块植骨以恢复前中柱高度者；⑧合并后凸或侧后凸畸形，椎旁脓肿仍局限于病损区而未向远处流注或合并背部、椎旁附近窦道者；⑨多节段有脓液，但仅有一个目标节段脓液多、椎体破坏严重者。

（二）禁忌证

多节段脓液多、椎体破坏严重致病灶清除后前、中柱缺损过大而需长节段大块植骨时，术中植骨、矫形和稳定都难以实现，一般不宜选择一期后路手术，而更适合采用肋横突切口或开胸手术。因此，术前 CT 和 MRI 检查对病椎破坏情况作出仔细的判断后依照患者个体情况选择较为适宜的术式。

三、手术方法

（一）术前准备

所有病例均行血常规、尿常规、结核抗体、血沉、C-反应蛋白及影像学检查，并排除活动期肺结核。手术前常规抗结核治疗2~4周，应用四联抗结核治疗：异烟肼（300mg，口服或静脉滴注，每天一次），利福平（450mg，口服，每天一次），链霉素（750mg肌注，每天一次），乙胺丁醇（750mg，口服，每天一次）。贫血者可给予输血处理。待贫血改善、肝功能、肾功能基本正常后选择手术。一般术前血沉不宜高于 60mm/h、血红蛋白不得低于 100g/L。

（二）麻醉

一般宜采用气管内插管全身麻醉。

（三）体位

俯卧位，置于脊柱弓形手术架或者垫高双侧前肩部及髂前上棘部位，使胸腹腔均悬空而不是直接接触手术台，其意义在于借助胸腹壁软组织及胸腹腔内脏器下垂的重力作用，使胸腰段脊柱处于恢复生理前凸的力学环境，有利于病椎复位，又可减低腹腔内压力，从而减少背部手术正中切口术野内的渗血，而且胸腹腔部悬空，胸腹腔容积不减少，使呼吸不受限制。

（四）手术操作程序

手术要点：切除单侧小关节、上方或下方一肋横突关节及小段肋骨，可以做到 270° 减压，椎体间植骨块状融合，椎弓根螺钉内固定，后方椎板间、棘突间植骨融合。

具体步骤：①气管插管麻醉成功后，取俯卧位于弓形架上；②切口为后正中切口，以病椎为中心，暴露病椎上下各2~3 个健康椎体的棘突、椎板及横突，病灶清除侧暴露到横突外侧 5 cm 左右；③在病椎上、下健康的 2 个椎体上各打入 2 枚椎弓根钉，如病椎破坏小于椎体一半亦可在病椎健侧置钉、安装健侧临时原位固定棒；④可适当增加固定节段，但病椎上下一般不超过2~3个椎体；⑤按影像学提示，将相应病椎骨质破坏多的一侧作为病灶清除侧，对侧棒先锁紧，手术床向对侧倾斜约 30° ；⑥去除该侧目标间隙（ 病灶累及椎间隙） 下位椎体的横突及同序数肋骨及肋骨头共约 5cm，结扎肋间血管，必要时切除该段肋间神经；⑦切除该侧关节突关节，切除椎板至椎弓根内侧缘，并小心剥离骨膜连同壁胸膜直至病椎侧前方；⑧清除椎旁脓肿，以刮匙刮除坏死骨质，向后方刮除时要轻，以防器械突入椎管。大量过氧化氢及生理盐水冲洗，可用软质导管辅助冲洗，配合吸引清除深处脓液及坏死组织；⑨将手术床摇平，安装椎间隙入路侧固定棒，松开临时原位固定棒，再依次按后凸矫形需要和（或）生理曲度弯棒、置棒，锁紧螺钉；⑩松开椎间隙入路侧固定棒，探查病灶残腔，并修整，做成植骨槽，以过氧化氢及生理盐水冲洗，再放置链霉素 （1g）、取相应大小的同种异体骨块植入，确保植入牢固 （植骨时将手术床再次倾斜），再次安装椎间隙入路侧固定棒、必要时适当抱紧；⑪深部放置橡胶引流管一根，尖端直抵达椎间植骨块，在椎板后方及关节突间植骨融合，放置引流管一根，逐层关闭伤口。

（五）术后处理

术后观察血压、呼吸、脉搏、体温等生命体征的变化及引流量，密切注意双下肢的感觉及运动状况，引流管术后少于50mL/24h拔除，如有特殊情况可延迟拔管时间。术后预防性应用抗生素48h，期间继续四联抗结核治疗，链霉素治疗 3 个月后停药，其余三联抗结核药物持续12~18 个月，术后3周内每周复查血沉、血常规、肝功能、肾功能1 次，以后每 2~3 个月复查上述生化检查及 X 线片 1 次。

四、典型病例介绍

典型病例 1：患者，男，22岁。因腰背部疼痛，双下肢进行性麻木乏力2个月入院。神经功能 ASIA 分级C级。以 T_{12}、L_1椎体破坏为中心伴后凸畸形的相邻节段结核，椎体及椎间盘破坏严重。后方入路，清除病灶、椎间植骨。使用钉棒系统CD HORIZON M8，人同种异体骨。术前后凸Cobb' s角30° ，手术后后凸Cobb' s角5° ，9个月后植骨骨性融合，矫正角丢失1° ，神经功能 ASIA 分级恢复至 E 级 （图15–11 ）。

典型病例 2：患者，男，32 岁。因腰背部疼痛并双下肢不完全性瘫痪 1 个月入院。神经功能 ASIA 分级C级。T_{12}、L_1骨质破坏，周围脓肿形成，压迫脊髓。使用钉棒系统 CD HORIZON M8，人同种异体骨。术前后凸Cobb' s角40° ，矫形后后凸Cobb' s角10° ，6个月后植骨骨性融合，矫正角丢失3° ；神经功能恢复正常（图15–12 ）。

五、手术要点与陷阱

①病灶清除时，不能盲目扩大清除范围，适可而止；②尽量保留椎弓根；③椎旁脓肿的清除，可借助软质导管灌洗及抽吸，一般能满意清除；④矫形完成，锁紧钉棒后进行椎间植骨；⑤支具保护半年。另外，化疗期间要监督病人用药，做到适量、规律、足疗程、全程督导化疗。

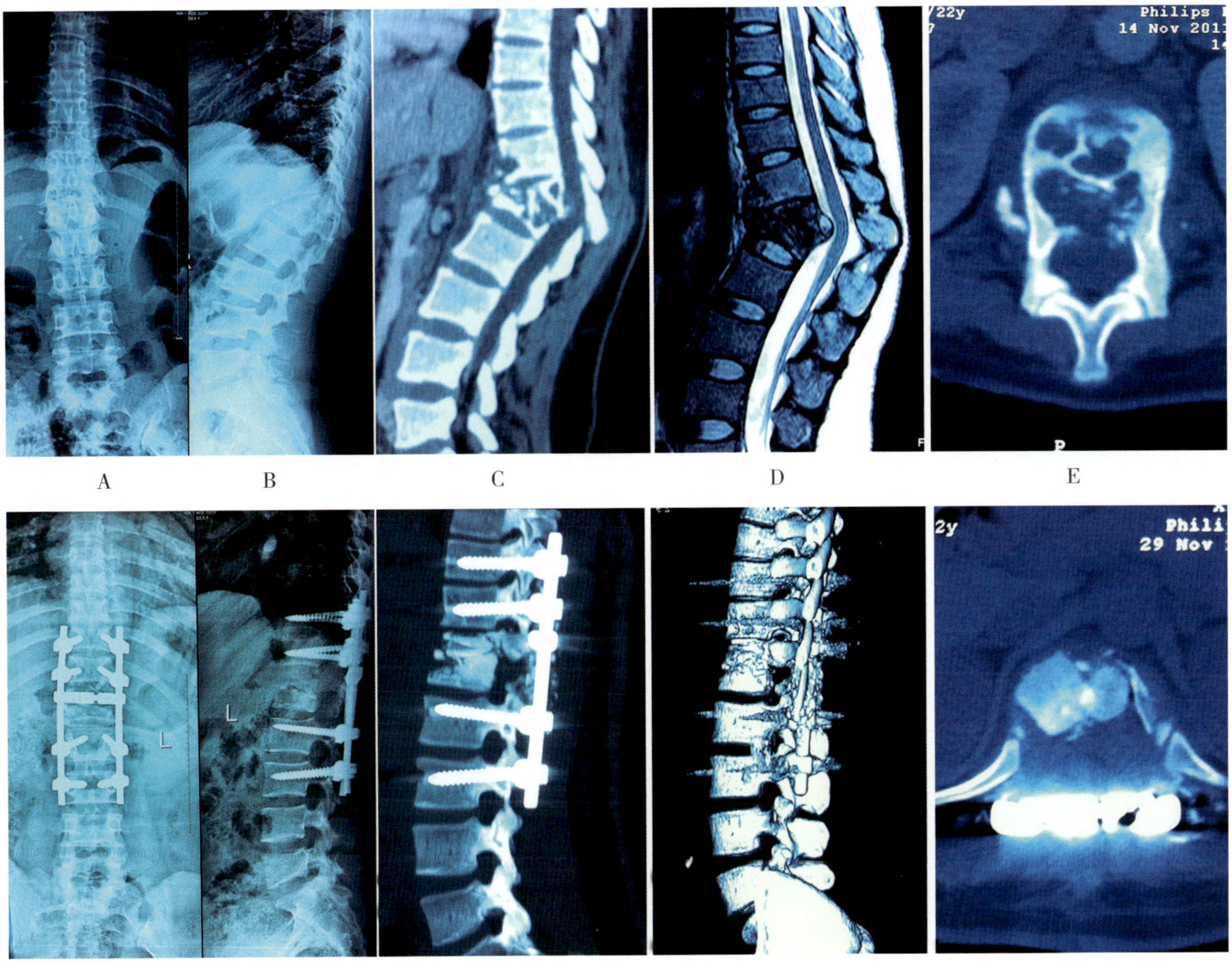

A B C D E

F G H I J

A、B．术前正侧位X线片示胸腰椎脊柱结核伴后凸畸形；C~E．术前CT、MRI示T_{12}、L_1椎体破坏为中心伴后凸畸形的相邻节段结核，椎体及椎间盘破坏严重；F、G．病灶清除、椎间植骨、钉棒系统内固定术后正侧位X线片；H~J．术后9个月CT复查，示植骨骨性融合

图15-11　典型病例1

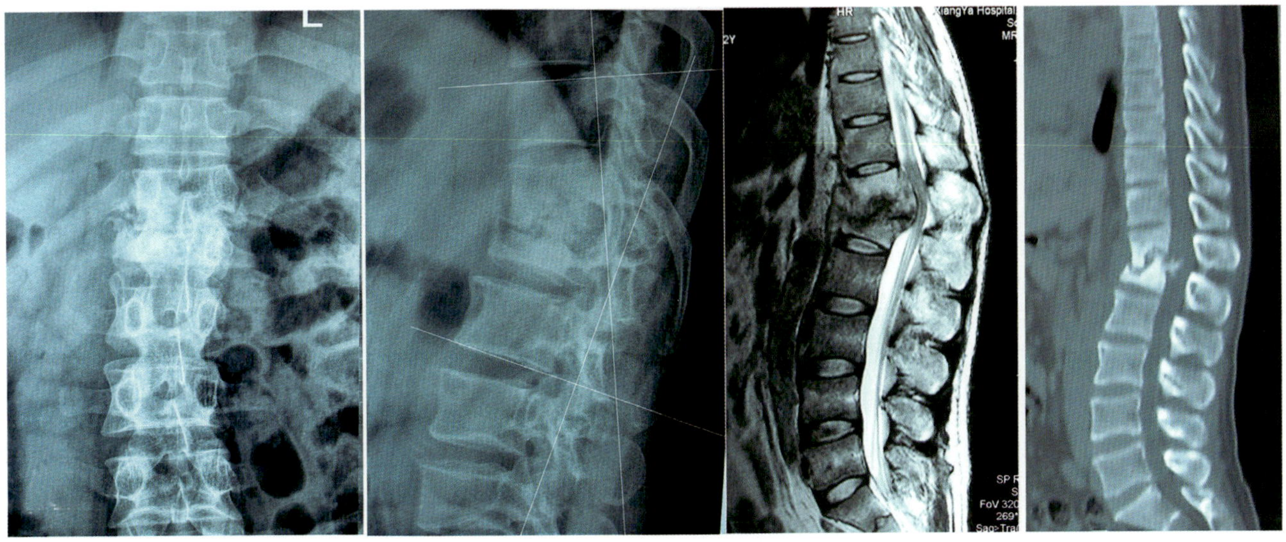

A B C D

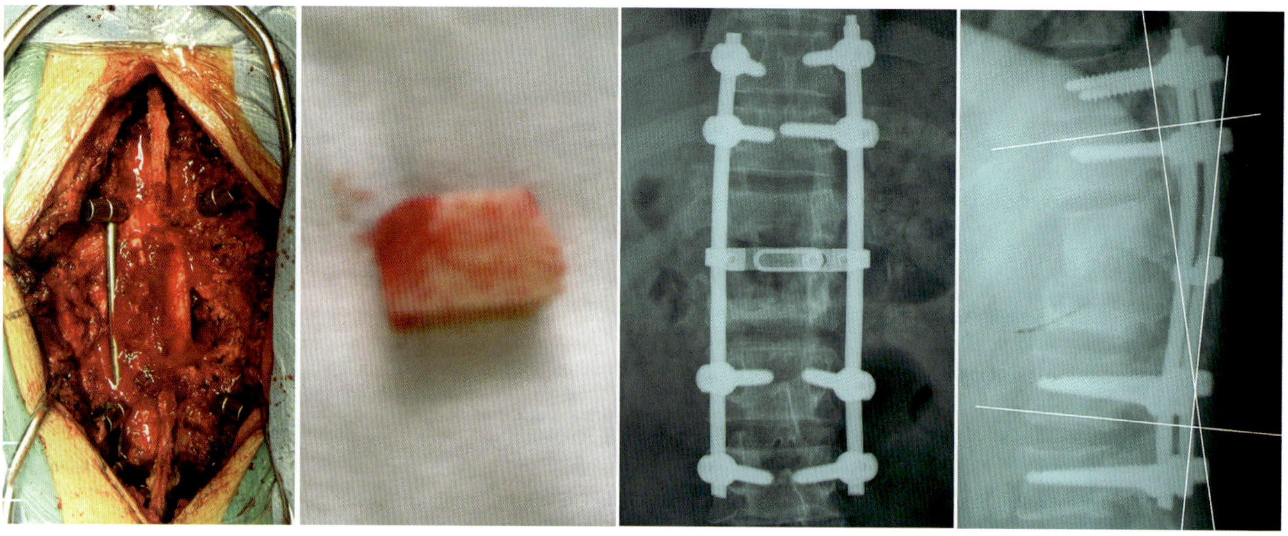

E　　F　　G　　H

A、B．术前正侧位X线片；C、D．术前CT及MRI示T_{12}、L_1骨质破坏，周围脓肿形成，压迫脊髓；E．术中病灶清除、脊髓减压；F．人同种异体骨；G、H．术后正侧位X线片示内固定良好、后凸畸形被矫正

图15-12　典型病例2

六、并发症防范要点

在切除肋骨后，向侧方分离胸膜时有时会撕裂胸膜，发生气胸。其次，暴露时可能会切除肋间神经。切除一根肋间神经一般不至于造成严重后果，切除 T_8以上神经根只会造成相应肋间的感觉障碍及肋间肌麻痹，但不影响呼吸功能；切除 T_8及以下的则造成相应皮段的感觉障碍，很少出现腹肌麻痹，但 T_{12}应尽量保留，因为它参与髂腹下神经，损伤后可能导致腹股沟区的肌肉松弛，发生腹股沟疝；有部分个体 T_{12}部分纤维加入腰丛，如果切除，会影响下肢功能。据观察，大多数切除一根肋间神经的患者会出现相应皮段的麻木感，一般无肌肉麻痹，而且大多数于1~2 年后局部麻木感也消失，这与相邻节段的代偿有关。另外，本术式对术者的要求较高，必须有足够的前路及后路的手术经验，并且对胸椎后凸畸形须矫形的患者而言要熟悉脊柱畸形矫形原理。

（王锡阳　曾　浩　张鹏辉）

第七节　单纯一期后路病灶清除植骨融合治疗成人腰椎结核

一、概述

传统的单纯脊柱结核病灶清除术清除病灶后，作为脊柱前中柱结构的椎体受到被进一步破坏并导致大量骨缺损，脊柱稳定性受到更大的损失，迟发性神经损害的可能性增大。虽然前路清除椎体病灶后进行椎体间植骨可以使上述并发症得到部分降低，但植骨块的支撑力量常常不能令人满意，脊柱后凸畸形得不到完全矫正，临床实践中经常发生植骨块被吸收、塌陷并折断的情况，导致后凸畸形再次加重，有时还由于植骨块移位而压迫神经。当发生于成人腰椎较局限的结核时，可以采用单纯一期后路病灶清除植骨融合术治疗。

二、适应证与禁忌证

（一）适应证

①成人腰椎结核；②腰痛症状明显，并伴有神经症状；伴或不伴发热、乏力、盗汗等结核中毒症状；③病灶局限在单个节段（指一个椎间隙和相邻的椎体）；④无明显流注脓肿；⑤伴或不伴后凸畸形。

（二）禁忌证

①病变节段大于2节段，或者有明显流注脓肿和窦道形成的；②合并活动性急性粟粒性肺结核，中毒症状明显，经标准化疗，2周内中毒症状无明显缓解者；③神经损害较轻，术前接受标准化疗2周以上者；④心肺功能障碍等，不能耐受手术者。

三、手术方法

（一）术前准备

三大常规、肝肾功能、心电图、血沉、CRP等常规检查，并且进行X线、CT和MRI等影像学检查，另外摄胸片、做心电图排除心肺手术禁忌疾病。一经确诊即进行正规四联 HRES 抗结核标准化疗。围手术期采用强化四联化疗：异烟肼0.2g 静脉滴注，每天2 次；利福平450mg，乙胺丁醇750mg晨起空腹顿服，每天1次；链霉素0.75g，肌肉注射，每天1次。四联 SHRZ 抗结核标准化疗2~3周，并积极治疗其他并发疾病后，体温下降至37.5℃以下，血沉降至40mm/h以下，食欲好转，体重增加，拟行手术。

（二）麻醉

均采用气管插管全身麻醉。

（三）体位

俯卧位。

（四）手术操作步骤

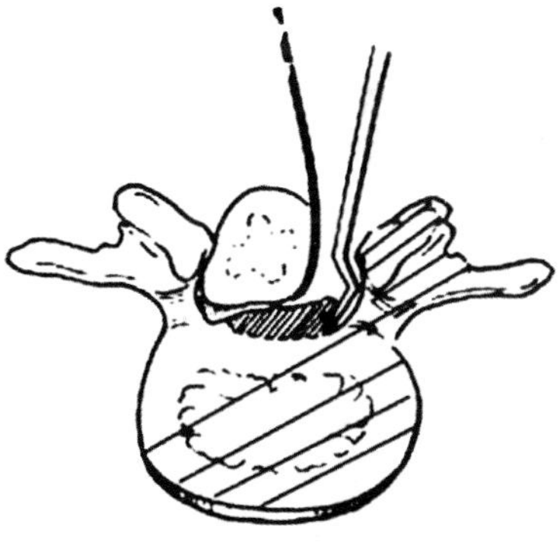

图15–13 清除病灶示意图

麻醉成功后，患者俯卧于弓形架上。以病变椎体的棘突为中心，行后正中纵切口。切开皮肤、皮下组织后，剥离两侧椎旁肌，显露后方结构，暴露病椎上下各2个健康椎体的棘突椎板及横突。按术前拟定手术方案，安置椎弓根螺钉。一般在与病椎相邻的健康的2个椎体上各置入2枚椎弓根螺钉。病变节段椎 体亦可选择性植入一枚椎弓根螺钉；邻近正常节段可根据需要适当增加固定节段。截取并按腰椎正常生理曲度预弯双侧钛棒，以矫正后凸畸形。按影像学提示，将相应病椎后方骨质破坏多的一侧作为病灶清除侧，对侧棒先锁紧，手术床向对侧倾斜，以正视术野。咬除病侧小关节及部分椎板，分离并保护神经根及硬膜。自硬脊膜前方，用刮匙小心清除病灶，负压吸净脓液，尽量彻底刮除肉芽、死骨及干酪样坏死物质，彻底解除椎管内脊髓的压迫，必要时将病椎切除，尽量刮除病灶周围硬化骨达亚健康的骨质并修整植骨床（图15–13），术中使用导尿管伸入脓腔进行加压冲洗，并用负压抽吸，至冲洗液清亮无残渣。用过氧化氢及生理盐水反复冲洗术野。后于残留的骨质缺损处植入足够长度的大块自体骨（可取自体髂骨）或异体块状骨，也可以用健康自体骨碎块填充钛网，如果自体骨碎块不足者，则于钛网两端填充自体骨，中间部分自体骨和异体骨混合填充。安置病侧钛棒，卡紧植入骨块，锁紧。C形臂X线机透视，确定植骨块或钛网位置适当、病变椎体高度得到恢复、后凸畸形得到矫正、椎弓根钉位置满意后，完全锁紧连接棒，同时对病变节段行椎板融合，如咬除部分棘突则行棘突融合。于原病变部位放置链霉素1.0g、异烟肼0.2g，放置引流管后逐层关闭切口。病灶组织送病理学检查，同时行结核杆菌培养。

（五）术后处理

术后密切观察患者生命体征，选用有效的抗炎、抗结核药物，补充足够的液体量和加强营养等支持治疗。维持电解质平衡，输白蛋白或血浆以纠正低蛋白血症，胃肠功能恢复后可进食。保持呼吸道通畅，鼓励患者翻身排痰。观察引流情况，一般于术后引流量<50mL/24h 时予以拔管。术后继续强化四联抗结核化疗，2周后停止异烟肼静脉滴注，改为口服，出院后继续四联抗结核，治疗3个月后，停用链霉素，改为三联抗结核治疗12个月。注意检查ESR及肝功能、肾功能，并改善患者营养状况。术后3周可以佩戴腰椎外固定支具起坐或下床活动，支具保护6~12个月。12个月后，复查病变愈合、植骨融合、血沉、C-反应蛋白恢复正常即可停药。

四、典型病例介绍

患者卿某，女，24岁，因反复腰痛8个月，加重伴双下肢麻木、乏力5个月入院。影像学表现L_5椎体骨质破坏伴轻度后凸畸形，L_4、L_5椎间隙破坏，椎管内有占位，硬膜囊受压。该患者采取单纯一期后路病灶清除、椎体间钛网植骨融合术治疗（图15-14）。

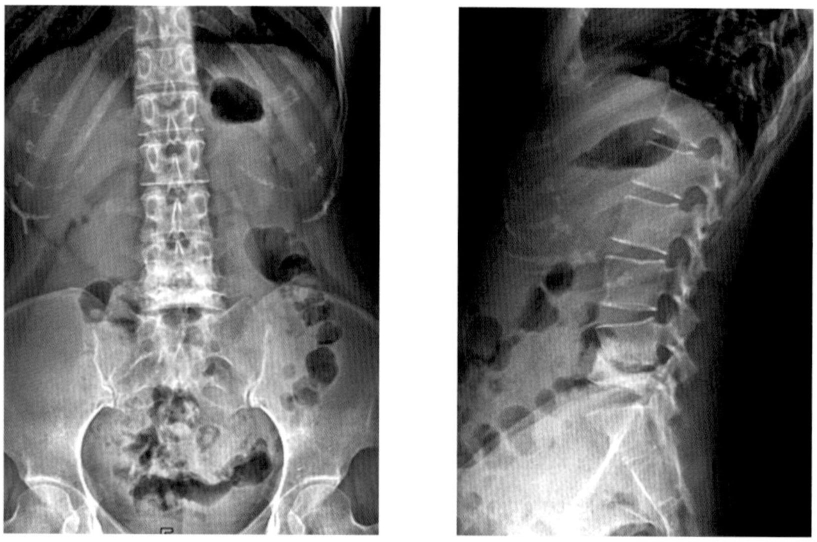

A　　B

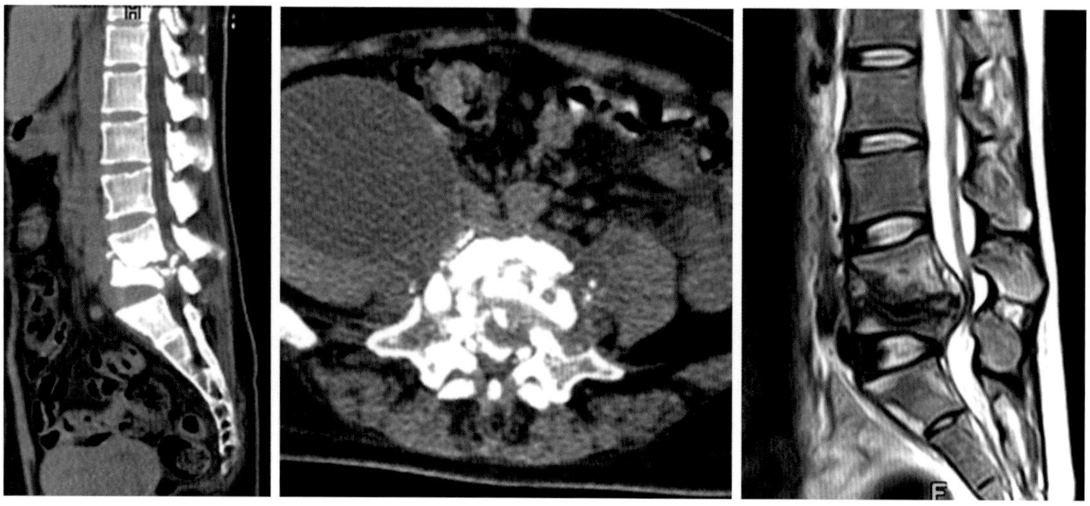

C　　D　　E

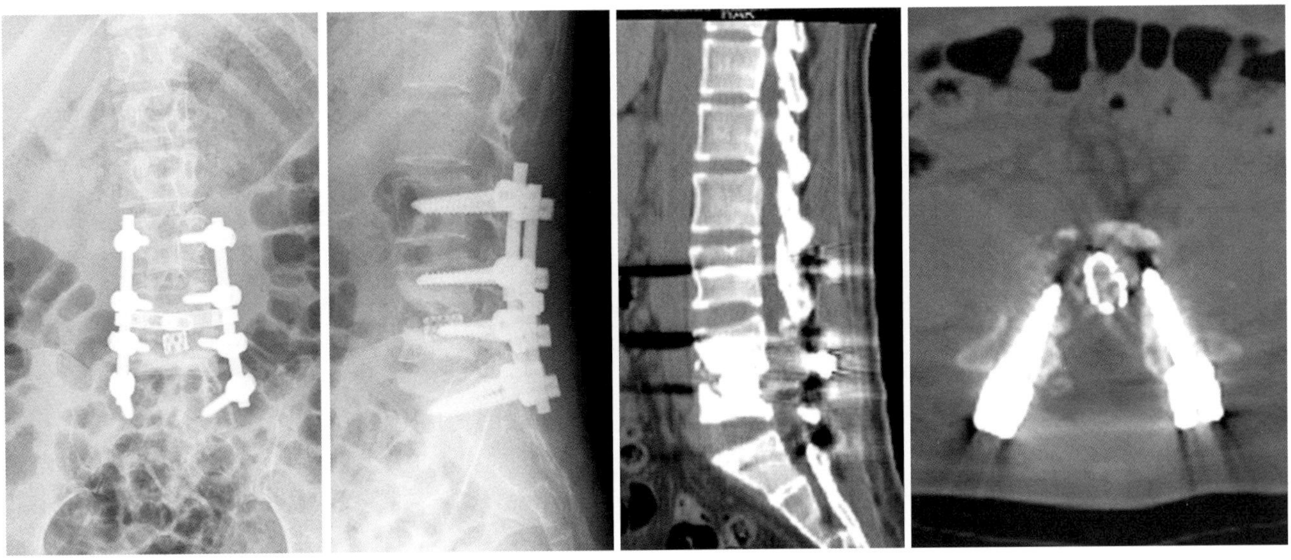

F G H I

A、B．术前正侧位X线片，示L_5椎体骨质破坏伴轻度后凸畸形；C~E．术前CT及MRI示L_4、L_5椎间隙破坏，椎管内有占位，硬膜囊受压；F~I．经单纯一期后路病灶清除、椎体间钛网植骨融合术，术后正侧位X线片及CT片示置钉位置良好

图15–14 典型病例介绍

五、优点与缺点

（一）优点

①单纯后路腰椎结核手术较前路手术可以明显减少手术创伤，出血量明显比前路手术少，手术时间也明显缩短；②单纯后路腰椎结核病灶清除可行，并不追求绝对意义上的“彻底”清除病灶，术后严格抗结核治疗；③单纯后路经侧方可放置椎间块状骨或钛网植骨，钛网可以有效恢复和维持脊柱生物学力线，尤其对脊柱前柱支撑力强，与上下椎体嵌入好，植骨融合高，可以明显减少术后植入骨的移位；④经椎弓根三维内固定可以满足腰椎结核病灶清除后脊柱三柱稳定性。

（二）缺点

单纯后路手术的不足之处在于难以彻底清除病灶，尤其是合并椎旁较大流注脓肿者。

（张宏其 谭 锋）

第八节 单纯一期后路病灶清除植骨融合内固定治疗成人腰骶椎结核

一、概述

脊柱是骨结核最常见的受累部位，腰骶段结核较少见。虽然大部分腰骶段结核都可以通过保守治疗治愈，但常出现迟发性神经损伤和后凸畸形。因此，手术治疗在治愈腰骶段结核过程中起到重要作用。目前文献对于腰骶段结核手术治疗的指征和方法的报道存在很大差异。有学者主张对有适应证的患者尽早手术，预防或矫正脊柱畸形，改善神经功能，重建脊柱稳定性。本节介绍单纯一期后路病灶清除植骨融合内固定治疗成人腰骶椎结核。

二、适应证与禁忌证

（一）适应证

病灶限定在单一运动单元（单节段脊柱结核）、椎体破坏严重、脊柱不稳、伴有神经症状、伴有后凸畸形的患者。特别是后凸畸形严重的患者更有利于行该术式。

（二）禁忌证

伴有较大椎旁脓肿、破坏节段超过两个节段、伴有较大流注脓肿的脊柱结核患者不适用。

三、手术方法

（一）术前准备

行胸片检查排除活动性及急性粟粒性肺结核。行三大常规、肝功能、肾功能、心电图、血沉常规检查。术前无瘫痪症状患者入院后即给予异烟肼30mg，利福平450mg，乙胺丁醇750mg，每天用药，晨起空腹顿服，链霉素0.75g 肌肉注射每天1次，应用2~4周，并对其并发疾病经内科协助治疗后，体温低于37.5℃，血沉低于60mm/h，结核杆菌培养阴性，食欲好转，体重增加，拟行手术。对于瘫痪进行性加重者，积极化疗即行手术。术前3天改为静脉滴注异烟肼每天2次，每次0.2g，同时加强营养，纠正低蛋白血症，并行呼吸功能锻炼。

（二）麻醉

气管插管全身麻醉或局部麻醉。

（三）体位

俯卧位。

（四）手术操作步骤：

插管全身麻醉后，取俯卧位，以病椎为中心向上下延伸1~2 个椎体，沿棘突作纵切口，切开皮肤、皮下组织后，在正中部切开棘上韧带，用骨膜剥离器剥开两旁骶棘肌（拟行植骨融合的节段采用骨膜下剥离，不准备融合的节段则采用骨膜外剥离），显露完毕后放好两个自动拉钩。椎弓根螺钉置入相邻正常椎体内（病椎椎弓和椎体上部无破坏者螺钉置入病椎内）。若S_1椎体破坏严重，则应将固定节段延长至S_2椎体或置入双侧髂骨钉。显露椎管，分离并保护神经根，取2根长度合适的钛棒预弯成适度前凸后安置，以恢复椎体高度及矫正后凸畸形。C形臂X线机透视，确认凸畸形矫正以及内固定位置满意后，切除病变节段横突及关节突关节，用刮匙将脊髓前方一侧病灶清除，包括吸净脓液，刮除肉芽、死骨及干酪样坏死物质使椎管内脊髓获得彻底减压，搔刮椎体剩余骨质，直至表面有活动性出血渗出，不要求彻底清除硬化骨。术中使用导尿管伸入脓腔进行加压冲洗，并用负压抽吸（对侧清除时步骤同上）。病灶清除后于残留的骨质缺损处植入足够长度的自体骨或异体骨（钛网亦可），为了防止植入物移位，可适当抱紧双侧钛棒，同时注意对相对应的神经根进行保护。术中再次透视，确定后凸畸形矫正、椎体高度恢复满意及内固定位置满意后用过氧化氢及生理盐水反复冲洗术野，同时对病变节段行椎板、关节突处植骨融合。病灶区放置链霉素1.0g，异烟肼0.2g，放置引流后关闭切口。清除的病灶组织送病理学检查。另外对于合并有明显腰大肌脓肿的患者先行侧前方入路清除腰大肌脓肿后再二期行后路病灶清除、植骨融合内固定术。

（五）术后处理

密切观察患者生命体征，选用有效的静脉抗炎、抗结核药物，注意补充足够的液体量和营养。维持电解质平衡，输白蛋白纠正低蛋白血症患者．胃肠功能恢复后可进食。保持呼吸道通畅，鼓励患者翻身排痰。术后引流量＜50mL/24h 时予以拔管。继续三联（异烟肼、利福平、乙胺丁醇）抗结核治疗12个月，定期复查肝功能、肾功能、ESR，并加强营养支持治疗。支具保护6~12个月。前12个月每3个月复查站立位正侧位X线片，必要时复查CT，观察结核治愈和植骨融合情况，1年后每半年左右复查一次X线片，决定停药或继续用药。

四、典型病例介绍

患者，男，63岁，腰背痛1年。术前X线片、CT及MRI示 L_5~S_1结核，腰骶角18.0°。行单纯一期后路病灶清除植骨融合内固定术后，X线片示腰骶角26.4°，CT示椎体间植骨位置良好。术后30个月随访复查，植骨已融合，腰骶角26.1°（图15-15）。

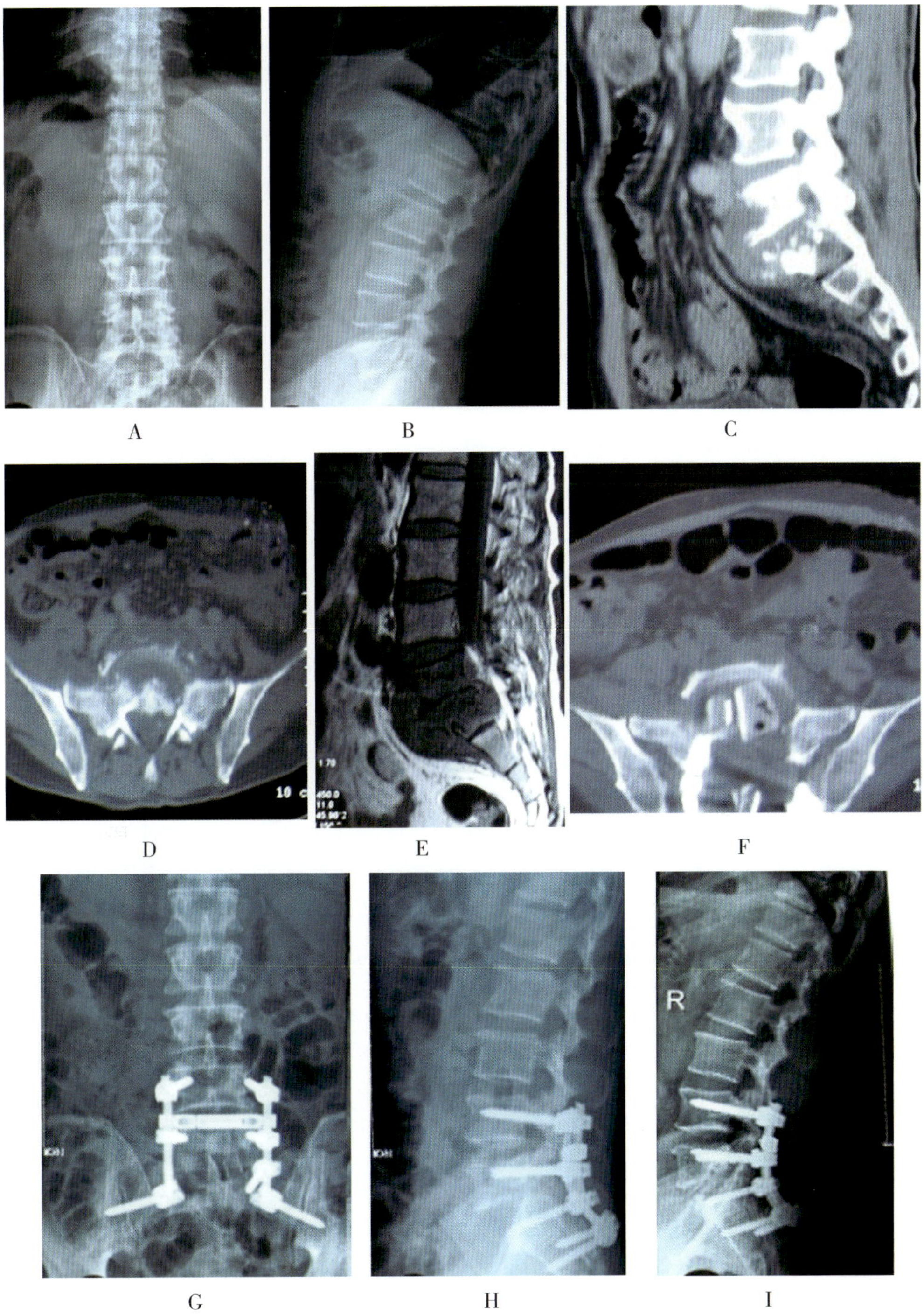

A、B．术前正侧位X线片；C~E．术前CT及MRI示L_5~S_1结核，腰骶角18.0°，脊髓受压；F．术后CT示病灶内植骨位置良好；G、H．术后正侧位X线片，侧位片示腰骶角26.4°；I．术后30个月随访，植骨已融合，腰骶角26.1°

图15-15 典型病例介绍

五、手术并发症的防治

1．皮肤压疮 术后卧床时间过长易导致背部及骶尾部皮肤压疮。预防要点包括保持皮肤清洁，发现皮肤压红应尽早处理。

2．神经损伤 神经损伤可由术中置入椎弓根螺钉损伤脊髓或过度矫形导致。

3．结核复发 术后一定要配合规律、系统的抗结核治疗。通过术后继续抗结核治疗，亚健康骨也会转变成正常骨组织。防止结核复发。

4．继发性后凸畸形 不要过早取出内固定材料，以免术后出现继发性后凸畸形。

六、优点与缺点

目前对于腰骶段结核的手术选择争议较大，单纯前路术式和前后路联合术式是当前的主流术式。虽然结核病灶通常位于椎体前柱，前路手术可以最直观的行病灶清除，然而，前路手术暴露过程中易损伤髂血管和输尿管，导致术后患者相应的临床并发症发生。Ufuk Talu等指出脊柱结核手术治疗的标准术式是前路病灶清除植骨融合术，但联合后路内固定手术能缩短制动周期和住院时间，获得更好更持久的畸形矫正，并可防止出现植骨融合失败和病灶区椎体塌陷。Xu等进行了单纯前路术式和前后路联合术式的比较认为两种术式在骨性融合和腰痛缓解方面无明显差异，仅当患者病灶较h单纯前路手术有明显的手术时间短、出血量少的优点。Karaeminogullari等报道前后路联合手术治疗腰椎结核远比单纯前路或单纯后路手术获得更佳的远期矫形效果。Zaveri等报道15例腰椎和腰骶段结核患者采用经腰椎间孔病灶清除后路椎弓根螺钉固定术，平均随访41个月全部治愈。本研究中，在手术时间长，创伤大，失血量大和长期住院等不利因素影响下，笔者所在科室经严格筛选患者各项指标后予以放弃前后路联合术式选择，采用一期单纯后路病灶清除植骨融合矫形内固定术，术中失血量少、创伤较小、术后恢复时间短、术后并发症少，随访结果令人满意。术中我们选择病变节段上下相邻的正常椎体分别置入椎弓根螺钉，达到有效的后方内固定。病变节段后方小关节予以破坏并融合，临近节段小关节及关节囊均予保留，此方法仅融合病变运动单元，可最大限度保留腰椎运动单元。脊柱结核合并截瘫并不是本手术方式的绝对适应证。应用抗结核治疗或前路病灶清除、椎管减压可以促进脓肿吸收，缓解神经症状。然而，脊柱结核合并截瘫者椎管内脓肿可在后纵韧带和椎体之间上下流动到健康的椎体后方，椎管内的肉芽组织可向上下蔓延，若不清除这些脓肿或肉芽组织，截瘫不易恢复。宋跃明不主张为清除微小病灶而切除大量骨质，椎体可保留部分硬化骨，抗结核药物治疗才是贯穿脊柱结核治疗全程的基本。清除后路病灶时我们尽可能的清除病灶区脓液、干酪样坏死组织、死骨、坏死椎间盘及肉芽组织，保留可挽救的硬化骨。植骨吸收、塌陷和滑脱是融合失败的主要原因，本组病例通过内固定置入适度撑开椎体间隙，获得了更大的植骨空间，植骨充分且牢固，植骨块两端压力适中，末次随访植骨融合率达88.2%。

（张宏其 林昊中）

参考文献

[1] 贾连顺．脊柱结核外科治疗的现状与问题［J］．中国矫形外科杂志，2007，15（7）：516-518.

[2] 王旭，刘寿坤，袁翠华．胸腰椎结核前路手术的并发症及其防治［J］．中国脊柱脊髓杂志，2007，8：575-578.

[3] 张宏其，唐明星，葛磊，等．单纯经后路一期前方病灶清除、植骨内固定矫形治疗伴后凸畸形的高胸段脊柱结核［J］．医学临床研究，2008，25（11）：1948-1951.

[4] 张祥英．经胸膜外病灶清除带蒂肋骨椎间植骨治疗胸椎结核合并截瘫的临床研究［J］．中国矫形外科杂志，2008，16（15）：1144-1145.

[5] 王自立．病灶清除单节段融合固定治疗脊柱结核［J］．中国脊柱脊髓杂志，2009，11：807.

[6] 张宏其，赵迪，陈凌强，等. 经后路一期病灶清除植骨融合内固定矫形治疗伴后凸畸形的儿童颈胸段脊柱结核 [J]. 第三军医大学学报，2009，31（20）：1951-1954.

[7] 詹新立，肖增明，贺茂林，等. 前方经胸骨或侧前方经肩胛下入路手术治疗上胸椎结核 [J]. 中国脊柱脊髓杂志，2009，19（11）：808-812.

[8] 王锡阳，魏伟强，李伟伟，等. 一期后路病灶清除植骨融合内固定治疗胸腰椎结核 [J]. 中国脊柱脊髓杂志，2009，19（11）：813-817.

[9] 薛海滨，马远征. 跳跃型脊柱结核的外科治疗 [J]. 中华骨科杂志，2009，29（9）：827-831.

[10] 张宏其，王瑶，刘少华，等. 单纯经后路全脊椎切除治疗胸段治愈型结核并重度角状后凸畸形 [J]. 中国骨与关节损伤杂志，2010，25（11）：972-974.

[11] 王锡阳，周炳炎，李伟伟，等. 脊柱结核手术治疗的并发症原因分析及防治 [J]. 中国脊柱脊髓杂志，2010，20（12）：993-997.

[12] 宋跃明. 如何理解脊柱结核病灶彻底清除? [J]. 中国脊柱脊髓杂志，2010，20（10）：798.

[13] 韩岳，胡永成，夏群. 一期病灶切除植骨内固定术治疗脊柱结核 [J]. 天津医科大学学报，2010，16（43）：267-269.

[14] 张宏其，沈恺颖，王昱翔，等. 一期后路病灶清除椎间植骨融合内固定术治疗跳跃型胸腰椎结核 [J]. 脊柱外科杂志，2011，9（1）：17-22.

[15] 崔旭，马远征，芦健民，等. 不同手术方法治疗胸腰椎结核 [J]. 中国骨与关节损伤杂志，2011，26（3）：197-199.

[16] 张宏其，陈筱，郭虎兵，等. 单纯后路病灶清除椎体间植骨融合内固定治疗脊柱结核的适应证及疗效评价 [J]. 中国矫形外科杂志，2012，20（3）：196-199.

[17] 张宏其，郭虎兵，陈筱，等. 单纯一期后路病灶清除椎体间植骨融合内固定治疗胸椎结核的临床研究 [J]. 中国矫形外科杂志，2012，20（1）：34-40.

[18] 张宏其，唐明星，郭超峰，等. 单纯经后路内固定病灶清除椎体间植骨治疗上胸段脊柱结核 [J]. 中国脊柱脊髓杂志，2012，22（7）：617-621.

[19] Al-Sebai MW，Al-Khawashki H，Al-Arabi K，et al. Operative treatment of progressive deformity in spinal tuberculosis [J]. International Orthopaedics，2001，25（5）：322-325.

[20] Almeida A. Tuberculosis of the spine and spinal cord [J]. Europ J Radiology，2005，55：193-201.

[21] Brugieres P，Chevalier Y，Claude-Pierre P，et al. Posterior thoracic spinal tuberculosis：assessment by x-ray computed tomography and magnetic resonance imaging apropos of a case [J]. Annales de radiologie，1991，34：187-190.

[22] Erturer E，Tezer M，Aydogan M，et al. The results of simultaneous posterior-anterior-posterior surgery in multilevel tuberculosis spondylitis associated with severe kyphosis [J]. Eur Spine J，2010，19（12）：2209-2215.

[23] Farcy JP，Weidenbaum M，Glassman SD. Sagittal index in management of thoraco — lumbar burst fractures [J]. Spine，1990，15：958-965.

[24] Govender S. Spinal infections [J]. Journal of Bone and Joint Surgery-British Volume. 2005，87B（11）：1454-1458.

[25] Gehlot PS，Chaturvedi S，Kashyap R，et al. Pott' s Spine：Retrospective Analysis of MRI Scans of 70 Cases [J]. J Clin Diagn Res，2012，6（9）：1534-1538.

[26] Harms J，Jeszenszky D，Stolze D，et al. True spondylolisthesis reduction and more segmental fusion in spondylolisthesis [M] / /Btidwell KH, Dewald RL. The textbook of spinal surgery. 2nd ed. Philadelphia：Lippincott-Raven，1997：1337-1347.

[27] Houshian S，Poulsen S，Riegels — Nielsen P. Bone and joint tuberculosis in Denmark. Increase due to immigration [J]. Acta Orthop Scand，2000，71：312-315.

[28] Huang QS，Zheng C，Hu Y，et al. One-stage surgical management for children with spinal tuberculosis by anterior decompression and posterior instrumentation [J]. Int Orthop，2009，33（5）：1385-1390.

[29] Jain AK，Dhammi IK. Tuberculosis of the spine – A review [J]. Clinical Orthopaedics and Related Research，2007，（460）：39-49.

[30] Jain AK，Dhammi IK，Jain S，et al. Simultaneously anterior decompression and posterior instrumentation by extrapleural retroperitoneal approach in thoracolumbar lesions [J]. Indian J Orthop，2010，44（4）：409-416.

[31] Jain AK, Jain S. Instrumented stabilization in spinal tuberculosis [J]. Int Orthop, 2012, 36 (2): 285-292.

[32] Karaeminogullari O, Aydinli U, Ozerdemoglu R, et al. Tuberculosis of the lumbar spine: outcomes after combined treatment of two-drug therapy and surgery [J]. Orthopedics, 2007, 30 (1): 55-59.

[33] Lee SH, Sung JK, Park YM. Single-stage transpedicular decompression and posterior instrumentation in treatment of thoracic and thoracolumbar spinal tuberculosis: a retrospective case series [J]. Journal of spinal disorders & techniques, 2006, 19: 595-602.

[34] Lee SH, Sung JK, Park YM. Single-stage transpedicular decompression and posterior instrumentation in treatment of thoracic and thoracolumbar spinal tuberculosis - a retrospective case series [J]. J Spinal Disord Tech, 2006, 19 (8): 595-602.

[35] Moon MS. Development in the management of tuberculosis of the spine [J]. Current Orthopaedics, 2006, 20 (2): 132-140.

[36] Moon MS. Tuberculosis of spine-Contemporary thoughts on current issues and perspective views [J]. Current Orthopaedics, 2007, 21 (5): 364-379.

[37] Ma YZ, Cui X, Li HW, et al. Outcomes of anterior and posterior instrumentation under different surgical procedures for treating thoracic and lumbar spinal tuberculosis in adults [J]. International orthopaedics, 2012, 36: 299-305.

[38] Natarajan MM, Govindaraju VM, Suyambu SM, et al. Surgery for intramedullary tuberculoma of the spinal cord: report of 2 cases [J]. Surg Neurology, 2006, 66: 69-74.

[39] Panjabi MM, White ⅢA. Physical properties and functional biomechanics of the spine [M] //White ⅢA, Panjabi MM. Clinical biomechanics of the spine. Philadelphia: JB Lippincott, 1990: 1-84.

[40] Polley P, Dunn R. Noncontiguous spinal tuberculosis: Incidence and management [J]. Eur Spine J, 2009, 18 (8): 1096-1101.

[41] Pang X, Wu P, Shen X, et al. One-stage posterior transforaminal lumbar debridement, 360 degrees interbody fusion, and posterior instrumentation in treating lumbosacral spinal tuberculosis [J]. Archives of orthopaedic and trauma surgery, 2013, 133 (8): 1033-1039.

[42] Pang X, Shen X, Wu P, et al. Thoracolumbar spinal tuberculosis with psoas abscesses treated by one-stage posterior transforaminal lumbar debridement, interbody fusion, posterior instrumentation, and postural drainage [J]. Archives of orthopaedic and trauma surgery, 2013, 133: 765-772.

[43] Qingyi He, Jianzhong Xu. Comparison between the antero-posterior and anterior approaches for treating L5-S1 vertebral tuberculosis [J]. Int Orthop, 2012, 36 (2): 345-351.

[44] Ramdurg SR, Gupta DK, Suri A, et al. Spinal intramedullary tuberculosis: a series of 15 cases [J]. Clinl Neurol Neurosurg, 2009, 111: 115-118.

[45] Rasouli MR, Mirkoohi M, Vaccaro AR, et al. Spinal tuberculosis: diagnosis and management [J]. Asian Spine J, 2012, 6 (4): 294-308.

[46] Satoh Y, Kanou T, Takagi N, et al. A modified retroperitoneal approach to the kidney in patients with a highly deformed thorax: obtaining a wide operative field through subperiosteal resection of the 10th, 11th and 12th ribs [J]. Nihon Hinyokika Gakkai Zasshi, 2005, 96 (5): 576-580.

[47] Talu U, Gogus A, Ozturk C, et al. The role of posterior instrumentation and fusion after anterior radical debridement and fusion in the surgical treatment of spinal tuberculosis: experience of 127 cases [J]. J Spinal Disord Tech, 2006, 19 (8): 554-559.

[48] Ufuk Talu, Abdullah Gogus, et al. The role of posterior instrumentation and fusion after anterior radical debridement and fusion in the surgical treatment of spinal tuberculosis: experience of 127 cases [J]. J Spinal Disord, 2006, 19 (8): 554-559.

[49] Zhang HQ, Guo CF, Xiao XG, et al. One-stage surgical management for multilevel tuberculous spondylitis of the upper thoracic region by anterior decompression, strut autografting, posterior instrumentation, and fusion [J]. J Spinal Disord Tech., 2007, 20 (4): 263-267.

[50] Zaveri GR, Mebta SS. Surgical treatment of lumbar tuberculosis spondylodiscitis by transforaminal lumbar interbody fusion (TLIF) and posterior instrumentation [J]. J Spinal Disord Tech, 2009, 22 (4): 257-262.

[51] Zhang HQ, Wang YX. One-stage posterior focus debridement, fusion, and instrumentation in the surgical treatment of cervicothoracic spinal tuberculosis with kyphosis in children: a preliminary report [J]. Child Nervous Syst, 2010, 1: 8.

[52] Zhang HQ, Wang YX, Guo CF, et al. One-stage posterior focus debridement, fusion, and instrumentation in the surgical treatment of

cervicothoracic spinal tuberculosis with kyphosis in children：a preliminary report［J］. Childs Nerv Syst，2011，27（5）：735–742.

［53］Zhang HQ，Huang S，Guo HB，et al. A clinical study of internal fixation，debridement and interbody thoracic fusion to treat thoracic tuberculosis via posterior approach only［J］. International Orthopaedics，2012，6（2）：293–298.

［54］Zhang HQ，Lin MZ，Shen KY，et al. Surgical management for multilevel noncontiguous thoracic spinal tuberculosis by single–stage posterior transforaminal thoracic debridement，limited decompression，interbody fusion，and posterior instrumentation（modified TTIF）［J］. Arch Orthop Trauma Surg，2012，132（6）：751–757.

［55］Zhang HQ，Li JS，Zhao SS，et al. Surgical management for thoracic spinal tuberculosis in the elderly：posterior only versus combined posterior and anterior approaches［J］. Arch Orthop Trauma Surg，2012，132（12）：1717–1723.

［56］Zhang HQ，Sheng B，Tang MX，et al. One–stage surgical treatment for upper thoracic spinal tuberculosis by internal fixation，debridement，and combined interbody and posterior fusion via posterior–only approach［J］. Eur Spine J，2013，22（3）：616–623.

［57］Zhang H，Sheng B，Tang M，et al. One–stage surgical treatment for upper thoracic spinal tuberculosis by internal fixation，debridement，and combined interbody and posterior fusion via posterior–only approach［J］. European spine journal：official publication of the European Spine Society，the European Spinal Deformity Society，and the European Section of the Cervical Spine Research Society，2013，22：616–623.

第十六章 脊柱结核前后路一期手术

第一节 一期前后方融合后路内固定治疗高胸段多椎体脊柱结核

一、概述

高胸段多椎体脊柱结核虽在脊柱结核中所占比例较低，但因其位置高、连续累及的病变椎体数目多，常同时合并胸椎后凸畸形、胸髓压迫、全身情况差，加上结核病本身致病菌的固有特点，其致残率很高，因此一直是脊柱外科治疗中较棘手的问题。目前，脊柱结核的外科手术方法很多，以下我们将介绍一期后外侧入路病灶清除、前方肋骨或钛网植骨，后路内固定并同时行椎板植骨治疗高胸段多椎体脊柱结核。

二、适应证与禁忌证

（一）适应证

高胸段多椎体脊柱结核并后凸畸形患者。

（二）禁忌证

肺功能较差、低蛋白血症等，术前经治疗后仍难以纠正，预计耐受力差的患者；活动性肺结核。

三、手术方法

（一）术前准备

抗结核治疗2周以上，采用异烟肼、利福平、乙胺丁醇、链霉素或吡嗪酰胺，至ESR、体温正常，或ESR明显下降；对2周内ESR不能降至正常者，或因瘫痪进行性加重而不能等待2周抗结核治疗的不完全性截瘫者，除常规抗结核外，术前3天每天2次加用异烟肼0.2g静脉滴注。加强营养，纠正低蛋白血症，并进行呼吸功能锻炼。

（二）麻醉

全身麻醉。

（三）体位

侧俯卧位和俯卧位。

（四）手术操作步骤

先侧俯卧位，病灶破坏严重侧在上。累及到T_2、T_3的病例术中用颅环弓维持牵引，重量2~3kg。自棘突旁6~7cm，做相应节段病变严重侧的肋横突切口。常规显露并切除相应节段的后肋长7~10cm，显露病灶。彻底清除结核病灶，包括残存的椎间盘、硬化骨及对侧的脓液、肉芽、死骨。伴有截瘫的病例，行椎管前方减压，解除脊髓压迫。减压后，直视下撑开相邻正常的上下椎体，并在相邻正常椎体上开槽，将取下的足够长度的肋骨两根塑形，先嵌入第一根（该肋骨的两端用克氏针钻各钻两个小孔，穿好四根10号丝线备用），并通过第一根肋骨上的丝线将嵌入的第二根肋骨捆紧，再将穿过第一根肋骨的10号丝线与残余椎体骨质扎紧，以防脱落（图16-1）。有条件者，置钛网植骨。术野内加入异烟肼0.2g、链霉素1g，逐层缝合切口。

再将体位调整至俯卧位，做相应节段的后正中切口（切口略偏向对侧），显露双侧椎板等附件，于近侧置椎弓根钉或横突钩，远侧置椎弓根钉或胸椎椎弓根钩。棒弯成生理后凸，对后凸明显者，增大棒的预弯弧度，以免矫正过多。置棒，固定。将取下的剩余肋骨剪成碎条，加入异烟肼0.1g、链霉素0.5g，行椎板植骨，置入引流管一根，经骶棘肌，自第一切口的对侧皮肤穿出。

（五）术后处理

支持治疗，引流管术后1~5天拔除。全身抗结核治疗12~24个月，平均18个月。其中术前静脉用异烟肼的病例术后第1~3天加用同剂量的异烟肼肌注。

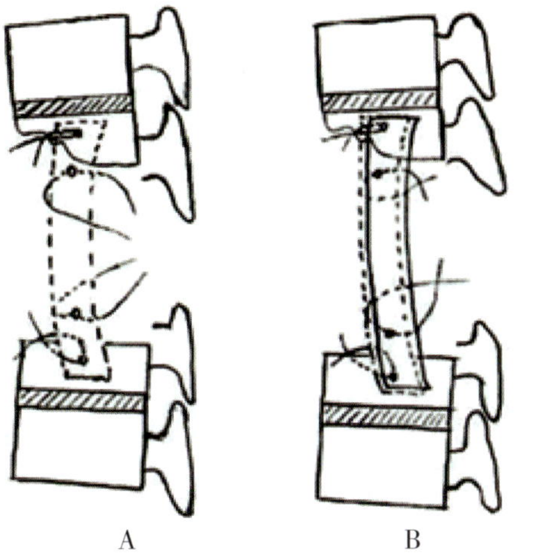

A．第一根肋骨被植入，肋骨上钻4个小孔，将10号丝线穿过小孔，其中远近端丝线用于肋骨与椎体之间的固定；B．第二根肋骨被植入，并由穿过第一根肋骨的中间2根10号丝线捆紧

图16-1 病灶彻底清除干净后，在椎体间植入两根肋骨

四、典型病例介绍

患者，女，30岁，T_5~T_8椎体结核并不完全性截瘫。术前正侧位X线片示T_6、T_7椎体压缩性骨折；术前MRI示T_4~T_8椎体破坏并脊髓受压、后凸畸形。行一期前后方融合后路内固定术，即术中彻底清除结核病灶、行椎管前方减压、解除脊髓压迫后，一期前后方融合后路内固定术。术后正侧位X线片示后凸畸形得到矫正、植骨位置可；术后MRI示脊髓减压彻底、畸形已矫正；术后1年

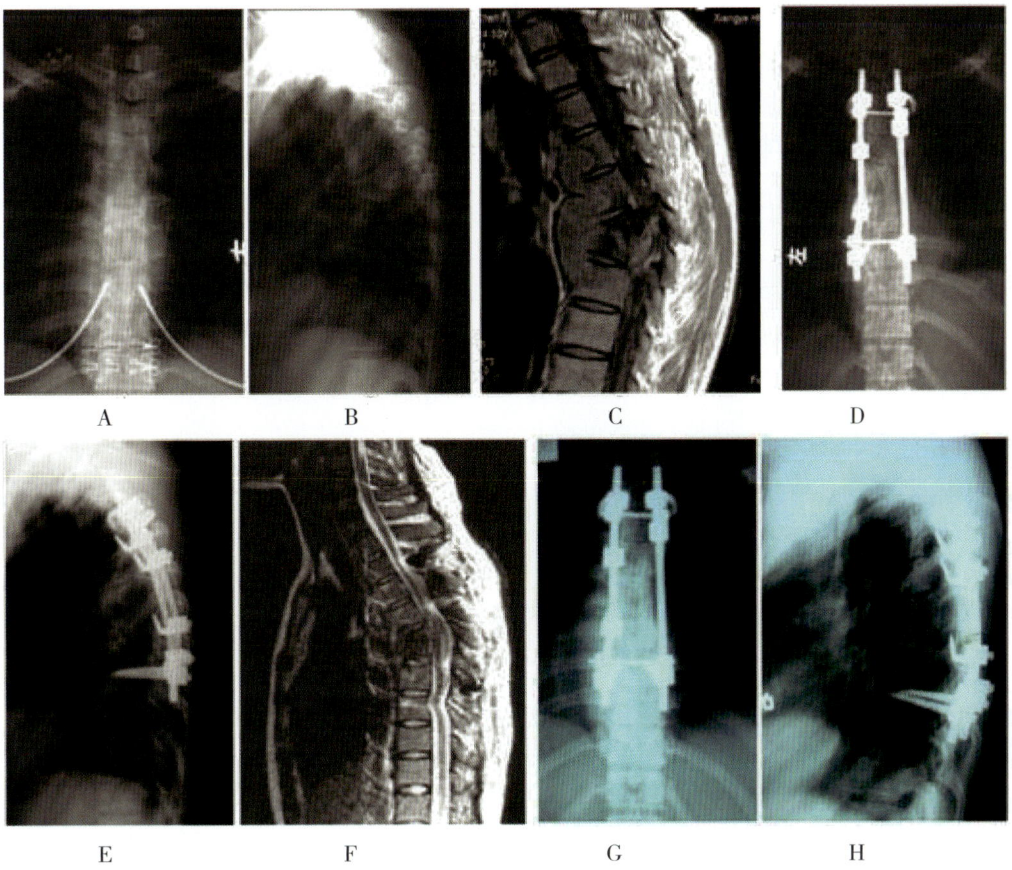

A、B．术前正侧位X线片示T_6、T_7椎体压缩性骨折；C．术前MRI示T_4~T_8椎体破坏并脊髓受压、后凸畸形；D、E．术后正侧位X线片示后凸畸形得到矫正、植骨位置可；F．术后MRI示脊髓减压彻底、畸形已矫正；G、H．术后1年正侧位X线片示植骨处有骨痂生长、矫形无丢失

图16-2 典型病例介绍

正侧位X线片示植骨处有骨痂生长、矫形无丢失（图16-2）。

五、手术并发症的防治

1）做两个切口时，要考虑两切口之间中央肌皮瓣的宽度，尽量使其深面的骶棘肌和皮瓣之间不做分离，以防皮瓣坏死。

2）将结核病灶清除，减压充分，对能保留的椎体骨质尽量保留，以防骨缺损太大，影响稳定性重建。

3）不完全性截瘫患者不用消极等待ESR降至正常，而是于术前3天每公斤每天加用静脉滴注异烟肼15mg，即行手术治疗，防止等待过程中瘫痪进一步加重。

4）手术创面相对较大，又有内植物、渗出液难以吸收，因此术后伤口常规引流，以防伤口不愈、窦道形成。

5）对重度后凸畸形、多个椎体消失的患者，坚持全身化疗第一，清除病灶第二，植骨融合第三，矫形第四的原则，避免过度矫形而加重瘫痪。

6）对于术侧胸腔积液、肺不张患者，可经胸膜腔穿刺、抗结核治疗后治愈。

六、优点与缺点

1）前路植骨、后路内固定，克服了单纯前路置钉椎体质量难以把握，致内固定松动而产生矫正度丢失的缺陷，能避免后凸畸形加重，同时使内植物相对远离病灶，减少复发。

2）从肋横突切口入路显露，手术视野好，病椎清除后，对侧病灶可在直视下有效清除，并行椎管彻底减压、植骨。

3）经后路的常规全椎板显露对患者创伤相对较小，内固定后再做椎板植骨，既使内植物远离病灶，又增加了融合成功率［因前方缺损较大，前方植骨条（块）亦较长，该处融合较短植骨块慢，加用后方椎板植骨后，能达到前后协同融合的目的，避免单纯前方植骨、融合时间长而产生的内固定松动、断裂、矫形丢失等并发症］。

4）充分利用了病变节段后方尚存的正常后柱附件结构，减少了强行前方内固定而带来的创伤和风险。

5）为进一步维持矫形效果，前方可加用Kanada内固定和钛网植骨，既彻底清除了病灶，又能避免过度矫形而加重瘫痪。

6）缺点为有两个手术切口，以及手术时间略长。

（张宏其　邓　盎）

第二节　儿童胸腰椎结核后前路手术

一、概述

儿童脊柱结核发病率高，常常累及多个椎体，以胸腰椎受累多见。其发病隐匿，常被患儿和家属忽视，有的出现严重脊柱后凸畸形，不能行走甚至瘫痪才就医，给儿童的心理和生理健康带来了严重威胁。

儿童脊柱结核的治疗包括保守治疗和手术治疗，1965年英国医学研究委员会在韩国及中国香港对单纯化疗、单纯清创、清创及融合三种治疗方式对脊柱结核的治疗效果进行多中心研究，长期随访结果肯定了中国香港的“根治性外科手术”在预防复发和晚期发生严重畸形中的作用。儿童根治性手术包括前路单纯病灶清除术、前路融合术、后路融合术、前后路融合术。1977年，Schulitz等比较研究表明前路融合效果最差，单纯后路融合也无满意疗效，前后路联合能获得良好的畸形矫正效果。虽然儿童脊柱结核的手术方式依然存在争议，但前后路联合手术在提高结核疗效，减少术后后凸畸形的发生已得到越来越多学者的认同。

与成人不同，儿童胸腰椎结核手术不仅要治愈结核，同时要防止处于生长期的脊柱发生后凸畸形。本节结合笔者的经验，描述儿童胸腰椎结核后前路手术的技巧。

儿童胸腰椎结核通过后前路手术能彻底清除结核病灶，解除神经压迫，矫正脊柱后凸畸形，固定、融合病变节段，最终达到治愈病变的目的。儿童处于生长发育阶段，通过后路固定融合和前路支撑植骨，不仅能即刻稳定脊柱，而且能缓解脊柱前方融合与脊柱后方附件持续生长的矛盾，使得脊柱前中后柱均衡生长，避免术后晚期出现后凸畸形或后凸畸形进展，影响脊柱矢状面和冠状面生物力学平衡。

二、适应证与禁忌证

（一）适应证

①椎体和（或）椎间盘破坏导致脊柱不稳者；②脊髓神经受脓肿、死骨或肉芽组织压迫或已经发生不同程度的神经功能障碍者；③严重的或进行性加重的脊柱后凸成角畸形；④大量的死骨或骨空洞形成者；⑤大量的椎旁寒性脓肿持续存在或经久不愈的窦道形成者。

（二）禁忌证

①患儿一般情况差，不能耐受手术者；②皮肤局部有破损或感染者；③有全身感染者；④有开放性肺结核者；⑤术前抗结核疗程不够、不规律，或抗结核无效者；⑥有出血倾向者，凝血功能国际标准化比值（INR）>1.5，凝血酶原时间（PT）>1.5倍或血小板计数（PLT）<50 000/mm^3；⑦术前诊断不确定，有脊柱肿瘤或化脓性炎症可能者。

三、手术方法

（一）术前准备

后前路手术无论是一期完成还是分期完成，对患儿和临床医生都是巨大的挑战，充分的术前准备是手术顺利完成及患者对手术耐受的保证。

1. 患儿全身情况准备　术前对患儿进行营养状况评估，纠正营养不良，贫血、低蛋白血症等。对合并有肺结核、肾结核等患儿应该特别注意，这些会影响患者的全身情况，增加术后并发症的发生，术前准备要充分考虑这些情况。术前化疗要根据患儿的体重、药物的作用机理合理选择，观察药物的毒副反应，监测肝功能、肾功能、血沉、C-反应蛋白。有效抗结核2~4周，病情严重者到6周以上可计划手术。

2. 患儿局部情况准备　对有脊柱不稳或椎管内有神经压迫者，严格制动，以免神经损伤或神经损伤加重。对有较大脓肿者，为防止脓肿术前破溃，可通过穿刺抽脓或穿刺置管冲洗缓解局部症状。对有窦道形成者，加强换药，在窦道口取标本行细菌培养及药物敏感实验，明确有无混合感染。

3. 术前训练　患儿越小，依从性越差，术前与患儿及家属充分沟通，充分术前训练以适应术后情况、减少术后并发症。包括床上大小便训练、呼吸功能训练、四肢肌肉收缩训练等。

4. 医生准备　术前通过详细的病史询问、体格检查和完善的实验室和影像学检查明确诊断，有条件的医院可作细菌学检测及结核药物敏感实验以指导抗结核治疗。详细制定手术方案，确定手术范围、固定融合节段、植骨方式、准备手术器材等。

（二）麻醉

气管插管全醉。

（三）体位

①后路手术选择俯卧位，用海绵垫将胸部及两侧髂棘垫高，使腹部悬空，减少术中出血；头向一侧偏斜，用头圈避免眼球受压；注意膝关节、手肘及其他骨突部位的保护。②前路手术取侧卧位，选择病变严重、神经受压较重或脓肿较大侧为术侧。一般选右侧卧位，左侧入路，避免损伤右侧的腔静脉，以及避免肝脏对切口暴露的影响。将术侧上肢置于托手架上，注意保护尺神经，对侧腋下垫软枕防止腋神经受压；术侧下肢屈髋70°，屈膝90°，对侧下肢伸直，注意腓总神经及骨突部位的保护。骨盆前后以挡板固定确保患者前后稳定，抬高腰桥以便手术显露。

（四）手术操作程序

1. 后路手术

（1）定位与切口：根据体表标志及后凸成角的顶椎位置初步定位，对定位有困难者，术中C形臂X线机定位。取后正中切口，根据病变节段及固定融合范围确定切口长度，一般切口长度为固定椎上下各一个椎体（图16–3）。

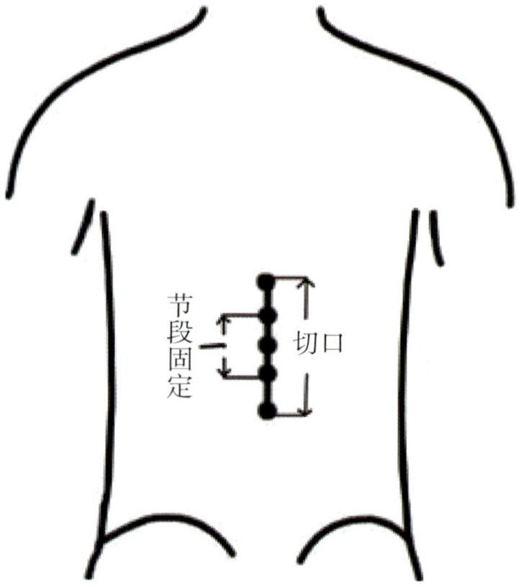

图 16–3　后路手术切口示意图

（2）显露：切开皮肤、浅筋膜、腰背筋膜达棘上韧带后（棘上韧带保留），用电刀和骨膜剥离器在椎旁肌与骨界面之间锐性剥离，尽力避免出血，逐一暴露手术节段椎板、关节突关节、胸椎横突。

（3）螺钉植入：C形臂X线机透视定位后，根据解剖标志，用成人胸腰椎椎弓根螺钉定点的方法，确定椎弓根进针点（图16–4）。开口后，探针经椎弓根探入椎体，插入定位针，C形臂X线机透视定位针的位置、方向，逐一置入适当长度、直径的椎弓根钉。再次C形臂X线机透视确认螺钉位置。

（4）矫形与固定：术中通过顶椎徒手推顶，利用链接棒的杠杆原理，用悬臂梁技术、旋棒技术及螺钉间撑开或加压进行矫形固定。

（5）植骨融合：用骨刀、三关节咬骨钳或电动磨钻破坏椎板外皮质、关节突关节面，胸椎横突，制作植骨床，破坏脊柱后方的生长中心，用局部自体骨粒融合。常见的三个椎体的固定需要融合两对关节突关节（图16–4）。

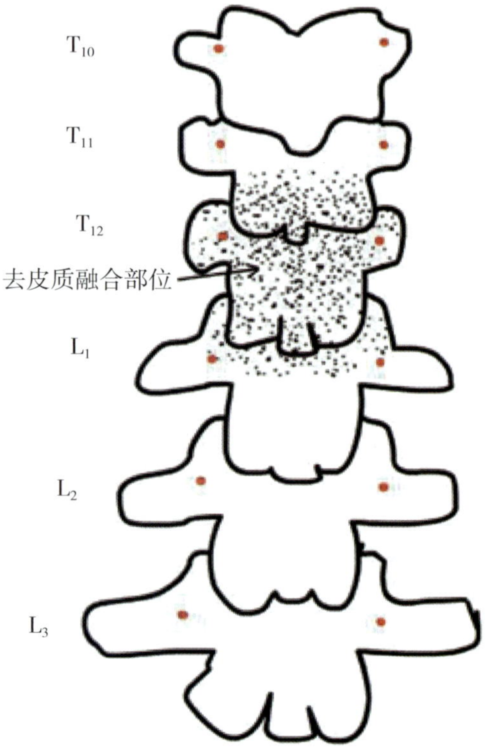

图 16–4　椎弓根螺钉入针点及融合示意图

（6）关闭切口：对切口清创，剪掉失去活力的软组织，放置引流管后，逐层关闭切口，注意纵行的椎旁肌不用缝合。

2. 侧前路手术

（1）定位与切口：根据髂棘、髂前上棘、脐、浮肋等体表标志，参考胸腰椎X线片和后路手术切口定位。儿童一般较瘦小，组织薄、组织弹性好，而前路手术不再需要内固定，可取小切口。一般取病椎上一椎经肋骨切口，L_2手术取肋下切口，L_1取经第十二肋切口，T_{12}和T_{11}取经第十一肋或第十肋切口（图16–5），对多节段患者，以最上位病椎为标志。如病变局限，仅累及一个椎间隙及上下小部分椎体，也可不切肋骨而取肋间入路。

（2）显露（以经第十一肋切口为例）：沿肋骨切开皮肤、皮下筋膜，切开肋骨表面覆盖的腹外斜肌、背阔肌、胸腰筋膜、下后锯肌、骶棘肌后鞘，切开肋骨表面骨膜，按“上顺下逆”剥离并切除肋骨。在肋尖软骨处切开腹内斜肌、腹横肌直达腹膜外脂肪。沿肋床推开胸膜，分离切断肋膈角、膈肌外侧角，小儿胸廓撑开器撑开，经胸膜外、腹膜外暴露椎体侧前方。

（3）病灶清除：根据术前影像学及术中情况决定病灶清除的方式、手术范围以及结扎病椎节段血管的数量。尽可能彻底清除椎旁、椎前及椎管内脓肿、脓絮、肉芽组织，死骨、病椎行病灶刮除、部分或全部切除，尽力保留有血液循环的正常骨、亚健康骨和软骨终板（图16–6）。

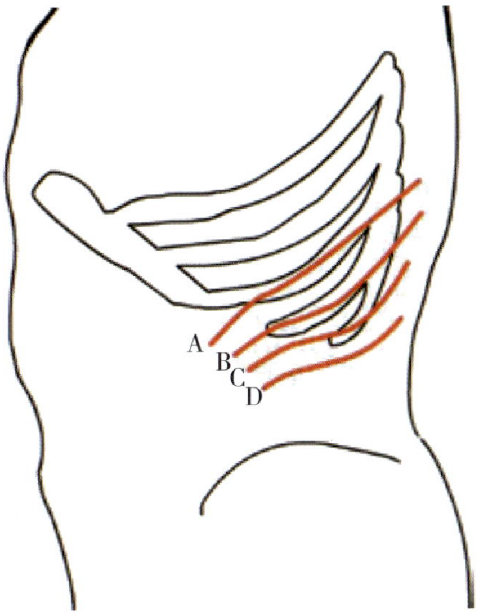

A．经第10肋切口；B．经第11肋切口；
C．经第12肋切口；D．经肋下切口

图16–5 侧前路手术切口示意图

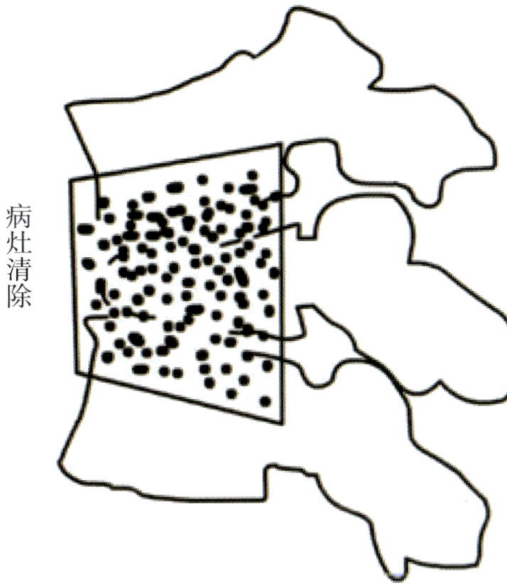

图 16–6 病灶清除范围示意图

（4）植骨融合：取三面皮质髂骨，根据需要修剪成适当长度，在椎体间撑开后植入。髂骨应放于椎体前中份，离硬膜3mm以上。植骨的方式有支撑植骨、开槽植骨，术中根据具体情况选择合适的方式。

（5）关闭切口：切口内反复以生理盐水冲洗后，检查有无活动性出血、有无胸膜、腹膜损伤，置引流管引流。深部缝合膈肌角、肋膈角、胸腰筋膜后，逐层缝合切口。肋软骨处胸腹结合部及腹部切口应注意严密缝合，防止腹部切口疝及膈疝发生；胸部切口缝合注意避免胸膜、肺损伤和肋下神经血管损伤。

（五）术后处理

1．观察　术后早期严密观察患儿生命体征，及时排出呼吸道分泌物，检查下肢的感觉、肌力、反射情况。

2．输液输血　根据体重及出入量及时补充液体，维持水盐电解质和能量平衡，及时输血至血红蛋白不低于10g/L。

3．止痛　儿童对疼痛耐受差，术后可使用镇痛泵。

4．功能训练　术后早期进行翻身、股四头肌和呼吸功能训练，防止卧床并发症。对有神经功能障碍者，应分阶段制订详细的训练计划，由患儿、家属、护士、康复医生共同完成。

5．支具保护　儿童骨松软，内固定强度不如成人，而且好动，术后常规定制外固定支具。根据病变破坏的程度、内固定的稳定性、患儿恢复情况决定起床时间，一般4~6周可在支具保护下离床活动。

6．预防使用抗生素和规范抗结核治疗　除手术前及术中预防使用抗生素外，术后使用24~72h。“早期、规律、全程、适量、联合”抗结核治疗。出院后根据WHO制定的DOT方案全程督导治疗，定期复查。

四、典型病例介绍

患儿王某，女，3岁。腰背部疼痛伴畸形半年，行走不稳3个月入院。自患病以来，患儿有潮热、盗汗、纳差等结核中毒症状，不伴有咳嗽、咯痰、气促、腹疼等。入院查体：神志清楚，精神差，抬入病房；胸腰段后凸畸形，T_{11}、T_{12}棘突及棘旁叩压痛，腰部主被动活动受限，拾物试验阳性；双上肢感觉、运动、反射正常，躯体感觉正常，腹壁反射正常引出；双下肢触痛觉减退，各肌群肌力Ⅳ级，双侧膝、踝反射正常引出；双侧Babinski征阳性，会阴区感觉存在。实验室检查：血沉52mm/h。C-反应蛋白51.1mg/L。影像学（图16-7A至图16-7C）提示：T_{11}椎体下缘、T_{12}椎体及附件骨质破坏伴椎旁脓肿形成，胸腰段椎体向后成角畸形，T_{12}椎体平面脊髓受压，入院诊断为儿童胸腰椎结核伴后凸畸形。完善相关术前检查及术前准备，正规抗结核治疗3周后，在气管全身麻醉下用直径4.75cm Upass通用钉棒系统经后路行T_{11}~L_1椎弓根螺钉复位内固定、植骨融合术，后路撑开后复位良好（图16-7D）；一期前路经11肋胸膜外腹膜后切口行病灶清除，脊髓神经减压，取患儿母亲髂骨支撑融合术，手术顺利（图16-7E至图16-7G）。术后定期随访复查，3个月患儿神经功能恢复正常，2年后复查植骨融合满意（图16-7H至图16-7J）。

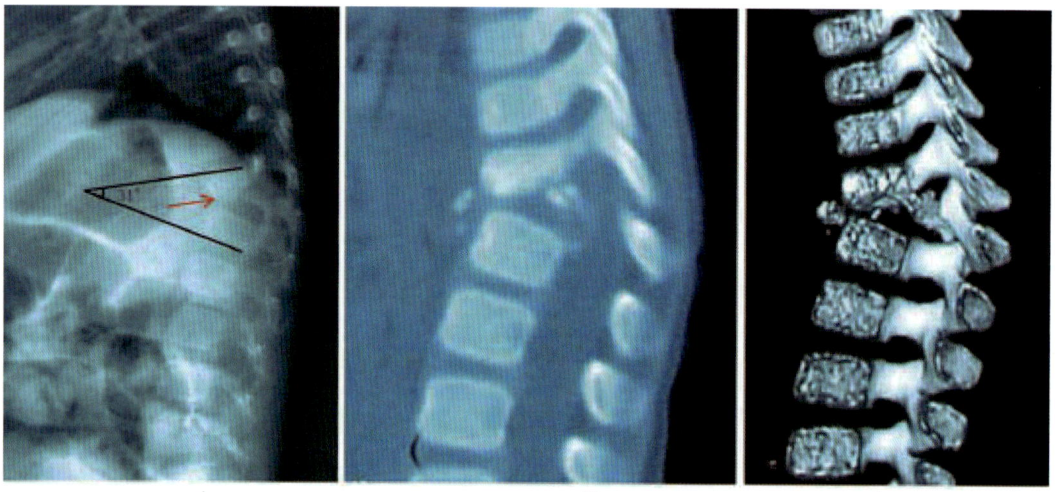

A B C

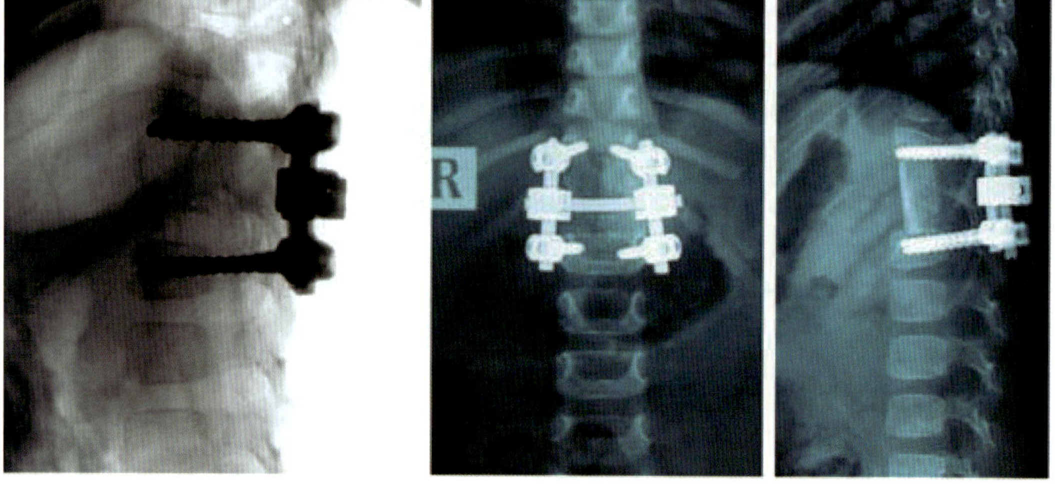

D E F

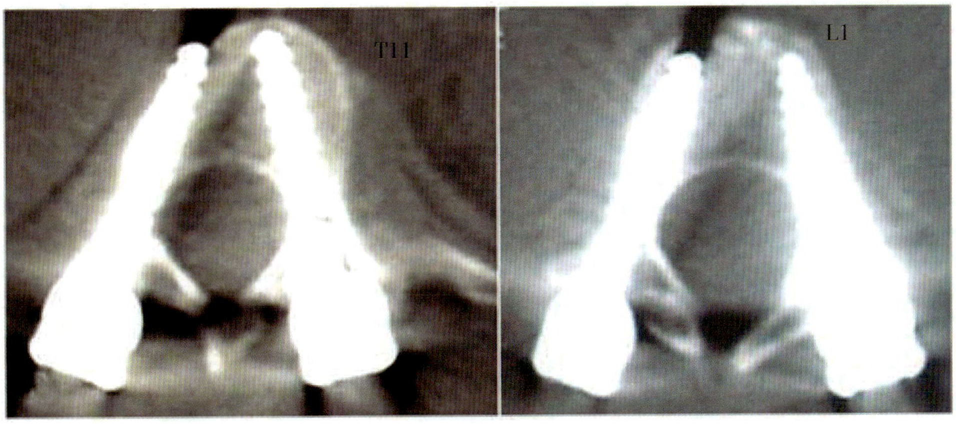

G

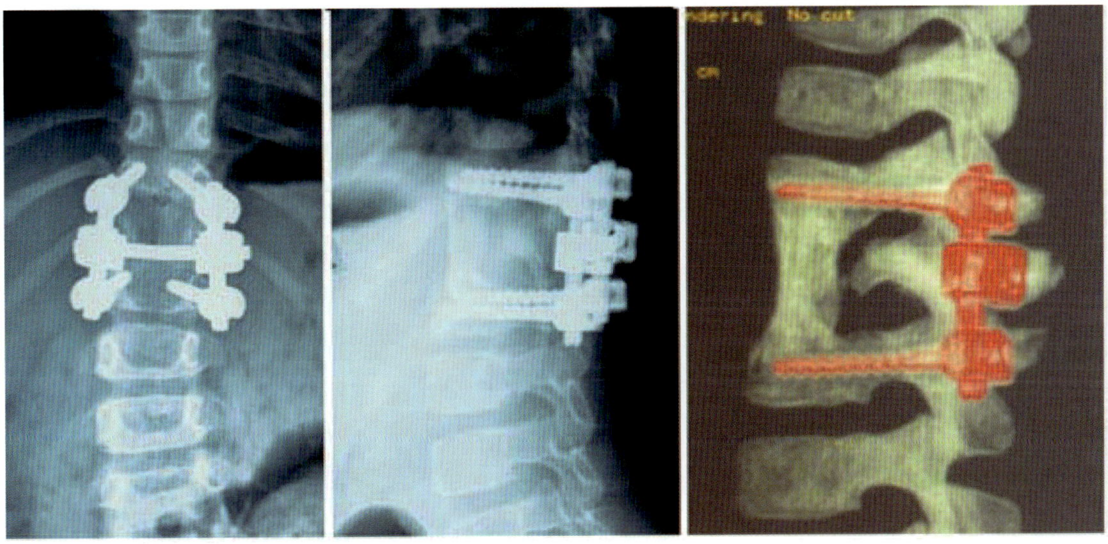

H I J

A．术前X线片示T_{12}破坏消失（红色箭头所指），胸腰椎后凸成角31°；B．术前CT；C．术前CT三维重建；D．术中根据术前CT三维重建钉道设计方案选择直径4.75cm，长度4cm Upass螺钉，C形臂X线机透视见后路撑开复位良好；E、F．术后正侧位X线片示内固定及植骨位置良好；G．术后CT显示螺钉置入位置；H、I．术后2年X线片复查显示内固定位置良好；J．术后2年CT三维重建复查显示患儿母亲髂骨与患儿上下椎体骨性融合

图16-7　典型病例介绍

五、优点和缺点

（一）优点

1．即刻稳定脊柱　通过后路椎弓根螺钉可对胸腰椎行三柱固定，即刻稳定脊柱，防止脊髓损伤，同时便于术后护理，患儿可以早期下床活动。

2．病灶清除彻底　结核病灶多引起椎体、椎间盘损伤，脓肿、肉芽组织多在脊柱前方，经前路病灶清除可以直视下处理病灶，解除神经压迫，病灶清除彻底而快速，同时避免了经后路病灶清除需切除过多正常结构影响脊柱稳定性及引起脓肿流入后方污染正常组织的弊端。

3．减少固定节段　通过后前路手术可以仅固定病椎上下一个正常椎体，尽可能减少固定融合节段，减小对患者生长发育的影响。对椎间盘及上下1/3以内的椎体破坏可单节段固定，对一个椎体的破坏可固定三个椎体。

4．防止胸腰椎后凸畸形及曲轴现象的发生　通过前后路手术，将固定融合椎体的前中后生长中心破坏或融合，使脊柱前后均衡生长，避免单纯前路融合引起后凸畸形和单纯后路融合引起曲轴现象。

5．提高植骨融合率　脊柱局部的稳定和彻底的病灶清除，为植骨融合提供了前提；同时后方去皮质融合和前方支撑植骨，能使固定节段融合满意；前方通过撑开后植入髂骨块，植骨块与上下椎之间压应力的存在，能提高植骨融合率。

（二）缺点

1．手术创伤大　后前路手术对儿童创伤巨大，一般情况差者不能耐受，部分患者需要分期完成，增加了护理难度。

2．出血多　儿童总血容量少，两个手术总出血量相对多，需要准备充足的血源，并由有经验的医生完成手术，减少术中出血。

3．内固定困难　儿童椎体及椎弓根细小，合适直径的内固定选择困难，内固定植入困难，增加了手术难度。

4．骨源获取困难　椎体破坏越多，彻底病灶清除后留下的空隙越大，儿童的自体肋骨、髂骨细小，用于支撑植骨困难。

5．儿童依从性差　儿童耐受差，依从性差，围手术期管理、训练及术后长期抗结核化疗难度大。

六、手术要点与陷阱

1．儿童与成人手术的差异　儿童组织小而脆弱，应准备专用的儿童手术器械，暴露时动作要轻柔、精细；儿童骨化还不完全，即使是皮质骨也很软，骨刀、电刀和开路器可以轻易突破，在暴露、椎弓根螺钉置入及去皮质融合时应小心谨慎，以免进入椎管损伤神经；虽然儿童暴露时出血少，但其总血容量少，术中应尽力减少出血，并准备充足的血源。

2．病椎的显露　由于结核的长期刺激，病灶周围可形成大量瘢痕组织、肉芽和脓肿，使病椎周围组织失去正常的解剖结构，并与周围器官、血管粘连，使病椎显露困难。前侧方切开暴露病变周围后，不急于结扎椎体节段血管暴露病椎，根据肋骨、椎前主动脉、上下正常椎体及椎间盘整体了解病变的范围、节段。对没有椎旁脓肿形成者，可从上下正常椎旁开始，紧贴椎体，逐步连续分次钳夹瘢痕组织和节段血管并切断结扎，进入病椎后，用Cobb's剥离器沿骨表面前后分离；对有椎旁脓肿者，椎体节段血管已被脓肿抬起，可在脓肿最明显处切开脓壁，吸净脓液，清理脓絮、脓苔、肉芽及干酪样组织，经脓腔探查病椎后，向头尾侧连续分次钳夹组织和节段血管并切断结扎或缝扎；对仅有椎间盘损伤或相邻椎1/3以内的破坏者，可以保留节段血管。

3．内固定选择　儿童骨骼细小，各种内固定强度差，而椎弓根内固定是唯一能提供坚强固定的方式。术前要详细分析其影像学资料，明确椎弓根螺钉的直径、长度。对5岁以内的患儿，常需用直径在5.0mm以下的椎弓根螺钉，术前要准备充分。避免选择成人颈椎用万向螺钉行儿童胸腰椎固定。

4．矫形　大多儿童胸腰椎结核其前方松软，从后方经徒手推顶、连接棒的悬臂梁和旋棒技术，利用其杠杆原理和螺钉间撑开或加压可获得满意的矫形效果。但对有椎管侵占和（或）有神经功能障碍者，单纯后路矫形有神经损伤风险，有条件者在神经电生理监测下矫形，必要时行椎管减压后再矫形。对于一些静止期结核并后凸畸形者，胸腰椎已成僵硬性后凸，其后凸顶椎前方韧带已瘢痕挛缩，周围有骨枷形成，甚至前方血管壁已瘢痕钙化，骨块突入椎管压迫神经，单纯后方难以矫形，同时有损伤神经血管的风险，这类患者手术困难、风险大，需要前后路联合松解截骨矫形或经后路全脊椎截骨矫形。

5．植骨融合　患者后方可仅破坏关节突关节、椎板外皮质，用局部自体骨植骨，慎用异体骨或异种骨融合。脊柱前中柱承担约80%的力学行为，而胸腰段是胸椎与腰椎铰链区，活动灵活，前路的植骨甚为重要。彻底清除病灶后，用骨刀或刮匙切去上下椎硬化组织或软骨终板，做好植骨床后再植入骨块。对大龄儿童，椎体足够宽大，可在上下椎开槽以便植骨。植入前，抬高腰桥让术侧张开以方便植入，植入后放下腰桥，用血管钳检查植骨块是否稳定。

三面皮质髂骨是支撑植骨融合的金标准。术前行骨盆X线片检查，了解髂骨的大小和发育状况。对3岁左右的患儿，自体髂骨太小，支撑植骨依然是临床难题，我们通过取患儿母体髂骨行异体骨移植并取得良好疗效，但仍然存在伦理及配型的问题。儿童骨骺存在，取髂骨时将骨骺劈开，切取髂骨后重新缝合，减少取骨并发症。也有学者取胫骨块或腓骨用于儿童脊柱前方植骨，但手术切口远，取材困难，临床少用。儿童自体肋骨常细小，松质骨少，慎用于胸腰椎前方的支撑植骨，以免骨吸收致手术失败。

6. 生长平衡的维持　脊柱的生长来源于三个区域，前方的椎体上下终板、中部的椎体与椎弓根软骨联合、后方的上下关节突。如果前后生长不均衡，胸腰椎是最容易发生畸形的部位。只有三个区域协调生长，脊柱才能维持平衡。术中根据前后固定的节段，选择同椎体同数量相应的生长点阻滞。如后方生长过快会发生后凸畸形，如后方固定节段过多前方生长过快会发生曲轴现象。儿童椎管的发育早于椎体发育，研究表明，中央部软骨发育早，5岁儿童的椎管孔径已完成其最终大小的95%以上，大多儿童椎弓根螺钉不会引起医源性椎管狭窄。所以儿童内固定的取出应慎重，避免因内固定取出过早再发生后凸畸形，对术后两年的患儿，结核已治愈，局部前后已融合者，可以取出内固定。

七、并发症及防范要点

1. 术后一般并发症　常见的有术后疼痛，切口感染、出血，肺部感染，肺不张，尿路感染，营养不良，低蛋白血症等。术后应预防感染，注意功能训练和内环境及营养平衡，避免并发症。

2. 切口显露的并发症　后路手术显露简单，常见的并发症有腰神经后支、肋间神经血管损伤，前侧方手术显露结构复杂，又有结核病灶粘连，容易损伤周围结构，如：胸膜、肺损伤，腹膜、腹部脏器损伤，肾、输尿管损伤，肋下神经、髂腹下、髂腹股沟神经、交感链损伤，肋间血管甚至大血管（腹主动脉、下腔静脉）损伤。术中精细解剖，仔细辨认正常组织结构与结核肉芽疤痕的分界，小心剥离，避免重要结构损伤。

3. 病椎显露及病灶清除的并发症　病椎显露常困难，常见并发症有椎体节段血管处理不当或病灶清除时损伤对侧节段血管引起大出血，神经根甚至脊髓损伤，病灶清除不彻底，硬膜撕裂脑脊液漏，甚至脊髓前动脉、Adamkiewicz动脉损伤引起瘫痪。

4. 内固定相关的并发症　儿童椎弓根细小，皮质薄而脆弱，椎弓根螺钉植入时偏内有进入椎管损伤神经的风险，偏外侧固定不牢引起螺钉松动，或内固定切割椎体终板进入椎间隙等。后期内固定有松动、脱落、断裂等风险。术前仔细分析患儿影像学资料，了解椎弓根钉植入的方向、角度，制定详尽的手术计划；术中螺钉置入前插入定位针后C形臂X线机透视，探查椎弓根四壁，确保螺钉准确植入；术后支具保护至骨愈合，避免内固定失败。

5. 髂骨取骨并发症　包括切口感染、血肿形成，股外侧皮神经损伤，周围脏器损伤，髂前上棘骨折，骨盆不稳等并发症。术中仔细解剖，骨膜下剥离或骨骺劈开暴露。取骨后用骨刀或三关节咬骨钳处理遗留的骨尖，置引流条引流，减少并发症。

6. 植骨并发症　植骨块吸收，松动、脱落，移位压迫神经，植骨不融合假关节形成，脊柱后凸加重等并发症。术中彻底的病灶清除和术后早期制动、有效的抗结核是成功融合的关键。同时，术中要合理选择支撑植骨方式，慎用肋骨支撑，避免用碎骨块充填植骨。

7. 结核复发　随着耐药结核菌及免疫缺陷患者的增多，结核术后复发增多。术前作好充分准备，正规有效抗结核2~4周再手术；术者清楚椎体内病灶的位置、范围、数量、大小、形状、深度，术中彻底清除病灶；术后加强营养，全程结核督导治疗，预防结核复发。

8．胸腰椎后凸畸形　后路内固定失败和前路植骨块脱落、骨吸收，以及晚期脊柱生长不平衡等，均可导致脊柱后凸畸形。除术中按规范植骨外，注意前后生长中心的阻滞，使相应节段前后均衡生长以避免严重后凸。

（王　松　段春燕　康建平）

参考文献

［1］张宏其，龙文荣，邓展生，等．影响一期手术治疗脊柱结核并截瘫患者疗效的相关因素［J］．中国脊柱脊髓杂志，2004，14（12）：720-723.

［2］吴启秋，林羽．骨与关节结核［M］．北京：人民卫生出版社，2006：165-238.

［3］张光铂，吴启秋，关骅，等．脊柱结核病学［M］．北京：人民军医出版社，2007：109-110.

［4］康建平，冯大雄，叶飞，等．儿童脊柱结核的手术治疗［J］．中华小儿外科杂志，2008，29（6）：357-360.

［5］张宏其，王昱翔，郭超峰，等．分期后路融合内固定前路病灶清除椎间植骨治疗儿童腰椎结核伴后凸畸形［J］．中国脊柱脊髓杂志，2010，20（10）：820-824.

［6］钱邦平，邱勇，王斌，等．儿童胸腰椎结核性后弯畸形的临床评估及术式选择［J］．中华小儿外科杂志，2010，31（2）：81-85.

［7］Bezer M，Kucukdurmaz F，Aydin N，et al．Tuberculous spondylitis of the lumbersacral region：long-term follow-up of patients treated by chemotherapy，transpedicular drainage，posterior instrumentation and fusion［J］．J Spinal Disord Tech，2005，18（5）：425-429.

［8］Chacko AG，Moorthy RK，Chandy MJ．The transpedicular approach in the management of thoracic spine tuberculosis：a short-term follow up study［J］．Spine，2004，29（17）：363-367.

［9］Hodgson AR，Stock FE．Anterior spinal fusion a preliminary communication on the radical treatment of Pott's disease and Pott's paraplegia［J］．Br J Surg，1956，44（185）：266-275.

［10］Jin D，Qu D，Chen J，et al．One-stage anterior interbody autografting and instrumentation in primary surgical management of thoracolumbar spinal tuberculosis［J］．Eur Spine J，2004，13（2）：114-121.

［11］Khoo LT，Mikawa K，Fessler RG．A surgical revisitation of Pott distemper of the spine［J］．Spine J，2003，3（2）：130-145.

［12］Medical Research Council Working Party on Tuberculosis of the Spine．A 15-year assessment of controlled trials of the management of tuberculosis of the spine in Korea and Hong Kong［J］．J Bone Joint Surg Br，1998，80（3）：456-462.

［13］Rajasekaran S，Prasad Shetty A，Dheenadhayalan J，et al．Morphological changes during growth in healed childhood spinal tuberculosis：a 15-year prospective study of 61 children treated with ambulatory chemotherapy［J］．J Pediatr Orthop．2006，26（6）：716-724.

［14］Schulitz KP，Kothe R，Leong JC，et al．Growth changes of solidly fused kyphotic bloc after surgery for tuberculosis．Comparison of four procedures［J］．Spine，1997，22（10）：1150-1155.

第十七章 儿童脊柱结核的手术治疗

第一节 单纯一期后路病灶清除植骨内固定治疗儿童颈胸段脊柱结核伴后凸畸形

一、概述

目前，我国结核病疫情严重，2004年结核发病数首次超过病毒性肝炎而成为第一位传染病。儿童作为易感人群，其骨与关节结核病的发病例数有上升趋势。尤其是生长发育期的小儿脊柱一旦受结核感染，其受到的影响在远期要比成人的脊柱严重。而儿童颈胸段脊柱结核患者，往往累及椎体较多，破坏较重，常伴有严重后凸畸形或者脊髓受压。手术治疗这类患儿不但要处理结核病灶、解除脊髓压迫，而且要同时矫正后凸畸形和预防术后畸形加重。

儿童颈胸段脊柱结核多因患儿胸背部症状而就诊，由于病变发展缓慢，患儿主诉不清，同时该部位被肩关节和手臂遮挡，普通X照片显示困难，很容易漏诊误诊，从而导致发现晚，治疗不及时，后凸畸形加重，而脊柱结核所导致的后凸畸形不仅影响美观和功能（如心肺发育障碍导致心肺功能受损），还大大增加了迟发型瘫痪的发生率。因此碰到此类患儿应详细追问病史，对疑似结核病例必须做结核病的实验室及影像学全面检查并监测体温。如果能利用现代医疗技术做到早期诊断，儿童的修复能力强，正规的非手术治疗也能达到治愈目的。遗憾的是很多患儿就诊时已经出现明显的后凸畸形和活动受限，影像学检查显示椎体和椎间盘破坏塌陷、脊髓受压，已不能单靠头颈部牵引和药物治疗，而需要采用手术治疗。

为此，笔者对颈胸段脊柱结核合并后凸畸形的患儿，采用经后路一期前方病灶清除、椎管减压、钩钉棒内固定矫形、植骨融合治疗。

二、适应证与禁忌证

（一）适应证

保守治疗失败或早期误诊，具有下列条件的患儿应手术治疗：①大量脓肿形成；②有大块死骨形成或有细小死骨进入椎管；③椎体或椎间盘破坏已造成脊柱不稳定；④脊髓受压造成不同程度的神经功能障碍；⑤脊柱严重畸形或有2个或2个以上椎体生长板被破坏。

（二）禁忌证

①严重的结核中毒症状，体温＞38℃，心率快；②严重的低蛋白血症、重度贫血；③血沉＞40 mm／h，且经过抗结核治疗后，血沉无下降趋势。

三、手术方法

（一）术前准备

术前常规抗结核治疗2~4周。异烟肼每天5~10mg/kg，每日剂量＜300mg；利福平每天5~10mg/kg，每天剂量＜300mg；乙胺丁醇每天15mg/kg，每天剂量＜500mg。同时予以口服或静脉滴注保肝、维生素类及营养支持药物，每1~2周复查肝功能、肾功能。术前予颅环弓牵引制动，在后凸处垫薄枕并逐渐加高，以矫正部分后凸畸形，同时严密观察病变平面的脊髓功能情况，为术中牵引以及矫形提供依据。依据X线、CT、MRI等资料确定关键椎体（同时CT测量相应椎弓根大小）并决定手术方案。加强营养，待患儿贫血及低蛋白血症纠正后，血沉恢复正常或明显下降时进行手术。

（二）麻醉

气管插管全身麻醉。

（三）体位

取俯卧位，颅环弓维持牵引重量3kg，用以部分纠正颈胸段后凸畸形。

（四）手术操作步骤

以病椎为中心向上下延伸1~2个椎体沿棘突作纵形切口。切开皮肤皮下组织后，在正中部切开棘上韧带，用骨膜剥离器剥开棘突两旁的骶棘肌（拟行植骨融合的节段采用骨膜下剥离，不准备融合的节段则采用骨膜外剥离），显露完毕后放好两个自动拉钩。C形臂X线机透视对病椎进行定位，在术前确定的关键椎分别置钉、钩，椎体病灶相对较轻的一侧上临时棒予以固定，避免减压、病灶清除时，因脊柱不稳而导致脊髓损伤。用棘突剪剪掉要切除的棘突，咬除椎板及黄韧带，露出硬膜外脂肪。咬下一块骨质后应检查其下方是否有软组织粘连，分离粘连后才将骨块取出。清除病灶时，于椎体破坏严重的一侧依据需要切除横突、关节突、椎弓根，并切除邻近的肋骨1~1.5cm和肋骨颈、肋骨头，为使视野开阔，可切断并结扎病椎相应该侧的一根肋间神经，用神经剥离子将硬膜保护好，以防操作时对其造成推动和牵拉，小心显露椎管前侧及周围的结核病灶，刮除干净，为使病灶清除相对彻底，术中使用导尿管伸入脓腔进行加压冲洗，并用负压抽吸。考虑到患儿术后椎体生长的需要，不强调将病灶清除扩大化，尽可能地保留骨骺。病灶清除后残留的骨质缺损较大（超过1.5cm），估计难以自行融合的儿童可植入自体骨或者异体块状骨；如果患儿椎体小、植骨块放入后不稳定或估计能够自行融合时则不予植骨。本组中两例患儿进行了椎体间植骨。双侧交替换棒予以矫形固定，并确认脊髓无挤压。再次透视后凸畸形矫正以及内固定位置满意后，过氧化氢及生理盐水反复冲洗术野。同时选择适当大小的自体骨或者异体骨，对已行减压、病灶清除的节段进行后方融合。局部用链霉素1.0g、异烟肼0.2g，放置引流，关闭切口。清除的病灶组织送病理学检查。

（五）术后处理

术后观察引流量＜50mL/24h时予以拔管，行胸椎后路术后常规治疗，包括应用抗生素及神经营养药物治疗。术后继续三联（异烟肼、利福平、乙胺丁醇）抗结核治疗12~18个月，评价结核治愈情况后决定停药或继续用药。同时定期复查肝功能、肾功能，并加强营养支持治疗。术后戴硬塑支具保护4~8个月，每2~3个月复查1次X线片。待骨质融合、畸形稳定后予取出内固定。

四、典型病例介绍

患儿，女，4岁，胸背部疼痛4个月，伴后凸畸形1个月。术前CT及MRI示C_7~T_7结核，多个椎体破坏，以T_3、T_4最为严重且有右侧椎弓根破坏，后凸畸形，后凸角为61°，椎旁脓肿形成，脊髓受压。经后路一期病灶清除、植骨融合内固定术，手术经过顺利，术后病灶得以清除，椎管容积恢复，后凸畸形明显矫正，后凸角为22°。末次随访复查，内固定无松动，矫形效果维持好，后凸角为30°；T_3、T_4融合，椎体前后生长比例（椎体前方高度除以椎体后方高度）增加（图17-1）。

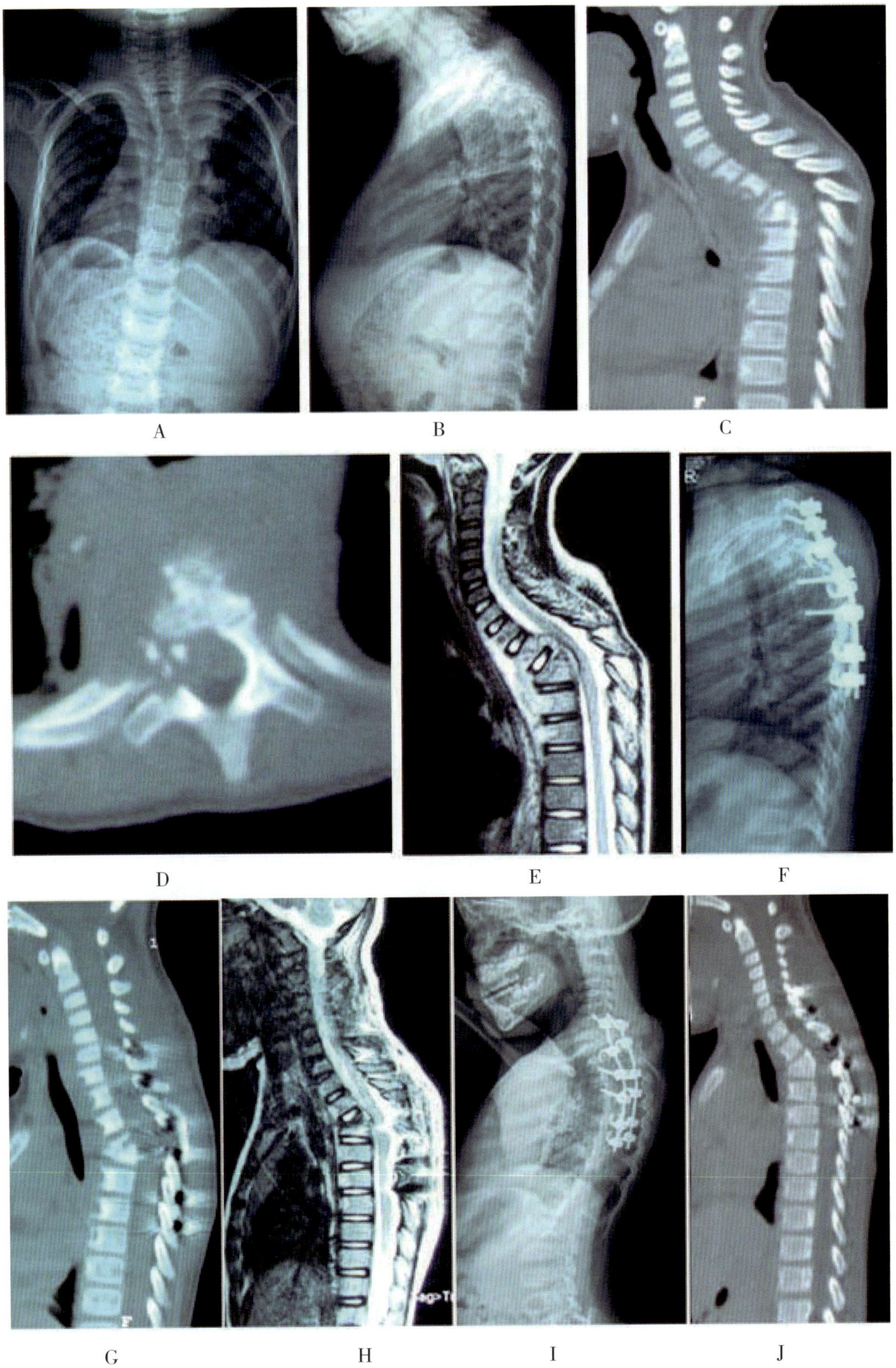

A．术前脊柱正位X线片；B．术前脊柱侧位X线片，颈胸段后凸畸形，后凸角为61°；C．术前CT示多个椎体破坏，以T_3、T_4破坏最为严重；D．术前CT示T_3右侧椎弓根破坏；E．术前MRI示C_7~T_7结核，椎旁脓肿形成，脊髓受压；F．术后脊柱侧位X线片，后凸畸形明显矫正，后凸角为22°；G. 术后CT示后凸畸形矫正；H. 术后MRI示病灶清除，椎管容积恢复；I．术后1年随访时脊柱侧位X线片，内固定无松动，后凸角为30°；J．术后1年随访时CT，T_3、T_4融合，椎体前后生长比例（椎体前方高度/椎体后方高度）增加

图17–1 儿童颈胸段脊柱结核

五、手术注意事项及并发症的防治

1）病椎位于胸椎时，根据术中情况可切断并结扎病椎相应该侧的一根肋间神经，扩大术野，利于清除病灶。

2）仅对病椎节段进行后方融合，后方融合可采用棘突间骨块植骨融合术，或在未清病灶一侧的椎板处及关节突间予以自体骨或异体松质骨条植骨融合。

3）对于一些病变不严重的椎体无须行病灶清除，可单纯予以后路内固定植骨融合以稳定脊柱，从而利于结核病灶愈合并缓解疼痛。

4）考虑患儿术后椎体生长的需要，不强调将病灶清除扩大化，术中清除病灶应尽可能地保留骨骺。

5）拟行植骨融合的节段术前暴露采用骨膜下剥离，不准备融合的节段则采用骨膜外剥离。

6）病灶清除时，不能盲目扩大清除范围，适可而止。

7）椎旁脓肿的清除，可借助软质导管灌洗及抽吸，一般能满意清除。

8）神经受损：术中防止脊髓过牵、硬脊膜破裂，特别是胸椎结核，以避免神经受损。

9）结核复发：术后一定要配合规律、系统的抗结核治疗。通过术后继续抗结核治疗，使得亚健康骨转变成正常骨组织。防止结核复发。

10）继发性后凸畸形：不要过早取除内固定，以免术后出现继发性后凸畸形。一般推荐至骨质愈合、畸形稳定后再考虑取除内固定。

六、优点与缺点

经后路病灶清除、植骨融合结合后路钩钉棒系统内固定，此手术入路解剖简单、创伤小，避免了对纵隔或胸腔的骚扰，术后并发症少，同时不受节段限制。在术前确定的关键椎上置钉、钩，再在拟切除的对侧置入临时棒，以保持手术操作过程中脊柱的稳定性，防止脊髓损伤。通过后路全椎板（相应椎板和棘突受累及）或半椎板（相应椎板和棘突未受累及）及一侧椎弓根、关节突切除，在矫形前做病灶清除，视野相对开阔，加上各种角度刮勺的使用以及加压冲洗、负压抽吸等方法，基本上可将病灶清除干净。椎板截骨后可以减少矫形阻力，增大矫正度。同时在直视下矫形，可以观察脊髓搏动情况并防止矫形过程中椎体后缘对脊髓的挤压和切割。

虽然该方法对后柱造成了一些破坏，但是从总体手术效果以及长期随访结果来看，还是令人满意的。综上所述，对于儿童颈胸段脊柱结核，采用后路一期病灶清除植骨内固定矫形手术治疗具有创伤小、畸形的矫正和维持可靠、平衡前后柱生长等优点，是矫正后凸畸形和预防晚期后凸畸形发生的有效方法。

（张宏其　赵　迪）

第二节　单纯一期后路病灶清除植骨内固定治疗儿童胸腰段脊柱结核伴后凸畸形

一、概述

脊柱结核仍然是引起脊柱后凸的最常见原因。处于生长发育阶段的儿童易患胸腰椎结核，后凸畸形和神经损害是其主要的并发症。严重的结核性后凸畸形不仅影响外观、引起不良的心理影响，而且可导致继发性的心肺功能障碍；另外结核性破坏可致脊柱不稳，而脊柱后凸及脊柱不稳均可导致迟发性的神经损害。手术治疗这类患儿一般比较棘手，不但要处理结核病灶、解除脊髓压迫，而且同时要矫正后凸畸形和预防术后畸形加重。

由于结核病灶多位于脊柱前中柱，前路病灶清除植骨融合为大多数学者所推崇。此方法可直接进入病灶区清除结核病灶并进行椎管减压，然而却无法预防后凸进展或矫正已经存在的后凸畸形。近年来，随着后路内固定器械成为更有效的后凸矫形方法以及其他更加有效的抗结核方案的出现，一期后路手术成为了治疗脊柱结核的可选择的方法。本节主要介绍利用单纯后路一期前方病灶清除、椎管减压、钉棒内固定矫形、植骨融合技术治疗儿童胸腰段脊柱结核伴后凸畸形。

二、适应证与禁忌证

（一）适应证

①病灶局限在单节段的胸腰段脊柱结核，所谓单节段脊柱结核一般指一个椎间相邻的上或（和）下终板、椎体，也就是椎体的一个运动单元；②每处病灶不超过一个运动单元的跳跃式脊柱结核；③伴有后凸畸形的单节段脊柱结核；④后凸畸形进行性加重的陈旧性脊柱结核；⑤病椎周围伴有脓肿并且脓肿突入椎管压迫脊髓的脊柱结核。

（二）禁忌证

①病灶局限在多节段的胸腰段脊柱结核；②伴有较大的椎旁脓肿的患者；③患者一般情况较差，估计无法耐受手术；④对于伴有较大的流注性脊柱结核不适用。

三、手术方法

（一）术前准备

术前常规抗结核治疗2~4周。异烟肼每天5~10 mg/kg，每天剂量＜300mg；利福平每天5~10mg/kg，每天剂量＜300mg；乙胺丁醇每天15mg/kg，每天剂量＜500mg。同时予以口服或静脉滴注保肝、维生素类及营养支持药物，每1~2周复查肝功能、肾功能。术前加强营养，待患儿贫血及低蛋白血症纠正后，血沉恢复正常或明显下降时进行手术。依据X线、CT、MRI等资料确定关键椎体（同时CT测量相应椎弓根大小）并决定手术方案。

（二）麻醉

气管插管全身麻醉。

（三）体位

俯卧位。

（四）手术操作步骤

患儿气管插管全身麻醉后，取俯卧位，以病椎为中心向上下延伸1~2个椎体沿棘突作纵形切口。切开皮肤皮下组织后，在正中部切开棘上韧带，用骨膜剥离器剥开棘突两旁的骶棘肌（拟行植骨融合的节段采用骨膜下剥离，不准备融合的节段则采用骨膜外剥离），显露完毕后放好两个自动拉钩。C形臂X线机对病椎进行定位，在术前确定的关键椎分别置钉，椎体病灶相对较轻的一侧上临时棒予以固定，避免减压、病灶清除时，因脊柱不稳而导致脊髓损伤。用棘突剪剪掉要切除的棘突，咬除椎板及黄韧带，露出硬膜外脂肪（图17-2）。咬下一块骨质后应检查其下方是否有软组织粘连，分离粘连后才将骨块取出。清除病灶时，于椎体破坏严重的一侧依据需要切除横突、关节突、椎弓根、椎板，必要时切除邻近的肋骨1~1.5cm和肋骨颈、肋骨头，可切断并结扎病椎相应该侧的一根肋间神经，用神经剥离子将硬膜保护好，以防操作时对其造成推动和牵拉，小心显露椎管前侧及周围的结核病灶，刮除干净，为使病灶清除相对彻底，术中使用导尿管伸入脓腔进行加压冲洗，并用负压抽吸。考虑到患儿术后椎体生长的需要，不强调将病灶清除扩大化，尽可能地保留骨骺（图17–3）。病灶清除后于残留的骨质缺损处植入自体骨或者异体块状骨（图17–4）。双侧交替换棒予以矫形固定，并确认脊髓无挤压。再次透视确认后凸畸形矫正以及内固定位置满意后，双氧水及生理盐水反复冲洗术野。同时选择适当大小的自体骨或者异体骨，对超过病椎的上下各一节段进行后方融合（图17–5）。局部用链霉素1.0g，异烟肼0.2g，放置引流，关闭切口。清除的病灶组织送病理学检查。另外对于合并有明显腰大肌脓肿的患儿先行侧前方胸腹联合入路清除腰大肌脓肿后再二期行后路病灶清除，植骨融合内固定术。

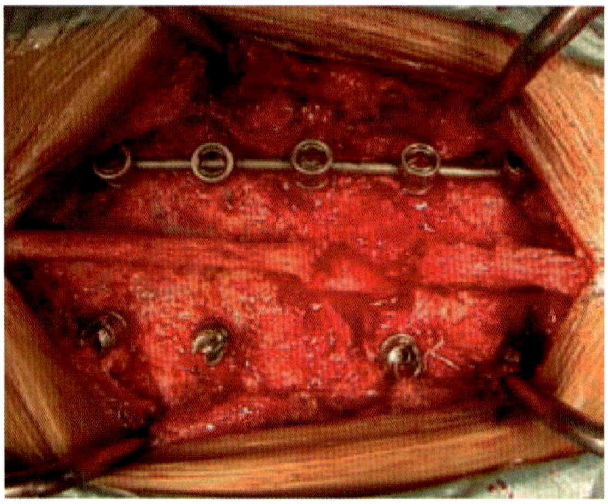

图17–2 一侧临时棒固定，避免脊柱不稳，切除棘突、咬除椎板及黄韧带、露出硬膜外脂肪

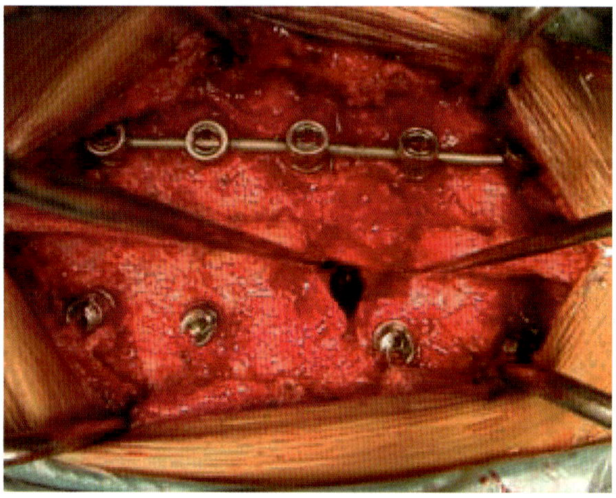

图17–3 清除病灶

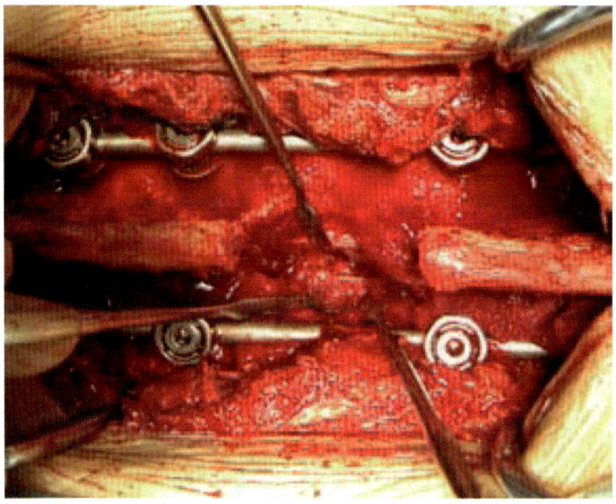

图17–4 病灶清除后植入自体骨或异体块状骨

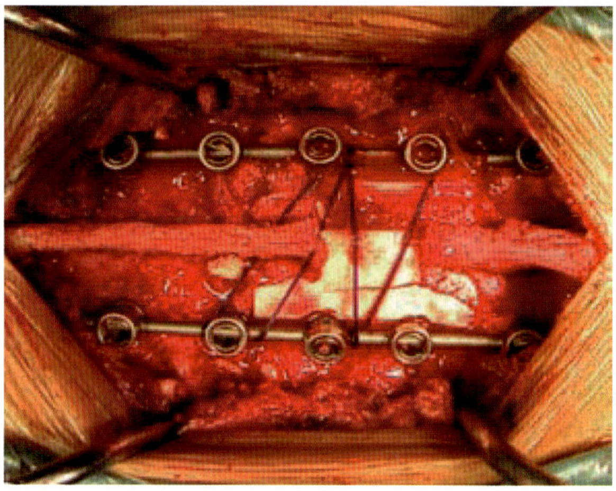

图17–5 钉棒系统及椎板后植骨已完成

（五）术后处理

术后观察引流量＜50mL/24h时予以拔管，行后路术后常规治疗，包括应用抗生素及神经营养药物治疗。术后继续三联（异烟肼、利福平、乙胺丁醇）抗结核治疗12~18个月，评价结核治愈情况后决定停药或继续用药。同时定期复查肝功能、肾功能，并加强营养支持治疗。所有患者术后支具治疗6~12个月。

四、典型病例介绍

患儿，男，10岁，腰背痛6个月，伴后凸畸形2个月。术前X线片、CT、MRI示T_{12}、L_1结核伴后凸畸形，后凸角45°，椎旁脓肿形成，脊髓受压（图17-6A至图17-6D），经后路一期病灶清除、植骨融合内固定术。手术顺利，术后病灶得以清除，椎管容积恢复，后凸畸形明显矫正，后凸角为2°（图17-6E至图17-6G）。术后30个月随访复查，内固定无松动，矫形效果维持好，无明显矫正丢失（图17-6H至图17-6J）。人体外形较术前有明显改善（图17-6K至图17-6M）。

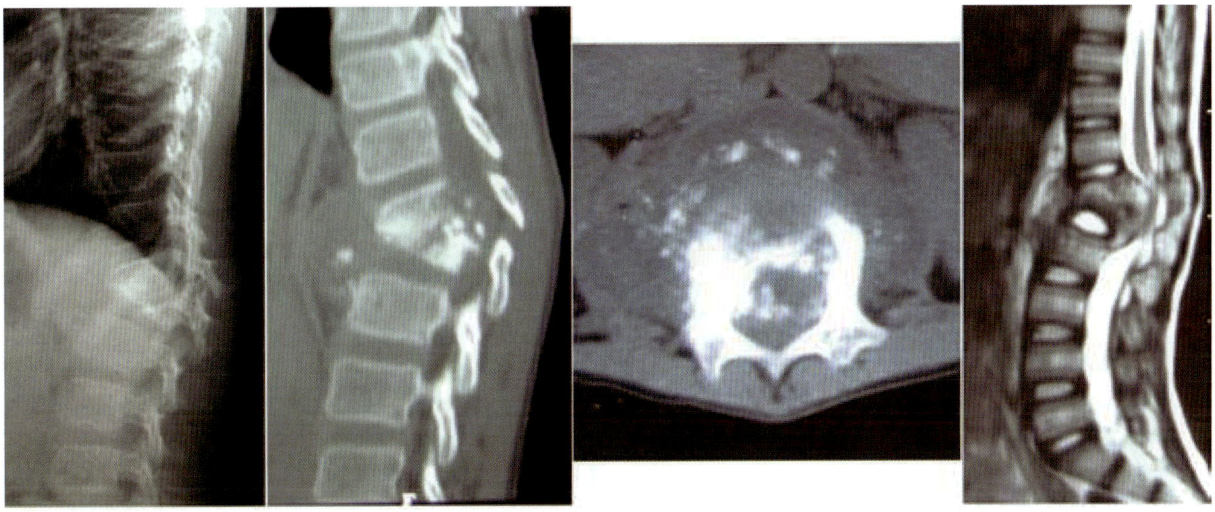

A B C D

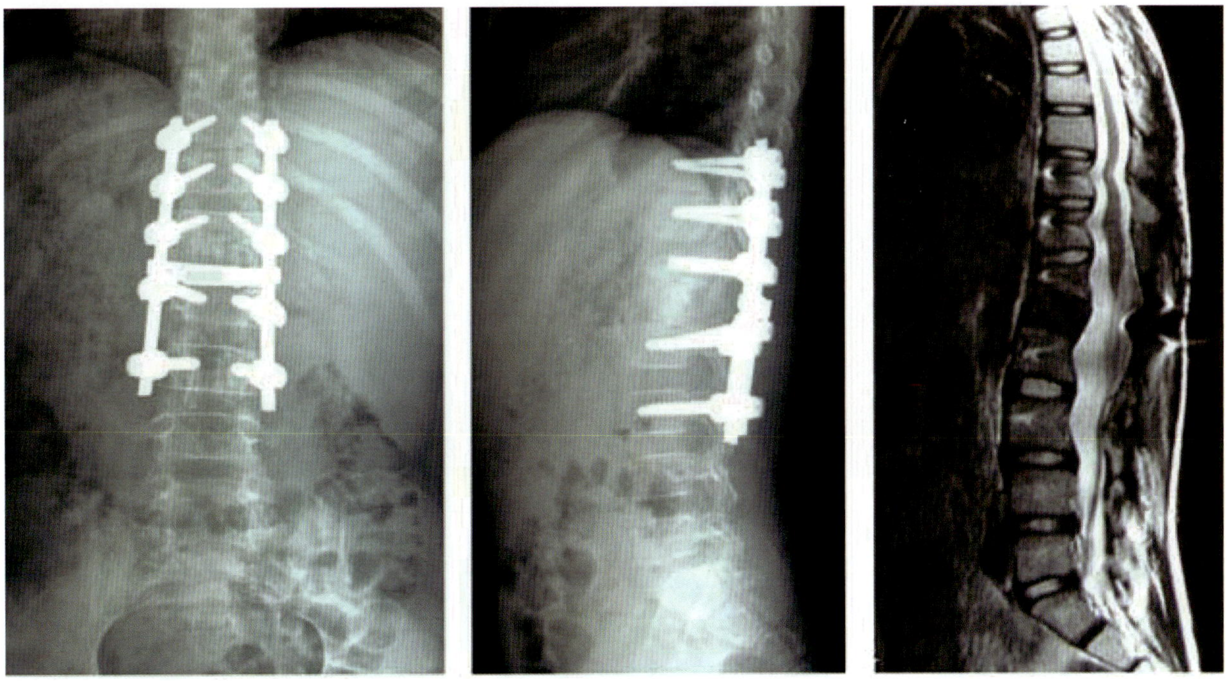

E F G

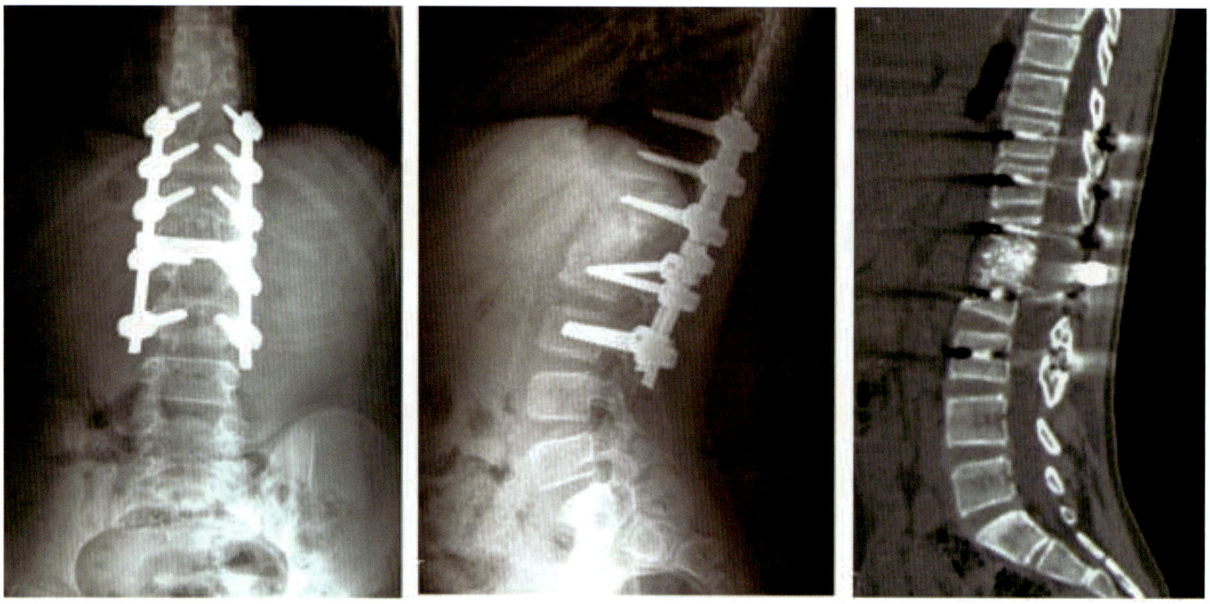

H　　I　　J

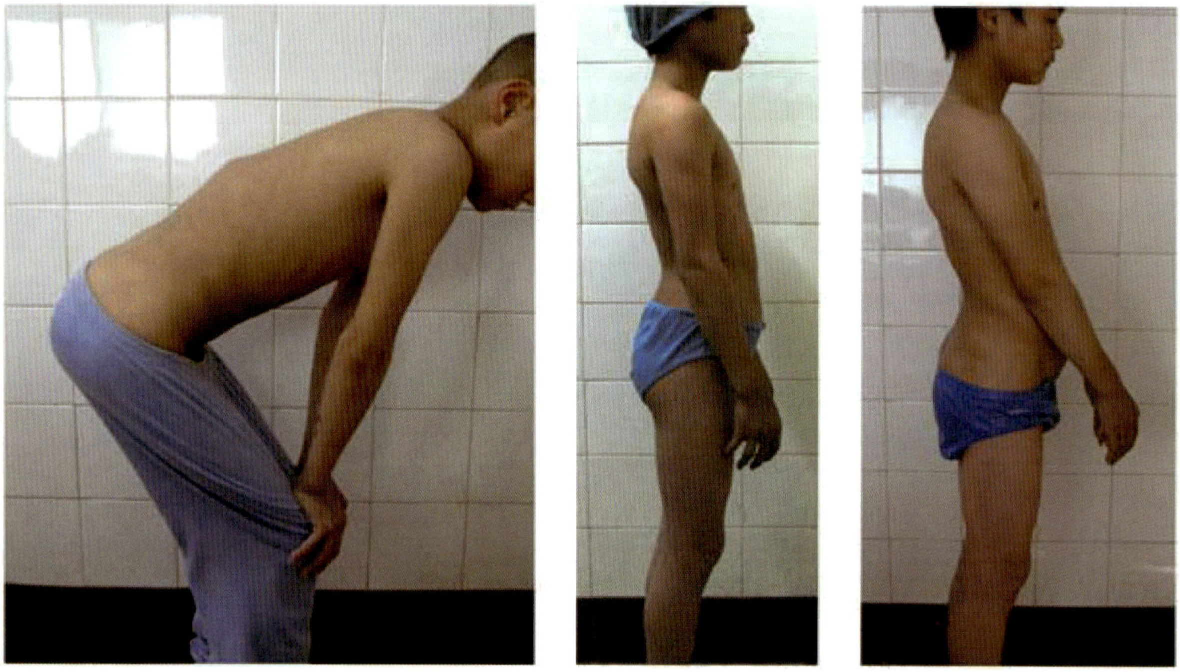

K　　L　　M

A．术前X线侧位片示脊柱结核伴后凸畸形；B、C．术前CT示脊柱结核椎体破坏、椎旁脓肿形成、脊髓受压；D．术前MRI示T_{12}、L_1结核伴后凸畸形，后凸角45°，椎旁脓肿形成，脊髓受压；E、F．经后路一期病灶清除、植骨融合内固定术，术后X线正侧位片示内固定位置良好、后凸畸形被矫正；G．术后MRI示后凸畸形被矫正、椎管容积恢复；H、J．术后30个月随访复查脊柱正侧位X线片及CT，示内固定无松动，矫形效果维持好；K．术前人体外形示脊柱后凸畸形；L．术后人体外形示脊柱后凸畸形被矫正；M．术后末次随访人体外形示脊柱后凸矫正无明显丢失

图17–6　典型病例介绍

五、手术并发症的防治

1. 神经受损　术中防止脊髓过牵、硬脊膜破裂，特别是胸椎结核，以免神经受损。术前参考CT、X线等影像学资料，尽量避免术中出现置钉损伤脊髓。

2. 结核复发　术后一定要配合规律、系统的抗结核治疗。通过术后继续抗结核治疗，使得亚健康骨转变为正常骨组织，防止结核复发。

3. 继发性后凸畸形　勿过早取出内固定，以免术后出现继发性后凸畸形。一般推荐至患儿骨质愈合、畸形稳定后再考虑取除内固定。

4. 自发性融合　拟行植骨融合的节段术前暴露采用骨膜下剥离，不准备融合的节段则采用骨膜外剥离。

六、优点与缺点

（一）优点

①避免了前路病灶清除时所引起的并发症；②有利于后凸畸形矫正；③由于引流管是从身体的后部置入，有利于体位引流，使伤口引流更加彻底，有效地避免了伤口引流液的残留，进一步防止了伤口的感染；④创伤小、并发症相对较少。一次手术，一个切口，即可完成病灶清除、椎体间植骨融合及内固定，手术时间短，手术创伤小；⑤术中无须变换体位，操作方便，没有因为变换体位造成的植骨块滑脱及矫正度数丢失的风险。

（二）缺点

①从后路经小关节突行病灶清除，脊髓不可避免地会暴露于术野，对于胸髓一定要避免牵拉，即使轻微的牵拉也可能出现下肢的运动功能障碍；②防止硬脊膜破裂，病灶内毕竟有大量的结核杆菌，硬脊膜破裂后很容易导致结核杆菌的扩散，出现像结核性脑膜炎等严重的并发症，甚至会出现结核杆菌的全身播散；③在切除肋骨后，向侧方分离胸膜时有时会撕裂胸膜，发生气胸的可能；④暴露时可能会切除肋间神经；⑤后路手术过多破坏骨膜可出现临近节段的自发性融合。

（张宏其　王昱翔）

第三节　一期后路融合内固定二期前路病灶清除椎间植骨治疗儿童腰椎结核伴后凸畸形

一、概述

腰椎脊柱结核最先侵犯部位是椎体，其松质骨破坏吸收后遗留的椎体缺损和（或）楔形变将直接产生后凸畸形。生长发育期的小儿脊柱一旦受到结核感染，其所产生的后凸畸形要比成人严重。同时破坏的组织通过椎间隙或破坏的椎体进入椎管，可引起不同程度的瘫痪。手术治疗这类患儿一般比较棘手，不但要处理结核病灶、解除脊髓压迫，而且同时要矫正后凸畸形和预防术后畸形加重。

前路病灶清除植骨融合与单纯的药物治疗无法很好地矫正患儿脊柱结核后凸畸形及预防后凸畸形进一步加重。有学者发现前方彻底病灶清除加前路融合对防止后凸加重的效果最差，特别是当病变累及多个节段的时候，前方彻底病灶清除加植骨融合破坏了脊柱前方生长能力，降低了脊柱自我塑形潜能。对小儿脊柱结核来说，后凸畸形产生的原因除脊柱前部高度丢失所致外，可能还与椎体前后两部分生长不平衡有关。因此，对小儿腰椎脊柱结核伴后凸畸形的患儿选择前后联合手术。本节主要介绍经后路融合内固定前路病灶清除椎间植骨治疗儿童腰椎结核合并后凸畸形。

二、适应证与禁忌证

（一）适应证

①大量椎旁或硬膜外脓肿形成，CT或MRI提示有明显椎管占位；②有大量死骨或骨空洞形成；③椎体及椎间盘遭到破坏引起脊柱不稳；④脊髓受压造成不同程度的神经功能障碍；⑤严重或进行性加重的后凸畸形。

（二）禁忌证

①CT、MRI示脊髓压迫处无脊柱结核晚期的患者出现的椎管内肉芽组织及椎管前方的骨嵴等不可移动的压迫时；②患者一般情况较差，估计无法耐受手术。

三、手术方法

（一）术前准备

所有患者均排除开放性肺结核及急性粟粒性肺结核。术前常规抗结核治疗2~4周。异烟肼每天5~10 mg/kg，每天剂量<300mg；利福平每天5~10mg/kg，每天剂量＜300mg；乙胺丁醇每天15mg/kg，每天剂量＜500mg。同时予以口服或静脉滴注保肝、维生素类及营养支持药物，每1~2周复查肝功能、肾功能。对于伴有严重后凸畸形的患儿（所凸角＞40° ）术前予以Halo环–股骨髁牵引约2周（牵引最大重量约为患儿自身体重的1/4），牵引重量逐渐增加，且在后凸处垫薄枕并逐渐加高，密切观察双下肢运动、感觉情况。依据X线、CT、MRI等资料决定手术方案。术前加强营养，待贫血及低蛋白血症明显改善后，血沉恢复正常或明显下降时进行手术。

（二）麻醉

气管插管全身麻醉。

（三）体位

一期后路植骨融合内固定取俯卧位，二期根据椎体破坏情况及腰大肌情况取左或右侧卧位，病椎若位于L_1、L_2处行肾切口入路，若位于下腰椎则行倒八字切口入路显露腰大肌及椎体侧前方。

（四）手术操作步骤

所有患儿均行一期后路植骨融合内固定，二期行前路病灶清除椎间植骨，两次手术间隔平均7.5天（6~10天）。

1. 一期后路植骨融合内固定术　患儿气管插管全身麻醉后，取俯卧位，对于需行牵引的患儿术中维持牵引重量约为患儿自身体重的1/5~1/4，以病椎为中心向上下延伸1~2个椎体沿棘突作纵形切口。切开皮肤皮下组织后，在正中部切开棘上韧带，用骨膜剥离器剥开棘突两旁的骶棘肌（拟行植骨融合的节段采用骨膜下剥离，不准备融合的节段则采用骨膜外剥离），显露完毕后放好两个自动拉钩（图17–7）。C形臂X线机对病椎进行定位，椎弓根螺钉一般置于正常椎体内，如果病椎椎弓和椎体上部无破坏，则螺钉可置入病椎内。取两根长度合适的钛棒预弯成适度前凸后安装，以恢复椎体高度及矫正后凸畸形。再次透视后凸畸形矫正以及内固定位置满意后，过氧化氢及生理盐水反复冲洗术野。同时选择适当大小的自体骨或者异体骨，对病椎节段进行后方融合（图17–8）。放置引流，关闭切口。

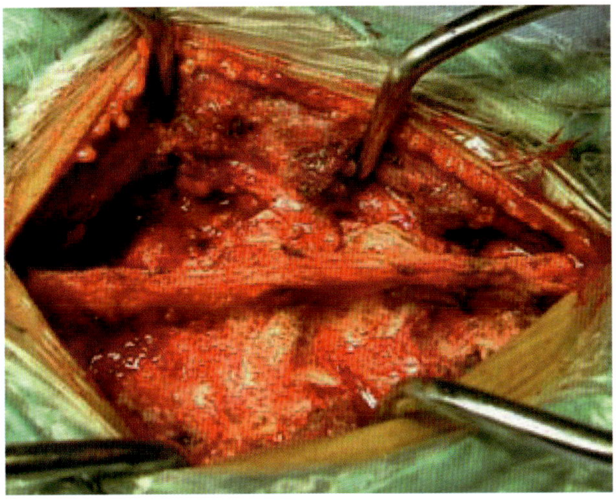

图17-7　剥离暴露病椎棘突及椎板

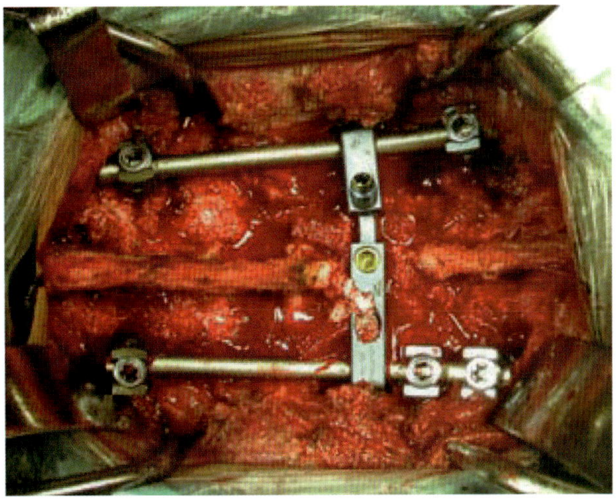

图17-8　后路钉棒系统内固定及椎板后植骨

2．二期行前路病灶清除椎间植骨　二期根据椎体破坏情况及腰大肌脓肿情况取左或右侧卧位，病椎若位于L_1、L_2处行肾切口入路，若位于下腰椎则行倒八字切口入路显露腰大肌及椎体侧前方，暴露病灶后，清除脓液、干酪样物质、死骨、坏死的椎间盘组织及结核肉芽样组织（图17-9），考虑到患儿术后椎体生长的需要，不强调将病灶清除扩大化，尽可能地保留骨骺（图17-10）。生理盐水冲洗后，取适当大小的自体骨或同种异体骨行椎间支撑植骨（图17-11）。病灶区放置链霉素1.0g，异烟肼0.2g，放置引流，关闭切口。

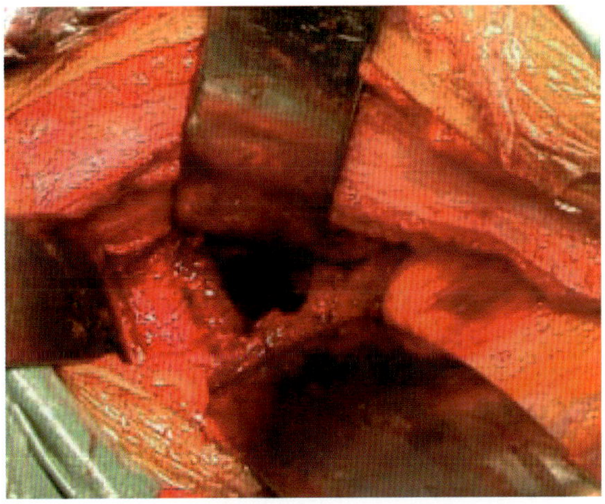

图17-9　前路暴露病灶后，清除干净

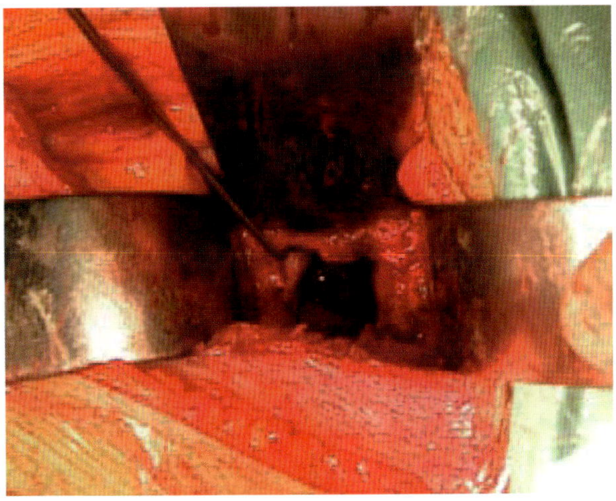

图17-10　清除干酪样物质及死骨，可见骨骺保留

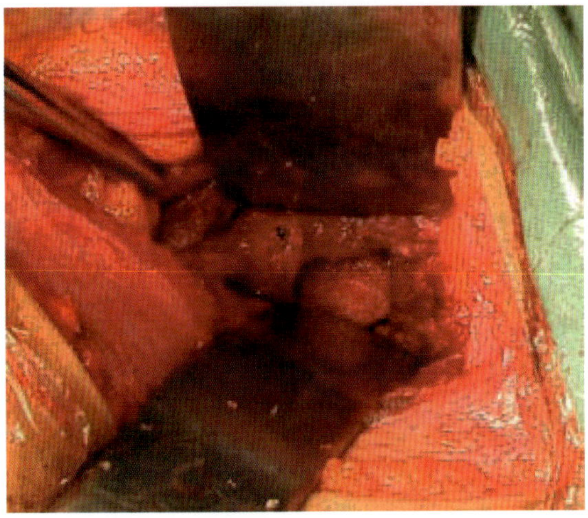

图17-11　前路椎体间植骨

（五）术后处理

术后观察引流量<50mL/24h时予以拔管，行常规治疗，包括应用抗生素及神经营养药物治疗。术后继续三联（异烟肼、利福平、乙胺丁醇）抗结核治疗12~18个月，评价结核治愈情况后决定停药或继续用药。同时定期复查肝功能、肾功能、ESR，并加强营养支持治疗。所有患者术后支具治疗6~12个月。随访期间前12个月每隔3个月复查站立位正侧位X线片（必要时复查CT），一年后每半年复查1次X线片。

四、典型病例介绍

患儿，男，10岁，腰痛7个月。术前X线，CT及MRI示L_3、L_4结核，椎体破坏，椎旁脓肿形成，神经受压明显，后凸畸形，后凸角为45°。行Halo-股骨髁上牵引后可见后凸畸形明显改善。行一期后路内固定植骨融合，二期前路病灶清除保留骨骺骨块植骨融合术。术后病灶得以清除，后凸畸形矫正。术后随访34个月示内固定无松动，矫形效果维持好，无明显矫正丢失，植骨融合良好。大体相示人体外形较术前有明显改善（图17-12）。

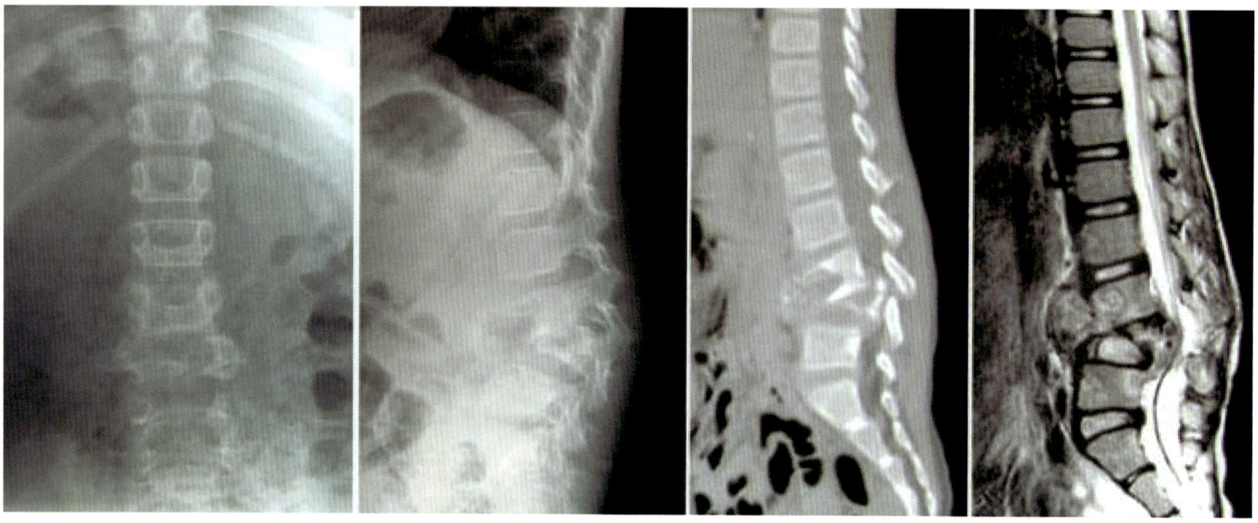

A　　B　　C　　D

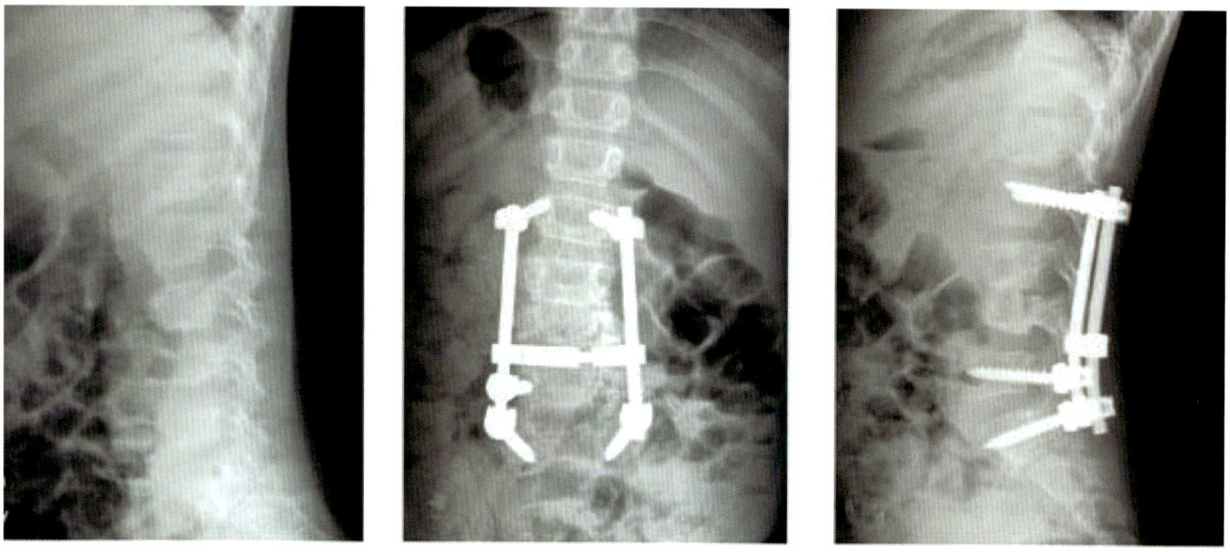

E　　F　　G

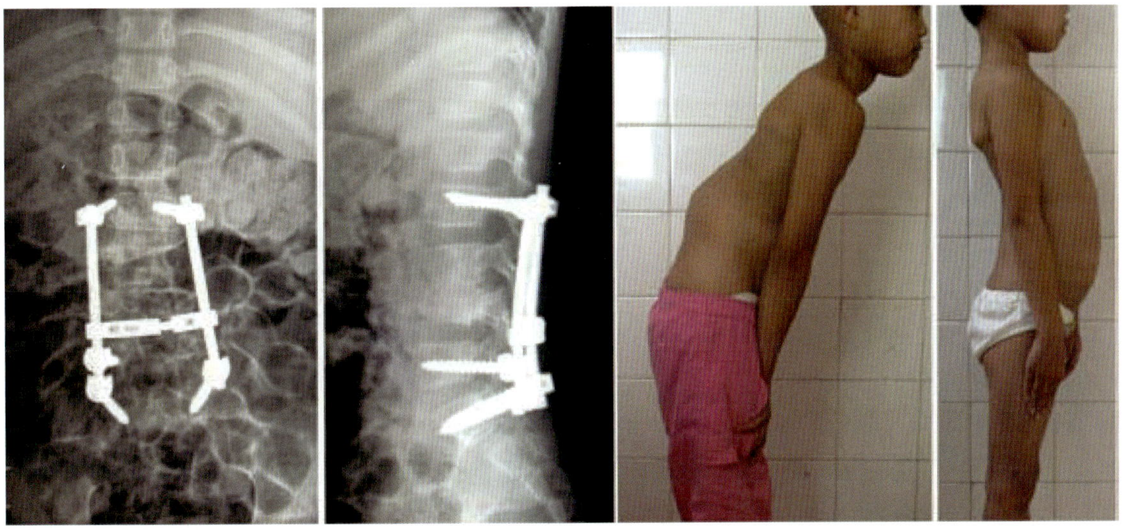

A、B．术前正侧位X线片示椎体破坏、后凸畸形；C、D．术前CT及MRI示L_3、L_4结核、椎体破坏、椎旁脓肿形成、神经受压明显、后凸畸形45°；E．行Halo-股骨髁上牵引后可见后凸畸形明显改善；F、G．术后正侧位X线片示内固定位置良好、后凸畸形被矫正；H、I．术后34个月X线正侧位片示内固定无松动、矫形效果维持良好、植骨融合良好；J．术前人体外形示脊柱后凸畸形；K．术后人体外形示脊柱后凸被矫正

图17-12 典型病例介绍

五、手术并发症的防治

1．牵引并发症 术前长时间头环加双股骨牵引易造成髋、膝关节僵直。处理要点：①牵引重量应缓慢增加，使脊髓对牵引逐渐耐受，最大牵引重量为患者自身体重的1/5-1/4为宜；②应采取间断牵引，每天定时进行皮肤护理及髋关节、膝关节功能锻炼；③术中维持牵引，最好进行全程脊髓功能监测，以免过度牵引、矫形；④MRI、CT示脊髓压迫处无脊柱结核晚期的患者，出现的椎管内肉芽组织及椎管前方的骨嵴等不可移动的压迫时，术前勿行牵引。

2．皮肤压疮 术前长期牵引易导致背部及骶尾部皮肤压疮。预防要点包括牵引期间定期翻身，保持皮肤清洁，发现皮肤压红，尽早处理。

3．结核复发 术后一定要配合规律、系统的抗结核治疗。通过术后继续抗结核治疗，使得亚健康骨转变为正常骨组织，防止结核复发。

4．继发性后凸畸形 勿过早取除内固定，以免术后出现继发性后凸畸形。一般推荐至患儿骨质愈合、畸形稳定后再考虑取除内固定。

5．神经损伤 神经损伤可由术中植入螺钉损伤脊髓或过度矫形导致。

6．自发性融合 拟行植骨融合的节段术前暴露采用骨膜下剥离，不准备融合的节段则采用骨膜外剥离。

六、优点与缺点

（一）优点

①术前、术中行颅环弓-双侧股骨牵引，可获得最大限度的矫形；②考虑患者术后椎体生长的需要，不强调将病灶清除扩大化，术中清除病灶尽可能地保留骨骺；③仅对病椎节段进行后方植骨融合或相应椎板截

骨、关节突截骨，防止后柱的进一步生长，从而预防晚期出现后凸畸形加重；④前路清除死骨和干酪样坏死组织和坏死的椎间盘，有利于控制结核进一步扩散，前路椎间植骨使脊柱前柱得到有力支撑，防止前柱进一步丢失；⑤从椎体前后生长比例（椎体前方高度除以椎体后方高度）指标来看，前路病灶清除植骨融合联合后路植骨融合能保证椎体前后均衡生长，避免晚期出现后凸畸形加重；⑥由于神经功能障碍在脊柱结核患儿中更常见，因此早期前方病灶清除的同时还可进行减压，利于小儿脊柱结核神经功能恢复。

（二）缺点

①术前长时间颅环弓+双股骨牵引易造成髋、膝关节僵直及皮肤压疮；②前路病灶清除，椎管减压有造成神经损伤的可能；③后路手术过多破坏骨膜可出现临近节段的自发性融合；④前后路手术创伤相对较大，且前路手术并发症相对较多，手术时间长，住院费用相对较高，住院时间较长。

（张宏其　王昱翔）

第四节　分期后路短节段固定前路病灶清除植骨融合治疗儿童下腰椎结核

一、概述

近年来结核发病率在全球均有升高的趋势，发展中国家尤为严重，印度和中国分列结核发病率的前两名。脊柱是骨骼系统结核最常见的受累部位，下腰椎（L_3~L_5）活动范围大，易受结核侵犯，常导致患者功能严重受损。对于生长发育期的儿童来说，治疗不当其后果是灾难性的，常导致严重的后凸畸形。在有效的抗结核药物治疗的基础上，采用分期后路短节段固定前路病灶清除植骨融合治疗儿童下腰椎结核是一种安全有效的方法。

二、适应证与禁忌证

（一）适应证

①椎体严重破坏和塌陷导致脊柱失稳；②大量椎旁脓肿形成；③椎管内脓肿导致严重或进行性加重的神经受压症状；④严重或进行性加重的脊柱后凸畸形。

（二）禁忌证

活动期肺结核、极度营养不良、重度贫血或其他不可耐受常规手术的情况。

三、手术方法

（一）术前准备

术前常规行腰椎X线片、CT及MRI检查，了解结核病灶侵蚀范围及脓肿大小；完善胸片及痰涂片，排除活动性肺结核；完善肝功能、肾功能及血常规检查，排除并纠正低蛋白血症、重度贫血。口服三联抗结核药物（利福平、异烟肼、乙胺丁醇）治疗2~4周，体温、心率降至正常，血沉呈下降趋势可行手术。术前3日静脉滴注异烟肼强化抗结核治疗。

（二）麻醉

气管插管全身麻醉。

（三）体位

一期采用俯卧位行钉棒内固定术，二期采用侧卧位行病灶清除、植骨融合术。

（四）手术操作步骤

1. 一期行后路钉钩棒内固定术　取后正中切口，显露病椎及相邻各一个正常椎体。病变节段内固定采用短节段固定，避免病灶内置入内固定物。病椎节段后方小关节予以破坏并融合，临近节段小关节予以保留。适度撑开病椎间隙恢复腰椎曲度，放置横连接增强内固定结构的稳定性（图17–13A、图17–13B）。冲洗切口放置引流缝合。一期手术后继续三联抗结核治疗1~2周。

2. 二期行前路病灶清除植骨融合术　患者取侧卧位，脓肿较大侧朝上，取下腹部斜切口，经腹膜后暴露至病椎前方，结扎离断节段血管，清除病灶区脓液及坏死组织。搔刮椎体剩余骨质，直到表面有活动性血液渗出。冲洗切口制备植骨床，取双面皮质同种异体骨，修剪合适后嵌入病灶缺损处（图17–13C），异烟肼0.2g及链霉素1.0g置入病灶，分层缝合放置引流。

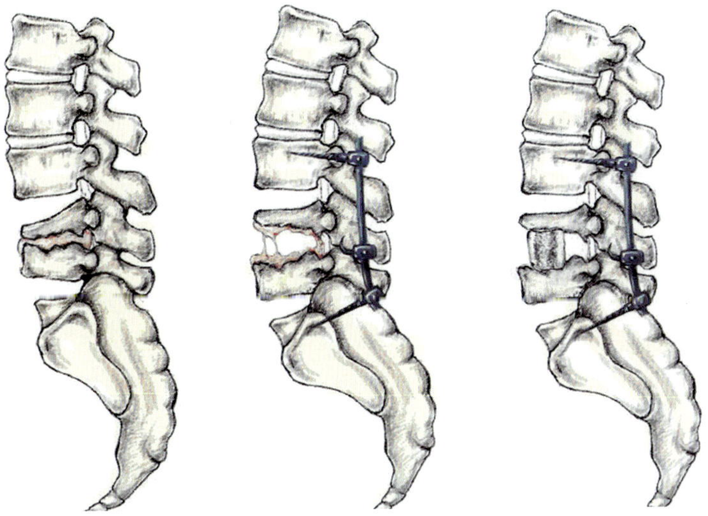

A　　B　　C

A. 下腰椎结核破坏；B. 一期后路行钉钩棒内固定术；
C. 二期前路行病灶清除植骨融合术

图17–13　分期手术

（五）术后处理

引流量<50mL/24h拔除引流管。术后严格卧床休息6~8周，佩戴胸腰骶支具下床活动。术后继续口服三联抗结核药物12~18个月。定期随访复查肝功能、肾功能、B超、血沉及C-反应蛋白，加强营养支持。术后第3、6个月复查站立位正侧位片，以后每半年1次，生长高峰期增加随访频率。必要时复查CT及MRI。胸腰骶支具保护半年到一年，去除支具后复查屈伸动力位X线片。

四、典型病例介绍

1. 典型病例1　患儿，男，6岁，下腰部疼痛10个月，诊断为L_2、L_3脊柱结核。术前影像学资料显示L_2、L_3椎体破坏严重，椎旁脓肿形成，神经受压明显。入院后行一期后路钉棒系统内固定，1周后行前路病灶清除植骨，手术经过顺利，术后X线片及CT显示植骨位置良好。术后1年复查，影像资料显示病灶区达到骨性融合（图17–14）。

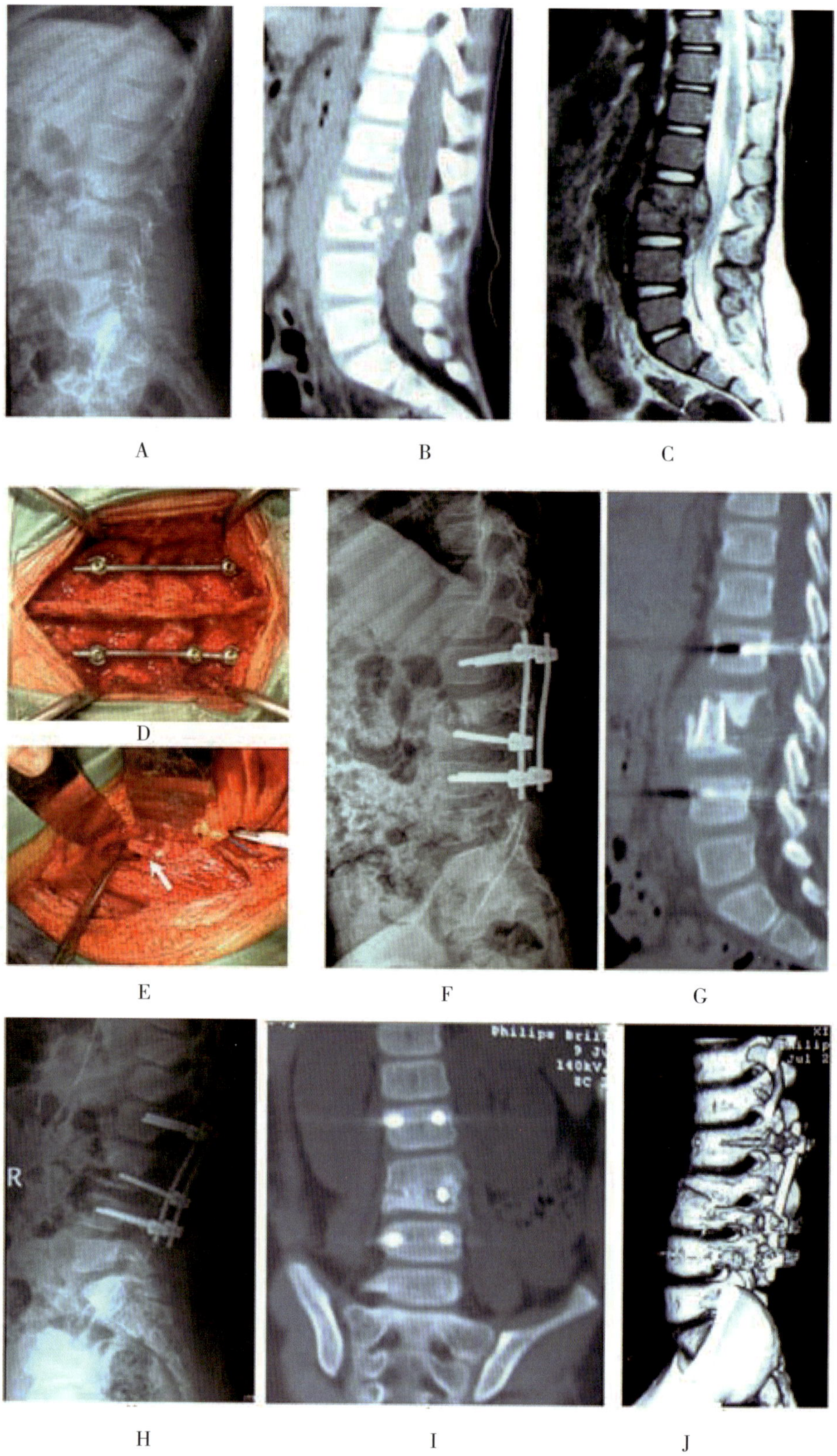

A~C．术前影像学示L_2、L_3椎体破坏；D．一期后路钉棒系统内固定；E．前路病灶清除植骨术；F、G．术后X线片及CT示植骨位置良好；H~J．术后1年复查，影像资料示病灶区达到骨性融合

图17-14　典型病例1

2．典型病例2　患儿，男，6岁，腰部疼痛6月，诊断为L_4、L_5脊柱结核。术前影像学资料显示L_4、L_5椎体破坏、椎旁脓肿形成。分期行后路矫形内固定术、前路病灶清除植骨术，术后腰椎前凸恢复。术后两年复查，影像资料显示病灶区达到骨性融合，内固定予以拆除（图17-15）。

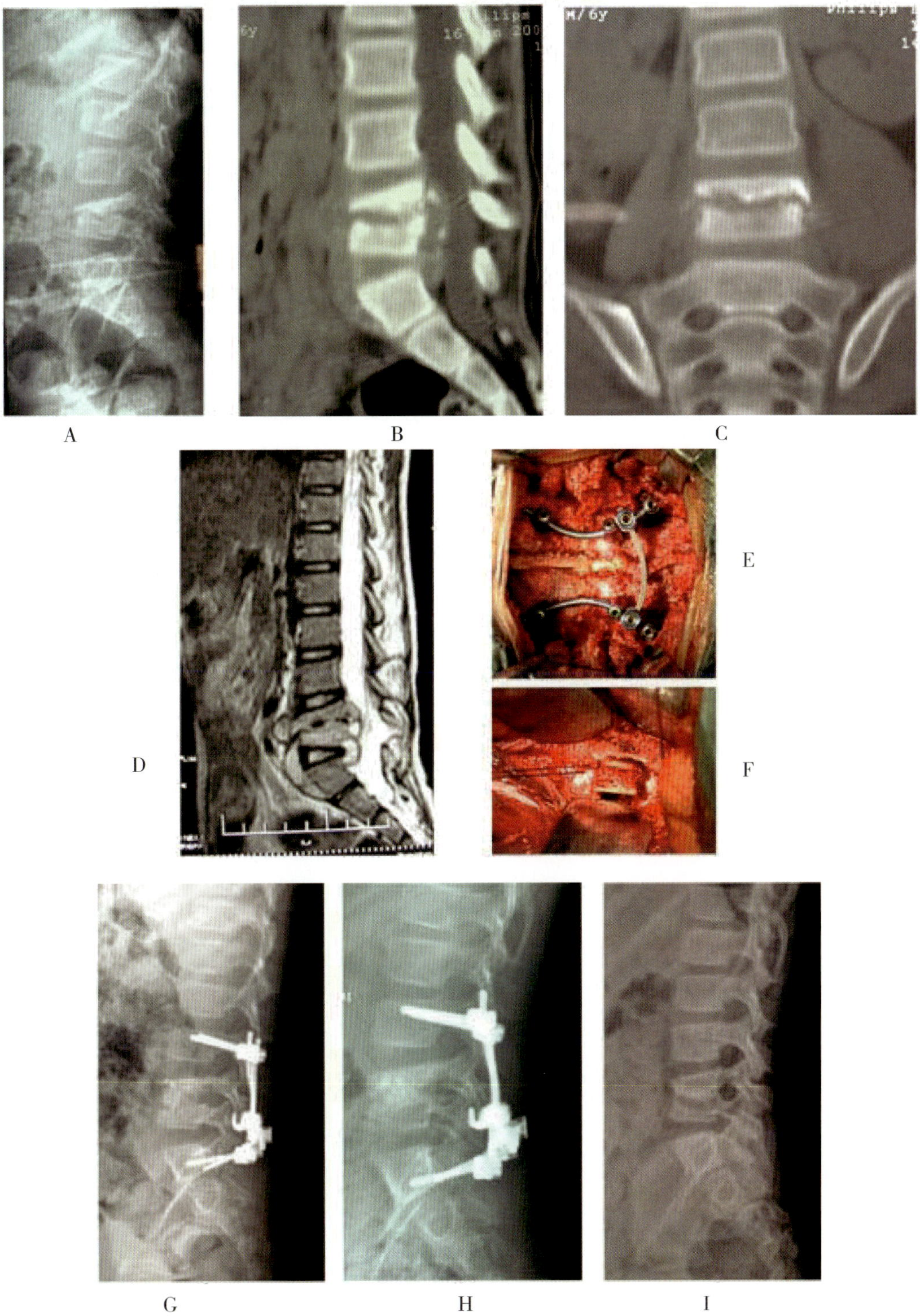

A~C．术前X线片及CT示L_4、L_5椎体破坏、椎旁脓肿形成；D．术前MRI示L_4、L_5椎体破坏、椎旁脓肿形成、压迫椎管；E．一期行后路矫形内固定术；F．二期行前路病灶清除植骨术；G．术后X线片示腰椎前凸恢复；H．术后两年复查，X线片示病灶区达到骨性融合；I．内固定拆除后X线片

图17-15　典型病例2

五、手术并发症的防治

1. 结核复发　抗结核治疗不规范和持续时间不够是造成结核复发的主要原因。其次病灶清除不够彻底，病灶局部稳定性不够是结核复发原因之一。早期、联合、适量、规律、全程和督导的抗结核六大原则必须坚持。

2. 神经功能损害　儿童下腰椎结核合并神经组织受压为限期手术，血沉及C-反应蛋白未降至正常不是绝对禁忌证。进行性加重的病例在强化抗结核治疗下急诊手术以抢救神经功能。

3. 后凸畸形　内固定失败、植骨不融合、内固定拆除后脊柱前后生长不平衡均会导致后凸畸形。避免将内固定置入病椎区域、病灶清除彻底植骨充分、确认植骨区骨性融合方拆除内固定以及定期随访是防止后凸畸形的有效方法。

六、优点与缺点

（一）优点

①前后联合手术能实现脊柱前后生长平衡；②仅融合病变节段后方小关节，临近节段小关节予以保留，最大限度保留了腰椎运动单元；③双面皮质同种异体骨植骨提供了足够的植骨量和支撑，获得良好的融合率，同时避免了髂骨取骨相关并发症；④体质较弱的儿童患者对分期手术容易耐受。

（二）缺点

①两次手术两个手术切口是该手术方式最大的缺陷；②同种异体骨的使用增加了手术费用。

（张宏其　李劲松）

第五节　CT引导下经皮穿刺置管灌洗治疗小儿脊柱结核

一、概述

近年来，随着耐药菌株的增加和流动人口的增多，结核病发病率明显增高，在肺外结核中，脊柱结核占骨与关节结核的50%~75%。小儿免疫系统不完善，相对于成人更容易感染肺外结核。脊柱结核对儿童的生长发育影响大，会造成儿童脊柱畸形、身高矮小等严重后遗症。因此，小儿脊柱结核更应该引起临床医生的重视。对年龄较小患者是否采用手术治疗一直存在争议，传统的病灶清除加植骨手术容易发生脊柱后凸畸形和神经系统等并发症。笔者所在科室近年来在全身有效抗结核的前提下，采用CT引导下经皮穿刺置管（perlutaneous catheter drainage，PCD），局部灌洗微创治疗小儿腰骶段脊柱结核，取得了满意的疗效。

二、适应证与禁忌证

（一）适应证

与传统开放手术比较CT引导下微创手术治疗脊柱结核有明显的优势。但治疗效果很大程度上取决于选择合适的病例，笔者认为PCD灌洗治疗小儿腰骶段结核的适应证为：①单纯化疗疗效不明显；②神经功能损伤Frankel分级在C级以下；③没有明显的不稳（后凸角＜30°）；④活动期脊柱结核；⑤过去病灶清除术适应证范围内的病理改变，如脊柱结核脓肿、空洞、死骨、窦道形成、病灶清除和内固定术后复发等。

（二）禁忌证

对于椎体破坏重、有大块死骨（直径≥8cm）、伴有严重的后凸畸形或脊柱不稳以及椎管受累继发截瘫者，应采取手术治疗。

三、手术方法

（一）术前准备

高纤维素、高热量、高蛋白饮食以增强患儿免疫力；常规每天异烟肼5~10mg/kg、利福平10mg/kg、乙胺丁醇15mg/kg，顿服，全身抗结核药物治疗；完善各项术前检查，对于重度贫血的患儿予以少量多次输血，以纠正贫血。手术前进行CT扫描定位，选择进针的角度、深度。原发病灶部位穿刺置管；根据脓肿的位置引流管放置在脊柱周围或者腰大肌、髂窝的脓肿内。原发病灶内破坏不大者单纯置管即可，有死骨和坏死组织者先清除死骨、坏死组织后再置管冲洗。连续性多椎体结核均在原发病灶较重的一个间隙和流注脓肿处放置引流管．跳跃性病灶在多部位置管。

（二）麻醉

气管插管全身麻醉

（三）体位

取侧卧位或俯卧位

（四）手术操作步骤

常规的消毒铺单，CT薄层扫描确定具体进针点，在体表皮肤做好标记，同时测量确定进针深度。胸椎从横突上方进入椎间隙和椎旁脓肿，腰椎从Kambin三角进入椎间隙，从腰大肌皮肤投射点直接进入脓肿。腰椎为例（图17-16），从Kambin三角（安全三角椎弓根外侧入路）进针穿刺，穿刺点皮肤切开0.5cm左右的切口。先经皮用同轴套管针穿刺目标间隙及椎旁脓肿，注入少量造影剂（图17-17），使其轮廓显示清晰；置入导丝于脓腔内，在导丝引导下穿刺针逐级扩张达5.0 mm工作套管（图17-18），从扩张管中清除脓液、肉芽、坏死组织及部分死骨，同时送病理检查；然后置入8.5F多孔“猪尾巴”引流管（图17-19），用异烟肼+生理盐水反复冲洗引流，尽量将病灶冲洗彻底。留置“猪尾巴”管（具体数目根据病灶多少及椎体破坏程度而定，一般1~3支）术后常规局部抗结核药物灌洗。

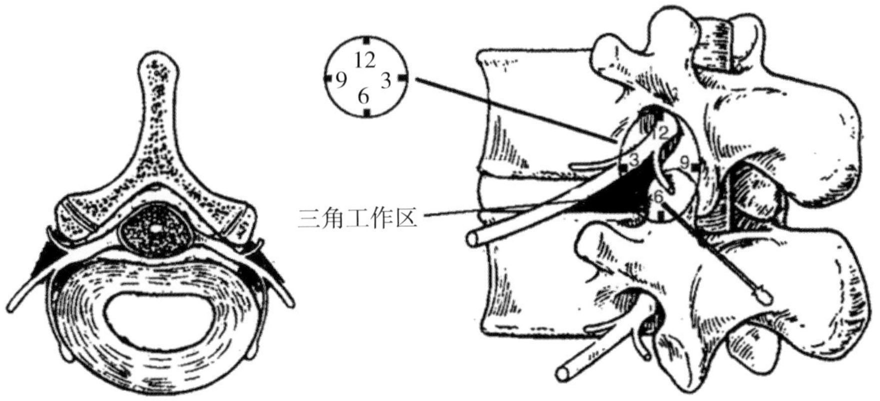

如果把椎间孔比作一个钟表，上顶端（头侧）定为12点，下顶端定为6 点，腹部（前）确定为3点，背部（后）确定为9点，不管哪一侧，6~9点位置正好是“工作三角区”。在腰椎椎间外孔6点治疗，非常安全，而接近3点位置，则为腰动脉，较危险

图17-16　确定穿刺点

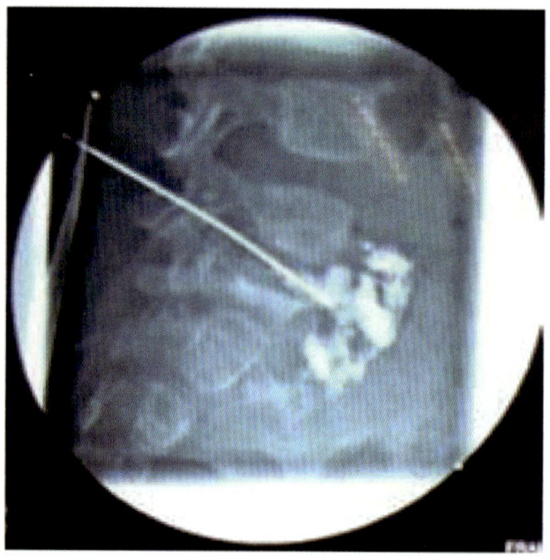

图17-17 经皮用同轴套管针穿刺，达到椎间隙及椎旁脓肿，注入少量造影剂

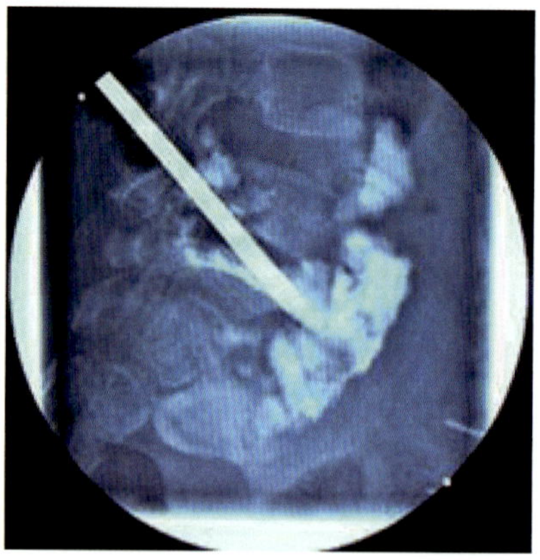

图17-18 在导丝引导下穿刺针逐级扩张达5.0 mm工作套管

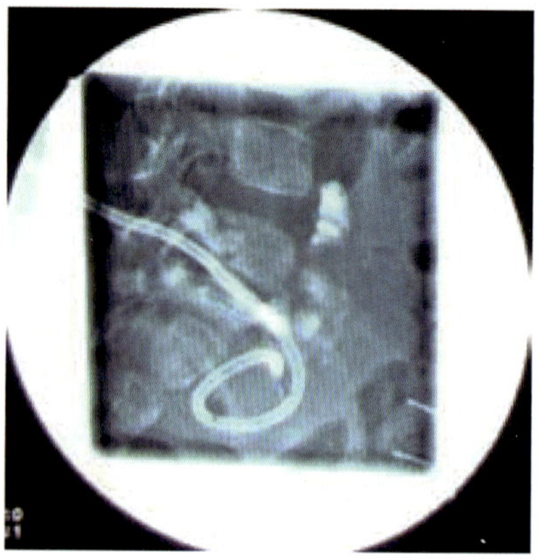

图17-19 置入8.5F多孔“猪尾巴”引流管

（五）术后处理

术后继续强化全身抗结核药物治疗9~12个月。局部灌注（0.2g异烟肼+20mL生理盐水）冲洗病灶，最后局部注入0.1g异烟肼，每天2次，一般症状消失，灌洗液体清亮，ESR、CRP、体温正常后改为1天1次，最后的15天，隔天1次，一般治疗10~12周。在注意无菌操作，防止交叉感染。在冲洗灌注的过程中，严格登记出入量，避免冲洗时入量超过流出量导致人为脓肿流注。定期复查ESR、CRP，肝功能。进行影像学检查。所有患儿根据病情及血沉、C-反应蛋白及冲洗液颜色等决定停止冲洗时间。一般症状消失，灌洗液体清亮，ESR、CRP、体温正常1~2个月停止冲洗。所有患儿均佩戴TLSO支具治疗，平均3个月根据患儿佩带情况进行调整，根据实际生长情况一般支具治疗6~18个月，平均12月。对于脊柱稳定性好、疼痛轻、椎体破坏程度较轻的患儿在定制外固定支具保护下，灌洗期间适当下地活动但是仍以卧床为主；其他患儿灌洗期间要求严格卧床，停止冲洗后，在支具外固定的保护下适当地下地活动，避免参加对抗性运动。

四、典型病例介绍

患儿，女，2岁 6个月，患儿腰痛、消瘦、食欲差、哭闹、喜蹲，行走步态：身体后倾腹部前凸，拾物实验阳性，诊断为脊柱结核。术前矢状位CT片示S_1椎体上缘骨质破坏严重，椎体高度严重减低，L_5~S_2椎体周围大量脓肿形成。术前MRI示L_5~S_2周围大量脓肿形成，脓肿壁薄而且均匀。在CT引导下经皮穿刺置管灌洗治疗。术后1年复查，CT片示L_5~S_1椎间隙变窄，S_1椎体增高，MRI示脓肿完全消失。末次随访时CT及MRI示S_1椎体高度明显增加，椎间趋于稳定，未见病灶复发，L_5~S_1可见椎间盘影（图17-20）。

五、手术并发症的防治

治疗中可能出现的问题包括：①穿刺针误入硬膜囊，引起结核扩散等严重的后果，操作时要考虑到儿童解剖结构的特殊性，及时根据CT扫描调整穿刺角度；②对于儿童特别是有椎体不稳时，需要长期卧床，患儿自律性差不配合从而导致治疗失败，此类情况需行手术治疗；③灌洗液体出入量不同。应该停止冲洗，进行检查常规处理后不能改善，就需要重新置管；④引流管不畅或者堵塞，可能是有坏死物堵塞或者伤口内液体压力过大所致，预防的方法为PCD术中尽量清除可及范围内的死骨、其他坏死物，手术结束前及术后各冲洗1次，告知家属经常挤压引流管，必要时降低冲洗量或拔出引流管；⑤引流管滑脱或患儿不慎将引流管拔出，这时候要根据病情决定是重新置管还是仅需保留现有的引流管。如果微创治疗后临床症状不缓解，或者临床症状有加重者，可以改变治疗方法，结合开放病灶清除、植骨固定手术。

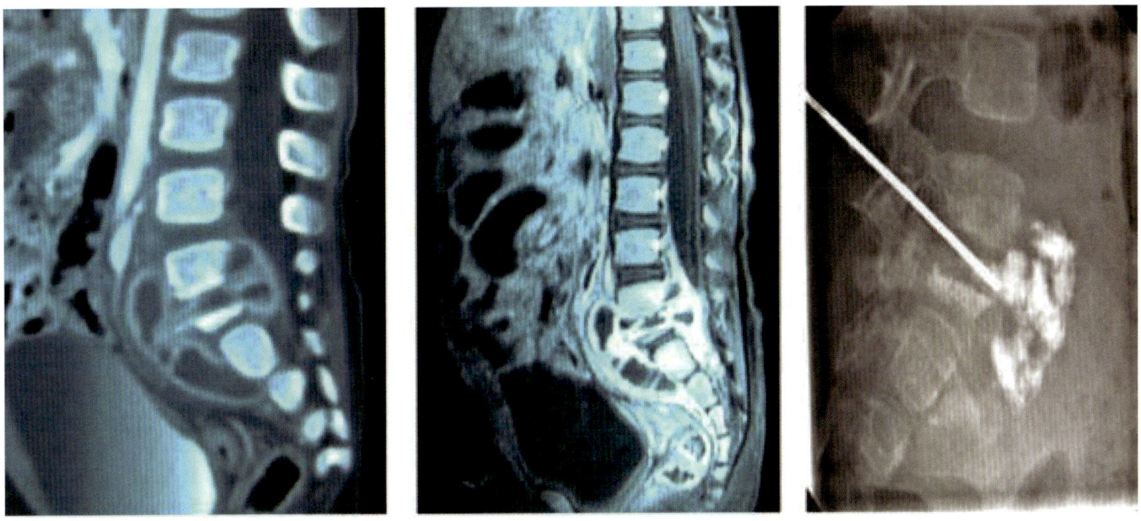

A B C

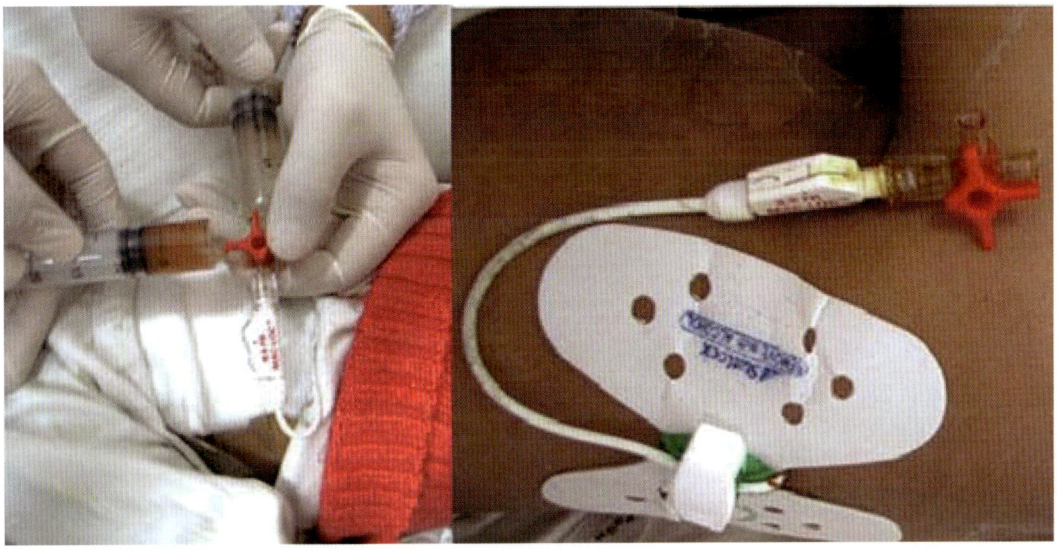

D

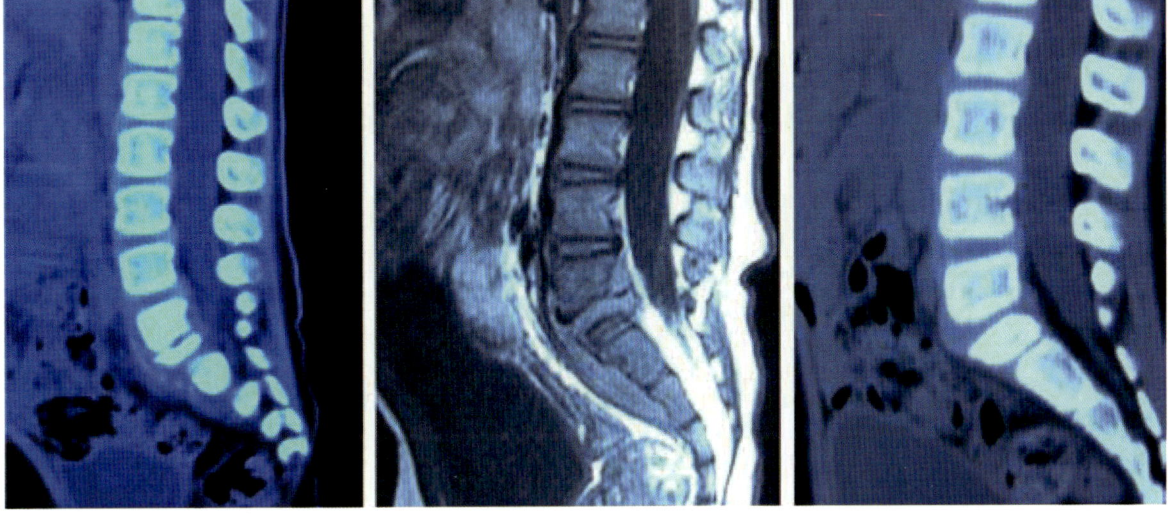

E F G

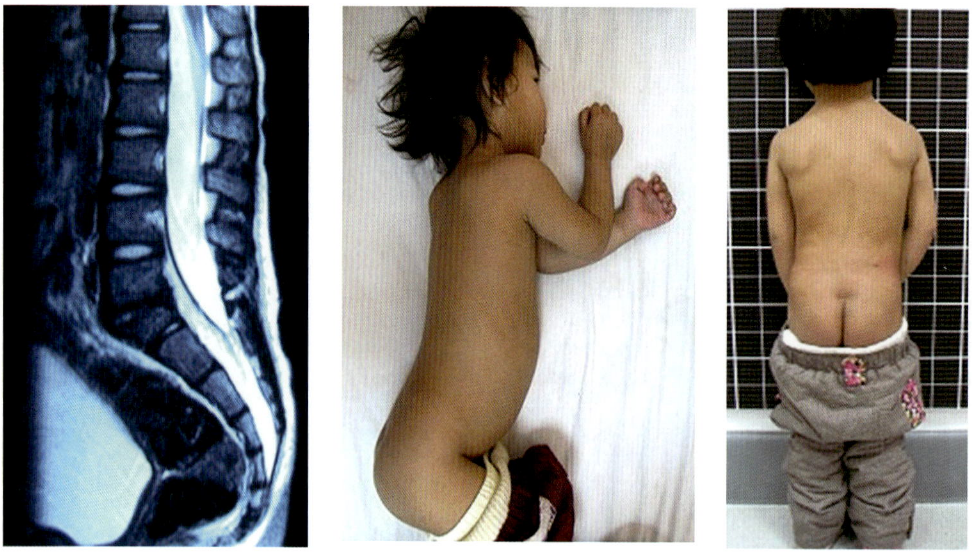

H I J

A．术前矢状位CT片示S_1椎体上缘骨质破坏严重，椎体高度严重减低，L_5~S_2椎体周围大量脓肿形成；B．术前MRI示L_5~S_2周围大量脓肿形成，脓肿壁薄而且均匀；C．术中CT 定位，穿刺针经皮于L_5~S_1椎间隙进入椎体后缘病灶；D．术后冲洗治疗，用异烟肼+生理盐水反复冲洗引流，尽量将病灶冲洗彻底；E．术后1年CT片示L_5~S_1 椎间隙变窄，S_1椎体增高；F．术后MRI示脓肿完全消失；G．末次随访时CT示S_1椎体高度明显增加，椎间趋于稳定；H．末次随访MRI 未见病灶复发，L_5~S_1可见椎间盘影；I．术前人体外形，患儿喜蹲、卧床；J．术后人体外形，可见置管疤痕，伤口已愈合

图17-20 典型病例介绍

六、优点与缺点

众所周知，病灶内残余的结核杆菌是脊柱结核复发的一个重要因素，因而如何提高病椎内抗结核药物浓度显得尤为重要。我们采用CT引导下经皮穿刺置管（PCD）灌洗治疗儿童腰骶段结核。CT扫描可以迅速、实时地指引穿刺抽吸，直观地观察手术过程中的情况变化，能及时地调整手术方案，既可避免损伤大血管、肠管和神经，又能保证针尖能穿刺到病变部位，置入猪尾巴管或者双腔同轴引流管，并用异烟肼+生理盐水灌洗，使病变部位保持较高的抗结核药物浓度。研究表明病灶持续的局部药物灌注药物浓度是全身用药的1 000~50 000倍，因此持续病灶内给药能比较彻底清除脓肿、肉芽组织及死骨，减轻对神经的压迫，能最大限度地杀灭结核杆菌，有利病灶愈合，重建脊柱稳定。另外，该手术创伤小，时间短，出血少，准确、安全。药物直接作用于病灶即可诊断、引流，费用低。

患儿年龄较小，自我约束力差，又处于生长发育期，如果无支具外固定保护容易发生后凸畸形和结核病灶愈合后脊髓损伤。因此一定要密切随访，及时实施二期矫形治疗。

（尹新华）

第六节 改良型经椎弓根截骨治疗小儿胸腰段治愈型结核并后凸畸形

一、概述

小儿脊柱结核病变引起主要是中心型椎体病变，多见于10岁以下的儿童，好发于胸椎，病情进展快，迅速累及整个椎体后，易被压缩。可向上或向下穿破上下软骨板后，侵犯相邻椎间盘及椎体。小儿脊柱结核不但在病变活动期可发生畸形，在病变静止后仍可因受累的椎体生长板遭到破坏或破坏不均匀，使椎体与椎弓之间发育不均衡，导致已经存在的畸形进一步加重。这不仅影响患儿的外观，更重要的由于脊柱不稳而易导致迟发型脊髓损伤，给社会及患儿家庭带来严重的负担。故对于以下几种情况的患儿应该尽早手术治疗：①出现进行性的神经压迫症状；②严重的后凸畸形。

目前治疗治愈型结核并后凸畸形的手术主要分为前路及后路手术。手术主要目的是切除病变骨质、神经减压及后凸畸形矫正。前路因考虑手术创伤大、手术并发症多、手术时间长及出血量大等种种局限，使得其临床应用较局限。而单纯后路手术可以一期完成截骨、彻底减压、后凸矫形、植骨及内固定植入等一系列工作。目前临床上常用的一些具体截骨方法类似于强直性脊柱炎（AS）的截骨方法，根据截骨后脊柱长度的改变可分为：①开张型；②闭合型，包括Smith-Petersen截骨术（SPOs）、经椎弓根椎体截骨术（PSO）、蛋壳技术以及以后发展的各种改良技术；③闭合-开张型，包括经椎间孔后路植骨+前路截骨+植骨重建术。目前临床常用于后凸畸形的截骨矫形术式主要有：Smith-Petersen截骨术、全脊椎切除术（VCR）、经椎弓根椎体截骨术（又称闭式楔形截骨术）以及连续多个椎体去松质骨截骨（VCD）。

以上各种截骨术均有其优势，也存在各自的局限性。目前文献报道主要集中在强直性脊柱炎矫正后凸畸形方面。对于伴后凸畸形的小儿胸腰段治愈型结核的手术治疗，目前文献报道不多，且临床上没有一个规范的标准。笔者较全面的评估了伴后凸畸形的小儿胸腰段治愈型结核的临床特点，提出了改良型经椎弓根截骨术。

二、适应证与禁忌证

（一）适应证

①病变均位于胸腰段，均表现为后凸畸形，且后凸Cobb's角均小于90°；②既往有肺结核或其他肺外结核病史，且经过正规抗结核已经治愈；③术前ESR、CRP均在正常范围内，影像学资料无寒性脓肿、死骨或窦道形成等均提示结核呈静止性；④有进行性神经压迫症状；⑤无神经压迫症状，但后凸畸形严重影响患儿的生活；⑥心肺等重要脏器功能均正常。

（二）禁忌证

①后凸畸形大于90°；②活动性椎体结核；③术前评估心肺等重要脏器不能耐受手术者。

三、手术方法

（一）术前准备

术前均行血液学检查总体评价患儿的营养状况，对于营养不良者术前必须纠正；完善三大常规、心功能、肺功能、肝功能、肾功能等全身重要脏器的检查，以排除严重的器质性病变；完善血沉、C-反应蛋白（排除是否为活动期结核）；脊柱全长X线片（站立正侧位、悬吊位、屈伸动力位、支点加压位）；胸腰段CT，可显示角状后凸的病椎对硬膜是否存在压迫，以及韧带是否存在钙化等情况；MRI可以清楚地显示脊髓是否存在受压及受压脊髓有无变性等情况，同时可以排除有无脊髓空洞及脊髓栓系等情况；术前停用阿司匹林等非甾体抗炎药至少一周；鼓励患儿吹气球锻炼肺功能；吊单杠可提高柔韧性为术中矫形提供支持；进行唤醒试验训练。

（二）麻醉

行气管插管全身麻醉。

（三）体位

取俯卧位于弓形架上。

（四）手术操作步骤

以病椎为中心向上下延伸1~2个椎体沿棘突作纵形切口。依次切开皮肤、皮下、深筋膜，剥离两侧椎旁肌，充分显露棘突、椎板、横突和小关节。暴露完毕后予2个自动撑开器撑开，C形臂X线机定位病椎，于病椎上下1~2个椎体置入椎弓根螺钉，将病椎棘突、椎板、顶椎上下相邻关节突及双侧横突切除，咬除病椎棘突，椎板及黄韧带时，在进行上述操作中注意每咬下一块骨块均应反复检查与软组织有无粘连，以免撕破硬膜及损伤脊髓，暴露出此段的硬膜囊及相应神经根。用临时棒予以固定，避免对侧截骨过程中因脊柱震动、不稳、硬膜的牵扯等因素而导致脊髓损伤。根据术前计算的截骨角度，行楔形截骨（图17-21、图17-22），将硬膜囊及神经根轻轻牵开，沿椎弓根向头侧或向尾侧切除该部分的椎弓根、患侧病椎及与之相邻的椎间盘，保留健侧病椎的椎体及椎间盘。考虑患儿手术耐受性及生长发育等因素，我们主张切除的范围仅局限于患侧病椎部分，对于健侧椎体及椎间盘则予以保留，前柱如骨质缺损较大，可行一期后路完成前中柱植骨（植骨尽量予以自体骨，自体骨量不够时予以同种异体骨）。对侧予以相同方法处理之。双侧交替换棒予以矫形固定，换棒过程主要为保护脊髓及神经根，矫形过程中除予以抱合力使病椎相邻的上下椎弓根螺钉相互靠拢（目的是在闭合后柱的同时撑开前柱）外，还应用原位弯棒技术将两侧固定棒逐步弯向前凸，截骨后通过加压病椎上下椎弓根螺钉，逐步闭合截骨间隙，矫正后凸畸形。整个截骨及矫形过程均必须缓慢进行，反复予以神经剥离子探查截骨残端有无残留骨碎片及椎间盘等残余组织，确保闭合前残端无碎骨。反复观察脊髓有无皱褶和压迫，注意咬除多余椎板为硬膜预留空间，矫形过程中同

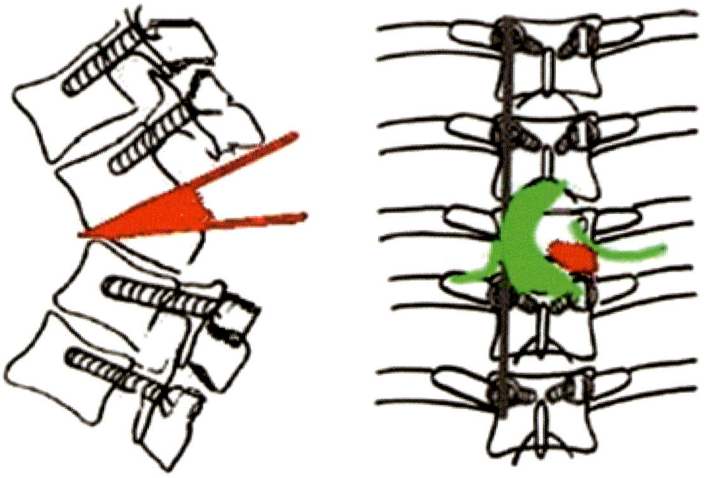

图17-21　切除范围示意图：红色区域即为截骨范围，绿色为硬脊膜及神经根

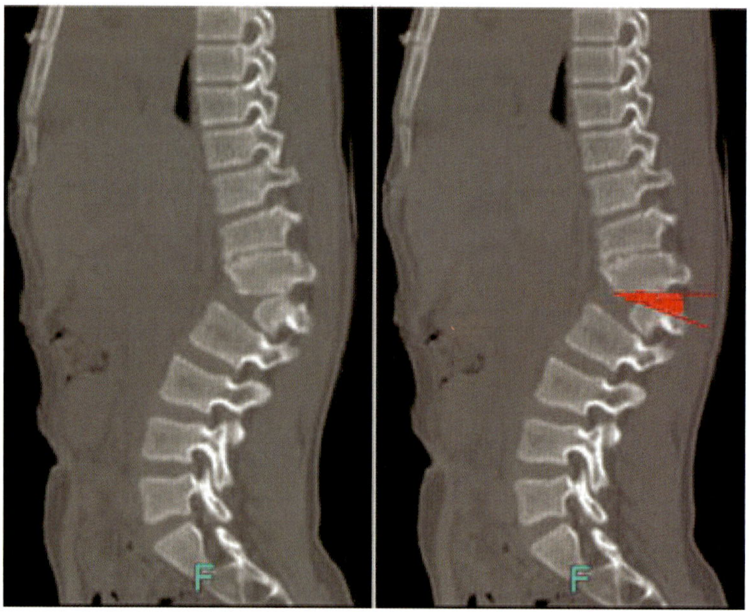

图17-22　切除范围

时应注意螺钉有无松动或拔出。每次加压都要适度，在交替换棒时分多次加压矫正后凸。矫形结束后，再次透视确认后凸畸形矫正以及内固定位置满意后，再次探查脊髓、神经根有无受压。双氧水及生理盐水反复冲洗术野。拟融合节段将后方椎板咬毛，选用自体骨植骨，自体骨量不够时同时混合同种异体骨植骨。放置引流，逐层关闭切口。缝合切口时予以美容缝合。

术中全程应用躯体感觉诱发电位（SEP）和运动诱发电位（MEP）全程监测脊髓功能。术中常规予以自体血回输，常规备加温输液器及加温毯，防止患儿术中体温丢失过多。截骨后关闭切口前行唤醒试验。

（五）术后处理

术后常规使用抗生素3~5天，予以激素、脱水、营养支持、对症等治疗。对有神经压迫症状的患儿可予以营养神经治疗，当引流量＜50mL/24h时拔除伤口引流管。绝对卧床休息1~2个月。术后2个月后开始佩戴硬质塑料支具下床活动，出院后继续佩戴支具6~12个月，具体佩戴时间由随访时X线片及CT检查提示骨质情况而定，预防肺部感染的出现：早期鼓励患儿定期翻身拍背，咳嗽咳痰；尽早进食，鼓励患儿术后6h即可进食流质，肠道通气后加强营养；加强泌尿系统管理，尽早训练患儿膀胱功能，术后1~2天拔除导尿管，防治泌尿系统感染的出现；鼓励患儿尽早进行肌肉收缩训练，配合按摩肌肉防止肌肉萎缩，并根据情况决定早期康复训练；每3个月复查1次X 线片，必要时复查CT。

四、典型病例介绍

患儿杨某，男，7岁，发现后凸畸形2个月。1岁时有肺结核病史，当时予以正规抗结核治疗后治愈。术前影像学资料显示术前患儿T_{11}、T_{12}椎体骨质破坏并后凸畸形。术前Cobb’s角58°。术后一周复查Cobb’s角5.8°，术后25个月复查Cobb’s角6.5°，无明显丢失，植骨融合，无内固定松动及断裂（图17–23）。

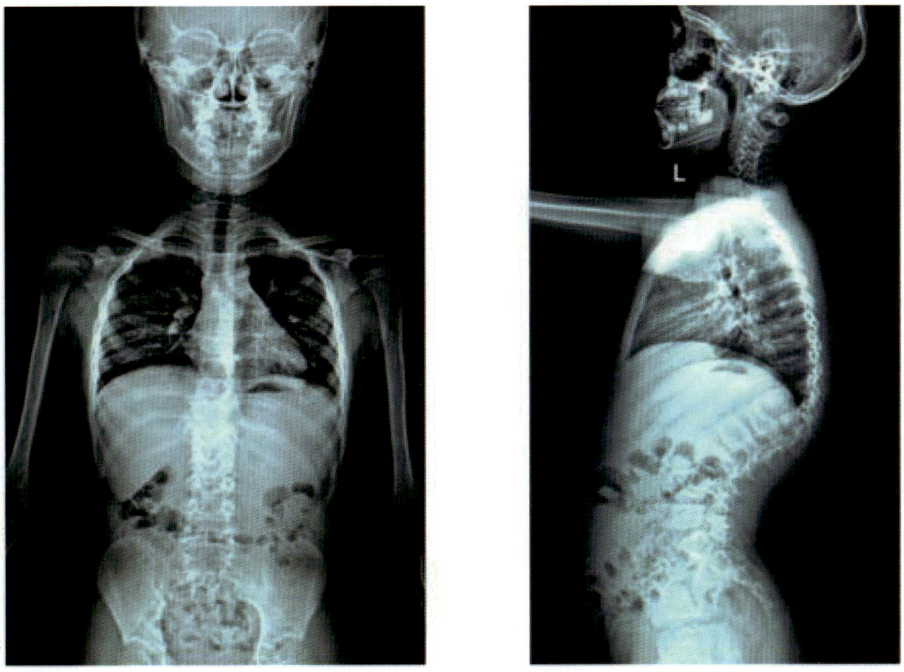

A　　　　B

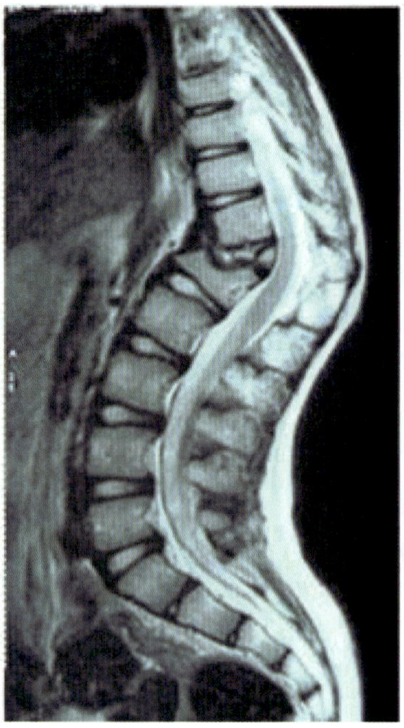

C

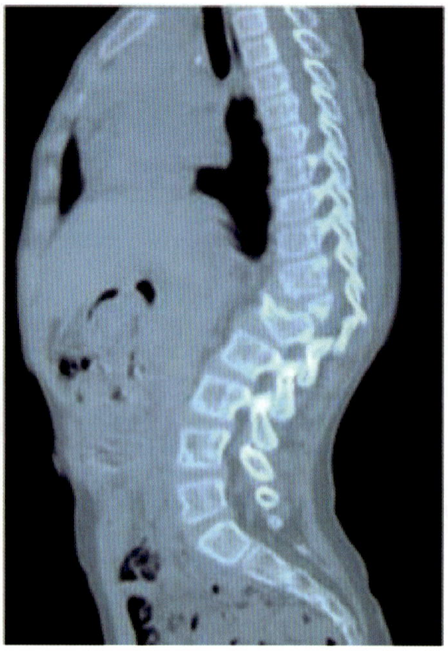

D

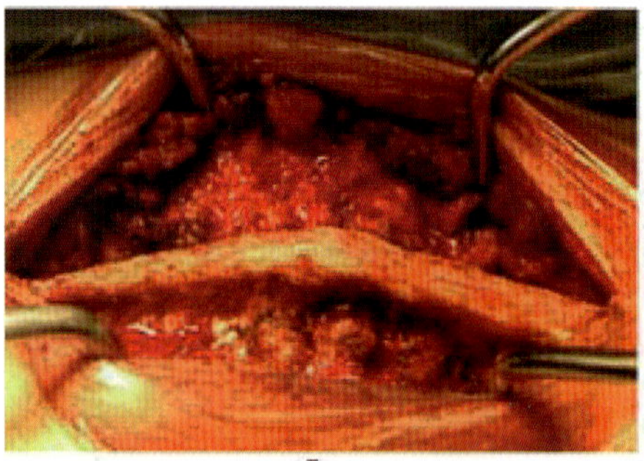

E

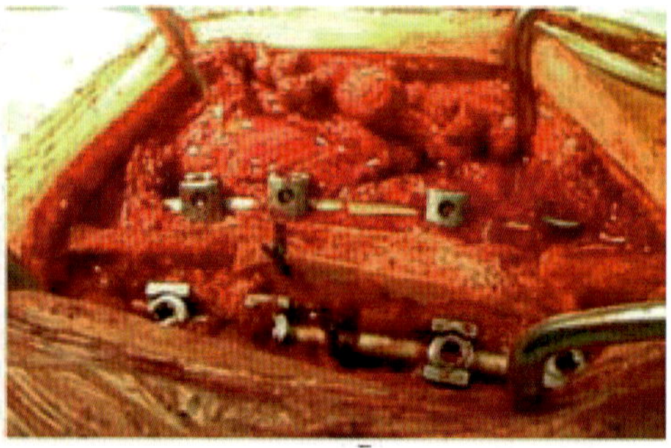

F

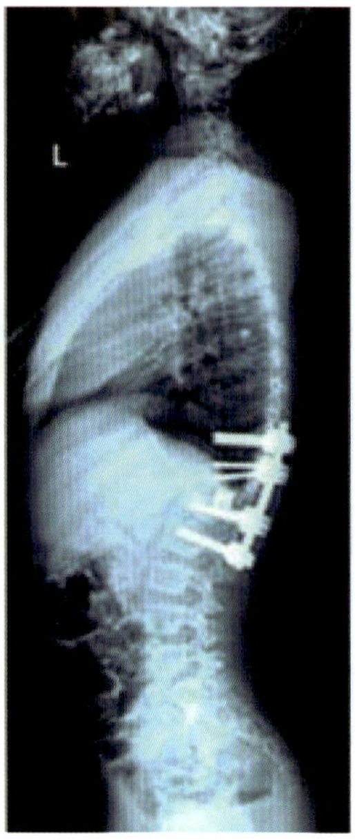

G

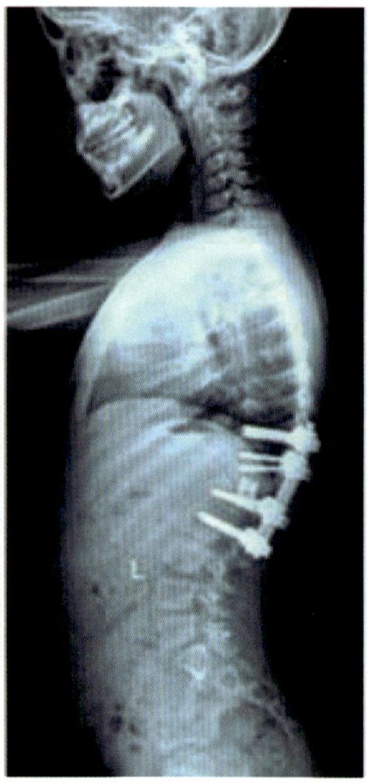

H

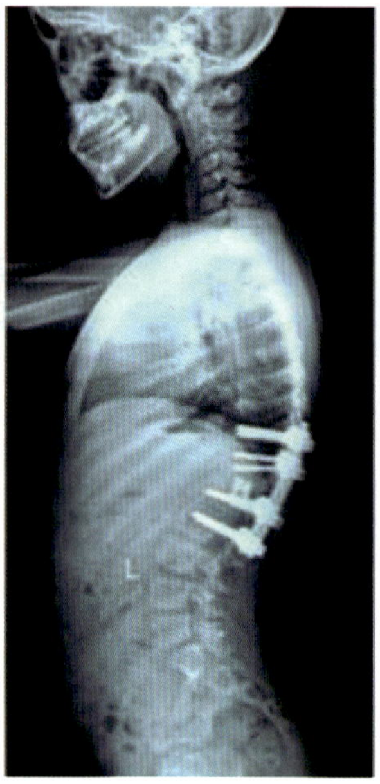

I

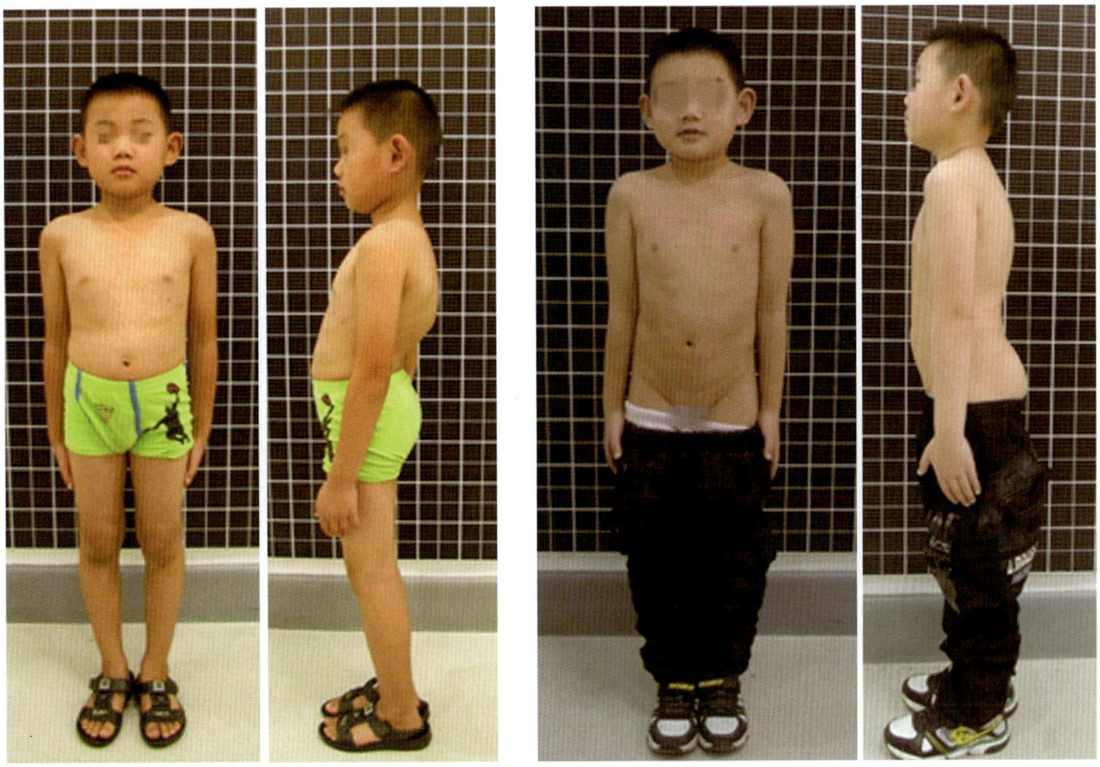

J K L M

A．术前正位X线片； B．术前侧位X线片； C．术前矢状位MRI示T_{11}、T_{12}椎体骨质破坏并后凸畸形；D．术前矢状位CT示T_{11}、T_{12}椎体骨质破坏并后凸畸形；E．术中剥离暴露病椎，示患者后凸畸形明显； F．截骨矫形钉棒系统内固定后，可见后凸明显被矫正； G．术后1周X线片复查，示内固定良好、后凸畸形被矫正； H．术后3个月X线片复查，示内固定良好、矫正度无丢失； I．术后25个月X线片复查，示植骨融合、内固定无松动；J、K．术前人体外形示脊柱后凸畸形； L、M．术后25个月复查时人体外形

图17–23 典型病例介绍

五、手术并发症的防治

1）脊柱缩短导致硬膜皱褶，造成硬膜及神经根卡压。预防：在截骨及闭合骨创面之前反复探查脊髓及神经根以免受压。考虑本术式为闭合式截骨术，在闭合前有意识地将椎板适量的多咬除，为硬膜预留足够的空间。

2）截骨过程导致神经损伤。预防：截骨过程不能急于求成，止血须彻底，尽量做到术野清晰。同时，在截骨过程中对硬膜及神经根均应予以相应的保护。

3）坠积性肺炎。预防：术前嘱患者吹气球锻炼肺功能，术后鼓励患者咳嗽咳痰。加强护理，必要时予以抗感染治疗。

4）脑脊液漏。预防：术前应对硬膜粘连情况有充分准备。减压过程在咬除每块骨块及韧带时应反复检查与硬膜有无粘连。

5）矫枉过正。预防：矫形过程中不能单纯地追求矫形的完美，矫形须适可而止。切忌为了达到完全矫形的目的而忽视患者的耐受性。

六、优点与缺点

1）小儿病椎的椎弓根发育不良，磨钻等器械无法通过椎弓根来实现截骨，使得蛋壳技术及连续双体或多椎体的去松质骨截骨技术（VCD）无法操作，若强行进行操作则极易损伤脊髓或神经根。且病椎椎体被硬化骨包绕，椎体内基本无松质骨，通过截除椎体内松质骨矫正后凸效果有限。而本术式可通过椎弓根实行直视下截骨，截骨范围可控，矫形效果好。

2）患儿的手术耐受性差的特点促使我们必须选用创伤相对较小的术式，而脊椎全切手术创伤大、并发症多，故脊椎全切术不适用于本组患儿。

3）传统的经椎弓根截骨术正是主要通过切除前方椎体来达到矫形的目的，而前方病椎不易切除过多，否则会造成缺损过大而导致植骨及内固定的失败。笔者主张切除椎体的有限范围来达到较好的矫形效果；且本组患儿前方病椎周围存在硬化壁环绕，而硬化骨本身也是能提供良好的骨性支撑，硬化骨可作为前柱的cage来支撑前方。故在小儿病例中我们不主张过多地切除椎体。

4）不足：①本术式适用的后凸Cobb's角均小于90°，后凸Cobb's角过大则影响矫形效果；②要求术前ESR、CRP均在正常范围内，影像学资料无寒性脓肿、死骨形成或窦道形成等均提示结核呈静止性，排除活动性结核。

（张宏其　陈　勇）

参考文献

[1] 吉士俊，潘少川，王继孟．小儿骨科学［M］．济南：山东科学技术出版社，2001：456-457.

[2] 张西峰，王岩，刘郑生，等．微创手术与传统开放手术治疗脊柱结核的疗效比较［J］．中国脊柱脊髓杂志，2005，15（3）：156-158.

[3] 张西峰，王岩，刘郑生，等．经皮穿刺病灶清除灌注冲洗局部化疗治疗脊柱结核脓肿［J］．中国脊柱脊髓杂志，2005，15（9）：528-530.

[4] 薛辛东．结核病儿科学［M］．北京：人民卫生出版社，2005：226.

[5] 张光铂，吴启秋，关骅，等．脊柱结核病学［M］．北京：人民军医出版社，2007：2-4.

[6] 白金广，刘素萍．儿童胸腰椎结核的手术治疗［J］．脊柱外科杂志，2007，5（3）：166-167.

[7] 张烽，王素春，段广超，等．颈胸段脊柱椎体周围重要脉管结构的应用解剖［J］．中国临床解剖学杂志，2007，25（3）：236-238.

[8] 张宏其，唐明星，郭超峰，等．单纯经后路一期前方病灶清除、植骨内固定矫形治疗伴后凸畸形的高胸段脊柱结核［J］．医学临床研究，2008，25（11）：1948-1951.

[9] 宋敏，李子平，刘文，等．儿童脊柱结核的CT表现［J］．影像诊断与介入放射学杂志，2009，18（5）：262-267.

[10] 戈朝晖，王自力，魏敏吉，等．异烟肼在脊柱结核患者不同组织中的分布［J］．江苏医药，2009，53（6）：669-672.

[11] 张宏其，赵迪，陈凌强，等．经后路一期病灶清除、植骨融合内固定矫形治疗伴后凸畸形的儿童颈胸段脊柱结核［J］．第三军医大学学报，2009，31（20）：1951-1954.

[12] 士科，高文山．CT引导经皮穿刺置管局部给药在高龄脊柱结核中的应用［J］．中国脊柱脊髓杂志，2011，21（10）：875-876.

[13] Alwali AA．Spinal brace in tuberculosis of spine［J］．Saudi Med J，2002，23（12）：1483-1488.

[14] Cil A，Yazici M，Daglioglu K，et al．The effect of pedicle screw placement with or without application of compression across the neurocentral cartilage on the morphology of the spinal canal and pedicle in immature pigs［J］．Spine，2005，30（11）：1287-1293.

[15] Deen HG，Nottmeier EW，Reimer R．Early complications of posterior rod-screw fixation of the cervical and upper thoracic spine［J］．Neurosurgery，2006，59（5）：1062-1068.

[16] Diab MG，Franzone JM，Vitale MG．The role of posterior spinal osteotomies in pediatric spinal deformity surgery Indications and operative technique［J］．J Pediatr Orthop，2011，31：88-98.

[17] Donald PR．The chemotherapy of osteo-articular tuberculosis with recommendations for treatment of children［J］．J Infect，2011，62（6）：

411–439.

[18] Huang QS, Zheng C, Hu Y, et al. One–stage surgical management for children with spinal tuberculosis by anterior decompression and posterior instrumentation [J] . Int Orthop, 2009, 33 (5) : 1385–1390.

[19] Jain AK. Tuberculosis of the spine [J] . Clin Orthop Relat Res, 2007, 460: 39–49.

[20] Jain AK. Tuberculosis of the spine: a fresh look at an old disease [J] . J Bone Joint Surg Br, 2010, 92 (7) : 905–913.

[21] Kawahara N, Tomita K, Baba H , et al. Closing– opening wedge osteotomy to correct angular kyphotic deformity by a single posterior approach [J] . Spine, 2001, 26 (4) : 391–402.

[22] Kumar R. Spinal tuberculosis: with reference to the children of northern India [J] . Childs Nerv Syst, 2005, 21 (1) : 19–26.

[23] Karaeminogullari O, Aydinli U, Ozerdemoglu R, et al. Tuberculosis of the lumbar spine: outcomes after combined treatment of two–drug therapy and surgery [J] . Orthopedics, 2007, 30 (1) : 55–59.

[24] Leong JC. Tuberculosis of the spine [J] . J Bone Joint Surg Br, 1993, 75 (2) : 173–175.

[25] Rajasekaran S, Soundarapandian S. Progression of kyphosis intuberculosis of the spine treated by anterior arthodesis [J] . J Bone Joint Surg Am, 1989, 71 (9) : 1314–1323.

[26] Rajasekaran S. The natural history of post–tubercular kyphosis in children. radiological signs which predict late increase in deformity [J] . J Bone Joint Surg Br, 2001, 83 (7) : 954– 962.

[27] Rajasekaran S.The problem of deformity in spinal tuberculosis [J] . Clin Orthop Relat Res, 2002, (398) : 85–92.

[28] Rajasekaran, Ajoy Prasad Shetty, J. Dheenadhayalan, et al. Morphological Changes During Growth in Healed Childhood Spinal Tuberculosis.A 15–year Prospective Study of 61 Children Treated With Ambulatory Chemotherapy [J] . J Pediatr Orthop, 2006, 26 (6) : 716–724.

[29] Rajasekaran S. Buckling collapse of the spine in childhood spinal tuberculosis [J] . Clin Orthop Relat Res, 2007, 460: 86–92.

[30] Schulitz KP, Kothe R, Leong JC, et al. Growth changes of solidly fused kyphotic bloc after surgery for tuberculosis: Comparison of four procedures [J] . Spine, 1997, 22 (10) : 1150–1155.

[31] S. Rajasekaran. The natural history of post–tubercular kyphosis in children. Radiological signs which predict late increase in deformity [J] . J Bone Joint Surg, 2001, 83–B: 954–962.

[32] Sundararaj G.D, Beher S, Ravietal V. Role of posterior stabilization in the management of tuberculosis of the dorsal and lumbar spine [J] . J Bone Joint Surg, 2003, 85–B: 100–106.

[33] Turgllt M. Spinal tuberculosis (Pott's disease) : its clinical presentation, surgical management and outcome. A survey study on 694 patients [J] . Neurosurg Rev, 2001, 24 (2) : 8–13.

[34] Talu U, Gogus A, Ozturk C, et al. The role of posterior instrumentation and fusion after anterior radical debridement and fusion in the surgical treatment of spinal tuberculosis: experience of 127 cases [J] . J Spinal Disord Tech, 2006, 19 (8) : 554–559.

[35] Tuli SM. Historical aspects of Pott's disease (spinal tuberculosis) management [J] . Eur Spine J, 2013, 22 (4) : 529–538.

[36] Upadhyay SS, Saji MJ, Sell P, et al. The effect of age on the change in deformity after anterior debridement surgery for tuberculosis of the spine [J] . Spine, 1996, 21 (20) : 2356–2362.

[37] Wang B, Ozawa H, Tanaka Y, et al. One–stage lateral rhachotomy and posterior spinal fusion with compression hooks for Pott's paralysis in the elderly [J] . J Orthop Surg (Hong Kong) , 2006, 14 (3) : 310–314.

[38] Zhang HQ, Guo CF, Xiao XG, et al. One–stage surgical management for multilevel tuberculous spondylitis of the upper thoracic region by anterior decompression, strut autografting, posterior instrumentation, and fusion [J] . J Spinal Disord Tech, 2007, 20 (4) : 263–267.

[39] Zhang HQ, Wang XY, Guo CF, et al. One–stage posterior approach and combined interbody and posterior fusion for thoracolumbar spinal tuberculosis with kyphosis in children [J] . Orthopedics, 2010, 33 (11) : 808.

第十八章　脊柱结核伴后凸畸形的手术治疗

第一节　单纯一期后路病灶清除植骨内固定矫形高胸段脊柱结核伴后凸畸形

一、概述

伴后凸畸形的高胸段脊柱结核患者，往往前柱破坏较重，同时脊髓有受压，加之T_6尤其是T_4以上的脊柱由于局部解剖特点所限制。现有的经胸或经肋横突切口再后路固定，或通过胸腔镜，或劈开胸骨等方法，往往需前后两次手术，同时前方椎体显露困难，且难以行前方支撑植骨，或内固定不稳定，或不能有效矫正后凸畸形等缺陷。在此主要阐述单纯经后路一期前方病灶清除、椎管减压、钩钉棒内固定矫形、椎体间植骨融合治疗伴后凸畸形的高胸段脊柱结核。

二、适应证与禁忌证

（一）适应证

高胸段脊柱结核，合并后凸畸形，但严重破坏的椎体节段不超过3个，且椎旁无巨大流注脓肿，或虽有流注脓肿，但脓液稀薄，能通过后路手术较彻底地清除。

（二）禁忌证

3个及以上椎体严重破坏，伴有巨大流注脓肿难以清除彻底，从后方行椎体间植骨重建脊柱困难；多器官功能衰竭，难以耐受手术。

三、手术方法

（一）术前准备

对于无明显瘫痪症状的3例患者，术前常规每天一次使用异烟肼0.3g、利福平0.45g和乙胺丁醇0.75g、链霉素0.75g肌内注射，抗结核治疗2~4周；加强营养，积极纠正患者贫血及低蛋白血症；对于无瘫痪症状的患者待血沉恢复正常或明显下降时进行手术（一般血沉低于60 mm/h）；对于瘫痪进行性加重或完全性截瘫的患者需尽快手术治疗。术前常规予颅环弓牵引制动，按X线、CT、MRI等资料确定病椎及脓肿位置。

（二）麻醉

全身麻醉，气管内插管。

（三）体位

俯卧位于弓形架上，颅环弓维持牵引

（四）手术操作步骤

气管插管全身麻醉后，患者取俯卧位，颅环弓置于头架上，维持牵引重量3kg。以病椎为中心向上下延伸2~3个椎体沿棘突作纵形切口，切开皮肤皮下组织，沿棘突和椎板剥开两侧的骶棘肌。C形臂X线机透视将病椎定位准确后，在病变上下椎体置钉或钩，病变位于T_1、T_2位置，置钉位置需跨越至颈段，一般在C_7置入椎弓根螺钉，C_6置入侧块螺钉。先将病灶破坏相对较轻的一侧用临时固定棒固定好，避免减压、病灶清除时，因脊柱不稳而导致损伤脊髓。先用棘突剪去除病椎位置对应的棘突，小号枪式咬骨钳咬除病变破坏较重或脓肿较多一侧的椎板及黄韧带，并切除减压一侧病变对应肋骨的2~3cm（包括肋骨头）。同时切除病椎一侧的关节突、椎弓根和横突，为使视野开阔，可切断并结扎病椎相应该侧的一根肋间神经，用神经剥离子先将脊髓后后纵韧带分离好，再用神经根拉钩将脊髓保护好，显露椎管前侧方及前方的结核病灶。尖刀切开后纵韧带，用不同角度的刮勺从侧前方清除结核病灶及死骨，为使病灶清除相对彻底，术中使用导尿管伸入脓腔进行加压冲洗，并用负压抽吸。待病灶清除干净、椎管减压彻底后，双侧交替换棒予以矫形固定，去除病灶清除侧的钛棒，休整好病椎上下对应面（要求创面渗血），经后方在椎体间嵌入适当大小的自体骨或者异体块状骨，然后上好病灶清除侧的钛棒，并在植骨块上下椎体间适当加压嵌紧植骨块后，确认脊髓无挤压。术中再次透视确定后凸畸形矫正、植骨块及内固定位置满意后，过氧化氢及生理盐水反复冲洗术野，然后在棘突及椎板缺如区域植入自体或异体骨块，其余小关节及椎板处植入自体及异体骨条，局部用链霉素1.0g，异烟肼0.3g，放置引流，关闭切口。

（五）术后处理

术后应用抗生素1 周，引流量<50 mL /24 h 拔除伤口引流管，2 周左右拆除伤口缝线。尽早下床戴支具活动。术后HRES 四联药物抗结核治疗2 个月，然后HRE 三联抗结核药物治疗9~15 个月。术后半年支具保护，忌弯腰负重。每月门诊复查1 次，监测ESR、肝功能、肾功能，每3 个月X 线片检查1 次。

四、典型病例介绍

患者，女，44岁，诊断为T_4~T_9结核并不完全性瘫痪，术前MRI及CT示T_5、T_6椎体破坏严重，并明显后凸畸形，术前神经功能ASIA分级为B级。行单纯一期后路病灶清除植骨内固定矫形术，手术经过顺利，术后后凸畸形得到矫正，植骨块位置满意，脊髓压迫完全解除。随访过程中内固定位置好，后凸畸形角度较前无明显丢失，神经功能ASIA分级为E级（图18-1）。

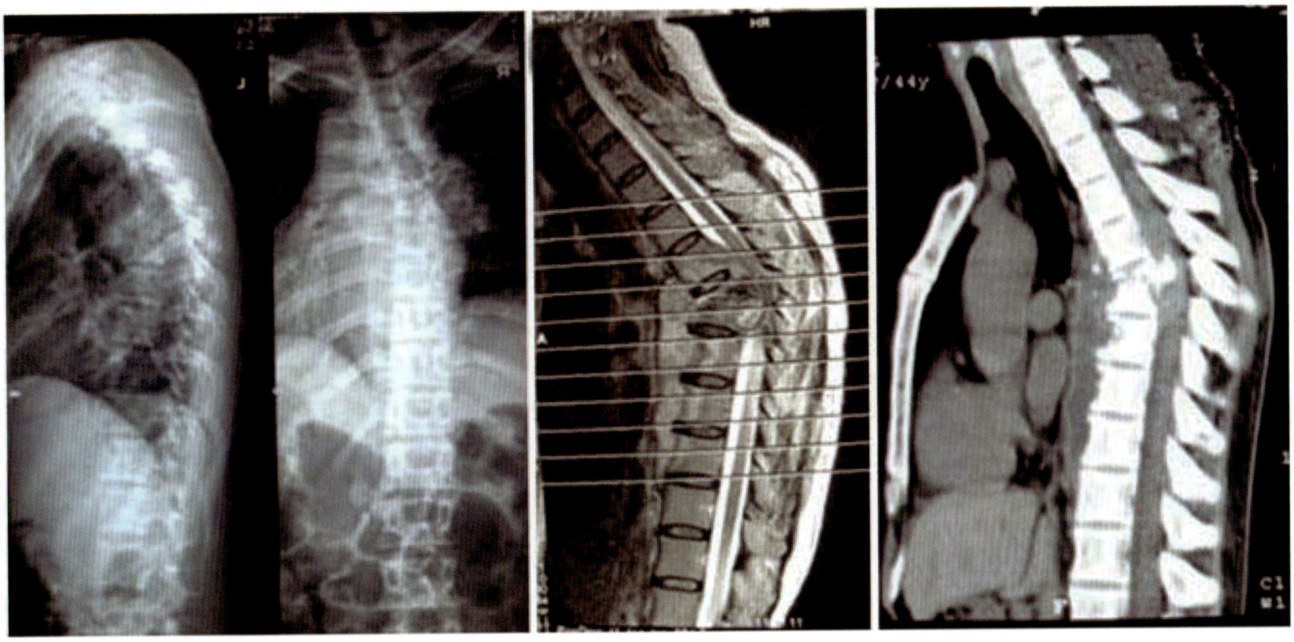

A B C

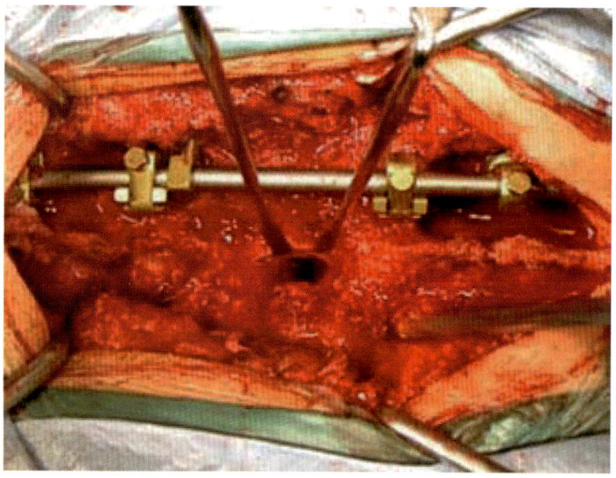

D

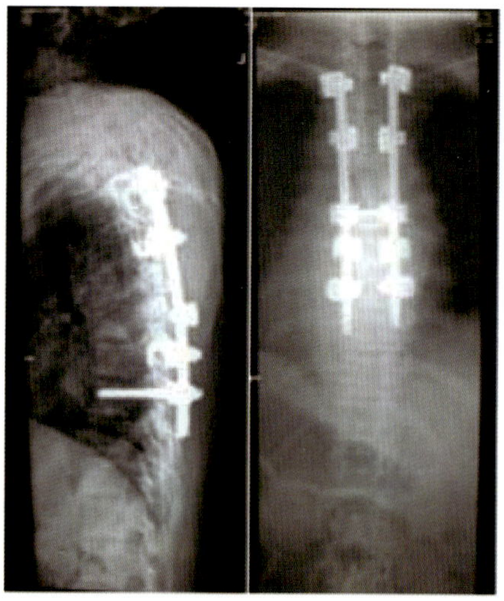

E

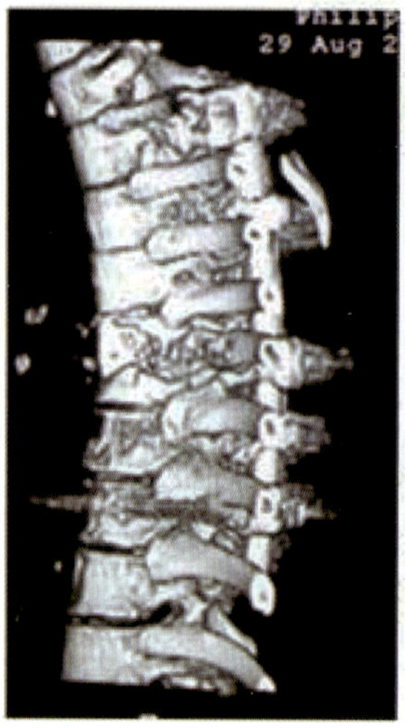

F

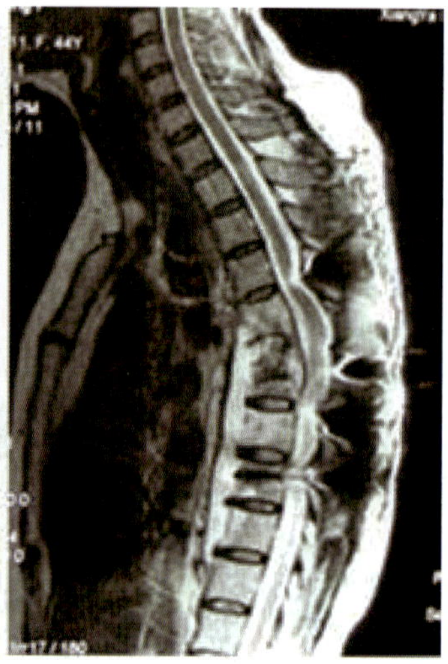

G

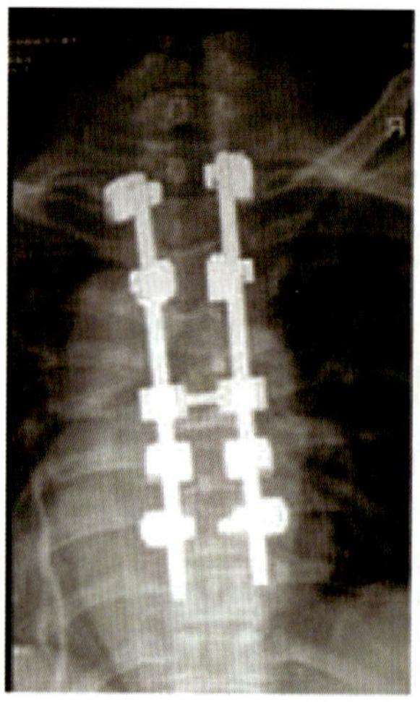

H

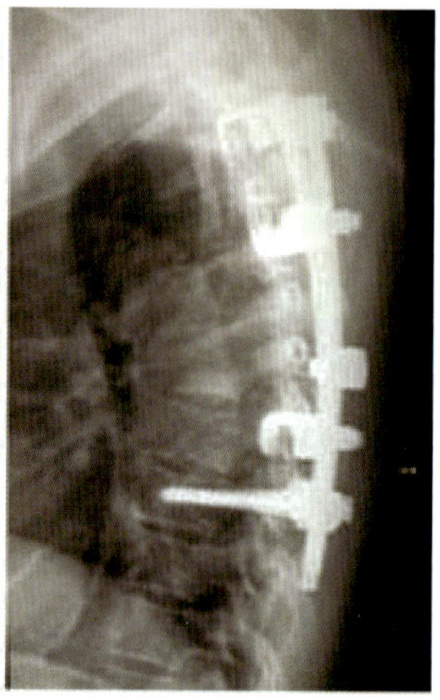

I

A. 术前X线片；B、C. 术前MRI及CT示T_5、T_6椎体破坏严重、并后凸畸形、压迫椎管；D. 术中病灶清除后前方残留的空腔；E~G. 术后影像学资料显示后凸畸形得到矫正、植骨块位置满意、脊髓压迫完全解除；H、I. 随访过程中内固定位置好，后凸畸形角度较前无明显丢失，神经功能ASIA分级为E级

图18–1 典型病例介绍

五、手术并发症的防治

1. 脊髓损伤　胸椎管容积小、缓冲空间小、术中操作视野有限，因此术中需切除一侧小关节及小段肋骨，扩大操作空间；同时，操作时要仔细，注意手法的轻巧和准确，一般是可以避免的；矫形过程不宜过快，对于后凸严重的情况往往需两次反复交替换棒逐渐矫形，避免对脊髓的切割。

2. 大血管损伤　病灶前方有胸主动脉和下腔静脉，在清除前方病灶的时候若盲目扩大向前方区域的范围，有可能会损伤到大血管，引起大出血致休克死亡。因而，术中操作应在椎体骨性边缘范围内行病灶清除，切勿盲目扩大在软组织中粗暴操作。

3. 脊髓缺血　脊髓的供血源于主动脉，如果结扎的节段血管过多，可能引起脊髓缺血瘫痪，尤其是T_2到T_4节段，特别要引起注意。未避免该并发症，术前对于有糖尿病的患者，需控制好血糖，术中尽量不要结扎过多的节段血管，尤其是不能两侧同时结扎，一旦出现该并发症，术后积极予改善微循环、营养神经、脱水、高压氧治疗。

4．胸膜损伤　手术中切除肋横突关节、肋骨、推移胸膜时，可造成损伤，导致气胸，一般血胸及血气胸少见。术中缝合伤口前，需鼓肺检查，多能发现，一般在损伤处及时修补即可。术后若发现气胸量较大者，可行胸腔闭式引流术。

5．内固定断裂、松动　术中根据情况，上下固定的范围可选择各1~2对螺钉，以保证固定牢靠；术中尽量将病灶清除彻底，避免复发；植骨块植入后加压使其牢靠，避免植骨不融合；术后合理抗结核；术后支具保护下活动。

6．植骨不融合　首先需严格把握手术适应证，避免术中病灶清除不彻底导致植骨块被病变浸润；植骨块接触面积要足够，避免植骨因强度不够而断裂；矫形过程中尽量先矫形，再行前方植骨，避免反复矫形过程中出现植骨块断裂、脱落、移动，影响最终植骨融合；植入后注视螺钉间适当加压使其卡压牢固；术后坚持抗结核时间至少1年以上，避免不规则用药导致复发。

六、优点与缺点

（一）优点

1）在术前确定的关键椎上置钉、钩，再在拟切除的对侧置入临时棒，以保持手术操作过程中脊柱的稳定性，从而防止损伤脊髓。

2）病灶清除　通过后路半椎板（相应椎板和棘突未受累及）及一侧椎弓根、关节突切除，在矫形前做病灶清除，视野相对开阔，加上各种角度刮勺，同时术中加压冲洗、负压抽吸等方法的采用，基本上可将病灶清除干净。

3）在直视下矫形，可随时对病灶远、近端之相应椎体后上缘和后下缘进行修整，防止矫形过程中椎体后缘对脊髓的切割、挤压。

4）前方植骨是在矫形完全后进行的，故能达到矫形效果满意、固定确切、前方植骨块不会松动的目的。

5）能一个切口、一次手术同时完成病灶清除、神经减压、椎体间植骨、矫形固定等步骤，而且创伤小、并发症少。

（二）缺点

适应证有限，对于多个节段椎体严重破坏，且伴有巨大流注脓肿难以彻底清除的结核，本手术方式难以达到理想效果。

（张宏其　唐明星）

第二节　后路全脊椎切除矫正胸段治愈型结核并重度角状后凸畸形

一、概述

脊柱结核经常造成多个相邻椎体的骨质破坏，一期治疗不当易造成脊柱角状后凸畸形。虽经全身有效的抗结核药物治疗后局部结核病变趋于稳定，但角状后凸中心椎体骨块向椎管内突入和椎管内纤维组织增生以及后凸导致的脊髓过度牵拉等原因均可导致脊髓损伤，且脊柱不稳会导致损伤进行性加重，甚至出现迟发性截瘫，尤其在胸段。同时因病程较长，且为慢性损害，因而给患者的生理、心理和生活带来严重和长期的影响。因此外科干预成为必要。

二、适应证与禁忌证

（一）适应证

笔者建议下列情况胸椎治愈型结核患者需要手术治疗：①出现后凸畸形伴有神经症状患者；②出现后凸畸形伴有脊柱不稳，后凸畸形进行性加重患者；③出现后凸畸形青春期生长高峰患者；④因外观后凸畸形出现严重心理障碍患者。

（二）禁忌证

对于角状后凸畸形患者来说，手术风险极大，尤其是后凸Cobb's角＞90°。术前一般情况差，心肺功能严重受损，伴有骨质疏松，超过135°的后凸畸形，尤其位于上胸椎或以上弯曲已经变成“U”形襻者，为手术禁忌证。

三、手术方法

（一）术前准备

所有病例均行X线、CT及MRI检查。X线表现为脊柱不同程度的后凸畸形，椎体形态不规则、边界不清楚的骨缺损和不同程度的反应性骨增生。脊柱后凸Cobb's角均＞90°（90.2°~105.7°），平均97.4°（根据X线片测量）。侧位片上C_7~S_1（C_7铅垂线至S_1后上角）的距离平均50.2mm（43.1~58.6mm）。CT检查显示明显的增生骨嵴对脊髓的压迫。MRI可以显示脊髓纵向受压范围及受压脊髓变性情况。同时还需要行心功能及肺功能检查。

（二）麻醉

采用气管插管全身麻醉。

（三）卧位

俯卧于弓形架上。

（四）手术操作

以顶椎为中心向上下延伸3~4个椎体沿棘突作纵行切口。依次切开皮肤、皮下、深筋膜，剥离两侧椎旁肌，充分显露棘突、椎板、横突和小关节。C形臂X线机对顶椎进行定位，于病变部位上下2~3个椎体进行双侧椎弓根螺钉置入。将顶椎和相邻椎体上下棘突、椎板、相邻顶椎上下关节突及双侧横突切除，胸椎部分需同时切除肋骨5cm和肋骨颈、肋骨头，对侧用临时棒予以固定，避免截骨时因脊柱不稳而导致脊髓损伤。钝性分离胸膜远离椎体，显露神经根，胸椎节段予以切除神经根以便于截骨操作。脊髓直视保护下先从一侧沿椎弓根行椎体楔形切除，保留前纵韧带，以防止脊椎前后错位，同时摘除顶椎上下椎间盘。同样的方法完成对侧手术。交替换棒适当矫正后凸畸形，除施以压缩力使顶椎上下椎弓根螺钉相互靠拢外，还应用原位弯棒技术将连接上下椎弓根螺钉的固定棒逐步弯向前凸，同时应用重力作用即抬高腰桥的两端使椎体切除面的楔形尽量闭合以完成后凸矫形，矫形过程必须缓慢进行，观察脊髓有无皱折和压迫，同时应注意螺钉有无松动或拔出。为防止截瘫发生，术中行唤醒实验。锁紧螺帽，从后方在椎体前方植入异体骨块（为双面皮质骨），并嵌紧，在后方顶椎和相邻椎体椎板间植入异体骨块，将置入椎弓根螺钉范围内的椎板、小关节和横突咬毛，植入自体肋骨条+人工松质骨条。留置引流管，关闭切口。术后常规使用抗生素，予以激素、脱水治疗，引流量＜50mL/24h拔管。绝对卧床休息1~2个月，佩戴支具保护活动6个月。根据情况早期康复训练。前12个月每3个月复查1次X线片。

四、典型病例介绍

典型病例1：患者尚某，男，55岁，胸椎结核性重度角状后凸畸形并不全瘫痪，术前AISA分级为C级。术前X线显示重度后凸畸形，术前CT可见角状后凸中心椎体骨块向椎管内突入，术前MRI可见脊髓受压严重，行后路全脊椎切除钉棒系统矫正术。术后卧床1个月能配戴支具下床行走，脊柱后凸畸形得到矫正，AISA分级达到E级。术后半年复查见脊柱后凸畸形矫正良好、无明显角度丢失（图18-2）。

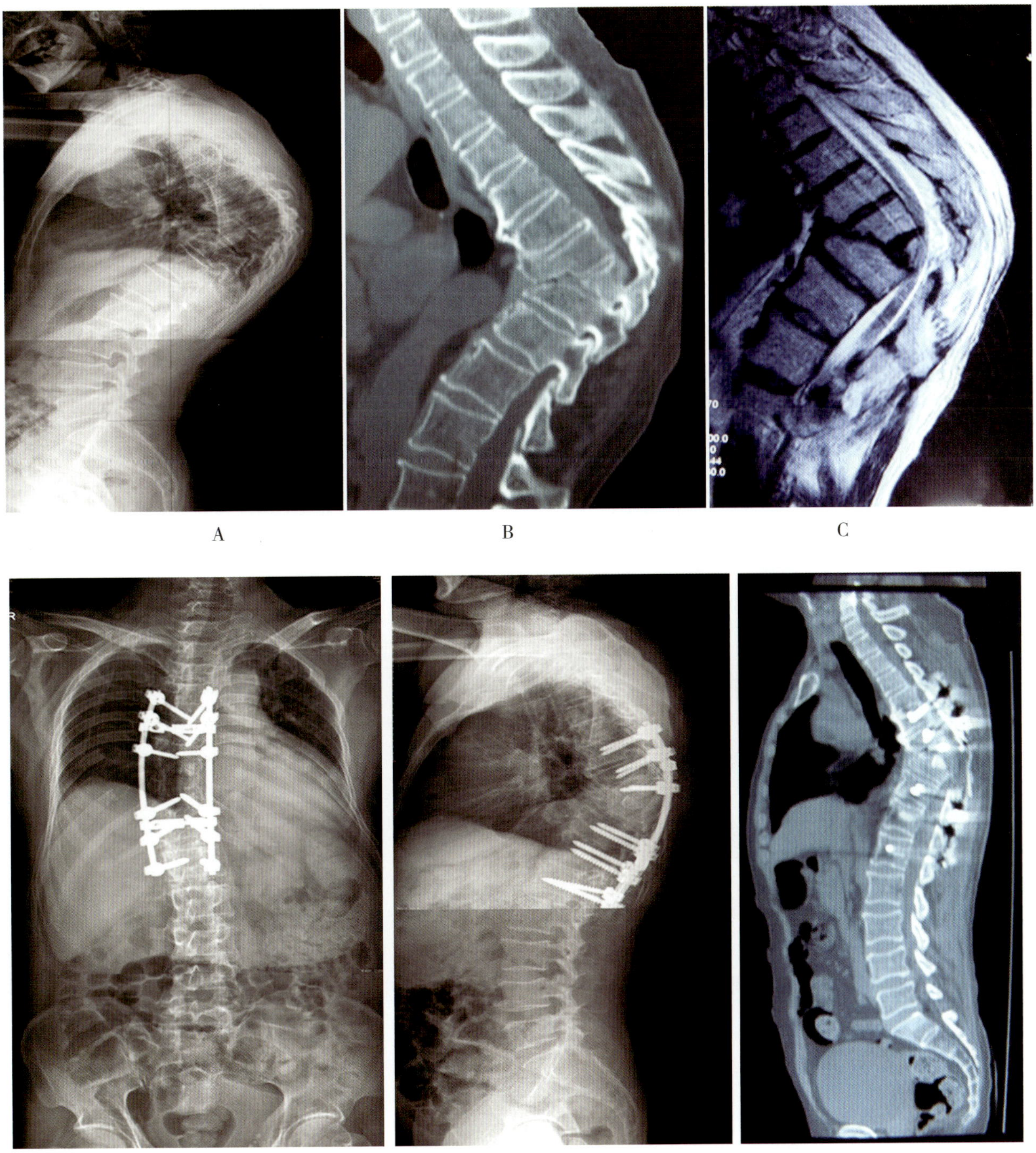

A　　B　　C

D　　E　　F

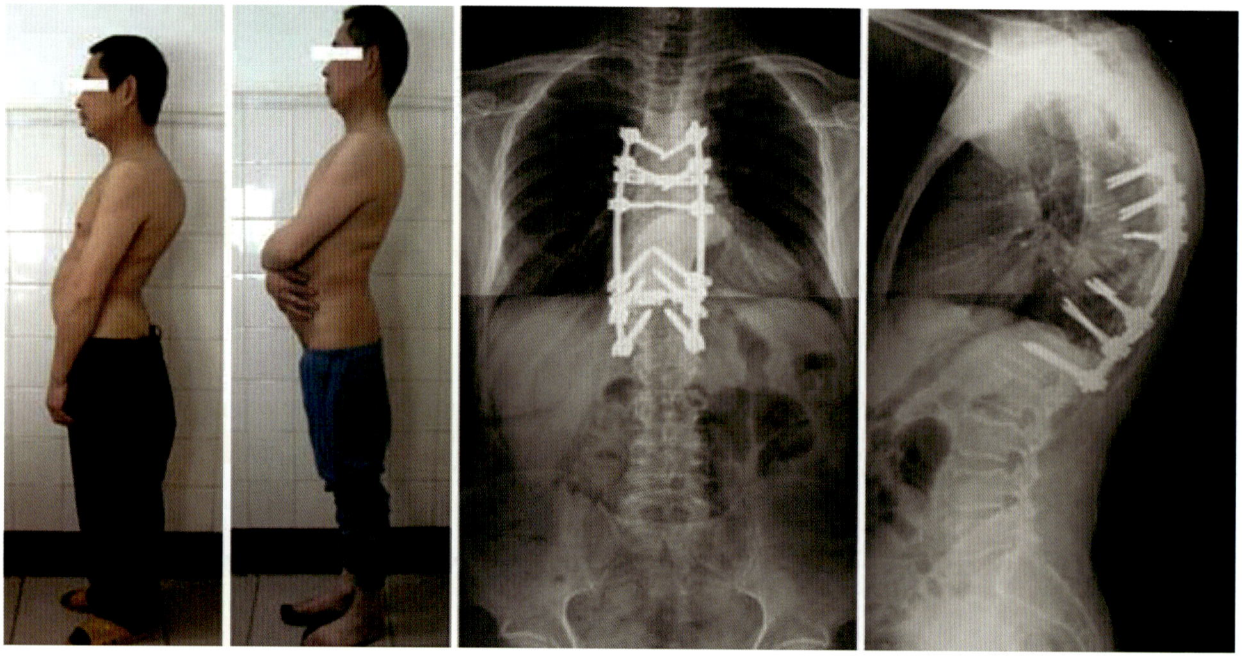

G　　H　　I　　J

A．术前X线片示重度脊柱后凸畸形；B．术前CT示角状后凸中心椎体骨块向椎管内突入；C．术前MRI示脊髓受压范围；D~F．术后正侧位X线片及CT示脊柱后凸畸形得到矫正；G．术前人体外形示脊柱后凸畸形；H．术后人体外形示脊柱后凸畸形消失，AISA分级达到E级；I、J．术后半年复查正侧位X线片，示脊柱后凸畸形矫正良好，无明显角度丢失

图18-2　典型病例1

典型病例2：患者，男，25岁，胸背痛伴后凸畸形10年，诊断为胸腰椎脊柱结核伴后凸畸形。术前X线侧位片示脊柱后凸畸形92°；术前三维CT、MRI示后凸畸形位于胸椎、脊髓严重压迫。行单纯后路病灶清除+截骨矫形+钉棒系统内固定+椎板后植骨融合术，术后脊柱后凸畸形被矫正、内固定位置良好。末次随访CT可见植骨融合、X线侧位片示后凸角矫正至28°，人体外形恢复正常（图18-3）。

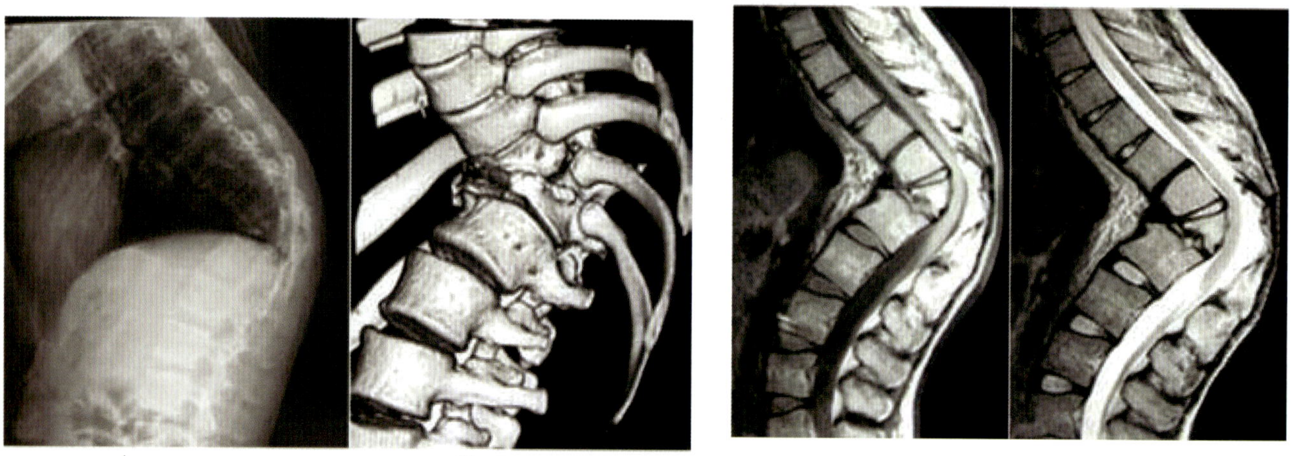

A　　B　　C　　D

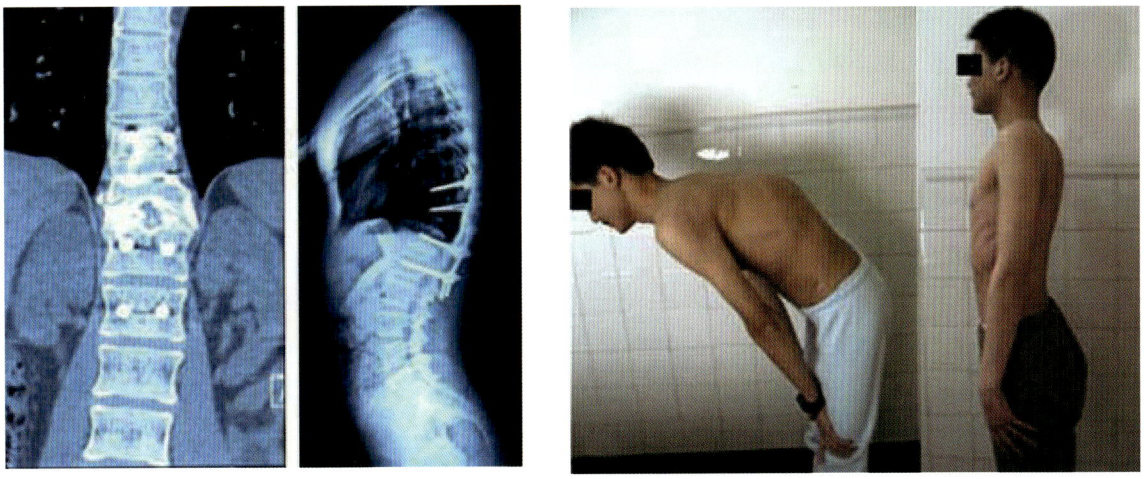

E F G H

A．术前侧位X线片示后凸角为92°；B~D．术前三维CT、MRI示后凸畸形位于胸椎、脊髓严重压迫；E．术后末次随访CT可见植骨融合；F．术后末次随访X线侧位片示后凸角矫正至28°；G．术前人体外形示脊柱后凸畸形；H．术后人体外形示脊柱后凸被矫正，人体外形恢复正常

图18-3 典型病例2

五、手术并发症的防治

对于后凸Cobb's角＞90°患者的外科手术的技术要求较高，对患者机体内环境的干扰较大，手术并发症发生率也比较高。

1．失血性休克及凝血功能紊乱 对患者有效循环的维持是手术成功的关键因素。重度后凸畸形患者因后方结构始终处于张力状态，可有大量纤维疤痕组织增生，在剥离显露时会导致出血多。术中采用自体血回输技术，大量的血小板和凝血因子在术中丢失，而且自体血回输中使用肝素抗凝，因此会导致凝血机制的紊乱。一般采用及时补充血浆，失血超过3000mL补充血小板，用鱼精蛋白对抗肝素，补充异体库存血等方法。同时术后翻身时动作要轻柔，防止已经凝固的小血管再度崩裂。

2．脊髓神经损伤 重度后凸矫形手术中最重要的是保护脊髓，防止医源性瘫痪。全脊椎截骨后，不稳定的脊柱容易造成前后或侧方脱位，损伤脊髓产生截瘫，术中需有临时固定棒维持稳定。矫形时，需要始终观察硬膜囊的前方和上下椎板接触部有无卡压，更重要的是保持脊髓不能受牵张，硬膜囊不能有皱褶、侧移或扭转。同时，环状脊髓减压双侧根动脉结扎，对脊髓血供的影响是必然的，但Tomita等的研究认为在脊髓表面和硬膜外丰富的血管网足以代偿1~2支节段血管的灌注。

3．肠系膜上动脉压迫综合征 患者术后感到上腹部发胀，恶心甚至呕吐，一般采用禁食、胃肠减压等手段处理。

4．大血管损伤 主动脉或其分支破裂，这种并发症与年长患者其主动脉壁弹性降低及脊椎前柱变长有关。

5．皮肤牵拉痛 因为矫形的缘故，一部分患者会出现胸腹部皮肤牵拉痛，一般休息数月后好转。

六、优点与缺点

（一）优点

手术方法主要参考Smith-Petersen技术、Thomasen闭合楔形截骨技术（closing-wedge osteotomy）及 Heinig

蛋壳技术（eggshell procedure），采用组合以上手术技术的方法来达到有效治疗目的。对于后凸角度大的畸形，脊髓前路减压由于工作视野深，操作较为困难，且创伤巨大，并发症多，临床应用局限。而经后路全椎体切除术能完整显露矫形区域的硬膜囊以直视下保护，而且也可以充分解除脊髓压迫。后路一期手术除了入路方式简单外还有以下优点：①可以实现后凸矫形；②病灶区前后柱植骨，良好骨性融合；③减少手术时间及出血量；④防止后凸加重，改善患者外观。

（二）缺点

①该手术为环绕硬膜管的截骨术，操作困难，需要高度手术技巧，方能完成该手术。②结核性后凸硬膜外粘连严重，剥离困难，需要有较高的手术技巧和专用工具。③该手术为大手术，难度大，并发症多。

（张宏其　王　瑶　刘少华）

第三节　单纯后路病灶清除内固定治疗单节段胸腰段结核伴后凸畸形

一、概述

脊柱结核是最常见的骨关节结核，以胸腰椎多见，21~50岁青壮年人发病率最高，并且存在性别差异。胸腰段脊柱活动度大，应力易集中，身体重力线通过椎体的前柱，结核病变合并的椎体塌陷极易引起脊柱后凸畸形，严重时造成神经损害。常用的手术方法为病灶清除、椎体间植骨、内固定，手术可以通过前路、后路、联合前后路以及后路-前路-后路实施，一期或分期完成。经单纯后路途径行结核病灶清除、植骨融合、内固定和矫正后凸的方法在适应证选择合适的情况下是又一种选择。

二、适应证与禁忌证

（一）适应证

①胸腰段结核病灶较局限，累及不超过2个椎体，病灶清除后无须大块植骨；②不伴或仅有少量腰大肌脓肿；③硬膜及神经根受累严重并存在椎管狭窄，且病变主要局限于椎间隙及椎体后方；④椎旁存在巨大寒性脓肿但脓液稀薄，通过术中冲洗和术后灌洗可以控制者。

（二）禁忌证

①病变节段大于两个运动节段；②合并活动性急性粟粒性肺结核，中毒症状明显，经标准化疗，2周内中毒症状无明显缓解者；③心肺功能障碍等，不能耐受手术者；④60岁以上合并严重内科疾病患者。

三、手术方法

（一）术前准备

记录临床症状和体征，常规进行实验室检查，包括肝功能、血常规、血沉、C-反应蛋白等，影像学检查包括X线片、CT、MRI，必要时进行ECT检查，确诊后即进行正规四联 SHRZ 抗结核化疗。异烟肼0.2g 静脉滴注，每天2次；利福平450mg，乙胺丁醇750mg晨起空腹顿服，每天1次；链霉素0.75g，肌内注射，每天1次。纠正贫血和低蛋白血症。

（二）麻醉

气管插管全身麻醉。

（三）体位

俯卧位，腹部悬空避免受压，可使用弓形架。

（四）手术操作步骤

以病椎为中心向上下延伸2~3个椎体，沿棘突作纵切口，切开皮肤、皮下组织后，在正中部切开棘上韧带，用骨膜剥离器剥开两旁骶棘肌直至显露横突，显露完毕后放好两个自动拉钩。常规定位植入椎弓根螺钉，一般包括病椎头侧和尾侧2个正常椎体，依据后凸畸形角度将固定棒预弯，在病变较轻的非目标侧安置临时固定棒，以病变较重的一侧为目标侧。确认目标侧病变节段上位椎的椎板和下关节突，下位椎的椎板、上关节突与横突结合处以及肋横突关节。在T_{11}和T_{12}尚需显露肋骨近端5cm左右。将手术台向术者对侧倾斜30°，先用骨凿将病变节段下位椎的横突基底部凿断后将其取出，骨膜下游离近端肋骨5cm，切断肋横突韧带，用骨膜剥离子剥离肋横突关节和肋椎关节，将近端肋骨和肋骨小头取出，通常此时已到达椎旁脓肿并有脓液溢出，分离肋间束，游离出肋间动脉和神经并切断结扎，以肋间神经近端为导向定位椎间孔和周围结构，切除上、下关节突和椎板，切断肋间肌，显露病灶，必要时切除相邻的肋骨近端扩大显露；在L_1和L_2，切除病变节段上位椎的椎板和下关节突，显露并保护硬膜囊和神经根，用咬骨钳去除下位椎的横突基部后侧骨皮质，用椎板咬骨钳去除横突前侧骨皮质，此时常有脓液溢出，吸出脓液并用手指适当分离后到达病灶，这时横突处于漂浮状态。探测椎弓根方向，用骨刀沿椎弓根外侧缘剥离椎旁软组织，若遇脓肿，则负压吸净脓液，继续用咬骨钳、骨刀和刮勺去除椎弓根，此时可清晰暴露病变节段相邻椎体后外侧和椎间盘以及临近的上位神经根腋部。由于胸椎和腰椎的椎弓根位于椎体上1/3处，可以保留上位椎弓根。用不同角度的刮匙清除脊髓侧方和前方病灶，吸净脓液，刮除肉芽、死骨及干酪样坏死物质和椎间盘，使椎管内脊髓获得彻底减压。刮勺采用双手旋转操作，刮勺口向远离硬膜方向运动。如有同侧腰大肌脓肿，可用手指分离腰大肌直达脓腔引流。使用导尿管伸入脓腔进行加压冲洗，并用负压抽吸。目标侧固定棒预弯成术前计划的矢状面外形，对侧临时固定棒行相似调整，两侧交替固定，逐渐矫正后凸畸形，如果有关节突自发性融合，则在矫形操作前行关节突破坏松解。暂时锁紧非目标侧螺钉，松开并去除目标侧固定棒。用过氧化氢及生理盐水反复冲洗术野，探测病灶清除后遗留骨缺损的形状和大小，修整植骨床，取自体髂骨块行椎体间植骨；或取适当长度和直径的钛网，用自体骨填充钛网，若自体骨不足，钛网两端填充自体骨，钛网中间部分可填充异体骨。重新安装目标侧固定棒，两侧交替适当加压后完全锁紧螺钉。再次透视，确定后凸畸形矫正、椎体高度恢复及内固定位置满意后，用过氧化氢及生理盐水反复冲洗术野，最后对病变节段行椎板、关节突及棘突间植骨融合，切取的肋骨用于桥接目标侧椎板间隙。病灶区放置链霉素0.75g，异烟肼0.2g，放置引流后关闭切口。清除的病灶组织送病理学检查。手术切除范围见图18-4。

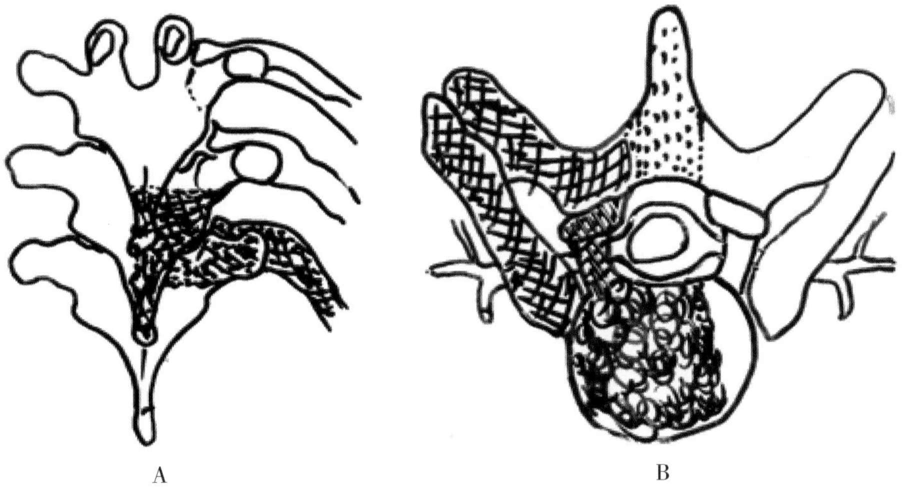

A. 手术入路背面观；B. 手术入路横切面（从头侧向尾侧）

图18-4 手术切除范围

（五）术后处理

预防性应用抗生素和

营养支持。一般于术后2~4天引流量<50mL/24h 时拔除引流管。继续四联抗结核化疗，两周后停止异烟肼静脉滴注，改为口服，3个月后停用链霉素，改为三联抗结核治疗9~15个月。定期复查肝功能、肾功能、ESR并加强营养支持。术后14天带胸腰骶支具起坐或下床活动，支具保护6~12个月。9~15个月后，门诊复查临床痊愈、植骨融合、血沉、C-反应蛋白恢复正常即可停药。

四、典型病例介绍

患者，女，36岁，腰痛4个月，诊断：T_{12}、L_1结核合并后凸畸形，术前Cobb's角18°，术后Cobb's角0°；1年后随访，症状体征消失，血沉、C-反应蛋白正常，内固定无断裂、松动，植骨融合无移位，Cobb's角0°（图18-5）。

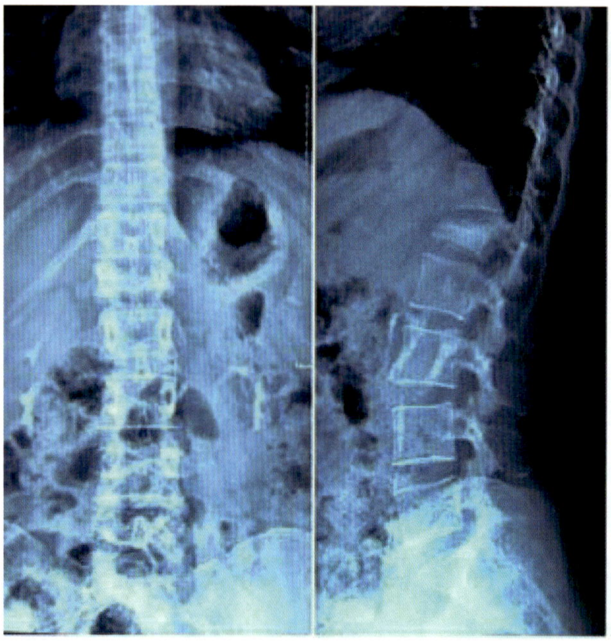

A

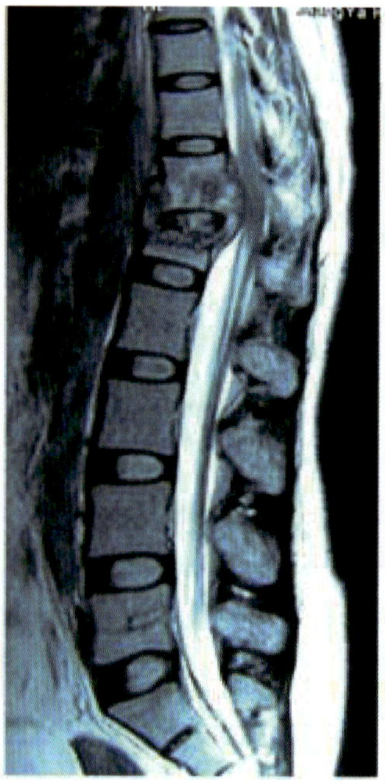

B

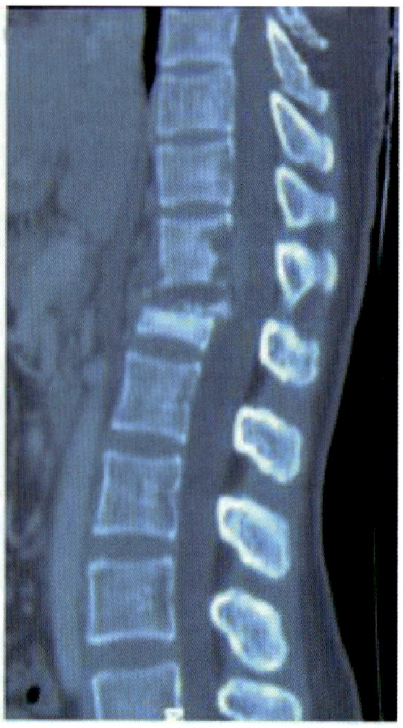

C

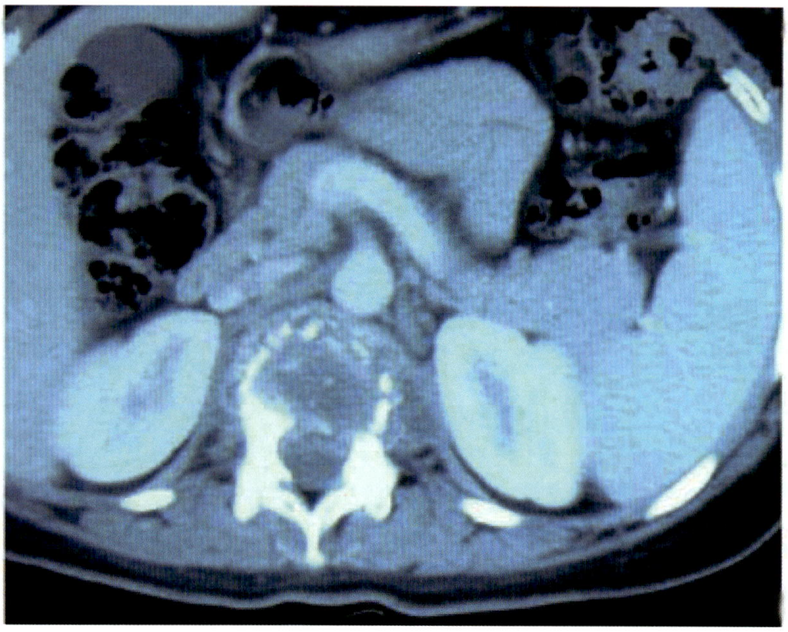

D

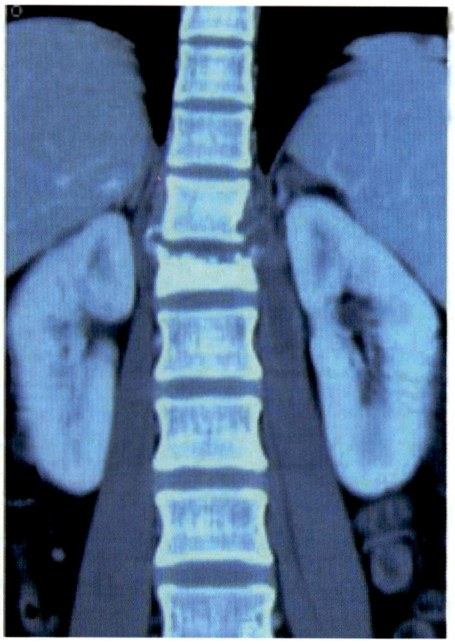

E

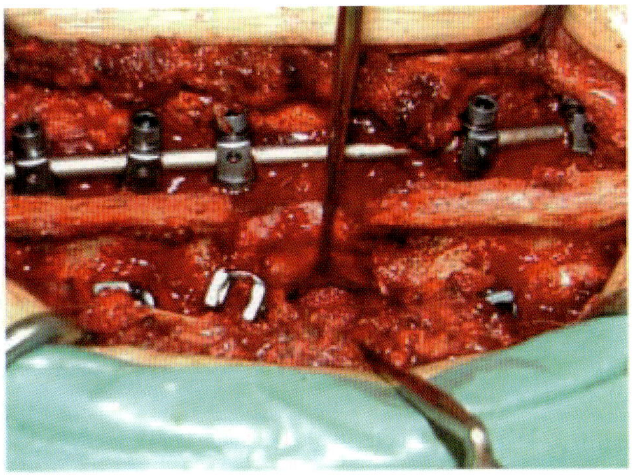

F

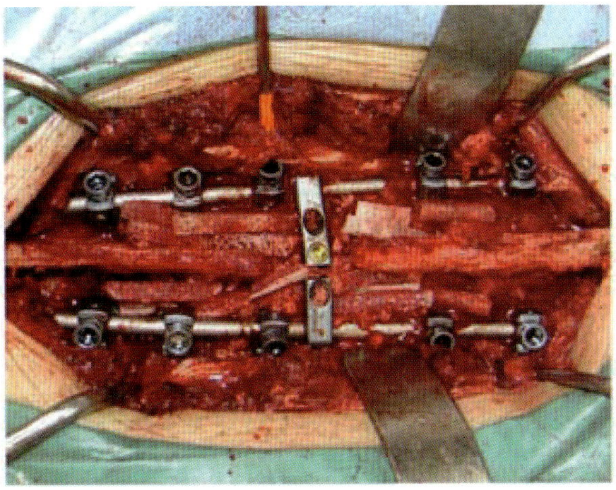

G

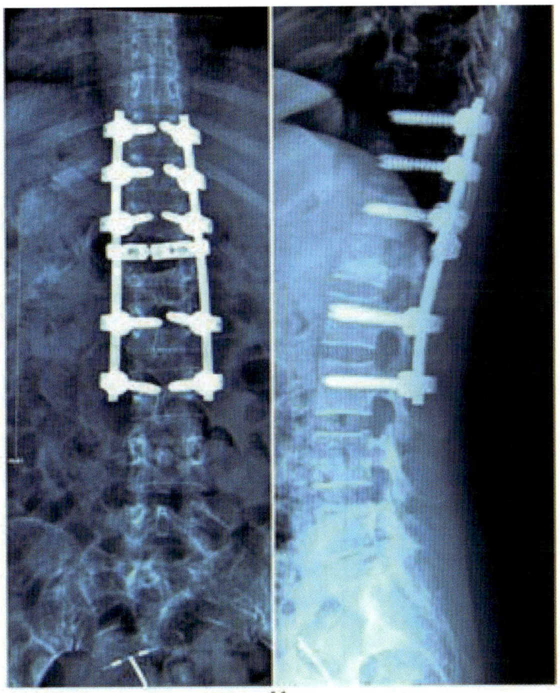

H

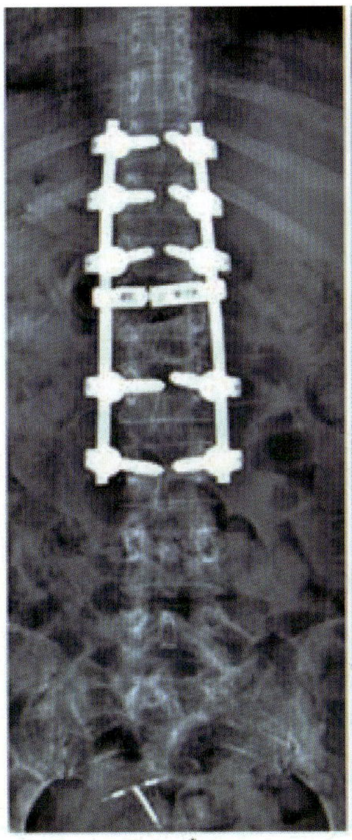

I

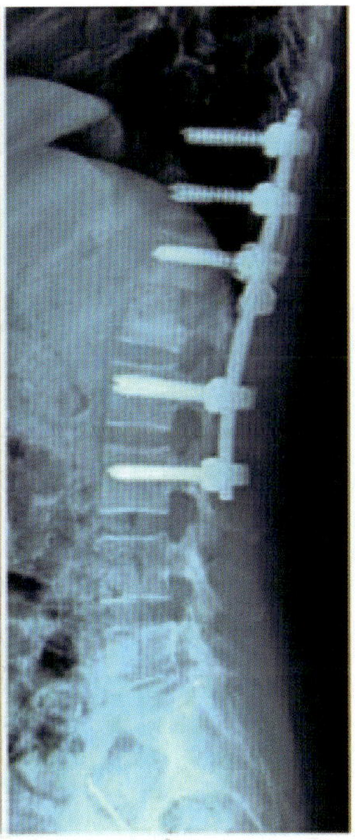

J

A．术前正侧位X线片示T_{12}、L_1结核合并后凸畸形；B．术前MRI示T_{12}、L_1椎体破坏塌陷、病灶压迫椎管；C．术前CT矢状位；D．术前CT横断位；E．术前CT冠状位；F．术中病灶清除；G．椎板后植骨加钉棒系统内固定；H．术后两周正侧位X线片示内固定位置良好；I、J．术后1年复查X线正侧位片，示内固定位置良好、植骨融合良好

图18-5 典型病例介绍

五、手术并发症的防治

1．神经功能损害加重　对有脊髓压迫者，先经肋横突途径行前方病灶清除，脊髓部分减压后继续切除关节突、椎板和椎弓根行侧方减压。

2．胸膜损伤　一旦损伤，应立即修补，手术结束前放置胸腔闭式引流，3~5天后拔出。

3．定位错误　术中用高质量C形臂X线机定位。

六、优点与缺点

（一）优点

①后路一次性完成病灶清除、椎间植骨、后凸畸形矫正和椎弓根螺钉内固定，术中不必改变体位和重新铺单，手术创伤小，属于相对意义上的脊柱结核微创手术；②经后路行椎体间植骨的同时，行后路椎板间和棘突间植骨，脊柱可在270° 范围获得内融合；③对胸腹腔及其脏器无干扰；④对年轻未生育男性和女性病人，由于切口隐蔽，对生殖系统干扰小，有特殊优势。

（二）缺点

①由于显露范围的限制，本术式很难达到彻底清除病灶的目的，只能做到相对彻底；②大块支撑植骨技术要求高，需要通过不断优化手术技术而改进；③有损伤胸膜可能。

（张宏其　孙长英　鲁世金）

第四节　胸腰椎结核合并后凸畸形的手术治疗

一、概述

单纯经后路病灶清除、植骨内固定矫形治疗伴后凸畸形的胸腰椎脊柱结核，能有效解除脊髓压迫、恢复脊柱的稳定性、矫正畸形和阻止畸形的进一步发展。该术式入路简单，既可避免前路手术对于胸腔及腹腔的干扰，又能克服前方椎体显露困难，且难以行前方支撑植骨或内固定不稳定或不能有效矫正后凸畸形等缺陷，术中术后并发症相对较少。

二、适应证与禁忌证

（一）适应证

①椎体及椎间盘遭到破坏引起脊柱不稳；②严重（脊柱后凸角一般＞55° ）或渐进加重的后凸畸形；③脊髓受压致不同程度的神经功能损害；④有大量死骨或骨空洞形成；⑤不完全截瘫经抗结核治疗2~4周后无缓解；⑥大量椎旁或硬膜外脓肿形成，CT或MRI提示有明显椎管占位。术前排除心功能、肺功能、肝功能、肾功能明显异常和活动性肺结核者，均可考虑手术。

（二）禁忌证

①一般情况差，心肺功能严重受损，伴有骨质疏松；②超过135° 的后凸畸形；③上胸椎或以上弯曲已经变成“U”形襻者。

三、手术方法

（一）术前准备

①卧硬板床，限制脊柱活动（高位胸椎脊柱结核时予颅环弓牵引制动）；②使用异烟肼0.3 g、利福平0.45 g、吡嗪酰胺素0.75 g和乙胺丁醇0.75 g四联抗结核治疗2~4周（瘫痪症状呈进行性加重的病人应及时手术），加强营养，改善全身状况，至患者血沉持续下降或＜20mm/h，血红蛋白＞100g/L，白蛋白＞35g/L；

③常规拍摄X线片、CT、MRI等资料确定关键椎体，作为病灶远近端置钉的椎体，设计截骨平面及截骨椎体数量；④完善术前抽血化验、胸片、心电图、肺功能、超声心动图等相关检查，排除手术禁忌。

（二）麻醉

气管插管全身麻醉。术中采用动脉血压监测，定时查血气分析，控制补液量、补液速度、及时成分输血，防止低血容量休克、凝血功能障碍和水电解质酸碱平衡紊乱等。

（三）体位

俯卧于手动弓形脊柱手术托架上（高位胸椎时配合颅环弓牵引），双侧弧形板支撑可使手术病人胸腹悬空免受压迫，减少因胸腹内压增高，静脉回流受阻椎管静脉丛淤血、变粗，导致术中出血、渗血多，同时该体位有利于病椎复位。

（四）手术操作步骤

1. 切口与暴露　以病椎为中心向上下延伸2~3个椎体沿棘突作纵形切口，切开皮肤皮下组织后，在正中部切开棘上韧带，用骨膜剥离器剥开棘突两旁的骶棘肌（拟行植骨融合的节段采用骨膜下剥离，不准备融合的节段则采用骨膜外剥离），显露完毕后放好两个自动拉钩。

2. 置钉　C形臂X线机对病椎进行定位，在术前确定的关键椎体选择椎弓根置钉点，钻孔，开路锥钻出钉道，探针探测钉道四壁是否完整，攻丝，分别置入相应长度的椎弓根螺钉。

3. 病灶清除　椎体病灶相对较轻的一侧上临时棒予以固定（避免减压、病灶清除时，因脊柱不稳而导致脊髓或神经损伤）。用棘突剪剪掉要切除的棘突，咬除椎板及黄韧带，露出硬膜外脂肪。咬下一块骨质后应检查其下方是否有软组织粘连，分离粘连后才将骨块取出。清除病灶时，于椎体破坏严重的一侧依据需要切除横突、关节突、椎弓根、椎板（对于胸椎后凸畸形必要时切除邻近的合适长度的肋骨、肋骨颈、肋骨头和切断并结扎病椎相应侧的一根肋间神经），用神经剥离子硬膜保护好，以防操作时对其造成推动和牵拉，小心显露椎管前侧及周围的结核病灶，刮除干净，为使病灶清除相对彻底，使用导尿管伸入脓腔进行加压冲洗，并用负压抽吸。

4. 加压截骨矫形　脊髓直视保护下先从一侧沿椎弓根行椎体楔形切除，保留前纵韧带，以防止脊椎前后错位，同时摘除顶椎上下椎间盘，同样的方法完成对侧手术（胸椎后凸畸形者先钝性分离胸膜远离椎体，显露神经根，切除神经根以便于截骨操作）。然后交替换棒适当矫正后凸畸形，除施以压缩力使顶椎上下椎弓根螺钉相互靠拢外，还应用原位弯棒技术将连接上下椎弓根螺钉的固定棒逐步弯向前凸，同时应用重力作用即抬高腰桥的两端加压使椎体切除面的楔形尽量闭合以完成后凸矫形，矫形过程必须缓慢进行，观察脊髓有无皱褶和压迫，同时应注意螺钉有无松动或拔出。为防止截瘫发生，术中行唤醒试验。

5. 植骨　于残留的骨质缺损处植入自体骨或者异体块状骨。再次透视确认后凸畸形矫正以及内固定位置满意后，过氧化氢及生理盐水反复冲洗术野。同时选择适当大小的自体骨或者异体骨，对病椎节段进行融合。局部用链霉素1.0g，异烟肼0.3g，放置橡皮引流管1根，逐层缝合。

（五）术后处理

术后观察引流量＜50mL/24h时予以拔管，行后路术后常规治疗，包括应用抗生素、脱水及神经营养药物治疗。术后继续四联（异烟肼、利福平、乙胺丁醇、吡嗪酰胺）抗结核治疗3个月，之后改为三联（异烟肼、利福平、乙胺丁醇）抗结核治疗，总疗程为12~18个月，评价结核治愈情况后决定停药或继续用药。同时定期复查血沉、C-反应蛋白、肝功能、肾功能，并加强营养支持治疗。所有患者术后支具保护不少于6个月，术后第1年每3个月门诊复查血沉、C-反应蛋白、肝功能、肾功能、X线正侧位片、三维CT平扫，术后第2年随诊期限延长至每隔6个月，每次复查评估结核药物毒副作用、植骨融合情况、后凸角大小、内固定情况等。

四、典型病例介绍

典型病例1：患者，女，19岁，T_{12}、L_1骨质破坏，脊柱后凸角43.7°，双侧椎旁脓肿形成，且后方脓肿压迫脊髓，术前神经功能ASIA分级为B级；行后路病灶清除植骨融合手术，术中对两侧流注脓肿用导尿管冲洗，吸引器负压吸引，术后后凸角矫正为8.7°，最后随访期间，内固定牢固可靠，未见结核复发，终末随访时神经功能恢复到E级（图18-6）。

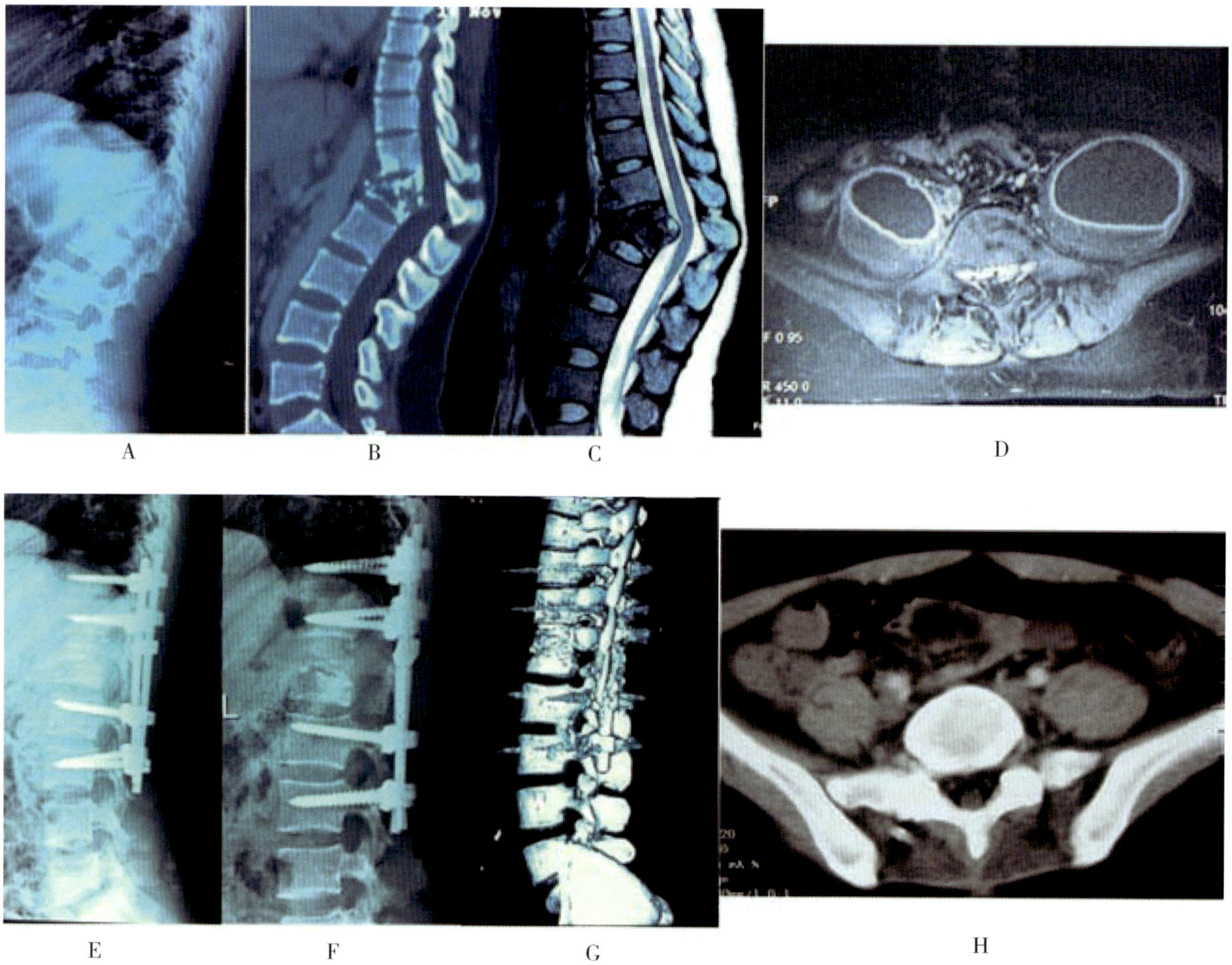

A~C．术前X线片、CT及MRI示T_{12}、L_1骨质破坏，脊柱后凸畸形；D．术前两侧腰大肌流注脓肿形成；E．术后6周X线片示后凸畸形矫正满意；F~H．术后两年随访X线片及CT，内固定牢靠，结核治愈

图18-6 典型病例1

典型病例2：患者，女，37岁，T_{12}、L_1骨质破坏，脊柱后凸角36.8°，术前 CT 和MRI示：骨质破坏伴脊髓受压，ASIA分级为B级，CT扫描示右侧椎旁脓肿形成。最后随访期间，内固定牢固可靠，未见结核复发（图18-7）。

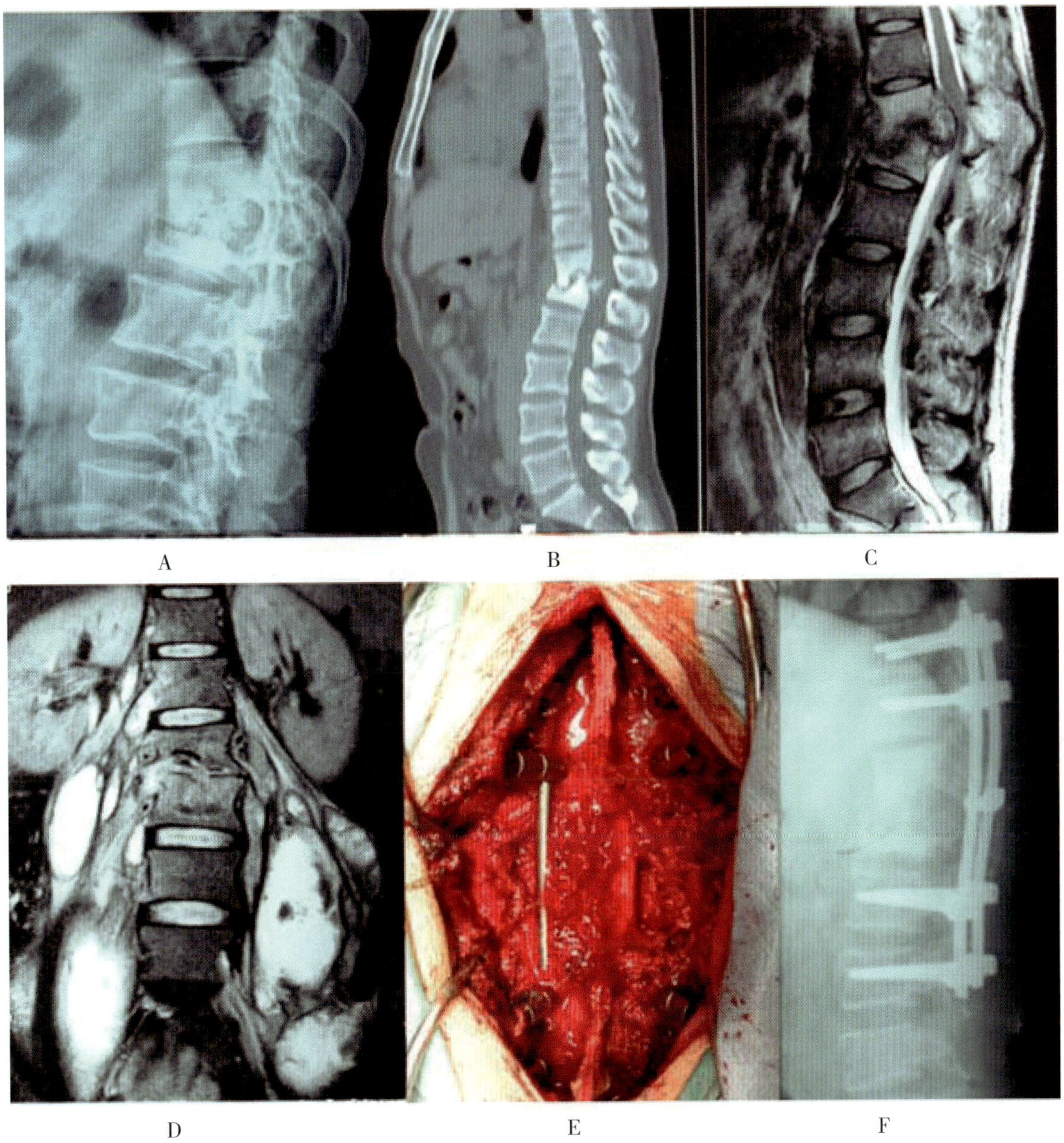

A. 术前X线片示T_{12}、L_1骨质破坏，脊柱后凸； B、C. 术前 CT 和MRI示骨质破坏伴脊髓受压； D. 术前CT扫描示右侧椎旁脓肿形成； E. 术中； F. 最后随访X线片示内固定牢固可靠，未见结核复发

图18-7 典型病例2

五、并发症的防治

1. 失血性休克及凝血功能紊乱 重度后凸畸形患者因后方结构始终处于张力状态，可有大量纤维瘢痕组织增生，在剥离显露时会导致出血多。术中采用自体血回输技术，大量的血小板和凝血因子在术中丢失，而且自体血回输中使用肝素抗凝，因此会导致凝血机制的紊乱。一般采用及时补充血浆，失血超过 3 000mL时补充血小板，用鱼精蛋白对抗肝素，补充异体库存血等方法。同时术后翻身时动作要轻柔，防止已经凝固的小血管再度崩裂。

2. 脊髓神经损伤 重度后凸矫形手术中最重要的是保护脊髓，防止医源性瘫痪。全脊椎截骨后，不稳定的脊柱容易造成前后或侧方脱位，损伤脊髓产生截瘫，术中需有临时固定棒维持稳定。矫形时，需要始终观察硬膜囊的前方和上下椎板接触部有无卡压，更重要的是保持脊髓不能受牵张，硬膜囊不能有皱褶、侧移或扭转。同时，环状脊髓减压双侧根动脉结扎，对脊髓血供的影响是必然的，但有学者研究认为在脊髓表面和硬膜外丰富的血管网足以代偿1~2支节段血管的灌注。

3. 肠系膜上动脉压迫综合征　术后患者感到上腹部发胀，恶心甚至呕吐，一般采用禁食、胃肠减压等手段处理。

4. 大血管损伤　主动脉或其分支破裂，这种并发症与年纪大病人其主动脉壁弹性降低及脊椎前柱变长有关。

5. 皮肤牵拉痛　因为矫形的缘故，一部分患者会出现胸腹部皮肤牵拉痛，一般休息数月后好转。

六、手术优点与缺点

（一）优点

①入路方式简单，避免了前路病灶清除时所引起的并发症；②可以实现后凸矫形；③病灶区前后柱植骨，良好骨性融合；④减少了创伤和出血，缩短了手术时间；⑤引流管是从身体的后部置入，有利于体位引流，使伤口引流更加彻底;有效地避免了伤口引流液的残留，进一步防止了伤口的感染。

（二）缺点

①椎弓根螺钉置入对术者技术要求较高，需具备精确的应用解剖学知识和丰富的手术经验，术中需C形臂X线机照片确认螺钉位置；②该术式从后路行病灶清除，脊髓（硬膜囊）、神经暴露于术野，稍有不慎可致脊髓或神经根损伤及硬膜囊破裂。

（王锡阳　张鹏辉　曾　浩）

第五节　经后路全脊椎切除治疗胸腰椎结核性角状后凸畸形

一、概述

探讨经后路全脊椎切除治疗胸腰椎结核性角状后凸畸形的有效性和安全性。减少选择前后路联合入路进行后凸畸形矫正的手术病例。

二、适应证与禁忌证

（一）适应证

胸椎、胸腰段或腰椎结核性角状后凸畸形，Cobb's角≥60°，而<130°者；心功能、肺功能、肾功能能耐受全身麻醉手术者。

（二）禁忌证

胸腰椎结核性后凸畸形，Cobb's角>130°的襻状畸形；颈椎角状后凸畸形；心功能、肺功能、肾功能及全身情况不能耐受全身麻醉手术者。

三、手术方法

（一）术前准备

术前均行X线片、CT二/三维成像和MRI检查，明确后凸畸形的部位、程度、累及椎体数目和脊髓受压、变性情况。并行常规术前检查，排除手术禁忌证。

（二）麻醉

全部采用气管插管全身麻醉。

（三）体位

俯卧于弓形架上，特别注意防止颈部过伸、眼球和腹部受压。

（四）手术操作程序

1．显露　以后凸顶椎为中心向上下延伸3~4个椎体沿棘突作后正中切口。依次切开皮肤、皮下、腰背筋膜，骨膜下剥离椎旁肌，充分显露椎板、小关节突、横突和部分肋骨，手术野要足够宽敞，以确保在截骨部位能进行横突前方的贴骨膜分离。

2．椎弓根钉置入　C形臂X线机行顶椎定位，于全脊椎切除上下2~3个椎体进行双侧椎弓根钉置入。

3．经后路全脊椎切除　按术前计划并参照术中侧位像透视结果来标记截骨边界，按标记切除棘突、椎板、关节突和横突，胸椎部分尚需切除肋骨3~5cm、肋横突关节和肋骨头，对侧安放临时棒固定（图18-8），以确保脊柱前柱截骨时的脊柱稳定性，避免可能出现的脊髓损伤（若在胸椎行截骨矫形，此时静脉滴注甲泼尼龙注射液500mg，以保护脊髓）。

显露椎弓根和位于椎弓根下缘的出口根，并沿神经根走向向外仔细游离3~5cm，以便能轻柔牵开（若其为胸神经根，可以在距椎间孔外约3cm处予以结扎、切断）神经根，紧贴椎体侧方骨膜下剥离、推开，达前纵韧带，用椎体撬板保护椎体前方大血管、椎体节段血管和壁层胸膜等重要组织，并压迫止血。在直视下，小心保护好脊髓，用骨刀、髓核钳及刮匙等工具轻柔按计划切除一侧椎体和椎间盘，完成后，交换临时固定棒，同法进行对侧椎体切除，双侧会师完成全脊椎切除（图18-9），然后在减压相邻椎板下行潜行扩大。

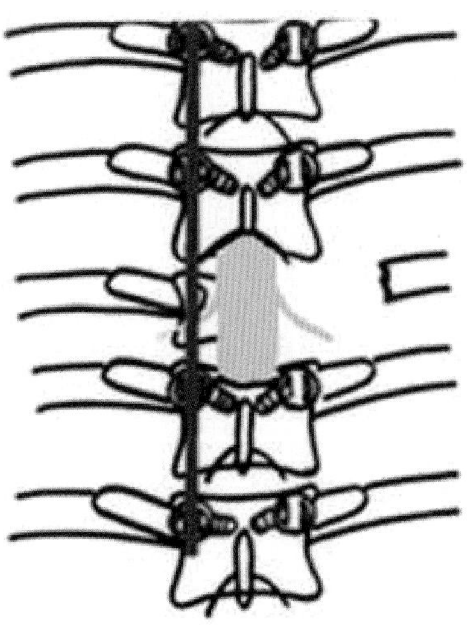

图18-8　一侧上临时固定棒，对侧行椎板、关节突、肋横突关节切除，显露椎体侧前 方，进而行半侧椎体全切除

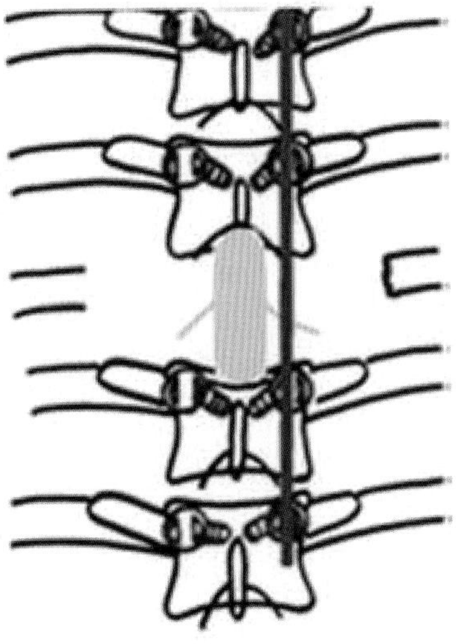

图18-9　交换临时固定棒，同法行另半 侧椎体全切除，完成椎体全切除

4．双轴旋转矫形　用撑开钳在前方椎体间保持适度撑开，后方交替换棒、适度加压逐步矫正后凸畸形，测量前方椎体间残留缺损高度，用充填好拌有链霉素粉的自体小碎骨块的合适直径（胸椎用1.6cm，腰椎用1.9cm）和高度的钛笼，行椎体间支撑椎骨融合，在钛笼两侧植入自体碎骨块并压紧；更换预弯好的固定棒，

行后方近端加压、远端适度撑开固定，完成畸形矫形，矫形过程必须缓慢进行，注意观察脊髓有无皱折和压迫，同时应注意椎弓根钉有无松动或拔出。

5. 唤醒试验及伤口闭合　矫形一旦完成，及时行唤醒试验，防止截瘫发生。然后行后外侧及椎板间植骨融合，放置引流管，闭合伤口。

（五）术后处理

术后常规给予抗生素、化痰、抗结核等治疗，同时严密观察患者生命体征、双下肢运动情况及会阴部感觉，及时处理各种情况，对胸段截骨矫形患者术后当日常规给予甲泼尼龙注射液500mg，以减轻可能出现的脊髓水肿。48~72h拔出引流管。绝对卧床3~6周，同期行双踝关节屈伸、双下肢交替抬腿、蹬腿等锻炼，以及尿管夹闭、按摩等康复治疗，而后可穿戴定制支具下床活动。

四、典型病例介绍

典型病例1：患者，女，41岁，T_5、T_6椎体结核并60° 后凸畸形，ASIA分级D级。行PVCR手术后后凸畸形矫正至16° （图18-10）。

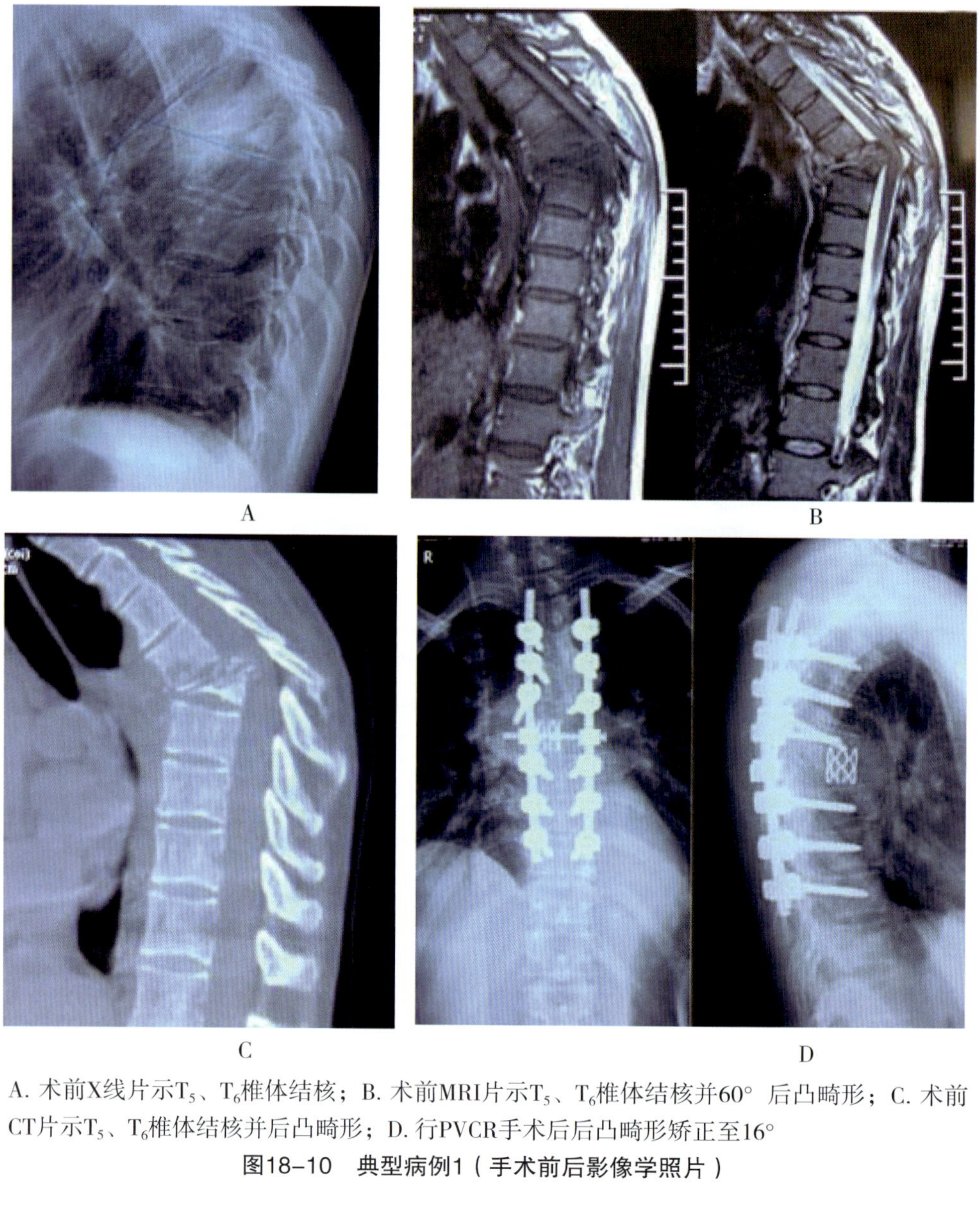

A　B　C　D

A. 术前X线片示T_5、T_6椎体结核；B. 术前MRI片示T_5、T_6椎体结核并60° 后凸畸形；C. 术前CT片示T_5、T_6椎体结核并后凸畸形；D. 行PVCR手术后后凸畸形矫正至16°

图18-10　典型病例1（手术前后影像学照片）

典型病例2：患者，女，23岁，T_{12}、L_1椎体结核并82° 后凸畸形，ASIA分级E级。行PVCR手术后后凸畸形矫正至19°（图18-11）。

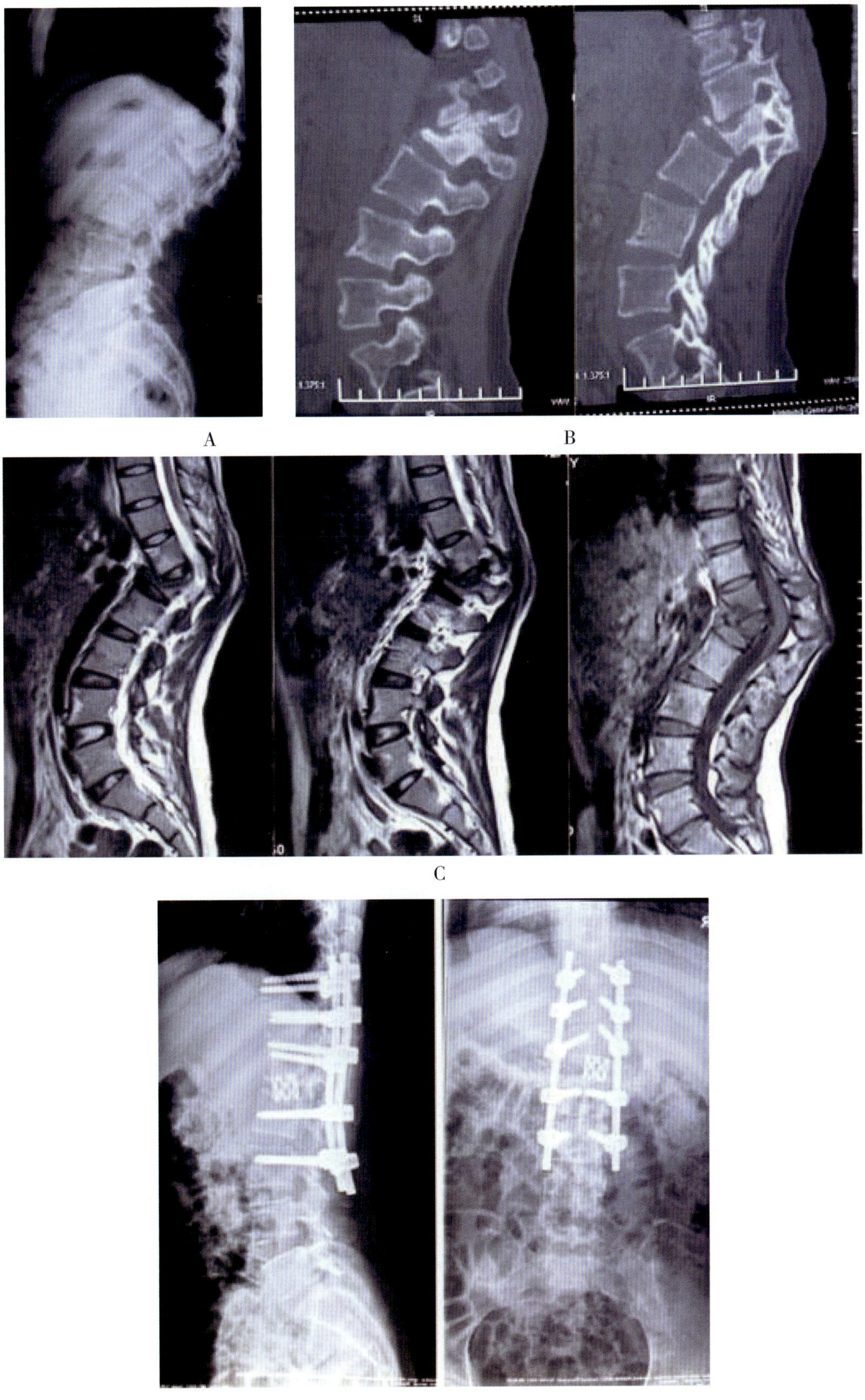

A. 术前X线片示脊柱后凸； B. 术前CT片，T_{12}、L_1椎体结核并82° 后凸畸形；C. 术前MRI片示T_{12}、L_1椎体结核并82° 后凸畸形；D. 行PVCR手术后后凸畸形矫正至19°

图18-11 典型病例2

五、优点与缺点

自2002年Suk报道PVCR技术以来，该技术在脊柱畸形、严重创伤、肿瘤等各个领域得到了越来越广泛的应用。PVCR技术简化前后路联合的VCR技术，通过单一的后方入路，能完成椎体后、中、前柱的切除，完成环硬膜囊的360°的神经减压，完成椎体间支撑植骨融合，减少了以往需要前后路联合手术的病例选择，是脊柱外科技术的一个重要进步。PVCR技术较VCR技术不但减少了手术创伤、缩短了手术时间，而且胸段病变患者避免了开胸手术，减少了对患者心肺功能的干扰，增加了手术安全性。

PVCR技术要求完成环硬膜囊的360°的神经减压，脊柱截骨、减压及固定都是在脊髓边缘进行，要求手术操作精准、轻柔及术中正确使用临时固定棒，术中稍有不慎即有可能造成神经功能损害，甚至截瘫，Suk等报道的70例病例中就有2例发生完全性脊髓损伤。Dorward等报道的综述中，神经系统并发症发生率平均高达14.3%。这说明即使对世界级脊柱外科专家而言，PVCR手术依然是高风险、高难度的手术。因此，我们必须在掌握了SPO和PSO等脊柱截骨技术的基础上，严格把握适应证，逐步、谨慎开展，绝不可盲目冒进，以免发生脊髓损伤这种灾难性后果。

六、手术要点与陷阱

1）从手术体位摆放开始，就应认真细致检查各个细节，如腹部要悬空，骨突部要用软垫，眼球不能受压，颈部不能过伸等等。

2）术中显露一定要充分，以便在直视下操作，椎体显露时紧贴骨膜下进行，防止损伤椎体节段血管和胸腹大血管等邻近重要结构。

3）椎体截骨时，要显露充分，在直视下操作，骨刀要锋利，避免过度振动，尽可能不骚动硬膜囊，对侧预置临时固定棒，确保脊柱截断时脊柱无滑移。

4）矫正后凸畸形时，是最容易发生神经系统并发症的时段，Lenke等报道约50%的脊髓损伤发生在此时；应提前完成椎板减压两个相邻面的适度潜行扩大，在椎体截骨面间作适度撑开，避免后柱合拢时脊髓过度短缩、堆积和医源性椎管阻塞；后柱合拢要逐步、稳健、分次完成。

5）一旦畸形矫正完毕，即行术中唤醒试验，了解脊髓功能情况；万一发现双下肢不能活动，应将畸形矫正程度明显降低，同时快速滴入甲泼尼龙1.0g，尽可能抢救脊髓功能。

6）椎体间钛笼支撑植骨完成后，应在钛笼两侧适度植入自体碎骨块，并用手指压紧，增加植骨效果；对椎板合拢后间隙＜3mm的病例，可同时行椎板植骨融合。

七、并发症防范要点

1）手术体位摆放时，应确认眼球不能受压，避免出现罕见的视力损害情况发生。

2）术中行肋骨切除时，使用椎板咬骨钳进行，既安全、快捷，又能有效减少胸膜损伤。

3）椎体显露时，应紧贴骨膜下进行，防止损伤椎体节段血管和胸腹大血管等邻近重要结构。

4）椎体截骨时，应先在对侧预置临时固定棒，在直视下操作，骨刀要锋利，避免过度振动和骚动硬膜囊。

5）矫正后凸畸形时，应在椎体截骨面间作适度撑开，避免后柱合拢时脊髓过度短缩、堆积和医源性椎管阻塞；后柱合拢要逐步、稳健、分次完成。

6）一旦畸形矫正完毕，就应行术中唤醒试验。

7）椎体间钛笼支撑植骨满意后，应在钛笼两侧适度植入自体碎骨块，并用手指压紧，增加植骨效果，防止内固定失败。

（周田华 汤 逊 徐永清）

参考文献

[1] 呼义文，王全平，戴先文，等. 国人胸椎脊髓及椎管的观察和测量［J］. 颈腰痛杂志，1998，19（3）：173–175.

[2] 张宏其，龙文荣，邓展生，等. 影响一期手术治疗脊柱结核并截瘫患者疗效的相关因素［J］. 中国脊柱脊髓杂志，2004，14（12）：720–723.

[3] 秦世炳，程宏，林羽，等. 脊柱结核病灶治愈型截瘫39例报告［J］. 中国脊柱脊髓杂志，2004，14（8）：476–479.

[4] 甄平，刘兴炎，王宏东，等. 病变治愈型脊柱结核脊柱后凸畸形及脊髓压迫的外科治疗［J］.中国矫形外科杂志，2006，14（15）：1146–1148.

[5] 王锡阳，李康华，刘文和. 手术治疗胸腰椎结核合并后凸畸形［J］. 中国脊柱脊髓杂志，2006，16（3）：200–203.

[6] 邓友文，吕国华，王冰，等.全脊椎截骨治疗静止型胸腰椎结核伴后凸畸形［J］. 中国脊柱脊髓杂志，2006，16（3）：204–207.

[7] 肖增明，詹新立，宫德峰等. 前方经胸骨入路治疗上胸椎结核［J］. 中华骨科杂志，2007，27（9）：657–661.

[8] 张宏其，唐明星，葛磊，等. 单纯经后路一期前方病灶清除、植骨内固定矫形治疗伴后凸畸形的高胸段脊柱结核［J］. 医学临床研究，2008，25（11）：1948–1951.

[9] 张宏其，王昱翔，郭超峰，等. 分期后路融合内固定前路病灶清除椎间植骨治疗儿童腰椎结核伴后凸畸形［J］. 中国脊柱脊髓杂志，2010（10）：820–824.

[10] 张宏其，王瑶，刘少华，等. 单纯经后路全脊椎切除治疗胸段治愈型结核并重度角状后凸畸形［J］. 中国骨与关节损伤杂志，2010，25（11）：972–974.

[11] 崔旭，马远征，芦健民，等. 不同手术方法治疗胸腰椎结核［J］. 中国骨与关节损伤杂志，2011，26（3）：197–199.

[12] 张宏其，沈恺颖，王昱翔，等. 一期后路病灶清除椎间植骨融合内固定术治疗跳跃型胸腰椎结核［J］. 脊柱外科杂志，2011，9（1）：17–22.

[13] Burton DC. Smith–Petersen osteotomy of the spine［J］. Instr Course Lect，2006，55：577–582.

[14] Chang KW，Chen HC，Chen YY，et al. Sagittal rotation in opening wedge osteotomy for the correction of thoracolumbar kyphosis deformity in ankylosing spondylitis［J］. Spine，2006，31（10）：1137–1142.

[15] Dorward IG，Lenke LG. Osteotomies in the posterior–only treatment of complex adult spinal deformity：a comparative review［J］. Neurosurg Focus，2010，28（3）：E4.

[16] Guven OK，Kumano S，Yalcin，et al. A single stage posterior approach and rigid fixation for preventing kyphosis in the treatment of spinal tuberculosis［J］. Spine. 1994，19（9）：1039–1043.

[17] Heinig CF，Boyd BM.One stage vertebrectomy or eggshell procedure［J］. Orthop Trans，1985，9（11）：130–135.

[18] Jain AK，Aggarwal A，Dhammi IK，et al. Extrapleural anterolateral decompression in tuberculosis of the dorsal spine［J］. J Bone Joint Surg Br，2004，86（7）：1027–1031.

[19] Jayaswal A，Upendra B，Ahmed A，et al.Video–assisted Thoracoscopic Anterior Surgery for Tuberculous Spondylitis［J］. Clin Orthop Relat Res，2007，460：100–107.

[20] Jain AK，Dhammi IK，Jain S，et al. Simultaneously anterior decompression and posterior instrumentation by extrapleural retroperitoneal approach in thoracolumbar lesions［J］. Indian J Orthop，2010，44（4）：409–416.

[21] Jain AK，Jain S. Instrumented stabilization in spinal tuberculosis［J］. Int Orthop，2012，36（2）：285–292.

[22] Kim KT，Park KJ，Lee JH. Osteotomy of the spine to correct the spinal deformity［J］. Asian Spine J，2009，3（2）：113–123.

[23] Lee CK，Vessa P，Lee JK. Chronic disabling low back pain syndrome caused by internal disc derangements［J］. The results of disc excision and

posterior lumbar interbody fusion.Spine，1995，20：356–361.

[24] Lenke LG，O Leary PT，Bridwell KH，et al. Posterior vertebral column resection for severe pediatric deformity：minimum two–year follow–up of thirty–five consecutive patients [J]. Spine，2009，34 (20) ：2213–2221.

[25] Lenke LG，Sides BA，Koester LA，et al. Vertebral column resection for the treatment of severe spinal deformity [J]. Clin Orthop Relat Res，2010，468 (3) ：687–699.

[26] Ma YZ，Cui X，Li HW，et al. Outcomes of anterior and posterior instrumentation under different surgical procedures for treating thoracic and lumbar spinal tuberculosis in adults [J]. Int Orthop，2012，36 (2) ：299–305.

[27] Rajasekaran S，The problem of deformity in spinal tuberculosis [J]. Clin Orthop Relat Res，2002，(398) ：85–92.

[28] Rajasekaran S，Vijay K，Shetty AP. Single–stage closing - opening wedge osteotomy of spine to correct severe post– tubercular kyphotic deformities of the spine：a 3–year follow–up of 17 patients [J]. Eur Spine J，2010，19：583 - 592.

[29] Suk SI，Kim JH，Kim WJ，et al. Posterior vertebral column resection for severe spinal deformities [J]. Spine，2002，27 (21) ：2374–2382.

[30] Smith–Peterson MN，Larsen CB，Aufranc OE. Osteotomy of the spine for correction of flexion deformity in rheumatoid arthritis [J]. J Bone Joint Surg，1945，27 (1) ：1–11.

[31] Thomasen E. Vertebral osteotomy for correction of kyphosis in ankylosing spondylitis [J].Clin Orthop，1985，194 (2) ：142–152.

[32] Tuli SM. Severe kyphotic deformity in tuberculosis of the spine [J]. Int Orthop，1995，19 (5) ：327–331.

[33] Tomita K，Kawahara N，Baba H，et al. Total en bloc spondylectomy [J].Spine，1997，22 (3) ：324–333.

[34] Talu U，Gogus A，Ozturk C，et al. The role of posterior instrumentation and fusion after anterior radical debridement and fusion in the surgical treatment of spinal tuberculosis：experience of 127 cases [J]. J Spinal Disord Tech，2006，19 (8) ：554–559.

[35] Wang Y，Zhang YG，Zhang XS，et al. A single posterior approach for multilevel modified vertebral column resection in adults with severe rigid congenital kyphoscoliosis：a retrospective study of 13 cases [J]. Eur Spine J，2008，17：361–372.

[36] Wang Y，Zhang Y，Zhang X，et al. Posterior–only multilevel modified vertebral column resection for extremely severe Pott's kyphotic deformity [J]. Eur Spine J，2009，18 (10) ：1436–1441.

[37] Zhang HQ，Guo CF，Xiao XG，et al. One–stage surgical management for multilevel tuberculous spondylitis of the upper thoracic region by anterior decompression，strut autografting，posterior instrumentation，and fusion [J]. J Spinal Disord Tech，2007，20 (4) ：263–267.

[38] Zhang HQ，Wang YX，Guo CF，et al. One–stage posterior focus debridement，fusion，and instrumentation in the surgical treatment of cervicothoracic spinal tuberculosis with kyphosis in children：a preliminary report [J]. Childs Nerv Syst，2011，27 (5) ：735–742.

[39] Zhang HQ，Li JS，Liu SH，et al. The use of posterior vertebral column resection in the management of severe posttuberculous kyphosis：a retrospective study and literature review [J]. Arch Orthop Trauma Surg，2013，133 (9) ：1211–1218.

第十九章　颅盆牵引截骨矫正结核性角形脊柱后凸

一、概述

对脊柱结核的外科治疗以往仅限于病灶清除及植骨融合术。但对结核病灶稳定后所遗留下来的脊柱后凸畸形，矫形外科医师常把它作为一种不需要治疗和无法治疗的问题看待。但发生在儿童时期的脊柱结核主要是侵犯椎体和椎间盘，常常有两个椎体和一个椎间盘受累，造成椎间盘与椎体骨组织的破坏塌陷，变成干酪样物质和脓肿。经过抗结核药物治疗和手术清除病灶植骨融合，大部分病人的结核病灶可以稳定下来，使残余的椎体和椎弓根互相靠拢形成骨融合。致使前方椎体的发育成长受到阻滞，而后方椎弓和椎板都在继续增长，结果角状后凸畸形逐年加重，10岁以后，后凸畸形常可达到90° 以上，面临着需要矫正脊柱后凸的问题。因此，本章主要为介绍颅盆牵引截骨矫正结核角形脊柱后凸。

二、适应证与禁忌证

（一）适应证

①结核病灶经过药物治疗或手术清除病灶以后，结核病灶已稳定的病例。无论年龄大小，对重度后凸病例都应先给予颅盆牵引，然后在此牵引下进行手术；②患者全身健康状况良好，术前抗结核药物用够时间，是否控制住结核性毒血症状，无合并肺或肾脏结核存在，对有并发症者应首先治疗其并发症，待所有结核症状全部消失后再考虑做矫正后凸畸形的手术。

（二）禁忌证

1）后凸角过大，超过125° 以上，角形后凸的上下段已形成僵硬的胸前凸和过度的腰前凸，顶椎部位的数节椎骨卷曲成平行的V形襻是手术的绝对禁忌证。

2）后凸顶椎在T_{10}以上，越高越不适应手术治疗。

3）全身情况较差，局部或全身结核症状尚未稳定和消失，应推迟手术时间，先进行抗结核治疗或手术清除病灶留待以后再矫正畸形。

4）年龄在30岁以上，年纪越长越不符合手术的适应证。

三、手术方法

（一）术前准备

抗结核药物治疗。

（二）牵引

1. 垂直悬吊牵引　术前脊柱后凸角在80° 以下的可每天给予垂直悬吊牵引10次以上，每次5~25min，保持两足离地，牵引两周后，在牵引下测量从第二颈椎棘突至骶尾关节的距离（图19–1），与牵引初测量的长度对比，看是否拉长。另外还要在垂直悬吊牵引下拍摄X线侧位片，测量其Cobb’s角有无改变。

2. 颅盆环牵引　术前的后凸角在80° 以上者，应使用颅盆牵引3~4周后（图19–2），在颅盆牵引和局部麻醉下行脊柱截骨一次性矫正后凸畸形加器械内固定，可以比较彻底地矫正脊柱畸形。术中如有器械碰触或

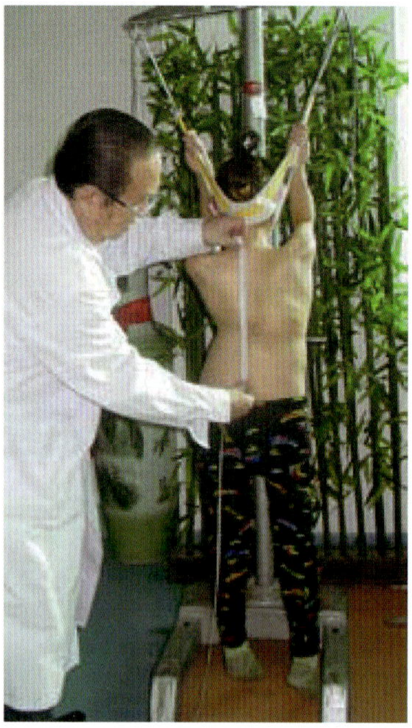

图19-1 测量枢椎棘突至骶尾关节之间的距离

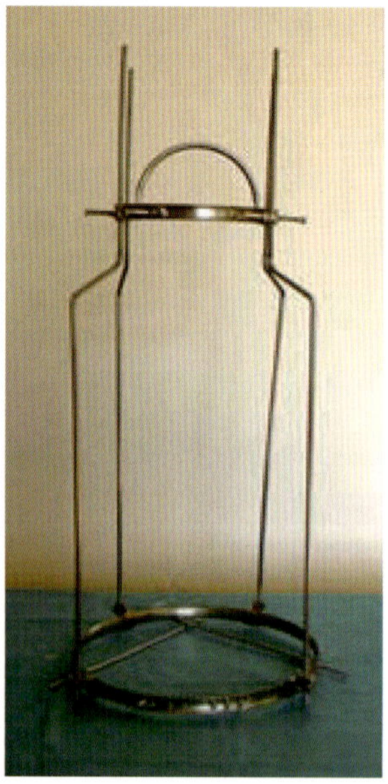

A

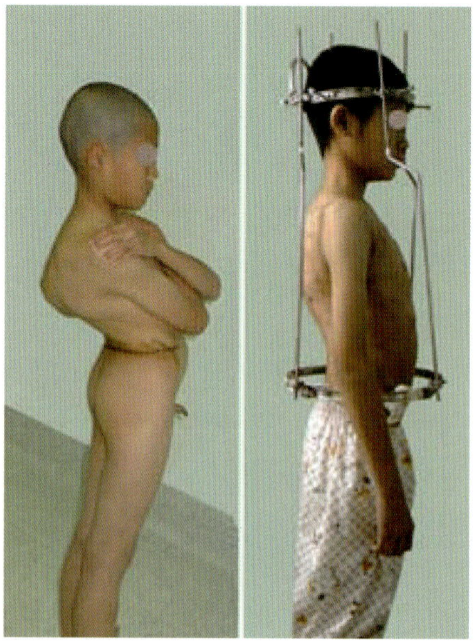

B　C

A. 术前牵引需要的颅盆牵引装置；B. 牵引前人体外形；C. 牵引后人体外形

图19-2 结核性脊柱后凸术前先用颅盆环牵引3~4周，做术前准备

压迫脊髓，患者都能向手术者及时反映，述说两下肢的不适和运动情况。

3．牵引期间的调节与升高速度　颅盆环支撑牵引应先快后慢，最初每天3~5mm，以后每天1~2mm，最后每天不得超过1mm，切忌牵引速度过快，应严密观察病人是否有过牵症状出现，如有伸舌困难、语言不清、流涎等现象出现，应立即停止牵引或下降5mm，观察病人是否恢复，如无恢复还应再下调5mm，继续观察，必要时应拆除颅盆环以利恢复。因为颅盆环牵引必须在漫长的过程中逐渐牵开，才能适应骨组织和软组织的松解延长，整个颅盆环牵拉过程应在4~8周内方能完成，决不能急于求成，切忌牵引的速度过快，以免造成不可回逆性脊髓和神经过牵损伤。

盆针与颅环的安装、盆环与支撑杆的安装、戴颅盆环期间的注意事项等，详见本书第七章轻便颅盆环牵引装置的应用。

（三）麻醉与体位

1．在颅盆环牵引下的麻醉　在颅盆环牵引下经后路做全脊柱截骨术。①采用局部浸润麻醉的好处很多，由于麻药中含有少量的盐酸肾上腺素，使切口内渗血减少，视野清楚，便于手术操作。当靠近硬膜管和神经根操作时，患者可以提醒手术者对神经的碰触或损伤。②采用纤维支气管镜插管全身麻醉也是一种好方法，缺点是无法与患者对话。

2．不在颅盆环牵引下的麻醉　采用气管插管全身麻醉。

3．体位　术中患者的卧位可分为两种：①不在颅盆环牵引下的俯卧位（图19-3）。②在颅盆环牵引下的俯卧位。带颅盆环牵引的俯卧位，不能让患者悬空在架子上做手术，患者的躯干部要与床之间垫实。颅盆环上的4根立柱向上下各松开3cm（图19-4），使麻醉呼吸均不受影响。

（四）手术操作步骤

结核性脊柱后凸为角状脊柱后凸，后凸角的顶椎部

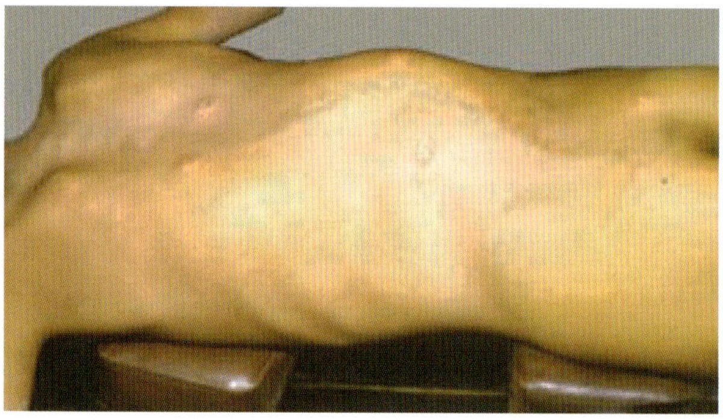

图19-3 对不带颅盆环的病人，俯卧在Hall-Relton 架上，进行手术

位从前向后突出，位于背部的皮下，其周围的软组织比较表浅。很适合沿棘突切口，先暴露双侧椎板后，再切除横突，自双侧暴露椎弓根和椎体，进行全脊柱截骨切除术。特别是应用田氏脊柱骨刀，绕过硬膜管环形截骨楔形切除椎体是最方便的入路和手术方法。

局部浸润麻醉：消毒铺单后首先由术者和助手沿棘突进行局部浸润麻醉，应分层分次在预定切口范围进行浸润注射，一般可分三层进行浸润：①沿棘突作皮内皮下浸润，略超过切口的全长度。②两侧椎板后肌肉层的浸润，也应超过拟切开剥离的范围。③横突间和自椎间孔穿出神经根的封闭。如果能按部就班地进行局部浸润，一般病人均能在无痛下接受手术。局部麻醉最大的优越性是患者随时能向术者反映真实情况，尤其是碰触或牵拉硬膜管时，患者都能及时给予提示，比任何监护仪器和唤醒试验都可靠。

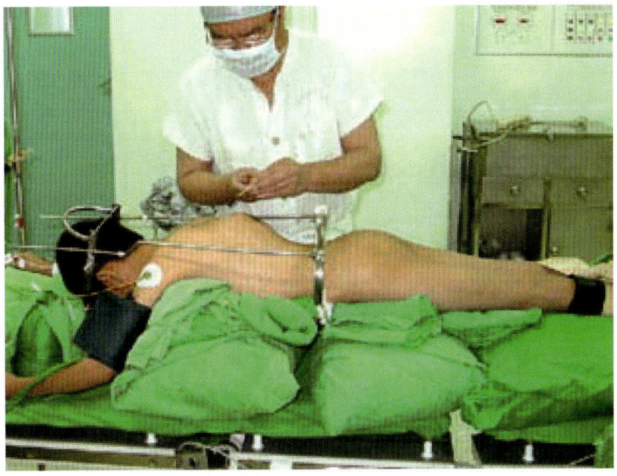

图19-4 带颅盆环的患者，俯卧在手术台上，应将人体与手术台之间用填料垫实，不能让病人悬空在架子上；头端四根立柱上的螺母上下各松开5cm

1．切口 沿棘突切口，长约15~25cm。切口不宜过短，这样向两侧分离暴露方便（图19–5）。

2．暴露 双侧分离暴露棘突、椎板、关节突和横突。向两侧暴露要足够宽，以便绕过椎弓切除椎体（图19–6）。

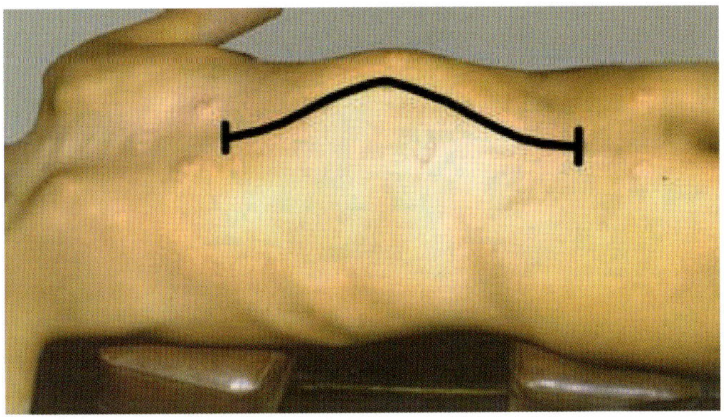

图19–5 沿棘突切口长15~25cm

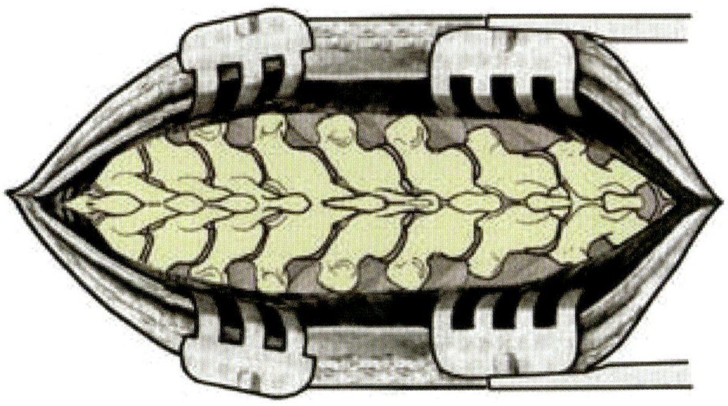

图19–6 经后路广泛暴露椎板和横突

3．切除横突和椎板 用直骨刀沿椎弓根外缘截断横突。用铲刀截除椎板盖，暴露硬膜管和脊神经根（图19–7）。

4．剥离暴露椎弓根和椎体 用椎体剥离器自后向前严格地从骨膜下剥离暴露椎弓根的外侧面和椎体腰部的外侧面，直达前纵韧带下（图19–8）。然后插入撬板撬开椎体两侧的软组织和来自椎前的节段血管（图19–9）。

5．分离硬膜外粘连 切除椎弓根和椎体的外侧部分 用无名氏剥离器分离硬膜外粘连（图19–10）。用直骨刀分层切除椎弓根和椎体的外侧部分（图19–11）。

6．切除椎体的中央部分 用铲刀和月牙刀切除椎体的中央部分（图19–12）。

7．剥离后纵韧带 用后纵韧带剥离器，小心地剥离后纵韧带（图19–13），以免造成硬膜前静脉丛的破裂出血。

8．推倒椎体后缘暂时保留的薄层骨片 用推倒刀推倒切除椎体后缘薄层骨片（图19–14）。

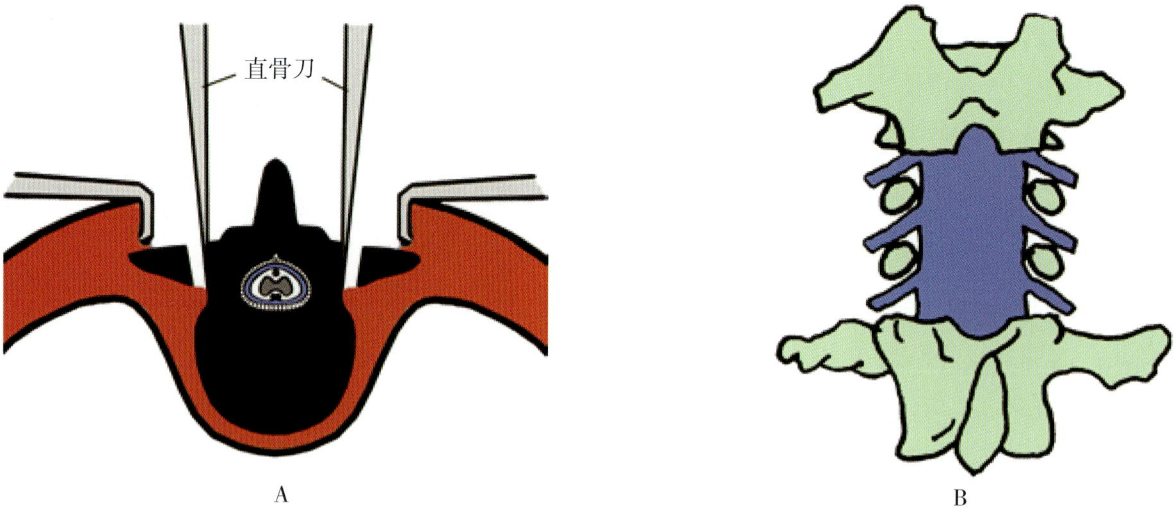

A．用直骨刀截除双侧横突； B．切除两节椎板盖

图19-7 切除横突和椎板盖

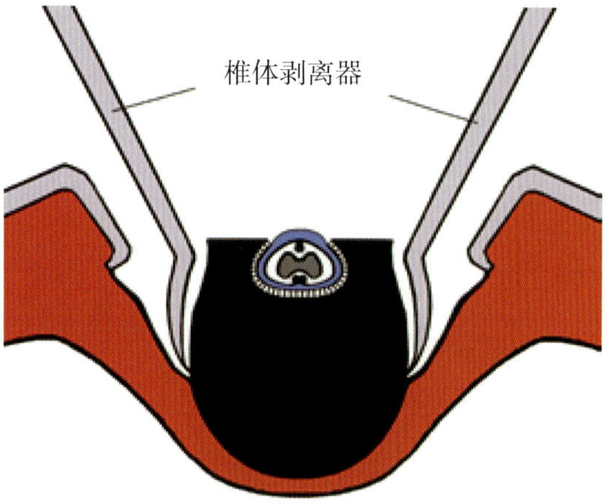

图19-8 沿椎弓根和椎体腰部向前剥离

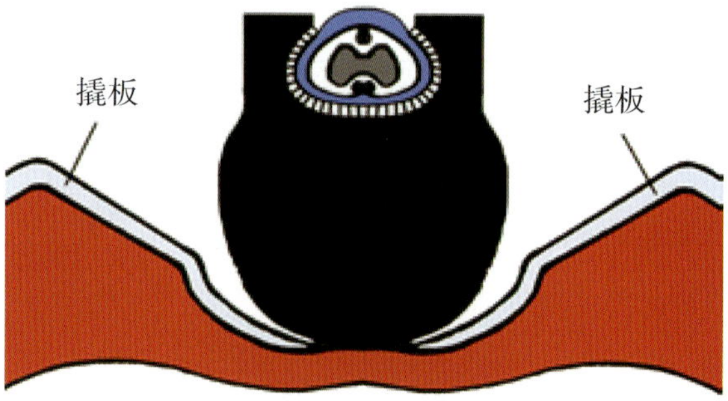

图19-9 用撬板撬开前纵韧带暴露椎体

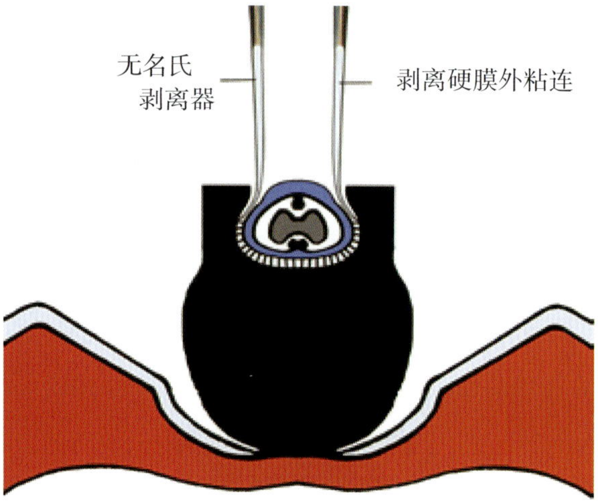

图19-10 用无名氏剥离器剥离硬膜外粘连

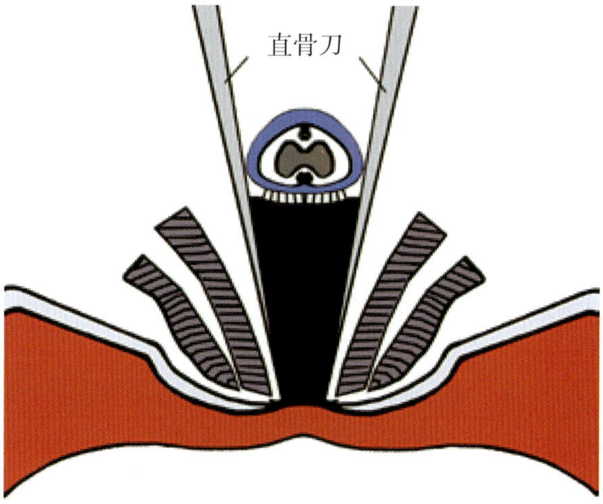

图19-11 分层切除椎弓根和椎体外侧部分

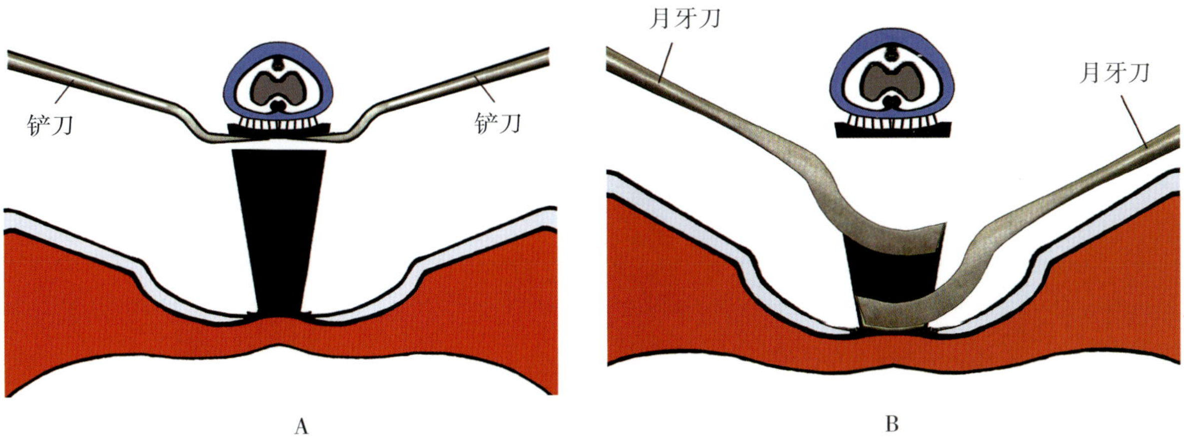

A. 用铲刀切除椎体中央部分；B. 用月牙刀切除椎体中央部分

图19-12 用铲刀配合月牙刀切除椎体中央部分

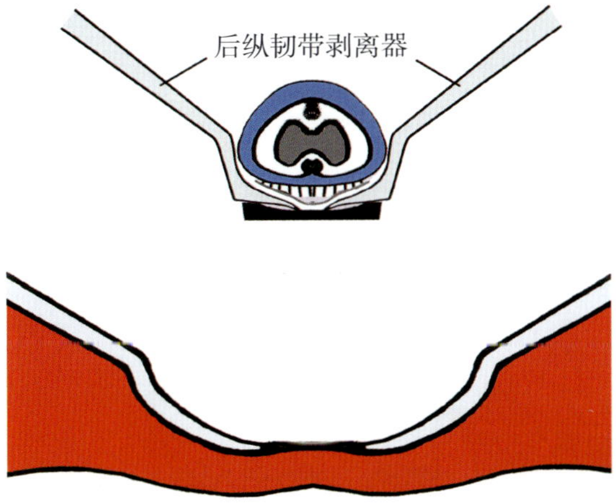

图19-13 用后纵韧带剥离器自骨膜下剥离后纵韧带

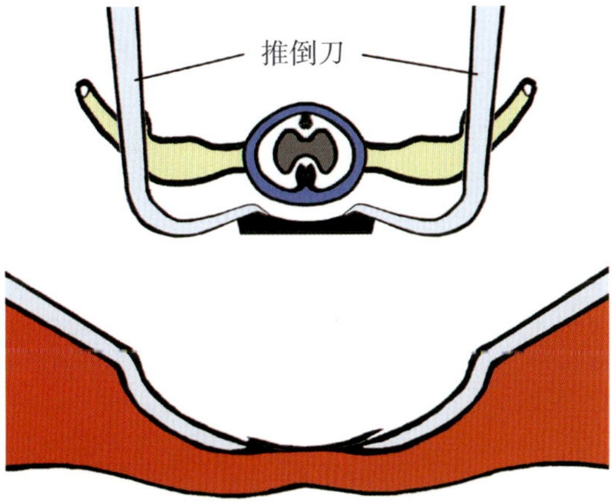

图19-14 用推倒刀推倒切除椎体后缘骨片

9. 硬膜前触诊　术者用双手示指插入截骨间隙内会师检查有否残留碎骨片存在，如已清除干净，立即进行闭合截骨间隙复位内固定（图19-15）。

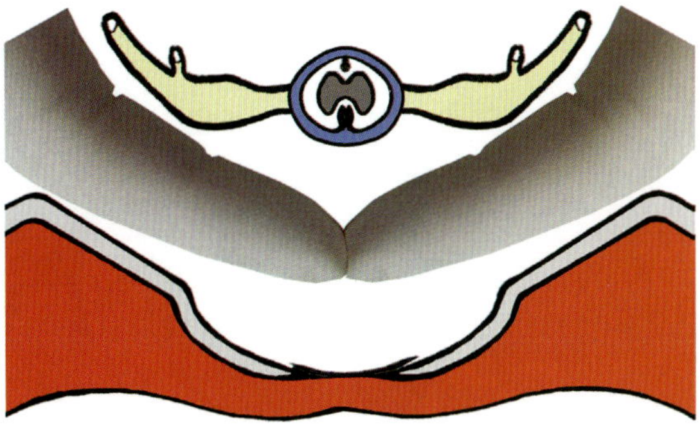

图19-15 用示指触诊截骨间隙内有无碎骨片存在

10. 闭合截骨间隙矫正后凸畸形　拧紧临时固定的钢丝闭合截骨间隙之后（图19-16），其脊柱后凸畸形已得到部分矫正。然后再将钉棒系统相连接、拧紧固定，达到使脊柱伸直矫正后凸畸形的目的。

11. 更换永久性内固定　常用的内固定方法有3种：①为单纯后闭合椎板后植骨（图19-17）。②为椎体间立柱植骨钉棒系统内固定（图19-18）。③为远端撑开近端压缩式内固定（图19-19）。因结核性后凸节段长，常选用前张开后闭合式内固定。对发育期间的儿童，则常选用远端撑开近端压缩式内固定，以便在生长棒上作分次撑开。

术后处理：①全脊柱截骨术后应在脊柱的两侧放置负压引流管48~72h，如有100mL以上的血液引流出来才行。②抗感染和抗结核治疗，术后必须持续一定期限，以防术后造成结核病灶复发。③根据术中内固定情况及可靠程度来考虑是否给予石膏背心外固定或支具外固定。④术后3~6个月来院拍摄X线片复查，以决定停止抗结核药物治疗或拆除外固定。

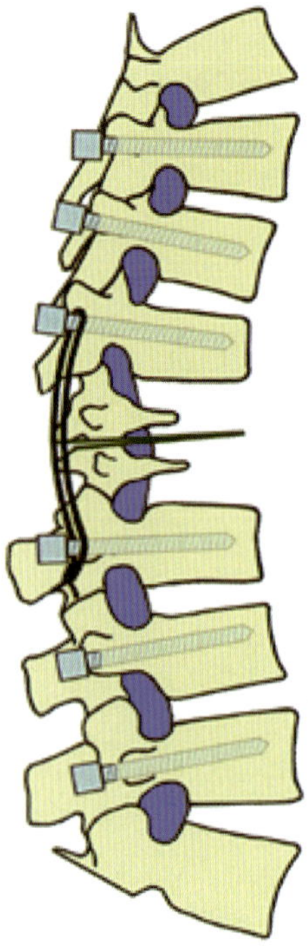

图19-16　拧紧临时固定的钢丝闭合截骨间隙

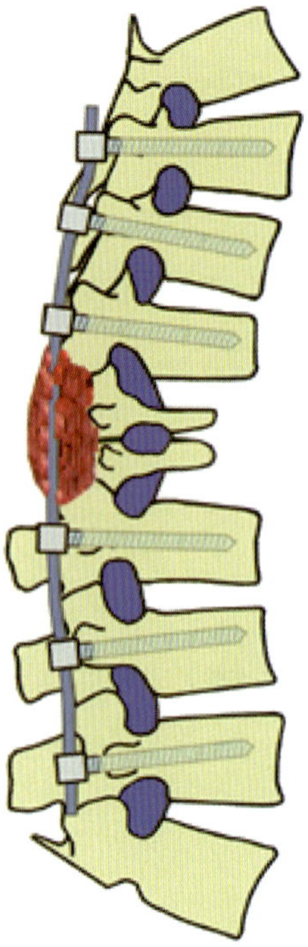

图19-17　单纯后闭合椎板后植骨钉棒系统内固定

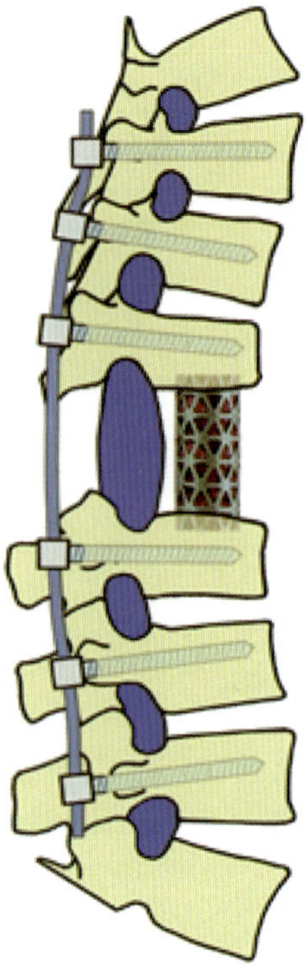

图19-18　椎体间立柱植骨钉棒系统内固定

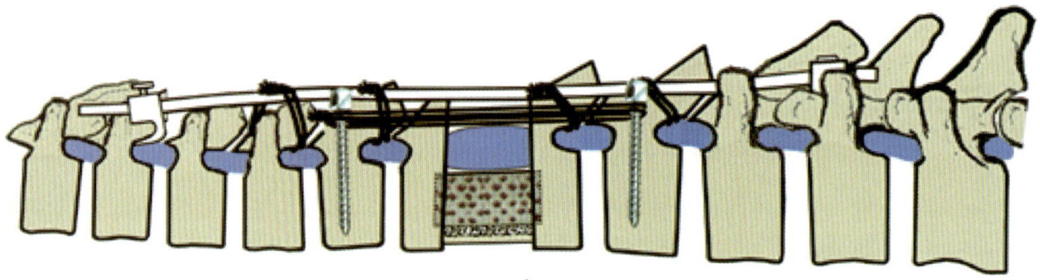

A

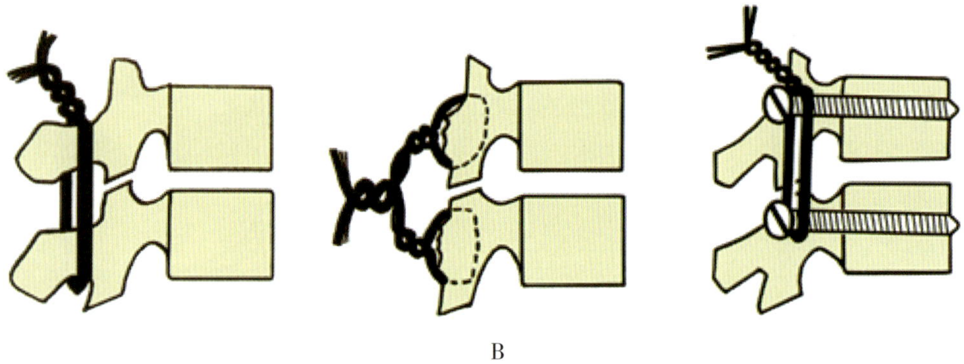

B

A. 远位撑开与近位压缩内固定能使脊柱保持伸直状态，防止单纯V形截骨，后路压缩内固定所造成的脊柱缩短、脊髓神经迂曲在椎管内无法容纳的现象；B. 近位压缩的手术方法有3种：①棘突间钢丝固定法。②椎板下钢丝固定法。③椎弓根螺钉加钢丝固定法

图19-19　远端撑开近端压缩式内固定方法

四、典型病例介绍

典型病例1：患者 奴斯某，女，25岁，患结核性脊柱后凸Cobb's角96°。于1988年9月26日入院，入院后经颅盆环牵引3周后，在颅盆环牵引局部浸润麻醉下行全脊柱截骨角形后凸切除远端撑开近端压缩式内固定。手术顺利，Cobb's角从96°变为15°，矫正率为84.37%，后凸畸形已达到完全矫正，人体外形恢复正常。拆除颅盆环后更换石膏背心外固定，固定期限8个月（图19-20）。随访22年，已拆除内固定，无任何症状，从事家务劳动，身体健康，结核无复发。

典型病例2：患者李某，女，19岁，于14岁时背部向后凸起一小包，并有背痛、乏力、出汗和低热等结核症状。X线片诊断为T_{11}~T_{12}结核，在其他医院曾行两次结核病灶清除术，术后发热、背痛等症状逐渐消失，全身情况恢复较快，但角形脊柱后凸更加严重，留下的后凸畸形逐年加重，于1988年5月5日入院，病人和家长要求矫正后凸畸形。检查所见两侧腰部均有倒八字切口瘢迹，X线侧位片见以T_{11}为中心后凸呈角畸形88°，正位片见双侧T_{11}~T_{12}肋骨近段已被切除，无椎旁脓肿及腰大肌脓肿、椎体缺损区骨质稳定，血沉正常。诊断：结核性角形脊柱后凸（病灶稳定）。经颅盆环牵引33天后在局部麻醉下行全脊柱截骨矫正畸形，术后后凸角变为11°，矫正率为87.5%，正侧位X线片及人体外形完全恢复正常。于8月14日给予石膏背心固定而出院（图19-21）。随访22年，尚未拆除内固定但无任何症状，在一家公司收发室工作，身体健康，结核无复发。

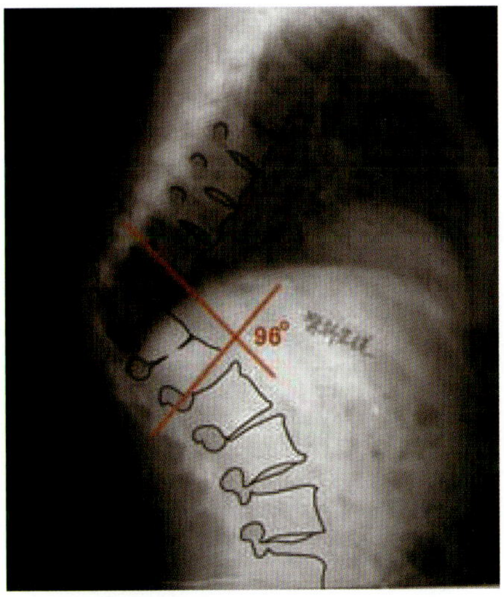

A

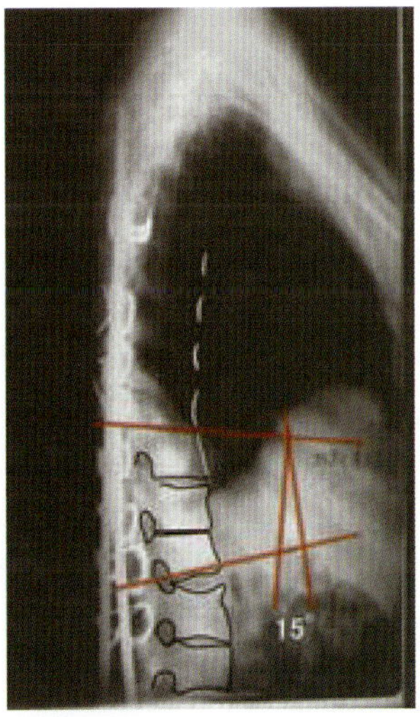

B

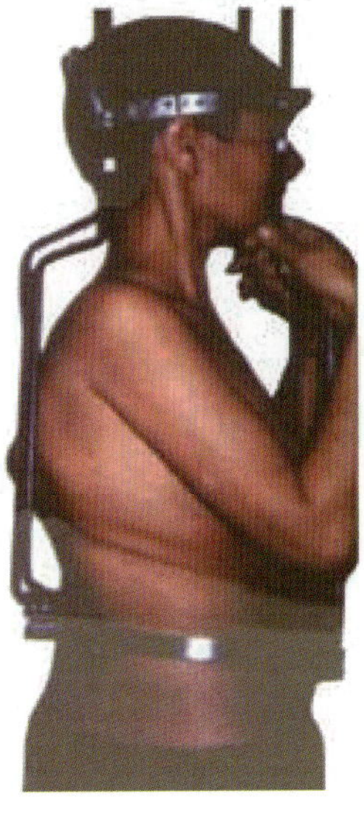

C

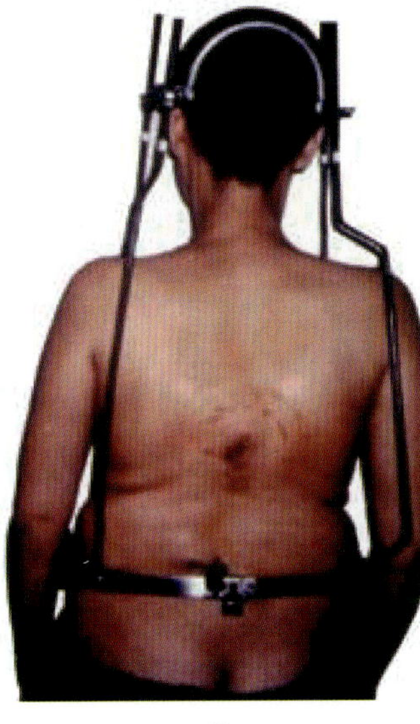

D

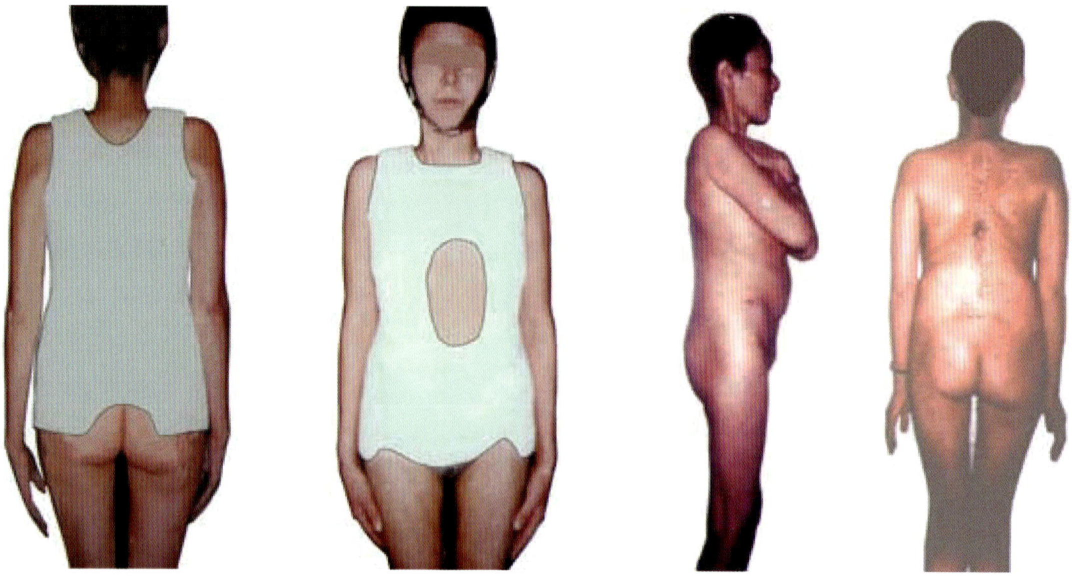

E　F　G　H

A．术前X线片示脊柱后凸Cobb's 角96°；B．经颅盆环牵引全脊柱截骨术后Cobb's 角变为15°；C．入院后先行颅盆环牵引作术前准备，待牵引到一定程度后，再行全脊柱截骨加内固定手术，术前戴颅盆环牵引侧面观；D．术前戴颅盆环牵引后面观；E、F．术后由术者亲自给病人制作的石膏背心，固定可靠，矫正效果良好；G．术后复查时侧面观，脊柱后凸消失，人体外形正常；H．后面观，脊柱伸直，后凸角消失，人体外形正常

图19-20　典型病例1（结核性脊柱后凸）

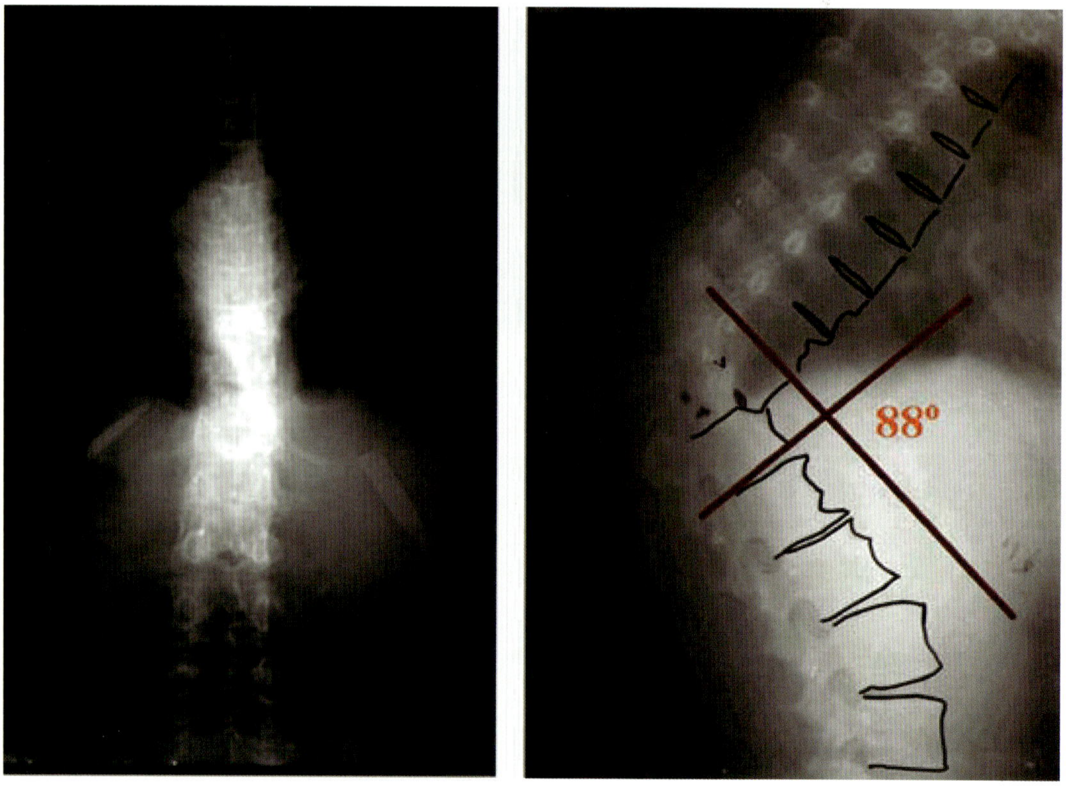

A　B

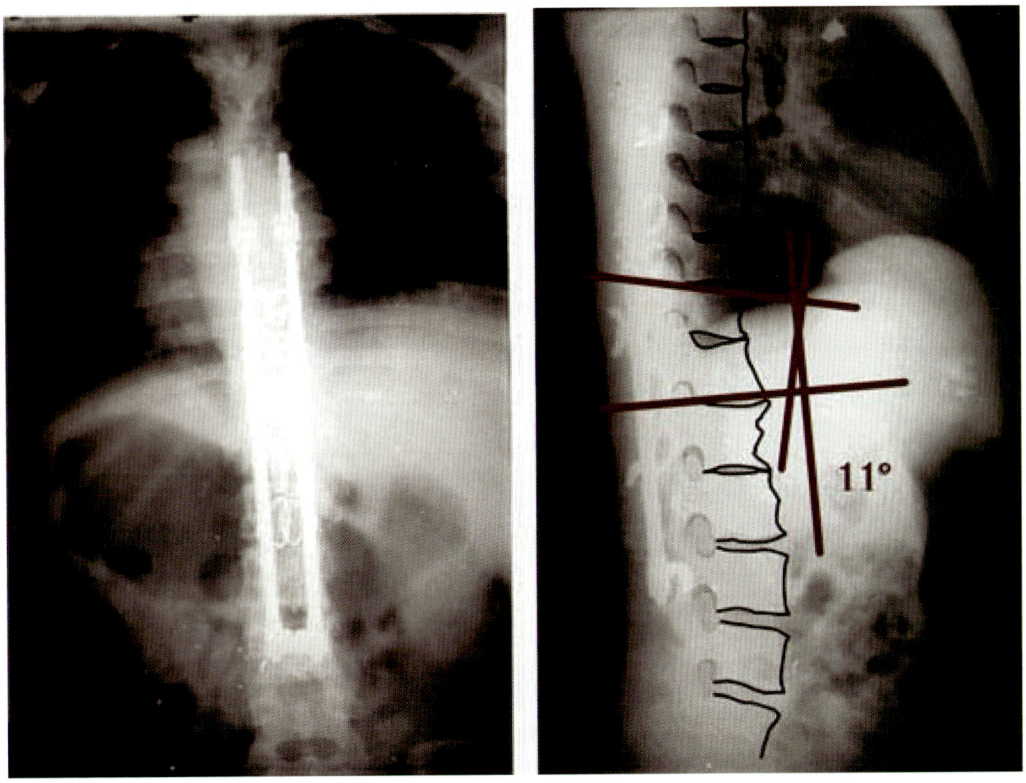

C D

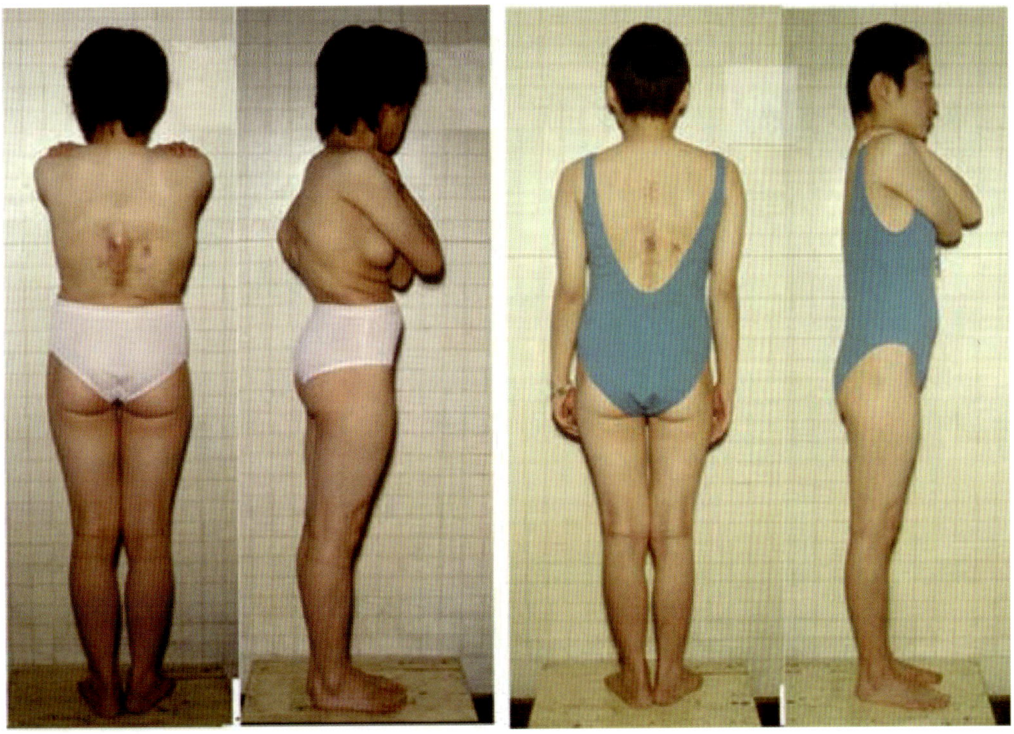

E F G H

A．术前正位片示两侧肋骨已被切除；B．术前侧位片示后凸角88°，已骨性融合病灶稳定；C．术后正位片示内固定良好；D．全脊柱截骨术后Cobb's角由88°变为11°，脊柱伸直，角形后凸消失；E、F．术前正侧位角形后凸明显，两侧有清除病灶的刀疤；G、H．术后正侧位片示角形后凸消失，脊柱伸直

图19-21 典型病例2（结核性角形脊柱后凸畸形）

五、注意事项及并发症的防范

（一）注意事项

结核性驼背的截骨矫形术的手术难度大，风险性大，需要专门的手术器械和手术技巧。如操作不慎容易造成严重的手术并发症。经后路全脊柱截骨矫正结核性脊柱后凸时，需要专门的手术器械和手术技巧。如各种弯形的薄刃骨刀，以便绕过硬膜管经后路作椎体的切除术，还需要培训使用骨刀做手术的手术技巧，方能完成该手术和防止手术并发症的发生。要充分利用器械的弯度绕过硬膜管操作，绝对避免器械与硬膜管之间产生摩擦，以免隔着硬膜产生脊髓损伤。绝对避免用剥离器或拉钩，拉开硬膜管和脊髓切除硬膜前的骨组织。硬膜是绝对不能碰触的，否则容易造成神经功能障碍。

出血与止血的问题：

1）对节段血管的出血，靠严格的从椎弓根外侧和椎体腰部的骨膜下向前剥离直达前纵韧带下，再用撬板撬开的方法，挡开节段血管起止血作用（图19–22），不用作节段动、静脉的结扎。

2）对椎体松质骨窦的出血，用截骨平面上涂抹骨蜡的方法止血效果满意（图19–23）。但需要用硬质骨蜡方能生效。

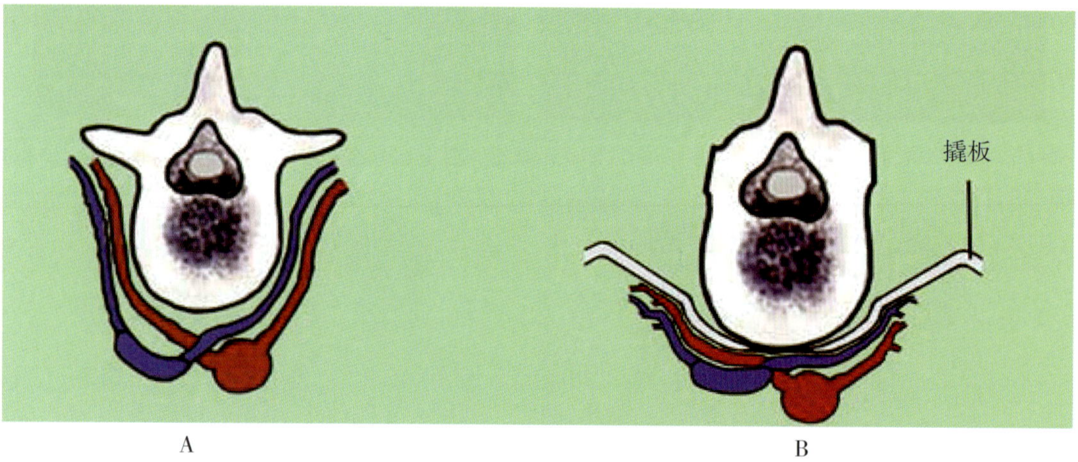

A. 节段动静脉的出血；B. 严格骨膜下剥离，用撬板挡开的方法

图19–22　肋间血管和腰血管的止血方法

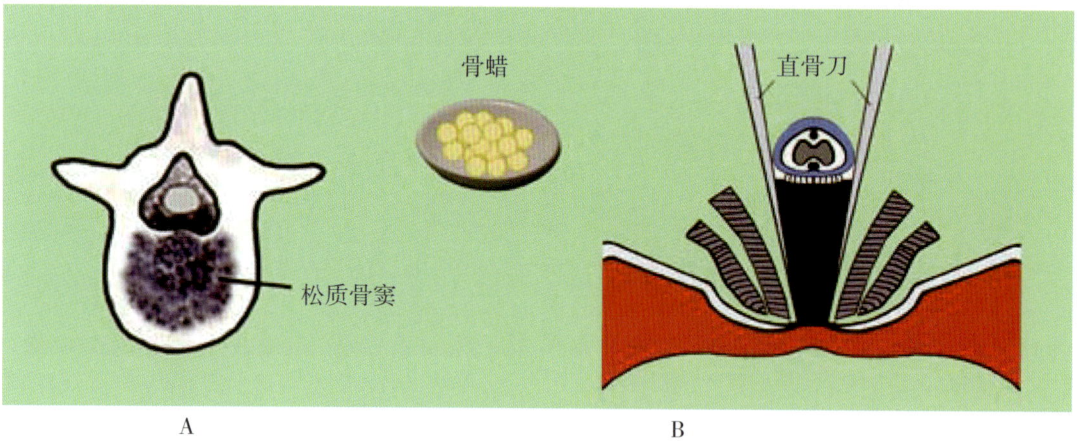

A. 松质骨窦的出血；B. 整齐的刀切面，骨蜡涂抹

图19–23　松质骨窦出血的止血方法

3）对硬膜前静脉丛的出血，用后纵韧带剥离器严格地自骨膜下剥离后纵韧带，使硬膜前静脉丛不受损伤，为防止硬膜前静脉丛出血的最好方法。一旦硬膜外静脉丛破裂，出血快。应采用快速闭合截骨间隙，硬膜管扩张增宽，压迫硬膜外静脉丛，出血自然停止（图19–24）。硬膜外静脉丛出血，用钳夹、电烙都是白费时间，造成血液丢失。只有快速闭合截骨间隙，才能达到止血的目的。

硬膜外粘连实在难以剥离的部位，可以采用“漂浮”的方法处理，但漂浮的骨块不宜过大。不能造成复位后对椎管的压迫。

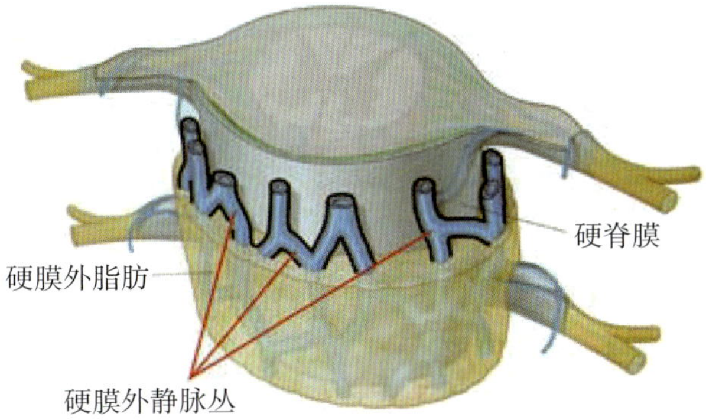

A

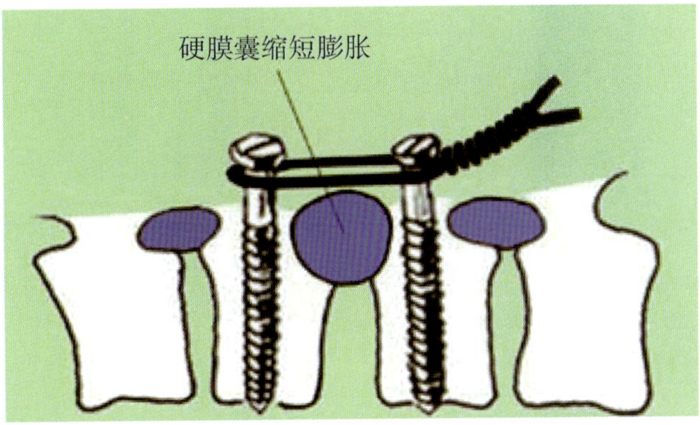

B

A．硬膜外静脉丛出血；B．闭合截骨间隙，硬膜囊膨胀压迫止血

图19–24 硬膜外静脉丛出血的止血方法

（二）并发症的防范

1）手术较大，手术时间较长，出血量较多，若补血不及时，可引起失血性休克。因此，手术中必须注意预防休克的发生。一旦发生休克，应及时给予积极的处理。

2）在前方椎体已松解，后方椎弓已切除时，脊柱极不稳定，容易发生脱位，可能造成截瘫。因此，手术中必须特别注意维持脊柱的稳定性，预防脊柱脱位。一旦脊柱脱位使脊髓受压，应立即解除压迫因素。假若截骨区的椎弓根或关节突切除不够，矫正后凸之后可能发生神经根受压，下肢感觉减退，肌力减弱。因此，截骨区的椎弓根和关节突必须切够。

3）椎体活动型结核合并严重后凸畸形者，也可同时彻底清除病灶后，做好嵌入植骨，最好用腓骨支撑植骨，再从后路用椎弓根螺钉系统矫正固定。

4） 结核性脊柱后凸常伴有硬膜外间隙的粘连，特别是当椎体后缘截骨时，常遇到椎体后缘骨片与硬膜紧密粘连，难以剥离。勉强进行粘连的剥离，有时可造成隔着硬膜对脊髓的损伤，虽然硬膜未破，但脊髓已经受到牵拉剥离的损伤，使术后遗留脊髓受损的临床表现。因此，在实在难以剥离的情况下，也可考虑使用碎骨片悬浮的办法来处理。总之，结核性角形脊柱后凸，在全脊柱截骨术中是难度最大的一种手术，因为它的角度大，重者已形成U形襻或V形襻，是手术难以解决的问题。

5）应避免用咬骨钳来咬除靠近硬膜管的骨组织，因为结核性脊柱后凸病人的硬膜外常有粘连存在，容易产生硬膜撕裂和“拔丝”现象。一旦硬脊膜被咬骨钳的钳咀咬住，就会发生硬膜撕裂，拔出一条神经纤维越拉越长，是一种破坏性的并发症（图19–25）。一旦发生就应该将其剪断置入硬膜内缝合一针即可。注意术后给予甘露醇脱水，头低俯卧位和局部压沙袋，三天后无脑脊液外渗即可脱离危险。如硬膜撕裂过长则需要缝合。

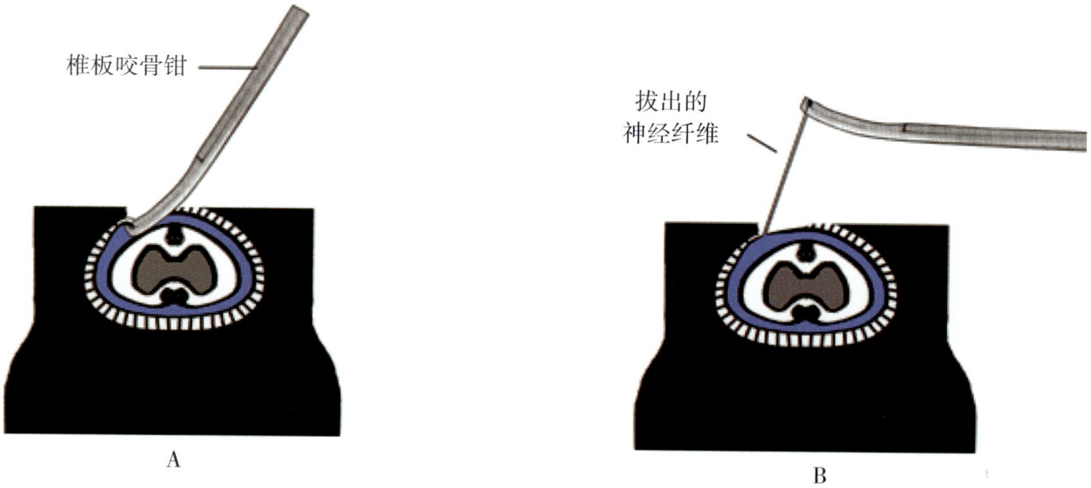

A. 硬膜撕裂；B. "拔丝"现象

图19-25 咬骨钳导致的并发症—硬脊膜撕裂和"拔丝"现象

（田慧中　胡永胜　马　涌）

参考文献

[1] 田慧中. 角形脊柱后凸的手术治疗［J］. 中华骨科杂志，1992，12（3）：162-165.

[2] 田慧中. 结核性脊柱后凸的矫正手术［J］. 美国中华骨科杂志，1995，1：6.

[3] 陈安民，徐卫国. 脊柱外科手术图谱［M］. 北京：人民卫生出版社，2001：77-233.

[4] 田慧中. 脊柱外科医师要善于使用咬骨钳和骨刀［J］. 中国现代手术学杂志，2002，6（1）：67.

[5] 田慧中. "田氏脊柱骨刀"在矫形外科中的应用［J］. 中国矫形外科杂志，2003，11（15）：1073-1075.

[6] David SB. 脊柱［M］. 张永刚，王岩，主译. 沈阳：辽宁科学技术出版社，2003：279-292.

[7] 胥少汀，葛宝丰，徐印坎. 实用骨科学［M］. 2版，北京：人民军医出版社，2003：598-636.

[8] 雷伟，李全明. 脊柱内固定系统应用指南［M］. 西安：第四军医大学出版社，2004：1-423.

[9] 侯树勋. 脊柱外科学［M］. 北京：人民军医出版社，2005：444-610.

[10] 田慧中，吕霞，马原. 头盆环牵引全脊柱截骨内固定治疗重度脊柱弯曲［J］. 中国矫形外科杂志，2007，15（3）：167-172.

[11] 田慧中，刘少喻，马原. 实用脊柱外科手术图解［M］. 北京：人民军医出版社，2008：189-385.

[12] 田慧中，刘少喻，马原. 实用脊柱外科学［M］. 广州：广东科技出版社，2008：224-275.

[13] 田慧中，万勇，李明. 脊柱畸形颅盆牵引技术［M］. 广州：广东科技出版社，2010：1-305.

[14] 田慧中，梁益建，马原，等. 用田氏骨刀作全椎板切除减压治疗胸椎黄韧带骨化症［J］. 中国矫形外科杂志，2010，18（20）：1693-1696.

[15] 田慧中，艾尔肯·阿木冬，杜萍，等. 后侧半椎体切除治疗先天性角状脊柱后凸［J］.中国矫形外科杂志，2010，18（15）：1250-1253.

[16] 田慧中. 脊柱侧弯合并脊髓纵裂的诊疗原则［J］. 中国矫形外科杂志，2010，18（20）：1753-1755.

[17] 田慧中，李明，马原. 脊柱畸形截骨矫形学［M］. 北京：人民卫生出版社，2011：3-339.

[18] 田慧中. 椎弓根外侧钉棒系统治疗脊柱侧凸［J］. 中国矫形外科杂志，2011，19（13）：1149-1151.

[19] 田慧中. 结核性驼背畸形截骨术［J］. 中国矫形外科杂志，2011，19（23）：1937-1940.

[20] 田慧中，李明，王正雷. 胸腰椎手术要点与图解［M］. 北京：人民卫生出版社，2012：245-346.

[21] 田慧中，张宏其，梁益建. 脊柱畸形手术学［M］. 广州：广东科技出版社，2012：1-483.

[22] 黄卫民，田慧中，吕霞，等. 胸椎结核晚发瘫痪的侧前方减压术［J］. 中国矫形外科杂志，2012，20（7）：647-649.

[23] Dove J，Hsu LC，Yau AC. The cervical spine after halo-pelvic traction. An analysis of the complications of 83 patients［J］. J Bone Joint Surg Br，1980，62-B（2）：158-161.

[24] Drake RL，Vogl W，Mitchell AWM. 格氏解剖学［M］. 北京：北京大学医学出版社，2006：14-98.

第二十章 腰椎及腰骶段结核的手术治疗

第一节 单纯后路病灶清除联合异形钛网植骨治疗成人腰椎结核

一、概述

脊柱结核是最常见的肺外结核，以腰椎发病率最高，胸椎次之，胸腰段占第3位，腰骶椎占第4 位，颈椎和骶尾椎最少。腰段活动度较大，又存在生理性前凸，人体站立和活动时重力线通过每个椎体的前后部位会不一样，因此结核病变导致椎体塌陷位置不尽相同，结果导致相应的后凸畸形或生理前凸改变。腰椎矢状位曲线的改变即使结核病变愈合后也会引起腰痛，并加速脊柱的退变，严重者造成神经损害。为了缩短疗程、预防畸形产生或加重，减少神经损害，越来越多的脊柱外科医生选择清除病灶并用内固定重建脊柱稳定性。目前对于腰椎结核的术式选择争议较大。单纯前路病灶清除椎体间植骨的支撑力量往往不够，矫正脊柱畸形能力有限，可能出现植骨块吸收、假关节形成、骨块塌陷折断、后凸畸形加重等问题，甚至植骨块移位导致神经受压，并且前路手术暴露过程中易损伤髂血管和输尿管，造成术后患者相应的临床并发症。如果应用前路内固定，由于骨质疏松，内固定器容易松动、下陷，畸形矫正易丢失。采用前路清除病灶联合后路椎弓根钉内固定在恢复脊柱稳定性和矫正脊柱后凸畸形上有明显优势。然而，前后路联合术式创伤大，增加了患者切口感染和腹腔脏器干扰相关并发症的机会。由于腰椎椎管面积大，神经能耐受一定程度的牵拉，腰椎结核时矢状面序列畸形不像胸椎和胸腰段那样严重，加之解剖原因下腰椎前路病灶清除和重建较为困难，多数医生熟悉后侧入路，因此单纯经后路完成病灶清除和重建似乎为更适宜的选择。

二、适应证与禁忌证

（一）适应证

①腰椎病灶较局限，病椎不超过2个椎体；②不伴或仅有少量腰大肌旁流注脓肿；③椎旁存在巨大寒性脓肿但脓液稀薄，通过术中冲洗和术后灌洗可以控制者。

（二）禁忌证

①病变节段大于2个运动节段；②合并活动性急性粟粒性肺结核，中毒症状明显，经标准化疗，2周内中毒症状无明显缓解者；③心肺功能障碍等，不能耐受手术者；④合并严重内科疾患者。

三、手术方法

（一）术前准备

记录临床症状和体征；常规进行实验室检查，包括肝功能、血常规、血沉、C-反应蛋白等；影像学检查包括X线片、CT、MRI，必要时进行ECT检查；确诊后即进行正规四联 SHRE 抗结核化疗。异烟肼0.2g 静脉滴注，每天2次；利福平450mg，乙胺丁醇750mg晨起空腹顿服，每天1次；链霉素0.75g，肌内注射，每天1次。纠正贫血和低蛋白血症。

（二）麻醉

气管插管全身麻醉。

（三）体位

俯卧位，腹部悬空避免受压，可使用弓形架。

（四）手术操作步骤

取后正中切口，以病椎为中心向上下延伸1~2 个椎体。沿棘突作纵切口，切开皮肤、皮下组织后，剥离骶棘肌，直至显露横突基部。安放自动拉钩，常规定位椎弓根进钉点，于相邻正常椎体置入椎弓根螺钉。取一根钛棒根据腰椎后凸预弯，于病变较轻一侧临时固定，病变较重一侧为目标侧。确认目标侧病变节段上位椎的椎板和下关节突，下位椎的椎板、上关节突与横突结合处。切除上位椎的椎板和下关节突，由于椎弓根位于椎体上1/3处，可以保留上位椎弓根。显露并保护硬膜囊和神经根。用咬骨钳去除下位椎的横突基部后侧骨皮质，用椎板咬骨钳去除横突前侧骨皮质，使横突处于漂浮状态。此时常有脓液溢出，需及时吸出。探测椎弓根方向，用骨刀沿椎弓根外侧缘剥离椎旁软组织，若遇脓肿，则负压吸净脓液，继续用咬骨钳、骨刀和刮勺去除椎弓根，此时可清晰暴露病变节段相邻椎体后外侧和椎间盘以及临近的上位神经根腋部。用不同角度的刮匙清除脊髓侧方和前方病灶，吸净脓液，刮除肉芽、死骨及干酪样坏死物质和椎间盘，使椎管内脊髓获得彻底减压。刮勺采用双手旋转操作，刮勺口向远离硬膜方向运动。如有同侧腰大肌脓肿，可用手指分离腰大肌直达脓腔引流。使用导尿管伸入脓腔进行加压冲洗，并用负压抽吸。目标侧固定棒预弯成术前计划的矢状面外形，非目标的对侧临时固定棒行相似调整，两侧交替固定，逐渐矫正后凸畸形，暂时锁紧非目标侧螺钉，松开并去除目标侧固定棒。用过氧化氢及生理盐水反复冲洗术野。探测病灶清除后遗留骨缺损的形状和大小，修整植骨床。取适当长度和直径的钛网，将钛网依据植骨床的形状由圆形压制为相应的弧形。用自体骨填充钛网，若自体骨不足，钛网两端填充自体骨，钛网中间部分可填充异体骨。将改形的钛网放置于植骨床。安装目标侧固定棒，两侧交替适当加压后完全锁紧螺钉。再次透视，确定后凸畸形矫正、椎体高度恢复及内固定位置满意后，用过氧化氢及生理盐水反复冲洗术野，最后对病变节段行椎板、关节突及棘突间植骨融合。病灶区放置链霉素0.75g，异烟肼0.2g，放置引流后关闭切口。清除的病灶组织送病理学检查。手术切除范围如下（图20–1）。

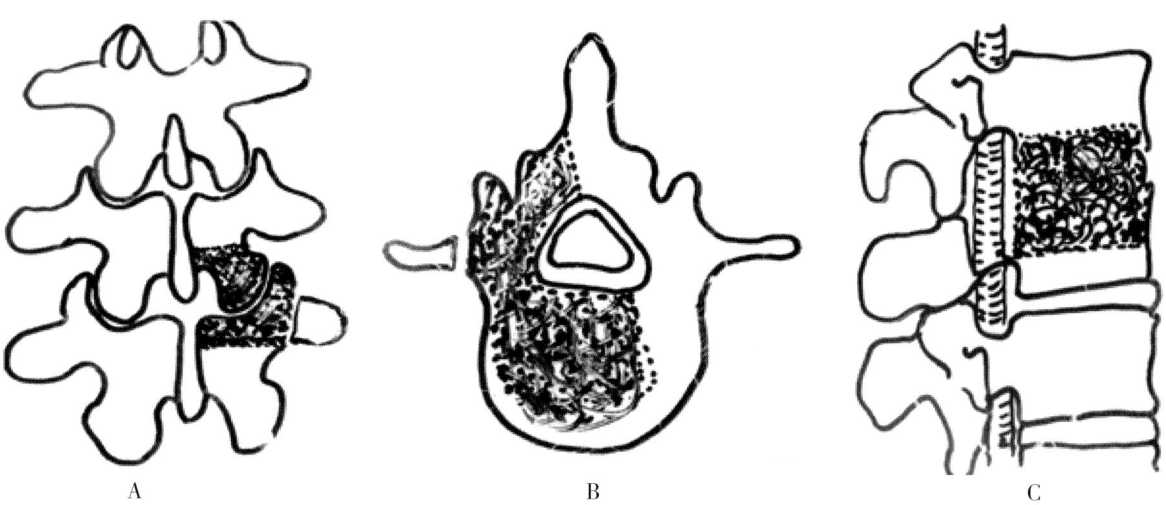

A　　　　B　　　　C

A. 手术入路背面观；B. 手术入路横切面从头侧观；C. 切除范围侧面观

图20–1　手术切除范围

（五）术后处理

预防性应用抗生素。术后引流量＜50mL/24h 时予以拔引流管。术后继续强化四联抗结核化疗， 2周后停止异烟肼静脉滴注，改为口服，出院后继续四联抗结核治疗3个月后，停用链霉素，改为三联抗结核治疗9~15个月。定期复查肝功能、肾功能、血沉，并加强营养支持治疗。术后尽早戴腰椎支具起坐或下床活动，支具保护6~12个月。9~15个月后，复查病变愈合、植骨融合、血沉、C-反应蛋白恢复正常即可停药。

四、典型病例介绍

患者，男，24岁，腰痛2个月，诊断：L_3椎体结核。影像学检查显示病灶较局限，腰大肌脓肿不大，腰椎无明显后凸畸形，术后病人症状、体征消失，影像学检查见异形钛网位置良好（图20–2）。

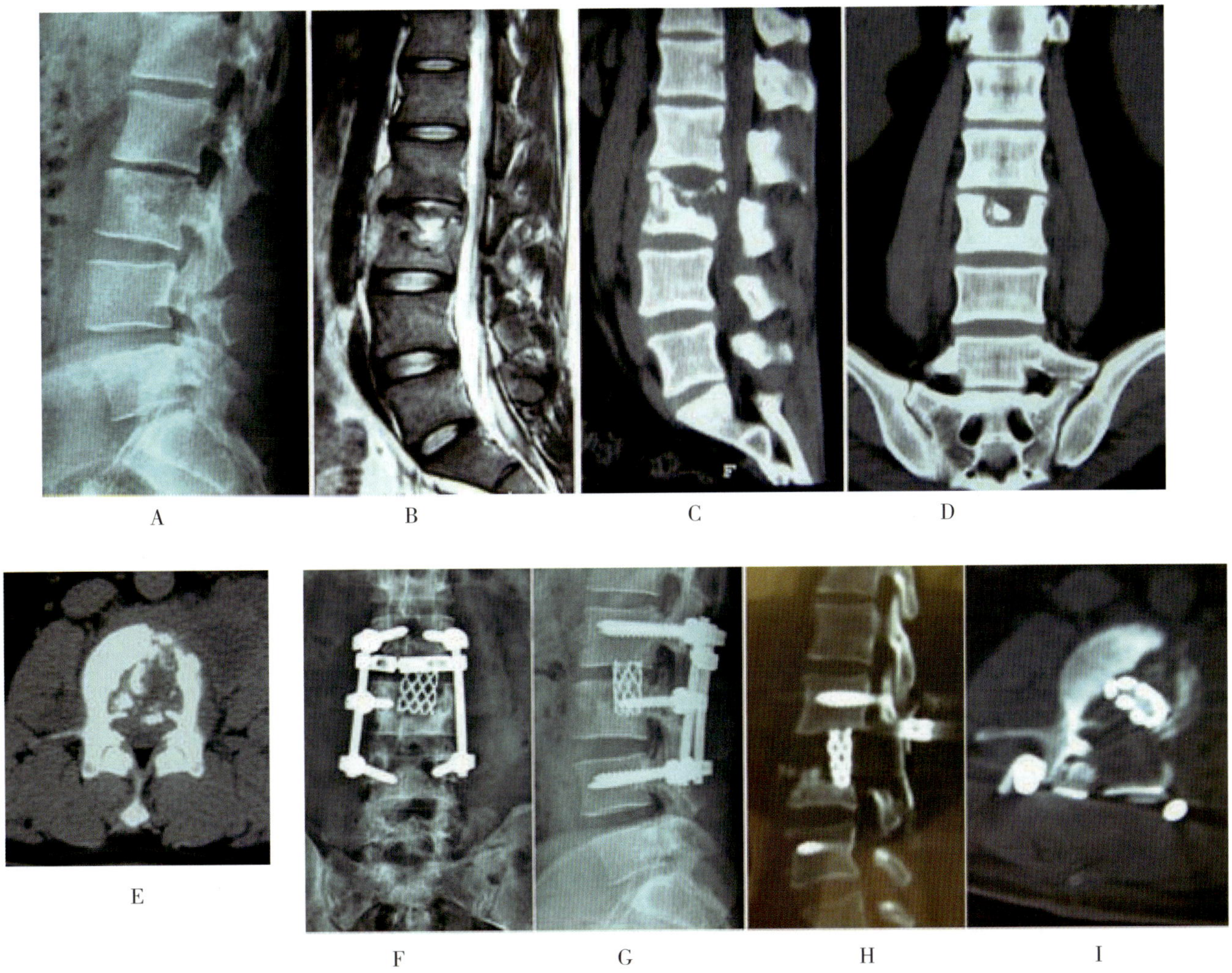

A. 术前侧位X线片；B. 术前MRI矢状位示L_3椎体结核；C. 术前CT矢状位示L_3椎体破坏；D. 术前CT冠状位；E. 术前CT横断位示椎体破坏；F. 术后正位X线片；G. 术后侧位X线片；H. 术后CT矢状位；I. 术后CT横断位

图20–2　典型病例介绍

五、手术并发症的防治

1. 神经根损伤　术中避免对神经根过度牵拉，尤其是在大块植骨时。
2. 腰动脉出血　腰动脉位于椎体中部，保留横突下缘小部分骨质，在其以上操作可避免。
3. 腰椎不稳定　植骨量不足，假关节形成时可出现腰椎不稳定。

六、优点与缺点

（一）优点

①椎体间采用异形钛网和正常钛网双钛网植骨融合，植骨量充分；②双钛网植入与上下椎体接触面较单钛网明显增加，并且异形钛网的弧形与椎体边缘匹配，植入位置接近椎体边缘，支撑力强，不易塌陷；③病变椎体间、后方椎板间、横突及棘突间植骨后，可获得270° 脊柱融合；④单纯后路病灶清除，手术创伤小，属于相对意义上的脊柱结核微创手术；⑤对胸腹腔及其脏器无明显干扰；⑥生殖系统影响小，对未生育人群有独特优势；⑦ 手术切口相对隐蔽，患者更易于接受。

（二）缺点

①由于显露范围的限制，本术式很难达到彻底清除病灶的目的，只能做到相对彻底；②异形钛网植入技术要求高，需要通过不断优化手术技术而改进；③手术中需要切除一侧关节突关节，如果没有牢固的植骨融合和内固定，会影响腰椎的稳定性；④腰椎融合和内固定后，相邻节段椎间盘和关节突应力增加，退变加速。

（张宏其　孙长英　鲁世金）

第二节　一期后路病灶清除植骨融合内固定治疗腰骶椎结核

一、目的及意义

手术目的：①彻底清除病灶，植骨融合以重建脊柱稳定性；②脊髓神经减压；③防止后凸等畸形加重，在一些病例可以矫正部分畸形；④早日康复，脊柱结核治疗以治愈病灶、稳定脊柱和脊髓三大目的所采用的治疗方法结合起来，最终可达到缩短疗程、术后提前下地活动、不需卧硬板床和石膏床、病灶治愈率高、植骨愈合快，从而使脊柱结核患者术后1个月负重、3~4个月恢复正常生活和工作。

二、适应证

1）有较大的，不易吸收的冷脓肿。

2）有明显的死骨或骨空洞。

3）有经久不愈的窦道。

4）有脊髓受压症状和（或）体征。

5）病灶位于脊柱附件，如椎弓根、横突、椎板、棘突、关节突部位的结核。

6）病灶局限于椎体后方一侧的椎体结核。

三、手术方法

（一）术前准备

在全身支持疗法及抗结核药物治疗下，对有明确手术适应证的患者采用正确的手术疗法，是治疗本病的主要手段。为保证手术的顺利完成以及患者对手术的耐受，充分的术前准备显得格外重要。

1．支持治疗　①合理营养，平衡膳食，积极补充维生素，微量元素；②生活调理：由于结核病病程长，生活的合理调节十分重要；③营养药物的支持疗法：患者营养不良时，可每天静脉滴注氨基酸、血清蛋白、脂肪乳剂及水溶性维生素等。

2．合理化疗　抗结核化疗方案的制定和化疗中相关指标的观察，每天观察患者应用抗结核药的毒副作用（是否有舌头发麻、听力改变、食欲变化、皮疹等；每周监测肝、肾功能、ESR、CRP等）。

3．术前训练　①大便、小便训练；②呼吸训练；③肢体活动训练；④术前卧姿的训练。

对于合并截瘫的脊柱结核患者特别注重褥疮的预防，知晓褥疮好发的部位（骶部、足跟部、大粗隆、坐骨结节等部位），预防的方法是每2h翻身1次，卧气垫床。对已经发生褥疮的要定时翻身、换药或与脊柱结核同期手术治疗。

（二）麻醉

通常采用气管内插管全身麻醉。

（三）体位

采用俯卧位，使患者卧于脊柱外科手术架上或U形垫上。4个支持垫分别对准左右肩前胸部及髋前部。腹部悬空，以利腹部静脉回流，减少术中出血。肘关节屈曲，双手向前放在头的两侧。双下肢髋膝微屈曲，小腿置于床面。

（四）手术操作程序

以病椎为中心行后正中纵行切口，常规暴露双侧椎板至小关节外侧，C形臂X线机透视确认病椎后，于病椎上、下相邻的正常椎体上置入椎弓根螺钉，先于病变较轻的一侧暂安装内固定棒临时固定，显露椎管，保护脊髓，从病变较重一侧咬除病椎上、下关节突、横突、椎弓根，显露该侧椎间隙，切除坏死的椎间盘及上、下被侵犯软骨终板部分，沿椎体侧前方，向病椎前缘及上下刮除脓肿、死骨、干酪样坏死物及肉芽组织，同时行腰大肌脓液冲洗、引流，同法清理另一侧病灶。待病灶清除完毕后，用大量生理盐水冲洗病灶区。冲洗完毕后于病椎剩余椎体间修整出一条状植骨槽，取合适大小同种异体骨、自体髂骨或者人工椎间支持体紧密嵌入椎体间植骨槽，彻底冲洗术区，严格止血后，术区放置链霉素粉剂1g、异烟肼0.2g，安装连接棒，拧紧内固定螺钉，利用内固定系统的加压及撑开作用缓慢矫正脊柱后凸畸形，C形臂X线机透视证实后凸畸形纠正后，放置引流管，逐层关闭切口。

（五）术后处理

术后观察血压、呼吸、脉搏、体温等生命体征的变化及引流量，密切注意双下肢的感觉及运动状况，引流管术后24~72h拔除，如有特殊情况可延迟拔管时间。术后预防性应用抗生素3~5天，期间继续规则抗结核治疗，术后3周内每周复查血沉、血常规、肝功能、肾功能1次，以后每2~3个月复查上述生化检查及X线片1次。

四、典型病例介绍

患者，女，31岁，农民，持续性腰背痛1年，疼痛加重30天。腰椎X线片提示：L_3椎体下部及L_4椎体骨质结构异常，见斑片点状及不规则骨质破坏区，边缘不清，以L_4明显（图20-3）。腰椎MRI提示：L_3、L_4正常结构消失，椎体骨质破坏，L_4椎体明显变扁，L_3、L_4椎间隙明显变窄，以L_3、L_4椎间隙为中心，椎前、双侧椎旁、双侧腰大肌内及椎体后方均可见不规则等T_1长T_2信号影，后方压迫硬膜囊，椎管狭窄，椎管前后径约8mm（图20-4）。一期后路病灶清除植骨融合内固定术。术后四联化疗12个月，复查腰椎X线片（图20-5）。

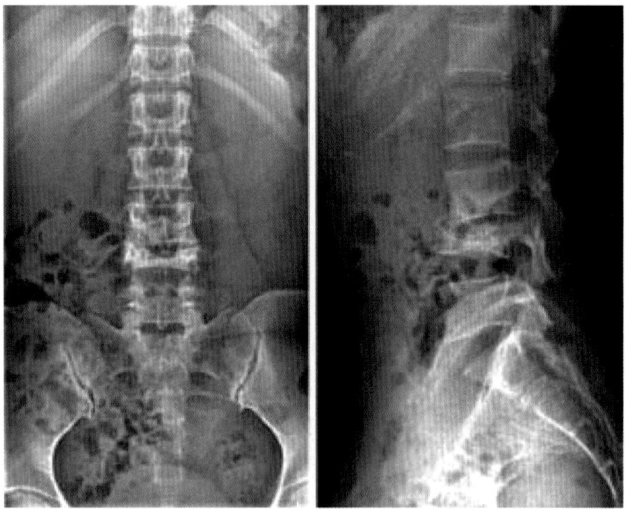

A　　B

A. 术前正位X线片；B. 术前侧位X线片

图20-3　术前X线片显示L_3椎体下部及L_4椎体骨质结构异常

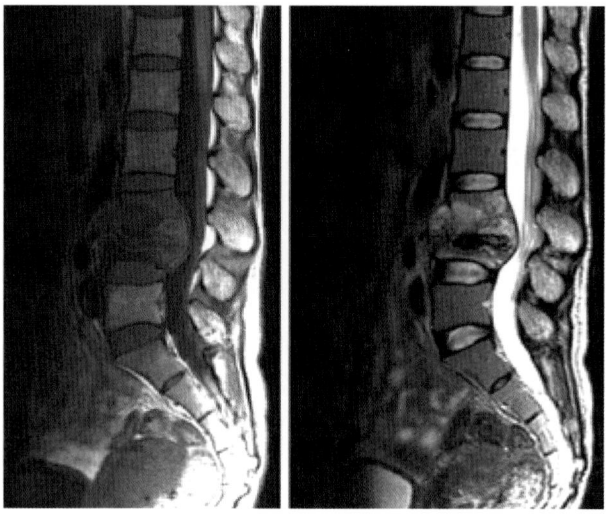

A　　B

图20-4　术前MRI显示L_3、L_4正常结构消失，椎体骨质破坏，椎前、双侧椎旁、双侧腰大肌内及椎体后方均可见不规则等T_1长T_2信号影

五、优点与缺点

（一）优点

①单一切口，创伤小，能够一期完成病灶清除、椎体间植骨融合、脊柱稳定性重建；②术中无须变换体位，先行减压后矫正畸形，矫形过程中并发症少；③经椎弓根内固定，能够有效地恢复脊柱的正常生理曲度，纠正后凸畸形，减少内固定松动、断裂；④可沿同一切口双侧清理病灶；⑤后路内固定取出更安全、顺利；⑥术中、术后并发症少，手术时间短，出血量少，住院周期短，患者经济负担轻。

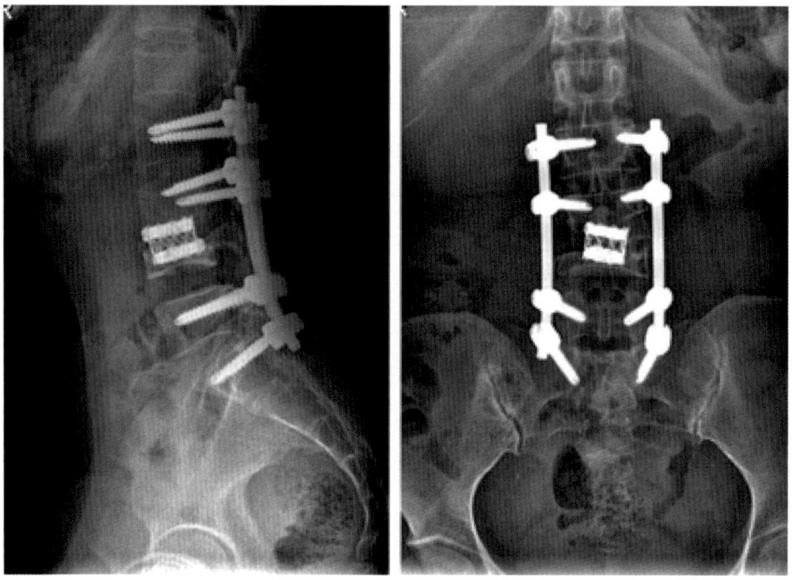

A　　B

A. 术后侧位X线片；B. 术后正位X线片

图20-5　一期后路病灶清除植骨融合内固定术后X线片

（二）缺点

①显露局限，视野狭小，不能在直视下清除病灶，尤其是病灶范围较广或合并有较大的椎旁脓肿时，不易将病灶彻底清除干净；②椎旁肌的剥离损伤肌肉及其神经和血供而形成瘢痕组织，这将导致软组织长入椎板切除的部位及已暴露的硬膜及神经根，是椎板切除后瘢痕形成。二次手术显露困难，在二次显露切除瘢痕组织时，容易引起硬脊膜撕裂及神经根损伤。

六、手术要点与陷阱

1）定位后植入椎弓根钉，当上位椎体的下缘或下位椎体的上缘也有部分骨质破坏时，在置入上位椎体椎弓根钉时要尽量靠上方，而置入下位椎体的椎弓根钉是要尽量靠下方。安装好预弯成适当前凸的连接棒或钢板，并加以纵向撑开1~2cm，固定完毕后将椎板峡部、横突去除外层皮质，行植骨融合。

2）虽然后路手术存在的术中操作可能加重脊髓损伤的风险，只要术中操作得当，完全能避免脊髓损伤加重的风险。术者在对前方椎体手术操作时小心仔细，尽量减少对脊髓的牵拉和刺激，从而可能有效地避免脊髓的再损伤。

七、并发症防范要点

1）肺部感染、肺栓塞、肺不张：肺部结核病变、气管内插管麻醉、术后患者卧床、患者呼吸受限以及患者咳痰不利等因素均可造成患者术后易发生肺部感染。术中结核痰菌形成的坏死物质进入肺或手术时间过长，因体位压迫而形成局部静脉血栓，并出现血栓脱落。脊柱结核的患者常因长期卧床易形成静脉血栓，而肺部感染、术后痰液黏稠不易咳出，易造成肺不张。术前两周如患者吸烟应绝对禁烟，术后鼓励患者排痰及雾化吸入，勤翻身、拍背等。

2）下肢深静脉栓塞：脊柱结核手术后，下肢深静脉栓塞的发生率报道不一，从1.3%~39%不等，临床上将下肢深静脉血栓形成分为小腿深静脉血栓形成和髂静脉血栓形成两个类型。对于术前合并高危因素或者考虑手术时间可能较长、术中需置入人工材料的患者，进行详细的有关血液黏滞度的检查，必要时行下肢超声检查，了解血液流变学和下肢血管功能方面的情况，并根据检查结果，采取必要的药物或物理方法预防；术中俯卧位时保持腹部悬空，尽量避免对下腔静脉及髂静脉的压迫；术中严密监测并保证充足的血容量；如需植骨融合，应同时使用坚强内固定，以提高病变脊柱的即刻稳定性，从而缩短患者的卧床及制动时间；术后鼓励并帮助患者早期进行下肢功能锻炼。

3）术后切口感染：术前给予抗生素持续到术后3~5天。一旦怀疑融合区有深部感染，应认真评估及对待。术后感染，体温升高一般在术后第2天或第3天，当怀疑引流液是化脓性液体时，应进行手术探查，彻底清创及冲洗并同时进行细菌培养和药敏试验，在结果未出来之前应用合适的广谱抗生素。金属内固定物及植骨块不是感染源，不一定立即取出，只要术口持续冲洗，引流通畅，选用抗生素得当，即使金属内固定物及植骨块存留，感染也能得到控制，并且脊柱融合的成功率还很大。

4）脊柱结核术后并发腹壁疝：腰骶椎结核术后，可能并发腹壁切口疝，因为脊柱结核的病人，常并发较大的腰大肌脓肿或长期窦道感染。病人长期卧床等使腹壁肌肉萎缩，手术中腹壁肌肉组织的损伤，支配腹壁肌肉的神经损伤或缝合时肌肉缝合不严密，均可形成腹壁切口疝。一旦发生术后诊断并不困难，可行疝修补术。

5）腰丛神经干损伤：腰丛神经干一般由腰大肌外缘穿出并下行于髂肌之前。当脊柱结核脓肿位于腰大肌深层时，腰丛神经干可能暴露于脓肿之中或脓肿的前方，在切开脓肿壁时，极易损伤神经干。为防止其损伤应注意以下几点：切开脓肿壁时、要逐层进行，不能进行太快，太深；对脓肿壁要纵行切小口，用手指钝性扩大，沿着腰大肌纤维走行进行分离，遇到条索状物不能随意切断；一旦切断，应立即缝合。

6）硬膜撕裂：主要为操作不当，对椎管内解剖结构不了解所致。对于术中发现硬脊膜损伤较小，可立即用无损伤缝合线缝合缺口。硬脊膜缺损较大者，则应取腰背筋膜对破损处修补，同时背部肌肉严密缝合不残留硬膜外死腔，术后适当地进行脱水降低颅内压和全身抗感染治疗。

7）病灶清除不彻底：近年来病灶彻底清除的重要性越来越受到重视，国内外许多作者强调脊柱结核要“彻底清除病灶”、“病灶切除”，甚至病椎次全切除，总之，不管名称怎么称谓，其目的就是要把病灶尽量彻底去除。包括两方面的内容：第一是病灶部位的硬化壁、空洞、脓肿、脓苔、肉芽、干酪样物质、死骨、已破坏的椎间盘等病变组织；第二是在去除病变组织的同时，要附带切除一些病灶外的“亚正常”骨组织，即沿着病灶在其外围很均匀地切除一层，但由于病灶形态并非规则划一，且一个椎体内有多个病灶形成，无法整齐均匀地切除，故在切除时会牺牲部分“亚正常”骨。

（陈建庭　袁　凯）

第三节　腰椎结核前路病灶清除植骨+后路内固定

一、目的及意义

手术目的：①彻底清除病灶，植骨融合以重建脊柱稳定性；②脊髓神经减压；③防止后突畸形加重，在一些病例中可以矫正部分畸形。

二、适应证与禁忌证

（一）适应证

①有较大的不易吸收的冷脓肿；②有明显的死骨或骨空洞；③有经久不愈的窦道；④有脊髓受压的症状及体征；⑤非手术治疗无效者。

（二）禁忌证

①危重病例：指患者患有严重器质性疾病，体质虚弱，难以忍受麻醉剂手术的患者，如冠心病，房室传导阻滞，肝硬化，肾功能不全，出血性疾患，糖尿病等；②活动期：主要指伴有肺部等部位活动性病灶未能被控制者；③其他：例如幼儿或病情较轻者均不宜施术。

三、手术方法

（一）术前准备

①一般准备，积极进行全身支持治疗及有效之抗结核药物治疗，以使病情相对稳定。做好术前全面化验及影响学检查，红细胞沉降率接近正常或明显下降。术前常规生化、心电图等检查无手术禁忌证，排除严重的心、脑、肾等疾病、手术区感染（包括皮肤感染）、金属材料过敏。②全身准备，常规B超，了解寒性脓肿的大小。用CT确定椎体病损大小，术前2~3周的正规抗结核治疗：异烟肼、链霉素、利福平、乙胺丁醇，链霉素过敏者可改为吡嗪酰胺，血沉下降或正常后手术。

（二）麻醉

硬膜外阻滞麻醉或气管内插管全身麻醉。

（三）体位

病人先取俯卧位，内固定完毕后取仰卧位，腰部垫以薄枕，手术侧稍高，使与手术台平面呈20°~30°角。

（四）手术操作程序

1）先俯卧位，以患椎为中心，根据病变侵犯节段的多少，行4钉、6钉或8钉2棒椎弓根系统内固定。

2）再根据术前影像学所示的椎体破坏，死骨位置，脓肿的范围和相邻脏器是否粘连，选择左边或右边切口。以病变为中心作20~25cm切口，切口上部沿髂棘上方3cm，切口下部平腹股沟韧带上3cm作斜行切口。

切开皮肤，皮下组织及深筋膜，逐层切开腹壁肌层。首先按腹外斜肌走行方向，切开腹外斜肌及腹外斜肌腱膜。然后切开腹内斜肌和腹横肌。此时可见腹部外脂肪，显露腰大肌。可见腰大肌膨隆并有波动感，此及腰椎结核寒性脓肿，于腰大肌内缘及腹膜之间找到输尿管，将输尿管连同附近的卵巢和睾丸动静脉从腰大肌分离，牵向内侧直至显露椎体侧面，此时左侧的腹主动脉或右侧的下腔静脉亦随之牵开。

3）腰大肌脓肿经穿刺证实后：先切开脓肿壁2cm小口，用吸引器将脓液吸净，用刮匙将脓肿壁的结核性肉芽或干酪样物质刮干净，盐水纱布压迫止血。腰椎结核的寒性脓肿可位于髂窝，腰三角及沿髂腰肌流向大腿根部，甚至大腿下端。因此，脓肿壁的搔刮要考虑到这些可能的部位。腰三角或大腿下部脓肿，需在病灶清除术后，另加切口作脓肿清除。对侧的腰大肌脓肿可压迫对侧髂窝或腹部，使脓液流向术侧。由于L_4、L_5椎体侧面血管较粗，特别是L_5椎体侧面的髂腰血管的腰肢更为粗大，且前面有髂总动静脉，一般不经L_5椎体侧面行病灶清除，而在经处理L_4椎的腰动脉后行病灶清除。亦即将L_4椎体的死骨、干酪样物质以及L_4、L_5椎间盘摘除后，由上向下清除L_5椎体病灶。

4）病灶清除术后，用生理盐水冲洗，置链霉素粉针剂1g，取自体髂骨植骨内固定，用肠线缝合切开的腰大肌脓壁，并置引流管1根，逐层缝合腹壁肌肉和皮肤。

（五）术后处理

①腹膜后引流接引流管和无菌闭式引流瓶，术后3~5天拔出引流管，术后卧硬板床休息2~3个月；②护理与饮食，术后3天内宜静脉补液补充能量及营养；③使用抗生素，术后1周内使用抗生素控制感染。抗结核药物应继续使用12~18个月。外科治疗辅以系统药物治疗是远期疗效的保证。脊柱结核术后复发与截瘫减压术后恢复不佳者，多与短期、无规律、单一用药有关，应注意避免。

四、典型病例介绍

患者，男，54岁，主诉：腰痛三月余伴午后低热1个月余。入院后查体：脊柱生理弯曲存在，L_3、L_4棘突有压痛，右踝跖屈肌力Ⅳ，四肢肌张力和感觉无明显异常，双侧膝反射（++），右侧踝反射（+），左侧踝反射（+/-），腹壁反射（+），直腿抬高试验（-），跟臀试验（-），双侧巴氏征（-），浅表淋巴结未扪及肿大。术前影像学资料显示L_3、L_4椎体破坏，脓肿形成，压迫椎管。诊断：腰椎结核。治疗：腰椎结核前路病灶清除植骨+后路内固定术（图20-6）。术后X线片示内固定位置良好。

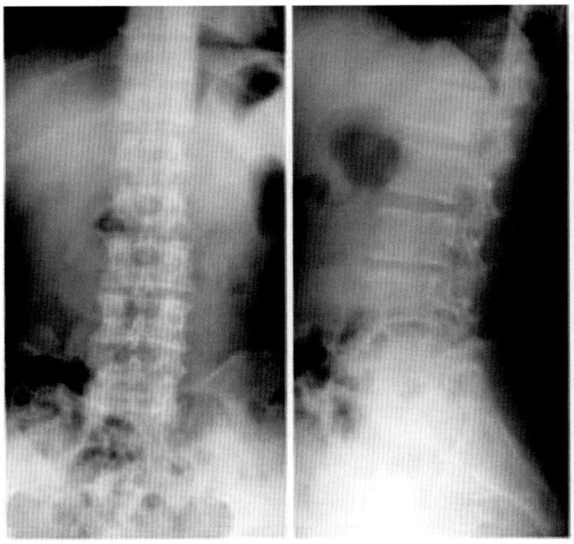

A

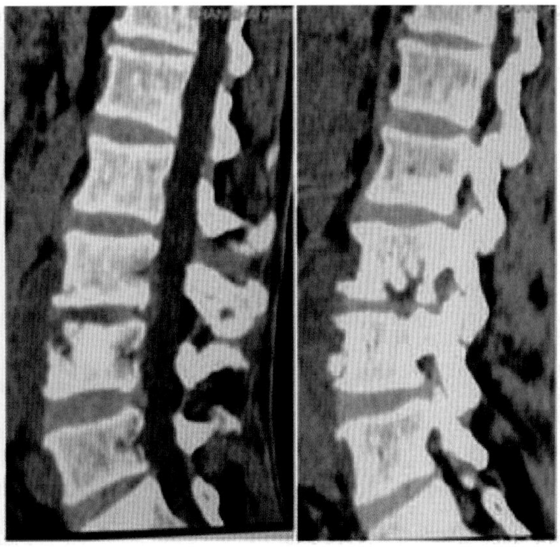

B

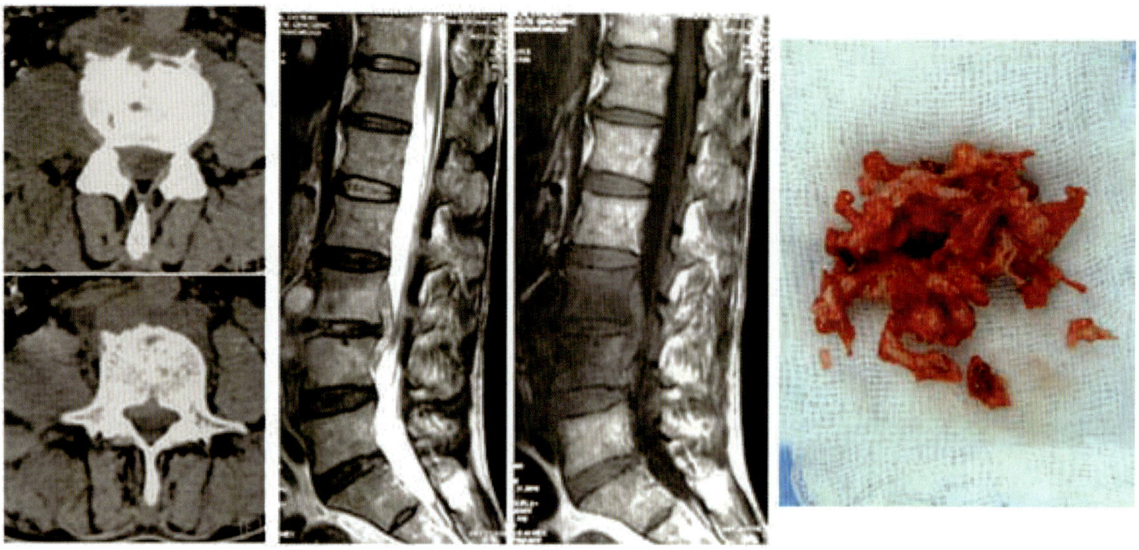

C　　　　　　　　D　　　　　　　　E

A. 术前正侧位X线片；B、C. 术前CT片；D. 术前腰椎MRI；E. 术中刮出炎性肉芽及干酪样物质

图20-6　典型病例介绍

五、优点与缺点

（一）优点

①内固定不在病灶内或仅有极少部分螺钉尖部在病灶内，安全性更高，大大降低了复发的可能性；②后路内固定可有效地稳定脊柱，可以使病变节段马上获得稳定，还可纠正后突出畸形和防止后突畸形加重，满足了脊柱的生物力学要求，可提高植骨融合率；③同时也具备前路手术的优点，如病灶显露好，易于彻底去除病变组织，解除脊髓压迫，可进行椎体间植骨，能更好地恢复前中柱，矫正后突畸形等。

（二）缺点

①需前后路手术，创伤相对较大，出血较多；②因前后路手术，术后护理相对困难。

六、手术要点与陷阱

1）经腹膜外斜切口入路，一般采用右侧卧位、左侧入路，因为主动脉暴露、游离和保护较下腔静脉安全。

2）经腹膜外腹壁正中旁切口入路和经腹腔下腹正中切口入路时，术中将腰桥摇成凸起状态顶起手术节段腰椎，易于显露椎间隙。选用C形臂式X线机透视，定位更精确。

3）手术暴露时一般尽量在骨膜下操作，肾脂肪囊、输尿管不必专门显露，连同腹膜外脂肪、腹膜一起推向中线保护即可，避免损伤。

4）术中要注意保护腹腔血管，特别是大的静脉，禁止撕扯，一旦损伤，止血非常困难。

5）节段血管可以电灼后切断，为保证安全，建议缝线结扎更可靠。

6）术中要保护交感神经链，防止出现性功能障碍。

7）经腹膜外斜切口入路自前方向后剥离腰大肌时，若肌肉发达，显露和牵开困难，也可顺着腰大肌肌纤维方向小心分开肌肉，直接显露椎体，注意保护其内走行的腰神经。

8）术毕闭合伤口时要仔细辨认肌肉层，对层缝合，防止出现切口疝。

七、并发症防范要点

侧方处理椎间盘在椎间孔区发生神经根损伤，用神经剥离子仔细探清并保护可以避免；处理椎体节段血管时出血，建议缝线结扎更牢靠；腹部损伤可以行局部修补；交感神经损伤，会出现会阴部不适及性功能障碍，术中要保护好交感神经链，给予神经营养药物治疗；腰大肌、髂腰肌损伤，术后出现屈髋无力，疼痛，一般经对症治疗可以恢复；术后肠麻痹而出现腹账，多为腹膜后刺激或血肿所致、术后给予短时禁食，胃肠减压等对症处理。

（金贵根）

第四节　一期后路内固定、前路病灶清除植骨融合治疗腰骶段脊柱结核

一、适应证与禁忌证

（一）适应证

①腰骶段脊柱结核伴窦道形成或合并有混合感染者；②腰骶段结核合并腰大肌脓肿、骶前脓肿及髂窝脓肿；③术前诊断尚不能排除化脓性脊椎炎者；④腰骶段脊柱结核累及 2 个或 2 个以上节，骨质破坏明显者。上述适应证的选用针对的必须是手术前已出现脊柱不稳或单纯病灶清除后可能出现脊柱不稳者。

（二）禁忌证

年老体质差，并发症多，无法耐受手术的患者。

二、手术方法

（一）术前准备

术前行三大常规、结核抗体、血沉、C-反应蛋白等相关检查。拍摄胸部正位片以排除活动性肺结核及急性粟粒性肺结核。拍摄腰骶椎 X线、CT 及 MRI 片以观察病变情况。术前予营养、卧床休息等支持治疗，正规四联抗结核治疗 4 周。四联抗结核药物治疗为：异烟肼300 mg，口服，1 次 /天；利福平450 mg，口服，1 次 /天；吡嗪酰胺750 mg，口服，1 次 /天；乙胺丁醇750 mg，口服，1 次 /天。同时予护肝治疗，待患者全身状况良好，结核中毒症状改善，血红蛋白＞100 g/L，血沉正常或明显下降时施行手术，术前 3 天流质饮食，术前 1 天行肠道准备。

（二）麻醉

一般宜采用气管内插管全身麻醉。术中可加用肌肉松弛剂。术中保持两个输液通道使用16号针头或作静脉切开，供快速输液输血用。手术到达椎管后即开始输血，并加快输液速度，输血速度根据出血量调整，勿使患者陷入休克状态。术中采用干纱布，冲洗液要计量，吸收瓶要有刻度，以便经常测定出血量。

（三）体位

俯卧位，置于脊柱弓形手术架或者垫高双侧前肩部及髂前上棘部位，使胸腹腔均悬空而不是直接接触术台，其意义在于借助胸腹壁软组织及胸腹腔内脏器下垂的重力作用，使胸腰段脊柱处于恢复生理前凸的力学

环境，有利于病椎复位，又可减低腹腔内压力，从而减少背部手术正中切口术野内的渗血，而且胸腹腔部悬空，胸腹腔容积不减少，使呼吸不受限制。然后行仰卧位，行“八”字切口。

（四）手术操作步骤

气管插管全身麻醉下取俯卧位，行腰骶部后正中纵行切口，常规暴露双侧椎板至小关节外侧，C形臂式X线机透视确认病椎后，于病椎上、下相邻的正常椎体内置入椎弓根螺钉，若病变累及多个连续的椎体，可于病变较轻的椎体内置入椎弓根螺钉。根据术前影像学检查，若病变侵犯椎管则应行椎板切除椎管减压。固定棒预弯成前曲约20° ~30° （腰椎前曲），根据术前X线片所示椎体塌陷、高度丢失情况决定是否撑开。放置引流管再逐层缝合筋膜、皮下及皮肤。然后改仰卧位，取倒“八”字切口，切开浅筋膜，沿腹外斜肌纤维方向钝性分开，切断腹内斜肌、腹横肌和腹横筋膜，腹膜外脂肪自创口显出，用盐水纱布裹成纱布球将腹膜囊轻轻向中线推移，显露腰大肌，处理腰大肌脓肿。切开腰大肌吸尽脓液，搔刮脓腔，用生理盐水反复冲洗并用 3%过氧化氢冲洗脓腔。Cobb’s角剥离器剥开腰大肌，显露L_4~S_2椎体以及腹主动脉、下腔静脉、髂总动静脉、髂内动静脉及髂外动脉，显露左右髂血管分叉下的三角区。进入该三角区行结核病灶清除术，病灶清除至有新鲜出血的松质骨为止，摘除病变椎间盘并处理窦道。用过氧化氢及生理盐水冲洗病灶区，然后根据椎间缺损大小取合适的三面皮质髂骨块或同种异体骨行椎间植骨，再次冲洗病灶区，并放置链霉素粉剂1g，异烟肼0.1g，置负压引流管，缝合切口。术后病灶坏死组织送病理检查。

（五）术后处理

术后观察血压、呼吸、脉搏、体温等生命体征的变化及引流量，密切注意双下肢的感觉及运动状况，引流管术后 24~72h 拔除，如有特殊情况可延迟拔管时间。术后预防性应用抗生素 3~5天，期间继续四联抗结核治疗，吡嗪酰胺治疗 3 个月后停药， 其余三联抗结核药物持续12~18 个月，术后 3 周内每周复查血沉、血常规、肝功能、肾功能 1 次，以后每 2~3 个月复查上述生化检查及 X 线片 1 次。

三、典型病例介绍

患者，男，31岁，术前X线片示L_4、L_5、S_1骨质破坏；MRI和CT示L_2~S_1多节段椎体破坏，椎旁脓肿、腰大肌脓肿形成以及严重椎管狭窄；手术先后路固定，再前路病灶清除植骨融合；最后随访中，X线片示植骨块融合良好，结核无复发（图20–7）。

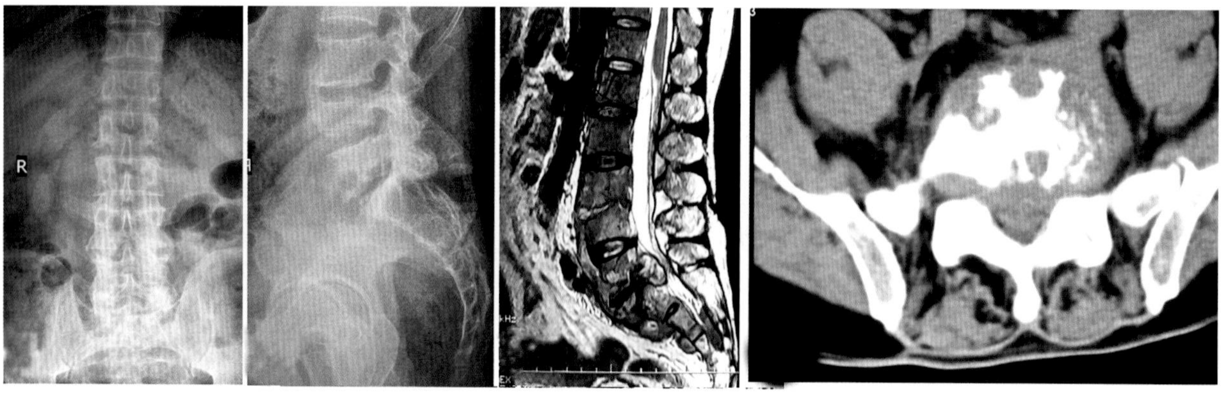

A B C D

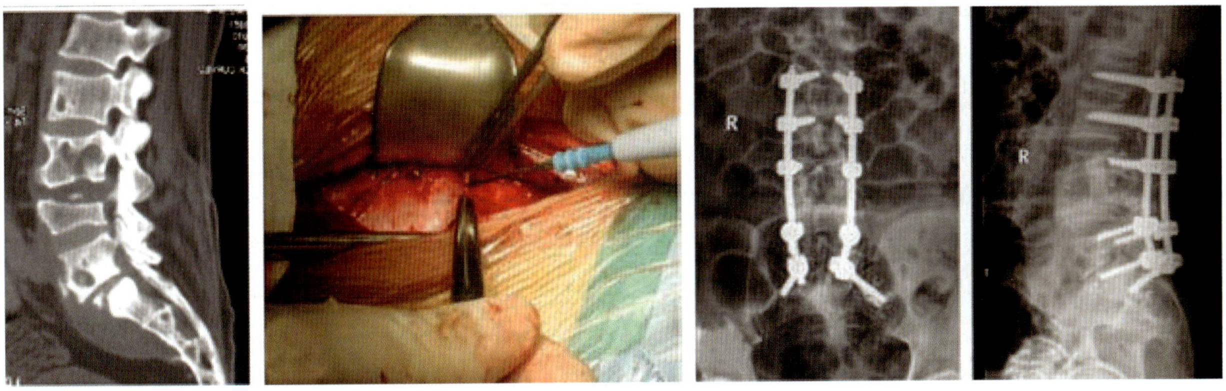

E F G H

A、B．术前正侧位X线片示L_4、L_5、S_1骨质破坏；C~E．术前MRI和CT示L_2~S_1多节段椎体破坏，椎旁脓肿、腰大肌脓肿形成以及严重椎管狭窄；F．手术先后路固定，再前路病灶清除植骨融合；G、H．最后随访中，X线片示植骨块融合良好，结核无复发

图20-7 典型病例介绍

四、手术要点与陷阱

1）一般先行后路手术内固定矫正畸形，再行前路病灶清除、植骨融合术，若先行前路病灶清除、植骨融合术再行后路椎弓根螺钉内固定术，在变换体位时前方植骨出现松动及脱落的可能性远大于前者。

2）若结核病灶累及骶椎且骨质破坏明显者，可将螺钉打在髂骨上。

3）L_5、S_1椎体侧方有髂总动、静脉阻挡，向对侧牵拉时动作需轻柔，避免损伤血管，扪及动脉搏动时要尽量避开。

4）处理脓肿时应沿脓肿壁纵行切开，边切边钳夹后缝扎止血。

五、并发症防范要点

1）前路手术可以彻底地清除结核病灶，植骨融合可靠。

2）后路内固定减少了前路手术时术野的暴露和手术并发症，KEMP 等报道脊柱结核采用前路内固定后，由于术野暴露的增宽及内固定物放置至正常椎体，术后并发症增加 50%。

3）目前结核菌的耐药性逐渐增强，前路固定，内固定物位于病灶内，是潜在的感染源，若结核未控制或再活跃，再次取出内固定物困难，而本术式采用后路内固定，内固定置于病灶外，减少潜在感染。

4）经椎弓根内固定，能够有效地恢复腰骶角的正常生理曲度，减少了术后下腰痛的发生。

5）本术式经后路内固定、前路植骨融合，实现了腰骶段环形融合，能更好地维持脊柱的稳定性。

（王锡阳 曾 浩 张鹏辉）

参考文献

[1] 袁凯，陈建庭．脊柱结核外科治疗植骨材料的临床应用与研究进展[J]．中国矫形外科杂志，2012，20(21)：1957-1959.

[2] 刘忠军．脊柱外科手术操作与技巧[M]．北京：人民卫生出版社，2000：188-189.

[3] 朱通伯，戴尅戎．骨科手术学[M]．北京：人民卫生出版社，2000：1202-1221.

[4] 赵定麟．现代脊柱外科学[M]．上海：世界图书出版社，2006：1044-1047.

[5] 孔维清，徐建广，周薇，等．一期前后路联合手术治疗多节段胸腰椎结核[J]．脊柱外科杂志，2007，27(9)：135-138.

[6] 饶书城，宋跃明. 脊柱外科手术学［M］. 北京：人民卫生出版社，2007：338-341.

[7] 王锡阳，魏伟强，李伟伟，等. 一期后路病灶清除植骨融合内固定治疗胸腰椎结核［J］. 中国脊柱脊髓杂志，2009，19（11）：813-817.

[8] 宋跃明. 如何理解脊柱结核病灶彻底清除［J］. 中国脊柱脊髓杂志，2010，20（10）：798.

[9] 王锡阳，周炳炎，李伟伟，等. 脊柱结核手术治疗的并发症原因分析及防治［J］. 中国脊柱脊髓杂志，2010，20（12）：993-997.

[10] 崔旭，马远征，芦健民，等. 不同手术方法治疗胸腰椎结核［J］. 中国骨与关节损伤杂志，2011，26（3）：197-199.

[11] 张宏其，郭虎兵，陈筱，等. 单纯一期后路病灶清除椎体间植骨融合内固定治疗胸椎结核的临床研究［J］. 中国矫形外科杂志，2012，20（1）：34-40.

[12] 田慧中，李明，王正雷. 胸腰椎手术要点与图解［M］. 北京：人民卫生出版社，2012：87-91.

[13] Bridwell KH，Lenke LG，McEnery KW，et al. Anterior fresh frozen structural allografts in the thoracic and lumbar spine. Do they work if combined with posterior fusion and instrumentation in adult patients with kyphosis or anterior column defects［J］Spine，1995，20（12）：1410-1418.

[14] Ferrer MF，Torres LG，Ramírez OA，et al.，Tuberculosis of the spine. A systematic review of case series［J］. Int Orthop，2012，36：221-231.

[15] Ha KY，Chung YG，Ryoo SJ. Adherence and biofilm formation of Staphylococcus epidermidis and Mycobacterium tuberculosis on various spinal implants［J］. Spine，2005，30（1）：38-43.

[16] JIA LS. The current situation and question about the treatmentof spinal tuberculosis［J］. Chinese Journal of Medicine，2007，42（10）：4- 6.

[17] Jain AK，Jain S. Instrumented stabilization in spinal tuberculosis［J］. Int Orthop，2012，36（2）：285-292.

[18] Kemp HBS，Jackson JW，Jeremiah JD，et al. Anterior fu-sion of the spine for infective lesions in adult［J］. The Journal of Bone and Joint Surgery，1973，55- B（4）：715.

[19] Ma YZ，Cui X，Li HW，et al. Outcomes of anterior and posterior instrumentation under different surgical procedures for treating thoracic and lumbar spinal tuberculosis in adults［J］. Int Orthop，2012，36（2）：299-305.

[20] Polley P，Dunn R. Noncontiguous spinal tuberculosis：incidence and management［J］. Eur Spine J，2009，18：1096 - 1101.

[21] Pang X，Shen X，Wu P，et al. Thoracolumbar spinal tuberculosis with psoas abscesses treated by one-stage posterior transforaminal lumbar debridement，interbody fusion，posterior instrumentation，and postural drainage［J］. Archives of orthopaedic and trauma surgery，2013，133：765-772.

[22] Rajasekavan S，Shanmugasundaram TK. Progression ofkyphosis in tuberculosis of the spine treated by anterior avthrodesis［J］. J. Boae and Jornt Surgery，1987，71：1314- 1323.

[23] Rajasekavan S，Shanmugasundaram TK Prabhakar R，et al. Tuberculosis Lesions of the Lumbosacral Region：A15- Year Follow- Up of patients treated by Ambulant Chemother-apy［J］. Spine，1998，23（10）：1163- 1167.

[24] Rajasekaran S. The natural history of posttrabecular kyphosisin children［J］. The Journal of Bone and Joint Surgery（Br），2001，83：954- 962.

[25] Rasouli MR，Mirkoohi M，Vaccaro AR，et al. Spinal tuberculosis：diagnosis and management［J］. Asian Spine J，2012，6（4）：294-308.

[26] Sundararaj GD，Amritanand R，Venkatesh K，et al. The use of titanium mesh cages in the reconstruction of anterior column defects in active spinal infections：can we rest the crest［J］? Asian Spine J，2011，5（3）：155-161.

[27] Wang ZL. The opinion of thoroughly healing of the focal ofspinal tuberculosis and relevant questions［J］. Chinese Journal of Spine and Spinal Cord，2009（8）：568- 570.

[28] Wang HW，Li CQ，Wang J，et al. Characteristics of patients with spinal tuberculosis：seven year experience of a teaching hospital in Southwest China［J］. Int Orthop，2012，36：1429-1434.

[28] Zhang HQ，Li JS，Zhao SS，et al. Surgical management for thoracic spinal tuberculosis in the elderly：posterior only versus combined posterior and anterior approaches［J］. Archives of orthopaedic and trauma surgery，2012，132：1717-1723.

第二十一章　胸腰骶脊柱结核不同病变时期与手术对策

第一节　手术治疗的目的及适应证

一、脊柱结核手术治疗目的

脊柱结核在临床中是一种较常见疾病，早期发现、早期诊断、早期正规的抗结核药物治疗可以痊愈，当椎体破坏到一定程度合并脊柱不稳或后凸畸形及脊髓受压的患者，在抗结核药物治疗的基础上手术是一种非常重要的不可缺少的治疗手段。手术方式要根据不同的年龄阶段、病变节段及病变时期来制定。儿童与成人存在一定的差异，10岁以下的患儿多椎体受累者，脊柱后凸畸形是常见的严重后遗症，严重影响患儿心理和生理健康，后期可并发治愈型截瘫；患儿10岁以后，椎体二次化骨中心出现，病灶骨缺损处直至上、下椎体骨质紧密接触骨性愈合后，后凸畸形迅速加重。因此，在临床治疗中，应根据不同年龄阶段的病变程度选择不同的手术技巧进行治疗，手术治疗主要目的是清除病灶、恢复脊柱序列、解除脊髓压迫、矫正脊柱畸形，重建脊柱、脊髓稳定性和早日康复。

结核病灶的治愈都离不开全身抗结核药物的治疗和有效的手术治疗，两者是相辅相成的，缺一不可的，在手术前及手术后化疗显得尤为重要。

结核病灶清除是在抗结核药物治疗的基础上不可缺少的主要方案，手术中尽可能干净彻底清除病变组织是治疗脊柱结核的重中之重，植骨融合、后凸畸形矫正和内固定都是在病灶清除的基础上进行的，也是必需的。

脊柱、脊髓稳定是在结核病灶清除，解除脊髓压迫后，给予坚强的内固定、矫正畸形及病灶骨缺损处植骨来获得的。经过以上的治疗，加上术后康复、营养等可促进病人早日康复。

由于胸、腰、骶椎脊柱节段的局部解剖存在一定的差别或变数，各节段的手术难度、风险程度也存在一定程度的差异。因此，在处理技巧上也有不同之处，应根据不同节段在不同的病变时期及病变程度选择不同的手术方式才能达到最佳的治疗，这是同道们共同关心的首要问题。

常采用的手术方式有如下几种：

1. 前路病灶清除术

（1）经胸膜外肋骨横突切除病灶清除术：手术的要点是以病椎为中心的后旁正中切口逐层切开浅筋膜、沿脊柱缘纵行切开斜方肌、菱形肌附着处，向外侧牵开，在棘突旁骶棘肌较薄弱处纵行切开，并将该肌向内外牵开，显露出肋骨。切除病椎处的肋骨后段，在剥离取出肋骨头时即可见椎旁脓液流出（图21–1）。然后逐一清除病灶，关闭伤口。该手术方式操作较简单、安全。

（2）经胸廓内胸膜外胸椎结核病灶清除术（图21–2）：该手术区有肩胛骨遮挡，切口较长，损伤大，容易损伤胸膜，手术后对胸腔的干扰大，恢复较慢。

（3）经胸病灶清除术：该手术的切口在上胸段同经胸廓内胸膜外胸椎结核病灶清除术（图21–3），T_7以下的切口进入胸腔清除病灶简单，但手术后有胸腔的并发症发生的可能。

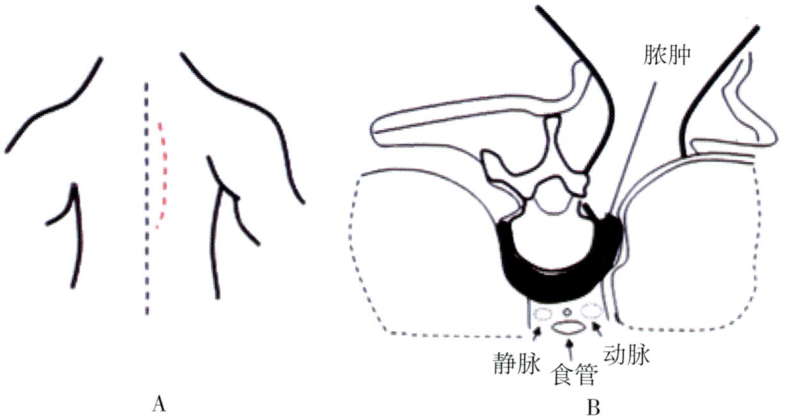

A. 切口；B. 肋骨横突切除术横断面

图21-1 肋骨横突切除病灶清除术示意图

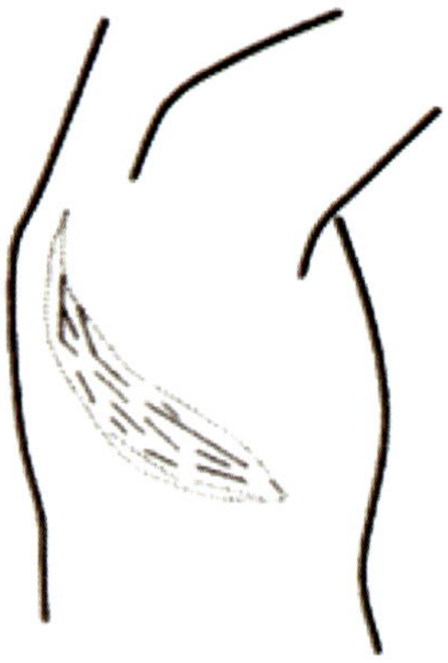

图21-2 经胸廓内胸膜外病灶清除切口线示意图

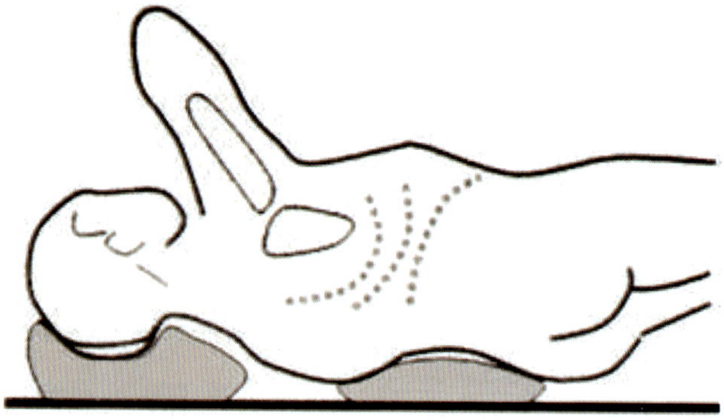

图21-3 颈胸内病灶清除切口线示意图

（4）胸腰段胸腹联合入路病灶清除手术（图21-4）：脊柱胸腰椎段既是位于胸椎与腰椎移行部位，也是胸椎与腰椎前后凸的衔接之处。该段正是胸腔与腹腔的交界部位，在脊柱的前方及左右侧的解剖非常复杂，故胸腰段侧前方胸腹联合入路病灶清除手术的难度也很大。

（5）中下腹部倒“八”字的切口入路病灶清除术：腰骶段椎体结核在临床中是相对较少，占脊柱结核的3%~9%，由于腰骶段脊柱生物力学和椎体前缘解剖的特殊性，常采用中下腹部倒“八”字的切口（图21-5）入路病灶清除术。手术操作在腹膜外显露L_4以下腰骶椎结构，实际操作很困难和复杂。特别是L_5、S_1椎体结核，即使行前路病灶清除或者植骨治疗，由于该处的内固定非常困难，非固定性植骨融合骨块容易移位损伤

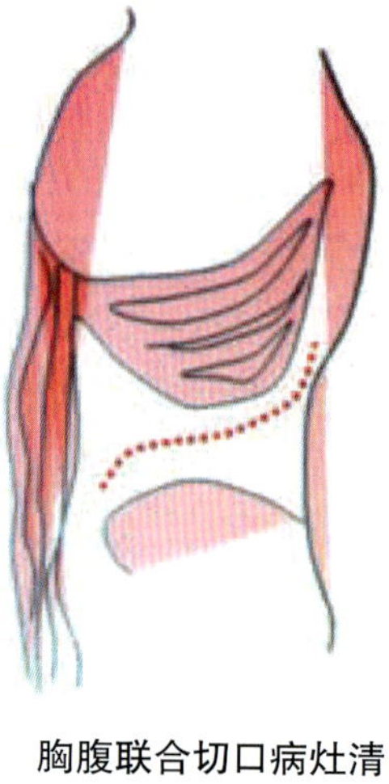

图21-4 胸腹联合切口病灶清除示意图

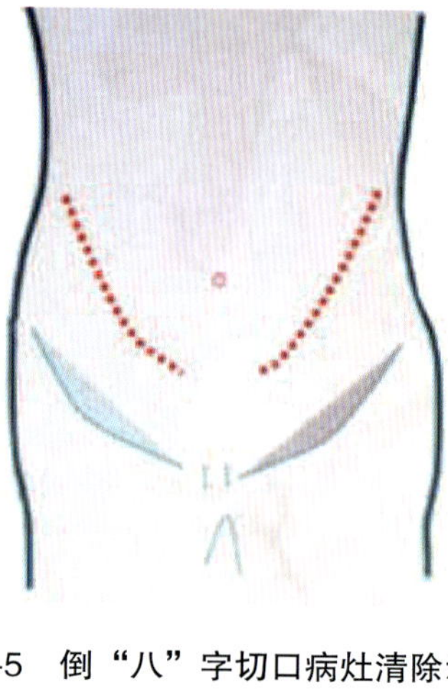

图21-5 倒“八”字切口病灶清除示意图

周围重要组织器官而发生严重的并发症，既不能矫正脊柱畸形，术后也只能保障脊柱后期稳定，且卧床时间长，并发症多。

2. 前、后路病灶清除植骨融合术　在上个世纪早期的骨科前辈们就开始采用的手术方法，目前仍在采用这些方法治疗脊柱结核，这些方法挽救了大量脊柱结核患者的生命，在当时那个年代没有内固定的条件或条件不成熟，术后脊柱畸形矫正不满意、结核复发的概率也较高。在没有可靠、坚强的内固定制动条件下完成手术，脊柱的稳定性差，植骨块有移位压迫脊髓致瘫痪的可能。笔者在20世纪70年代末期，前辈们采用经胸廓内胸膜外病灶清除前路植骨术治疗一例T_7 ~T_9结核，当时没有可行的内固定材料，手术后骨块移位损伤脊髓致截瘫，经一系列治疗未见恢复，教训惨重。并且术后卧床时间较长，也只能保障脊柱后期稳定。即使行后路椎板植骨经卧硬板床休息，也只能矫正5° ~10° 后凸畸形。特别在儿童时期，待椎体骨性愈合后，脊柱后柱在不断发育生长而后凸畸形迅速加重，即使行前路病灶清除内固定植骨融合手术，不解决后路植骨融合，术后的后凸畸形也在进行性加重。如果结核病灶复发或内置物松动、断裂，需要取出内置物时也存在一定困难。

随着时间的推移，在20世纪的中后期同道们对脊柱结核病的认识，特别是脊柱、脊髓的稳定性有了更科学的认识，提出了前、后路病灶清除、植骨、内固定矫形的新理念、新观点治疗脊柱结核。结果，植骨融合、后凸矫正都很好，术后很少有人报道复发病例，在临床治疗中获得了很满意的效果。后来有了钉棒系统用于脊柱的后路手术，既简化了脊柱前路手术的难度性，复位、固定都非常理想。在临床上采用后路钉棒系统治疗脊柱结核也获得了可喜成绩。因此，脊柱结核在病灶清除的基础上，坚强、可靠的内固定是治疗脊柱结核等疾病手术必需的，不可缺少的，也是手术成功最关键的一步。

脊柱后方的解剖结构较简单，主要是竖脊肌，是背肌中最长的肌，纵列于脊柱全部棘突的两侧。下起自骶骨背面，向上达枕骨和颞骨，由脊神经后支支配。因此，选择后方入路手术行病灶清除、矫正、固定、植骨融合比前路手术更简捷、安全。

本章节重点介绍经后正中切口入路行双侧侧前方一期完成病灶清除钉棒系统矫正固定植骨融合术式治疗胸、腰、骶椎节段的脊柱结核，笔者从20世纪90年代初到目前的长期的临床工作中也获得了满意的效果（图21-6）。除病椎前方有较大的流注脓肿需要行前方脓肿清除外，均可行后路病灶清除、固定、畸形矫正、植骨融合手术治疗，该术式不需要改变手术体位，既能较彻底地清除病灶及后凸畸形矫正，同时也能完成脊柱前、后路植骨融合，手术损伤较小，不易损伤脊髓。术后植骨块不随体位改变位移，护理轻松、安全、放心，可早期下床，极大地缩短了卧床时间，减少了相应的并发症，近、远期临床效果满意。但在具体实施手

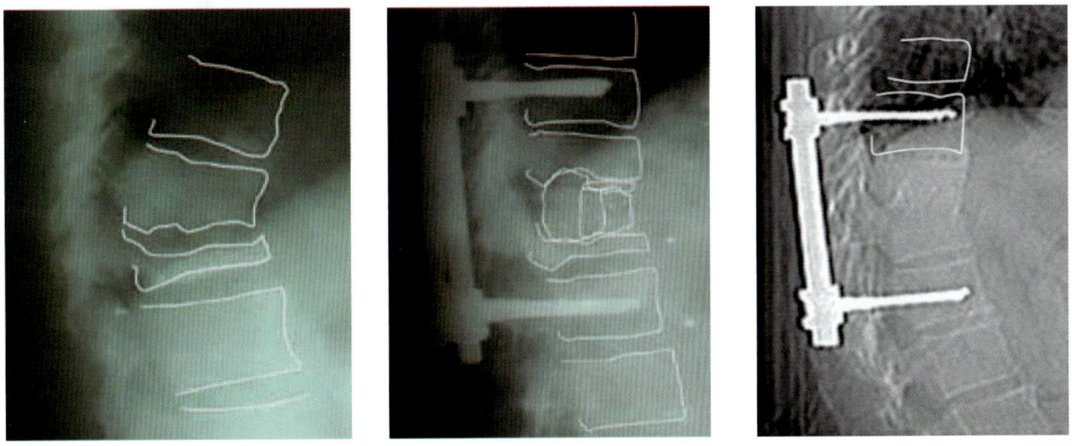

A　　B　　C

A．胸椎结核术前X线片，椎体及椎间盘破坏较重合并脊柱后凸畸形改变；B．术后X线片，RF钉矫正固定植骨术后；C．手术后14个月椎体已骨性愈合

图21-6　20世纪90年代早期的后路手术图片

术治疗方案时，应根据不同的病变时期及部位选择不同的手术方式或组合术式治疗才能达到最佳的效果。

（1）脊柱结核活动型：患者有典型的全身（发热、盗汗、消瘦）或局部肿胀、疼痛等临床症状及相关体征，X线片、CT、MRI检查见椎体破坏到一定程度合并脊柱不稳或后凸畸形及脊髓受压者，是需要手术方法治疗的。此型在不同年龄阶段的患者均可采用后正中切口入路行双侧侧前方一期完成病灶清除钉棒系统矫正固定植骨治疗，该手术有很大的优越性，从机械力学认为，能从三柱上进行撑开复位固定力量均匀有力，脊柱畸形矫正满意，撑开后病变处间隙自然张开，手术中容易进入病灶清除结核病变组织达到目的。

（2）脊柱结核静止型：此型患者已达到临床治愈标准，但影像学检查未达到治愈标准。随着时间推移脊柱畸形逐渐加重，甚至出现下肢无力，感觉、运动功能障碍或大小便功能障碍等瘫痪表现。影像学检查无骨性愈合征象，多为纤维组织或结核组织连接，脊髓受压。对此型患者在用抗结核治疗的同时选择外科手术治疗，采用的手术方式与活动型结核基本相同。脊柱后凸畸形角度较大而病程时间较长，并且常合并胸廓畸形，一期手术矫正畸形有很大的困难，同时存在很大的风险性，甚至可能损伤脊髓、血管或加重瘫痪。就此型患者而言，先行头盆环牵引，待脊柱畸形大部分矫正后再做二期后路手术，这样才更安全可靠。

（3）脊柱结核愈合型：此型患者已达到临床和影像学治愈的标准。在儿童时期的成长过程中因脊柱前、中柱已骨型愈合或因前路手术病灶清除内固定植骨融合而阻止该节段椎体生长发育，脊柱后柱在不断地生长发育而后凸畸形逐渐加重，脊髓因后凸或成角处骨嵴压迫或磨损等诸多因素使脊髓变性、萎缩，甚至逐渐出现瘫痪。后凸畸形较轻者可行后路一期截骨矫正，严重后凸畸形者常合并胸廓畸形，可分两期手术，一期行顶椎椎体切断，行头盆环牵引，待脊柱后凸畸形大部分矫正后，带头盆环牵引架入手术室行二期后路手术矫正植骨融合，这样可以预防脊髓、神经及血管损伤等严重并发症。脊柱后凸畸形顶点部位的有效椎管及硬膜囊的减压，促进神经功能改善及脊柱畸形的矫正是治疗此型患者的首要目的。

二、脊柱结核手术治疗的适应证

脊柱结核手术适应证该如何选择，主要根据结核病变具体情况及达到手术治疗的目的来制定的，在经过长期的不断地完善，最终达到较快的治愈病变，重建脊柱、脊髓的稳定性和早日康复的目的。

（一）脊柱结核活动型

1）结核药物治疗效果不好，产生耐药者。

2）有较大的冷脓肿存在，对周围器官有一定的压迫影响者。

3）脊柱结核已造成椎体和椎间盘的破坏，甚者椎体塌陷较重需要修复骨缺损、恢复椎体高度者（图21-7）。

4）病灶清除或切除对脊柱稳定性有一定影响者。

5）脊柱结核合并脊柱后凸畸形需要矫正者。

6）脊柱结核合并脊髓神经功能有一定损害者。

（二）脊柱结核静止型

1）患者有脊柱结核病史，无结核的全身症状，合并有长期的腰背部胀痛，脊柱后凸畸形在进行性加重伴随有截瘫改变者（图21-8A至图21-8C）。

2）影像学检查无骨性愈合，病变区多为纤维组织或结核组织连接，脊髓受压明显者（图21-8D）。

3）结核术后不愈或复发者。

（三）脊柱结核治愈型

1）患者已达到临床和影像学治愈的标准，脊柱后凸畸形逐渐加重，严重影响患者的心身健康（图21-9）。

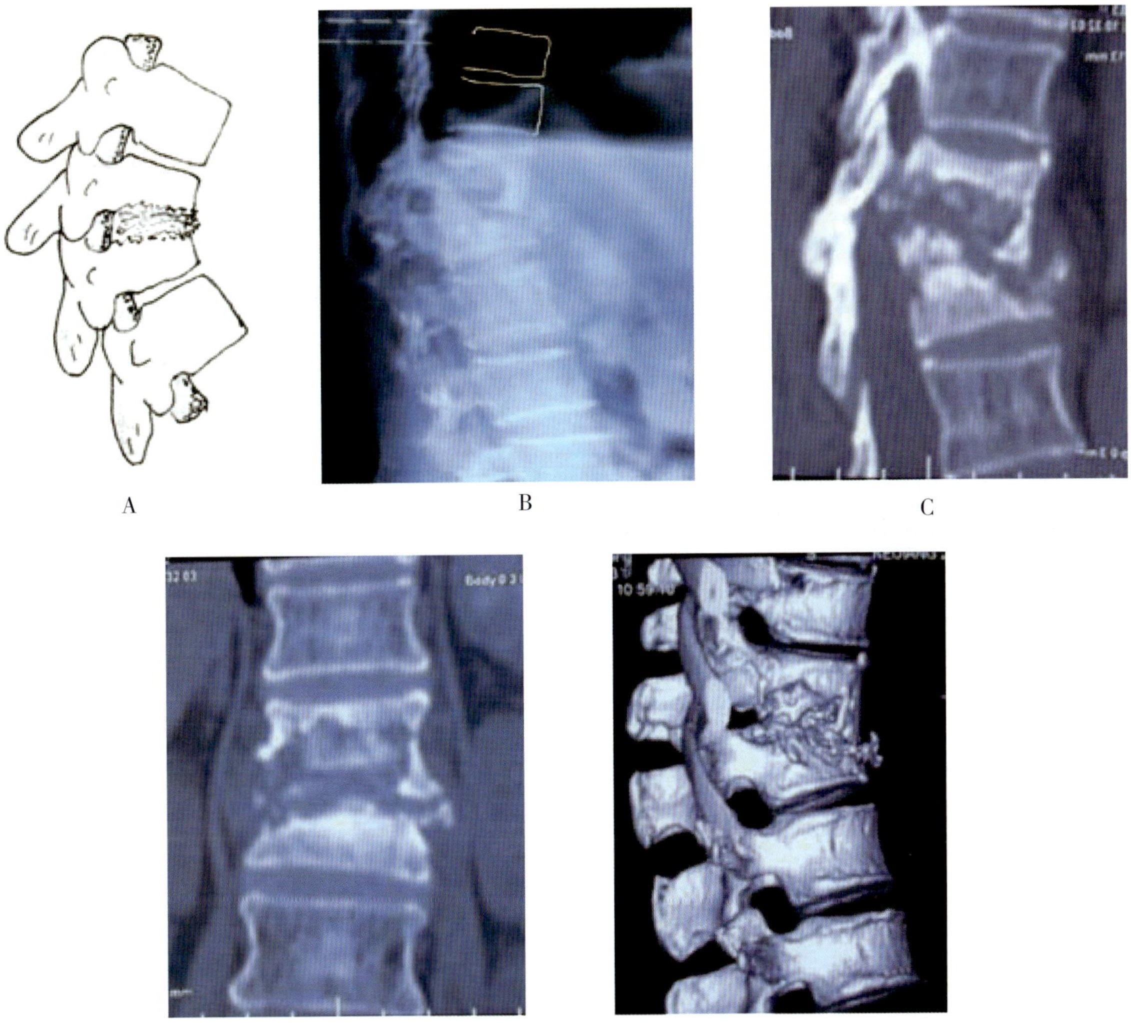

A　B　C　D　E

A．椎体破坏较重合并脊柱不稳定改变的示意图；B．T_{12}、L_1结核，椎体塌陷合并脊柱不稳；C、D．CT二维重建的矢状位及冠状位图像，椎体破坏表现，脊柱不稳；E．CT三维重建，椎体破坏表现及后凸畸形改变

图21-7　活动型脊柱结核影像学表现

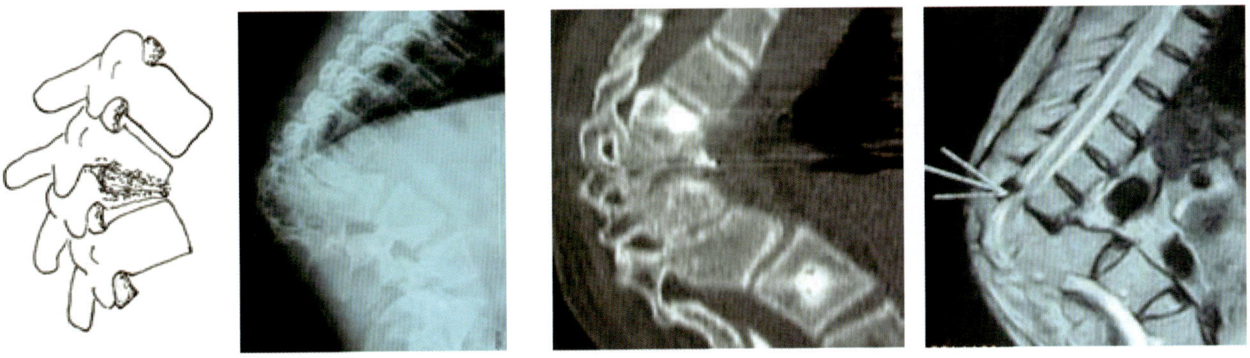

A　B　C　D

A．椎体破坏严重合并脊柱后凸畸形改变的示意图；B．X线片表现，T_{12}、L_1结核合并严重的脊柱后凸畸形，在T_{12}、L_1处为纤维连接；C．MRI图像，T_{12}、L_1处为纤维连接；D．MRI图像，无骨性愈合，脊髓受压明显

图21-8　静止型脊柱结核影像学表现

2）脊髓因后凸或成角处骨嵴压迫或磨损等诸多因数使脊髓变性、萎缩，甚至逐渐出现瘫痪者。

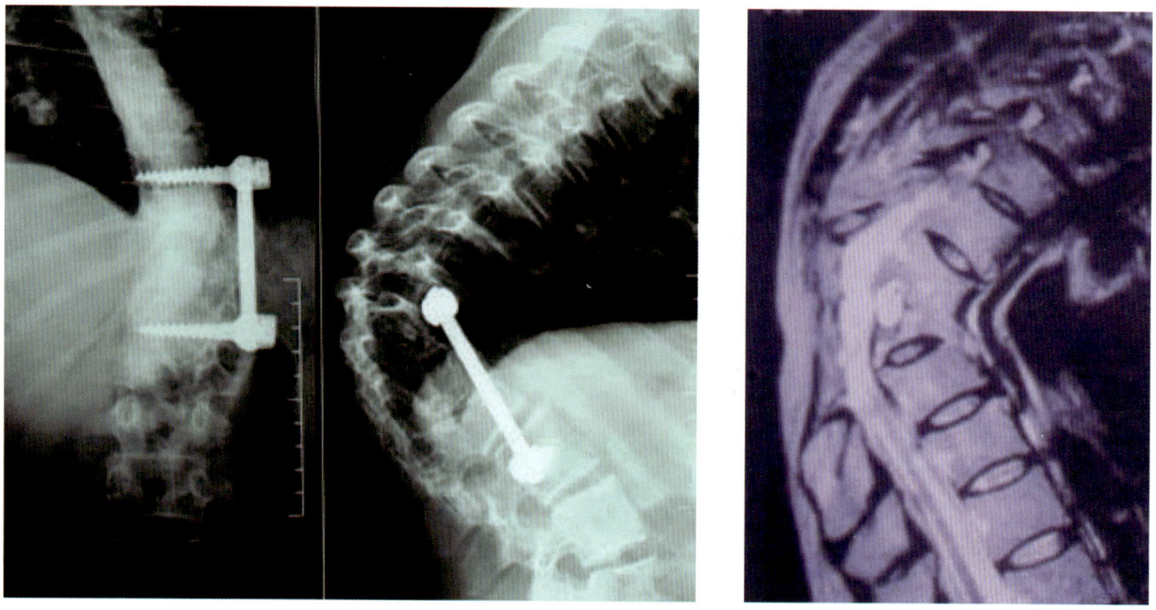

A　　　　　　　　　　B

A．T_7~T_9结核前路手术后两年，已骨性愈合合并脊柱严重后凸畸形；B．T_8~T_{10}结核愈合型合并后凸畸形

图21-9　愈合型脊柱结核影像学表现

三、禁忌证

1）患有内科基础疾病不能承受手术者。

2）极度消瘦、营养不良者。

第二节　术前准备

要完成任何一种手术，手术前、后的准备及治疗工作都离不开医生、护士相互配合而共同完成的，两者缺一不可。

一、手术前临床医生需要完成的工作

1）正规的抗结核药物治疗至少两周，若在结核活动期合并瘫痪者，为了挽救脊髓功能可早期手术。充分地评估患者身体情况，全身情况较差者，术前给予支持疗法。

2）完善术前相关检查，反复阅读脊柱X线片、CT片及MRI片，必须对患者进行全面的评估，特别要对病变节段的影像资料及结果进行认真分析，确定结核病椎的部位、数目，明确脊髓是否存在萎缩变性，明确椎体破坏程度和脊柱的稳定性及手术可能对稳定性产生影响等一系列的治疗方案。

3）有心肺功能障碍患者，请相关科室的医生会诊，并做好预案准备工作。

4）准备好术中所需要的钉棒系统系列器械及田氏骨刀，骨刮式、脓肿刮式及环踞等器械。

5）根据手术的大小、难度及患者的身体情况，备一定数量的血术中用。

二、手术前护理需要完成的工作

1）术前完善各项检查后认真分析评估患者身体素质、生理、心理和重要器官功能的对手术的承受能力，术后恢复及康复治疗的预判，做好相应的处理及预案准备工作。

2）由于患者缺乏医学常识，大部分患者对手术治疗都有不同程度的恐惧心理，医护人员首先要给患者及家属温馨的关心和帮助，告知大致的治疗过程，手术治疗的疗效及注意事项。必要时请已做了该手术的患者现身讲解医治感受，术后的效果，使其对手术充满信心，积极配合治疗，力争术前达到较佳的心理状态。

3）肺功能训练，年龄较大患者心肺功能有所减退，有报道当1个椎体发生病变时，肺活量降低9%。因此，术前常规测肺功能，进行肺功能训练，指导胸腹式呼吸、吹气球、有效咳嗽、俯卧位训练，鼓励患者做扩胸运动等动作，减少术后并发症的发生。

4）做好心理、生理、体位、皮肤及饮食护理，减轻精神压力，预防压伤，训练床上大小便功能和术后预案计划。

第三节　胸、腰、骶椎节段的手术方法

一、胸椎结核手术方法

（一）麻醉

气管内插管麻醉。

（二）手术体位

俯卧于脊柱托架上（图21-10）。

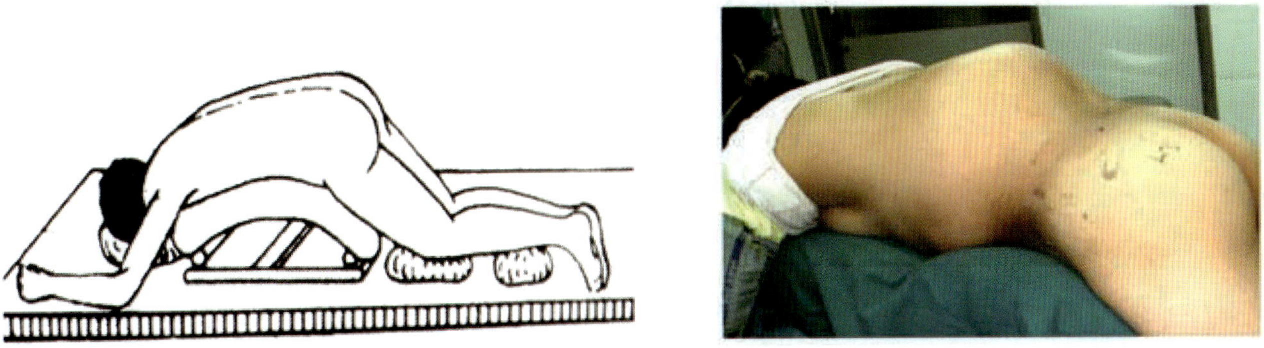

A　　　　B

A．手术体位示意图；B．俯卧于弧形脊柱托架上，腹部悬空

图21-10　手术体位

（三）脊柱结核活动型

1）以病椎为中心作后正中切口，切开皮肤至浅筋膜层向两侧拉开（图21-11）。用电刀及电凝交替切割棘旁软组织，沿椎板骨膜下将软组织逐一剥离，暴露病椎及其上、下各两个或两个以上的椎板，侧方达小关

节突外缘（图21-12），逐渐向外剥离至横突。在剥离过程中的出血，特别是在关节突周围血管较多处容易出血，可用电凝、双极电凝止血或纱布压迫止血。

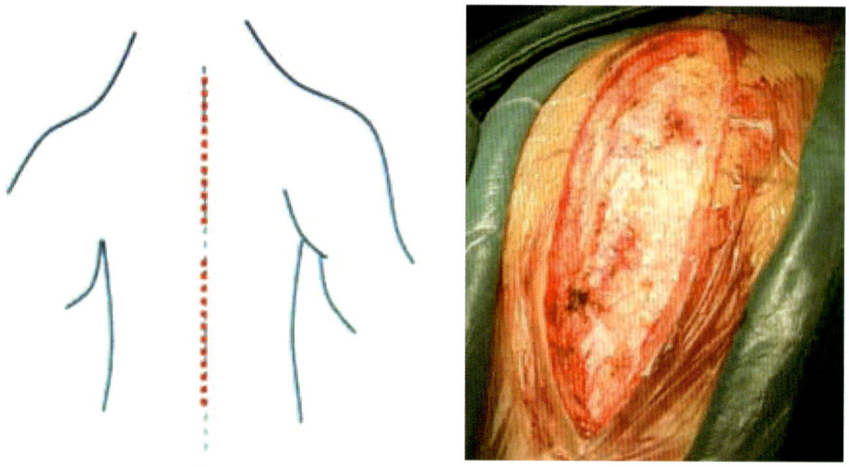

A　　　　　　　　　B

A．以病椎为中心作后正中切口；B．切开皮肤至浅筋膜层

图21-11　胸椎手术切口

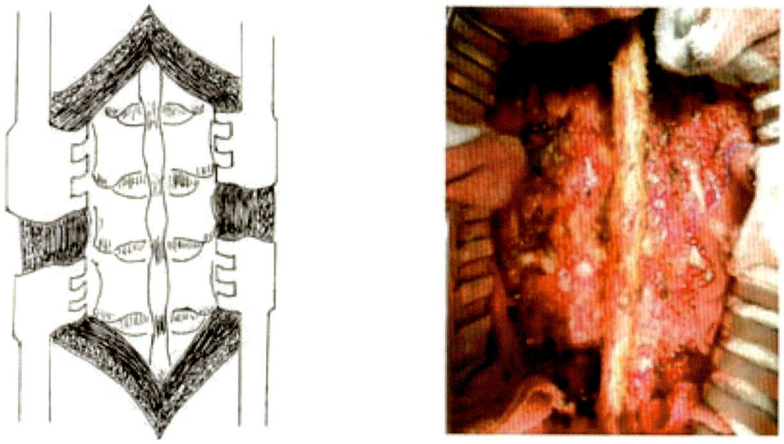

A　　　　　　　　　B

A．充分显露椎板、小关节的示意图；B．剥离椎板上组织，显露置钉的小关节

图21-12　显露手术区范围

2）在C形臂X线机透视下定位，首先确定结核病椎，若无C形臂X线机设备条件的，可找骨性标志定位。在病椎以上1~2个椎体和病椎以下1~2个椎体的椎弓根进针处穿刺拧入椎弓根螺钉，手术中根据病变的具体情况选择置入多少组椎弓根螺钉，脊柱后凸畸形较重者需用4~6组钉棒矫正固定，椎弓根螺钉的长短、粗细应根据椎体及椎弓根的大小来决定，进钉的深度应达椎体前缘骨皮质下0.5~1cm为佳。连接棒应预弯成与病椎脊柱节段的生理弧度基本一致的弧度（图21-13），置好连接棒后，先固定一端的钉棒后再撑开另一端的钉棒，经C形臂X线机透视见脊柱畸形矫正较满意时即可，将螺钉系统拧紧使其固定，置入横连棒连接（图21-14）。

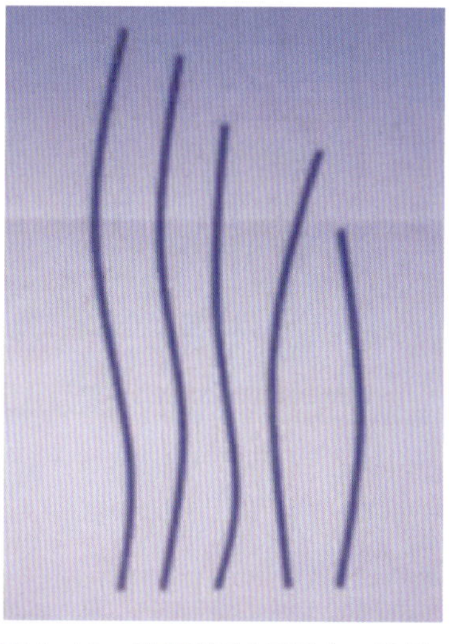

图21-13　连接棒预弯弧度：连接棒的预弯弧度应与病椎脊柱节段的生理弧度基本一致

3）切除病椎横突及左右侧各一根肋骨后段，对于多椎体结核而且病变较重者，在椎体破坏重、椎旁脓肿较多的一侧切除两根肋骨的后段，取出

肋骨头时即可见脓液流出。结扎一侧的一束肋间血管，用田氏特殊器械在病椎两侧椎弓根骨膜下分离至椎体前方，用挡板插入椎体前方隔开椎体前方组织避免受伤，显露病灶（图21-15）。撑开矫正后的病椎间隙较宽，用脓肿刮式及骨刮式交替使用清除脓液、坏死的椎间盘和死骨等组织，在硬脊膜前方手术动作应轻柔，以防损伤硬脊膜或脊髓。病灶清除结束后，在上下健康椎体的冠状面打一骨槽，冲洗伤口，链霉素1~2g放入

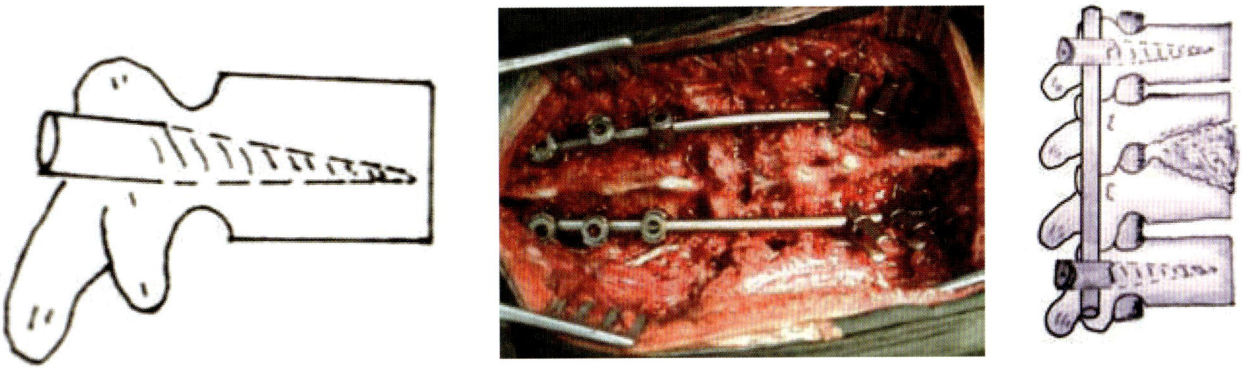

A B C

A．示意图，置钉深度在椎体前缘骨皮质下0.5～1.0cm为佳，螺钉的把持力更牢固；B．手术中钉棒系统矫正固定；C．置入钉棒撑开矫正畸形固定后示意图

图21-14 手术中置入钉棒矫正状况

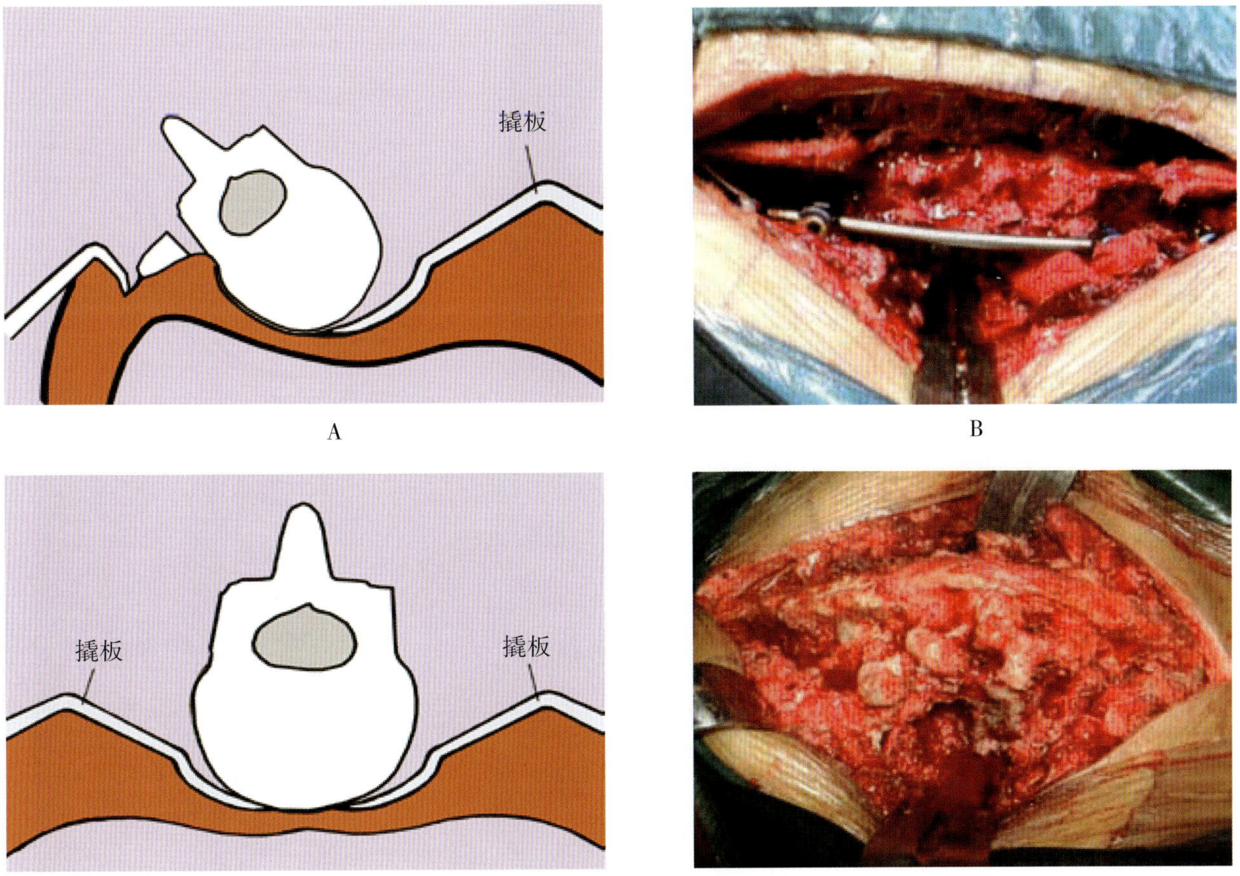

A B

C D

A、B．切除横突或肋骨，从一侧暴露病灶；C、D．双侧暴露病灶

图21-15 显露病椎侧、前方

病灶。测量椎体间骨缺损大小，取同等大小的髂骨或肋骨紧密嵌入椎间骨槽内植骨（图21-16），病椎上下相邻椎板小关节面切除，行小关节间及椎板植骨融合。若结核已破坏了2~3个椎体，坏死的椎间盘、死骨、脓液等物质可能突入椎管腔压迫脊髓或神经根者，在严重的一侧行半椎板切除，如果不能很好地清除病灶，可将该侧的椎弓根一并切除，经过椎管腔切除该侧椎间盘进入病灶（图21-17），这样显露既清楚，也不易损伤脊髓神经，此时，用脓肿刮式逐一清除结核物质。病灶清除结束后，生理盐水冲洗伤口，病灶内可放链霉素1~2g，椎体间行自体骨植骨，椎板缺如处可用骨块重建。缝合切口时可置血浆引流管。

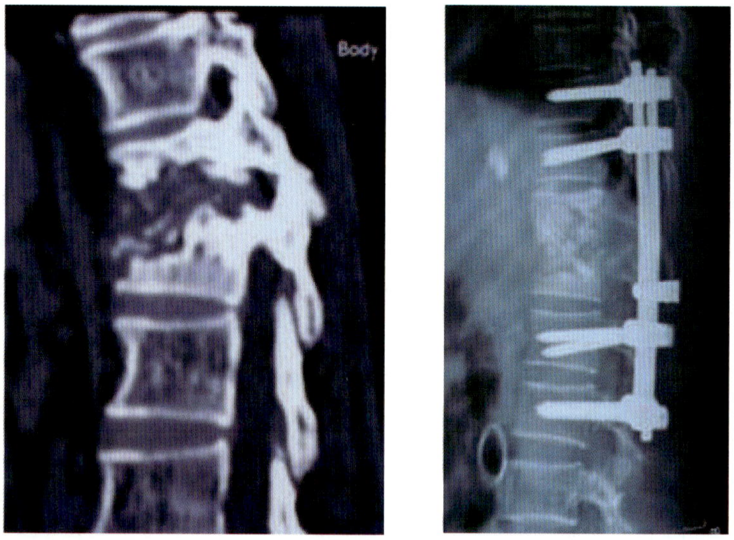

A　　B

A．T_{12}、L_1结核，CT矢状位图像，椎体破坏较重合并脊柱不稳；B．手术病灶清除，钉棒矫正固定植骨术后X线片，矫正固定植骨满意

图21-16　矫正植骨

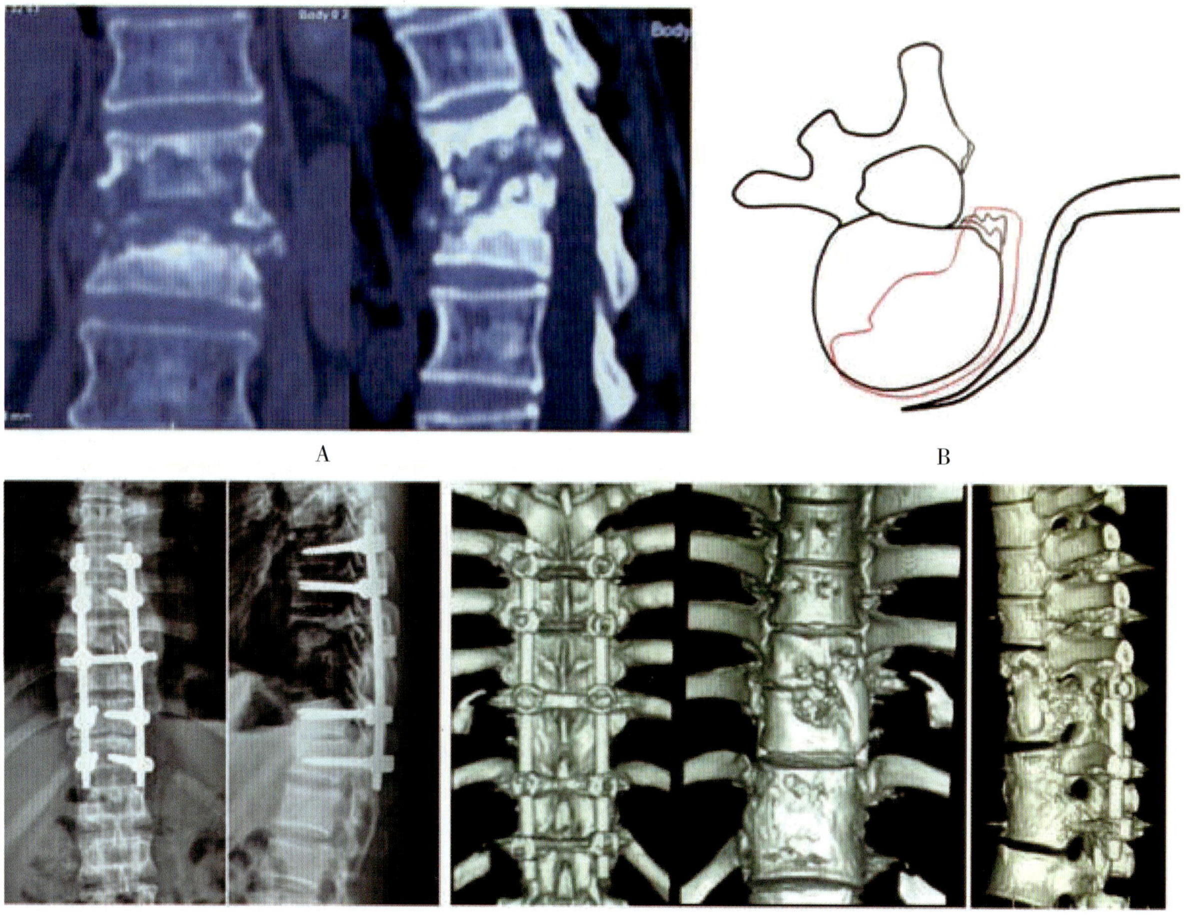

A　　B　　C　　D

A．CT断层、重建图像，T_9中下、T_{10}中上及椎间盘均有明显破坏，椎旁脓肿，脊柱后凸畸形，经后路入路，切除右侧T_{10}后段及椎弓根入病灶清除结核物质；B．经椎弓根、椎间盘入病灶示意图；C．术后X线片，复位、固定、植骨满意；D．CT重建，植骨、畸形矫正、固定满意

图21-17　脊柱结核活动型病例

（四）脊柱结核静止型

需要注意的是，静止型脊柱结核，影像学检查多为纤维等组织连接，脊柱后凸畸形角度较大，病程时间较长，常常合并较严重的胸廓畸形（图21–18），一期手术矫正畸形有很大的困难，同时存在很大的风险性，甚至损伤脊髓发生瘫痪或加重瘫痪。为了尽量避免或减少严重的并发症，可先行头盆环牵引，待脊柱畸形大部分矫正后在做二期后路手术（图21–18）。手术操作同活动型脊柱结核手术步骤，在切除纤维连接时，必须沿椎体骨膜下逐一剥离，在椎体前缘注意血管损伤，在椎体后缘注意脊髓神经损伤。

若合并有椎管狭窄者，在矫正畸形之前，先切除顶椎节段的椎板预防脊髓挤压损伤。

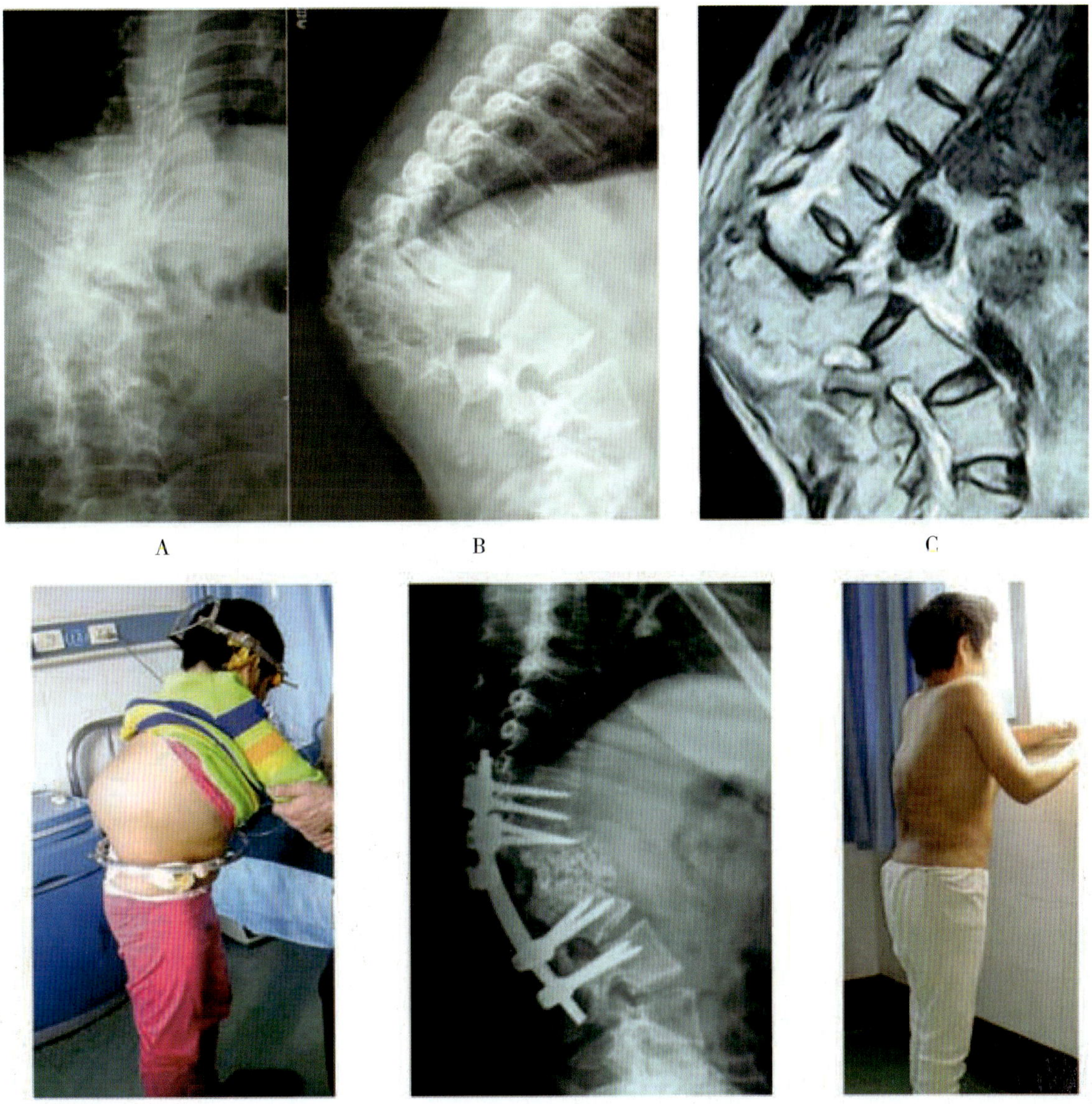

A　　　　B　　　　C

D　　　　E　　　　F

A、B. 术前X线正侧位片显示T_{12}结核病变严重后凸畸形，Cobb's角113°；C. 术前MRI检查显示硬脊膜、脊髓明显受压，骨病处未见骨愈合；D. 头盆环牵引前的人体像；E. 二期后路手术后X线片，矫正较满意；F. 术后人体像

图21–18　静止型病例

（五）脊柱结核愈合型

脊柱后凸畸形较轻者可行后路一期截骨矫正。严重后凸及胸廓畸形在病变节段的椎管腔已变得很狭窄，脊髓因后凸或成角处骨嵴压迫或磨损等诸多因素使脊髓变性、萎缩，甚至逐渐出现瘫痪者，一期手术矫正脊

柱后凸畸形是困难和危险的，对此类不同年龄阶段的患者分两期手术是相对安全的。一期行顶椎椎体切断，若有前路手术内固定植骨融合者，在取出内固定的同时将顶椎切断（图21-19），行头盆环牵引，待脊柱后凸畸形大部分矫正后，带头盆环牵引架入手术室行二期后路手术矫正植骨融合。

手术过程中，置好钉棒系统后，切除顶椎节段的椎板解除脊髓压迫，轻柔地松解该段硬脊膜周围组织，看清楚并保护好脊髓后，间断地缓慢地矫正后凸畸形。顶椎处后壁若仍然有骨嵴压迫脊髓腹部，可用环锯切除骨嵴而达到充分解压，除椎体间植骨外，后柱小关节的软骨面必须切除植骨融合。置血浆管于切口旁引流，关闭切口（图21-20）。

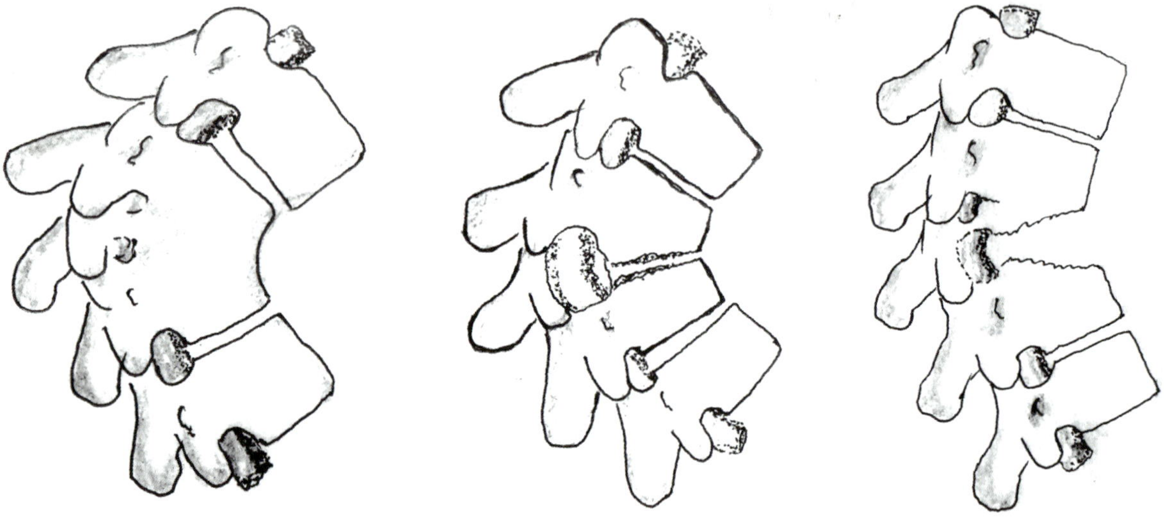

A．病变区为骨性愈合的示意图；B．顶椎切断的示意图；C．切断顶椎撑开后的示意图

图21-19　愈合型顶椎切断

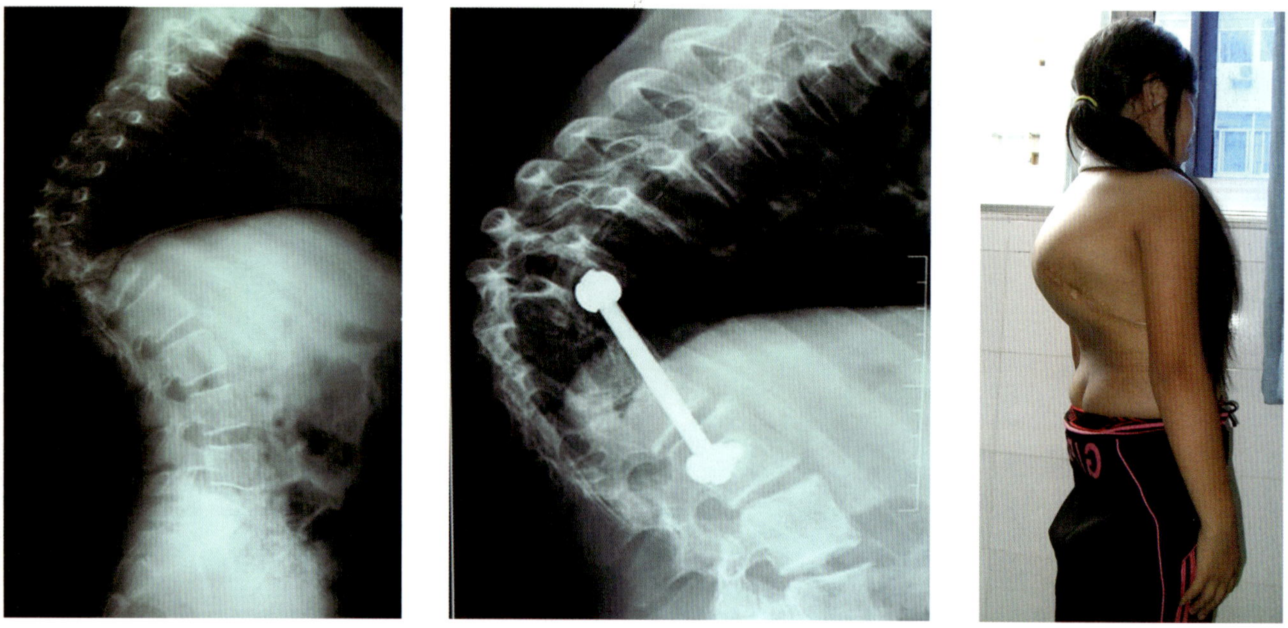

A　　B　　C

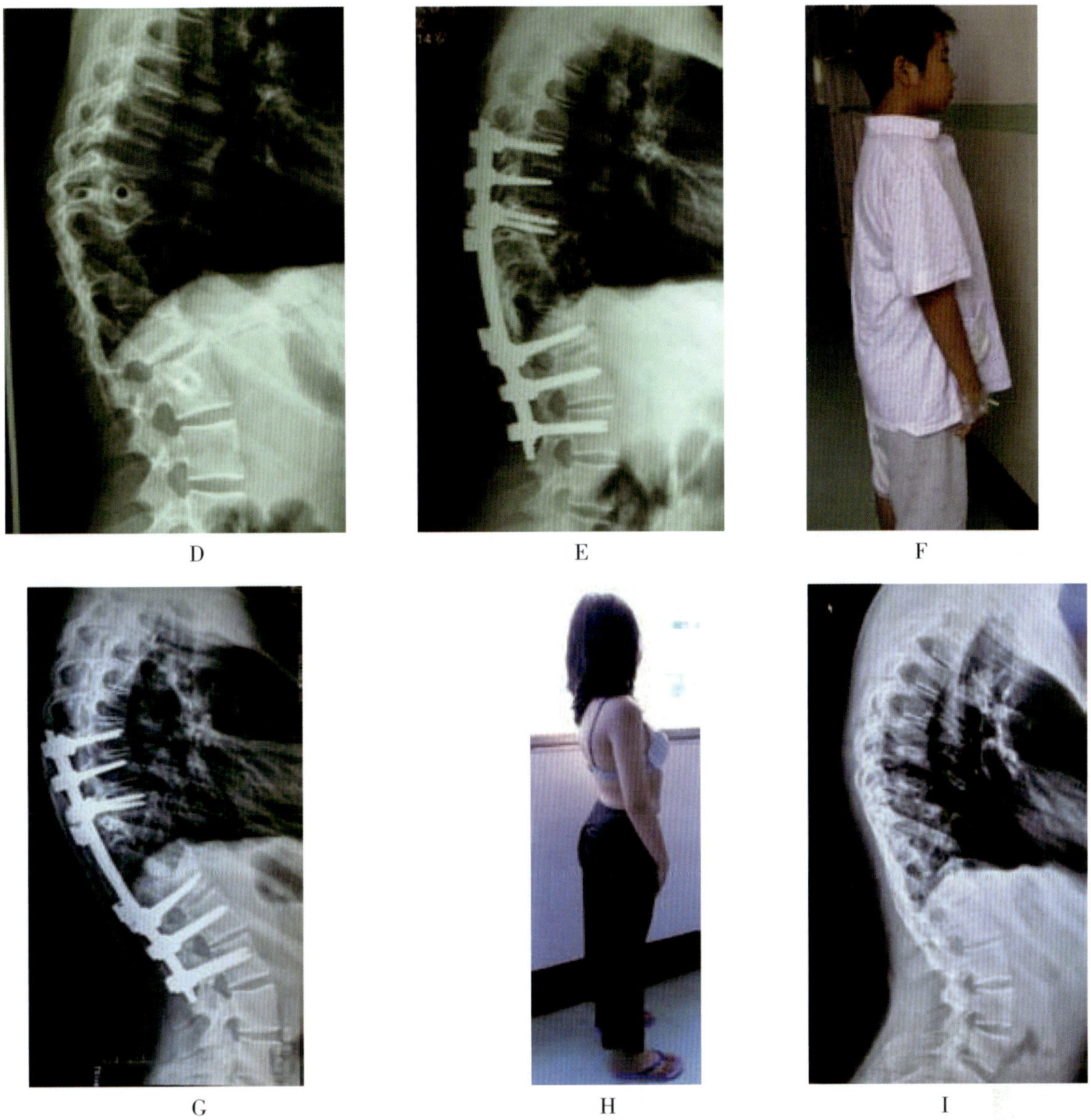

A．第一次手术前X线片，脊柱后凸畸形，Cobb’s角75°，行前路病灶清除、植骨融合、内固定，截瘫恢复，但术后脊柱后凸畸形逐渐加重；B．术后2年X线片，Cobb’s角105°；C．术后2年人体图像（14岁）；D. 头盆环牵引4周后X线片，Cobb’s角变为27°；E．手术后X线片，脊柱为正常的生理弧度改变；F．手术后患者人体外观情况；G．术后1年X线片；H．术后2年，取钉棒前患者人体外观情况；I．（16岁）取钉棒后X线片脊柱为正常的生理弧度改变

图21-20 患者女，12岁，T_7~T_9结核伴椎旁脓肿、后凸畸形、不全性截瘫

二、胸腰椎结核手术方法

（一）术前准备、麻醉、体位

具体内容同前一节。

（二）手术步骤

1）、2）步同脊柱结核活动型的手术操作程序。

3）若为腰椎，切除病椎双侧横突；用田氏特殊器械在病椎的两侧椎弓根骨膜下分离至椎体前方，显露病灶。撑开矫正后的病椎间隙较宽，用脓肿刮式及骨刮式交替使用清除脓液、坏死的椎间盘和死骨等物质。在硬脊膜前方手术，动作应轻柔，以防损伤脊髓，在上下健康椎体的冠状面打一骨槽，生理盐水冲洗伤口，链霉素1~2g放入病灶。取以骨缺损大小的髂骨或肋骨紧密嵌入椎间骨槽内植骨，病椎上下相邻椎板小关节面切除，行小关节间及椎板植骨融合。缝合切口时可置血浆引流管。

若有2~3个椎体已破坏，同样可在破坏严重的一侧（图21-21）行半椎板切除（也可选择保留椎板经椎管腔行病灶清除的方法，见腰骶椎手术），如果不能很好地清除病灶，可将该侧的椎弓根一并切除，经过椎管腔进入病灶，病灶。显露清楚。病灶清除结束后，用自体骨植入缺损的椎骨处，椎板缺损处可用骨块重建。

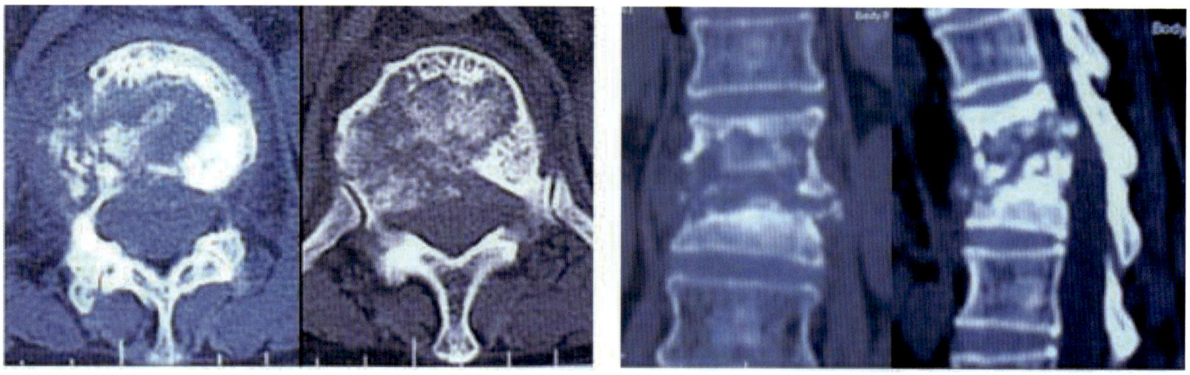

A　　　　　　B

A．CT断层扫描图像，椎体及椎弓根右侧均有破坏；B．椎体及椎间盘均有破坏，椎管腔有结核组织压迫脊髓，以右侧为重。因此，经椎管入病灶，容易清除结核组织

图21-21　胸腰椎结核椎体破坏

三、腰骶椎结核手术方法

由于腰骶段脊柱生物力学和椎体前缘解剖的特殊性，前路手术操作在腹膜外显露L_4以下腰骶椎结构非常困难。笔者认为除椎旁有较大的脓肿需作前路病灶清除外，均可采用后路经椎管腔进入椎间隙行病灶清除钉棒系统矫正固定植骨融合术。若椎体前方有较大的脓肿，患者的身体素质较好者，先行后路钉棒系统固定、椎板植骨后，再继续完成前路病灶、脓肿清除植骨融合术；否则两周左右再行前方脓肿清除植骨，这样可以达到两全其美的作用。

（一）麻醉、体位

具体内容同前一节。

（二）手术步骤

以病椎为中心作后正中切口（图21-22）。

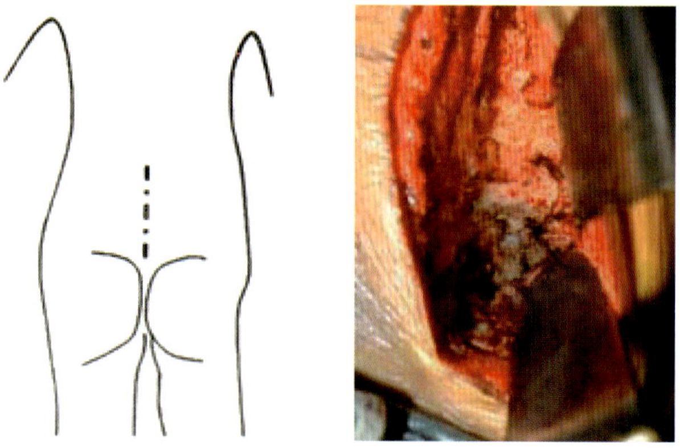

A　　　　　　B

A．切口示意图；B．剥离椎板上组织，显露置钉的小关节

图21-22　腰骶椎手术切口

1）、2）步基本同前一节，S_1的螺钉要置入到骶骨甲上（图21-23A、图21-23B）。如S_1破坏严重不能置钉或置钉固定不牢者，可在髂骨上置钉，连接棒要特殊塑形后才能置入，同样能达到很好的固定（图21-23C）。

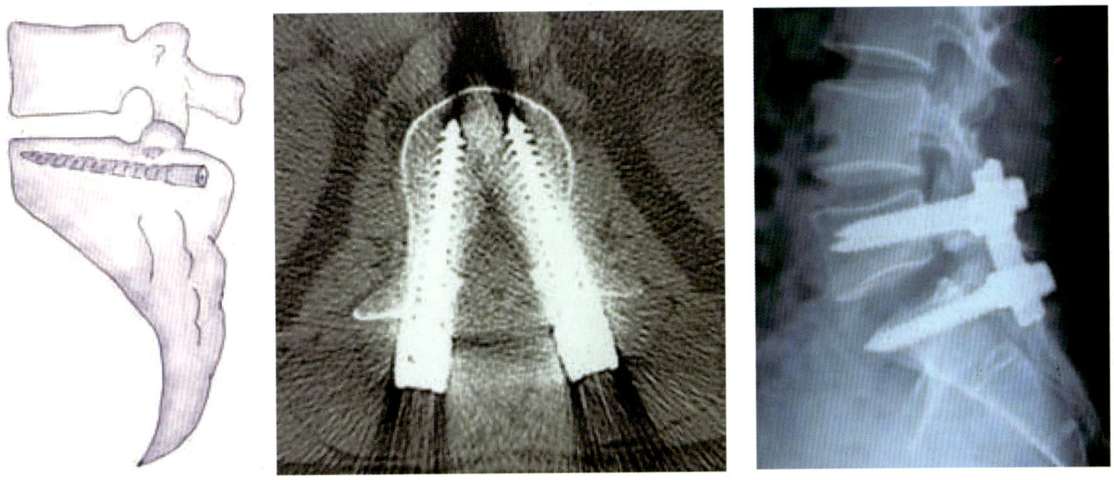

A　　　　B　　　　C

A．螺钉置入骶骨甲示意图；B．置钉深度在椎体前缘骨皮质下0.5～1.0cm为佳，螺钉的把持力更牢固；C．手术后X线片

图21-23　置钉情况

3）要强调的是保留椎板，有磨钻设备条件的用磨钻将病椎椎板两侧切断，没有该设备的可用锋利的骨刀进行切断，然后用可可钳将该椎板向上提起，选择窄而薄的骨衣刀将椎板向上撬剥呈揭盖式翻转牵开（图21-24），用棉片保护硬脊膜和神经根，将硬脊膜及神经根向对侧牵开，用神经探条探查椎体后壁情况，确定病椎间隙后，用环锯或骨刀在该处横行切除椎间盘，另一侧以同样的方法完成即可进入病椎间隙。

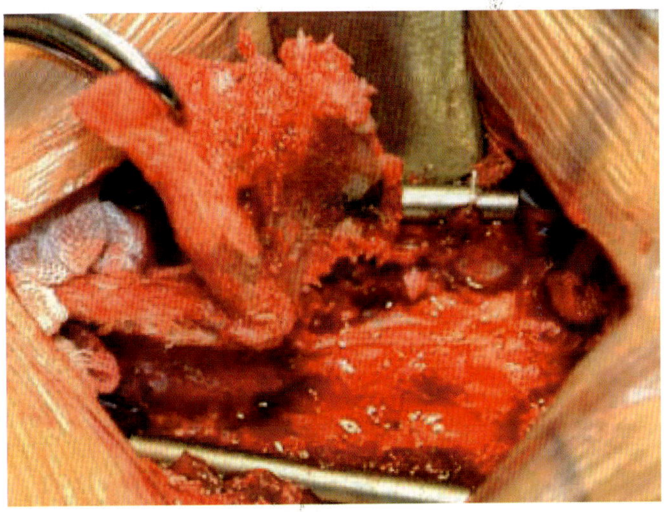

图21-24　术中将椎板呈揭盖式翻转牵开

4）撑开矫正后的病椎间隙较宽，用脓肿刮式及骨刮式交替使用清除脓液、坏死的椎间盘和死骨等物质，在椎体前缘的病变需用脓肿刮式清除。冲洗伤口，链霉素1~2g放入病灶。脊柱前2/3的骨缺损处用颗粒状骨组织填入，后1/3的间隙用大小恰当的髂骨紧密嵌入椎间隙内植骨，然后将椎板复位固定，病椎上下相邻椎板小关节面切除植骨融合。缝合切口时不需置血浆引流管。

此方法既能达到病灶清除的目的，又能解除脊髓受压，不易损伤脊髓、神经，还保全了椎板的完整性，同时也能预防椎管腔的粘连等并发症（图21-25）。

若L_4、L_5其中一个椎体的一侧破坏较严重，包括椎弓根也有破坏，坏死的椎间盘、死骨、脓液等物质突入椎管腔压迫脊髓或神经根者，可在破坏严重的一侧行半椎板切除，同时将该侧的椎弓根一并切除，经过椎管腔进入病灶，清除病灶结束后，行自体骨植入缺损的椎骨处，椎板缺如处可用骨块重建。

若椎旁脓肿较大而体质较差者，可行一期后路钉棒系统矫正固定，病椎小关节植骨融合，两周后再行前路病灶清除植骨融合。

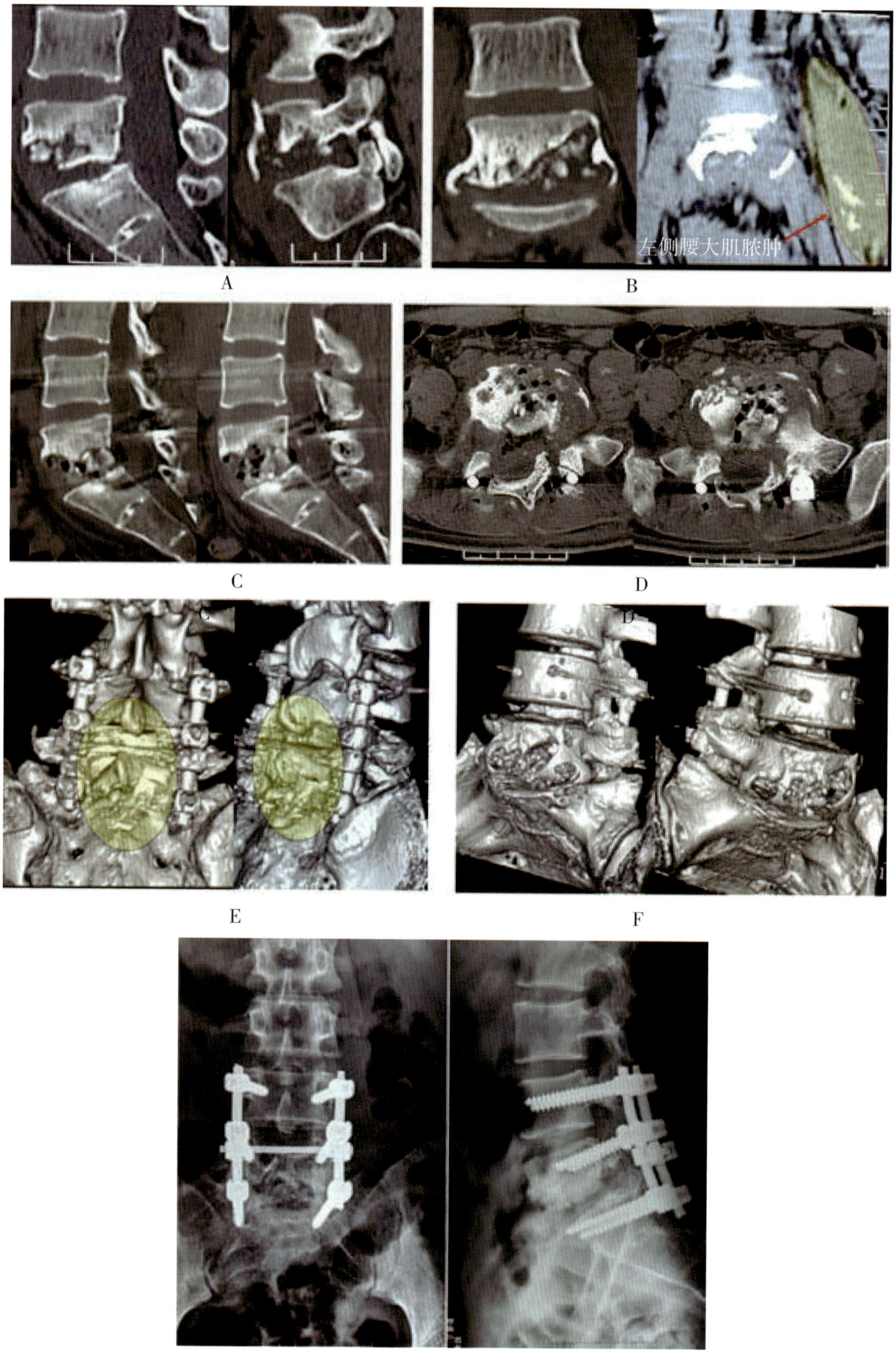

G

A. CT二维重建见L_5明显破坏；B. 左侧腰大肌脓肿；C、D. 术后CT见植骨填充情况，椎体中前部分为松质骨，显影不很清楚；E、F. CT三维重建，L_5棘突、椎板保持完整，病灶骨缺损处植骨满意；G. 术后X线片，见钉棒固定、植骨满意

图21-25 患者，男，27岁，腰部胀痛伴潮热、盗汗进行性加重一年半，近半年双下肢疼痛也进行性加重，X线片、CT诊断为L_5、S_1结核，血沉76mm/h，行后路经椎管腔加病灶清除、植骨融合、钉棒内固定术，术中保留椎板

四、术后处理

1）术后密切观察生命体征变化，多数严重的意外病情发生都在术后早期，尤其在第一天内。若稍有疏忽及处理不当后果非常严重。

2）术后待患者清醒时，要仔细地观察手术节段以下的感觉、疼痛觉、肌力，如有异常改变，应及时查找原因并及时处理。

3）脊柱结核手术后常规合理地用抗生素预防切口感染是不可缺少，用药的量及时间要根据具体的病情及要求来定。

4）术后应按抗结核治疗方案继续治疗，时间在10个月以上。

5）血浆管引流，术后6~10h要随时观察引流液的量、色，要结合血压等生命体征的改变，若引流液量较多，要考虑有无切口内出血，应密切观察病情变化，发现问题及时处理。48~72h内引流量很少时可拔除引流管。若有脑脊液漏出现，手术后3~5天拔引流管闭合伤口。

6）术后胸腔积液、气胸与手术损伤胸膜没有及时修补有关，有损伤者需仔细修补即可。术后若有积液、气胸发生应作相应处理。

7）该手术有坚强的内固定，在板运动的过程中或翻身时均不担心脊柱不稳定及植骨块移位或脱落压迫脊髓、神经，注意皮肤压伤，2h翻身1次。

8）术后康复及功能锻炼，要根据患者的身体素质来决定，一般在2周左右开始训练腰背肌功能，卧床3~4周后戴支具下床活动，3个月内不做腰部弯曲和扭转活动，门诊定期随访复查。如只做病灶清除植骨，没有行可靠的内固定术，卧床休息3个月以上戴支具下床活动。

第四节　陷阱与要点

一、胸、腰椎结核手术

（一）手术要点

1）结核活动型，胸椎结核患者，椎体破坏不重，脓液不多者切除一侧的一根肋骨后段即可，若椎体破坏重、脓液较多者，在椎体破坏较重的一侧切除两根肋骨后段和切断一束肋间血管，另一侧切除一根肋骨后段，在手术的过程中注意勿撕破胸膜，若有破裂及时修补。腰椎结核患者切除横突，用弧形骨衣刀沿椎弓根骨膜下分离到椎体前方。若椎体后方破坏较重，可选择在病变较重的一侧半椎板切除，经椎管腔进入病灶；若该侧的椎弓根也有一定破坏，可将椎弓根一并切除进入病灶；或者将椎板呈揭盖式翻转牵开经椎管腔进入病灶。术中注意保护脊髓、神经。上胸椎节段脊柱结核采用后路正中切口入路行双侧侧前方一期完成病灶清除钉棒系统矫正固定植骨融合术比侧前方或经胸等手术更简捷、损伤小。

2）结核静止型，对于脊柱严重后凸及胸廓畸形患者，需行头盆环牵引，待脊柱后凸畸形大部分矫正后，带头盆环牵引架行二期后路手术矫正植骨，病变区属纤维连接者，必须沿椎体骨膜下仔细剥离，避免损伤椎体前方血管及椎体后缘脊髓神经。椎体残端戳成新鲜创面有利于植骨融合。

3）结核愈合性，此型患者脊柱后凸及胸廓畸形均较严重，行二期手术更安全，头盆环牵引技术是逐渐将脊柱畸形矫正的，而血管、脊髓的改变也随着头盆环牵引而逐渐适应。必须警惕的是，愈合型结核椎管腔均存在骨性狭窄，在矫正前必须行椎板切除解压，脊髓在术者的视野区直视下缓慢地矫正后凸畸形是安全可靠的，前后路同时植骨融合是预防远期脊柱畸形再发的关键。

（二）风险对策

经后路行双侧椎弓根骨膜下潜行分离到椎体侧前方，用田氏特制器械隔开椎体前方组织，手术中是安全的。在钉棒系统器械撑开椎间隙后术区野扩大，容易到达病灶，对于静止型及愈合型合并椎管狭窄脊髓受压者，术中矫正畸形前，必须将椎板切除减压，方能矫正后凸畸形。胸段病变在手术中发现有胸膜破裂时，请麻醉医师将气囊鼓气时修补胸膜，勿将脓液流入胸腔。

二、腰、骶椎结核手术

（一）手术要点

1）腰段手术尽可能保留椎板，有利于脊柱的稳定性，有利于预防或减少椎管腔的粘连等并发症。入椎管腔后用脑棉保护好硬脊膜和神经根，可用双极电凝处理椎管腔静脉丛减少出血。

2）用2.5~3cm长短的螺钉置入病椎椎弓根内固定，防止病椎中后柱的旋转活动，有利于脊柱的稳定及植骨融合。

（二）风险对策

1）从后路经椎管腔进入椎间盘行病灶清除，必须用脓肿刮式轻柔地刮出结核病变物质，切勿损伤椎体前重要的组织结构，特别是动静脉，否则因大出血危及生命。若椎旁脓肿较大者，需做前路病灶清除植骨。

2）病灶清除后，用生理盐水反复冲洗，保持结核病灶处相对干净。椎体前缘放入吸收性明胶海绵后，将颗粒状骨组织放入脊柱骨缺损处，在椎体后1/3嵌入大块髂骨防止小骨块掉出。

（张怀成　李　程　陈国斌　许红梅）

参考文献

[1] 金大地，陈建亭，张浩，等. 一期前路椎体间植骨内固定治疗胸腰椎结核［J］. 中华外科杂志，2000，38（12）：900-902.

[2] 张怀成，曾祥嘉，吴盛强，等. 经后路病灶清除RF矫形固定植骨治疗脊柱结核［J］. 临床骨科杂志，2000，3（3）：179-181.

[3] 阮狄克，何兢，沈根标. 病灶彻底切除椎间融合治疗脊柱结核［J］. 中华骨科杂志，2002，22（1）：28-30.

[4] 郭立新、陈新、马远征，等. 病灶切除植骨与椎弓根固定治疗脊柱结核［J］. 中华医学杂志，2002，82（16）：1121-1123.

[5] 王自立，杨伟宇，金卫东，等. 病变椎体部分切除髂骨植骨及内固定术治疗脊柱结核［J］.中国脊柱脊髓杂志，2004，14（12）：716-719.

[6] 阮狄克，金卫东，乔永东，等. 超短程化疗方案及病椎部分切除手术治疗脊柱结核［J］. 中华骨科杂志，2005，25（2）：79-85.

[7] 张光铂，吴启秋，关骅，等. 脊柱结核病学［M］. 北京：人民军医出版社，2007：218-355.

[8] 田慧中，刘少喻，马原. 实用脊柱外科学［M］. 广州：广东科技出版社，2008：550-557.

[9] 田慧中，李明，王正雷. 胸腰椎手术要点与图解［M］. 北京：人民卫生出版社，2012：318-331.

[10] Jin DD，Qu DB，Chen JT，et al.One-stage ante rior interbody autografting and instrumentation in primay surgical management of thoracolumbar spinal tuberculosis［J］. Eur Spine J，2004，13（2）：114-121.

[11] Lange U，Knop C，Bastian L，et al. Prospective multicenter study with a new implant fr thor-columbar vertebral body replacement［J］. Arch Orthop Trauma Surg，2003，123：203-208.

第二十二章　脊柱结核病灶清除减压术

第一节　寰枢椎结核经口腔病灶清除术

（一）目的及意义

C_1、C_2结核经口腔病灶清除最方便，为常用的手术途径。

（二）适应证

1）C_1、C_2椎体结核合并咽后壁脓肿、死骨或瘫痪者。

2）全身情况较好，局部病变稳定，能接受手术者。

（三）手术方法

1．术前准备　①术前拍X线片和MRI，明确诊断。②首先抗结核治疗3~4周后，再做手术。③术前3天开始清洁口腔，并用广谱抗生素喷雾。④术前颅骨牵引稳定脊柱。⑤术前应作气管切开的准备。

2．麻醉　采用经气管切开的气管内麻醉。

3．体位　仰卧，肩部垫软枕，颈后伸，持续颅骨牵引（图22-1）。

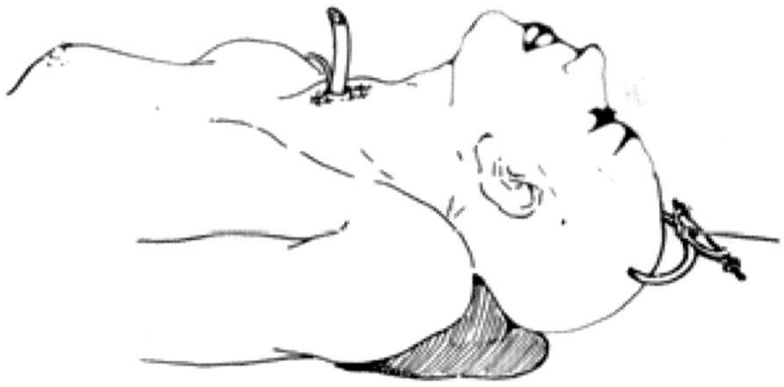

图22-1　手术体位

4．手术操作程序

1）用开口器将口张开，口腔和咽后壁黏膜用硫柳汞消毒，将悬雍垂用丝线缝于导管上拉入鼻腔内或缝在软腭上，用压舌板将舌根向下压，显露咽后壁脓肿（图22-2）。

2）在脓肿切开前，先用细纱布条将食管和气管的入口堵住，防止脓液或血液流入。

3）在咽后壁正中脓肿隆起最高点作纵行切口，长3~4cm，一般出血很少。切开脓肿壁后，将脓液吸出（图22-3）。此时环枕及环枢关节病灶显露清楚，用小刮匙将死骨、肉芽和干酪样物质刮净（图22-4）。

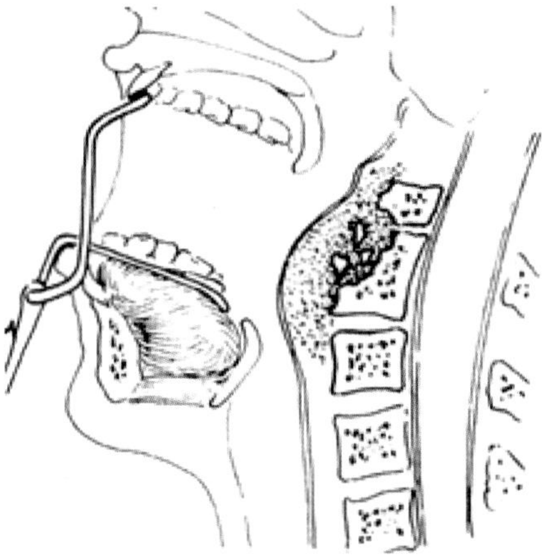

图22-2　显露咽后壁脓肿

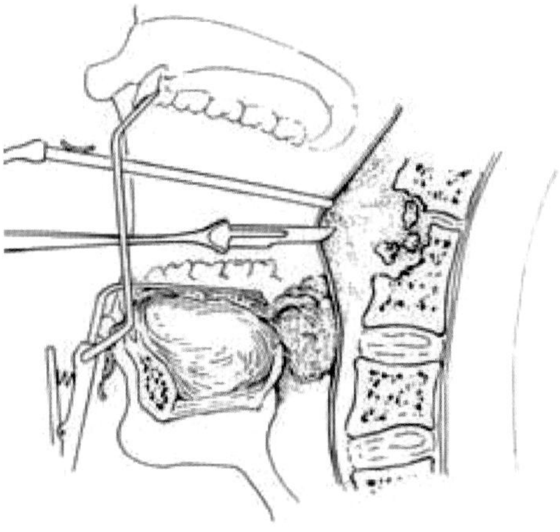

图22-3　尖刀切开脓肿壁后，将脓液吸出

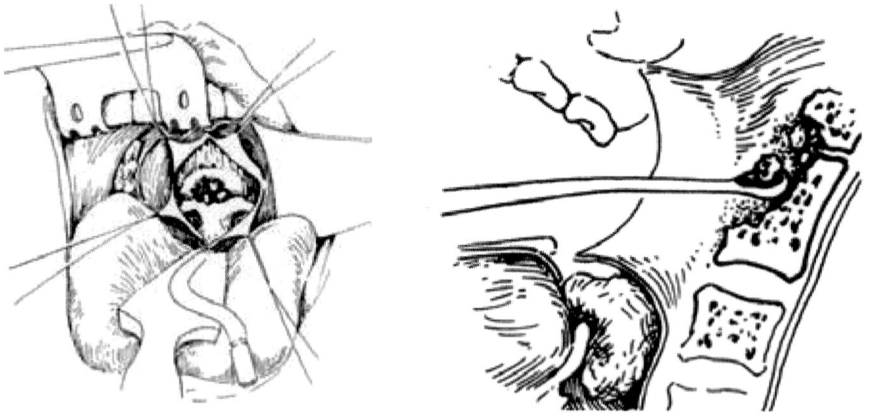
A
B
A．显露病灶；B，刮除死骨、肉芽和干酪样物质
图22-4　病灶处理

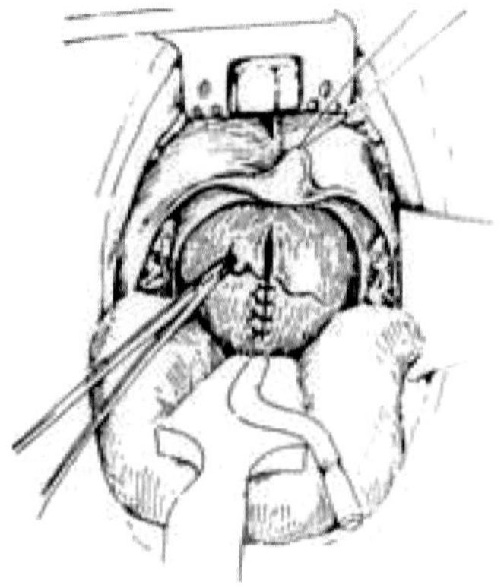
图22-5　羊肠线缝合椎前筋膜和软组织

4）冲洗后，放入链霉素1g和青霉素80万U，植骨后用羊肠线缝合椎前筋膜和软组织（图22-5），手术完毕。

5．术后处理　①按气管切开护理。②鼻饲1周。③持续颅骨牵引6周，换颈围固定。④继续抗结核药物治疗。

（艾尔肯·阿木冬　刘　伟　王磊磊）

第二节　胸椎结核胸膜外病灶清除术

（一）目的及意义

此术为常用的手术方法，创伤小，能彻底清除病灶。

（二）适应证

T_1～T_{12}椎体结核合并死骨、脓肿者。

（三）手术方法

1．术前准备　①术前拍X线片和MRI，明确诊断；②首先抗结核治疗3~4周后，再做手术；③手术部位备皮。

2．麻醉　气管插管全身麻醉。

3．体位　侧卧前倾位。

4．手术操作程序

1）采用棘突旁纵切口，长约10~12cm，包括上下两端各2个椎间隙（图22-6）。

2）切开皮肤、皮下组织及深筋膜，沿切口方向切开第一层肌肉，即上方的斜方肌和下方的背阔肌，然后切开第二层肌肉，即大小菱形肌及下锯肌，显露骶棘肌（图22-7）。

3）自骶棘肌与最长肌之间分开肌肉，剥离所附的肋骨和三个横突（图22-8）。确定病灶部位后，找出拟切除的肋骨，先切断肋骨横突韧带，再切除横突，切开肋骨背侧的骨膜，并作骨膜下剥离，再距肋骨颈4~5cm处剪断肋骨。用寇克钳夹持肋骨的近侧端，用骨膜剥离器将骨膜完全推开。再用锐性剥离的方法，切断肋椎韧带，将肋骨头撬起，摘除整段肋骨及其头颈部（图22-9）。

4）肋骨头摘除后即有脓液随之流出，通常切除2~3个肋骨头，即可充分显露病灶（图22-10）。

5）结扎切断肋间血管神经束，切开脓肿壁，即可进入病灶（图22-11）。直视下用刮匙彻底清除病灶内的死骨、干酪样物质、结核性肉芽组织及坏死的椎间盘（图22-12）。凿开硬化骨，清除对侧病灶，清除干净后作椎体间植骨（图22-13）。然后放入链霉素1g和青霉素80万U，分层缝合伤口，手术结束。

5．术后处理　①卧硬板床2~3个月。②继续抗结核药物治疗。③每2~3个月拍X线片复查。

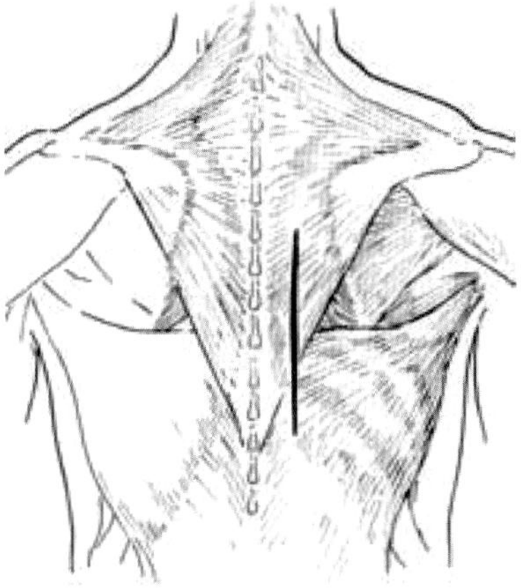

图22-6　棘突旁纵切口

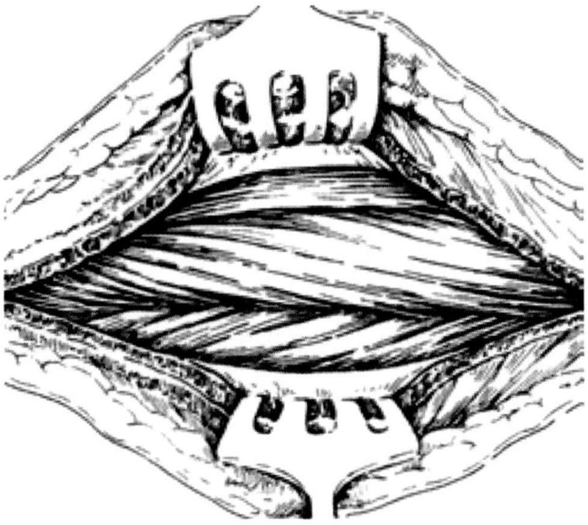

图22-7　显露骶棘肌

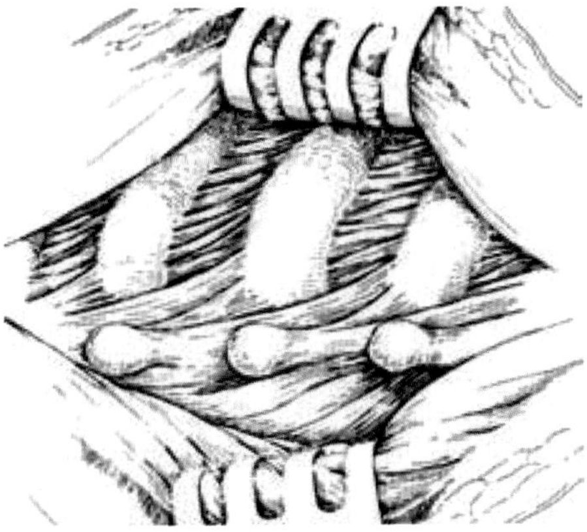

图22-8　显露肋骨和三个横突

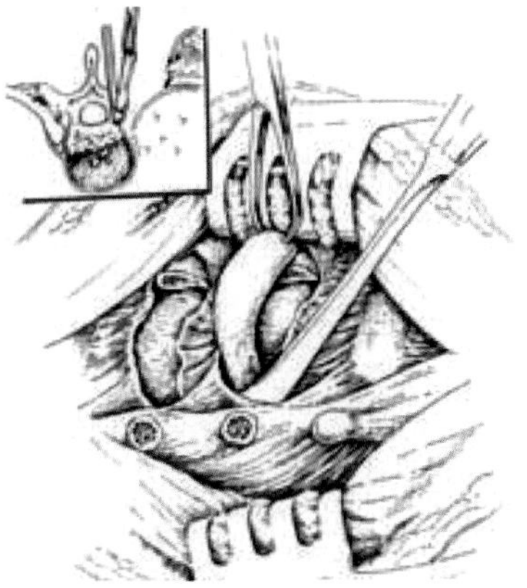

图22-9　摘除整段肋骨及其头颈部

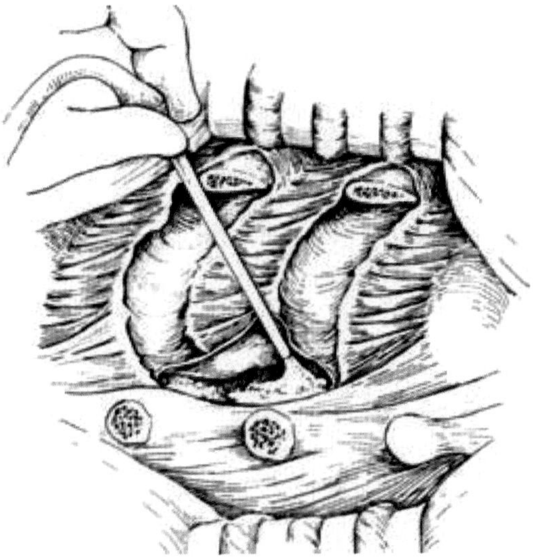

图22-10　显露病灶

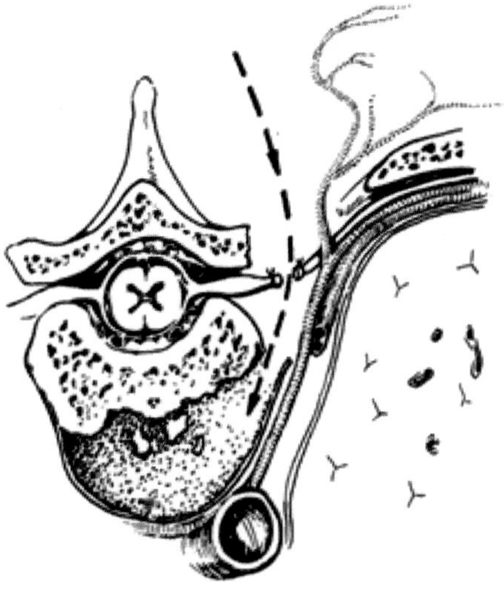

图22-11　进入病灶

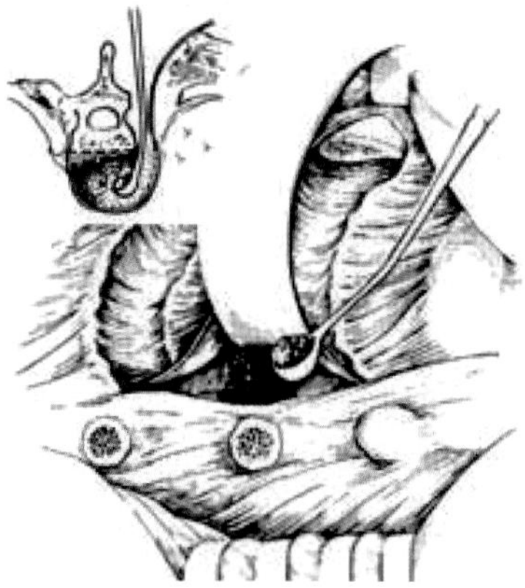

图22-12　清除病灶内的死骨、干酪样物质等

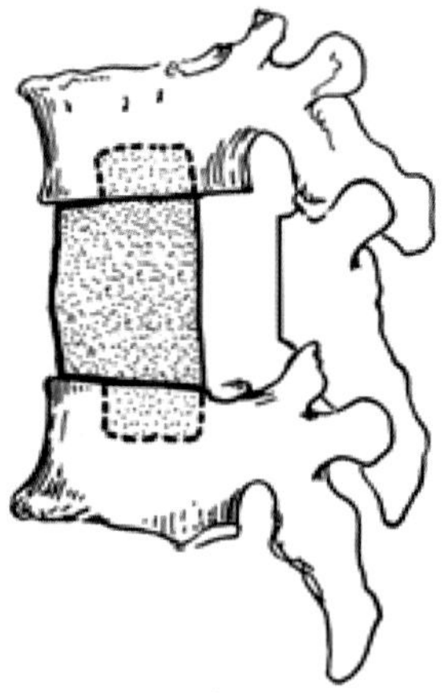

图22-13　椎体间植骨

（田慧中　孟祥玉　艾买提江·苏来满）

第三节　胸椎结核合并截瘫前外侧减压术

（一）目的及意义

脊柱结核导致瘫痪的发生率在10%左右。其中胸椎发生率最高，颈椎次之，腰椎最少。除上述骨性压迫因素外，脓液、肉芽、干酪样物质、死骨和坏死椎间盘等结核性物质进入椎管，也可压迫脊髓，或椎管内肉芽组织机化为纤维组织，甚至呈环状或套状瘢痕粘连，将脊髓捆绑压迫，若超过脊髓的代偿能力，则发生瘫痪。

在脊柱结核合并瘫痪中，根据病灶是否活动，将其分为骨病活动型瘫痪与骨病静止型瘫痪。前者指结核病灶尚在活动期，造成瘫痪的原因以结核性物质直接压迫脊髓的可能性最大。后者是指结核病灶已治愈，但有严重的畸形，造成瘫痪的原因以骨嵴和增生纤维组织压迫为主，称为晚发性瘫痪。脊柱结核导致瘫痪的各种原因，均是逐渐发生的，多为不完全性瘫痪，且进展缓慢，很少发展为完全性瘫痪，与脊柱肿瘤不同。及时有效地清除病灶，脊髓减压与植骨内固定，常能使脊髓神经功能得以较好的恢复。有极少数病例，椎管内结核性物质穿破硬脊膜和蛛网膜，侵犯脊髓，结核性物质长期压迫脊髓前动脉合并炎症而引起脊髓前动脉栓塞，致脊髓缺血软化、变性坏死，而产生瘫痪，其预后不良。

始发于椎体后缘的结核病灶容易形成压迫脊髓神经及脊神经根的症状出现，是胸椎结核合并截瘫的主要因素（图22-14），其次是多节段椎体的溶解破坏造成严重的呈角畸形，由椎体的后缘或死骨向后凸出，压迫脊髓形成晚发性截瘫（图22-15）。

（二）肋骨横突切除经胸膜外病灶清除术

1. 手术适应证　T_1~T_{12}椎体结核合并死骨、椎旁脓肿或早期截瘫的病例。

2. 麻醉　气管内插管全身麻醉。

3. 体位　侧卧位，患侧在上（图22-16）或俯卧位（图22-17）。

4. 手术操作程序

1）以病椎为中心，距棘突中线旁开2横指作纵形切口，上下端包括1个无病椎体（见图22-16）。

2）将皮瓣向内、外侧游离，上胸椎沿脊柱纵形切开斜方肌、菱形肌附着处，下胸椎切开背阔肌、后下锯肌，向两侧牵开肌肉，显露骶棘肌（图22-18）。分开骶棘肌纤维，即可见横突尖端及肋横突关节（图

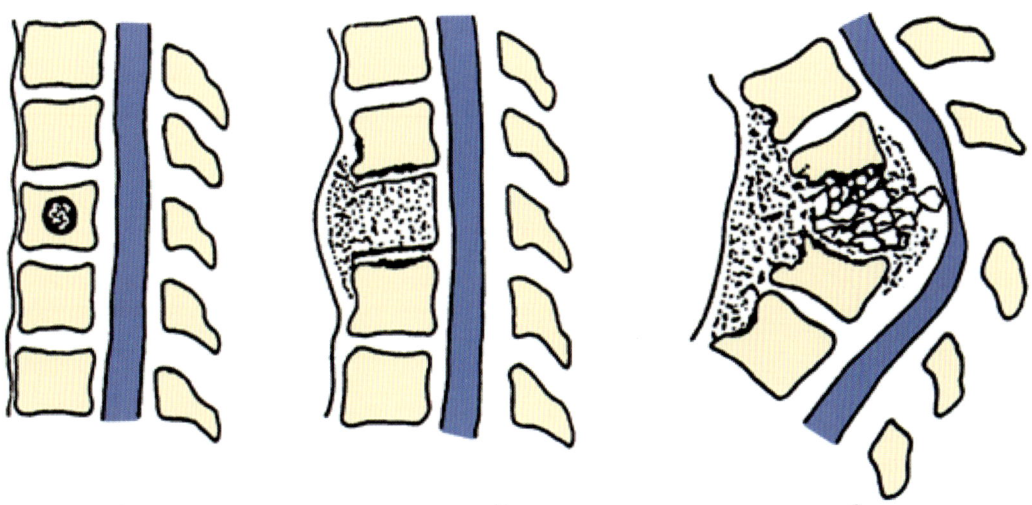

A．始发椎体中心型结核；B．发展为全椎体结核加上下椎间盘破坏；C．椎体间骨质液化溶解塌陷，形成高度胸椎后凸，死骨从前向后压迫脊髓，造成不全截瘫

图22-14　胸椎结核晚发性截瘫的形成

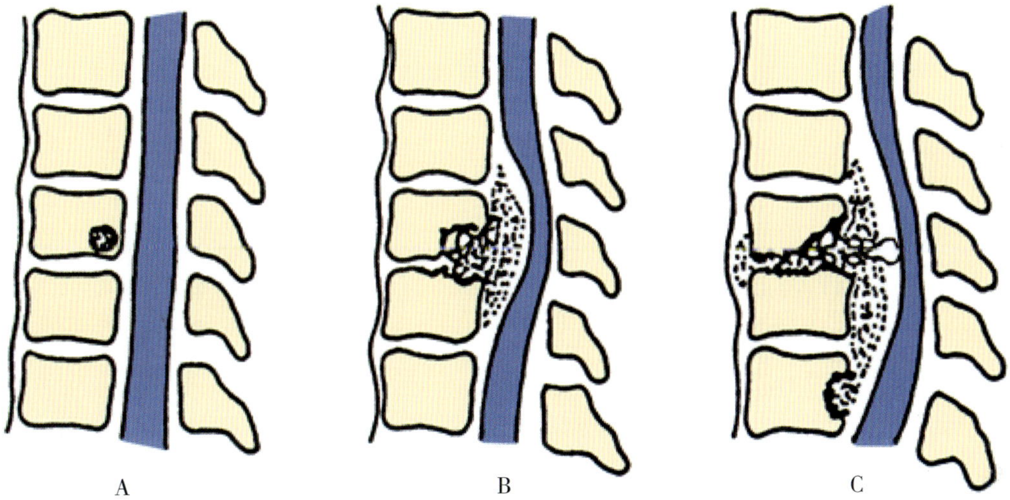

A．椎体后下缘结核病灶；B．液化溶解形成死骨侵入椎管；C．压迫脊髓造成不全截瘫

图22-15　胸椎结核早发性截瘫的形成

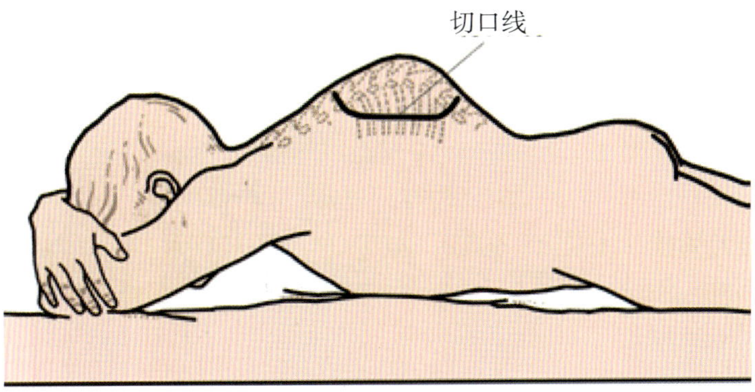

图22-16　侧卧位，抬高腰桥，使手术侧腰部放平。在棘突旁两横指纵切口，长短根据病变而定

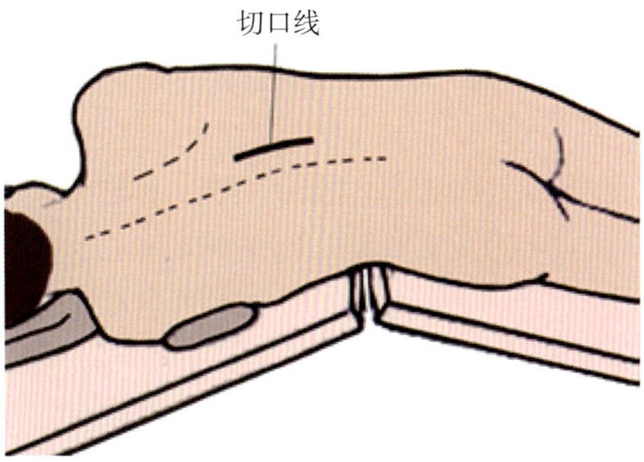

图22-17　俯卧位，U形切口，切除肋骨、推开胸膜，显露椎前方便

22-19）。分离近端肋骨骨膜和肋横关节、肋椎关节，切除7~8cm长的一段后肋，这时应特别注意剥离肋骨小头以免损伤胸膜（图22-20、图22-21）。如果肋骨头颈已被结核侵犯则去除更容易。如果脓肿较大，肋骨头去除后即可见到脓液溢出，吸除脓液，分离肋间动静脉和肋间神经，将其结扎切断。

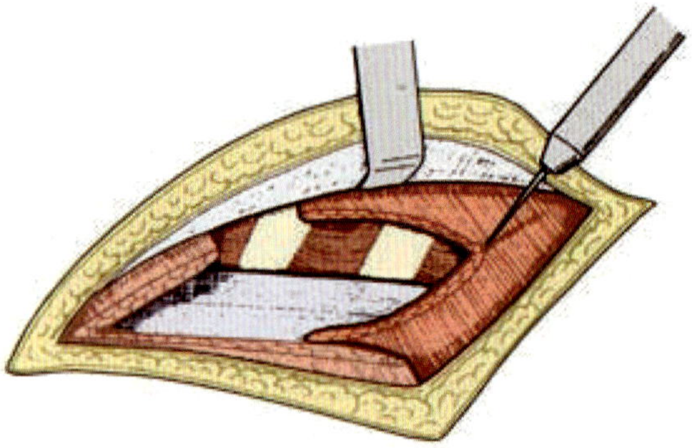

图22-18　切开斜方肌和背阔肌，显露骶棘肌筋膜外侧缘和肋骨

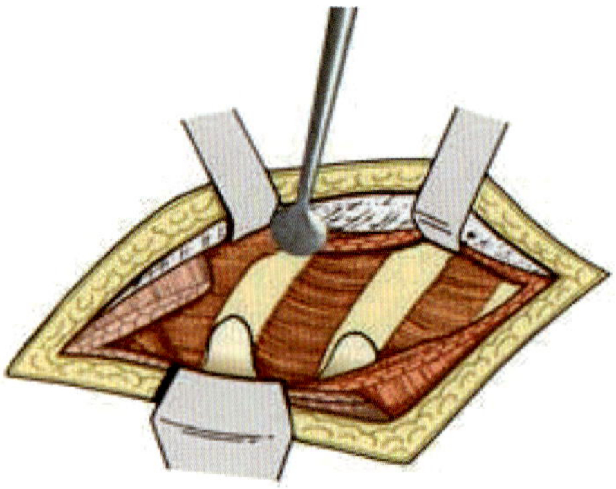

图22-19　分开骶棘肌边缘，显露横突及肋骨

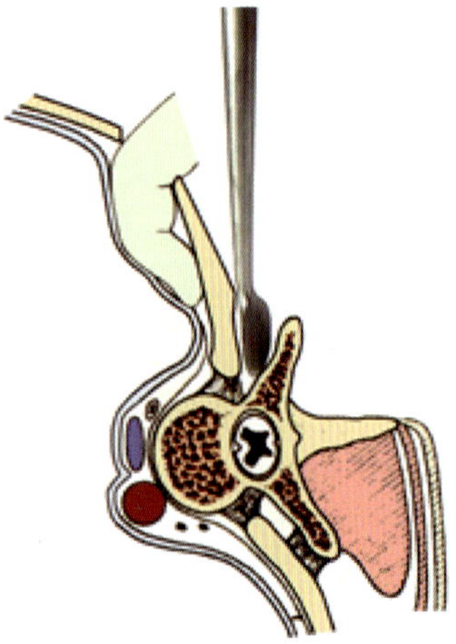

图22-20　锐性分开肋横关节与肋椎关节，沿椎弓根的外侧严格地骨膜下向前剥离椎体

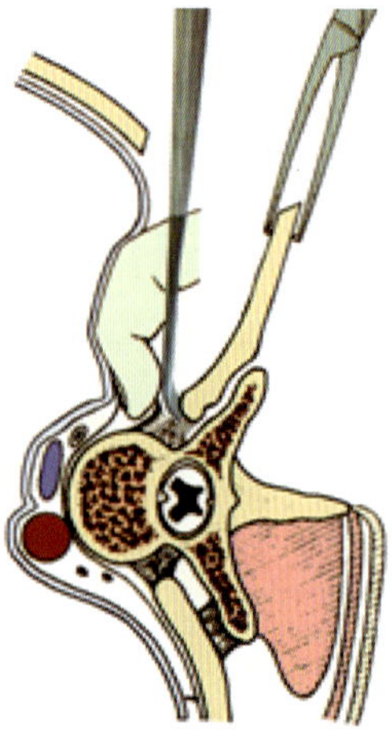

图22-21　提起肋骨的断端，自肋骨的前 侧骨膜下严格地向前剥离，直达肋骨小头。该处最容易损伤胸膜，应注意

3）沿椎弓根自后向前剥离椎体的侧面直达前纵韧带下，用撬板撬开显露病灶，彻底刮除死骨、干酪样物质，冲洗干净后检查椎体破坏情况（图22-22），椎体后缘有否死骨压迫椎管，脓肿是否侵入椎管内，直到病灶彻底清除干净、减压绝对彻底为止（图22-23）。

4）用骨刀截除椎体后，彻底显露椎体的对侧病灶和硬膜周围的病灶，彻底清除病灶和彻底减除硬膜管周围压力。

5）在上下椎体间做成良好的植骨床，即有血运的植骨床（图22-24）。准备下一步做椎体间植骨。

6）更换手套和器械：在无菌条件下自同侧髂骨上按常规取骨。将取下来的髂骨加工修剪备用，根据哈氏棒撑开后加压植入椎体间隙内所需要的长度作骨柱，待哈氏棒撑开矫

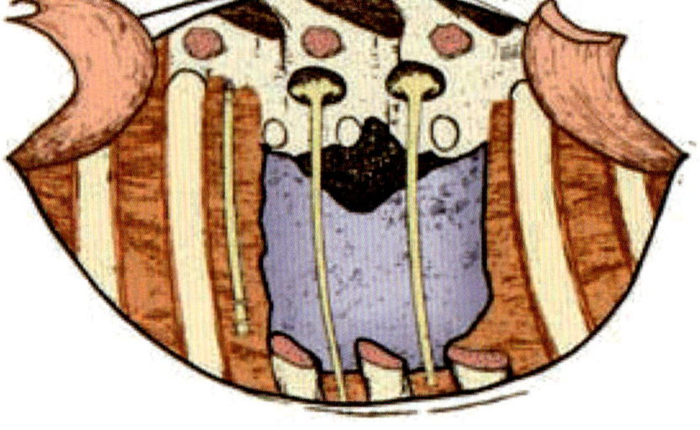

图22-22　切除3条肋骨，推开胸膜，暴露被破坏的椎体和病灶，肋间神经和血管可以结扎切断

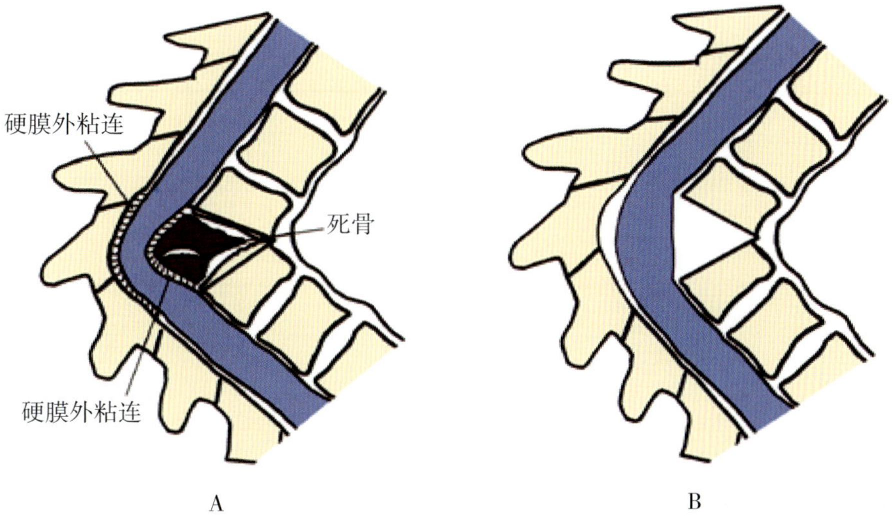

A. 减压前示意图；B. 减压后示意图

图22-23 椎体病灶和死骨，要彻底清除干净，一定要使受压的硬膜管膨胀恢复，使成角的硬膜管自动前移

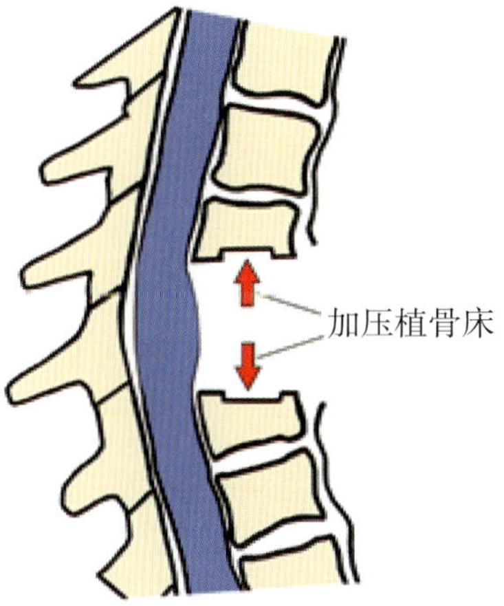

图22-24 清除病灶，做椎体间植骨床

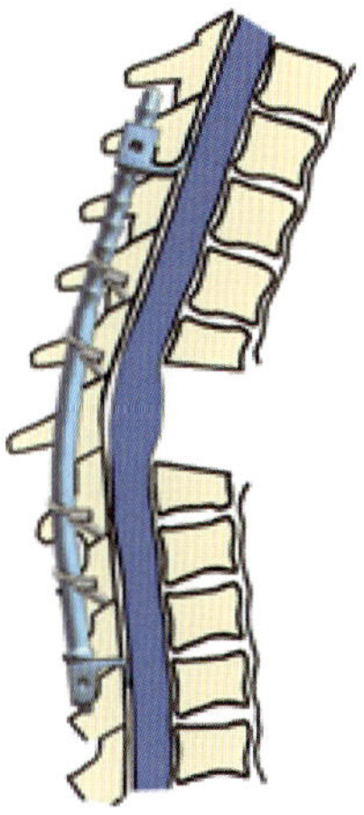

图22-25 暴露上下段椎板后，植入哈氏分离棒，撑开矫正脊柱后凸，使前方的椎体间隙张开

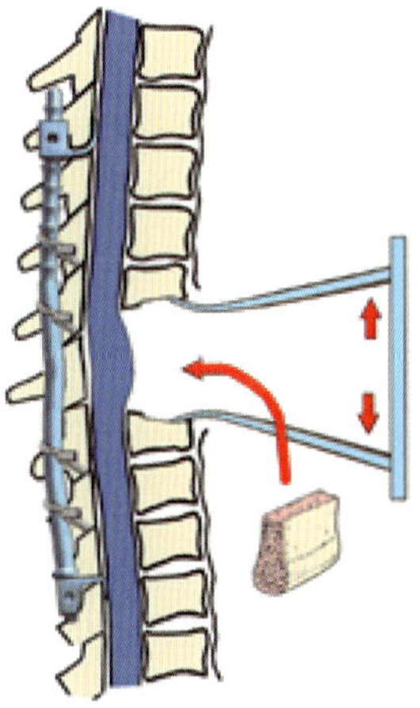

图22-26 用椎体间隙撑开器，将椎体前缘撑开，准备镶入髂骨块

正脊柱后凸后再将准备好的骨柱镶入椎体之间的植骨床内起立柱支撑作用。

7）后路单侧哈氏棒内固定：在切口的近端和远端显露椎板2~3节，用常规方法装入哈氏棒1根。给予适当的撑开力使脊柱的后凸角度变小，椎体间隙增宽和张开（图22-25）。这时再在胸骨柄、耻骨联合、后凸棘突三点加压矫形的情况下，将植骨块紧紧镶入椎体间隙内，使其产生椎体间加压植骨的支撑作用。做前后滚动病人的试验，看植骨块在椎体间隙内是否稳固，是否真正起到支撑作用。如植骨块镶嵌可靠，摇动病人植骨块不会移位或脱落，手术即告完成。

8）椎体间镶入植骨块：先用撑开器将椎体前缘撑开（图22-26），然后再将已备好的髂骨块卡入预制的骨床内，放掉撑开器，植骨块在椎体间卡紧（图22-27），把患者做前后旋转试验证明植骨块夹在上下椎体间稳定可靠，手术结束，有条件时也可作前路内固定（图22-28）。

9）严格止血，切口内放入链霉素粉剂1g，放置引流管，分层闭合切口，手术结束。

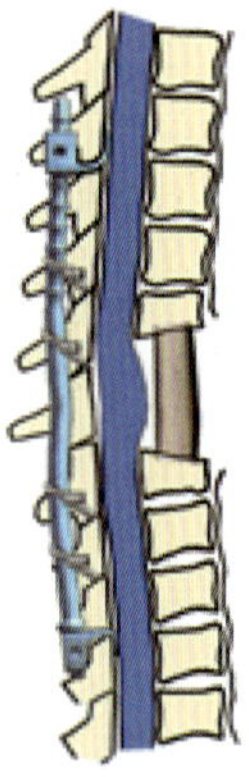

图22-27 单纯前路撑开植骨，用于中胸段有胸廓支撑稳定性较好的节段

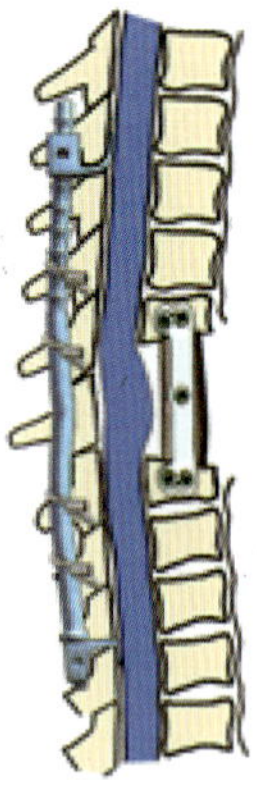

图22-28 位于胸腰段活动度较大的部位，植骨后应加前路钢板内固定

5. 术后处理 术后继续使用抗结核药物治疗。24~48h拔除引流管，10天拆线，3周后戴支具下地活动。

（三）术中陷阱与要点

1）当剥离切除肋骨颈和肋骨头时，特别是剥离肋骨头的内侧面时要特别当心损伤胸膜引起气胸，因为该处的胸膜壁层紧贴肋骨颈和头的内侧面，一定要在骨膜下仔细地向前游离分开，否则损伤胸膜造成气胸，使胸膜外入路宣告失败。

2）当肋骨小头和肋骨颈被结核病变所侵犯时，壁层胸膜已产生结核性胸膜炎胸膜增厚，骨膜下形成脓肿，剥离游离时比较容易，有时夹住肋骨旋转后即可将肋骨颈头取出，脓液自此溢出，扩大此切口即可达到结核破坏的中心病灶。

3）结核性病灶内的椎体骨组织坏死硬化形成死骨，出血甚少，需要将死骨清除干净，特别是位于椎管内的病灶和位于脊柱对侧的病灶不能遗漏，彻底清除病灶是手术成功的关键。

4）彻底减压脊髓，尤其是伴有截瘫的胸椎结核，一定要认真清除椎管内病灶，对硬膜周围的脓肿和死骨一定要清除干净。

5）对通过病灶的肋间神经和肋间血管可以结扎切断，不需要保留。

6）结核病灶彻底清除是主要的，在结核病灶内加用金属内固定是次要的，有条件者可同时做内固定术，无条件者不能勉强地在病灶未彻底清除的基础上加用内固定，以免造成病灶复发和再次手术取除内固定。

7）必须先做后路撑开，后做椎体间植骨内固定，以免造成前路植骨松动脱出或骨不连的现象发生。

8）哈氏棒后路撑开在胸椎前外侧入路治疗结核性病灶清除术中是最常用的一种内固定方法。

9）椎体间髂骨块加压植骨，骨块一定要有撑开力，卡在上、下椎体间隙内稳定可靠，否则有植骨块脱出的危险。

（四）手术注意事项

1）术前必须先给予抗结核药物治疗2~4周。

2）脊柱结核晚发截瘫的前外侧减压术 截瘫主要是死骨或后凸骨嵴压迫脊髓所致。手术目的主要是脊髓减压、解除瘫痪，自前方入路是唯一有效的方法，经后路椎板切除术已被公认为是无效的做法，且容易造成不可回逆性瘫痪。

3）侧前方入路的优越性 肋骨横突切除术，能给予一个有效的空间处理脊髓的侧前方和前方的压迫物，解除脊髓神经的直接受压情况。还能同时进行后路哈氏棒矫正脊柱后凸和椎体间作立柱植骨，故侧前方入路为治疗结核性截瘫的优选方法。

4）全椎板切除减压术对胸椎结核是不可取的。因为全椎板切除后能使脊柱后方张力带作用消失，造成后凸畸形加重，使脊髓神经的受压更加严重。且因胸椎管本身的狭窄和齿状韧带对脊髓的固定作用而造成脊髓的受压症状进一步加重，形成不可回逆性截瘫，故全椎板切除减压术对胸段病变是不可取的。

5）对手术治疗胸椎结核来说，彻底清除结核病灶是第一位重要的，植骨融合是第二重要的，内固定是第三位重要的。绝不能在病灶清除不彻底、植骨融合不可靠的基础上进行单纯器械内固定治疗，这容易造成结核病的复发，需要再次手术。

6）为了防止结核杆菌借手术中的机会血行播散，为了防止术后病灶复发、切口不愈合，一定要重视抗结核药物的术前、术后应用。绝不允许只做手术，不重视抗结核药物的应用，这也是术后病灶复发的重要原因。

（黄卫民　高小亮　田慧中）

第四节　腰椎体结核病灶清除术

（一）适应证

①有明显骨质破坏，死骨形成不易吸收者。②有脓肿形成不易吸收者。③有窦道经久不愈者。④有脊髓受压，出现大小便困难，双下肢瘫痪者。

（二）麻醉与体位

气管内插管、静脉复合麻醉。仰卧位，腰部垫软枕。

（三）手术操作程序

（1）切口：腹部倒“八”字切口。由外上向内下走行，即由第12肋尖开始，沿下内方髂前上棘内2~3cm下行至耻骨联合上方为止。切口高低应根据病椎位置而定，L_3、L_4病变应比L_4、L_5略高。一般切口长为15~16cm，且从脓肿大的一侧做切口。一侧脓肿清除不彻底时，依病人体质情况，再决定是否做对侧切口（图22-29）。

（2）显露病灶：采用腹膜外进路，沿切口方向，上部切开腹外斜肌纤维，下部切开腹外斜肌腱膜。在切口中部切开腹内斜肌，腹横肌或钝性分离两层肌肉至腹膜外脂肪，伸入手指，将腹膜与腹横肌筋膜分离开。用大弯血管钳夹住两层肌肉纤维切断结扎，防止出血。在操作中不要切开腹直肌前鞘而误入腹腔。切口下端不要损伤腹壁下动、静脉，脓肿大时可将血管顶向前方或移位于内外侧，因此在做下部切口时，应触摸清楚腹股沟韧带上方血管搏动的位置（图22-30）。切勿损伤髂外动、静脉。

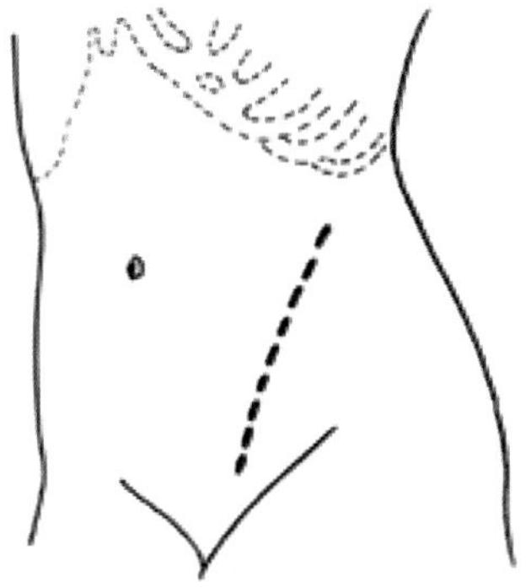

图22-29　腰椎结核清除术的倒“八”字切口

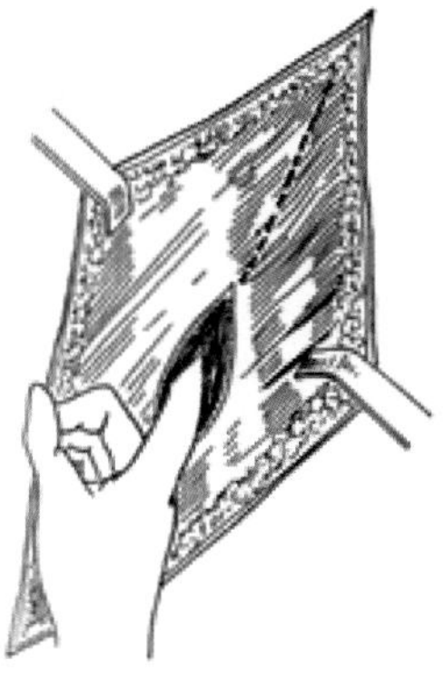

图22-30　切开腹外斜肌腱膜和腹横肌后，用手指插入腹膜外进行分离

（3）三层腹肌切开后，即可显露腹膜，用盐水纱布裹住手指将腹膜、输尿管、卵巢、血管推向中线，露出腰大肌脓肿前内缘至腹主动脉及下腔静脉为止。操作中勿损伤腹膜及输尿管等内容物，一旦损伤应给予修补。

（4）清除病灶：用纱布保护好周围组织，在脓肿中心纵行切开一个小口，吸引器吸净脓液，扩大脓肿壁切口，用刮匙反复刮脓腔及脓肿壁。清除全部干酪样组织和沉积在脓肿底部的死骨。清除完毕后，用温热盐水纱布填塞止血。当脓肿位于腰大肌深部需作扩大脓肿壁时，注意不要损伤骶神经和髂外或髂总血管（图22–31、图22–32）。

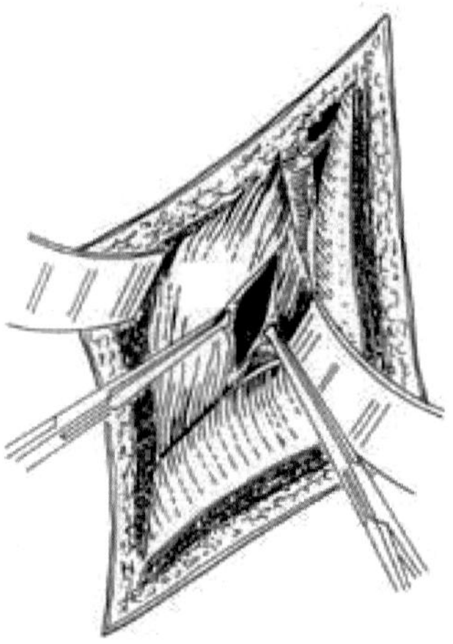

图22–31　切开脓肿壁清除病灶

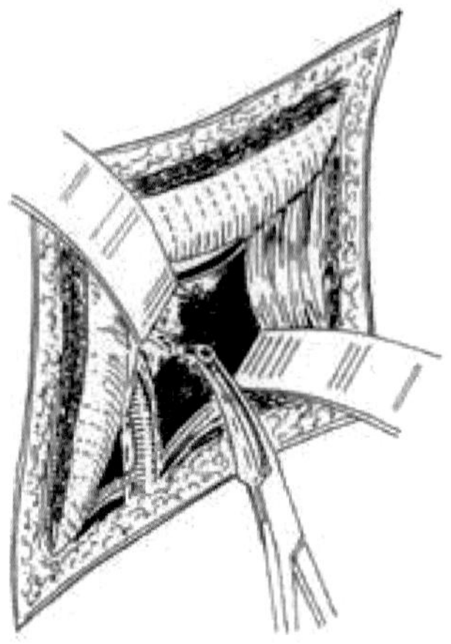

图22–32　取出干酪样物质或死骨

（5）在脓肿内或脓肿外的瘘管寻找椎体病灶：找到病灶后，处理好1~2处腰动脉、腰静脉，处理方法同前所述，即可显露出病椎的侧前方，进行骨病灶清除。如椎体仅一侧有破坏和脓肿形成，对侧不明显者，做一侧即可，若椎体两侧均有破坏及脓肿大者，对侧也应做切口进行病灶清除。

如病灶稳定，清除彻底，脊柱不稳，可以同时做髂骨移植，如果无条件做一期植骨而脊柱又不够稳定者，可待3~4周后进行后路植骨融合术。

（6）关闭切口：病灶清除完后，冲洗创口，放入异烟肼200mg，硫酸链霉素1g，分层关闭切口。

（四）术中注意要点

1. 勿损伤腹膜，分离腹膜时最好不要直接用手指，应用纱布裹住手指后再仔细进行操作，一旦损伤破口，要及时缝合修补。

2. 脓肿大者做下端切口时，不要误伤髂外血管，必须摸清楚血管搏动后方可下刀。

（五）并发症的防治

1. 腹膜撕裂　多见于切口太靠近内侧，把腹直肌鞘切开误入腹腔，已进行过多次手术，长期混合感染窦道形成的病人，因这些病人局部往往粘连严重，在分离腹膜过程时极易产生这一并发症。

2. 腰丛神经干损伤　当腰大肌脓肿位于深处时，腰丛神经干可以位于脓腔当中或前方脓肿壁内。如果切开脓肿壁和刮脓腔时不小心就可损伤，如断裂应立即缝合。

（黄宏伟　张玉坤　程俊杰）

第五节　腰骶椎体结核病灶清除术

（一）麻醉与体位

气管插管全身麻醉。采用头低脚高仰卧位，两下肢用腿带固定。

（二）手术操作程序

（1）切口：采用腹部低位倒“八”字切口，由外上向内下走行，长10~15cm。最好选择右侧入路，因左右髂总动静脉解剖位置不同（图22-33）。

（2）显露病灶：低位倒“八”字切口，注意在切断3层腹肌时，不要损伤腹壁下血管，除将腹膜、输尿管、精索或卵巢血管推向中线和侧方外，还要将膀胱和子宫向下方牵开至完全显露出大血管分叉下部的三角区为止（图22-34）。

（3）病灶清除：先用手指仔细摸清楚三角区下部及两侧，确定骶骨岬和大血管的位置及其相互关系，然后用细长针头，沿右侧髂总动脉搏动内侧由上而下，由右向左，在三角区内进行点点穿刺，点点连线定位，回吸是否有脓液或血液，小心进行切开椎体前方韧带及骨膜，行骨膜下分离，显露出骶骨岬及其上方的腰骶间隙。发现脓肿应切开刮吸，在剥离中不慎伤及骶前正中血管，造成出血时，可以直接结扎、电灼烧烙或纱布压迫止血。寻找并显露骨病灶，扩大骨洞，清除骨病灶。如有条件，可以做椎体前路髂骨植骨椎间融合术（图22-35、图22-36）。

（4）关闭切口：病灶清除完后，冲洗创口，放入异烟肼200mg，硫酸链霉素1g，分层关闭切口。

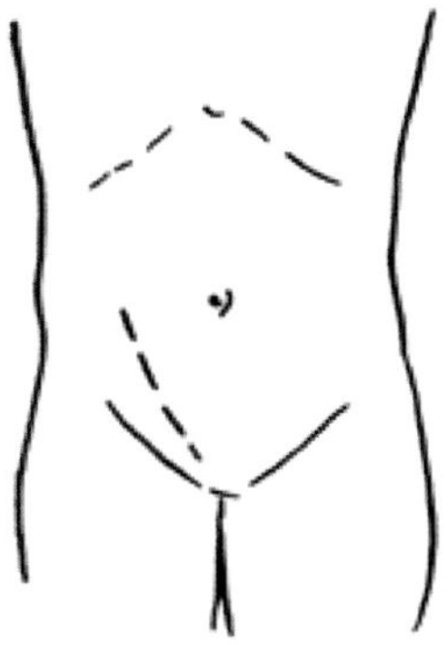

图22-33　低位倒“八”字切口线

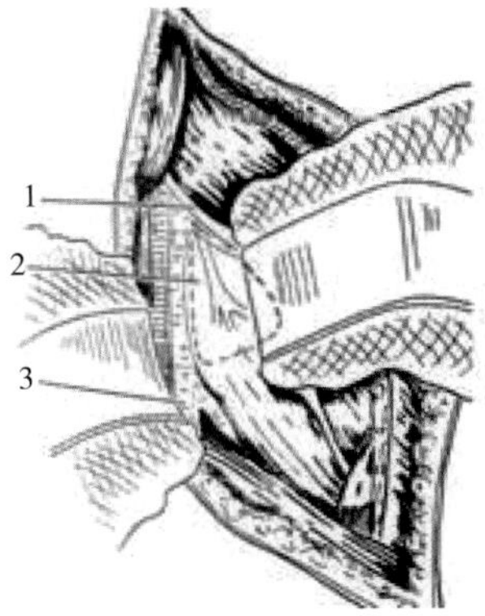

1. 输尿管；2. 三角区；3. 髂总动脉分叉处

图22-34　暴露大血管分叉下的三角区

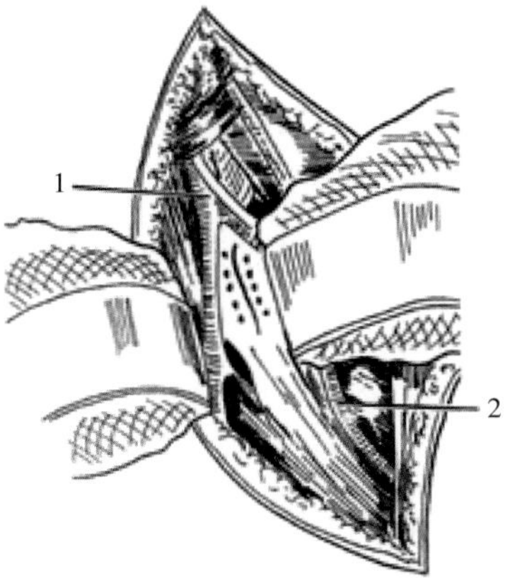

1. 髂总动脉分叉处；　2. 输尿管

图22-35　在骶前三角区内点穿刺，无回血后切开骶前筋膜

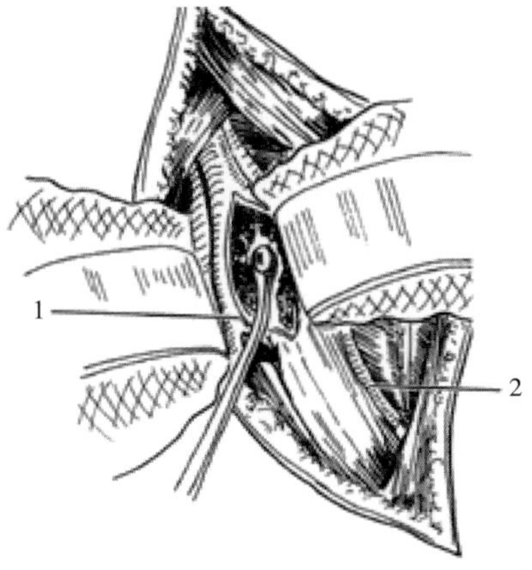

1. 髂总动静脉；　2. 输尿管

图22-36　清除L_5~S_1之间的骨性病灶

（陈　钢　沙吾提江　孟祥玉）

参 考 文 献

［1］田慧中. 角形脊柱后凸的手术治疗［J］. 中华骨科杂志，1992，12（3）：162–165.

［2］田慧中，原田征行，田司伟. 后方侵袭による脊椎骨切り术［J］. 脊柱变形，1992，7（1）：4.

［3］田慧中. 结核性脊柱后凸的矫正手术［J］. 美国中华骨科杂志，1995，1：6.

［4］田慧中. Tian's Osteotomes Used in Spinal Surgery［J］. 美国中华骨科杂志，1995，1：51.

［5］董中. 骨科手术图谱［M］. 北京：人民卫生出版社，1995：34–68.

［6］田慧中，李佛保. 脊柱畸形与截骨术［M］. 西安：世界图书出版公司，2001：377–741.

［7］陈安民，徐卫国. 脊柱外科手术图谱［M］. 北京：人民卫生出版社，2001：77–233.

［8］田慧中. 脊柱外科医师要善于使用咬骨钳和骨刀［J］. 中国现代手术学杂志，2002，6（1）：67.

［9］田慧中. "田氏脊柱骨刀"在矫形外科中的应用［J］. 中国矫形外科杂志，2003，11（15）：1073–1075.

［10］姜苗，田慧中. 田氏椎弓根定位器的临床应用［J］. 中国矫形外科杂志，2003，11（7）：448–450.

［11］胥少汀，葛宝丰，徐印坎. 实用骨科学［M］. 2版. 北京：人民军医出版社，2001：598–636.

［12］David SB. 脊柱［M］. 张永刚，王岩，主译. 沈阳：辽宁科学技术出版社，2003：279–292.

［13］雷伟，李全明. 脊柱内固定系统应用指南［M］. 西安：第四军医大学出版社，2004：1–423.

［14］侯树勋. 脊柱外科学［M］. 北京：人民军医出版社，2005：444–610.

［15］田慧中，吕霞，马原. 头盆环牵引全脊柱截骨内固定治疗重度脊柱弯曲［J］. 中国矫形外科杂志，2007，15（3）：167–172.

［16］饶书城，宋跃明. 脊柱外科手术学［M］. 3版. 北京：人民卫生出版社，2007：335–346.

［17］田慧中，刘少喻，马原. 实用脊柱外科手术图解［M］. 北京：人民军医出版社，2008：189–581.

［18］田慧中，刘少喻，马原. 实用脊柱外科学［M］. 广州：广东科技出版社，2008：224–275.

［19］于滨生，郑召民. 脊柱外科手术技巧［M］. 北京：人民军医出版社，2009：109–135.

［20］葛宝丰，卢世璧. 骨科手术学［M］. 2版. 北京：人民军医出版社，2009：703–741.

［21］田慧中，万勇，李明. 脊柱畸形颅盆牵引技术［M］. 广州：广东科技出版社，2010：1–305.

［22］田慧中，梁益建，马原，等. 用田氏骨刀作全椎板切除减压治疗胸椎黄韧带骨化症［J］. 中国矫形外科杂志，2010，18（20）：1693–1696.

［23］田慧中，艾尔肯·阿木冬，杜萍，等. 后侧半椎体切除治疗先天性角状脊柱后凸［J］. 中国矫形外科杂志，2010，18（15）：1250–1253.

［24］田慧中. 脊柱侧弯合并脊髓纵裂的诊疗原则［J］. 中国矫形外科杂志，2010，18（20）：1753–1755.

［25］田慧中，李明，马原. 脊柱畸形截骨矫形学［M］. 北京：人民卫生出版社，2011：3–339.

［26］田慧中. 椎弓根外侧钉棒系统治疗脊柱侧凸［J］. 中国矫形外科杂志，2011，19（13）：1149–1151.

［27］田慧中. 结核性驼背畸形截骨术［J］. 中国矫形外科杂志，2011，19（23）：1937–1940.

［28］田慧中，李明，王正雷. 胸腰椎手术要点与图解［M］. 北京：人民卫生出版社，2012：245–346.

［29］田慧中，张宏其，梁益建. 脊柱畸形手术学［M］. 广州：广东科技出版社，2012：1–483.

［30］Dove J，Hsu LC，Yau AC. The cervical spine after halo–pelvic traction. An analysis of the complications of 83 patients［J］. J Bone Joint Surg Br，1980，62–B（2）：158–161.

［31］Drake RL，Vogl W，Mitchell AWM. 格氏解剖学［M］，北京：北京大学医学出版社，2006：14–98.

［32］Tian Huizhong. Total spinal osteotomy for the treatment of kyphosis and kyphoscoliosis［J］. Japanese Scoliosis Society program of the 25 th Annual Meeting，1991，25：23.

第二十三章 骶髂关节结核的手术治疗

第一节 概 述

骶髂关节结核约占全身骨关节结核病中的9.7%，在手术治疗腰骶椎结核的过程中也是经常遇到的一种现象。早期的临床表现常为下腰痛及单侧臀部疼痛，常与腰椎间盘突出症相鉴别，临床检查骨盆分离试验及“4”字征试验常为阳性。影像学检查：X线正位片上可见有单侧骶髂关节间隙变宽、关节间隙内有破坏、死骨等表现。配合CT检查可以明确诊断。早期骶髂关节结核病灶只限于骶髂关节腔内者，但脓肿尚未从骶骨后方或骶前方穿出者，宜采用骶髂关节后入路清除关节内病灶，加植骨融合骶髂关节即可达到治疗目的。晚期脓肿自臀部膨出，同时影像学发现骶前也有脓肿或死骨存在者，宜采用骶髂关节外侧入路髂骨开窗的方法，同时清除骶后及骶前脓肿，并摘除位于骶前的巨块死骨。骶髂关节前入路并非是理想的入路，因为髂动静脉分叉部位，位于切口的深部暴露困难，有损伤大血管造成术中出血的危险。骶髂关节外侧入路，是笔者惯用的手术入路，通过髂骨上开窗到达骶前，清除病灶，摘除死骨都比较方便，能代替前、后路的清除方法，而且比前入路更安全、省时。

一、骶髂关节的解剖

骶髂关节为下肢支撑脊柱的载重关节。以滑膜性关节面将骶骨外侧的弧形耳状面与髂骨内侧的关节面相连接。其关节面是不规则的和互相交锁的结合，来防止关节间的活动和移位。该关节常常跟随着年龄增加产生纤维化或完全骨化。

骶髂关节的三个固有韧带如下：

1．骶髂前韧带　它是一层厚的纤维膜性关节囊和从骶骨通过骶髂关节间隙走向髂骨呈放散性分布的坚强纤维结构（图23–1A）。

2．骨间骶髂韧带　它是三个韧带中最坚强有力的韧带，从后上向着前下走行，与骶骨和髂骨间隙内的粗糙面相结合，分布在整个骶髂关节间隙内（图23–1B、图23–1C）。

3．骶髂后韧带　遮盖在骶骨间韧带的后面（图23–1C）。

骨盆的组成：骨盆由三块骨头构成，即髂骨、耻骨和坐骨。初生时这三块骨头在髋臼里由软骨互相结合，随后在16~18岁期间它们互相融合为一体。由田慧中设计的骶髂关节外侧新入路显示在髂外面、内面和骶骨的侧面、前面上截骨切除的部位，呈蓝色表示。通过该入路可以清除骶髂关节结核形成的盆腔内骶前脓肿和摘除死骨，较胁腹部切口前路手术抵达骶前病灶，更加方便快捷和安全可靠（图23–2）。

二、骶髂关节结核的诊断

骶髂关节结核的临床特点为发病缓慢，病程较长，多发于青壮年，女性多见；如无其他部位结核病时，患者一般情况良好，多无结核中毒症状；患侧臀部或腰骶部疼痛，可沿坐骨神经放射，骶髂关节后方有压痛或者叩击痛；臀部、髂后上棘或髂窝处可出现寒性脓肿，脓肿破溃可形成窦道；“4”字征试验，骨盆分离试验阳性。影像学检查可协助诊断，但明确诊断需要依靠病理学和细菌学检查结果。骶髂关节结核的早期X线

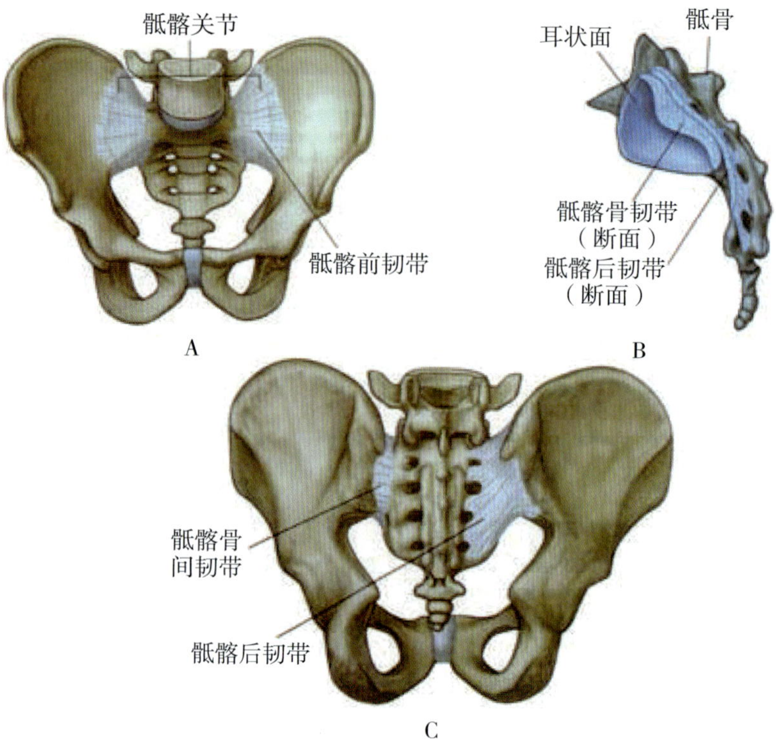

A．从前面观骶髂前韧带的分布；B．侧面观骶髂骨间韧带、骶髂前韧带和骶髂后韧带的断面图；C．后面观骶髂后韧带遮盖在骶髂骨间韧带上的分布

图23-1　骶髂关节韧带的分布

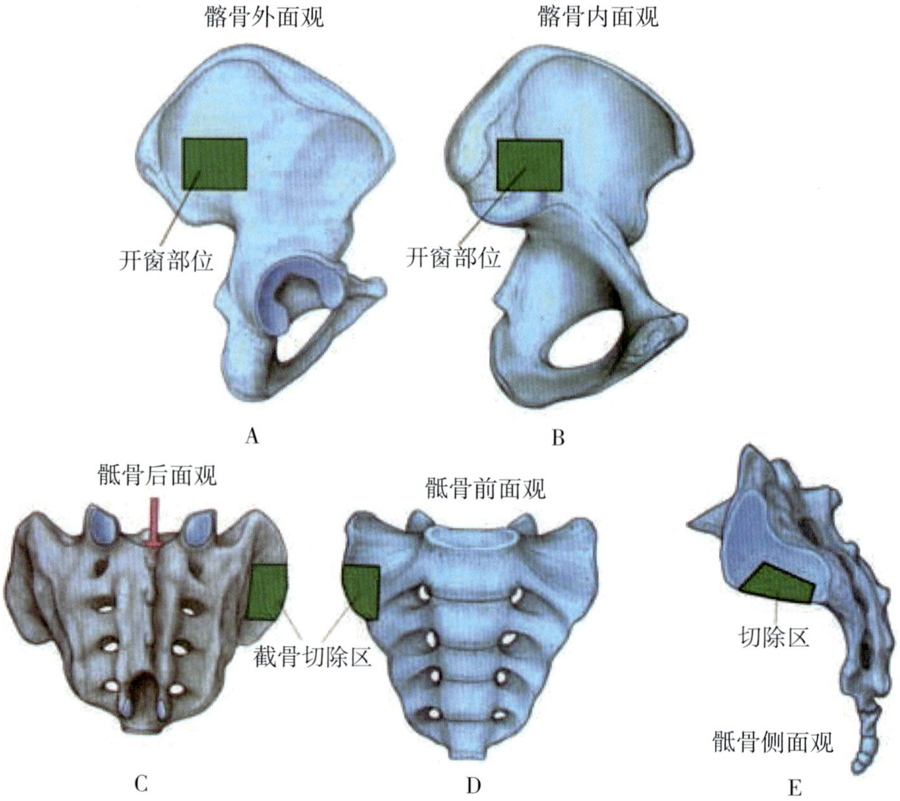

A．髂骨外板截骨切除部位和范围；B．髂骨内板截骨切除部位和范围；C．后面观，骶骨耳状面截骨切除范围；D．前面观，骶骨截骨切除范围；E．侧面观，骶骨截骨切除范围

图23-2　骶髂关节外侧入路，髂骨、骶骨开窗术，一次性清除骶前、骶后结核性病灶，特别是对盆腔内的骶前脓肿和死骨的清除，能产生较好的效果，用这种入路代替了肋腹部切口的前入路，能达到彻底清除骶前脓肿和结核病灶的目的

表现为关节边缘模糊，关节间隙增宽，晚期典型X线表现为关节间隙狭窄或消失，骨质破坏、死骨形成、骨质增生硬化、冷脓肿和窦道形成。CT扫描能显示早期滑膜增厚及周围较小的圆形或楔形骨质破坏，双侧对比能显示关节间隙轻微增宽，提高早期诊断率；对晚期病例，可充分显示死骨、硬化骨、脓肿、窦道；有助于了解骶髂关节滑膜、关节软骨、死骨、干酪样组织及骨质病变和关节周围器官组织的关系，并可了解臀部或骶前脓肿的大小、形态及与周围器官组织的关系。MRI检查可显示骶髂关节腔的液体、关节软骨及骨髓腔的异常信号，有助于诊断骶髂关节区的早期感染性改变。

三、骶髂关节结核的鉴别诊断

骶髂关节病变时对关节侵犯引起功能丧失不明显，所以症状表现往往不明显。骶髂关节结核在临床诊断方面极容易出现漏诊和误诊。该病需与腰椎间盘突出症、化脓性骶髂关节炎、强直性脊柱炎、致密性髂骨炎、髂外动脉搏动引起的骨质缺失等相鉴别。腰椎间盘突出症患者血沉不快，压痛点在腰椎一侧，而不在骶髂关节后方，骨盆分离试验阴性，影像学检查骶髂关节正常。化脓性骶髂关节炎常继发于髂骨骨髓炎，发病多急骤，体温迅速升高，白细胞明显增加，局部疼痛剧烈，可迅速出现脓肿并向外穿破，CT扫描有助于鉴别，穿刺病理检查可明确诊断。强直性脊柱炎多为双侧发病，关节面下骨质破坏并硬化，关节间隙变窄，病变易侵及骶髂关节上半部，常伴有腰椎小关节间隙模糊、狭窄或消失，无冷脓肿形成，血HLA-B27阳性等，而结核性病变常为单侧性，结合CT扫描鉴别诊断不困难。骨型骶髂关节结核发生在髂骨松质内，呈圆形或椭圆形局限性破坏区，可累及骶髂关节面；而致密性髂骨炎多见于成年女性，常对称性侵犯骶髂关节中下2/3髂骨部分，表现为三角形、新月形致密影，骨小梁融合消失，不累及关节。

（田慧中　黄宏伟　陈　钢）

第二节　外科治疗原则

骶髂关节结核分早期和晚期、早期骶髂关节结核，在临床上症状常与腰椎间盘突出症相鉴别，通过影像学检查可见单侧骶髂关节间隙略增宽，疼痛症状和功能障碍不明显。如能及早确定诊断，则应及早进行骶髂关节病灶清除，配合抗结核药物治疗，只作后路骶髂关节病灶清除植骨内固定的简单手术即可彻底治愈，当然，抗结核药物治疗非常重要，术前、术中、术后都要认真应用，才能保证结核病灶的愈合，只作病灶清除手术，不重视抗结核药物治疗是病灶复发的重要原因。

对晚期骶髂关节结核，合并骶前或骶后或臀部的巨大脓肿和死骨形成，采用单纯的后入路就难以达到彻底清除病灶的目的。对骶后脓肿和臀部脓肿可用经后路的手术方法治疗。对于骶前巨大脓肿及死骨形成者，后路手术就无能为力了。以往教科书上采用胁腹部切口经前路清除盆腔内结核脓肿及病灶。由于脓肿位于小骨盆内、骶骨的前方，十分深在，又有髂动静脉、骶前动静脉等大血管遮挡，再加上结核性腹膜后粘连，进入病灶非常困难，手术难度太大。耗费时间太长，得不偿失，故该入路对清除骶前脓肿并不是个优选的方法。田慧中设计出来的“骶髂关节外侧入路”能彻底清除骶髂关节病灶，还能清除骶髂关节前、后的脓肿，特别是对骶前的巨大脓肿和死骨摘除能提供方便，对清除骶前病灶，优于胁腹部入路。现将髂骨外开窗抵达骶前病灶的手术方法作详尽的图解说明。

手术方法有三种：①后路骶髂关节病灶清除术；②前路胁腹部切口骶前结核性病灶清除术；③髂骨外侧开窗骶前新入路结核性病灶清除术。

第三节　后路骶髂关节病灶清除术

骶髂关节后入路，用于骶髂关节内轻型病灶的清除和不涉及骶前脓肿的病例，对只伴有骶后脓肿的病例，为一常用的手术方法。

取俯卧位，髂嵴前垫枕或俯卧在双拱形支架上，使骶髂部抬高。

手术步骤

1．切口　以髂后上棘为中点，上端沿髂嵴的内上缘向外延伸12cm，下端自中点下方再向股骨大粗隆方向，长约10cm（图23-3）。

2．骶髂关节的显露　切开皮肤和皮下组织，将皮瓣向外侧剥离，切开臀中肌中上部和骶棘肌筋膜附着部，用骨膜剥离器自髂骨外板向下外方分离臀中肌，直达坐骨大切迹上方2cm处。必须注意不可向其深面剥离，以避免损伤臀上动脉，保持腰髂韧带和骶髂韧带的完整性（图23-4）。

3．骶髂关节内的显露　骶髂关节系耳状形关节，上下两端狭小，中部偏大。于髂后上棘横行凿开长4cm，宽2.5cm骨瓣（图23-5）。

以内侧骶髂韧带为铰链，将骨瓣向骶骨部翻开，骶髂关节面即显露出来（图23-6）。

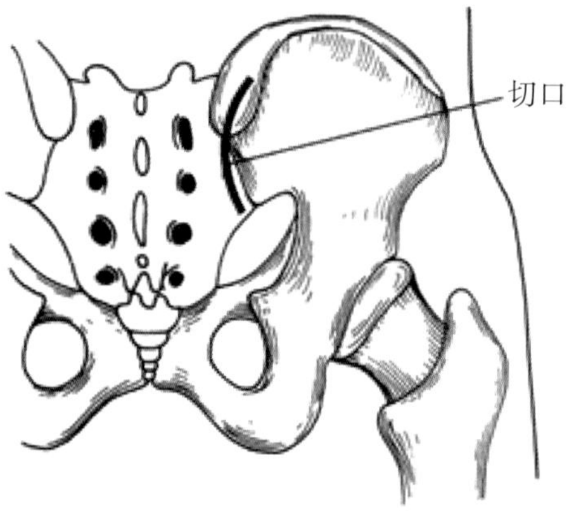

图23-3　后路骶髂关节病灶清除术的切口

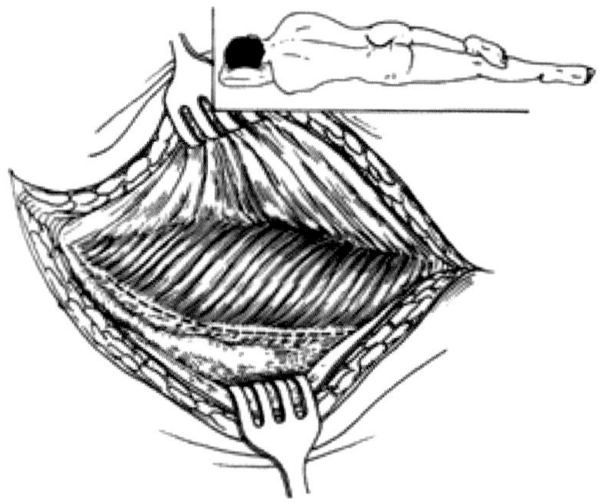

图23-4　切开皮肤、皮下组织及筋膜层，暴露臀大肌、臀中肌的肌纤维

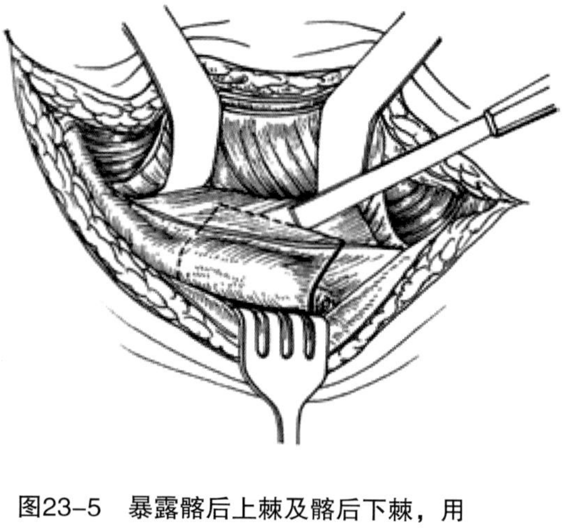

图23-5　暴露髂后上棘及髂后下棘，用骨刀做出截骨线

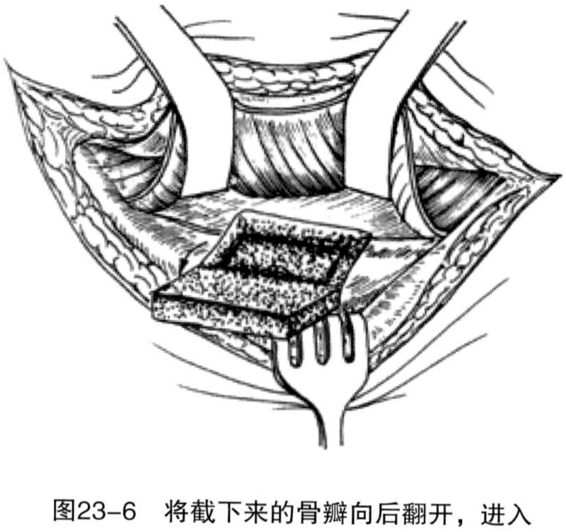

图23-6　将截下来的骨瓣向后翻开，进入骶髂关节病灶

处理病变后，将翻转的骨瓣复位，以利于骨性融合（图23–7）。

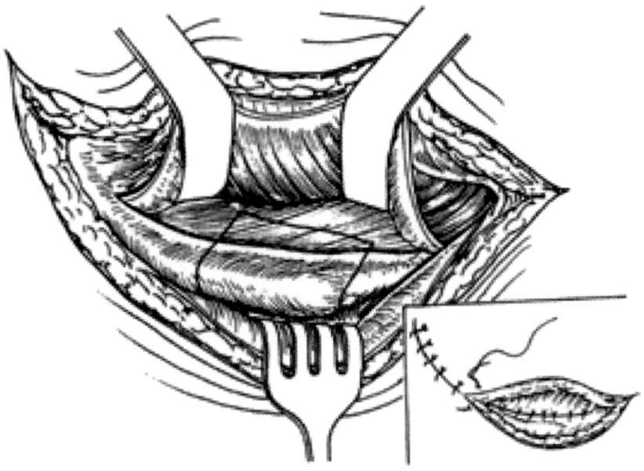

图23–7 结核病灶清除后，将翻转的骨瓣还原，然后闭合切口

（田慧中 王治国 任 军）

第四节 前路肋腹部切口骶前结核性病灶清除术

经肋腹部切口的前入路抵达骶前结核性病灶，难度较大、操作复杂且骶前脓肿位于小骨盆内，骶骨的前方，显露困难，后腹膜与髂部大血管常有结核性粘连，分离难度较大，不当心有误伤大血管的危险。对清除骶前脓肿及死骨的手术最好不采用此入路。

1．暴露范围 显露腰椎和腰骶段的椎体。

2．适应证 腰椎病灶清除，腰椎畸形截骨矫形，腰椎前路稳定性重建。

一、手术步骤

1．术前准备 术前一晚清洁灌肠。

2．麻醉 气管内插管全身麻醉或硬膜外阻滞麻醉。

3．体位 如无原发病限制，一般采用左侧入路，即右侧卧位，左侧朝上，向后倾斜约5° ~10° 。

4．手术操作程序

（1）切口：起自R_{12}或其下，斜行走向脐部，达腹直肌鞘附近。依显露水平需要，切口可向下沿腹直肌鞘延伸（图23–8）。

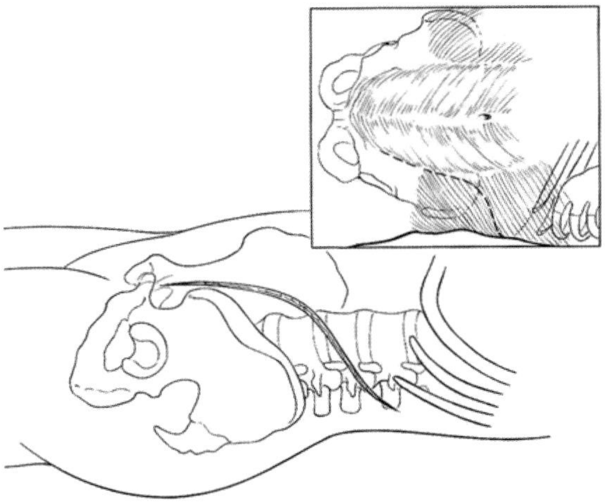

图23–8 腰椎腹肋切口

（2）显露：分离腹外斜肌、腹内斜肌和腹横肌（图23–9）。切开腹横筋膜（图23–10），将腹膜折返部向内钝性分离直达椎体（图23–11）。

（3）脊椎的显露：纵向切开腰椎前面的腹膜后组织（图23–12）。显露节段血管，尽可能靠近中线结扎、切断（图23–13）。

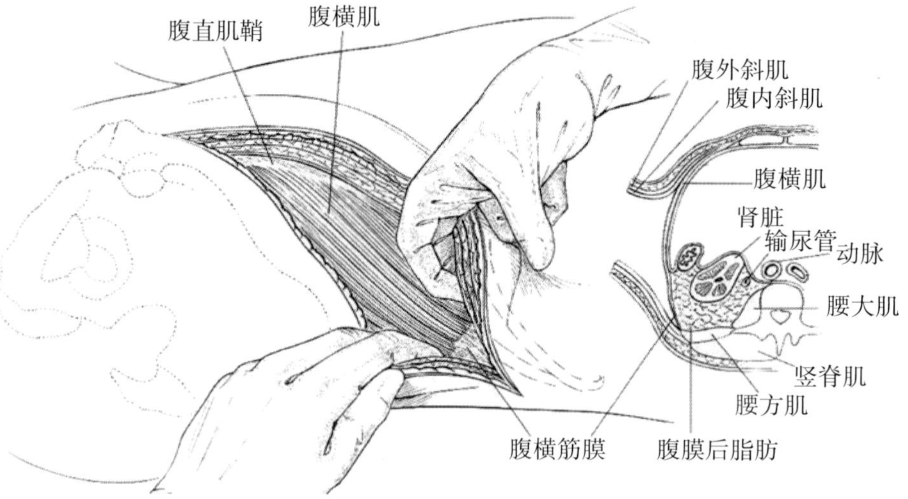

图23-9　分离腹肌

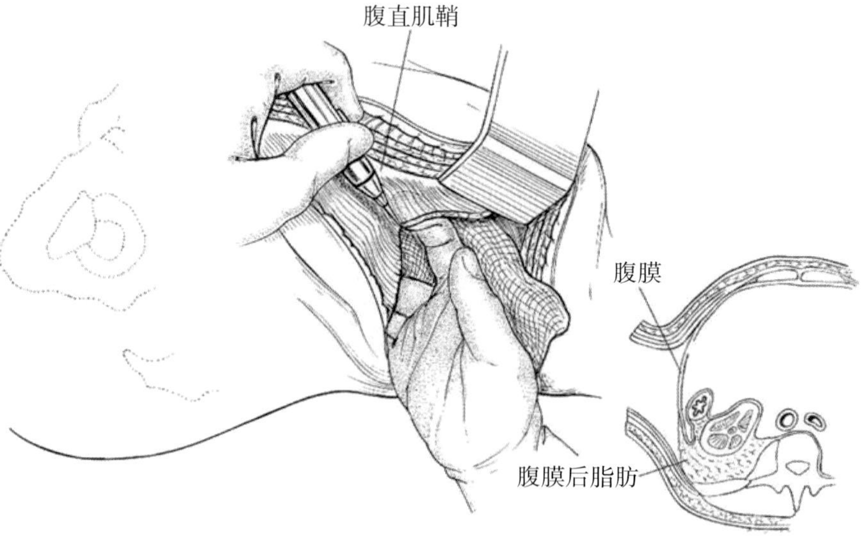

图23-10　切开腹横筋膜

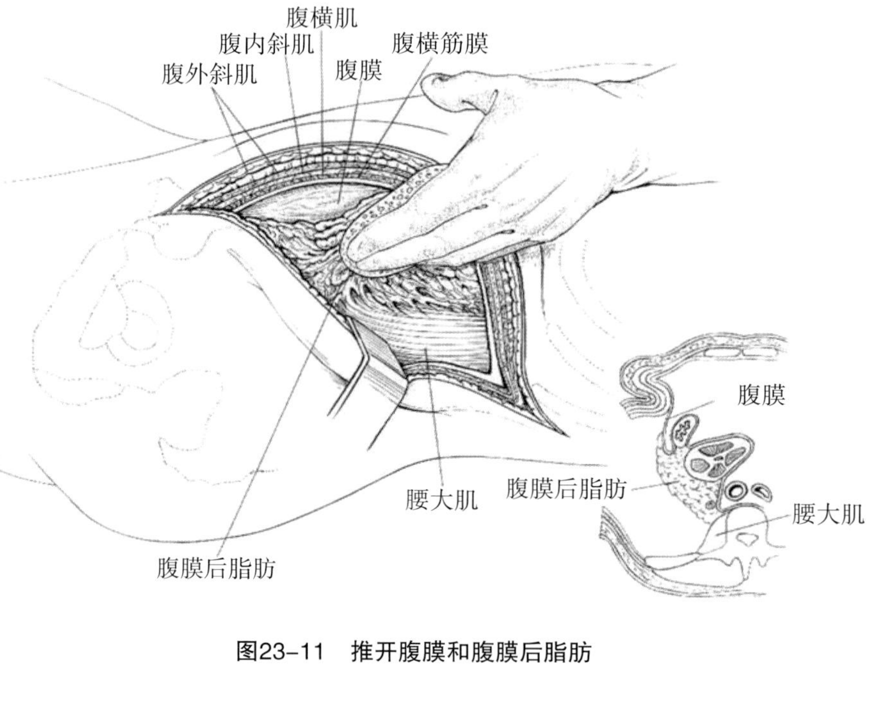

图23-11　推开腹膜和腹膜后脂肪

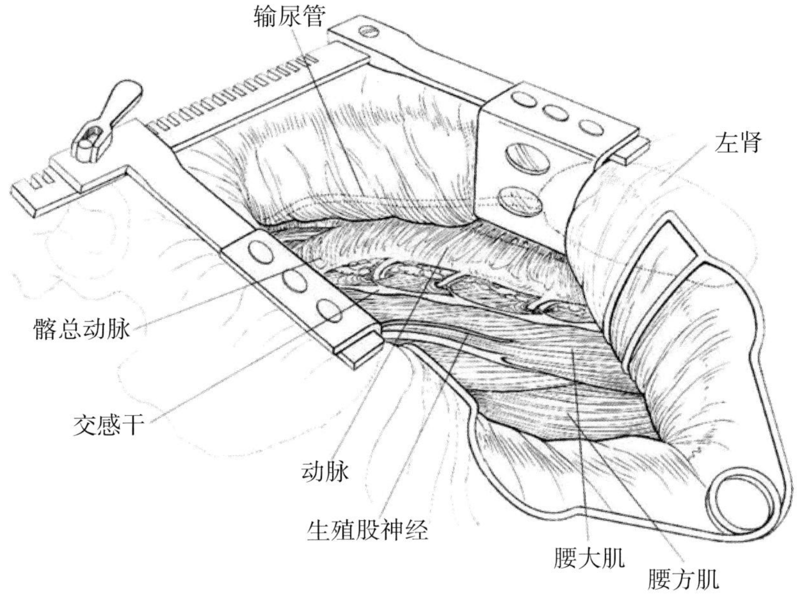

图23-12　显露椎前

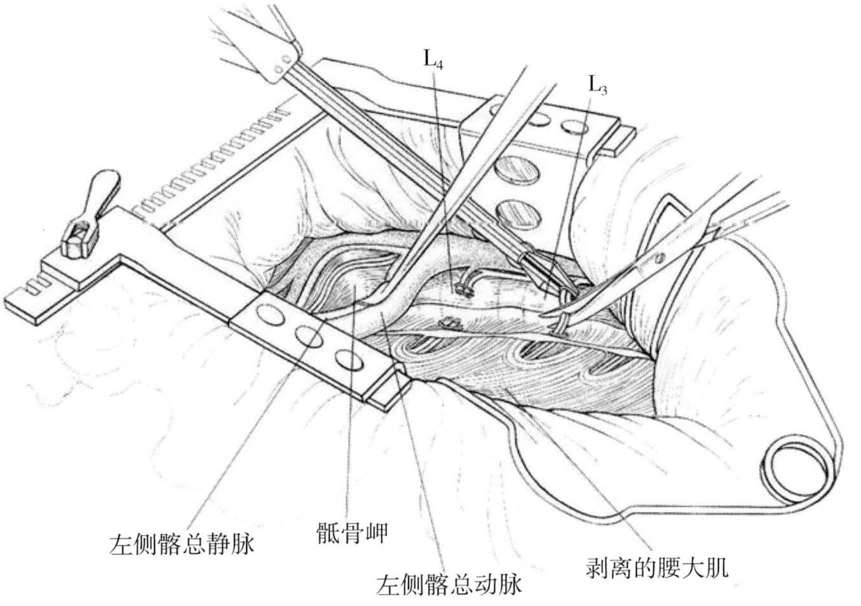

图23-13　结扎节段血管

二、并发症防范要点

1）切开腹横筋膜时避免损伤腹膜及精索。

2）L_4、L_5椎间盘多在髂总静脉的头侧，暴露时需首先结扎髂腰静脉，否则在向内牵拉血管时，容易撕裂此静脉引起出血。L_5~S_1椎间盘常位于血管分叉之下，对血管向右牵拉困难的患者，可将左侧髂总静脉向外、向头侧钝性牵开，从分叉下暴露L_5~S_1椎间盘（图23-14）。

3）腰骶前的暴露尽量不要锐性分离或使用电刀以保护腰骶神经丛。

4）对骶前结核性脓肿、死骨清除术最好不用该入路，因为结核性腹膜后粘连分离困难，有损伤大血管的可能性。

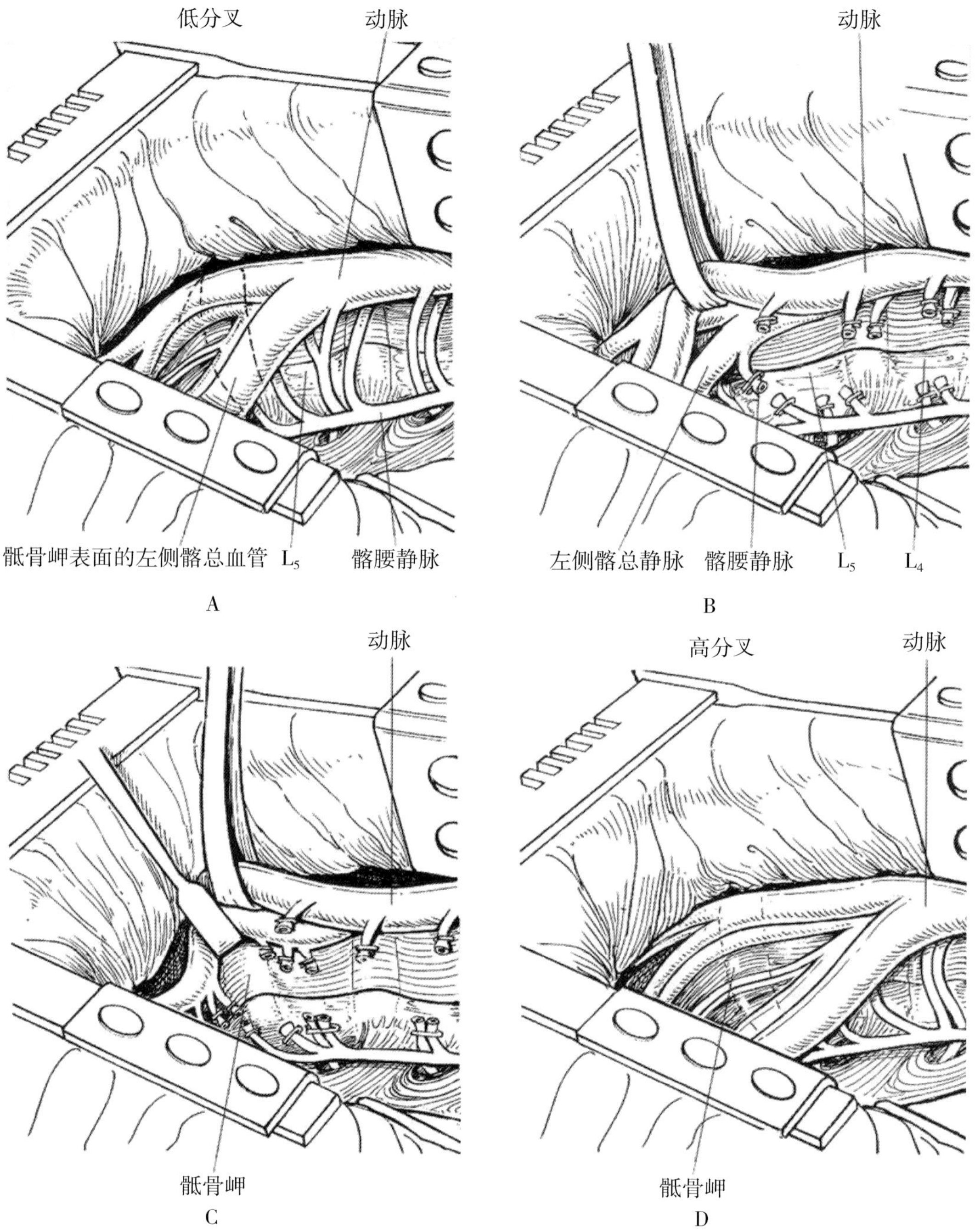

图23-14 腰骶椎血管的处理

（田慧中 刘少喻 李 磊）

第五节 髂骨外侧开窗骶前新入路结核性病灶清除术

该入路是田慧中教授专门为清除骶骨前巨大脓肿而设计的一种新入路，用它来代替了肋腹部切口的前入路，因为肋腹部切口腹膜后入路，常因结核性腹膜外粘连与髂部大血管之间难以分开，有导致大血管损伤的可能性。而且骶前脓肿位于深在的小骨盆的后壁，故腹膜外入路十分困难。采用田慧中设计的经髂骨外侧入路，通过髂骨上的开窗斜行向内、向前可直接进入脓腔内，清除病灶和摘除死骨都非常容易，较肋腹部入路更加直接进入病灶，对骶前、骶后及臀部的脓肿均可在同一个切口内完成。

一、手术操作程序

（1）麻醉：气管插管全身麻醉或硬膜外麻醉。

（2）卧位：取俯卧位臀部垫高。

（3）切口：沿髂后上棘作圆弧形切口（图23-15）。

（4）暴露：沿髂嵴、髂后上棘及髂后下棘的外侧唇做锐性切开筋膜组织，将臀肌向外侧剥离暴露髂骨外板（图23-16）。

（5）开窗：在髂骨外板上，相当于骶髂关节病灶的部位开窗（图23-17）。

（6）开窗部位：开窗部位略位于髂后上、下棘的外侧，斜形向前内、向着骶髂关节间隙的方向斜行（图23-18）。

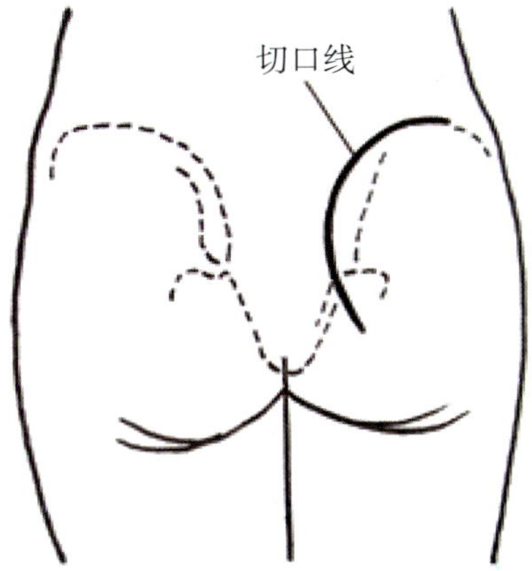

图23-15 皮肤切口线

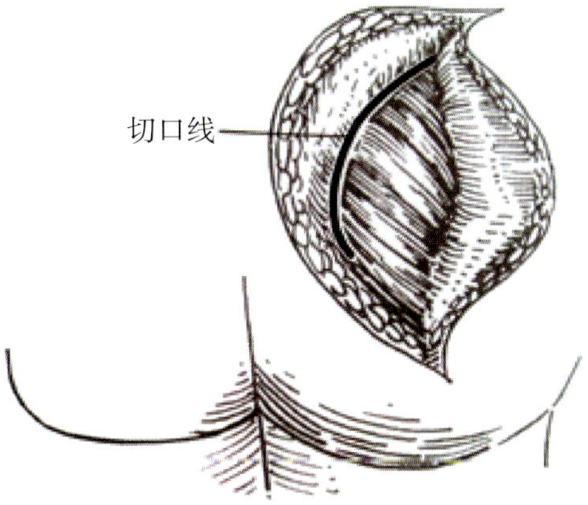

图23-16 沿髂棘外唇的切口线

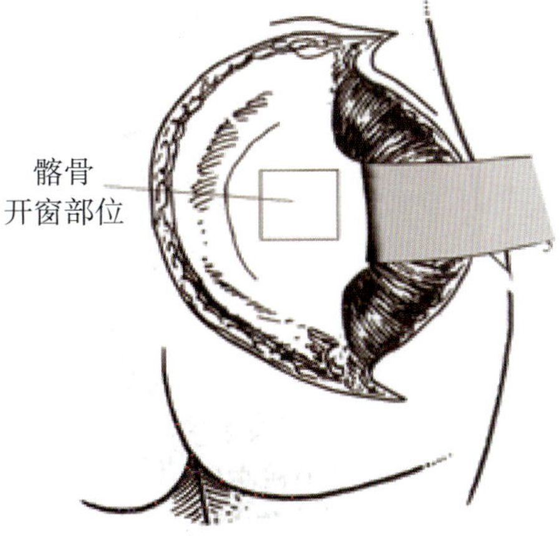

图23-17 髂骨开窗部位

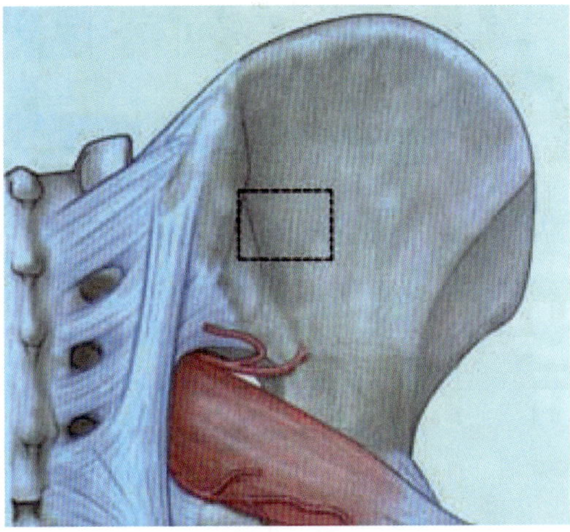

图23-18 后面观：髂骨外板开窗部位

（7）盆内见开窗部位：在前面观开窗位于骶髂关节间隙上（图23-19）。

（8）工具：用宽直骨刀及铲刀开窗（图23-20）。由于骶髂关节前方多有脓肿在骨膜下将骨皮质与骨膜分离，故用骨刀开窗是比较安全的。

（9）斜行向前、向内的开窗：已经形成、骶前脓肿已暴露，用吸引器吸除脓液（图23-21）。

（10）将手指插入脓肿内触诊：探查脓肿的大小，触摸有无死骨存在（图23-22）。

（11）摸到死骨：可用手指勾出（图23-23）。

（12）刮除病灶：用刮匙彻底刮除脓肿壁及死骨，干酪样物质、坏死性肉芽等（图23-24）；病灶清除干净后，生理盐水彻底冲洗病灶，并放入链霉素1mg。

（13）病灶清除：清除完毕，将取下来的髂骨块盖在截骨的方窗上，在骨块的中央钻孔，以便引流管通过（图23-25）。

（14）缝合：分层缝合切口，引流管自臀部穿出皮肤，手术结束（图23-26）。

（15）术后处理：①术后继续抗结核药物治疗；②引流管在48~72h后、引流量少于30mL，拔除引流管；③卧床休息1~3个月，拍片复查看病灶清除术后情况。

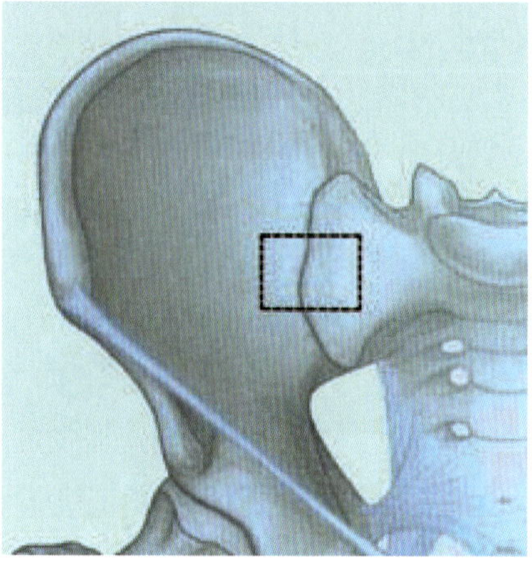

图23-19　前面观：骶髂关节开窗部位

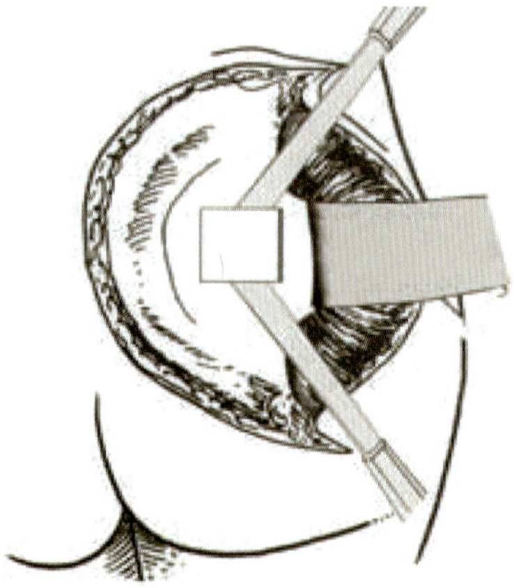

图23-20　用直骨刀做成方窗

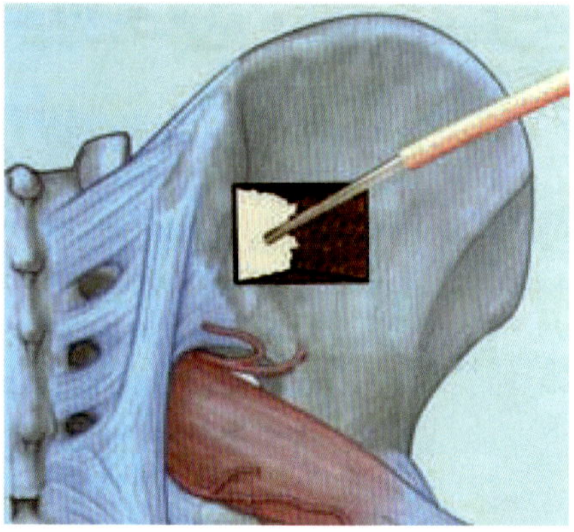

图23-21　开窗的方向向前、向内，通过骶髂关节病灶，到达骶前脓肿，用吸引器吸除脓液

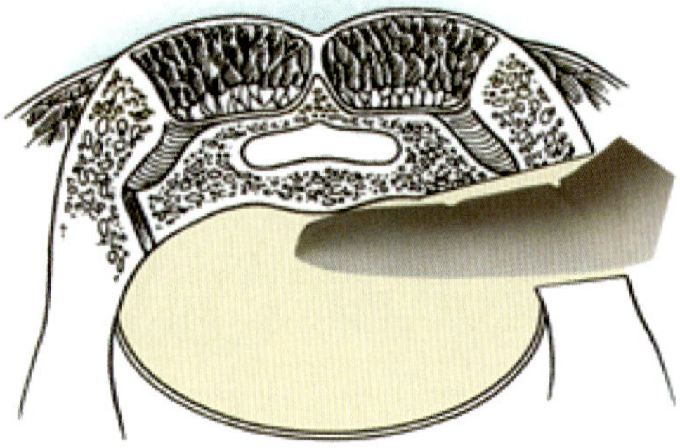

图23-22　术者用手指插入脓肿腔内触诊

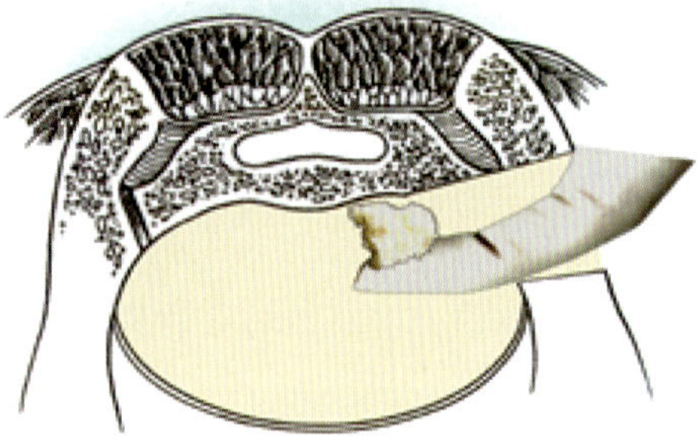

图23-23　摸到脓肿腔内的死骨

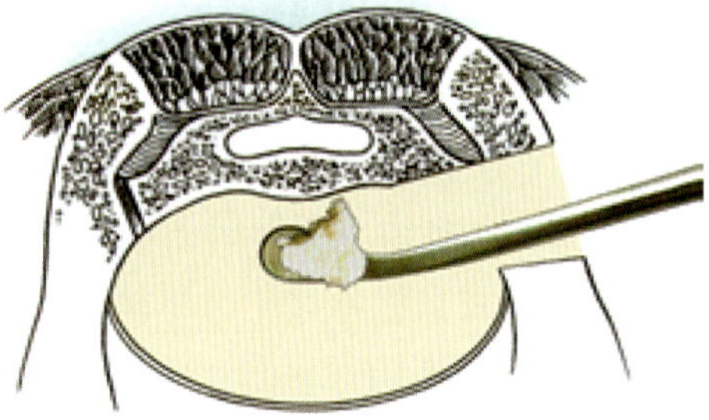

图23-24　用刮匙清除病灶、取出死骨

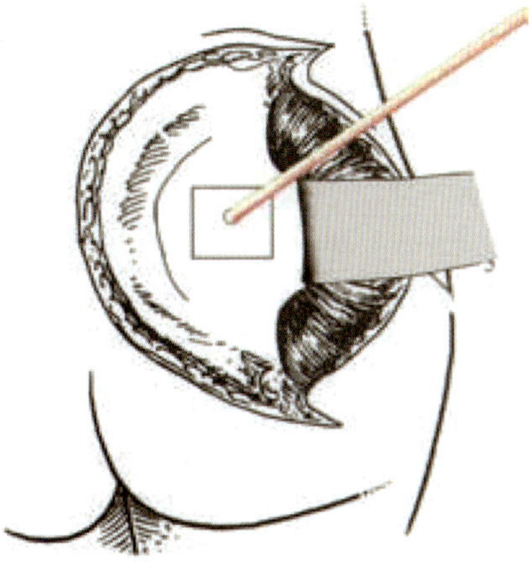

图23-25 病灶清除完毕后，方窗盖还原，通过钻孔置入引流管

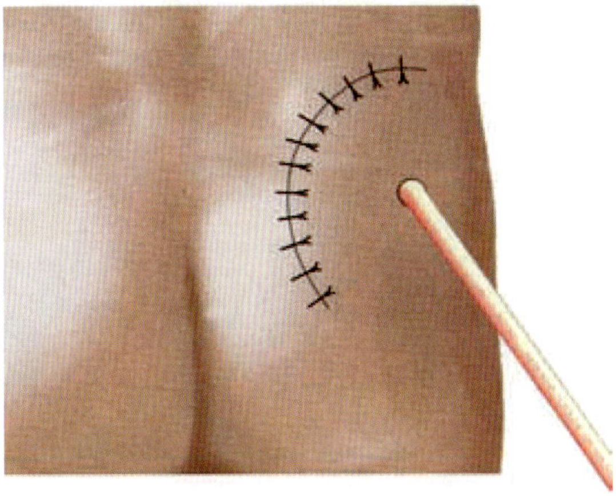

图23-26 分层闭合切口，引流管穿出皮肤

二、典型病例介绍

患者杨某，女，28岁，诊断为右侧骶髂关节结核合并巨型骶前脓肿，术前MRI显示骶前脓肿明显存在，术后1年半随访时MRI表现脓肿消失。病人的身体健康状况恢复良好，已能胜任体力劳动工作（图23-27）。

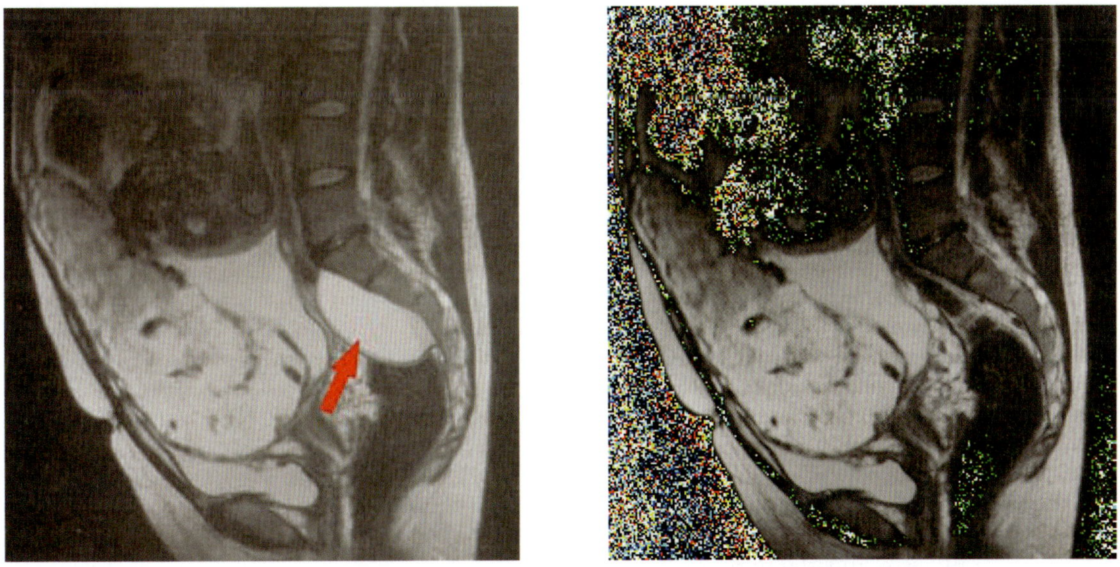

A B

A．术前MRI显示骶前脓肿，如箭头所示；B．术后1年半复查，MRI示脓肿消失

图23-27 典型病例介绍

三、术中陷阱及注意事项

1）术前需明确诊断，对骶髂关节的破坏情况，骶前脓肿的大小，有否死骨存在。拍摄腰骶段核磁侧位片很有意义。

2）髂骨开窗的通道，应该斜行向前、向内，开窗的大小应该能容纳1~2横指，以便于彻底清除骶前病灶。

3）剥离髂外侧肌肉时，应注意勿伤及臀上动脉。

4）确定开窗部位时，应对准结核病灶，不能偏高或偏低。

5）保留截下来的方形骨块，以便病灶清除后重新镶入窗口内，并在盖的中央钻孔，以便通过引流管。

6）术前、术中和术后的抗结核药物治疗应该严格执行，不能忽视。

（田慧中　黄宏伟　陈　钢）

参考文献

［1］田慧中. 结核性脊柱后凸的矫正手术［J］. 美国中华骨科杂志，1995，1：6.

［2］陈安民，徐卫国. 脊柱外科手术图谱［M］. 北京：人民卫生出版社，2001：77-233.

［3］田慧中，李佛保. 脊柱畸形与截骨术［M］. 西安：世界图书出版公司，2001：377-741.

［4］田慧中. "田氏脊柱骨刀" 在矫形外科中的应用［J］. 中国矫形外科杂志，2003，11（15）：1073-1075.

［5］胥少汀，葛宝丰，徐印坎. 实用骨科学［M］. 2版. 北京：人民军医出版社，2003：598-636.

［6］姜广擎，陈凯，柳盛春，等. 骶髂关节结核的手术入路选择［J］. 中国误诊学杂志，2006，6（2）：293.

［7］饶书城，宋跃明.脊柱外科手术学［M］. 3版. 北京：人民卫生出版社，2007：335-346.

［8］田慧中，刘少喻，马原. 实用脊柱外科手术图解［M］. 北京：人民军医出版社，2008：189-581.

［9］田慧中，刘少喻，马原. 实用脊柱外科学［M］. 广州：广东科技出版社，2008：224-275.

［10］于滨生，郑召民. 脊柱外科手术技巧［M］. 北京：人民军医出版社，2009：109-135.

［11］葛宝丰，卢世璧. 骨科手术学［M］. 2版. 北京：人民军医出版社，2009：703-741.

［12］田慧中，梁益建，马原，等. 用田氏骨刀作全椎板切除减压治疗胸椎黄韧带骨化症［J］. 中国矫形外科杂志，2010，18（20）：1693-1696.

［13］罗善超，杨英年，杨小平，等. 病灶清除植骨结合内固定治疗骶髂关节结核［J］. 医药前沿杂志，2011（23）：47-49.

［14］田慧中，李明，马原. 脊柱畸形截骨矫形学［M］. 北京：人民卫生出版社，2011：3-339.

［15］田慧中. 结核性驼背畸形截骨术［J］. 中国矫形外科杂志，2011，19（23）：1937-1940.

［16］李克鹏，段礼鹏，李亚峰. 伴有前后方巨大脓肿的骶髂关节结核手术治疗策略［J］. 中国综合临床杂志，2012，28（13）：53-55.

［17］黄卫民，田慧中，吕霞，等. 胸椎结核晚发瘫痪的侧前方减压术［J］.中国矫形外科杂志，2012，20（7）：647-649.

［18］Dove J，Hsu LC，Yau AC. The cervical spine after halo-pelvic traction. An analysis of the complications of 83 patients［J］. J Bone Joint Surg Br，1980，62-B（2）：158-161.

［19］Drake RL，Vogl W，Mitchell A W M. 格氏解剖学［M］. 北京：北京大学医学出版社，2006：14-98.

第二十四章　脊柱结核致瘫因素分析及外科治疗原则

第一节　致瘫因素的分析

脊柱结核导致瘫痪的发生率在10%左右。其中胸椎发生率最高，颈椎次之，腰椎最少。除上述骨性压迫因素外，脓液、肉芽、干酪样物质、死骨和坏死椎间盘等结核性物质进入椎管，也可压迫脊髓，或椎管内肉芽组织机化为纤维组织，甚至呈环状或套状瘢痕粘连，将脊髓捆绑压迫，若超过脊髓的代偿能力，则发生瘫痪。

在脊柱结核合并瘫痪中，根据病灶是否活动，将其分为骨病活动型瘫痪与骨病静止型瘫痪。前者指结核病灶尚在活动期，造成瘫痪的原因以结核性物质直接压迫脊髓的可能性最大。后者是指结核病灶已治愈，但有严重的畸形，造成瘫痪的原因以骨嵴和增生纤维组织压迫为主，称为晚发性瘫痪。脊柱结核导致瘫痪的各种原因，均是逐渐发生的，多为不完全性瘫痪，且进展缓慢，很少发展为完全性瘫痪，与脊柱肿瘤不同。及时有效的病灶清除，脊髓减压与植骨内固定，常能使脊髓神经功能得以较好的恢复。有极少数病例，椎管内结核性物质穿破硬脊膜和蛛网膜，侵犯脊髓，结核性物质长期压迫脊髓前动脉合并炎症而引起脊髓前动脉栓塞，致脊髓缺血软化、变性坏死，而产生瘫痪，其预后不良。

始发于椎体后缘的结核病灶容易形成压迫脊髓神经及脊神经根的症状出现，是胸椎结核合并截瘫的主要因素（图24-1），其次是多节段椎体的溶解破坏造成严重的呈角畸形，由椎体的后缘或死骨向后凸出，压迫脊髓形成晚发性截瘫（图24-2）。

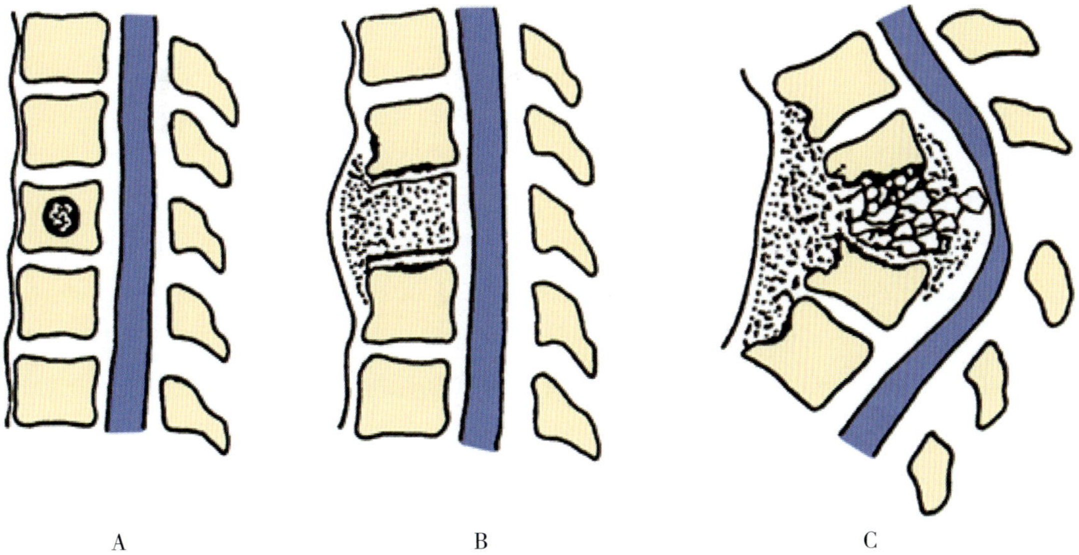

A. 始发椎体中心型结核；B. 发展为全椎体结核加上下椎间盘破坏；C. 椎体间骨质液化溶解塌陷，形成高度胸椎后凸，死骨从前向后压迫脊髓，造成不全截瘫

图24-1　胸椎结核晚发性截瘫的形成

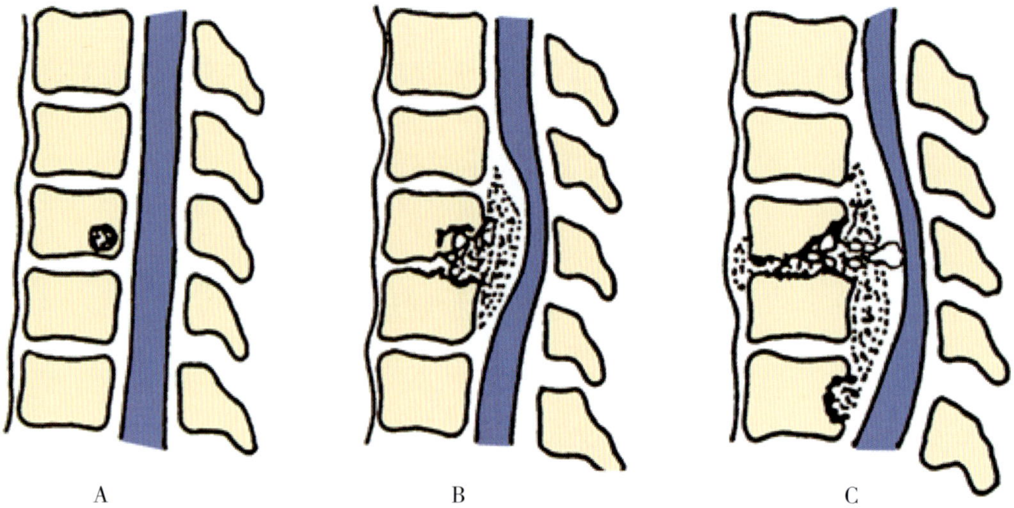

A．椎体后下缘结核病灶；B．液化溶解形成死骨侵入椎管；C．压迫脊髓造成不全截瘫

图24-2 胸椎结核早发性截瘫的形成

早期临床症状为胸背部疼痛，束带感异常，晚期症状为单侧或双侧下肢痉挛性疼痛，椎体束症状阳性直至不能下地活动。大小便功能受影响，尿潴留需要保留导尿。症状逐渐加重，出现不同程度的上运动神经元病理表现，病程发展晚期较快。

第二节 脊柱结核合并瘫痪的外科治疗原则

一、彻底病灶清除术

由于脊柱结核发生瘫痪的主要因素是病灶内结核物质压迫，因此只有彻底清除病灶，才能达到有效解除对脊髓神经的压迫，促进功能恢复。应严格注意不能遗留下椎体对侧的病灶，病灶未被清除是结核复发的重要原因。对椎管内的病灶一定要彻底清除干净，直到硬膜周围的致压物彻底清除干净，硬脊膜膨胀变宽，见到波动为止。彻底清除病灶是手术成功的关键。

（一）胸椎结核胸膜外病灶清除术

此术为一常用的手术方法，创伤小，能彻底清除病灶。适应于T_1~T_{12}椎体结核合并死骨、脓肿者。采用棘突旁纵切口，长约10~12cm。切开皮肤、皮下组织及深筋膜，沿切口方向切开第一层肌肉，即上方的斜方肌和下方的背阔肌，然后切开第二层肌肉，即大小菱形肌及下锯肌，显露骶棘肌。自骶棘肌与最长肌之间分开肌肉，剥离所附的肋骨和三个横突。确定病灶部位后，找出拟切除的肋骨，先切断肋骨横突韧带，再切除横突，切开肋骨背侧的骨膜，并作骨膜下剥离，再距肋骨颈4~5cm处剪断肋骨。用寇克钳夹持肋骨的近侧端，用骨膜剥离器将骨膜完全推开。再用锐性剥离的方法，切断肋椎韧带，将肋骨头撬起，摘除整段肋骨及其头颈部。肋骨头摘除后即有脓液随之流出，通常切除2~3个肋骨头，即可充分显露病灶。结扎切断肋间血管神经束，切开脓肿壁，即可进入病灶。直视下用刮匙彻底清除病灶内的死骨、干酪样物质、结核性肉芽组织及坏死的椎间盘。凿开硬化骨，清除对侧病灶，清除干净后作椎体间植骨。然后放入链霉素1g和青霉素8万U ，分层缝合伤口。

（二）胸椎结核合并截瘫前外侧减压术

此术适应于T_1~T_{12}椎体结核合并死骨、椎旁脓肿或早期截瘫的病例。以病椎为中心，距棘突中线旁开2横指作纵形切口，上下端包括1个无病椎体。显露出病灶后，沿椎弓根自后向前剥离开椎体的侧面直达前纵韧带下，用撬板撬开显露病灶，彻底刮除死骨、干酪样物质，冲洗干净后检查椎体破坏情况，椎体后缘有否死骨压迫椎管，脓肿是否侵入椎管内，直到病灶彻底清除干净、减压绝对彻底为止。用骨刀截除椎体后，彻底显露椎体的对侧病灶和硬膜周围的病灶，做到彻底清除病灶和彻底减除硬膜管周围压力。在上下椎体间做成良好的植骨床，即有血运的植骨床。在无菌条件下自同侧髂骨上按常规取骨。将取下来的髂骨加工修剪备用，根据哈氏棒撑开后加压植入椎体间隙内所需要的长度作骨柱，待哈氏棒撑开矫正脊柱后凸后，再将准备好的骨柱镶入椎体之间的植骨床内起立柱支撑作用（图24-3、图24-4）。

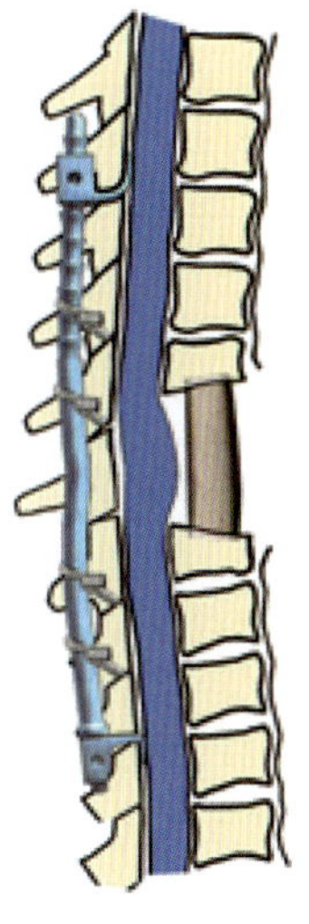

图24-3 单纯前路撑开植骨，用于中胸段有胸廓支撑稳定性较好的节段

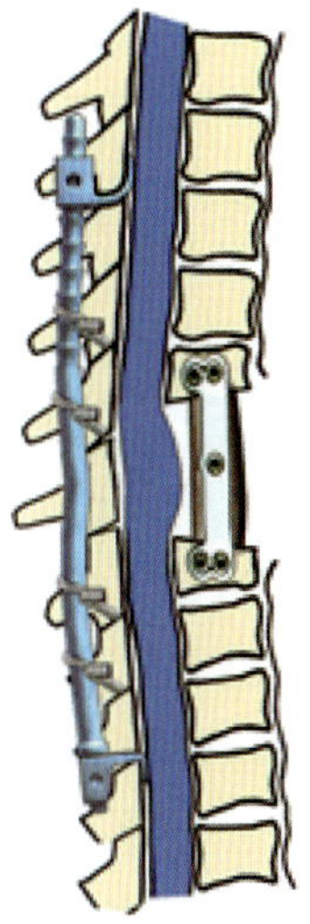

图24-4 位于胸腰段活动度较大的部位，植骨后应加前路钢板内固定

采用肋骨横突切除的胸膜外入路，在哈氏棒支撑下病灶清除的手术法，能借哈氏棒的撑开力，能使椎体间隙进一步张开，便于彻底清除椎管内病灶和椎体对侧的病灶，便于将破坏的椎体硬化骨切除干净，做成规则的植骨床。前路椎体立柱植骨完成后，后路哈氏棒的纵向支撑能防止椎体间植骨被压缩的作用。后路哈氏棒支撑能产生良好的效果，是防止角状驼背进一步加重和稳定植骨愈合的有力措施。其次是在同一个切口内安装哈氏棒操作简单，节约了手术时间，效果可靠。后路单侧哈氏棒撑开能起到防止椎体间立柱植骨被压缩塌陷、角状后凸进一步加重的作用，实属一种好方法。

二、植骨融合术

（一）后路植骨融合术

1911年Albee和Hibbs各自用不同方法作脊柱后路融合术。Albee用劈开棘突，将有适度弯度的胫骨坚质骨作植骨片，夹在劈开的棘突之间。Hibbs的植骨方法是先在椎板和棘突上凿成粗糙面，再将骨松质碎片放在骨创面上。还有“H”形植骨法和回旋植骨法。上述方法中以Hibbs法较为常用。后路植骨融合虽可减少或预防脊柱后凸畸形，但假关节发生率较高，故应用逐渐减少，其适应证是：①椎体病变已静止，但稳定性不够；②前路植骨失败，或前路植骨不够坚固；③病灶清除时，发现脊柱不稳，而又未做前路植骨者；④椎间隙狭窄、病变局限、无死骨脓肿病灶。

（二）前路植骨融合术

此术是在病灶清除的基础上进行的，应用较多。其适应证为：①椎体破坏较多，病灶清除后脊柱不稳定或残留较大的骨空洞。②已作椎板切除，不便做后路植骨融合术者。

下列情况不宜做前路植骨融合术：①儿童椎体的骨化中心太小，脊柱的活动性大，植骨片不稳定，容易发生移位者。②年龄过大或身体虚弱者，对手术难受力较差者。③病灶暴露不充分，病灶清除不彻底，植骨块容易变成死骨。④严重的混合感染。

前路植骨的方法有填充植骨、立柱植骨、楔形植骨、“T”形植骨和上盖植骨等方法。根据笔者的经验以大块髂骨作立柱植骨效果较好，不仅能填充骨缺损，还给脊柱起支撑作用，甚至部分脊柱后凸畸形得到矫正。植骨块大小和长度必须与骨缺损相适应，放置合适，防止植骨块骨折或脱出，造成对脊髓或大血管的压迫。术后不宜起床过早，根据病变部位的不同，一般术后卧床3~6个月。

三、截骨矫正后凸畸形

（一）结核性后凸的病理过程

当今世界估计有2 000万脊柱结核患者，早期诊断及早治疗无疑是重要措施，特别是10岁以下的多节段椎体受累者，其严重的后凸畸形为常见的后遗症。由于脊柱结核的发病首先侵犯椎体和椎间盘，使脊柱的前柱遭受破坏，形成脓肿、死骨和干酪样物质，经前路病灶清除术后或液化坏死排脓术后，椎体及椎间盘的结核病灶虽然稳定下来，但严重丧失了椎体前柱的支撑作用，跟随着脊柱后部成分（椎弓和椎体后缘）的逐年发育增长，势必形成后凸畸形的逐年加重，至接近成年时已形成难以手术矫治的结核性驼背畸形，在侧位X线片上3~4节椎骨捲曲盘绕，2~3节椎体缺如，其上、下椎体的前缘互相接触形成U形襻。2~3节棘突、椎板、椎弓根和椎体后缘变成“小椎骨”（图24–5A），位于后凸顶椎的部位，到那时再想做脊柱截骨术是难上加难，变成手术治疗的禁忌证（图24–5B、图24–5C）。

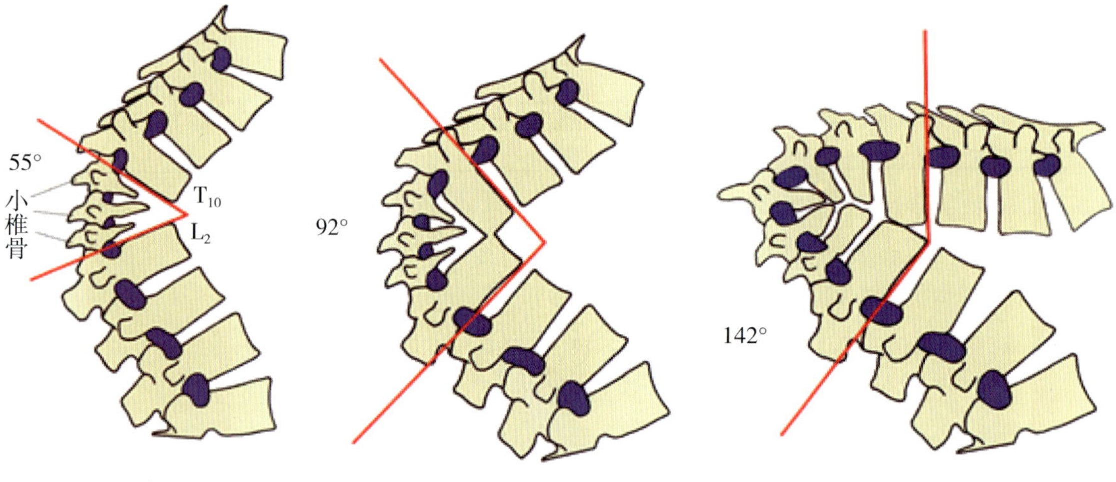

A．为椎弓椎体次全截骨术的适应证；B．为全脊柱截骨术的适应证；C．为手术禁忌证

图24–5　结核性脊柱后凸手术难度的比较

（二）手术适应证

结核性脊柱后凸的手术适应证，首先是结核病灶经过药物治疗或手术清除病灶以后，结核病灶已稳定的病例。年龄在5~25岁，角形后凸的顶椎位于T_{10}~L_3范围之内。后凸Cobb’s角在100° 以内。100° 以上的重度后凸病例，如果年龄较小，顶椎临近的数节椎骨尚未骨性融合，先在颅盆牵引下观察，如果后凸角经过3周牵引后能减少到90° 左右者，亦可行全脊柱截骨加器械矫正术。总之，无论年龄大小，对重度后凸病例都应先给予颅盆牵引，然后在此牵引下进行手术。其次是病人的全身健康状况和结核性毒血症状是否消失。术前抗结核药物是否用够时间，是否控制住结核性毒血症状，是否合并肺或肾脏结核存在，对有并发症者应首先治疗其并发症，待所有结核症状全部消失后再考虑做矫正后凸畸形的手术。

（三）全脊柱截骨术的手术方法

沿棘突切口，长约15~25cm。双侧分离暴露棘突、椎板、关节突和横突。向两侧暴露要足够宽，以便绕过椎弓切除椎体。用直骨刀沿椎弓根外缘截断横突。用铲刀截除椎板盖，暴露硬膜管和脊神经根。用椎体剥离器自后向前严格地从骨膜下剥离暴露椎弓根的外侧面和椎体腰部的外侧面，直达前纵韧带下。然后插入撬板撬开椎体两侧的软组织和来自椎前的节段血管。用无名氏剥离器分离硬膜外粘连。用直骨刀分层切除椎弓根和椎体的外侧部分，再用铲刀和月牙刀切除椎体的中央部分。用后纵韧带剥离器小心地剥离后纵韧带，以免造成硬膜前静脉丛的破裂出血。用推倒刀推倒切除椎体后缘薄层骨片。触诊截骨间隙内无残留骨片时，立即闭合截骨间隙复位内固定。

四、手术前后抗结核药物的应用非常重要

抗结核药物的应用是手术成功的关键，外科手术是建立在抗结核药物应用的基础上的。在抗结核药物问世之前骨结核是不允许开刀的，因为胃结核手术切开后，切口不愈合会形成长期不愈的瘘管引起混合性感染，败血症等可导致死亡。自从抗结核药物问世之后，才出现了脊柱结核病灶清除术的疗法。术前应用抗结核药物可以防止结核干菌向着别的脏器和组织播散，特别是脑膜组织是个易感染组织，播散到脑膜形成结核性脑膜炎在治疗上非常棘手。术后应用抗结核药物直到植骨融合，结核病灶稳定为止。

（田慧中　艾尔肯·阿木冬　谢　江）

参考文献

［1］田慧中. 角形脊柱后凸的手术治疗［J］. 中华骨科杂志，1992，12（3）：162–165.

［2］董中. 骨科手术图谱［M］. 北京：人民卫生出版社，1995：34–68.

［3］田慧中. 结核性脊柱后凸的矫正手术［J］. 美国中华骨科杂志，1995，1：6.

［4］田慧中. Tian’s Ostcotomes Used in Spinal Surgery［J］ 美国中华骨科杂志，1995，1：51.

［5］陈安民，徐卫国. 脊柱外科手术图谱［M］. 北京：人民卫生出版社，2001：77–233.

［6］田慧中. 脊柱外科医师要善于使用咬骨钳和骨刀［J］. 中国现代手术学杂志，2002，6（1）：67.

［7］David S. Bradford. 脊柱［M］. 张永刚，王岩，主译. 沈阳：辽宁科学技术出版社，2003：279–292.

［8］胥少汀，葛宝丰，徐印坎. 实用骨科学［M］. 2版，北京：人民军医出版社，2003：598–636.

［9］田慧中. “田氏脊柱骨刀”在矫形外科中的应用［J］. 中国矫形外科杂志，2003，11（15）：1073–1075.

［10］雷伟，李全明. 脊柱内固定系统应用指南［M］. 西安：第四军医大学出版社，2004：1–423.

［11］侯树勋. 脊柱外科学［M］. 北京：人民军医出版社，2005：444–610.

［12］饶书城，宋跃明.脊柱外科手术学［M］. 3版. 北京：人民卫生出版社，2007：335–346.

［13］张光铂，吴启秋，关骅，等. 脊柱结核病学［M］. 北京：人民军医出版社，2007：1–452.

［14］田慧中，刘少喻，马原. 实用脊柱外科手术图解［M］. 北京：人民军医出版社，2008：189–581.

［15］田慧中，刘少喻，马原. 实用脊柱外科学［M］. 广州：广东科技出版社，2008：224–275.

［16］于滨生，郑召民. 脊柱外科手术技巧［M］. 北京：人民军医出版社，2009：109–135.

［17］葛宝丰，卢世璧. 骨科手术学［M］. 2版. 北京：人民军医出版社，2009：703–741.

［18］田慧中，李明，马原. 脊柱畸形截骨矫形学［M］. 北京：人民卫生出版社，2011：3–339.

［19］田慧中. 结核性驼背畸形截骨术［J］. 中国矫形外科杂志，2011，19（23）：1937–1940.

［20］田慧中，李明，王正雷. 胸腰椎手术要点与图解［M］. 北京：人民卫生出版社，2012：245–346.

［21］田慧中，张宏其，梁益建. 脊柱畸形手术学［M］. 广州：广东科技出版社，2012：1–483.

第二十五章　术中出血与止血的手术技巧

第一节　概　　述

术中出血与止血的问题在开展脊柱外科手术的过程中是应该首先解决的问题，在没有对术中出血与止血的问题研究透彻之前，最好暂时不要进行高难度的脊柱外科手术，一旦遇到术中大出血，束手无策，可因失血而致术中发生低血容量性休克，抢救不及时也可造成死亡。所以脊柱外科医生对术中出血与止血的问题，应该首先做好这方面的准备，切勿等到遇见问题时手忙脚乱。

椎管内和椎管外的血液供应丰富，特别是椎管内，硬膜外静脉丛的血流量很大，是上腔静脉与下腔静脉的侧支循环，当下腔静脉受阻时，大部分下肢回流的血液可以通过椎静脉系统返回心脏。所以说硬膜外静脉丛的出血量甚大，不是结扎几组节段血管所能解决问题的。硬膜外静脉丛的出血像洪水样非常汹涌，既不能靠钳夹又不能靠电烙，连肉眼观看的机会都没有，只能靠手指触摸截骨间隙内有无碎骨存在，无碎骨存在时，快速闭合截骨间隙，硬膜囊膨胀变宽，压迫硬膜外静脉丛出血将会自然停止。椎体松质骨窦的出血来源于与硬膜外静脉丛相沟通的椎体基底静脉及椎体周围的椎外交通支，当用骨刀切除椎体时，椎体内松质骨窦的出血十分可观，这些出血全靠硬骨蜡涂抹止血方能解决，一般骨科常用的软骨蜡很难起到止血作用。对椎前节段血管的出血，当经后路绕过椎弓作椎体切除术时，常规不结扎节段血管，只靠严格的骨膜下剥离和撬板挡开的方法，均可完成手术的全过程，术毕电烙出血点止血，未见有术后造成节段血管继发出血的病例。椎板后剥离暴露时横突间、关节突外侧缘出血的来源是节段动静脉的后侧穿支，完全可以用电烙的方法解决。

经前路胸腹部斜切口入路，经胸膜外和腹膜后入路抵达椎体时，则需要结扎节段血管，暴露椎体的前外侧缘，自椎体的前方或前外侧进入椎体或椎间盘。当椎体或椎间盘为结核性病灶时，椎前脓肿或椎旁脓肿位于前纵韧带下，已造成前纵韧带与骨组织之间分离，形成脓肿壁，切开脓肿壁即可显露椎体及椎间隙的结核病灶，彻底清除病灶摘除死骨，做成植骨床，即可做立柱植骨的Hodgson手术，在活动性结核有脓肿存在的病例，反而出血的可能性更少，因病灶内的血管已经被栓塞，故进入病灶后出血并不多。这是脊柱结核的特点，当硬膜外脓肿侵犯时，硬膜外静脉丛也被栓塞，故出血也不多，难的是硬膜外粘连难以分离，是个最大的难题。

第二节　椎静脉系统的解剖

椎静脉系统是上腔静脉与下腔静脉之间的侧支循环，当下腔静脉产生梗阻时，下半身的血液可以通过椎静脉系统返回心脏，所以椎静脉系统的血流量很大，特别是硬膜外静脉丛的血管，管壁薄而宽，可通过较大的血流量（图25-1）。故当硬膜外静脉丛破裂出血时，血液呈洪水般自深部溢出，让手术者擦血或吸引器吸血都来不及，遮挡术者的视野，使手术无法进行，只能靠术者的手指触诊截骨间隙内还有否碎骨存在，只有在截骨间隙闭合后，硬膜管膨胀变宽压迫硬膜外静脉丛，出血方能自然停止。用结扎几组节段血管的方法，限制不住硬膜外静脉丛的出血，因为椎静脉系统是上、下腔静脉的侧支循环。

椎静脉系统分布在整个脊柱的椎体、椎弓的松质骨内形成松质骨窦，在骨皮层外也有静脉血管围绕，特别是硬膜外静脉丛为椎静脉系统的主要集中部位，硬膜外静脉丛通过椎体正中的后缘，由基底静脉进入椎体，与椎体松质骨窦相沟通，通过椎间孔支进入椎间孔，分布在椎间孔外的周围。故在脊柱截骨手术中，到处都有静脉血浸出，给脊柱截骨术造成极大的困难（图25-2、图25-3）。

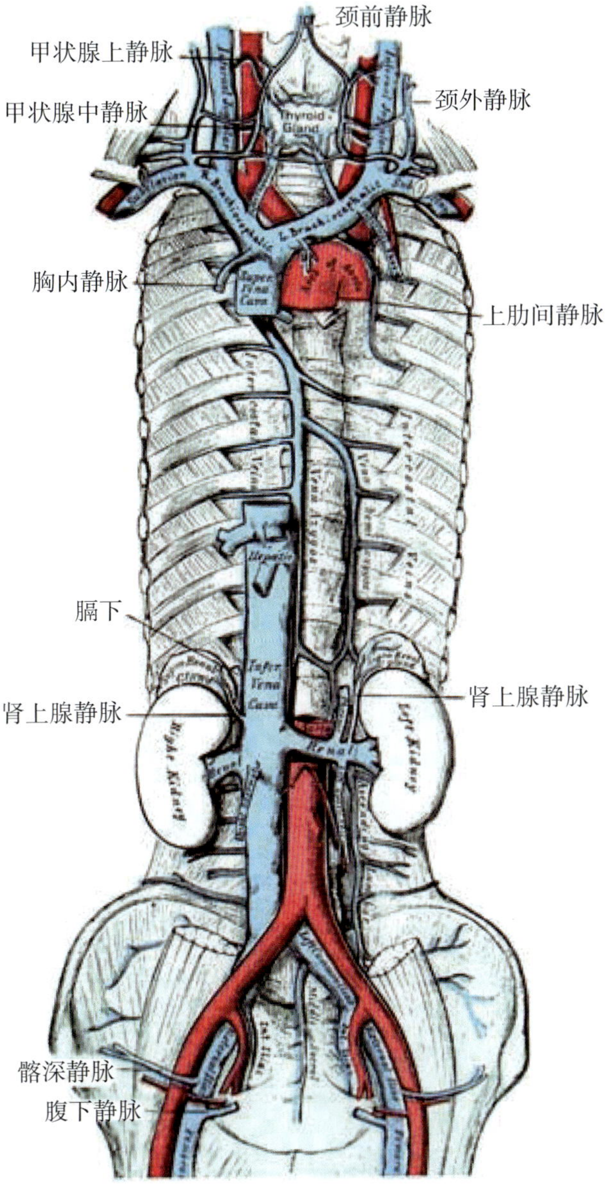

椎静脉系统是上、下腔静脉连接的桥梁，当下腔静脉梗阻时，下肢的静脉血可由椎静脉系统返回心脏，故椎静脉系统的血流量甚大，特别是硬膜外静脉丛的血流量最大

图 25-1 椎静脉系统解剖示意图

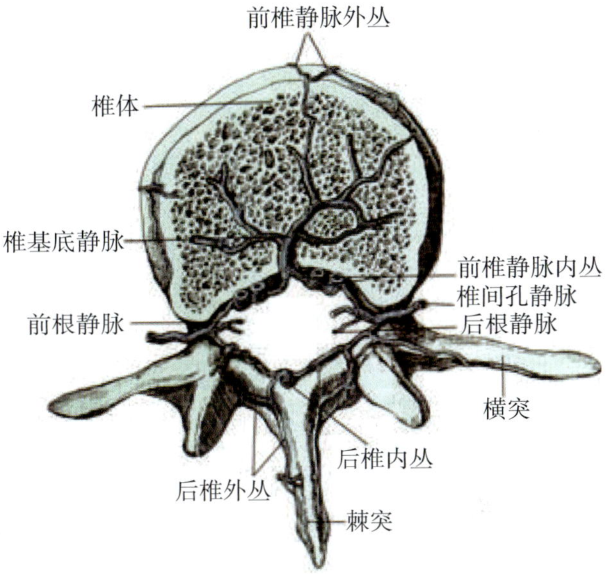

图25-2 椎静脉系统的分布轴位示意图

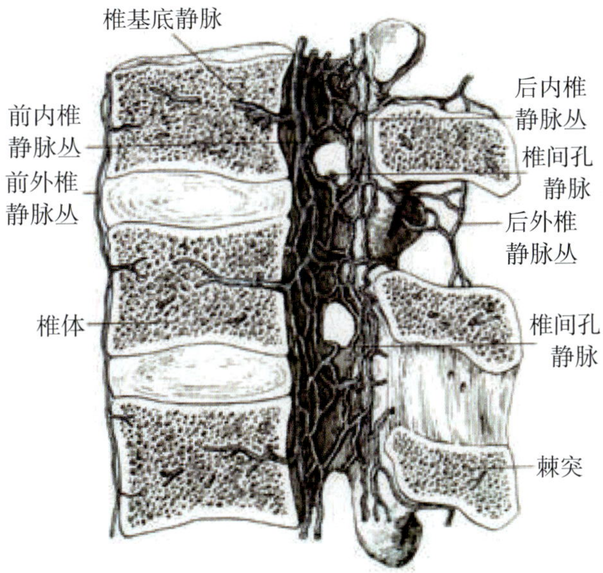

图25-3 椎静脉系统的分布侧位剖面示意图

（田慧中 黄宏伟 王治国）

第三节　出血与止血的手术技巧

当进行脊柱手术时，特别是作脊柱截骨术时，对出血与止血的手术技巧要求很高，一定要首先掌握出血与止血的基本功，方能主刀进行脊柱手术。

1. 经后路椎板后出血与止血的手术技巧　当成人沿棘突切开棘上韧带时，或儿童沿棘突切开软骨帽时（图25-4）。应从中线劈开棘上韧带或软骨帽，再沿着棘突的两侧骨膜下剥离暴露两侧的椎板，只要严格地从骨膜下进行剥离，出血就会很少。当剥离暴露到达关节突外缘和横突之间时，会有肋间动脉或腰动脉的背侧分支，从前向后自横突间及关节突的外缘穿出（图25-5），往往造成出血，这些出血完全可用电烙止血的方法解决。

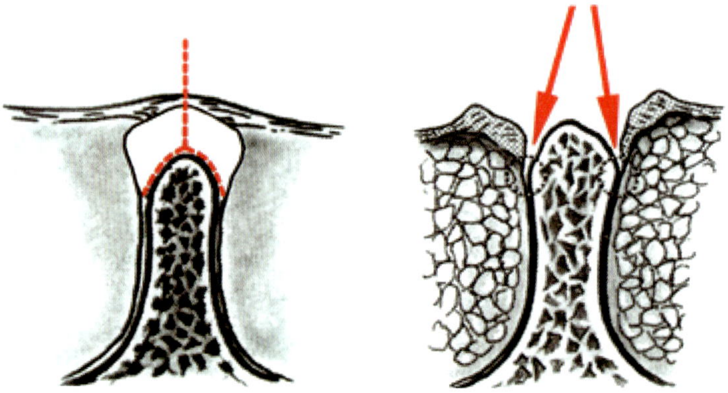

A　　B

A. 软骨帽切开线；B. 向两侧沿骨膜下分离椎板

图25-4　软骨帽或棘上韧带切开线示意图

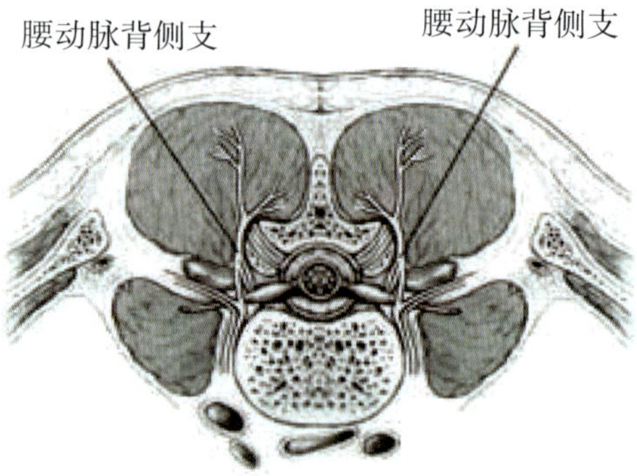

图25-5　腰动脉背侧支的分布，背侧支可以用电烙止血

2. 严格骨膜下剥离保护节段血管不受损伤　切断横突沿椎弓根向前剥离椎体时，一定要在骨膜下用椎体剥离器沿着椎体腰部向前剥离，以免损伤节段血管，然后再用撬板撬开椎体周围软组织，和节段血管起止血作用（图25-6），但从来不用结扎节段血管的手术方法。

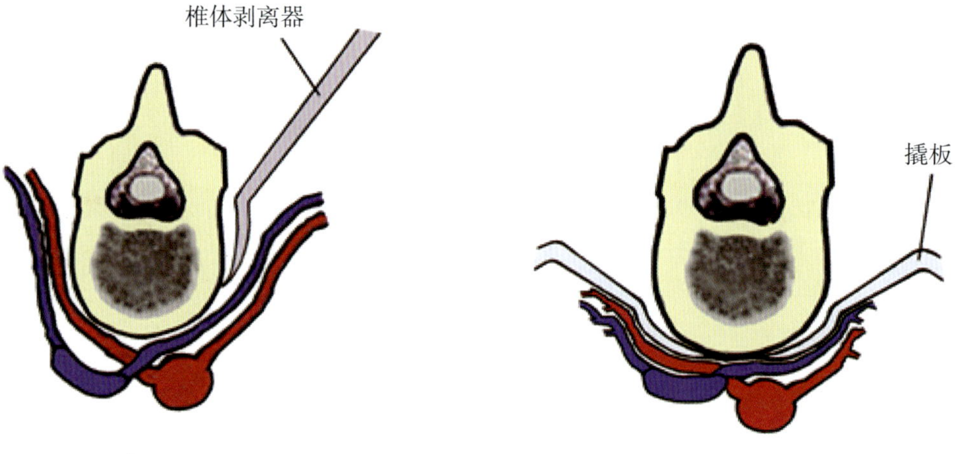

A　　B

A. 用椎体剥离器从后向前剥离椎体；B. 用撬板挡开节段血管

图25-6　严格骨膜下剥离保护节段血管不受损伤

3. 对椎体松质骨窦的出血 对椎体松质骨窦的出血，用截骨平面上涂抹骨蜡的方法止血效果满意（图25-7）。但必须要用硬质骨蜡方能生效。

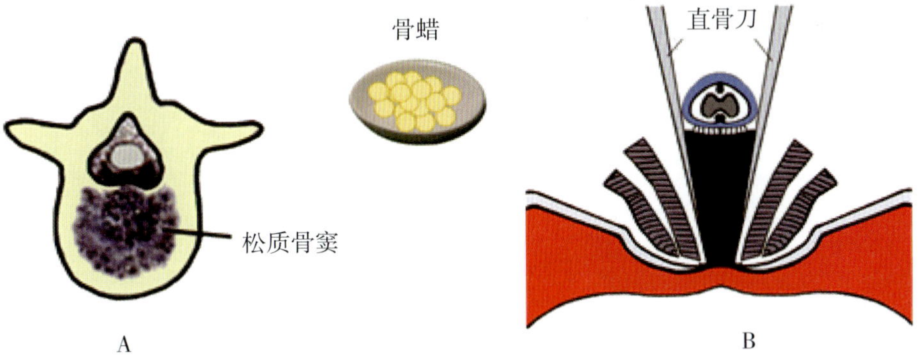

A. 松质骨窦出血；B. 止血方法

图25-7 椎体内松质骨窦出血的止血方法

4. 对硬膜前静脉丛的出血 对硬膜前静脉丛的出血，用后纵韧带剥离器严格地自骨膜下剥离后纵韧带，使硬膜前静脉丛不受损伤，为防止硬膜前静脉丛出血的最好方法（图25-8）。一旦硬膜外静脉丛破裂，出血非常汹涌。应采用快速闭合截骨间隙，硬膜管扩张增宽，压迫硬膜外静脉丛，出血自然停止（图25-9、图25-10）。硬膜外静脉丛出血，用钳夹、电烙都是白费时间，造成血液丢失。只有快速闭合截骨间隙，才能达到止血的目的。

5. 硬膜前静脉的出血 当切除椎体后缘时，是难以避免出血的，因为它的出血非常汹涌，像洪水一样，无法阻挡。来不及观察考虑，只允许用手指触摸截骨间隙内有无碎骨片存在时（图25-11），立即闭合截骨间隙。由于截骨间隙闭合后硬

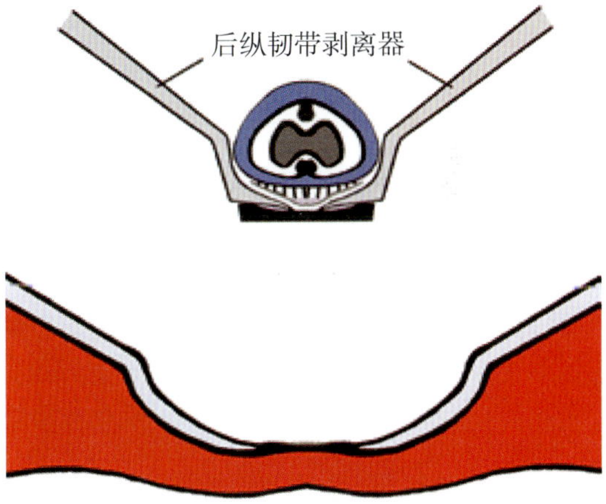

图25-8 用后纵韧带剥离器剥离后纵韧带

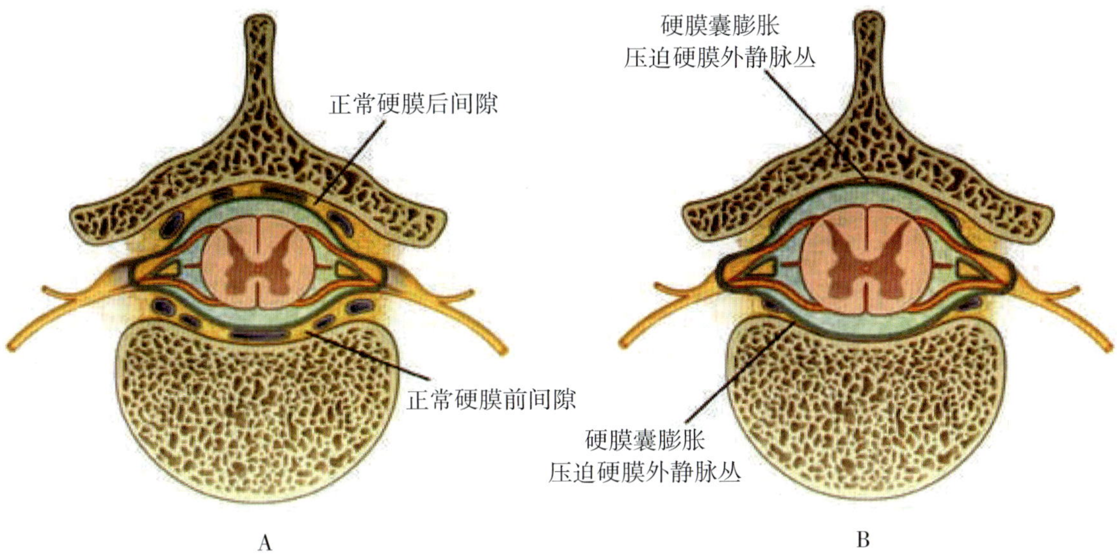

A. 显示正常的硬膜外静脉丛；B. 截骨间隙闭合后，硬膜囊缩短膨胀压迫硬膜外静脉丛，产生止血作用

图25-9 硬膜外静脉丛出血的止血方法，靠截骨间隙闭合后硬膜囊的膨胀压迫止血

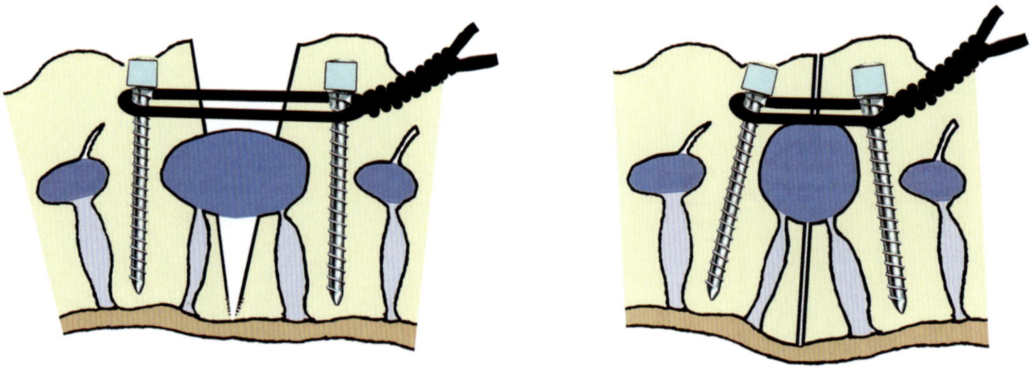

A

B

A．椎弓根螺钉钢丝合拢截骨间隙；B．截骨间隙闭合后，硬膜囊膨胀压迫硬膜外静脉丛，出血自然停止

图25-10　闭合截骨间隙，硬膜囊膨胀压迫止血

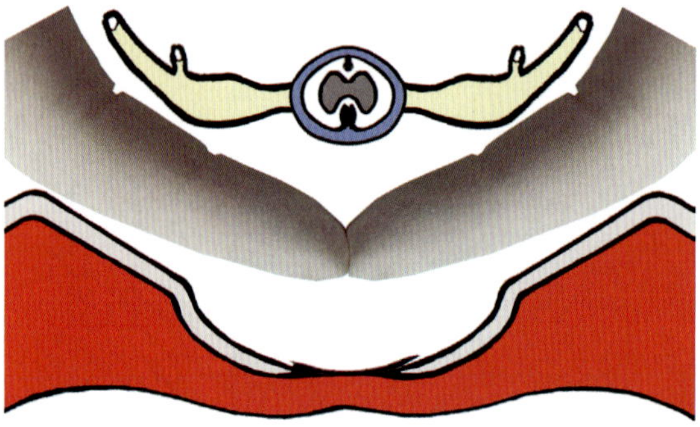

图 25-11　截骨完成后触诊截骨间隙内有无残留骨片：无残留碎骨片时，立刻闭合截骨间隙，硬膜囊膨胀变宽，压迫硬膜外静脉丛，出血自然停止

膜管膨胀变粗，压迫硬膜外静脉丛（图25-10），出血将自然停止，这是最好的止血方法。

6．椎体松质骨面的出血　当椎体截骨切除时，应用硬骨蜡涂抹的方法止血，记住软骨蜡是不起止血作用的。用骨刀切一层、用硬骨蜡涂抹一层的止血方法效果可靠（见图25-7）。

经后路作环形截骨切除椎体时，向来不作节段血管的结扎。只有在前路手术时才做节段血管的结扎。

（田慧中　黄卫民　李　磊）

第四节　胸腰椎前路出血与止血的手术技巧

胁腹部切口前路胸腰椎手术中，抵达后腹膜之后，用手指与纱布相配合，钝性分离后腹膜，自外向中线分离直达椎前，右侧可首先遇到下腔静脉的外缘，左侧首先遇到的是腹主动脉，因腹主动脉有搏动，且壁厚而不容易损伤，但下腔静脉壁薄而无搏动，容易将其误认为是膜性组织，造成损伤，特别是当腰椎结核病灶清除术时，有时把下腔静脉或髂总静脉误认是膜性组织，将其纵行切开，造成术中大出血。对没有经验的手术者，常因出血不止，造成低血容量性休克，甚至造成死亡。

现将下腔静脉或髂总静脉缝合修补的手术方法介绍如下，供初学者参考。

一、下腔静脉或髂总静脉修补术

先用两块纱布球压迫腔静脉或髂总静脉的上、下端（图25-12），暂时阻断血流，探查静脉上的破裂口，找到破裂口之后，再将破裂口以上和以下部位，静脉血管周围的膜性组织分离开，显露出静脉血管的上、下端，然后再用沙丁式钳插入破裂口周围的深部，阻断血流后，再去掉上下端的压迫纱布（图25-13）。然后用

4-0至8-0的无损伤尼龙单丝线，连续缝合破裂口，即可达到止血目的（图25-14）。

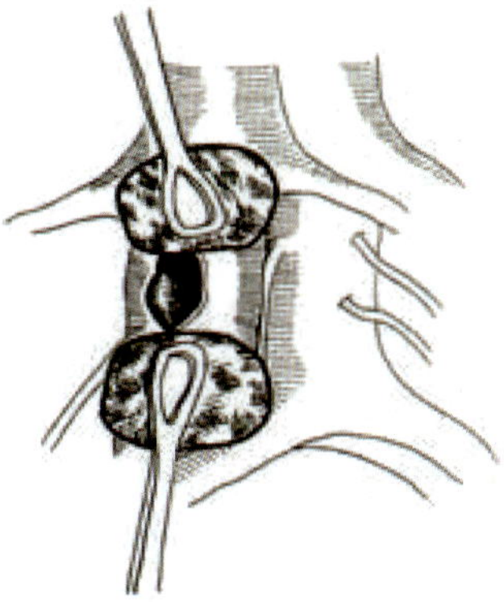

图25-12　用纱球压住下腔静脉的近端和远端，作暂时性阻断止血，显露破裂口

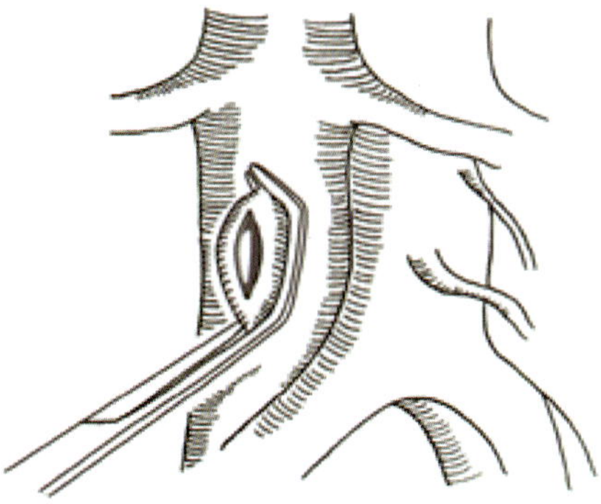

图25-13　用沙丁式钳夹住破裂口的基底部，准备下一步缝合破裂口

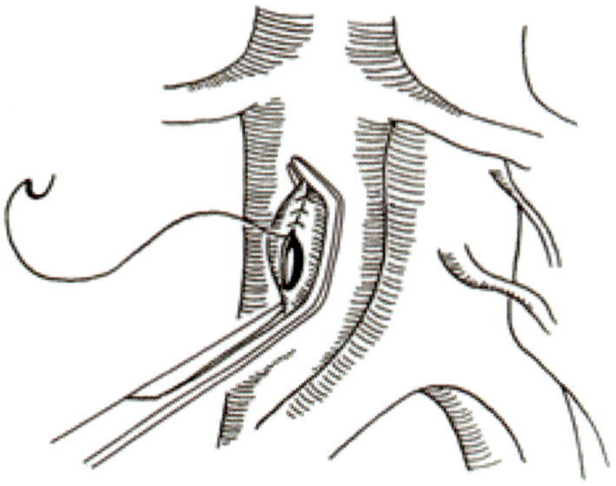

图25-14　用尼龙单丝连续缝合破裂口

二、节段动静脉的结扎术

横过椎体前方的节段血管妨碍纵行切开前纵韧带抵达椎体和椎间盘，则应给予结扎切断，现将结扎切断节段血管的手术技巧叙述如下：钝性分开椎前壁层膜性组织，暴露横过椎前的节段血管，在其上、下缘插入小剥离器，沿骨皮质剥离、游离节段血管（图25-15）。然后插入直角钳2把，连同节段血管的周围组织一同夹住，自其中间切断结扎（图25-16）。然后再沿椎体的骨膜下向内外分离，暴露椎体和椎间隙，如为结核性病灶，可能已被脓液造成骨膜下分离，故进入病灶更加容易。

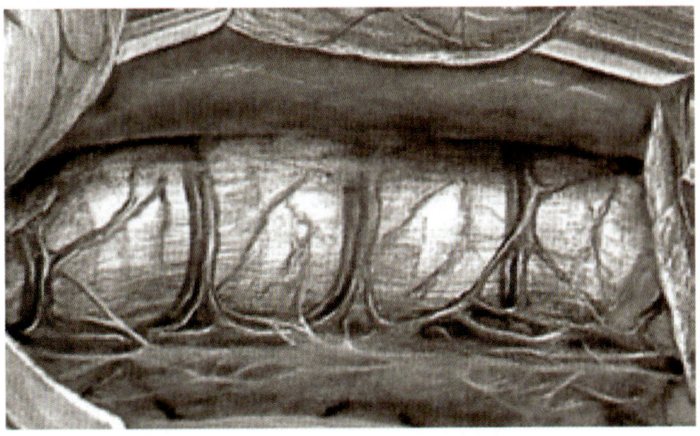

图25-15　游离暴露节段血管

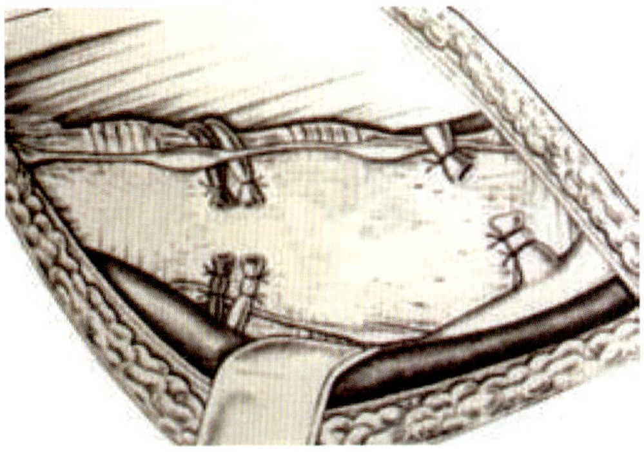

图25-16　结扎节段血管，暴露脓肿壁

第五节　注 意 事 项

1）开展脊柱外科手术，首先要学会如何进行出血与止血的手术方法和手术技巧，一旦遇到术中大出血时若束手无策，可因失血而致休克或死亡。

2）对3种出血的来源，止血的方法和因手术失误所造成的血管破裂如何止血，止血方法和大血管破裂时如何修补均应在开展脊柱外科手术之前有所准备。

3）3种出血：①硬膜前静脉丛的出血；②松质骨窦的出血；③节段血管的出血。常见的3种出血的来源，对这3种出血如何应对，要心中有数、沉着应战。

4）在前路手术中，如何进行节段血管的结扎手术，如何防止下腔静脉造成误切损伤，一旦发生误切损伤，应该如何进行缝合修补，均应在思想上有所准备，不能到时束手无策。

5）对椎静脉系统的解剖知识要有所认识，最好是要有明确的概念。

6）脊柱外科是骨科中的难题，也是骨科医生最后轮转或固定的科室，在操作技术上达到一定的程度后，才开展的一门技术。对操作技术和手术技巧要求很高，当骨科医生做到最后，各方面成熟之后，再固定做脊柱外科工作才是最合理的。

7）特别是截骨矫正畸形的手术，更需要一种熟练掌握用薄刃骨刀在脊柱上，绕过硬膜管和脊神经根操作的基本功，并要对脊柱、脊髓神经有明确的解剖概念。

（田慧中　陈　钢　沙吾提江）

参考文献

[1] 陈安民，徐卫国. 脊柱外科手术图谱 [M]. 北京：人民卫生出版社，2001：95-180.

[2] 田慧中. 脊柱外科医师要善于使用咬骨钳和骨刀 [J].中国现代手术学杂志，2002，6（1）：67.

[3] 田慧中. 脊柱侧弯合并胸前凸重建胸后凸的手术治疗 [J].中国现代手术学杂志，2002，6（1）：52-53.

[4] 梁发启. 血管外科手术学 [M].北京：人民卫生出版社，2002：457-492.

[5] 田慧中. "田氏脊柱骨刀" 在矫形外科中的应用 [J]. 中国矫形外科杂志，2003，11（15）：1073-1075.

[6] Thomas R，Haher Andrew A，Merola. 脊柱外科技术 [M]. 党耕町，主译. 北京：人民卫生出版社，2004：202-213.

[7] Drake R L，Vogl W，Mitchell A W M. 格氏解剖学 [M]. 北京：北京大学医学出版社，2006：2-739.

[8] 田慧中，吕霞，马原. 头盆环牵引全脊柱截骨内固定治疗重度脊柱弯曲 [J].中国矫形外科杂志，2007，15（3）：167-172.

[9] 田慧中，刘少喻，马原. 实用脊柱外科手术图解 [M]. 北京：人民军医出版社，2008：200-354.

[10] 王自立，党耕町. 脊柱外科手术径路 [M]. 北京：人民卫生出版社，2008：118-127.

[11] 田慧中，刘少喻，马原. 实用脊柱外科学 [M]. 广州：广东科技出版社，2008：201-318.

[12] 于滨生，郑召民. 脊柱外科手术技巧 [M]. 北京：人民军医出版社，2009：34-129.

[13] 王深明. 血管外科手术图谱 [M]. 北京：人民卫生出版社，2010：159-166.

[14] 于滨生，芮钢. 脊柱外科关键技术图谱 [M]. 北京：人民军医出版社，2011：348-401.

[15] 田慧中，李明，马原. 脊柱畸形截骨矫形学 [M]. 北京：人民卫生出版社，2011：225-276.

[16] 田慧中. 结核性驼背畸形截骨术 [J]. 中国矫形外科杂志，2011，19（23）：1937-1940.

[17] 田慧中，李明，王正雷，胸腰椎手术要点与图解 [M]. 北京：人民卫生出版社，2012：1-470.

[18] 田慧中，张宏其，梁益建. 脊柱畸形手术学 [M].广州：广东科技出版社，2012：63-79.

第二十六章 合并骨质疏松症的老年脊柱结核手术策略及围手术期处理

第一节 概 述

在我国，脊柱结核的患病率也随年龄的增长呈逐渐上升趋势，老年脊柱结核的病患数量也逐渐超过了以往最常见的儿童。相比成年人的基本身体状况，老年患者的诊断、治疗等难度也随患者的年龄逐渐增加。心脑血管病、呼吸系统疾患、肝功能、肾功能障碍等基础疾病出现在绝大多数老年脊柱结核患者身上，从而加大了脊柱结核的治疗难度并严重地影响了患者的最终治疗效果。

脊柱结核最常见的临床症状主要包括：全身结核中毒症状、腰背部疼痛、截瘫、脊柱畸形、因神经压迫引起的神经功能障碍等；相对于成年人及儿童的症状明显，老年患者大多都起病隐蔽，且各自早期症状难以发现，故而导致许多就诊患者病情尤为严重。老年脊柱结核患者较多均合并老年性骨质疏松。

骨质疏松是指由多种原因引起的一种骨病，其表现为骨组织有正常的钙化，钙盐与基质呈正常比例，以单位体积内骨组织量减少为特点的代谢性骨性病变。在多数骨质疏松中，骨组织的减少主要由于骨质吸收增多所致。发病多缓慢，个别较快，以骨骼疼痛，易于骨折为特征，生化检查基本正常。病理解剖可见骨皮质菲薄，骨小梁稀疏萎缩类骨质层不厚。

由于骨质疏松症是老年人的常见病和多发病之一，其患病率虽有种族和地区的差异，但60~70岁老年人中约1/3有骨质疏松症，80岁以上的老年人中半数以上有骨质疏松症。在我国，已有超过1 000万骨质疏松症现患者和1 800万可能发展为骨质疏松症的低骨量患者。骨质疏松症是以骨量减少、骨的微观结构退化为特征的，致使骨的脆性增加以及易于发生骨折的一种全身性骨骼疾病，而我国老年骨质疏松症患者由于体检、日常照顾、就医等多方面原因，大多数患者均有不同程度病理性骨折，且尚未就医。其主要临床症状包括：疼痛（腰背部或全身酸痛），脊柱畸形、骨折。骨质疏松症的危害，疼痛本身可降低患者的生活质量，脊柱变形、骨折可致残，使患者活动受限、生活不能自理，增加肺部感染、褥疮发生率，不仅患者生命质量和死亡率增加，也给个人、家庭和社会带来沉重的经济负担。骨质疏松症目前的诊断方法主要包括：X线及CT等影像学检查，DXA（X线双能骨吸收法）及QUS（定量超声骨密度）等骨密度检测方法等等。目前骨密度检查作为诊断骨质疏松症的标准。

与其他脊柱结核患者相同，老年患者也同样适用保守治疗及CT引导下病灶穿刺、置管、引流、局部化疗等微创治疗方式，但需要临床医师根据患者病情决定，本文仅简单介绍老年脊柱结核围手术期及手术过程中的相关个人经验。

第二节 术前准备

一、术前充分评估

入院后首先完成三大常规、血沉、C-反应蛋白、结核抗体检查并做结核菌素试验（PPD）、肿瘤标志物筛查、肝功能、肾功能、电解质等抽血检查，排除患者肝功能、肾功能、肿瘤、低蛋白血症、严重电解质紊乱等可能出现问题；完善心电图、胸部X线检查等常规入院检查，如有发现心血管或肺部等相关疾病，则需根据患者实际病情，与相应专科取得联系后完善进一步检查。

然后，完善专科检查：脊柱X线片（包括正侧位、动力位、双斜位），脊椎CT增强平扫+三维重建，脊椎MRI增强平扫，骨盆正位X线片以及骨密度测定（DXA检查法）等，以便于评估患者疾病严重程度，决定是否需行手术治疗，决定需行何种手术方式，方可达到最佳治疗方案诊治患者。

二、并发症的处理

老年脊柱结核患者除老年性骨质疏松外，常常合并其他多种基础疾病，如高血压、冠心病、糖尿病、脑梗死等，故应予以完善相关检查，明确其相关病情后，联系相关专科后共同制定围手术期各个基础疾病治疗方案，并根据各个专科意见，持续药物调控相关病情，待各个基础疾病病情稳定后再考虑手术时间及方案安排。

三、营养支持

积极的营养支持和增强机体免疫力是配合治疗的基础，然后才能对抗局部结核感染。结核患者大多数会有食欲减退、身体消瘦、贫血或低蛋白血症，在老年患者身上表现更加明显。而全身状况好坏与局部病灶好转或恶化有密切关系。休息和营养作为改善全身情况的一个重要步骤是治疗结核所不可缺少的。休息可以使机体代谢作用降低，消耗减少，体温下降，体重增加，有利于体能恢复，故老年脊柱结核患者首先要保障足够的休息和睡眠。

与此同时，改善营养状况也很重要，积极补充饮食营养，给予可口、易消化、富于营养的食物，尽量高蛋白低脂肪，降低老年患者胃肠负担，如老年患者合并糖尿病等其他基础疾病，需控制饮食，则可考虑适当静脉营养补充，如合并严重贫血者，可以考虑间断性输血。

四、抗骨质疏松治疗

饮食营养加强结合持续性抗骨质疏松药物治疗是治疗老年性骨质疏松症的根本。采用抑制骨吸收类药物依降钙素肌注结合口服改善骨质量药物维生素D_3钙剂，于围手术期改善老年患者的严重骨质疏松情况，更有效地降低了拔钉、内固定失败等并发症的概率；远期治疗而言，骨质疏松的改善更利于植骨融合。

对于骨质疏松情况较轻患者，无合并脆性骨折者，采用依降钙素20IU肌内注射，每周1~2次，配合维生素D_3钙剂1g/天；对于骨质疏松较重者，或合并脆性骨折患者，采用依降钙素20IU肌内注射，每周2~3次，口服维生素D_3钙剂2g/天，注意持续用药，全程督导。

患者术前抗骨质疏松治疗2个月后复查X线片，骨质情况出现影像学改变后考虑手术，如患者出现病灶区骨质破坏后压缩骨折，并造成脊髓压迫及严重后凸，出现神经症状甚至瘫痪，则考虑限期尽早手术治疗，术式建议可优先考虑相对创伤小的后路手术。

五、抗结核治疗

完善相关检查后，排除开放性肺结核、急性粟粒性肺结核以及其他部位活动性结核的情况下即可予以患者诊断性抗结核治疗，每天应用异烟肼 5 mg /kg、利福平10 mg /kg、吡嗪酰胺 25 mg /kg、乙胺丁醇 15 mg /kg，晨起空腹顿服，同时注意予以护肝治疗，避免老年患者出现肝功能、肾功能异常甚至衰竭等情况出现。

用药注意长期持续性、规范性的联合使用，可结合相关药敏结果调整用药，督导患者用药同时密切观察用药反应，避免药物过量或个体药物副作用。术前抗结核治疗目标：血沉下降至40mm/h以下，可考虑安排手术；对于症状较重，有进行性截瘫患者，甚至可将血沉指标放宽至60mm/h。

六、术前训练及医患沟通

入院即可指导患者行床上大小便练习，咳嗽和咳痰方法训练，吸烟患者入院（术前两周）需开始禁止吸烟。抗骨质疏松及抗结核治疗等对症支持治疗期间，注意与病人及家属的交流，对病人的病情、诊断、手术方法、手术的必要性、手术的效果以及可能发生的并发症及预防措施、手术的危险性、手术后的恢复过程及愈后，向病人及家属交代清楚，以取得信任和配合，使病人愉快地接受手术。完成上述措施，方可预设手术方案。

第三节　手 术 方 法

一、手术方法的选择

基于医疗安全等目的，全部手术均考虑选择全身麻醉。

根据个体化治疗原则，对各个患者应采用针对性的治疗方案，尤其在术式选择上，在安全的前提下，尽可能以最小创伤、最简单术式解决问题。考虑手术方案时，脊柱的稳定性尤为重要。

对于病灶局限于单个节段（即椎体的一个运动单元）的 胸、腰、骶椎的脊柱结核或病灶分别不超过一个节段的跳跃式脊柱结核、单节段脊柱结核伴有后凸畸形，无巨大脓肿形成，硬膜及神经根受累严重且合并存在椎管狭窄、病变主要局限于椎间隙及椎体后方或病椎周围伴有脓肿、并且脓肿突入椎管压迫脊髓的脊柱结核，考虑采用单纯前路或后路即可解决压迫、病灶清除，达到脊柱结核手术治疗目的，鉴于目前考虑的前路内固定植入稳固性，建议采取单纯后路入路病灶清除、椎管减压、植骨融合、钉棒内固定术。

对于无法行单纯前路或后路手术的患者，合并脓肿较多，尤其是巨大脓肿患者，经抗骨质疏松及规范化抗结核治疗后优先考虑一期前路病灶清除、椎间植骨融合手术，予以排脓解除或降低结核中毒症状，术中采取局部药物化疗以提高病灶内药物浓度，达到治疗脊柱结核的目的。延长手术间歇期，通过持续抗骨质疏松及规范化抗结核治疗、加强营养支持等处理，加速创伤局部恢复，促进病灶结核抑制、机体免疫等自身整体机能的恢复。对于骨质疏松尤为严重且脓肿较少、神经压迫症状不严重的患者，考虑先予以行“后路植骨融合、钉棒内固定术”，加强中后柱稳固性，减少椎体塌陷、压缩性骨质等出现的可能性，待手术间歇期的一系列对症支持治疗后，再行前路病灶清除、椎体间植骨融合术。

二、前后路联合手术

先行前路病灶清除椎间植骨融合手术，患者取侧卧位，一般选择由病情较重的患侧入路，于C形臂X线机定位后，消毒铺单暴露，暴露过程注意微末血管结扎，尽量减少出血量以及出现大出血等可能性，且注意分离及牵拉等动作的力度，（尤其是二次手术或长期混合感染的老年患者，其腹膜和周围组织紧密粘连，或呈瘢痕化，腹膜剥离十分困难）避免出现腹膜撕裂等手术并发症，暴露出病灶后行病灶清除，探查后刮匙刮除死骨，并注意刮净脓腔壁，以及配合多次生理盐水、过氧化氢的冲洗及吸引器负压抽吸，切忌一味地彻底清除，临床经验证明，相对性的病灶彻底清除更利于患者的术后恢复，适当地保留亚健康骨组织可以减少局部骨缺损，能减少植骨体积，从而降低手术难度、增加植骨融合成功概率。清除后植入经修整好的自体髂骨或自体健康骨混合同种异体骨，于病灶内放入异烟肼、链霉素局部化疗。放置伤口引流管，缝合关闭伤口。

一期手术完成后，考虑患者病情，适当考虑延长手术间歇期时间，以利于患者整体体质恢复以及局部创伤修复，从而更好地达到整体治疗目的及远期治疗效果。

再行后路植骨融合内固定术，患者取俯卧位，经C形臂X线机透视确定手术节段后，消毒铺单，沿后路手术切口深入暴露，暴露过程注意动作轻柔适当，避免对患者椎旁肌肉等造成不必要的损伤从而减缓患者术后恢复，显露手术节段棘突、关节突关节、椎板，对于老年骨质疏松患者，开口锥定位开口即可，把握好入钉方向后直接置钉，可省略攻丝步骤，从而达到降低内固定松动拔出以及出现螺钉切割椎体等手术并发症的目的。置钉位置：椎体上下关节突外侧缘和横突中上三分之一连线的交汇点，病椎上根据术前检查及术中探查情况决定最终是否置钉。笔者认为病椎也应尽可能置钉，以降低应力，加强内固定的牢靠性，最终达到加强后柱稳定性的目的。弯棒技术，应该尽可能选择原位固定或稍予以纠正后凸，当然严重后凸畸形者需适当予以纠正后凸，从而达到最终的远期治疗目的。上棒后完全锁紧螺帽，检查后放置横连接进一步加强内固定强度。生理盐水冲洗伤口，骨挫毛糙融合节段相应的骨皮质作为植骨床以用于植骨融合加强固定，将自体髂骨取骨或混合同种异体冻干骨咬骨钳咬碎后进行植骨，在此建议尽量使用自体骨，以增加植骨融合概率，并减少植骨融合的相关并发症，然后放置伤口引流管，关闭伤口，美容缝合，如患者年纪过大且合并糖尿病及其他基础疾病，则可视情况决定是否美容缝合，以降低出现术后并发症可能性，术中切记注意患者生命体征监测及手术动作轻柔，减少手术损伤并发症出现的可能性。

当然，前后路联合术式的选择，并非固定先前路再后路手术，需根据患者实际病情决定前后路的先后。对于合并脓肿较多，尤其是巨大脓肿者，经抗骨质疏松及规范化抗结核治疗后优先考虑先行前路病灶清除、椎间植骨融合手术，予以排脓解除或降低结核中毒症状。对于骨质疏松尤为严重且椎管内神经压迫较严重或已经出现严重后凸畸形的患者，考虑先行后路植骨融合、钉棒内固定术，尽早解除椎管内压迫，加强脊柱中、后柱稳固性，减少椎体塌陷、压缩性骨折等出现的可能性。

三、单纯后路手术

后方正中切口入路，避免了入腔及前入路时椎旁的复杂的血管网等问题，尤其是腰骶段，从而减少了手术创伤，通过椎体侧方到达病灶，同样可以达到彻底病灶清除的目的。C形臂X线机透视确定手术节段位置后消毒铺单，后方轻柔暴露至手术节段棘突、关节突关节、椎板，尽量考虑长节段固定以分散内固定系统应力，而不能单纯考虑微创等问题选择短节段固定方案，从而避免严重骨质疏松的老年患者出现拔钉、螺钉切割等问题。开口锥定位开口后把握好入钉方向即直接置钉，省略攻丝步骤。病椎上根据术前检查及术中探查情况决定最终是否置钉。我们认为病椎也应尽可能置钉，以降低应力，加强内固定的牢靠性，最终达到加强后柱稳定性的目的。置钉后，选择病患较严重侧进入患处行相应椎体及间隙的病灶清除、椎间植骨，探查后刮匙刮除死骨，并注意刮净脓腔壁，以及配合多次生理盐水、过氧化氢的冲洗及吸引器负压抽吸，切忌一味地彻底清除，相对性的病灶彻底清除更利于手术的顺利及安全完成，并能降低手术难度、增加植骨融合成功概率。病灶清除完成后考虑椎体间植骨，根据患者术中所见骨质破坏情况，决定直接骨块植入或椎间钛网植骨融合（建议尽量使用自体髂骨取出用于植骨，增加植骨融合概率，降低融合失败概率），最终达到前后支撑相对应的目的，从而在完善病灶清除的基础上加强脊柱三柱的稳固性。弯棒技巧，针对老年骨质疏松患者常合并不同程度后凸畸形，考虑其易出现的相关并发症，弯棒时不应单纯考虑纠正患者合并的后凸畸形问题，而是应该尽可能选择原位固定或轻度纠正后凸，当然严重后凸畸形者需适当予以纠正后凸，从而达到最终的远期治疗目的（图26-1）。

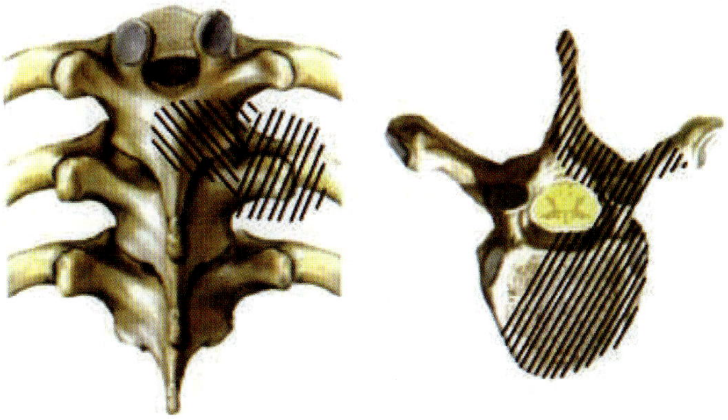

图26-1 单纯后路的简单后方入路示意图

第四节 术中技巧及注意事项

1）置钉：长节段固定，尽可能病椎置钉，有效地加强了内固定的应力分散，增加了椎弓根螺钉植入后的稳固性，降低了置钉后拔出的或椎弓根爆裂的可能性；置钉时尽量不攻丝，有效地增加了骨质疏松患者钉道的安全及稳固性，增加了钉道对于椎弓根螺钉的把持性，从而有效地降低了置钉不牢靠的可能性。

2）弯棒：老年骨质疏松患者常合并不同程度的后凸畸形，弯棒时需要考虑纠正后凸畸形，但与此同时，考虑其容易出现的拔钉、螺钉切割等并发症，更应从手术顺利、内固定融合成功的角度出发，尽可能选择原位固定或轻度纠正后凸畸形，而不应该单纯着重于手术整形效果，最终可能引致拔钉、内固定失败。

3）攻丝：尽量不使用攻丝，有效地增加了骨质疏松患者钉道的安全及稳固性，增加了钉道对于椎弓根螺钉的把持性，从而有效地降低了置钉不牢靠的可能性。

4）相对性的病灶彻底清除：不主张大范围的硬化壁的去除，应根据硬化骨与病灶的关系决定硬化骨的清除程度，尽可能保留亚健康组织，避免健康骨质丢失，减少病灶区骨质缺损，以利于术后恢复及植骨融合。

5）植骨：植骨床的准备，将骨皮质经骨挫毛糙后出现出血点方可进行植骨，老年患者一般使用自体髂骨取出植骨，增加植骨融合概率，减少植骨不融合等相关并发症。

第五节 术后处理

1）术后常规应用抗生素48h，继续规范四联抗结核治疗：每天异烟肼5 mg /kg、利福平10 mg /kg、吡嗪酰胺25 mg /kg、乙胺丁醇15 mg /kg晨起空腹顿服（同时护肝治疗）；持续性抗骨质疏松治疗：依降钙素肌注2次/周，口服维生素D_3钙剂1次/天，适当静脉营养补充（如人血白蛋白静脉滴注）并注意隔日复查肝功能、肾功能、电解质；糖尿病患者自术后第2天起，开始监测控制血糖，尽量避免使用激素，减少窦道形成等并发症可能；心脑血管梗阻的患者于术后3~5天，基本无明显伤口引流后，方可考虑使用相关血液抗凝药物，以减少药物所致伤口处凝血功能障碍等情况。

2）卧床休息，具体时间由患者各自病情严重性决定，然后注意支具保护下离床活动，适当四肢活动锻炼，能有效地加速血液循环，促进术后恢复及骨质疏松的改善，避免深静脉血栓形成、褥疮、坠吸性肺炎等相关术后并发症出现。

3）出院后持续营养支持（高蛋白低脂肪饮食，极少患者酌情考虑适当药物加强营养供给）；持续规范抗结核治疗（方案基本同住院期）12~18个月；持续性抗骨质疏松治疗（早期药物治疗方案同住院期，3~6个月复查后，根据患者骨质融合情况及骨密度检测等结果适当调整用药剂量，后根据患者每3个月1次的复查情况调整依降钙素使用剂量，直至停药）规范口服药物控制其他基础疾病，定期医院复诊，抽血查肝功能、肾功能、血常规、血沉等，脊柱外科复查每3个月前来复诊1次，完善基本的X线及骨密度测定等检查，于1年后变更为每半年复诊1次，保持随访。

第六节 典型病例介绍

典型病例1：患者，文某某，女，66岁。因为胸背疼痛、下肢麻木乏力6个月入院。入院后诊断：T_{12}、L_1椎体骨质破坏，骨质疏松症、高血压。慢性胃炎。术前经过正规抗结核治疗及抗骨质疏松治疗，行一期后路植骨融合内固定术、二期前路病灶清除椎间植骨融合术，术后愈合良好，Cobb’s角情况明显改善，后凸畸形纠正，神经症状改善明显：腰背痛、下肢麻木症状消失（图26-2）。

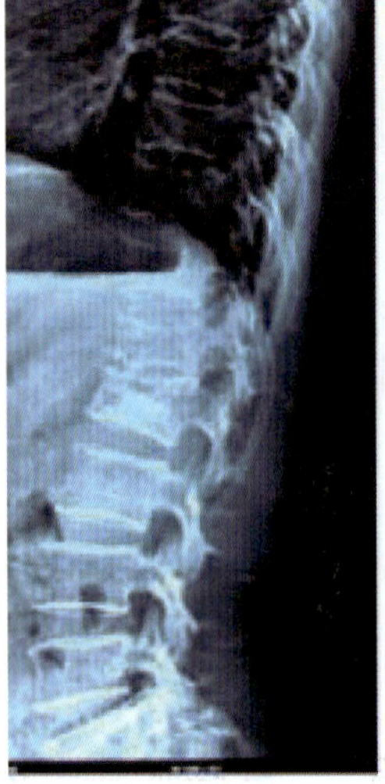
A

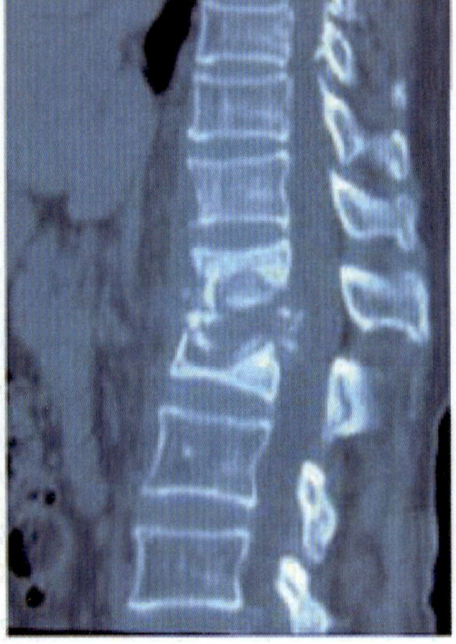
B

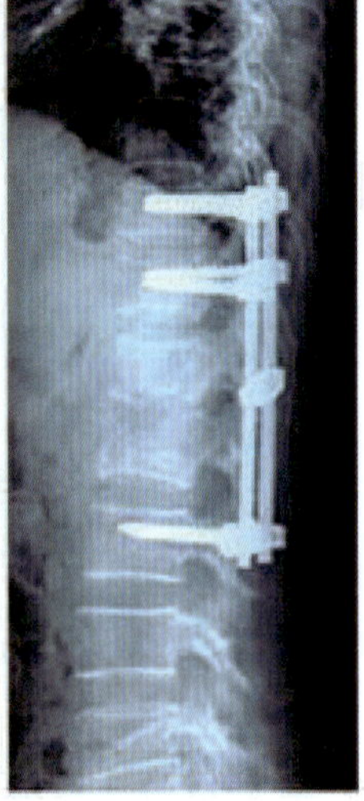
C

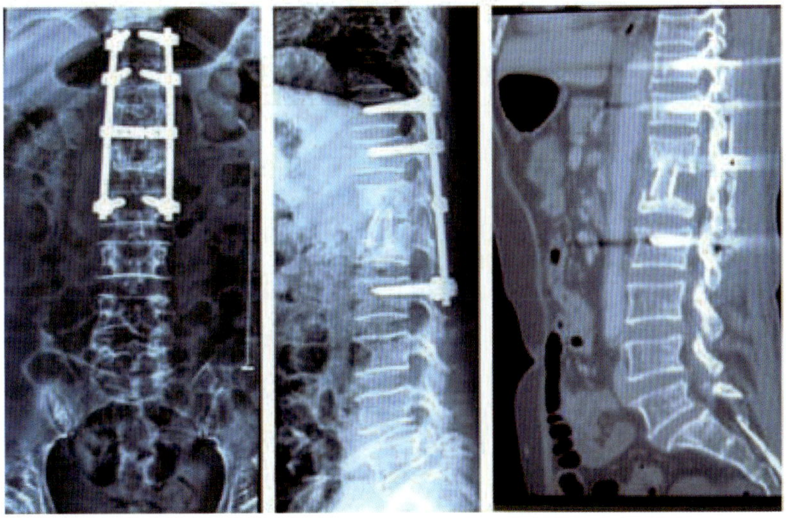

D E F

A、B. 术前X线片及CT显示T_{12}、L_1椎体前柱骨质破坏严重合并后凸畸形；C. 患者行一期后路固定植骨术后，后凸畸形明显矫正； D、F. 二期前路病灶清除植骨术后X线正侧位片及CT片，显示植骨量丰富且位置良好，椎体高度得到恢复

图26-2 典型病例1

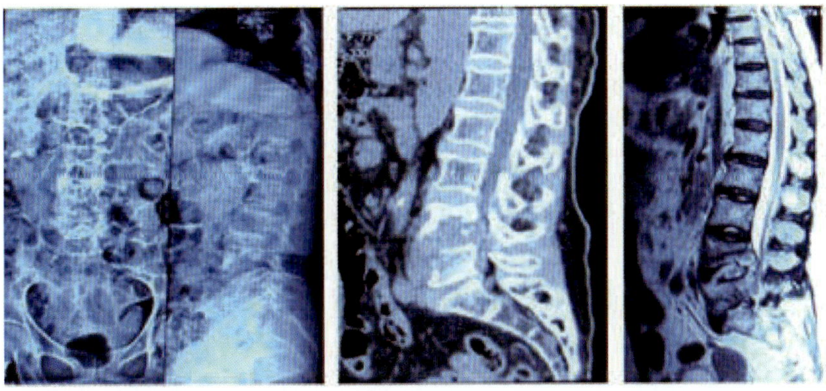

A B C

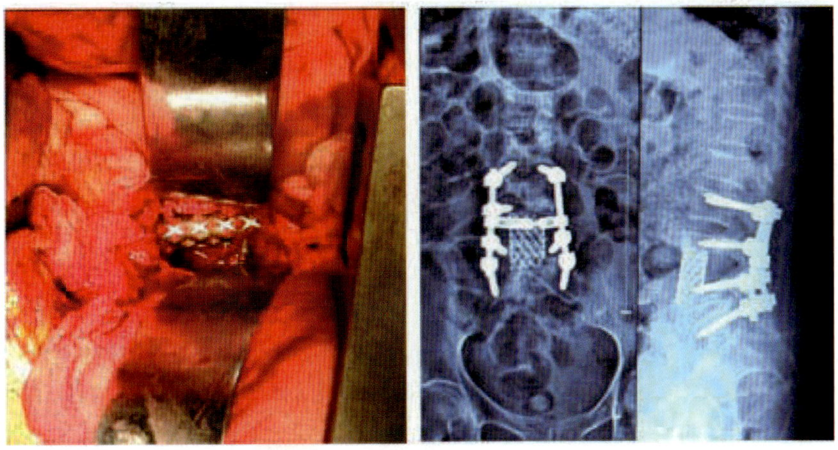

D E

A. 术前X线片示L_4、L_5椎体骨质破坏严重合并严重骨质疏松； B、C. 术前CT及MRI示L_4、L_5骨质破坏严重并椎管前方脓肿、严重骨质疏松； D. 患者行二期前路病灶清除、椎间钛网植入、植骨融合术； E. 术后X线正侧位片示内固定及钛网位置良好，椎体间高度恢复

图26-3 典型病例2

典型病例2：患者，付某某，女，78岁。因为腰部疼痛6个月、右下肢疼痛麻木乏力1个月入院。术前诊断考虑：L_4、L_5椎体骨折破坏、严重骨质疏松症、糖尿病、冠心病、脑梗死。术前经过正规抗结转核治疗及抗骨质疏松治疗后，行一期后路固定植骨融合+二期前路病灶清除固定植骨融合，术后腰痛、下肢疼痛麻木乏力症状消失，末次随访，患者已恢复正常行走（图26–3）。

第七节　各术式优点与缺点

1）单纯病灶清除术：通过开放性手术直接肉眼下病灶清除，排出脓肿、去除结核性肉芽组织、干酪样坏死物质和死骨，但由于该术式有破坏脊柱稳定性，存在手术后隐患，故逐渐被放弃，仅少许单纯椎旁脓肿适用。

2）前路病灶清除、椎间植骨、内固定术：前方或侧方入路，直接暴露至病灶处，通过彻底的清创术，可以清除脓液、结核性肉芽组织、干酪样坏死物质和死骨，然后行椎间植骨融合，后通过前路钉板或钉棒系统加以固定，避免破坏脊柱前柱稳定性，从而达到治疗目的，近年来前路一期病灶清除、椎间植骨、内固定术治疗脊柱结核，取得了满意的临床疗效，但就老年脊柱结核而言，该术式应由患者个体具体病情决定。但总而言之，该术式是目前最有效且最常用的术式之一。

3）分期前后路联合、内固定融合、病灶清除、植骨融合术：一期先行后路植骨融合内固定术，二期行前路病灶清除椎间植骨融合手术，患者取侧卧位，C形臂X线机定位后，消毒铺单暴露，注意微末血管结扎，尽量减少出血及大出血的可能，暴露出病灶后行病灶清除，探查后决定去除死骨量，切忌一味地彻底清除，清除后植入经修整好的自体髂骨或同种异体骨，如果合并椎旁脓肿可同时清除，小刮匙刮净脓腔壁，病灶内放入异烟肼、链霉素局部化疗。该术式优势在于安全，手术时间及出血量均明显下降，对于老年患者而言，其风险则大大降低；前后路结合手术相比单纯前后路病灶清除更彻底且规避了许多老年患者腰椎结核手术术中、术后易出现的并发症。且该手术稳定性强，并可使患者早期下床活动，仅需配戴支具保护即可，但其缺点在于住院时间长，两次手术且必须有间隔期，故住院治疗时间长；因而导致住院费用增加，患者经济负担增加；手术总出血量增加，两次暴露就是两次创伤，故创伤性增加；手术并发症概率增加，多一次手术就多一次出现手术相关并发症的可能，且承受了两次手术的患者机体状况很受影响，免疫力低下的情况下更加剧了手术并发症出现的可能。

4）一期单纯后路椎管减压、病灶清除、椎间植骨融合、钉棒内固定术：单纯后路手术，直接椎管减压，内固定加强后柱后，后外侧探查病椎病灶，行病灶清除，灌洗后椎间植入骨块或钛网等支撑物（具体植入情况由病情决定），病灶内放入异烟肼、链霉素局部化疗，内固定附近植骨，椎管后壁大块骨块植骨。该手术相对难度较大，暂不推荐作为常规术式，该手术优势在于，后柱稳定性加强，前柱破坏后重建，暴露过程等手术时间缩短，手术并发症概率降低，部分专家曾质疑后方入路术式易导致结核杆菌的扩散、脊柱三柱的不稳以及窦道的形成，但随后的临床实践及科研学术中证实，其结核扩散概率较之前路手术无明显增加，后柱的稳定性通过内固定系统及植骨融合能得到加强。该术式缺点在于不适用于长节段脊柱结核、骨质破坏严重者，严重骨质疏松及严重后凸畸形者也应该酌情考虑。

5）前后联合病灶清除加前后联合内固定：此手术方式主要用于病灶范围大、脓肿范围广、椎体破坏累及三柱及有严重的后凸畸形者，单纯作前路或者后路固定仍有脊柱稳定性不够或有不稳趋势。

（张宏其　林　捷）

参考文献

[1] 刘忠军，党耕町，陈仲强，等. 胸腰椎三种前路内固定技术的应用［J］. 中国脊椎脊髓杂志，2000，10（2）：77-80.

[2] 马远征，胡明，才晓军，等. 脊柱结核外科治疗的探讨［J］. 中华骨科杂志，2005，25：68-73.

[3] 戴如春，张丽，廖二元. 骨质疏松的诊治进展［J］. 中国医刊，2008，43（4）：426.

[4] 张宏其，郭虎兵，等. 单纯一期后路病灶清除椎体间植骨融合内固定治疗胸椎结核的临床研究［J］. 中国矫形外科杂志，2012，20（01）：34-40.

[5] 张宏其，陈筱，郭虎兵，等. 单纯后路病灶清除椎体间植骨融合内固定治疗脊柱结核的适应证及疗效评价［J］. 中国矫形外科杂志，2012，20（03）：196-199.

[6] Jin D，Qu D，Chen J，et al. One-stage anerior interbody autografting and instrumentation primary surgical management of thoracolumbar spinal tuberculosis［J］. Eur Spine，2004，13：114-121.

[7] Zhang HQ，Lin MZ，Ge L，et al. Surgical management by one-stage posterior transforaminal lumbar debridement，interbody fusion，and posterior instrumentation for lumbo-sacral tuberculosis in the aged［J］. Arch Orthop Trauma Surg，2012，132（12）：1677-1683.

[8] Zhang HQ，Lin MZ，Guo HB. One-stage surgical management for tuberculosis of the upper cervical spine by posterior debridement，short-segment fusion，and posterior instrumentation in children［J］. Eur Spine J，2013，22（1）：72-78.

第二十七章　手术并发症原因分析及防治

第一节　脊柱结核手术治疗的并发症探讨

脊柱结核手术并发症繁多，大致可分为以下3类：入路相关并发症及减压相关并发症、植骨融合及内固定相关性并发症、其他并发症。

一、入路及减压相关并发症

（一）脊髓损伤

患者术后肌力及感觉障碍较术前更为严重。脊髓损伤加重的可能原因有：由于脊髓长期处于受压状态，血供不足，压迫解除后，血供在短时间内恢复，造成脊髓瞬间水肿加剧，脊髓功能进而下降，即脊髓缺血再灌注损伤。术后患者肌力及感觉较术前减退应排除是否有脊髓压迫，查MRI可明确。对于胸椎结核，因胸髓前正中动脉及根动脉吻合差，术中结扎节段动脉亦可能出现脊髓的缺血性损伤。对于脊髓减压手术，减压之前应常规应用甲泼尼龙。甲泼尼龙在急性脊髓损伤早期有重要意义，可减轻脊髓水肿，最大程度上降低脊髓损伤。术中操作不慎、骨块植入位置过深、椎管内血肿形成以及麻醉插管均可能加重脊髓损伤。行椎管内减压时操作更应仔细，若失手后果不堪设想。术后常规应用激素和脱水药物及颈部制动。头颈忌过伸，麻醉插管有困难者勿强行过伸颈部，可改用鼻导管经鼻行气管插管。

（二）胸膜破裂

脊柱结核病例有相当一部分继发于肺部结核，该类病人本身肺部胸膜有病损存在，出现胸膜粘连或胸膜炎症、渗出，脆性增加，组织解剖结构不清。在切除肋骨小头时，胸肋关节囊切断剥离完全，强行牵拉肋骨小头，撕破胸膜，或者肋骨断端残留尖锐骨刺刺破胸膜。拉钩力度过大，亦可撕破胸膜。术中操作粗暴或者操作技巧欠缺，不注意解剖结构特点，如剥离肋骨骨膜时，肋骨下缘应由前往后剥离，肋骨上缘应由后往前剥离，若不遵循此要点，剥离肋骨骨膜显得困难，容易造成胸膜破裂或肺挫伤。术中操作轻柔、仔细、按照操作规范进行、提高手术技巧是避免胸膜损伤的关键。术中出现胸膜破裂应及时修补。胸膜微小破裂常难于发现，在关闭切口前，切口内灌注生理盐水，麻醉医师配合辅助正压通气，可了解胸膜有无破损。

（三）周围神经损伤

颈椎前方解剖层次多，神经走行复杂，易引起神经损伤。术中牵引不当或时间过长，造成神经牵拉、压迫。喉上神经损伤主要表现为饮水呛咳，喉返神经损伤主要表现为声音嘶哑，症状多为一过性。减少喉上神经损伤、喉返神经损伤，应熟练掌握神经走行，术中操作仔细、轻柔、不随意钳夹或切断组织，尤其在术野不清晰时，尽量不使用电刀烧灼止血，而用止血钳钳夹准确止血，注意不要钳夹过多组织。腰丛神经干、股神经激惹损伤均有文献报道。

（四）血管损伤

常见于腰骶椎结核的手术，主要表现为术中出血量较多，术后出现低血压甚至发生低血容量性休克。由于脓肿的浸泡及炎症反应，使得血管的脆性明显增加。对于动脉血管而言，血管壁较厚，其搏动感强烈，术者容易引起重视。而静脉壁本身非常薄弱，且炎症侵犯进一步导致其脆性增加，因此，对于邻近静脉的病变，术中尽量进行钝性分离，若解剖困难，则无须彻底分离。由于静脉血管脆性增加，分离时需要更加仔细、轻柔，注意保护重要的血管。术后注意监测生命体征及引流量。若引流物为鲜红色血性液体且引流量过多，超过200mL/24h，高度怀疑活动性出血。

（五）硬脊膜破裂、脑脊液漏

脑脊液漏率在腰椎术后高达2.31%~9.37%。由于前方存在坏死组织、结核肉芽组织等压迫，硬膜囊连同脊髓向后方移位，硬脊膜紧贴后方黄韧带及椎板，在胸腰段尤为明显，造成硬脊膜变薄或与周围组织粘连，盲目行椎板咬除可能会撕裂硬脊膜，甚至损伤脊髓造成严重后果。同时操作粗暴、未对局部情况进行充分了解、手术经验不足、术中操作不熟练等因素均可能造成硬脊膜损伤。充分分离硬脊膜与周围组织的粘连，直视下操作可避免硬脊膜损伤。术中仔细修补、关闭伤口、深筋膜密缝可以避免术后脑脊液漏。若存在未发现的硬脊膜破裂或无法修补或修补不当，术后可能出现脑脊液漏。术后脑脊液漏主要表现引流液清亮、量多，患者可出现头痛、呕吐等低颅压症状，可予对症治疗，同时处于头低脚高位，若脑脊液引流量小于30mL/24h拔出引流管并加压包扎。

（六）伤口感染及不愈

伤口感染多发生在下腰部，伤口靠近会阴区。取感染伤口处分泌物作细菌培养均为大肠埃希菌，考虑伤口感染主要与无菌操作有关，术后换药未遵循无菌原则，患者营养不良，免疫功能差，易出现伤口感染。伤口不愈首先跟缝合技术有关，切口对合不佳、错位或者缝合过松、患者翻身是皮缘错位的常见原因。术中电刀烧灼皮缘及脂肪液化也是切口不愈原因之一。患者营养情况差，尤其是白蛋白过低也严重影响伤口愈合。糖尿病患者常出现伤口感染或不愈。结核菌在组织处于高浓度葡萄糖的状态时易于生长和繁殖，同时因周围血管病变组织缺血、缺氧，造成局部抵抗力减退，容易导致窦道形成或切口感染。糖尿病患者成纤维细胞的成熟和胶原合成受到抑制，严重影响切口愈合。因此，血糖控制不理想是伤口不愈合及感染的重要因素，对糖尿病患者，将其血糖控制在理想水平对促进伤口愈合和减少伤口感染有重要意义。为防止切口皮缘对合不佳，强调缝合技术采用褥式缝合。及时换药观察伤口情况，清创缝合及换药均需严格遵守无菌原则。

二、植骨融合、内固定相关并发症

（一）植骨不融合

植骨不融合通常同时合并内固定失败。Rajasekaran指出单纯病灶清除、植骨融合术植骨融合率低。合理使用内固定有助于脊柱稳定性的重建，对结核控制和植骨融合有着积极的促进作用。笔者曾碰到1例病例，尽管应用了内固定，但固定强度不够，跨节段过多，而且位于胸腰段，并不能达到真正稳定脊柱的目的，不能为植骨融合提供稳定的环境，植骨融合失败，最终导致椎弓根螺钉松动、脱出。胸腰段是脊柱由静到动的移行部分，应力集中，活动度大，需更高的固定强度才能达到稳定，进一步说明稳定性对脊柱结核治疗至关重要。对于胸腰段脊柱结核，稳定性重建的强度应更高。规范化疗、严格制动、严格把握手术指征及合理选择固定方案有助于植骨融合。异体骨应用于脊柱结核的椎体重建有很多成功的先例，但相对自体髂骨而言，其达到融合时间长，存在排异反应的可能性。对于一般情况较差者采用自体髂骨植骨能提高融合率。

（二）内固定松动、断裂

内固定脱出、断裂原因可从以下几个方面考虑。内固定材料本身的材质、设计是否合理，内固定方案是否合理，内固定物是否正确置入，患者自身情况。有研究表明，椎弓根螺钉是否正确植入与固定的成败明显相关。其次，固定方案的合理选择影响内固定的成败，对于应力集中区或活动度较大的节段应采取更加牢靠的固定方案。再次，患者椎体的骨质情况与抗拔出力有明显关系。有报道1例严重骨质疏松老年患者，术后1年出现椎弓根钉松动脱出。内固定物有它的材料学特性，长时间反复承受应力会产生疲劳至断裂。在植骨融合之前脊柱载荷由内固定物承担，若植骨不融合则内固定物必然会疲劳断裂。

三、其他并发症

（一）凝血功能障碍

脊柱结核患者术前需抗结核2周或者更长时间，目前基本抗结核药物是异烟肼、利福平、吡嗪酰胺、乙胺丁醇及链霉素。异烟肼、利福平、吡嗪酰胺有肝损害作用。有研究指出，HRP化疗和HR化疗方式均可诱发药物性肝炎，但在HR基础上联用吡嗪酰胺可明显增加肝功能损害，甚至可引起爆发性肝炎，死亡率极高。大部分凝血因子实质在肝脏合成代谢，肝脏受损势必影响凝血因子的合成，而且凝血因子活性减低，进一步影响凝血功能。利福平不但损害肝细胞，还可直接作用凝血因子影响凝血功能。利福平通过影响维生素K的摄入、合成、吸收进一步影响维生素K依赖的凝血因子，使其量和活性均下降。肝脏本身有慢性损害，代偿能力几乎丧失，在这种情况下 较容易出现凝血障碍。结核本身是一种慢性消耗性疾病，患者食欲不佳，摄入过少，消耗过大，出现负氮平衡，凝血因子合成所需的各种原料供给不足使其合成或活性下降。术前服用阿司匹林等影响血小板聚集药物或术中止血不彻底或失血过多凝血因子大量丢失或术中低体温均可能出现凝血功能障碍。瞿东滨报道1例术前酒精性肝硬化代偿期患者术后出现低蛋白血症、腹水以及凝血功能障碍治疗无效死亡，该并发症后果严重，应引起重视。

（二）肺不张

术后出现呼吸困难，听诊一侧呼吸音明显减弱，经胸部X线片检查诊断肺不张，常发生于开胸术后，其发生率为17.3%。老年人多发，尤其是合并慢性支气管炎者易发，由于平素痰多且黏稠，而术后体质虚弱合并切口疼痛，患者不敢轻易咯痰，当黏稠的痰液在支气管开口处淤积时堵塞开口导致肺不张。应积极处理，防止发生肺部感染。予镇痛、化痰治疗，鼓励患者咳痰，必要时用纤维支气管镜吸痰。痰液淤积是发生肺不张的关键原因，做到术前戒烟，积极治疗肺部原有的感染病灶。练习有效咳嗽、吹气球、屏气等以改善肺功能；对于有慢性支气管炎病史的患者术前可辅助化痰促进痰液咳出。麻醉清醒前彻底吸痰，关闭胸腔前需充分鼓肺以使肺完全扩张；术后积极协助患者排痰，当痰液黏稠无法咯出时应及时用纤维支气管镜吸痰。

（三）肠梗阻

多为麻痹性肠梗阻，腹膜后血肿形成可致肠蠕动减弱甚至出现麻痹性肠梗阻，术后低血钾也可引起麻痹性肠梗阻。麻痹性肠梗阻予禁食，开塞露促进肛门排气，注意维持水电解质平衡，肠蠕动可缓慢恢复。低血钾所致肠梗阻关键是纠正低钾血症，纠正后可解除。脊柱结核患者术后食欲不佳，引流时间长，易出现低钾血症，需注意补充。

（四）下肢深静脉血栓

多出现于下肢有瘫痪者，患者双下肢肌力减弱，其静脉失去肌肉泵和血管舒缩反射，深静脉内血流缓慢，脊柱术后应激状态下血液处于高凝状态，术后长期卧床等因素易造成下肢深静脉血栓形成。瞿东滨报告1例T_{11}、T_{12}结核患者，取右侧卧位行前路病灶清除、椎体间植骨融合并内固定术，术后出现右下肢肿胀，考虑手术体位及手术时间较长所致下肢静脉血栓，还有文章指出全身麻醉患者的下肢深静脉血栓较硬膜外麻醉多见。下肢深静脉血栓形成主要表现为患肢明显肿胀、疼痛，浅表静脉显露或曲张，下肢静脉彩超可明确诊断。下肢深静脉血栓形成后患肢抬高、制动，防止栓子脱落引起肺栓塞。目前治疗方法首选药物溶栓、抗凝，抗凝药物包括低分子肝素、华法林等，溶栓药物主要包括尿激酶。术中操作仔细认真，忌长时间牵拉，鼓励患者卧床期间主动或被动活动肢体可有效防范。戒烟酒、控制血糖及血脂有助于防范下肢静脉血栓。

（五）窦道、脓肿形成

与是否规律抗结核、病灶清除是否彻底、病灶是否严格制动、是否出现耐药结核菌相关以及引流、营养相关。强调早期、全程、联合、适量、规律抗结核的重要性并全程督导。病灶清除应清除局部坏死组织，还要切除椎体不稳定硬化骨壁，但避免切除扩大化，注意勿切除过多亚健康骨质。合理的固定方案是脊柱稳定的保证。我们主张患者术后多卧床，适当活动，以提供一个更加稳定的环境，同时休息也是结核治疗的方面之一。术前根据病灶部位影像学资料制定最佳手术方案，术中彻底清除病灶，取病灶组织行结核杆菌培养及药敏，明确有无耐药结核杆菌。据报道原发耐药率和继发耐药率分别为20%、65.5%~79.7%，而结核病化疗失败的常见原因之一是继发性耐药出现。强调外固定的重要性和患者的依从性。术后引流对减少窦道等并发症、取得理想手术效果至关重要，不宜仓促拔出，尽量将脓液引流干净。有文献报道脊柱结核术后伤口引流组和非引流组窦道发生率为0和8.10%。

（六）术后发热

脊柱结核患者术后早期常出现低热，出现高热考虑感染的可能性。脊柱结核患者营养状况差，免疫力低下。有研究指出长时间住院特别是高龄、合并有慢性疾病和（或）恶性肿瘤是败血症的高危患者。外科手术、静脉营养、有创性诊疗操作、广谱抗生素、长期使用糖皮质激素、长期大量应用免疫抑制剂，均易引起败血症的发生。

（张宏其　黎　峰）

第二节　脊柱结核手术治疗的并发症原因分析及防治

脊柱结核是骨与关节结核最常见的部位，占50%~60%。国内外学者均主张对有适应证的脊柱结核患者应采取积极的外科治疗，并随着脊柱外科的快速发展，脊柱结核外科手术大量开展，由此造成的并发症也逐年增多，而手术并发症则是导致手术失败的常见原因，因此必须要给予足够的重视。脊柱结核手术治疗的并发症可发生在术中、术后早期及术后晚期，本节将对脊柱结核手术中较为常见的并发症进行讨论。

一、脊柱结核手术术中并发症

（一）脊髓及神经根损伤

脊髓及神经根损伤是脊柱结核手术中最重要的并发症，而且多数为不可逆性损伤，故术者操作应当特别轻柔和谨慎。

1. 损伤原因及机制　①病灶侵犯病情自身发展演变；②解剖不熟悉、操作视野不清晰、术中操作不当；③减压不均造成脊髓压迫；④植骨块对脊髓造成的损伤；⑤内固定对脊髓及神经根损伤。

2. 临床主要表现　主要表现为脊髓损伤和神经根损伤为主，前者为损伤平面以下不同程度的神经功能障碍。后者主要表现为单侧神经根支配区域的皮肤感觉障碍和（或）疼痛以及相应运动功能障碍，一般没有对侧神经损害加重的征象。

3. 预防及治疗　脊髓损伤常见于对解剖结构不熟悉或不清，椎间孔的前缘常投影于椎管的前壁或椎管的前方，若以此为标界很有可能会误伤脊髓。而相应胸喉肋骨小头凹的前缘，腰椎横突前缘一横指作为椎管前壁的标志界确切，并留有一定的缓冲余地。以下的椎体结核的手术入路两侧相同的条件下，应选择右侧入路为宜，以免损伤最大根动脉，造成脊髓血液供应不足。病程长、破坏重、畸形严重的患者应注意解剖变异，病灶有自然破坏骨洞存在时，需事先探查清楚后方向清楚病灶，对侧方完整的椎体后方骨洞的凿切，应该先凿开外壳，探查洞内的脊髓前界，方可清楚病灶，凿切椎体后补病骨时，切削量宜少勿多，叩击力要轻，病椎后的死骨、坏死间盘与硬膜粘连时，钳夹提取一定要轻柔，也可用骨膜剥离子或刮匙协助撬剥。间接损伤脊髓主要是挤压、鞭击脊髓及凿切时脊髓震荡。出现截瘫时给予卧床、营养神经、功能锻炼等对应治疗。预防：手术切口要与神经走行平行；术中对于不明组织不可盲目横断；神经根出口部位的出血，进行压迫止血，避免电凝止血。脊髓减压时应首先寻找椎间孔咬除术侧椎弓根，再行椎体后壁或压迫脊髓骨碎块的切除，切忌用骨刀粗暴切除，以免直接切割或震荡脊髓；术中应注意植骨块、钛网或螺钉的安放位置。术后72h内要密切观察四肢有无感觉异常、运动障碍、肌张力及腱反射变化等情况。一旦出现脊髓功能恶化，立即对患者的一般情况及重要生命体征进行评估，注意维持生命体征的平稳。方便时行脊髓MRI检查，CTM可以发现神经根是否受损。然后根据检查结果做出正确的诊断，按不同的原因酌情处理，如进一步观察、牵引、外固定、手术探查等。

（二）周围神经损伤

常见神经损伤有喉返神经、喉上神经、颈交感干或神经节等。

1．主要临床表现

声音嘶哑，喝水呛咳；感术侧胸部肋间或腹部呈带状疼痛、感觉减退；Horner综合征：患侧瞳孔缩小、眼球内陷、额部少汗、额纹消失等。

2．损伤原因及机制　①病灶侵犯，病情自身发展演变；②解剖不熟悉、操作视野不清晰、术中操作不当。

3．预防及治疗　喉返神经损伤常出现在C_6、C_7水平的手术后，容易发生术后患者声音嘶哑，一侧声带麻痹，其原因大多为拉钩牵拉所致，挫伤喉返神经。外暴露要逐层钝性分开，牵拉时必须间断牵拉，正中轴线上操作，骨膜下推剥。一般在3~5周内可以恢复，严重者可能要达6个月后才能恢复。喉上神经损伤常出现在上颈椎手术，在分离、结扎、切断甲状腺上动静脉时因牵拉后连同周围神经组织大束结扎所引起。故在颈椎前路手术中不要寻找和游离喉上神经，以免误伤。对甲状腺上动脉一般也不做结扎。在切除C_4、C_5椎间盘时，可在此神经血管束下方操作，而C_2~C_4椎间盘的手术则应在其上方操作，可减少次神经的牵拉伤。当切口上极有出血时切忌盲目止血，避免损伤喉上神经。同时在结扎血管时，避免将喉上神经误认为血管的细小分支而结扎。颈交感干损伤较为少见，常发生在术中对颈长肌外侧分离或牵拉时可误伤，多见于对前路结核进行广泛清除时。

（三）胸腹膜损

胸腹膜损伤引起的气胸、血气胸、气腹、胸腹腔积液是脊柱结核手术较为常见的并发症。

1．原因及机制　①术前胸腹膜有病损，部分患者脊柱结核继发于肺部结核或肠结核；②胸腹膜因炎症反应脆性增加。另炎症还可导致组织解剖不清；③操作技巧欠缺：如取肋骨时的剥离方向，肋骨的断端及清除腰大肌时脓肿均可引起胸腹膜破损；④解剖结构熟悉程度不高；⑤操作不当，常常在做肋横突切除及前外侧减压等胸膜外暴露的手术时发生。

2．预防及治疗　胸椎结核切除肋骨，拔除肋小头损伤胸膜，L_1~L_3结核手术中损伤膈肌脚可出现气胸，切肋要遵循骨膜下操作原则，肋骨上缘要沿肋骨走行推剥，肋骨下缘要逆肋骨走行推剥；L_1~L_3结核手术，剪开腰方肌筋膜时，在L_3处自上而下垂直剪切至横突尖顶部，再沿其尖顶部平行剪至L_2及L_1的横突尖顶部，可防止出现气胸。出现气胸后，可立即缝合胸膜裂口，但由于胸膜薄，又因随呼吸不断的活动，缝合时裂口反而越撕越大，这时就应用附近的肌肉填塞。防止浓液流入胸腔是主要的，还可以将导尿管由切口放入胸腔缝合后抽气拔出，术毕胸穿抽气。术后患者感胸闷、腹胀、胸腹部叩诊异常，常常提示有胸腹膜损伤存在。术前明确胸腹膜病变或肺结核病史，同时患者需练习咳嗽与深呼吸。术中发现有胸腹膜破损应积极修补处理操作轻柔，术后密切观察患者生命体征，床前备穿刺包。

（四）血管损伤

常见血管损伤有髂外静脉、腰横静脉、大根动脉、椎动脉等。

1．主要临床表现　为术中出血量多，术后血压低甚至发生低血容量性休克。

2．原因及机制　①血管脆性增加；②局部解剖结构熟悉程度不高；③操作时视野不清晰，操作暴力及不细致。

3．预防及治疗　胸椎结核剥离前纵韧带时一定在骨下缓缓推进，切莫失手，腰椎结核应注意椎体前缘位置，剥离椎体骨面时有腰横静脉，往往需要切断，出血也较急，可先用电凝前后钳烧后中间切断。椎体结核手术易损伤总动静脉，于骶前凹处点点穿刺连线，术野不要暴露过大。助手充分保护大血管。一旦损伤，手指压迫，纱球压迫阻断血管上下端后缝合血管。破裂较大时也可用人造血管，切忌横向钳夹。预防：术前避免使用影响血小板凝集的药物；术中良好的麻醉，并将血压控制在100mmHg以下水平。术后予心电监护密切观察生命体征及尿量的变化情况，注意观察切口渗血情况。观察引流液的颜色、量及性质，正常的引流物为暗红色血性液体，24h内引流量不超过150mL。如引流物为鲜红色血性液体，引流量过多，24h内引流量超过200mL，应警惕有无活动性出血。

（五）肾上腺皮质功能危象

院前曾服用大量激素类药物的患者，导致肾上腺皮质功能减退。术前不补充激素易出现肾上腺皮质功能危象，术前必须详细追问病史，用过激素者，术前及术中给予补用激素类药物，可避免出现危象。预防：肾上腺皮质功能危象，术中、术后注意观察，如出现难治性低血压，应考虑到发生肾上腺皮质功能危象。应及时补充地塞米松等激素，并给予升压药等积极治疗。

（六）特殊部位手术并发症

1．食道、气管、甲状腺损伤　椎结核前路病灶清除术时有可能误伤食道、气管、甲状腺损伤。

（1）原因：大多由于牵开器的叶板较锐而伤及咽部、食管或气管。不恰当的牵拉、压迫、拉钩用力过大，持续牵引时间过长，都可造成损伤，另外在深部操作时如果食管未充分牵开可致误伤。有时甲状腺也可在暴露过程中显露出来，由于其血液循环较为丰富，可因牵拉不当而破裂出血。

（2）预防及治疗：手术时要轻柔将食道拉开，必须间断牵拉，不能长时间持续牵拉，防止组织的缺坏死。切开颈前肌时，要让患者做吞咽动作，观察食道是否被拉开，可避免损伤食道。损伤食道后，禁食禁水可治愈。

2．胸导管损伤　下颈部手术时在颈根部解剖可致胸导管损伤，其发生率为1%~2%。颈椎结核手术并发胸导管损伤偶有报道。

（1）临床主要表现：术区出现牛奶样液体（乳糜液）如手术中未得到及时正确地处理，则可形成慢性乳糜漏，并继发脱水、电解质紊乱、低蛋白血症、外周淋巴细胞减少及免疫功能减退，患者可表现为脱水、周围性水肿、消瘦和无力等。

（2）预防及治疗：在下颈椎患者尤其是左侧入路者，如术中突然出现乳样液体或白色小块状物就应高度怀疑有胸导管损伤，应仔细探查乳糜漏出处。可在损伤处切断，用3–0或4–0不吸收线结扎，反复冲洗后再检视确认无其他乳糜漏出处。术后确诊乳糜漏者则应加压包扎，切口引流，患者禁食、卧床于半Fowler位。注意维持水、电解质平衡。如引流超过4周或有代谢紊乱出现则应手术探查封闭瘘管。

3．肠管损伤　腰大肌寒性脓肿侵蚀粘连肠壁，对粘连较重的寒性脓肿。要注意肠壁情况。因此，腰椎病灶清除多在腹膜外进行．一旦发现损伤，应及时消毒缝合，腹腔置引流管，合理应用抗生素。

二、术后早期出现的并发症

（一）血肿形成

这是一种严重的并发症。

1．原因　主要与结扎血管的线头脱落、骨质创面渗血及血管丰富的肌肉组织受损而术中止血不彻底或术后积血引流不畅有关，而在术后当日（多在12h内）发生局部出血、血肿形成。

2．主要临床表现　颈椎手术的患者急性可引起窒息、死亡。在胸腰椎手术中可出现脊髓或神经根压迫症状，血肿存在的远期结果是使局部瘢痕增多，造成医源性椎管狭窄，也容易引起感染，因而对其应积极防治。

3．预防　术前应当完全纠正可能存在的凝血功能障碍，术中彻底止血，术毕切口认真冲洗，仔细检查切口内有无活动性出血，并给予补充性的止血操作，术后切口引流24~48h，常用橡胶或硅胶引流管，并保持切口引流通畅。在颈椎手术后出现呼吸困难、颈部肿胀，应立即在床旁进行抢救，及时剪开缝线、敞开伤口，迅速去除血肿。待呼吸情况稍有改善后再送往手术室进一步检查，止血和其他处理。

（二）感染

脊柱结核手术术后感染的发生率报道各不相同，其中腰椎手术的发生率约为5%，颈椎手术感染发生率为4.7%。内植物、植骨及前路显露（有食管损伤的潜在危险）的感染率稍高。脊柱结核患者常有免疫力低下，较一般患者更易出现术后感染，常见感染有肺部感染、尿路感染、伤口细菌感染，甚至伤口深部真菌感染等。

1．原因　①术前合并基础病，如慢性支气管炎、肾结石等；②术后护理滞后；③广谱抗生素用时长；④术中污染及术后换药不及时；⑤患者免疫力低下。

2．主要表现　①泌尿系统感染及肺部感染常发生在24~72h内发生，表现为尿频、尿急、尿痛；咳嗽、咳痰或寒战高热；②切口感染可分为表浅感染和深部感染，前者为皮肤和皮下组织的感染；后者为深筋膜以下甚至腹膜后的感染。表浅感染一般发生在术后3~4天以后，有切口附近的红、肿、热、痛，甚至有皮下波动感。深部感染多在术后7~14天表现出来，可有切口疼痛、低热和乏力。检查切口部位有肿胀。血白细胞计数及血沉升高，X线片、CT、MRI可有阳性发现。

3．预防　术前基础病的治疗、肺功能锻炼及在床上训练大小便，术中严格无菌操作及保证操作器械消毒合格。术后合理调整抗生素及时换药及拔出导尿管等。鼓励患者咳嗽、咳痰、多饮水，定时协助患者翻身、拍背、叩背等，经常为患者擦身、更衣。如出现切口浅表感染应做分泌物或穿刺液细菌培养并根据培养结果合理使用抗生素、皮肤表面用75%乙醇湿敷，并局部可拆线引流后容易控制。如出现深部感染，治疗应积极，根据细菌培养结果使用大剂量敏感抗生素，多需开放引流、病灶清除甚至需将植骨块及内固定物取出，术毕视情况敞开换药、闭式灌洗引流或单纯引流，在对位冲洗等保守治疗后不能治愈时，并且患者身体条件许可下宜尽早再次手术。

（三）呼吸困难

呼吸困难是颈椎前路手术最严重的并发症状之一，如不能及时正确地治疗，常会带来严重的后果。多数发生在术后1~3天。

1．原因　①喉头水肿、痉挛、声带麻痹或反常运动；②术中止血不彻底或术后伤口引流不通畅，形成血肿压迫气道；③颈髓损伤；④植骨块松动、脱落压迫气管；⑤患者有呼吸系统疾患，呼吸功能欠佳；⑥气管插管麻醉等原因造成血管神经性水肿。

2．临床主要表现　以咽喉疼痛、声音嘶哑、吸气性呼吸困难伴喉鸣音，严重时可出现“三凹征”，口、鼻、指、趾发绀或苍白，有不同程度的烦躁不安、出汗，心率加快，血氧饱和度低于85%或急剧下降至40%~50%。

3．预防　术前指导患者做气管侧方推移训练，使周围软组织松软，可减少术中用力牵拉气管，术中操作细致及助手拉钩合理，如勿暴力拉颈长肌，术中严密止血，术中及术后常规应用激素抗炎消肿，术后常规引流，为引流通畅常使用橡胶或硅胶引流管引流。术后心电监护、吸氧、激素、雾化等。定时观察伤口颜色、渗出情况及呼吸状况．保持呼吸道通畅，鼓励患者进行深呼吸，有效地咳嗽、咳痰。进食遵循由流食到普食逐渐过渡的原则，并缓慢均匀进食，少说话和谈笑，嘱患者少食冰冷食物，备气管切开包于床旁。一旦出现呼吸困难，应行无创气管插管，留置到病情稳定、呼吸恢复正常再拔管。同时寻找病因并予以针对性处理，如疑有血肿压迫，应立即清除血肿，有气管切开适应证者，及时气管切开。

（四）脑脊液漏

脊柱手术后脑脊液漏的发生率为2.31%~9.37%，常发生在致压物与硬膜囊有粘连或二次手术的患者由于硬膜外瘢痕粘连，硬膜囊往往变薄，更容易发生撕裂，裂口大多比较小，术后一般出现短暂的脑脊液漏，大多在短时间内愈合。

1．原因 ①增生或骨化的后纵韧带处或其他周围组织与硬脊膜粘连，在分离粘连或强行切除时造成硬膜囊损伤。②在严重的后纵韧带骨化处，硬膜囊常常骨化或缺如，却有完整的蛛网膜存在，这种情况下容易出现迟发性脑脊液漏。③在椎管内操作过程中，盲目钳夹后粗暴撕拉可造成硬膜囊撕裂。④硬膜囊切开后缝合不严密。

2．预防 术前充分评估致压物与硬膜的粘连程度；器械准备充分术中良好的照明，彻底止血；仔细分离粘连组织；二次手术者，应从正常的区域向瘢痕区解剖，一般在中央区将硬膜囊与瘢痕分开有困难。硬膜囊上粘连的瘢痕只要不起栓系作用不必将其切除。

3．处理 裂口较小时可先将外流的脑脊液洗净然后用纤维蛋白胶或吸收性明胶海绵覆盖。裂口较大则需要用细的不吸收缝线严密缝合硬膜囊，若裂口较大，直接缝合困难者，可采用人工硬脊膜修补，缝合完毕可让麻醉师做Valsalva动作以检视修补处是否漏液；缝合后放置吸收性明胶海绵、筋膜、肌肉或纤维蛋白胶交替重叠以加强硬膜囊；肌肉多层严密缝合，加压包扎；术后一旦有脑脊液漏应采取静卧、加压包扎，敷料要勤更换，加大抗生素的用量以预防感染；如术后持续脑脊液漏，可应用乙酰唑胺减少脑脊液的产生，或腰部蛛网膜下隙脑脊液分流以降低脑脊液压，有助于控制脑脊液漏。分流一般持续3~4天，最多不超过7天。此间，患者需卧床，同时给予抗生素预防感染。如上述治疗无效，则需手术治疗。

（五）植骨块相关并发症

植骨块相关早期并发症主要包括植骨块移位、骨块骨折、脱出、椎体骨折、脊柱曲度异常。

1．原因 ①严重的脊柱结核及老年患者有骨质疏松存在。②植骨块的厚度太薄、骨质过少，骨块出现吸收。③椎间隙前部撑开过大，骨块承受的压力过大，出现骨质吸收坏死或骨折。④内固定或外固定不确切。⑤广泛椎体切除后，手术部位不稳和后方张力带结构破坏共同作用结果。

2．预防 在手术中应根据情况确定植骨块的大小及长度。Bovine等认为植骨块的大小，以手术时使椎间隙前部增高2~5mm为宜。植骨块不能过短，否则不能恢复椎间前部的高度和正常的生理曲度；但也不能为了恢复前曲而过分撑开椎间前部。植骨块过长者，术后早期脊柱曲度恢复满意，但植骨块两端承受的压力过大，反而容易造成植骨块的骨端坏死、吸收、塌陷或倾斜移位，引起脊柱后凸畸形。髂骨通常是良好的植骨供区，植骨块应有足够的支撑强度，髂骨宜选用三面骨皮质或两面骨皮质，生物力学测试表明两者都有足够的力学强度。如果融合节段超过3个节段，则髂骨不能符合受区骨槽所需长而直的形状要求，可用腓骨作为供骨。术后3个月内严格制动，因为即使有内固定存在，由于应力疲劳，在融合处存在不稳，对长钢板更是如此。

（六）应激性并发症

常见有应激性溃疡及应激性精神障碍等。

1．主要临床表现 为黑便、呕血及腹部疼痛等上消化道出血的症状；术后胡言乱语，语音不清，意识正常或异常。

2．原因 为手术应激、麻醉效应、患者自身心理状态及身体状况差等。

3．预防　术前的心理辅导、停止饮酒，吸烟；术中把握好麻醉深度、手术时间、激素及护胃药的运用；术后常规予以护胃、止血、激素药物等。

三、术后晚期出现的并发症

（一）术后相邻节段退变

脊柱融合术后相邻节段退变是一种比较常见的并发症，虽然有学者认为部分节段植骨融合术后的脊柱活动应均匀地分布于未融合的各节段，但临床研究显示脊柱融合术后的生物力学性质将发生改变，颈椎及腰椎未能均匀地分布于未融合节段，而是在融合节段相邻的上下节段存在应力集中，从而加速相邻节段的退变。因此，有部分患者在手术初期病情得到明显改善，但在术后6个月甚至几年（3~5年）以后又可逐渐出现神经功能障碍，逐渐出现明显的临床症状。

预防：初次手术时应仔细研究影像学资料，如拟融合节段的相邻节段已有不稳征象或已有轻微的椎间盘突出和骨赘并压迫硬膜囊，则一期对该节段同时行预防性植骨融合是可取的措施；对于融合节段多的病例，术后应进行长时间的定期随访，观察相邻节段的变化，及早发现及早处理。

（二）植骨不愈合及假关节形成

假关节形成是植骨不愈合的结果，多节段的植骨融合率较单节段的植骨融合率低，根据统计结果表明假性关节融合的发生率是0~30%。由于感染、慢性炎症或生物力学强度不佳等因素，植骨块还可出现骨吸收现象。

1．原因　①吸烟、骨质疏松、营养不良、围手术期长期使用非甾体抗炎药或化疗药，局部接受放射治疗。②植骨床准备不充分，植骨不精密或植骨量不足。③同种异体骨或人工骨过多或用于多阶段融合时。④术后并发感染。⑤内固定不够坚强，且术后早期制动不够，使植骨融合节段长期处于非制动的动态状态下。

2．临床表现及诊断　在假关节形成后，局部出现异常活动和不稳，并促进软骨、骨赘的形成，造成脊髓、神经根受压，从而表现出相应的神经症状。由于小关节突和钩椎关节的增生最明显，神经根受损的症状也多见。术后6个月以上有明显的不稳症状并有相应的影像学表现者，应考虑到此并发症存在的可能并密切随访，如果术后1年植骨尚未愈合则认为骨折不愈合。常规X线片、CT扫描可以明确骨质增生性改变，CTM、MRI可以明确脊髓和神经根受压的情况。

3．预防　需要多阶段植骨时，在可能的情况下尽量用自体骨，需要的骨块较长时用腓骨为宜；良好的植骨技术，椎体的软骨板要彻底去除，露出软骨下渗血的骨面；内固定要确实牢靠，术后局部制动3个月，术后应定期随访。

4．治疗　假关节形成本身并不是手术治疗的适应证。对没有症状的患者暂时不予手术治疗，但需要定期随访，及时正确地了解病情。对有症状的病例是否采取手术治疗，目前仍有争议，国内学者普遍认为手术治疗效果良好。手术治疗是行前路好还是后路好也存在争议，采用后路手术较前路有一定的优势：①暴露较容易，手术误伤重要组织器官的危险小；②可简单有效地行椎间孔切开减压术；③后路植骨融合率高。故大多数学者建议对椎管前方增生性改变轻微者行后路植骨融合、内固定此种术式创伤小、效果确实。如行前路假关节切除、减压、自体骨移植及内固定，由于局部瘢痕组织增生，从原切口暴露容易损伤周围重要解剖结构，术者应耐心、谨慎。

（三）下肢深静脉栓塞

1．主要临床表现　下肢皮肤温度降低，下肢肿胀、疼痛。

2．原因　①下肢肌力降低。下肢静脉失去肌肉泵作用和血管舒缩反射，导致血流缓慢、外周静脉扩张；

②术后长期卧床；③麻醉方式，全身麻醉患者的下肢深静脉血栓（DVT）发生率要高于硬膜外麻醉；④某些手术方式采取侧卧位对下腔静脉挤压牵拉。可导致其血管内膜损伤。

3．预防 术前行下肢静脉彩色多普勒超声检查；可于术前12h给予低分子肝素：术中尽量避免对静脉的牵拉：术后鼓励患者早期开始下肢的肌肉收缩锻炼，对于瘫痪患者要及时给予被动肌肉锻炼或按摩；应用下肢间断气囊压迫装置；术后严密观察生命体征和患肢颜色温度、感觉和脉搏，每日测量记录患肢不同平面的周径。

（四）内固定松动、断裂

在脊柱结核外科手术治疗中不常见。

1．主要临床表现 手术部位不适或疼痛，神经根症状或原有症状加重。

2．原因 ①手术适应证选择不当，椎弓根螺钉轴向脱出是螺钉固定后常见并发症，特别在老年患者中更容易发生；②手术技术问题：进钉深度及角度掌握不当，置钉方向不佳而致椎弓根破裂，反复置钉；③术后处理不当：抗结核时间不足，配戴支具时间过短、术后卧床时间不充分，术后负重早；④内固定物取出时间过迟；⑤内固定器材选用不合理；⑥椎弓根螺钉本身设计缺陷；⑦术中破坏脊椎骨血供，使植骨延迟融合或不融合。

3．预防 严格遵守手术适应证，对合并骨质疏松患者行内固定术应慎重考虑；在解剖允许的范围内尽量选取较长的螺钉，同时应结合椎弓根的解剖测量选择螺钉直径、长度；手术医师应熟练掌握手术技巧，力求置钉一次成功。术中反复进钉调整，导致螺钉钉道过深过大，均可减少骨质对螺钉的“握力”，降低稳定性。对首次置钉失败的钉道应行处理，如填入骨粉、骨屑或骨条，以增强钉道的轴向拔出强度。前中柱缺损应予以重建．以增加置入物稳定性，否则因前中柱缺损致载荷大部分加于后方器械上，易导致器械失效。仔细操作，术后规范抗结核治疗，术后应制动，严格配戴支具3个月。早期活动应循序渐进，加强腰肌锻炼，同时应避免重体力劳动。定期复查．植骨融合后及时取出内固定。

（五）脊柱结核术后复发

是指脊柱结核术后病变治愈1年以后，因某种原因导致原病灶复活。

1．复发因素 ①手术前及手术后不正规化疗是脊柱结核术后复发的最重要因素；②结核耐药；③病灶清除不够彻底；④手术方式不恰当；⑤术后病灶部位未严格制动；⑥伴有其他部位活动性结核并未得到较好的控制；⑦ 自身的营养及免疫情况差；⑧ 病灶范围较大，多椎体病变，跳跃型病变，病变范围广，难以达到彻底清除病灶，且患者常全身状况差，脊柱稳定性差，椎间残腔大，术后脊柱不稳，而植骨后由于残留椎体血运不好，影响病椎之间的修复与融合，易复发等。

2．预防 如能合理正规化疗、积极处理耐药菌株，可以减少复发率。我们认为手术前后正规化疗是保证手术成功和避免术后复发的重要措施。因此应向患者及其家属交代清楚如何正规抗结核治疗，以防止病变的复发。病灶清除治疗脊柱结核疗效确切。过去在行骨结核病灶清除时，强调对脓液、干酪样组织、死骨、肉芽等的清除，对于硬化骨的清除强调不多。硬化骨可能含有较多的结核杆菌。如果不彻底清除，可能成为术后复发的根源。而且，硬化骨的血运较差．如不仔细清除，其与植骨之间也很难紧密融合，有可能导致术后假关节形成。对脊柱结核进行相应的内固定是无可非议的，能减少脊柱结核术后复发。术后保持正确体位，病灶部位严格制动，维持脊柱的稳定性，防止植骨块骨折、滑脱、塌陷及吸收，使植骨融合率提高，结核病灶复发率降低。对脊柱结核手术后的患者，应增强体质，提高免疫力，维护肝功能、肾功能，并给予多种维生素，必要时给予高能营养合剂、血浆、少量多次输新鲜血等，以防止术后病变的复发。对于结核复发以保守治疗为主，若失败而且患者身体条件许可行再次手术，但要把握好手术指征。

（王锡阳　彭　伟）

参 考 文 献

[1] 何伟东，柯楚群，林英权，等. 骨疾病并存糖尿病患者的围手术期处理[J]. 中国矫形外科杂志，2005，13(7)：500-502.

[2] 瞿东滨，金大地，陈建庭，等.脊柱结核一期手术治疗的围手术期并发症分析[J].中华外科杂志，2007，45(18)：1230-1232.

[3] 金格勒，姚立东，崔泳，等. 脊柱结核术后复发危险因素的分析[J].中国脊柱脊髓杂志，2007，17(7)：516-519.

[4] 贾连顺. 现代脊柱外科学[M]. 北京：人民军医出版社，2007.

[5] 郭立新. 马远征，陈兴，等. 脊柱结核的外科治疗与术后疗效评估[J]. 中华骨科杂志，2008，28(12)：979-982.

[6] 中华医学会骨科学分会. 中国骨科大手术静脉血栓栓塞症预防指南[J]. 中华骨科杂志，2009，29(6)：602-604.

[7] 王锡阳，周炳炎，李伟伟，等. 脊柱结核手术治疗的并发症原因分析及防治[J].中国脊柱脊髓杂志，2010，20(12)：993-997.

[8] 王中吉. 脊柱结核手术并发症的预防与处理[J].中国实用药，2010，5(20)：94-95.

[9] 李伟，潘显明，权毅，等. 腰椎结核手术治疗并发症的分析[J].西南军医，2010，12(4)：676-677.

[10] 叶伟，李春海. 梁安靖，等. 脊柱结核一期手术治疗的并发症分析及对策[J]. 中国进修医师杂志，2010，33(17)：18-20.

[11] 佘康云，康意军，沈合群，等. 下腰椎结核手术并发症分析[J]. 医学版. 南华大学学报，2010，38(6)：769-771.

[12] 张宏其. 脊柱结核病灶应清除到何种程度[J]. 中国脊柱脊髓杂志，2010，20(10)：798-799.

[13] Benli IT，Acaroglu E，Akalin S，et a1. Anterior radical debridement and anterior instmmentation in tuberculosis spondylitis [J]. Eur Spine J，2003，12：224-234.

[14] Fogel GR，McDonnell MF. Surgical treatment of dysphagia after anterior cervical interbody fusion [J]. Spine J，2005，5 (2)：140-144.

[15] Nakazawa K，Yamamoto M，Murai K，et al. Delayed emergence from anesthesia resulting form cerebellar hemorrhage during cervical spine surgery [J]. Anesth Analg，2005，100 (5)：1470-1471.

[16] Pop-Vicas A E Tacconelli，Gravenstein S，et al. Influx of multidrug-resistant，gram-negative bacteria in the hospital setting and the role of elderly patients with bacterial bloodstream infection [J]. Infect Control Hosp Epidemiol，2009，30 (4)：325-331.

[17] Rajasekaran S. The problem of deformity in spinal tuberculosis [J]. Clin Orthop Relat Res，2002 (398)：85-92.

[18] Rafailidis PI，Avramopoulos I，Sapkas G，et al. Multidrug-resistant tuberculous spondylodiscitis：need for aggressive management and drug susceptibility testing of Mycobacterium tuberculosis isolates [J]. J Infect，2006，52 (2)：35-37.

第二十八章　避免术中脊髓或神经组织损伤的手术技巧

脊柱结核病变主要是侵犯椎体和椎间盘，其结核病灶进一步向周围扩展则常常有脓肿或坏死组织和死骨，通过椎体后缘或椎间盘进入椎管内，硬膜外间隙形成硬膜外脓肿或硬膜外粘连，甚至硬膜与脊髓也受到结核性炎症的侵犯。当进行全脊柱截骨矫正结核性角形后凸时，所遇到的硬膜外粘连，给手术的进行造成极大的困难，这是在其他病种作全脊柱截骨术中不常遇到的难题。术中剥离硬膜外粘连需要一定的手术技巧，绝对要防止隔着硬膜造成脊髓损伤。

第一节　硬脊膜撕裂与“拔丝”现象

一、概述

椎板咬骨钳（Lamina-Punch）是脊柱外科手术中的常用器械，又名枪状咬骨钳，用它来经后路做椎板切除，开窗显露硬膜和神经根，是骨科和脊柱外科医生经常做的工作。笔者从1950—1970年的20年间也都是用椎板咬骨钳进行椎板切除或开窗的方法来达到手术目的。经过20年的应用过程，认识到椎板咬骨钳的最大危险性就是容易发生硬脊膜撕裂与“拔丝”现象，也就是当咬骨钳的嘴靠近硬膜管或神经根时，不慎被挤入刃口内的极少部分硬膜被咬住，通过硬膜拔出一束神经纤维，越拉越长，这就叫“拔丝”现象（图28-1）。这是用椎板咬骨钳做脊柱手术的严重并发症。

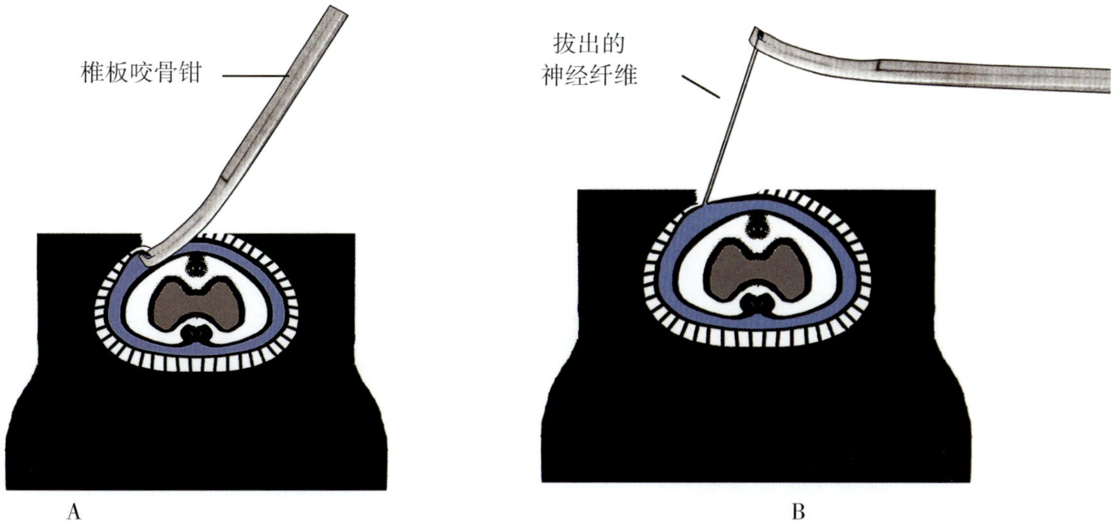

A．咬骨钳的钳咀咬住极少的一部分硬脊膜；B．隔着硬脊膜拔出一条神经纤维，越拉越长

图28-1　用椎板咬骨钳切除靠近硬膜管的骨组织时，最容易产生硬脊膜撕裂与“拔丝”现象

二、椎板咬骨钳的设计制造原理和临床应用

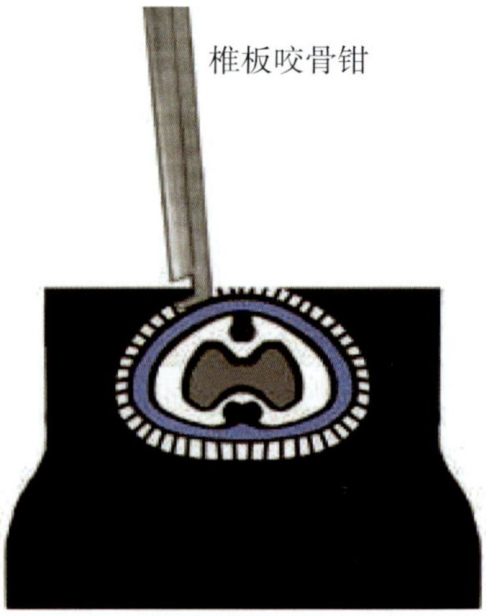

图28-2　用椎板咬骨钳作椎板切除，是"蚂蚁啃骨头"的方法

椎板咬骨钳是脊柱外科中不可缺少的一种常用器械，是利用双叶凿刃咬合的原理，切除椎板骨组织，保留其深面的硬膜、神经根等软组织，欲达到目的，就必须将咬骨钳的一叶钳咀伸进硬膜与椎板之间方能自内向外咬除刃口内的这部分骨质，平时称它为"蚂蚁啃骨头"的方法（图28-2），一点一点地来完成开窗、根管后壁切除、半椎板切除和全椎板切除来达到暴露神经组织的目的。设计制造再好的咬骨钳咀，它都具有一定的厚度，况且还有些设计制造上不合理的咬骨钳咀，厚度较大，凿刃不利，凿心凹陷较浅（图28-3），手术者感到不能得心应手，勉强用其做椎板切除手术，不是挤压神经组织造成功能损害，就是出现"拔丝"现象，或硬膜撕裂发生。笔者经过半个世纪的手术实践，认为椎板咬骨钳是脊柱外科中不可缺少的器械，但应该把它应用在恰当的地方，对那些不应该用椎板咬骨钳解决的部位，如骨组织过厚、过硬、骨组织与神经组织之间挤压太紧、缺乏能容纳钳咀的间隙存在，就应该配合其他器械来完成这一暴露过程。用骨刀做胸腰椎的椎板切除手术（图28-4），既省力又省时，必要时配合使用一下咬骨钳，手术做各事半功倍。

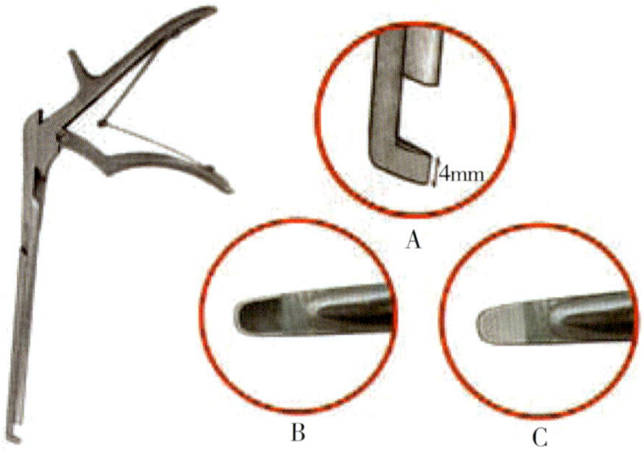

A．钳咀的厚度过大；B．钳咀的凿刃不利；C．钳咀下页的凿心凹陷较浅
图28-3　设计制造不合理的咬骨钳咀

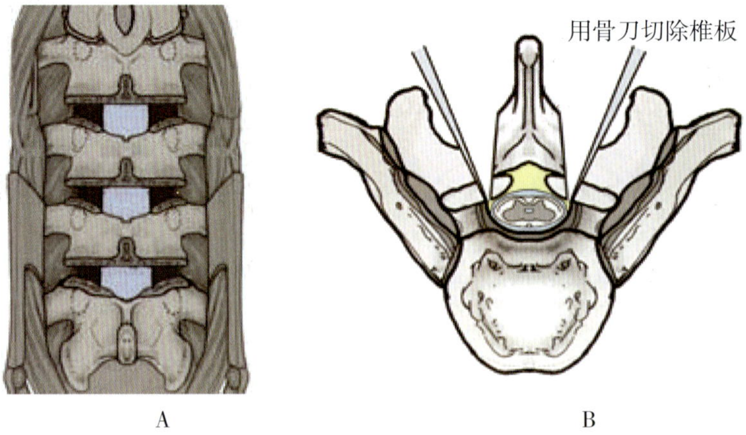

A. 先在椎板间隙上作横形截骨；B. 后在椎板与横突之间作纵形截骨，纵形截骨的部位相当于椎弓根的内侧缘
图28-4　用骨刀做胸腰椎椎板切除手术方法

三、椎板咬骨钳容易损伤神经纤维的原因

用椎板咬骨钳来做椎板切除是从内向外操作，必须先将钳咀插入椎板与硬膜之间方能咬除椎板，如果遇到硬膜与椎板、黄韧带之间有粘连而不能顺利剥离开的情况下，就很可能会咬住极小部分硬膜产生“拔丝现象或硬膜撕裂”（图28-1）。当椎管内容物过于饱满（巨块型间盘突出、结核性肉芽组织、肿瘤等）或骨性、纤维性椎管狭窄时，造成椎板与硬膜之间的间隙变窄，甚至紧紧挤在一起，使咬骨钳的嘴难以插进该间隙内，如勉强将钳咀插入该间隙，势必会挤压神经根或脊髓（图28-5），造成脊髓或神经组织的损伤。所以自内向外切除椎板器械的应用是有限度的。应根据情况能用则用，不能用则应更换其他自外向内的器械（如骨刀等）。自外向内与自内向外的器械相配合来完成椎板切除或开窗才是最安全的手术方法。

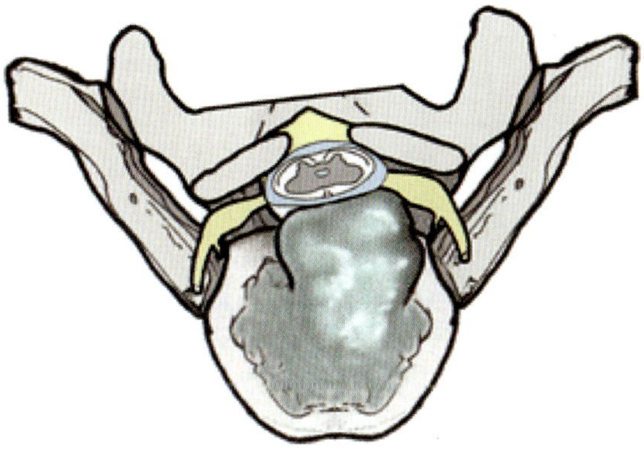

A

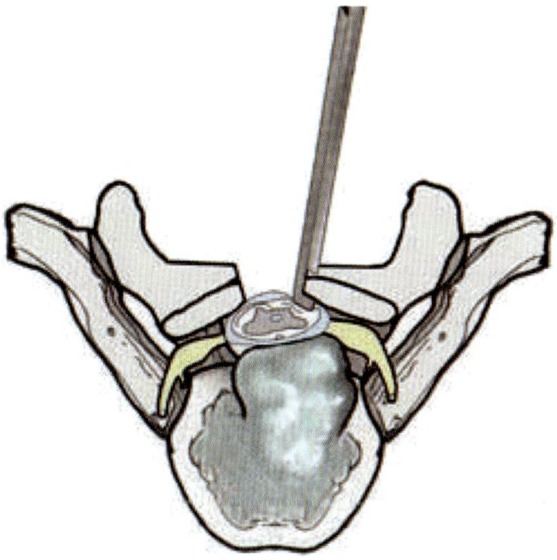

B

A．巨块型间盘突出或结核性肉芽组织造成椎板与硬膜之间的间隙变窄；B．插入钳咀咬骨，将会挤压脊髓和神经根

图28-5 当腰椎间盘或结核性肉芽组织突入椎管时，突出物自前向后挤压硬膜管和神经根，使其向后移位，与椎管的后壁挤紧，勉强插入椎板咬骨钳咬骨，就会损伤脊髓和神经根

四、骨刀与椎板咬骨钳相结合的手术方法

笔者前20年也都是用椎板咬骨钳来做椎板切除或开窗的，深深体会到椎板咬骨钳的不足之处，故后30年在使用骨刀做脊柱手术上，下了很大功夫，最初，首先自制了薄刃骨刀，应用在胸腰椎的后路椎板切除和开窗上，取得了较好的效果，之后，又设计制造了各种不同弯度的田氏脊柱骨刀（图28-6），用于经后路绕过硬膜管和脊髓做全脊柱截骨术。也将骨刀应用在前路椎体上刨槽、植骨、全椎体切除，人工椎体置换，立柱植骨加挡板的手术操作中，取得了得心应手的手术效果，解决了已往单纯使用咬骨钳的不足之处。

用骨刀来做脊柱手术，在以往的教科书中是不许可的，只有用咬骨钳，蚂蚁啃骨头的方法才是合乎条文规定的传统方法。但因为构成脊柱的骨质是骨松质和骨密质混合形成，特别是胸腰椎，无论椎弓和椎体都适合用薄刃的锐利骨刀来做切片，可以迎刃而解，没有阵动，没有阻力，更不会造成骨折塌陷。笔者所指的骨刀不是一般厂家生产的那种厚刃骨刀。再者，手术者一定要学会使用骨刀做脊柱手术的手术技巧，要纯熟脊柱每一部分的解剖结构，思想上有明确的解剖概念才能达到“游刃有余，神刀有情”的境地。骨刀与咬骨钳相比，省力省时，安全可靠，骨刀是脊柱外科领域中所不能缺少的器械。一位脊柱外科医生一定要学会使用骨刀（从外向内）和咬骨钳（从内向外）的基本功，掌握了这套基本功就不会因操作上的不当而造成脊髓和

神经组织的损害。

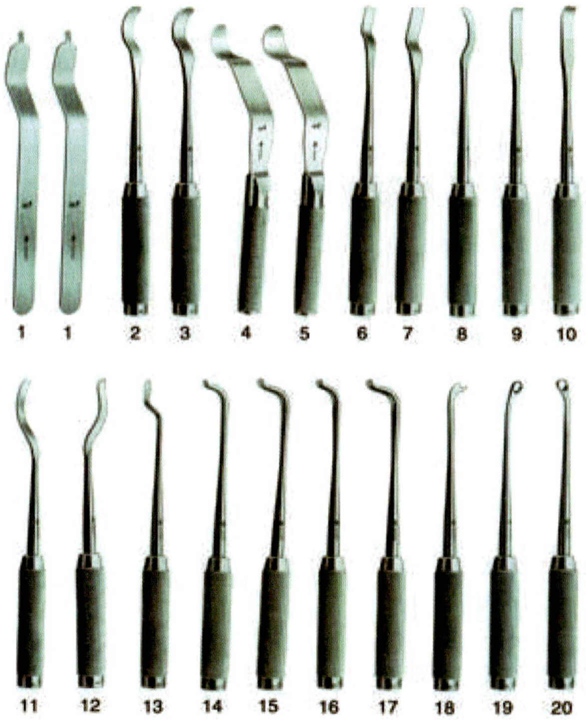

图28-6　各种不同弯度的田氏脊柱骨刀一套

五、椎板咬骨钳的不合格产品是造成“拔丝”的因素

目前市面上还存在着一种椎板咬骨钳的不合格产品，是医疗器械厂家单独为了追求经济效益，而忽视了质量的产品，其缺点如下：①椎板咬骨钳的下叶钳咀过厚（图28-7），当插入钳咀咬骨时很容易挤压损伤神经组织。②下叶钳咀的凿缘不锐利（图28-8），凿心凹陷不够深（图28-9）在操作中容易滑动变位。③钢材质量较差容易倒刃或磨损（图28-10），刃口被破坏的钳咀容易滑移错位，将硬膜挤入钳咀内。④手柄弹簧力量过大，使手术者用力握持，容易造成疲劳，手术者的手疲劳后就容易失手。

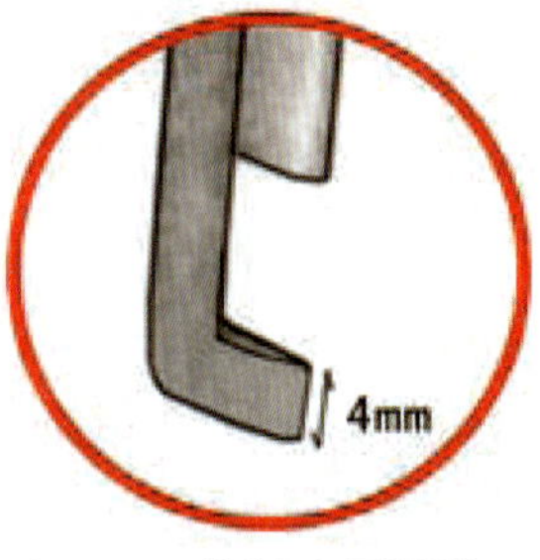

图28-7　椎板咬骨钳的下叶钳咀过厚

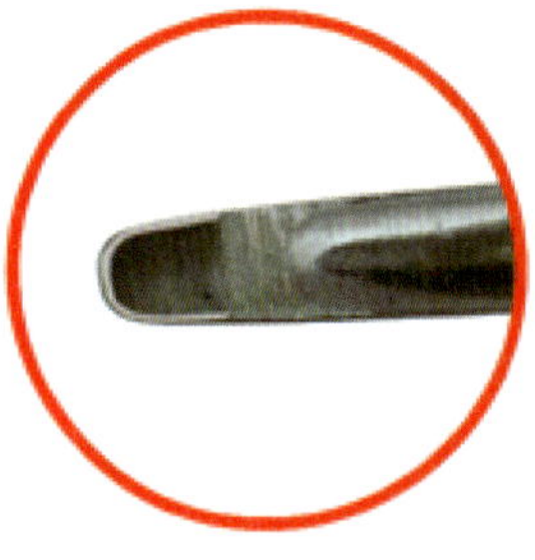

图28-8　椎板咬骨钳的凿刃不锐利

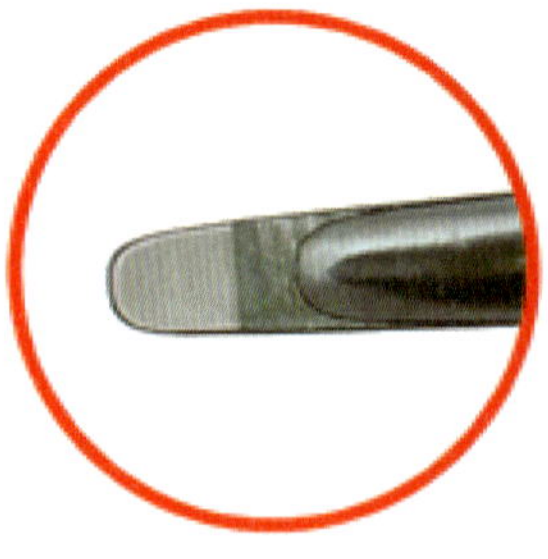

图28-9　椎板咬骨钳的下页凿心凹陷太浅

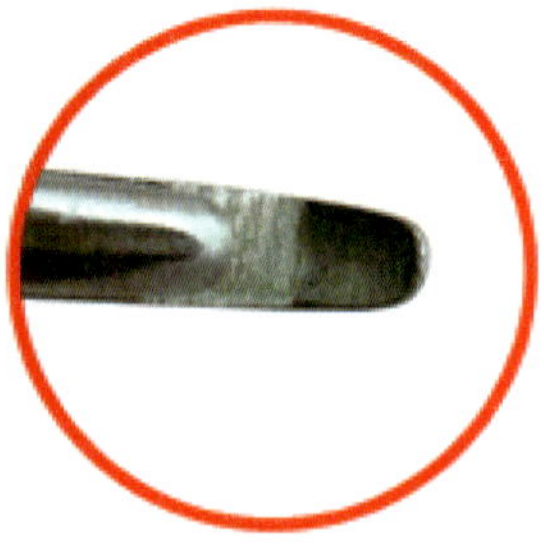

图28-10　钢材质量较差容易倒刃或磨损

（田慧中　黄卫民　高小亮）

第二节 隔着硬膜器械损伤脊髓神经

一、概述

经后路切除椎体或椎间盘时，一定要应用各种不同弯度的手术器械绕过硬膜管来做椎体或椎间盘的截骨切除术，如田氏脊柱骨刀之类。避免用直骨刀或其他缺乏弯度的器械经后路作前路切除椎体或椎间盘。特别是在L_1以上硬膜内包含着脊髓的部位，绝不允许像作下腰椎及间盘突出一样，拉开硬膜管摘除椎间盘或切除椎体（图28-11），这样做可以造成隔着硬膜管损伤脊髓神经或神经根。

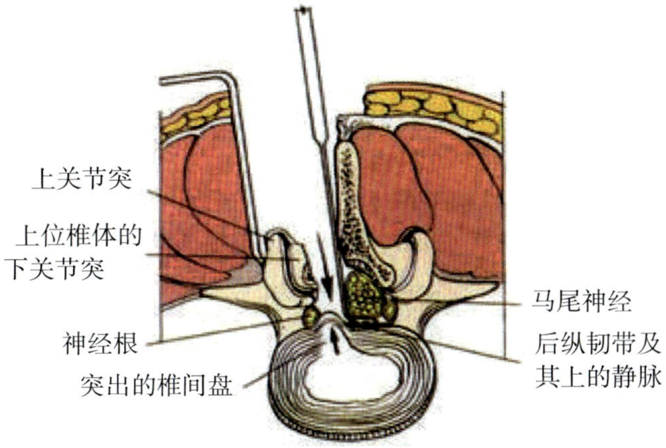

图28-11 下腰椎的椎管内是马尾神经，能允许牵开硬膜管，摘除椎间盘，不会损伤神经组织

对胸腰椎结核角形脊柱后凸、椎体后缘向后突入椎管压迫脊髓形成角状脊柱后凸。经后路自两侧切除横突绕过椎弓切除椎体后缘减压时，必需使用田氏脊柱骨刀，利用器械的各种弯形绕过硬膜管切除椎体，才能保证脊髓不受操作器械的摩擦损伤（图28-12），保证脊髓不受损伤。否则，如用拉开硬膜管切除椎体后缘的办法是很危险的。经后路进行椎弓椎体环形截骨切除术，除减压脊髓外，还要楔形切除矫正后凸才是最理想的治疗方法。

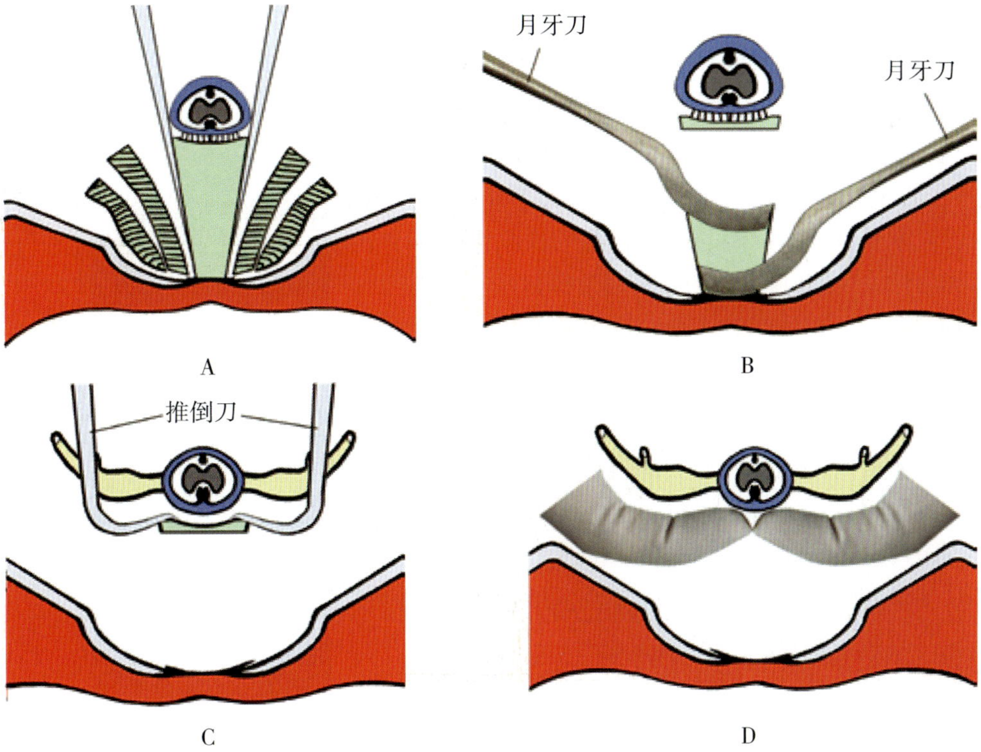

A．用直骨刀切除椎弓根和椎体的外侧部分；B．用月牙刀切除椎体的中央部分；C．用推倒刀切除椎体后缘薄层骨片；D．触诊硬膜前有无碎骨片存在

图28-12 利用田氏骨刀的各种弯形绕过硬膜管切除椎体，能保证脊髓不受操作器械的摩擦损伤

单纯椎板切除牵开硬膜管切除椎间盘或椎体后缘的做法，只能用于L_2以下的低位腰椎（图28-13）。在L_2以上硬膜管内含有脊髓的部位，这样做能隔着硬膜管造成对脊髓神经的牵拉、挤压或磨损，致使术后产生不可回逆的脊髓损伤，是应该绝对禁忌的做法。

对T_{12}~L_1结核性脊柱后凸畸形的病例，采用后路椎板切除，牵开硬膜管作椎体后缘切除术的手术方法是非常危险的，有造成隔着硬膜损伤脊髓神经的可能性（图28-14）。所以这种手术仅适用于下位腰椎，硬膜管内为马尾神经的部位，而不适用于上位腰椎和胸椎节段。

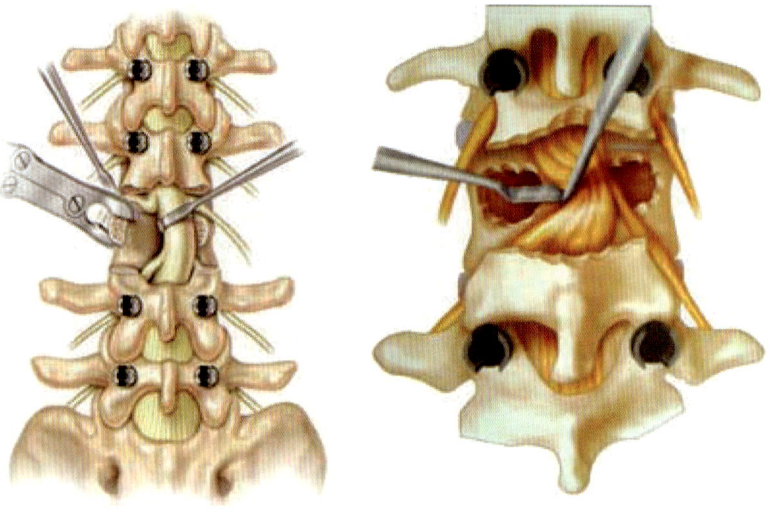

A．牵开硬膜管，用咬骨钳咬除椎弓根和椎体后缘；B．用反向刮勺刮除椎体后缘和坏死的椎间盘组织

图28-13　单纯椎板切除牵开硬膜管切除椎间盘或椎体后缘的做法，只能用于L_2以下的低位腰椎

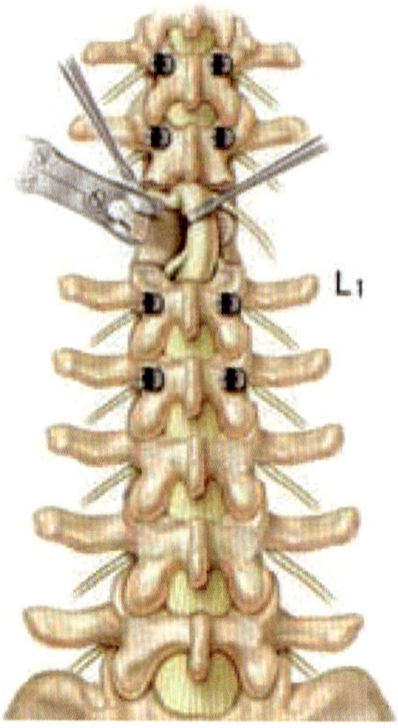

图28-14　对L_2以上的后凸畸形，采用后路椎板切除、牵开硬膜管作椎体后缘切除术的手术方法是非常危险的，有造成隔着硬膜损伤脊髓神经的可能性

二、脊髓神经在椎管内的解剖

脊髓圆锥的末端位于L_1~L_2之间，在其远端的硬膜管内为马尾神经（图28-15），在其近端的硬膜管内为脊髓神经。马尾神经的耐牵拉性较好，所以当行腰椎间盘切除术时，可以将硬膜管拉开切除位于硬膜前的椎间盘，或摘除死骨，而不会因牵拉造成神经损伤。如果在L_1~L_2之间以上，相当于脊髓的部位经后路牵开硬膜管切除椎间盘或椎体后缘时，则有可能会因牵拉过重隔着硬膜损伤脊髓造成截瘫。因为脊髓的本身是不能耐受牵拉、压迫和磨损的。手术者一定要注意。

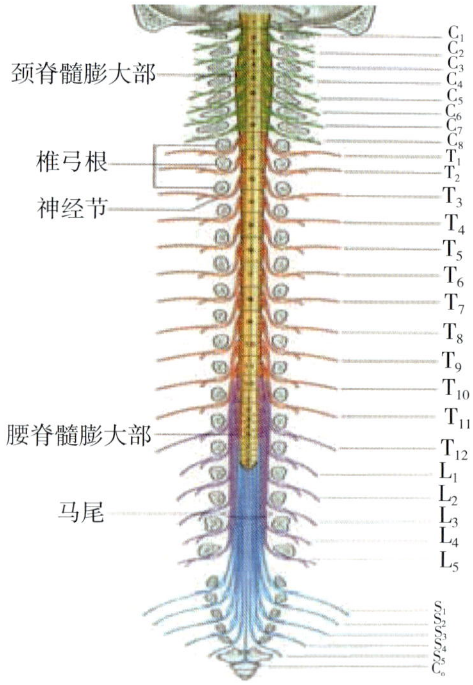

图28-15　脊髓和马尾神经的解剖：脊髓圆锥的末端位于L_1~L_2之间，在其远端的硬膜管内为马尾神经。对L_2以上部位经后路行椎体和椎间盘切除术时，应避免用牵开硬膜管的入路，因为这种入路能隔着硬膜损伤脊髓

三、对隔着硬膜损伤脊髓的防范要点

1）避免使用椎板咬骨钳减压切除靠近硬膜的骨组织。

2）L_2以上节段避免用经后路椎板切除术与牵开硬膜管切除椎间盘或椎体后缘骨组织。

3）避免使用没有弯度的器械经后路作椎间盘或椎体的切除术。

4）当经后路绕过硬膜管切除椎间盘或椎体时，一定要防止操作时器械与硬膜管的接触和摩擦，器械在硬膜上的反复摩擦，将会造成不可回逆的脊髓损伤。

5）当进行椎弓椎体围绕硬膜管的环形截骨时，要保持硬膜管绝对不受挤压，不要认为硬膜管是可以牵拉的，为了切除其周围的骨组织而将硬膜管挤压或牵开的想法是绝对错误的。

6）经后路作前路的手术方法，只能靠广泛的从骨膜下显露整个椎弓和椎体，自外向内环绕硬膜管，楔形切除椎体，绝不允许向内侵犯硬膜管，圆的硬膜管，让它依然还保持是圆的，不能将它压扁，硬膜管不能轻易压扁。

7）如果能做到器械不与硬膜相接触的手术操作，脊髓损伤的可能性会降低到0。这种操作是脊柱截骨术的精髓。

8）手术者牵开硬膜管作椎间盘或椎体切除术的思想是绝对不可以的。

9）当全脊柱截骨术时，整个脊柱未被截断，全靠硬掰来达到闭合截骨间隙的想法也是错误的。

10）在经后路绕过硬膜管作全脊柱截骨矫正后凸畸形中，田氏脊柱骨刀是个非常有益的手术工具，用它来绕过椎管切除椎体，既方便又快捷。

（田慧中　郑君涛　刘　伟）

第三节　硬脊膜撕裂脑脊液漏的处理

一、概述

当枪状咬骨钳咬住硬脊膜和蛛网膜的全层，猛力牵拉时，可造成硬脊膜和蛛网膜的同时撕裂，脑脊液立即从蛛网下腔溢出。撕裂过长者宜立即修补撕裂口，撕裂口小者，只需要用吸收性明胶海绵压迫关闭切口，术后5天内给予甘露醇脱水，头低俯卧位，局部压沙袋即可。一旦处理的不恰当或不及时，形成顽固性脑脊液漏时，则需要进行脑脊液漏的术后处理。脑脊液漏的处理，保守治疗或二次手术修补。

二、预防措施

绝大部分术中造成脑脊液漏的原因，都是咬骨钳钳咀所致，很少是由刀片或骨刀所致，所以说不合格的咬骨钳钳咀是罪魁祸首。认识这一点后，当用咬骨钳切除硬膜周围的骨组织时一定要当心，不要夹住硬膜提拉，以免造成硬膜撕裂引起脑脊液漏。最好的办法是学会用骨刀切除靠近硬膜管的骨组织。因为骨刀切除靠近硬膜管的骨组织是自外向内进刀，在尚未切透骨组织之前，靠旋转骨刀的手法将内侧骨皮层折断，根本不会损伤硬脊膜和神经组织。而咬骨钳则是将钳咀插入硬膜与骨组织之间，自内向外咬除骨组织，一旦硬膜外有粘连，很可能将硬膜挤入钳咀内造成硬膜和蛛网膜撕裂。

三、术中立即缝合法

发现硬膜和蛛网膜撕裂、脑脊液溢出时，立即进行缝合要看伤口的部位是否深在，是否具备缝合条件，如具备缝合条件时最好立即进行缝合修补。如因伤口深在预计缝合困难时，也可采用局部用脂肪组织及吸收性明胶海绵覆盖关闭切口，术后给予甘露醇脱水、头低俯卧位和局部压沙袋或食盐的方法处理。

术中立即缝合法，分以下三种：

1. 硬脊膜撕裂、蛛网膜尚未撕裂　用4–0的尼龙单丝线在硬脊膜上间断缝合1~3针即可。

2. 硬脊膜撕裂与拔丝现象　将拔出来的神经纤维送回硬膜裂口内，缝合1针即可。如拔出来的神经纤维过长，也可将其剪断后再将其末端送回裂口内，缝合1针即可。

3. 硬膜破裂口在1.5cm长以上　可用4–0的尼龙单丝线作连续缝合数针。

四、脑脊液漏的善后处理

脑脊液漏的善后处理很重要，当术中不慎发生硬脊膜和蛛网膜撕裂造成脑脊液外溢时，术后第一周内采用甘露醇脱水及头低俯卧位和局部压沙袋的方法很重要。用这种方法能使大多数病例免除顽固性脑脊液漏的发生。

（一）对脑脊液漏的善后处理方法

1. 一般处理方法　严格地进行术后脱水治疗，在手术后的一周内严格进行甘露醇脱水治疗，每8h静脉滴注20%的甘露醇250mL，3天后引流瓶内如无脑脊液的引出量增加时，即可改为每天静脉滴注2次20%的甘露醇250mL，7天后自停。切口引流管于72h以后拔除。按常规行头低脚高俯卧位，切口处压沙袋的方法处理。绝大部分硬脊膜与蛛网膜撕裂的病人，都能顺利解决术后脑脊液漏的问题。所以术后脱水等一般处理对防止顽固性脑脊液漏非常有效。

2. 远位蛛网膜下腔置引流管法　对那些顽固性脑脊液漏，经过一般处理仍不能解决问题的病例。可考虑应用远位蛛网膜下腔置引流管，即在L_3以下棘突间隙内置入蛛网膜下腔导管，在绝对无菌条件下引流脑脊液，降低颅内压使硬脊膜和蛛网膜的破裂口减少脑脊液的冲刷，促进破裂口的早期愈合。是一种可取的治疗方法，对治疗顽固性脑脊液漏十分有效。配合一般脱水疗法联合应用效果显著。

3. 晚期顽固性脑脊液漏，硬脊膜缝合修补术　晚期顽固性脑脊液漏，非手术疗法无效者，可采用局部病灶清除、扩大术野、切除窦道、修补硬膜囊并配合远端蛛网膜下腔置管法，一次性闭合脑脊液漏的治疗法，可收到根治性的治疗效果。

（二）脑脊液漏的危害性

1）脑脊液持续外漏，长期不愈，使瘘口及皮肤切口无法愈合。

2）蛛网膜下腔与皮肤开放相通，易引起感染，严重者逆行感染波及颅内危及生命。

3）炎症刺激脑脊液分泌增加，脑与脊髓组织水肿，加重病情造成恶性循环。

4）逆行性感染造成细菌性脑膜炎或蛛网膜下腔粘连，危及生命或造成截瘫。

（田慧中　胡永胜　张玉坤）

第四节　脊髓神经牵张性或压缩性并发症

一、概述

脊髓神经对牵张性损伤的耐受力比对压缩性损伤的耐受力更加敏感。当全脊柱截骨术将脊柱完全截断之后，在颅盆环支撑下或内置入器械的撑开的作用下，使截骨间隙略微变宽，脊髓神经将受到过牵损伤，如在全身麻醉下手术时，很难及时发现。过牵的时间久了将会造成不可回逆瘫痪。所以当全脊柱截骨术在尚未完全截断之前就要先将暂时性保护钢丝拧紧，避免全脊柱截断后产生过牵现象。

所以对全脊柱截骨术的设计都偏向于缩短截骨术，使脊柱通过楔形切除造成缩短，要比添加植骨块造成脊髓延长安全可靠。

二、脊髓神经过牵损伤

1）常可发生在胸腰椎前、中、后柱损伤，前纵韧带、后纵韧带和棘间韧带撕裂的病例。当经后路作钩棒系统或钉棒系统内固定时，脊柱骨折的复位对位、对线均良好，术后X线片所见除椎间隙略增宽外，未见其他异常。但患者术后的截瘫指数不但没有恢复，反而加重，则说明病人很可能存在脊髓神经的过牵损伤（图28-16）。

2）胸腰段爆裂性骨折行前路减压脊髓、椎体间加压立柱植骨内固定时，椎体镶入的骨柱过长、撑开力过大，使脊髓遭受过牵损伤（图28-17），虽然压迫椎管的椎体后缘骨片已彻底切除，但截瘫指数和下肢的神经体征却较术前加重，则说明很可能是由于脊髓神经遭受过牵所致。

3）当全脊柱截骨矫正脊柱后凸时，椎体间立柱植骨绝不能过长，复位后使脊髓受到牵张应力。对后凸畸形的矫正主要是靠后闭合的作用力，这样能使脊髓略微缩短，才能安全可靠，保护脊髓神经不受牵张应力（图28-18）。绝对避免单纯用椎体间撑开力矫正脊柱后凸，这样做可造成脊髓神经过牵损伤。

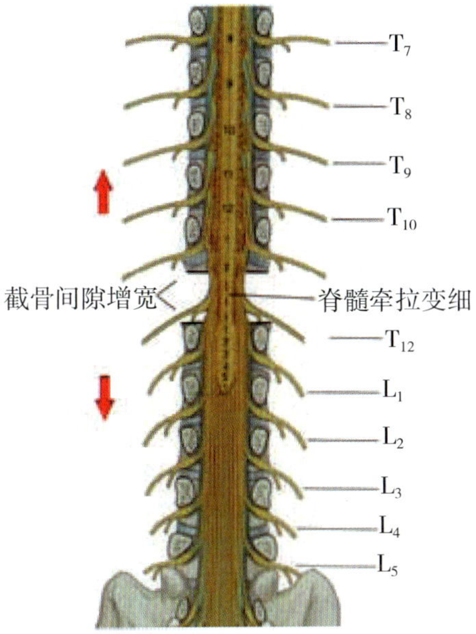

图28-16 脊髓神经过牵损伤

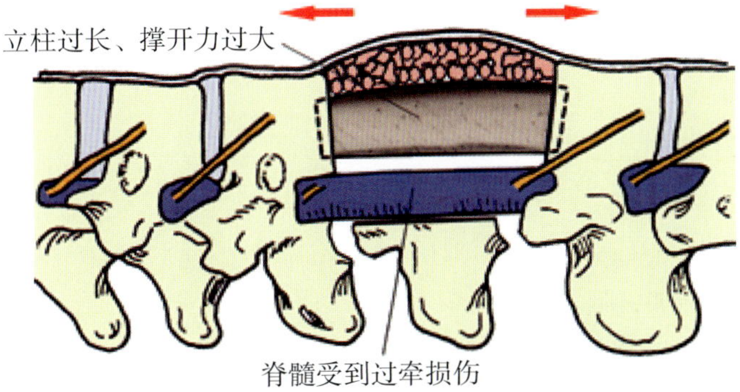

图28-17 椎体间镶入的骨柱过长、撑开力过大，使脊髓遭受过牵损伤

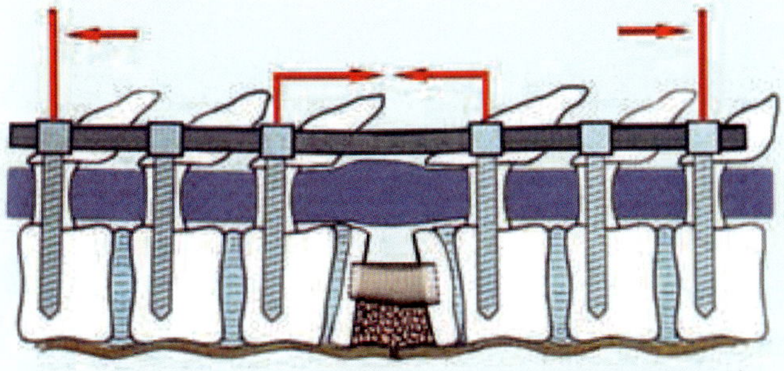

图28-18 主要是靠后闭合的作用力，这样能使脊髓略微松弛，才能安全可靠，保护脊髓神经不受牵张应力的影响

4）当在颅盆牵引下手术时，切记全脊柱截断后容易造成截骨断端分离，故在脊柱尚未完全截断之前就应该先用钢丝拉拢椎弓根螺钉，做临时保护性固定（图28-19），以避免脊柱截断后产生截骨间隙分离，使脊髓受到牵拉损伤。

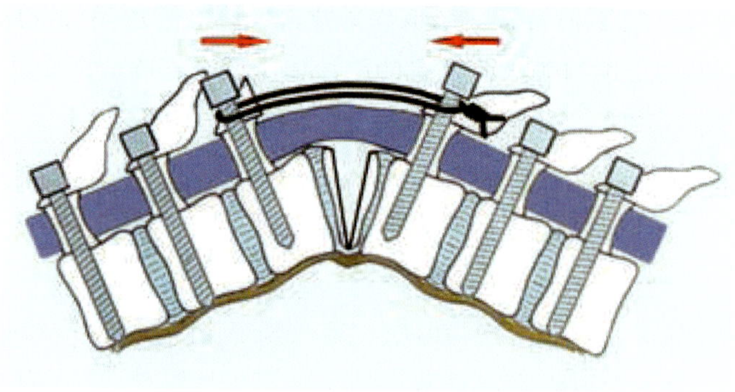

图28-19　在脊柱尚未完全截断之前就应该先用钢丝拉拢椎弓根螺钉，做临时保护性固定

三、脊髓神经迂曲松弛

1）当脊柱后凸行后路闭合型截骨术时，硬膜管缩短变宽，可造成脊髓神经松弛迂曲现象（图28-20），只要在骨性椎管能容纳的情况下，脊髓神经的迂曲并不会造成神经功能的影响（图28-21），脊髓对松弛和迂曲的耐受性尚好，所以脊柱缩短截骨术要比脊柱延长截骨术更加实用和安全。

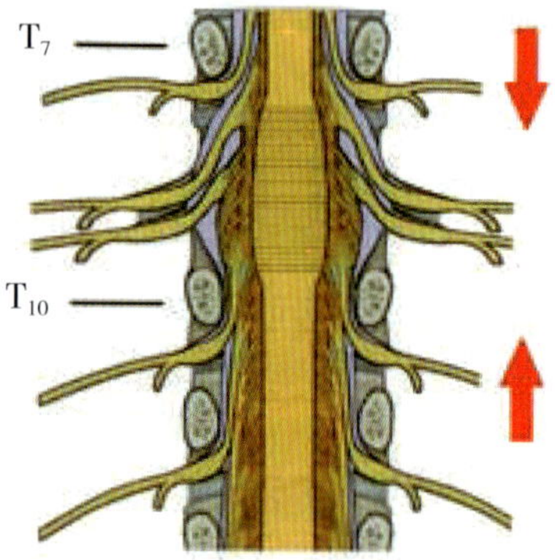

图28-20　脊柱缩短截骨术，能使脊髓神经迂曲松弛，在骨性椎管容纳不了的情况下，也会对脊髓功能产生不良影响

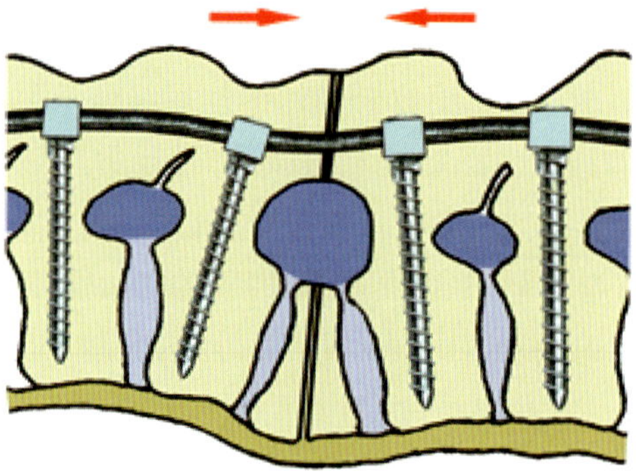

图28-21　只要在骨性椎管能容纳的情况下，脊髓神经的迂曲并不会造成神经功能的影响

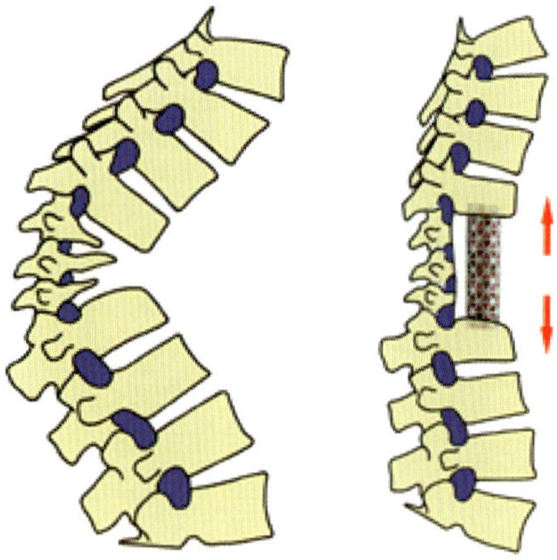

A．术前示意图；B．术后示意图，单纯前路撑开脊髓产生过牵损伤

图28-22　不能采用单纯前路撑开矫正后凸畸形的方法，这样会产生脊髓的过牵损伤

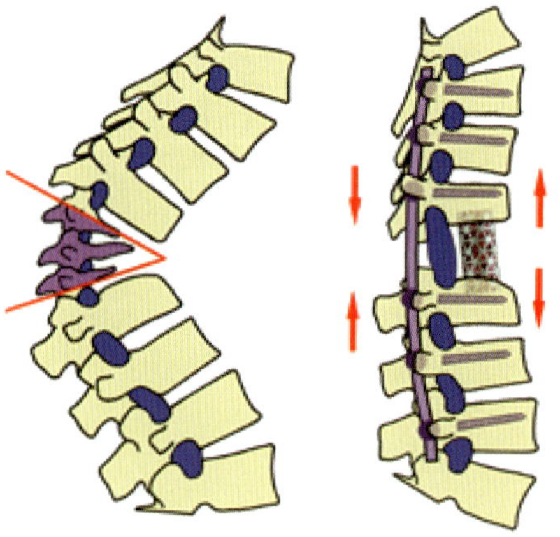

A．结核性脊柱后凸术前示意图；B．行前张开后闭合截骨矫形术后示意图

图28-23　矫正结核性后凸的正确方法，是采用前张开后闭合的截骨矫正方法，将多余的一部分椎弓切除，然后再矫正后凸畸形，这样才能使脊髓不受过牵损伤

2）特别是当治疗结核性驼背时，不能采用单纯前路撑开矫正后凸畸形的方法（图28–22），一定要采用前张开后闭合的截骨矫正方法，将多余的一部分椎弓切除，然后再矫正后凸畸形，这样才能使脊髓不受过牵损伤（图28–23）。

四、脊髓神经既不能牵张又不能迂曲的手术设计

在矫正脊柱弯曲畸形中一定要采取适当运用“凹侧张开、凸侧闭合”的生物力学原理，使截骨矫正畸形后，脊髓处于既不紧张又不松弛的状态。凹侧撑开的幅度要小于凸侧压缩的幅度，使脊柱截骨术后截骨间隙闭合后脊髓处于松弛状态，才能保证脊髓功能不受损害。所以在脊柱截骨术的设计中应多采用缩短截骨术，少采用增长截骨术，至于术后病人的身高增加，主要是弯变直的结果，而不是靠截骨间隙增宽的结果。

五、远位撑开与近位压缩的原理

当全脊柱截断后，只有采用远位撑开与近位压缩相对应的内固定方法，才能使脊柱处于伸直状态，而脊髓却处于松弛状态，这才是最理想的结果（图28–24）。不论是在进行前后路内固定时，都不应该忘记这一生物力学原理。一定要达到使脊柱伸直矫正畸形，使截骨端合拢保证脊髓神经松弛、无张力，这是手术成功的关键。

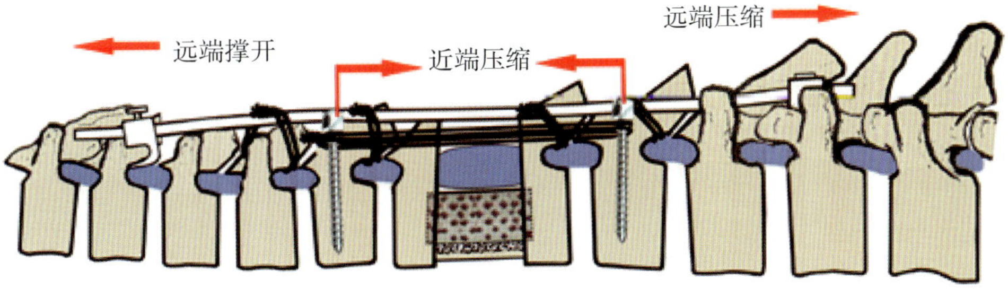

图28–24 全脊柱截断后，采用远位撑开与近位压缩相对应的内固定方法，使脊柱处于伸直状态，而脊髓却处于松弛状态，这才是最理想的结果

（田慧中 马 涌 周 纲）

参考文献

[1] 葛宝丰. 手术学全集：矫形外科卷［M］. 北京：人民军医出版社：1996；45–1613.

[2] 田慧中. 脊柱外科医师要善于使用咬骨钳和骨刀［J］. 中国现代手术学杂志，2002，6（1）：679.

[3] 田慧中. 脊柱侧弯合并胸前凸重建胸后凸的手术治疗［J］.中国现代手术学杂志，2002，6（1）：52–53.

[4] 田慧中.“田氏脊柱骨刀”在矫形外科中的应用［J］. 中国矫形外科杂志，2003，11（15）：1073–1075.

[5] 田慧中，吕霞，马原. 头盆环牵引全脊柱截骨内固定治疗重度脊柱弯曲［J］.中国矫形外科杂志，2007，15（3）：167–172.

[6] 田慧中，马 原，吕霞. 颅盆牵引加弹性生长棒内固定治疗发育期间的脊柱侧凸［J］. 中国矫形外科杂志，2008，16（21）：1660–1663.

[7] 田慧中，马 原，吕霞. 颅盆牵引下肋骨成形术治疗胸廓塌陷［J］. 中国矫形外科杂志，2009，17（11）：836–838.

[8] 田慧中. 我国脊柱畸形治疗发展史［J］. 中国矫形外科杂志，2009，17（9）：706–707.

[9] 田慧中，万勇，李明. 脊柱畸形颅盆牵引技术［M］. 广州：广东科技出版社，2010：1–305.

[10] 田慧中，梁益建，马原，等. 用田氏骨刀作全椎板切除减压治疗胸椎黄韧带骨化症［J］. 中国矫形外科杂志，2010，18（20）：1693–1696.

[11] 田慧中，李明，马原．脊柱畸形截骨矫形学［M］．北京：人民卫生出版社，2011：3-339.

[12] 田慧中．椎弓根外侧钉棒系统治疗脊柱侧凸［J］.中国矫形外科杂志，2011，19（13）：1149-1151.

[13] 田慧中．结核性驼背畸形截骨术［J］．中国矫形外科杂志，2011，19（23）：1937-1940.

[14] 田慧中，李明，王正雷．胸腰椎手术要点与图解［M］.北京：人民卫生出版社，2012：245-346.

[15] 田慧中，张宏其，梁益建．脊柱畸形手术学［M］.广州：广东科技出版社，2012：1-483.

[16] Drake RL，Vogl W，Mitchell AWM．格氏解剖学［M］．北京：北京大学医学出版社，2006：14-98.

第二十九章　脊柱结核患者围手术期护理

一、脊柱结核护理

脊柱结核是最常见骨关节结核，发病率约占全身骨与关节结核的50%以上，其中，椎体结核约占99%，椎弓结核约占1%左右。在整个脊柱中，由于腰椎负重和活动度最大，故结核发病率最高，胸椎次之，胸腰段占第3位，颈椎和骶尾部较少。脊柱结核如果治疗不及时可导致椎体严重破坏，脊柱畸形和神经损害，所以其早期诊断和治疗、护理显得尤为重要。

术前，应和病人进行心理交流，给病人介绍手术的积极性，必要性及安全性，消除病人的思想顾虑及对手术的恐惧感；鼓励病人多吃高热量、高蛋白、高脂肪饮食以提高病人的手术耐受力；训练病人在床上进行大小便，以适应术后需要；对发热病人，在及时告知医生的同时，给病人物理降温，降低病人的体力消耗。

术中，密切观察患者的生命体征，配合医生及时输血、输液，保证手术顺利进行，并在手术过程中以亲切的语言，体贴的护理，最大限度地取得患者的配合，从而提高手术的成功率。

术后，及时在精神上给予安慰和鼓励，使患者树立战胜疾病的信心，积极配合医生治疗以便使疾病早日康复。密切观察病情变化，积极预防并发症的发生。注意膳食结构的均衡，增进患者食欲，改善营养状况，促进机体功能的恢复。指导患者和家属进行循序渐进，持之以恒的功能锻炼。出院嘱患者按时服药定期复查。

常言道“三分治疗，七分护理”，在临床工作中，对脊椎结核手术患者来说，优质的护理对疾病的康复起着极其重要的作用。

二、腰椎结核围手术期的护理

（一）护理评估

1. 健康史　了解病人年龄，饮食和日常活动情况，此次发病诱因，既往有无结核病史与结核病人密切接触史。采用的治疗方法和用药情况，有无药物过敏史和手术史等，家庭成员中有无结核病史。

2. 身体状况

（1）全身：病生命体征及营养状态，评估疼痛的部位，性质，持续时间和诱因，是否向其他部位放射，抗结核药物治疗的效果有无不良反应。

（2）局部：评估病人脊柱和关节局部有无畸形，病人是否出现寒性脓肿及寒性脓肿的部位，是否出现窦道，窦道的部位，有无分泌物，分泌物的性状，颜色，气味和量，病人站立或行走时有无姿态异常，肢体的感觉，运动及括约肌功能有无改变，是否合并截瘫，局部切口愈合及引流情况，局部制动及固定是否有效。

（3）辅助检查：评估实验室及影像学检查结果，如血沉是否升高，X线片等检查有无异常发现，以判断病人脊柱的破坏情况及药物治疗效果等。

3. 心理、社会状况　评估病人及家属对长期治疗的心理承受能力和康复期望，家属对病人的态度，病人家庭经济状况和支持度等。

（二）常见护理诊断、问题

1. 疼痛　与骨关节结核病变和手术创伤有关。

2. 营养失调　低于机体需要量与食欲缺乏和结核长期消耗有关。

3. 低效性呼吸形态与胸膜损伤　颈椎结核及咽后壁寒性脓肿有关。

4. 躯体活动障碍与疼痛　关节功能障碍，石膏固定，手术及截瘫有关。

5. 潜在并发症　抗结核药物毒性反应。

（三）护理目标

1）病人疼痛缓解或消失。

2）病人营养状态得到改善，体重维持在正常范围。

3）病人呼吸功能正常，并未发生呼吸道并发症。

4）病人病变部位关节功能逐渐恢复。

5）病人未发生抗结核药物中毒的症状，如出现毒性反应能得到及时发现和处理。

（四）术前护理

1. 基础护理　术前绝对卧床休息。对于截瘫患者，护士要主动做好生活护理，预防肺部感染、尿路感染、压疮三大并发症。鼓励患者做深呼吸，协助患者翻身拍背，排尽痰液。

2. 用药护理　因为部分患者对本病认识不够，认为入院后立即手术就能治好病，对此，医护人员应认真、耐心向患者解释术前应用抗结核药物的作用，局限病灶、控制病程发展，为手术做准备。在用药过程中，认真观察，询问用药情况，及时发现药物不良反应，遵医嘱调整或更换其他药物。口服利福平、乙胺丁醇期间定期复查肝功能，大量服用可加维生素；链霉素长期注射者要定期复查肾功能。

（五）术后护理

1. 一般护理

（1）术后密切观察生命体征变化。若血压持续下降，脉搏细速，引流量在短时间内迅速增多、色鲜红，考虑为活动性出血，应立即通知值班医生。

（2）术后应平卧位6h，生命体征平稳后可翻身；翻身时保证脊柱伸直位，保持身体呈一直线，防止扭曲，以免植骨块脱落。

（3）注意保持伤口引流管通畅，引流袋每日更换并记录引流量。注意勿牵拉引流管，以免给患者增加不必要的痛苦。

2. 预防并发症

（1）防止褥疮发生：生命体征平稳后，每2~3h翻身1次，翻身时避免拖、拉，要轻轻抬起。床边要建翻身卡。

（2）防止肺部感染：每次翻身时鼓励患者深呼吸咳嗽，同时由下往上、由外向内轻轻拍背，促进痰液排出。如痰液黏稠不易咳出，可进行雾化吸入。

（3）泌尿系感染：嘱患者多饮水，日饮水量应在2 000~3 000mL，保证有足够小便冲洗膀胱。对留置导尿管患者，可给予会阴擦洗、膀胱冲洗。

3. 疼痛的护理　术后疼痛是患者最主要的不适感受。首先向患者说明疼痛发生机制及过程，减轻患者紧张的心理；调整体位使患者卧位舒适；检查引流管是否受到过度牵拉，检查镇痛装置是否通畅。然后通过与患者聊天、看书、听音乐等手段，转移患者注意力，必要时遵医嘱使用镇痛剂；为患者创造安静、舒适，利于休息的环境。

4. 功能锻炼　协助并指导患者进行功能锻炼，术后第3天，在不影响脊柱稳定性的情况下鼓励患者做抬头、扩胸、深呼吸和上肢运动，以增强心、肺的适应能力和上肢肌力。同时做双下肢股四头肌等长收缩及踝关节伸屈运动，同时辅以被动按摩。运动量由小到大，循序渐进，以患者不感到疲劳为度。

（六）出院指导

1. 继续功能锻炼以促进肌力的恢复。

2. 合理调节饮食，保证营养的摄入。

3. 继续服用抗结核药物，每个月复查肝功能、肾功能。

4. 定期门诊随访。

三、经胸结核病灶清除术的护理

（一）术前护理

1. 加强营养　高营养、高蛋白质饮食以增强抵抗力。

2. 加强晨晚间护理　因患者消瘦、汗多，又不能活动，应及时擦干汗液、按摩骨突部位使患者舒适，防止褥疮。保持床单平整，定时翻身。保持室内空气清新、温度适宜。

3. 训练肺功能　鼓励患者多作扩胸、深呼吸及吹气球的训练，以增加肺活量。给予拍背，有痰尽量咳出，防止肺部感染。

4. 截瘫者　帮助活动下肢及髋、膝、踝等关节，以防止肌肉萎缩和关节僵直。

5. 训练床上使用大小便器　大小便失禁者，保持局部清洁，留置导尿管，加强护理，防止感染。

6. 心理护理　因病程比较长，症状较重，患者心情复杂，一方面希望尽快手术治疗，另一方面担心治疗效果，针对患者的病情和心理特点，说明手术必须有严密的计划和充分的准备，要消除顾虑和恐惧心理，积极配合治疗。

7. 术前准备　胸腔闭式引流瓶一套，常规备皮、灌肠、药物试验。

（二）术后护理

1. 准备　按全身麻醉术后做好常规准备。

2. 观察生命体征　密切观察生命体征的变化。

3. 留意观察伤口渗血及引流管引流情况　伤口敷料渗血较多或污染时，应及时更换，保持手术切口清洁干燥。若为髂骨取骨应同时观察取骨处渗血情况。注意引流液的性质、量及颜色。如果引流液为清亮液体时，考虑有脑脊液漏，应及时报告医生处理。

4. 密切观察双下肢感觉、运动功能　若较术前功能改善，表示脊髓压迫已改善，若功能变差或无恢复，则可能为脊髓水肿或受损，应及时报告医生。

5. 翻身　平卧6h后，病情平稳即可每2h翻身1次。翻身时至少由2~3人搬动，动作要协调一致，防止脊柱扭曲造成内固定和植骨块的松动、移位或脱落。建立翻身卡，记录翻身时间、姿势及皮肤情况，预防褥疮。翻身的方法是患者双腿稍屈膝，护士一手托患者肩部，一手托臀部，双手协同用力使患者侧卧于一侧；为保持椎体稳定，在腰背部垫一硬枕支持，两膝间放一软垫，嘱患者不要随意翻动；截瘫者足下放一硬枕防足下垂，卧气垫床。为保持椎体稳定，还要解决患者的排便问题。如有胸腔闭式引流管者，按胸腔闭式引流术后护理。

6. 饮食管理　术后第1天如无腹胀，通气后可进食，术后3天禁食牛奶及豆制品。饮食应逐渐过渡，流食→半流食→软食→普食。以后进食高热量、高维生素、高蛋白饮食，保证营养的供给，促进伤口愈合。

7. 预防肌肉萎缩和关节僵直　在不影响脊柱稳定的情况下，加强四肢关节活动，锻炼原则是从小运动量开始，逐渐加大，循序渐进，长期坚持。术后3周左右在支具保护下，下地负重站立行走训练。植骨内固定术后卧石膏床或支具固定，卧床3~4个月，术后每3个月复查1次，在确认骨性融合后，开始下床负重。

8. 出院指导　注意休息，避免过度劳累，适当活动，增强机体抵抗力。遵医嘱使用抗结核药物1~2年，定期复查。

（三）胸腔闭式引流术后护理

脊柱结核经胸病灶清除术，术中打开胸膜腔，往往会出现血气胸，为排除胸腔内液体、气体，恢复和保持胸膜腔负压，维持纵隔的正常位置，促使肺膨胀，防止感染，术中要放置胸腔闭式引流。引流气体一般选在锁骨中线第二肋间或腋中线第三肋间插管；引流液体一般选在腋中线和腋后线之间的第6~8肋间。

1）选择合适的体位，由于大部分手术行经胸病灶清除+植骨内固定术，所以患者的体位以床头抬高（不超过45°，床尾抬高10°）卧位为宜，以免影响植骨融合。

2）鼓励患者咳嗽，以尽早排出呼吸道分泌物使肺复张，肺复张有利于胸腔内积气和积液的排出。在术后第1天即给雾化吸入，每天2~3次，如痰鸣音明显，立即给予雾化、拍背、协助排痰，直至肺部呼吸音清晰。

3）引流瓶管理，每天更换引流瓶1~2次（根据引流液情况而定），并观察负压的大小和水柱波动，了解肺膨胀的情况，为保持引流管通畅，手术后要经常挤压排液管，一般情况下，每30min挤压1次，以免管口被血凝块堵塞。挤压方法：①双手握住排液管距插管处10~15cm，太近易使引流管牵拉引起疼痛，太长则影响挤压效果。挤压时两手前后相接，后面的手用力捏住引流管，使引流管闭塞，用前面手快速挤压引流管，频率要快，这样可使气流反复冲击引流管口，防止血凝块形成而堵塞管口，然后两只手松开，由于重力作用胸腔内积液可自引流管中排出，反复操作；②用止血钳夹住排液管下端，两手同时挤压引流管然后打开止血钳，使引流液流出。更换引流瓶时，要盖紧瓶盖，各部衔接要紧密，必须用两把止血钳交叉夹住引流管方可开启引流瓶，切勿漏气，连接引流管的管头要在液面下2~4cm，以免空气进入胸膜腔。引流管长短要适度，一般为60~70cm。过长不易引流，过短易滑脱，引流管质地要柔韧。水封瓶内装无菌盐水500mL，液面低于引流管胸腔出口处60~70cm，以防液体倒流进入胸膜腔。水封瓶及外接管应无菌消毒，有刻度。

4）经常巡视病房，观察引流情况，如瓶内液面是否有气体逸出或玻璃管内液面是否上下波动，引流管是否扭转、被压等，注意保持引流管通畅。引流出液体时，注意观察液体的性质、量、颜色，并作记录。

5）搬动患者时，应注意保持引流瓶低于胸膜腔，以免瓶内液体倒流，导致感染；对有气体逸出的患者，需始终保持引流管通畅，绝不可随意夹管。

6）操作过程中，严格无菌操作和消毒隔离，加强基础护理如口腔护理、皮肤护理、褥疮护理，防止护理并发症。

7）如患者病情好转，呼吸改善，引流管无气体逸出，报告医生，夹管24h，拍片或CT复查，考虑拔管。拔管指征：①生命体征稳定；②引流瓶内无气体溢出；③引流液体很少，24h内引流量＜50mL；④听诊肺呼吸音清晰，胸片、CT示患侧肺复张良好即可拔管。拔管前嘱患者深吸气，然后屏住气以免拔管时管端损伤肺脏或疼痛，拔管后立即用凡士林纱布覆盖，再盖上无菌纱布，以防气体进入胸腔。拔管后24h内要密切观察患者有无胸闷、憋气、呼吸困难、气胸、皮下气肿等；观察局部有无渗血渗液，如有变化，要及时报告医生及时处理。

四、结核性脊柱后凸围手术期的护理

脊柱后凸是脊柱结核的晚期并发症之一，常伴有腰背部疼痛，严重者可同时出现神经压迫症状，随着结核菌的耐药性不断提高，结核菌的发病率有所增加，而结核患者中，1%会累及骨骼，其中50%的骨骼结核可累及脊柱，在患脊柱结核患者中，引起神经系统损害者占10%~40%，它是导致非外伤性截瘫最主要原因。

（一）术前患者的评估及护理

1. 评估　评估并矫正可能增加手术危险性的生理和心理问题，帮助患者做好心理和身体护理。评估既往史、健康状况、心理状况、亲属对手术的看法是否支持、关心程度及经济承受能力及患者对手术的耐受性、实验室检查结果及重要脏器功能。

2. 护理主要包括

（1）心理准备：增进与患者及家属的交流，对患者的病情、诊断、手术方法、手术的必要性、手术的效果以及可能发生的并发症及预防措施、手术的危险性、手术后的恢复过程及预后，向患者及家属交代清楚，提出要求患者配合的事项和手术前后应注意的问题，以取得患者的信任和配合，使患者愉快地接受手术。脊柱结核患者手术前需要系统抗结核治疗至少3 周，大多数患者在卧床治疗过程中均存在不同程度的紧张、恐惧等负性心理，尤其伴有部分截瘫的患者。针对患者的这种心态，护士安慰、鼓励患者，在与患者和家属交流时使用通俗易懂的语言，讲解此疾病的正常转归、手术的原理、手术的必要性和手术成功的病例，消除患者的思想顾虑，增强其战胜疾病的信心。

（2）环境准备：病房温度应保持在18~20℃，湿度50%~60%，减少陪护。

（3）身体准备：术前抗结核治疗尤其重要，必须督促患者按时正确服用抗结核药物，并注意抗结核药物的毒副作用。

1） 完善检查：帮助患者完善各种检查，护士向患者讲解各项检查的意义，帮助和督促患者接受检查。

2）术前训练：①患者因需要长期卧床，指导帮助患者翻身防止褥疮，练习床上大小便；②术前两周开始停止吸烟并进行深呼吸和咳嗽、咳痰训练防止坠积性肺炎。术前训练目的是使患者更好地适应术后情况和减少术后并发症的发生。

3）备血和补液，预防感染，加强营养。

4）皮肤准备：脊柱术后伤口感染常导致严重后果。因此必须强调局部皮肤准备的质量。

5）胃肠道准备：术前12h禁食，术前4h禁水，以防因麻醉或手术过程中的呕吐而引起窒息或吸入性肺炎。术前一晚及术晨肥皂水灌肠。

3. 健康教育　尽量使用简单易懂的言语进行交流；告诉患者各种事项，操作的理由或原因。

（二）术后患者的评估及护理

1. 评估　评估麻醉的恢复情况及身体重要脏器的功能；查看伤口及引流物情况及患者的情绪反应。

2. 护理内容包括

（1）体位：保持躯干轴向翻身，麻醉未清醒前取侧卧或仰卧位，头偏向一侧。6h后开始翻身，每2h/次，翻身时注意动作轻柔，观察伤口出血情况。手术后绝对卧床，以减轻椎体压力防止脊柱受损或瘫痪加重，使病灶局限，减少机体消耗。卧床期间保持正确卧位，防止受力不均导致脊柱损伤。

（2）观察主要包括

1）神志、血压、脉搏、呼吸：保持呼吸道通畅。及时吸痰。有呕吐物及时清除。给氧。观察伤口的渗液，肢体感觉、运动等情况，了解患者切口疼痛情况。

2）引流管妥善固定，保持通畅：每日观察、记录引流液的颜色、性质和量，手术创口的渗出情况。按需要进行特殊护理，如冲洗；不可过久留置各种引流管道。观察患者排尿情况，记录自行排尿的时间。

3）静脉通道有无阻塞，有无输血、输液并发症。

4）术后医嘱执行情况。

5）术后并发症的观察及预防：术后早期主要并发症是感染，要动态观察患者体温变化及切口局部情况如渗出液的量及性状，切口有无红肿、硬结。防止下肢深静脉血栓形成，多作下肢主动或被动运动，促进血液循环。防止结核慢性窦道形成。结核术后形成慢性窦道者并不鲜见，窦道长期流脓，经久不愈，尤其放置内固定者。术后观测切口尤其重要，及时发现切口的结核性脓性渗出，并与脂肪液化相鉴别。及时清除结核性渗出液。

6）预防泌尿系感染：伴有部分截瘫的患者术后因放置导尿管时间长，有泌尿系感染的危险。应保持导尿管引流通畅，鼓励患者多饮水。同时尽早开始训练反射性膀胱收缩功能，每2~4h放尿1次，2~3周后拔除导尿管，鼓励患者感觉膀胱充盈的情况下，用手按压排尿。

7）保持大便通畅，因术后卧床时间长，肠蠕动减弱，有便秘的危险。故应加强患者的饮食护理，关心患者排便情况。鼓励患者多进食蔬菜、新鲜水果及含纤维素类食物，养成定时排便习惯，必要时可用番泻叶或开塞露通便。

8）预防褥疮，因脊柱结核患者术后要求绝对卧床，故常规给患者应用气垫床，术后6h开始更换卧位，做到勤观察、勤按摩受压部位、定时更换体位。

（3）抗结核药物：脊柱结核是一种慢性消耗性疾病，多数患者的全身情况较差。患者规律地服药是成功控制结核病病情的关键，而其规律服药的依从性取决于患者对结核病知识的了解程度。提高患者用药依从性是结核病患者护理的重要内容。

护理对策有以下几方面：①用字体较大的标签标明用药剂量和时间；使用复合剂比单剂容易记住服药的剂量，促进患者服药的依从性。②将服药同生活中某些必做的事相联系，可避免遗忘。例如，晨起时药物放在醒目位置，可提醒患者立即服药，也可与晨练活动联系在一起，避免漏服。③严格指导患者按医嘱用药。根据病情和用药史情况选择有效药物。让患者及家属了解药物的名称、用量、剂量、注意事项及毒副作用，指导用药时间。个别患者有严重过敏反应，要严密观察用药反应。④根据患者病情和经济承受能力，为患者选择具有成本低廉、效果好的医疗护理方案，利于长期服药。⑤定期随访，督促患者定期到医院复查，随时修订治疗计划。

（4）饮食：胃肠功能恢复后才能进食，其标志是肠鸣音正常，肛门已经排气。术后饮食宜进食易消化，富含蛋白质、维生素和粗纤维食物，以免排便困难。结核患者应以高蛋白、高维生素、高纤维素、高热量、低脂肪的饮食为主。结核病是一种慢性消耗性疾病，治疗时，更重要的是增加营养，以弥补因疾病所导致的消耗，有利于身体组织的修复。

（5）功能锻炼：手术后卧床期间指导患者伸展双上肢，做扩胸运动，配合深呼吸锻炼。督促患者在床上进行下肢关节锻炼。可以增强患者腰部肌肉的力量，有助于脊柱两旁的肌肉对脊柱的支撑和约束作用。功能锻炼的活动量由小到大，循序渐进，以不疲劳为度，如患者在活动中出现精神不振、疲乏无力、疼痛加剧、病情加重等应暂停锻炼。正确的功能锻炼能改善局部血液循环，促进局部肿胀吸收，加速损伤的修复，防止肌肉萎缩和骨关节僵硬；预防术后硬脊膜、神经根粘连，预防深静脉血栓形成。

（三）出院指导

出院后应继续按时、规律、全程、足量口服抗结核药物，并定期复查肝肾功能和血常规。卧床期间应进行床上四肢肌力锻炼和腰背肌功能锻炼。当允许患者起床后，应指导患者早期不做过度弯腰负重动作，尽量减少脊柱弯曲，以便逐渐恢复正常生活。

配戴支具时相对限制活动，只能从事一般活动，禁止剧烈活动或从事重体力劳动。配戴支具的时间一般手术后3个月，患者来院复诊，经X线片和医生检查许可后方可停止配戴。出院后3、6、12、24个月返院门诊复诊，连续复诊2年。出现腰背部酸胀痛、午后低热盗汗随时就诊。抗结核治疗期间每月监测肝功能、肾功能。

五、脊柱结核术中护理

（一）术前准备

1）抗结核药物至少要在术前应用2周，要观察一般情况和血沉是否好转，血沉一般要降到40mm/h再行手术，以防术后病变扩散。

2）积极增强体质，鼓励截瘫或脊柱不稳者抬头、扩胸、深呼吸和上肢运动，增加心肺的适应能力和上肢肌力，贫血患者还应将血红蛋白提高到100g/L以上，营养不良者应积极补充，纠正低蛋白血症，但对于明显神经功能障碍进行性加重或伴有神经功能障碍患者应尽快进行手术治疗。

3）术前训练患者做深呼吸运动，以改善心肺功能，练习有效咳嗽，加强营养，高蛋白多维生素饮食，或少量多次输血，纠正贫血。

4）术前1~2天开始抗生素治疗。

（二）麻醉方式

硬膜外麻醉，全身麻醉气管内插管，或局部浸润麻醉。

（三）手术体位

1）俯卧位　俯卧于脊柱弓形手术架上，双上肢向前平放，膝关节垫软枕。

2）侧卧前倾位　术侧在上，腋下垫软枕，以防腋部神经、血管受压。摇高腰桥，使胸腰椎平直，露出髂棘，以备取髂骨。

（四）器械

常规+脊椎手术专用器械、单、双极电凝，小磨钻，椎弓根螺旋钉内固定系统（AFF），内固定器械，后颅窝撑开器械。椎弓根螺旋钉内固定系统（AFF）是最理想的内固定和复位材料。

（五）特殊用物

C形臂X线机、棉片、骨蜡、高分子止血材料、脊柱弓形手术架等。

（六）术中护理要点

1．洗手护士配合要点

1）严格铺手术巾，术中所需的物品要准备充足。

2）器械物品的摆放布局：洗手护士应提前半小时上手术台整理所需物品，检查器械功能状态及完整性，与巡回护士一起认真清点器械、敷料、缝针等。可将手术器械分为三部分：一部分是手术常用器械，如手术剪、手术刀、血管钳、敷料、缝针等，另一部分是骨科常用的器械如剥离子、骨刀、刮勺、咬骨钳、撑开器、吸引器等。还有就是内固定专用器械，如定位针、打孔器、环转、空心螺钉、植骨内固定器，连接杆、扳手、撑开钳、压缩钳等，同等器械归类，根据手术中的器械的使用顺序依次摆放，便于手术时快速传递。

3）了解手术步骤，正确使用手术器械，如硬脊膜与椎管之间存在的情况下，可用神经剥离子、棉片置于硬脊膜与椎管之间再进行操作，故术前仔细清点棉片的数目，并用丝线缝合打结固定标志棉片，使用后勿扔在台下，应在手术结束前检查棉片的数目和完整性。

4）内固定器械在没有使用前应用无菌单覆盖，减少暴露时间，术者严格无菌操作，慎防污染。

5）观察手术步骤，如发生椎管内静脉出血，可用吸收性明胶海绵压迫止血，在看清楚出血点的情况下，用双极电凝止血。

6）对于取髂骨处的松质骨的出血点可用骨蜡止血。

7）进入椎管内改用细的吸引头，头端套入橡皮管，以免锐利器械直接接触组织，并随时保持吸引头的通畅性。

8）如出现硬脊膜损伤，必须立即进行修复，可根据裂口备好丝线或5-0的Prolene连续缝合，或根据术者要求进行。

9）术中使用X线机，透视操作时将C形臂两端用无菌清洁袋包裹，术野以无菌中单覆盖，方可安全透视。

10）做好特殊感染的防护和手术后消毒的用物准备。

2．巡回护士配合要点

1）摆放俯卧位、侧卧前倾位的要求同前。

2）静脉输液一般选择上肢静脉，根据病情调节滴速。

3）一般采用椎根弓螺钉内固定系统，必须掌握各类器械性能特点，器械的准备才能完成。

4）根据手术需要做好物品准备如明胶海绵、棉片、止血纱布等，保证及时供应。

5）术前半小时应用抗生素，手术器械要严格高压蒸汽消毒。

6）严格控制参观人员，保持室内湿度、温度。

（张　勤　王翠红）